摂食嚥下リハビリテーション

第3版

監修　才藤栄一　植田耕一郎

編集　出江紳一　鎌倉やよい　熊倉勇美　弘中祥司
　　　藤島一郎　松尾浩一郎　山田好秋

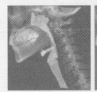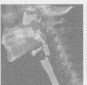

医歯薬出版株式会社

This book is originally published in Japanese
under the title of:

SESSHOKU ENGE RIHABIRITESHON DAI SAN HAN

(Dysphagia Rehabilitation 3rd. ed.)

Editors:

SAITOH, Eiichi
  Supreme Advisor, Professor, Fujita Health University
UEDA, Koichiro
  Professor, Department of Dysphagia Rehabilitation Nihon University, School of Dentistry

© 1998 1st ed.
© 2016 3rd ed.

ISHIYAKU PUBLISHERS, INC.
  7-10, Honkomagome 1 chome, Bunkyo-ku,
  Tokyo 113-8612, Japan

執筆者一覧

監修

才藤　栄一　　藤田学園最高顧問
　　　　　　　藤田医科大学教授

植田耕一郎　　日本大学歯学部摂食機能療法学講座教授

編集（50音順）

出江　紳一　　東北大学大学院医工学研究科リハビリテーション医工学分野教授
　　　　　　　東北大学大学院医学系研究科肢体不自由分野教授

熊倉　勇美　　千里リハビリテーション病院顧問
　　　　　　　島根大学医学部歯科口腔外科臨床教授

鎌倉やよい　　日本赤十字豊田看護大学学長

弘中　祥司　　昭和大学歯学部口腔衛生学講座教授
　　　　　　　昭和大学歯科病院スペシャルニーズ歯科センターセンター長，昭和大学口腔ケアセンターセンター長

藤島　一郎　　浜松市リハビリテーション病院病特別顧問

松尾浩一郎　　東京医科歯科大学大学院医歯学総合研究科地域・福祉口腔機能管理学教授
　　　　　　　東京医科歯科大学病院オーラルヘルスセンターセンター長

山田　好秋　　新潟大学名誉教授

執筆（50音順）

Jane Lewis　　Executive Officer of the ESSD

Jeffrey B. Palmer　　Professor Emeritus, Johns Hopkins University
　　Visiting Professor, Fujita Health University

JoAnne Robbins　　Professor Emeritus, University of Wisconsin
　　Former Associate Director of Research Education and Clinical Center, William S Middleton Memorial Veterans Hospital
　　Founder and Chief Techical Officer, Swallow Solutions

Nicole M. Rusche　　University of Wisconsin Hospital and Clinics and UW Health Rehabilitation Hospital

Pere Clavé　　Gastrointestinal Motility Laboratory, Department of Surgery, Hospital de Mataró, Universitat Autónoma de Barcelona
　　Centro de Investigación Biomédica en Red de Enfermedades Hepáticas y Digestivas, Instituto de Salud Carlos III

Ruth E. Martin　　Professor and Associate Dean Graduate and Postdoctoral Programs, Faculty of Health Sciences, Western University

青柳陽一郎　　日本医科大学大学院医学研究科リハビリテーション学分野教授

浅田　美江　　公益社団法人 愛知県看護協会教育研修課長，摂食・嚥下障害看護認定看護師教育課程主任教員

渥美　聡　　東京都立府中療育センター小児科医長

阿部　伸一　　東京歯科大学解剖学講座教授

石﨑　晶子　　昭和大学歯学部口腔衛生学講座講師

石田　志朗　　徳島文理大学香川薬学部教授

石田　瞭　　東京歯科大学口腔健康科学講座摂食嚥下リハビリテーション研究室教授

出江　紳一　　東北大学大学院医工学研究科リハビリテーション医工学分野教授
　　　　　　　東北大学大学院医学系研究科肢体不自由分野教授

井出　吉信　　東京歯科大学理事長

伊藤　彰博　　藤田医科大学医学部外科・緩和医療学講座 病院教授

稲本　陽子　　藤田医科大学保健衛生学部リハビリテーション学科教授

井上　誠　　新潟大学大学院医歯学総合研究科摂食嚥下リハビリテーション学分野教授

植田耕一郎　　日本大学歯学部摂食機能療法学講座教授

海老原　覚　　東邦大学大学院医学研究科リハビリテーション医学講座教授

巨島　文子　　諏訪赤十字病院リハビリテーションセンター部長

大岡　貴史　　明海大学歯学部機能保存回復学講座摂食嚥下リハビリテーション学分野教授

大久保真衣　　東京歯科大学口腔健康科学講座摂食嚥下リハビリテーション研究室准教授

大熊　るり　　調布東山病院リハビリテーション科リハビリテーション室長

太田喜久夫　　藤田医科大学医学部ロボット技術活用地域リハビリ医学寄附講座教授

大野　友久　　浜松市リハビリテーション病院歯科部長

小川　哲史　　国立病院機構高崎総合医療センター院長

小野木啓子　　藤田医科大学保健衛生学部看護学科教授

尾本　和彦　　心身障害児総合医療療育センター非常勤

加賀谷　斉	国立長寿医療研究センターリハビリテーション科部長
片桐　伯真	聖隷三方原病院リハビリテーション科部長
加藤　節子	医療法人ちゅうざん会ちゅうざん病院，摂食・嚥下障害看護認定看護師
金沢　英哲	Swallowish Clinic 院長
金森　大輔	藤田医科大学医学部七栗記念病院歯科講師
鎌倉やよい	日本赤十字豊田看護大学学長
鴨田　勇司	鴨田歯科クリニック
栢下　淳	県立広島大学人間文化学部健康科学科教授
菊谷　武	日本歯科大学教授，口腔リハビリテーション多摩クリニック院長
北住　映二	心身障害児総合医療療育センター所長
木下　憲治	北海道医療大学病院客員教授
金城　利雄	名桜大学名誉教授
熊倉　勇美	千里リハビリテーション病院顧問 島根大学医学部歯科口腔外科臨床教授
倉田なおみ	昭和大学薬学部社会健康薬学講座社会薬学部門客員教授
倉智　雅子	国際医療福祉大学成田保健医療学部言語聴覚学科教授
合田　文則	医療法人社団和風会橋本病院顧問 医療法人社団和風会千里リハビリテーション病院副院長
神津　玲	長崎大学大学院内部障害リハビリテーション学教授
小島千枝子	藤田医科大学保健衛生学部リハビリテーション学科客員教授
小城　明子	東京医療保健大学医療保健学部医療栄養学科教授
小山　珠美	NPO 法人 口から食べる幸せを守る会理事長
近藤　和泉	国立長寿医療研究センター病院長
才藤　栄一	藤田学園最高顧問 藤田医科大学教授
佐藤　光保	日本大学歯学部摂食機能療法学講座兼任講師
柴田　斉子	藤田医科大学医学部リハビリテーション医学Ⅰ講座准教授
清水　充子	元埼玉県総合リハビリテーションセンター言語聴覚科担当部長
角　保徳	元国立長寿医療研究センター歯科口腔先進医療開発センターセンター長
瀬田　拓	みやぎ県南中核病院リハビリテーション科部長
高橋　浩二	昭和大学名誉教授，医療法人徳洲会館山病院口腔機能リハビリテーションセンターセンター長
髙橋　博達	浜松市リハビリテーション病院副院長
髙橋　摩理	昭和大学歯学部口腔衛生学講座兼任講師
武原　格	東京都リハビリテーション病院リハビリテーション部長
舘村　卓	(一社)TOUCH 代表理事
田角　勝	昭和大学医学部小児科学講座客員教授
谷本　啓二	広島大学名誉教授
田村　文誉	日本歯科大学教授，口腔リハビリテーション多摩クリニック
鄭　漢忠	元北海道大学大学院歯学研究院口腔顎顔面外科学教授
寺本　信嗣	東京医科大学八王子医療センター呼吸器内科教授
戸原　玄	東京医科歯科大学大学院医歯学総合研究科老化制御学講座摂食嚥下リハビリテーション学分野教授
中川　量晴	東京医科歯科大学大学院医歯学総合研究科老化制御学講座摂食嚥下リハビリテーション学分野准教授
中山　渕利	日本大学歯学部摂食機能療法学講座准教授
西脇　恵子	日本歯科大学附属病院言語聴覚士室室長
野崎　園子	わかくさ竜間リハビリテーション病院診療部長
野原　幹司	大阪大学大学院歯学研究科高次脳口腔機能学講座顎口腔機能治療学教室准教授
馬場　尊	医療法人ふじあく医院
東口　髙志	元藤田医科大学医学部外科・緩和医療学講座教授
弘中　祥司	昭和大学歯学部口腔衛生学講座教授 昭和大学歯科病院スペシャルニーズ歯科センターセンター長，昭和大学口腔ケアセンター センター長
深田　順子	愛知県立大学看護学部成人看護学教授
藤井　航	九州歯科大学歯学部口腔保健学科多職種連携推進ユニット教授
藤島　一郎	浜松市リハビリテーション病院特別顧問
藤谷　順子	国立国際医療研究センター病院リハビリテーション科医長
藤本　保志	愛知医科大学医学部耳鼻咽喉科学講座教授
二村　昭彦	藤田医科大学七栗記念病院薬剤科課長
北條　京子	浜松市リハビリテーション病院リハビリテーション部課長補佐
松尾浩一郎	東京医科歯科大学大学院医歯学総合研究科地域・福祉口腔機能管理学分野教授 東京医科歯科大学病院オーラルヘルスセンターセンター長
松永　智	東京歯科大学解剖学講座准教授
三鬼　達人	藤田医科大学病院看護長
水上　美樹	日本歯科大学口腔リハビリテーション多摩クリニック
向井　美惠	昭和大学名誉教授
目谷　浩通	川崎医科大学医学部リハビリテーション医学教室准教授
森　直治	愛知医科大学大学院医学研究科緩和・支持医療学教授
八木　友里	聖隷浜松病院リハビリテーション科
谷口　洋	東京慈恵会医科大学附属柏病院神経内科診療部長
山田　好秋	新潟大学名誉教授
山本　敏之	国立研究開発法人国立精神・神経医療研究センター嚥下障害リサーチセンター長，同病院神経内科医長
山脇　正永	東京医科歯科大学大学院医歯学総合研究科臨床医学教育開発学教授
若杉　葉子	医療法人社団悠翔会 悠翔会在宅クリニック歯科診療部
若林　秀隆	東京女子医科大学病院リハビリテーション科教授
渡邉　理沙	桶狭間病院藤田こころケアセンター歯科

第3版 緒言

　1998年8月に発行された『摂食・嚥下リハビリテーション』（金子芳洋，千野直一監修）は，日本摂食嚥下リハビリテーション学会の主要メンバーが力を合わせてまとめた教科書であった．初版は摂食嚥下リハビリテーション領域の発展とともに広く教育・臨床の場に浸透し，テキストとして揺るぎないポジションを確立した．そして2007年には，全面改訂となった第2版（才藤栄一，向井美惠監修）を発行するに至っている．第2版でも，本書は初版からの信頼を発展させ，摂食嚥下リハビリテーション領域のアップデートな基礎・臨床を解説した．読者諸氏からは引き続き大きな支持を得ることができ，初版，第2版とあわせ現在までに多くの読者に手にしてもらうことができた．
　そして，ここに9年の歳月を経て第3版の改訂が実現したわけだが，前版発行からの本領域の発展の軌跡をたどりつつ，改訂へと至った経緯を考えてみたい．

　摂食嚥下リハビリテーション領域は，1980年代に始まった若い領域であり，今日においても急速に進歩している．プロセスモデルの登場は臨床概念を大きく変えたが，2007年に開発された320列マルチスライスCTの登場は同じように変革をもたらした．嚥下器官の可視領域を大幅に拡大させ，それまでこの領域を大きく牽引する原動力となった嚥下造影とは異なり，嚥下運動の立体的定量的把握を可能とし，治療志向的な嚥下動態の把握を実現させたのである．また，TOR-BSSTやMASAといった前版には収載していない評価手法も打ち立てられてきた．障害への介入に関しても，従来の訓練・練習（training, exercise）はエビデンスを蓄え，さらに非侵襲的脳刺激（noninvasive brain stimulation; NIBS）といった新しい手法なども，研究論文を目にする機会が増えるようになってきた．

第3版 緒言

　一方，日本摂食嚥下リハビリテーション学会は会員数が平成27年に11,000名を超え，前版刊行以降に，一般社団法人化，認定制度創設とeラーニングの運用開始，各種ガイドラインの整備といったドラスティックな展開を行っている．また，日本の医療保険制度においては，2010年には「嚥下造影検査」がそれまでの食道造影準用から保険に独立して収載され，2014年には胃瘻造設前の「嚥下造影検査」，「内視鏡嚥下機能検査」実施による造設前の嚥下機能評価が重視されるようになった．

　進展する高齢社会のなか，このように摂食嚥下リハビリテーション領域は，増大する患者ニーズにあわせて急速に進歩してきたのである．この第3版には，このような改訂までの9年の科学の進歩が凝縮されているといってもよいだろう．初版，第2版と同じく，本書が摂食嚥下リハビリテーションの進歩・普及にさらに貢献できれば幸いである．

　最後に，改訂版を発刊するにあたり，ご尽力いただいた著者の皆様，編集委員の皆様，そして，医歯薬出版株式会社に心より感謝申し上げる．

　　2016年9月

才　藤　栄　一

植　田　耕　一　郎

第2版 緒言

この度，1998年8月に発刊された『摂食・嚥下リハビリテーション』（金子芳洋，千野直一監修）が改訂されることになった．本書初版は，日本摂食・嚥下リハビリテーション学会の主要メンバーが力を合わせて編纂した日本の摂食・嚥下リハビリテーション臨床家のための教科書だった．実際，1万部を超える発行部数は，その極めて大きな訴求力を示している．そして，第2版発行までに9年の歳月が経過した．ここでは摂食・嚥下リハビリテーションの歴史をごく簡単に振り返りながら，そのようななかで生まれた本書とその改訂の意義に触れてみたい．

摂食・嚥下障害に対するリハビリテーションの歴史は新しい．欧米では，1981年に創設されたJohns Hopkins大学Swallowing Centerに代表される学際的な「嚥下障害センター」がその発展に大きく寄与した．また，Logemanによる教科書は，1983年に刊行されている．これら1980年代前半の仕事によって，本領域はその基礎が確立した．また，学際誌Dysphagia (Springer) は1986年に刊行され，リハビリテーション医学の代表的教科書Kruzen's Handbook第4版に嚥下の章が登場したのは1990年のことであった．

日本では，1980年代初めより耳鼻科領域で研究会が開催されるようになった．リハビリテーション領域では，1980年代半ばより臨床的検討が始まり，1990年代に入って急速に普及していった．そして，1994年の診療報酬改定において「摂食機能療法」が医科と歯科に同時に新設されたことが，大きな転機となった．以降，歯科関係者の積極的関与が日本特有の傾向となる．

1995年，学際的学会である日本摂食・嚥下リハビリテーション学会が創設された．同会は拡張を続けて，現在，会員数5,000名を超え，年3巻の学術誌を発刊している．また，2006年には摂食機能療法の保険上の扱いが大幅に拡張された．さらに専門性についてみれば，1999年

第2版 緒言

に言語聴覚士が国家資格となったことも大きな変化点であった．また，認定看護師制が2006年に始まり，言語聴覚士協会でも認定制検討が始まっている．日本摂食・嚥下リハビリテーション学会でも2008年に多職種に対応するシステムのスタートを検討している．

科学の進歩は大きく，特に，始まったばかりの本領域は，本書初版刊行の1998年以降も大きな変化をとげてきた．生理学的概念，診断法，治療法，対処法も大きく変わった．臨床では，嚥下造影のみならず嚥下内視鏡検査も広く用いられるようになった．また，球麻痺の病態生理の解明など，その理解が精緻化されたものばかりでなく，プロセスモデルのように概念を根本的に変容させたものさえあった．

以上を鑑みれば，改訂までの間隔はやや長過ぎたかもしれない．ただそれだけに，改訂内容の充実ぶりが明瞭であると思う．この教科書が，摂食・嚥下リハビリテーションの進歩・普及にさらに貢献できればありがたい．

最後に，改訂版を発刊するにあたり，ご尽力いただいた著者の皆様，編集委員の皆様，そして，医歯薬出版株式会社に心より感謝申し上げる．

2007年8月

才藤　栄　一

向　井　美　惠

初版 緒言

摂食・嚥下障害に対する医療領域は，わが国で認められるようになって日が浅く，まだ普遍化していないため，多くの医療関係者は対応に苦慮しているのが実状である．このような状況は，ほとんどの先進諸国においても同様であり，そのニーズの大きさにもかかわらず，系統的な医療対応は十分にはなされていないといえよう．

摂食・嚥下障害への取り組みに関しては，特別の教育も研修も受けたことのない医療関係者が多い現状にありながら，関係する職種によっては訓練や指導を委ねられるという例も珍しくない．また，現在，多くの医療機関において，摂食・嚥下障害は，その機能に関与する器官の多さから，複数の医療専門領域の対象とされている．一方，食べることが生きるための基本であり日常的な営みであることから，保健や福祉などの領域とのかかわりを必要とすることも多く，医療における対応のみでは限界がある．

最近では，社会的にも医療や介護のあり方がこれまでになく注目され，かつ，摂食・嚥下障害の対応が可能であることが理解されるに伴い，それぞれの専門領域で，摂食・嚥下に関する基礎知識ならびに，有用な診断（評価）法の開発や効果的な治療（訓練）手技などが強く求められてきている．

そこで，このような大きな期待に，少しでも応えることができればとの願いから企画されたのが本書である．

本書は，摂食・嚥下リハビリテーションという新しい視点で，摂食・嚥下に関する学究的な裏づけと，臨床技術の両面にわたってまとめたはじめての手引き書であり，医師，歯科医師をはじめ，摂食・嚥下障害にかかわる医療，保健，福祉領域の専門家および，それらを志す学生諸君や卒後教育のための指針となることをねらいとしている．

本書のような乳幼児から高齢者までの摂食・嚥下に関する基礎と臨床

初版 緒言

を1冊にまとめた成書は，世界に類をみないと自負している．

　本書が生まれるまでには，摂食・嚥下障害に対する貴重な臨床や研究があり，そこから学ばせていただいたことが基盤となっていることはいうまでもない．これらの多くの摂食・嚥下障害に取り組んでこられた方々に感謝するとともに，本書が摂食・嚥下リハビリテーションに関心をよせられる読者諸氏のお役に立てることを願って，序とさせていただく．

　なお，なにぶんにも新たなテーマであり，また執筆者も多領域にわたるため，重複する箇所，内容や用語の整備など，いたらない面も多々あるかと思われる．今後，読者のご叱正ならびにご批判を賜れば幸いである．

　最後に，本書の出版にあたり，執筆に快く協力していただいた著者の先生方に心から御礼申し上げるとともに，多大なご助力をいただいた医歯薬出版株式会社に深謝する次第である．

　1998年8月

監修者・編集委員一同

Dysphagia Rehabilitation
摂食嚥下リハビリテーション 第3版

CONTENTS

総論編

1章 リハビリテーション医学・医療総論 ……………………… 才藤栄一　2
- ❶ リハビリテーション医学の対象 …………………………………………… 2
  - (1) リハビリテーション医学が扱う活動障害 ……………………………… 2
  - (2) リハビリテーション医学が扱う臓器系，各科との関係 ……………… 2
- ❷ リハビリテーション医学に必要な概念体系 …………………………… 3
  - (1) 運動学 ……………………………………………………………………… 3
  - (2) 障害階層論 ………………………………………………………………… 4
- ❸ リハビリテーション医学の介入法 ……………………………………… 5
  - (1) システムとしての解決 …………………………………………………… 5
  - (2) 健常部の重要性 …………………………………………………………… 7
  - (3) 帰結予測の重要性 ………………………………………………………… 7
  - (4) リハビリテーション医療の専門家 ……………………………………… 7
  - (5) リハビリテーションチームの形態 ……………………………………… 7
- ❹ リハビリテーション医学の四つの対処法 ……………………………… 8
  - (1) 障害者の包括的医学管理 ………………………………………………… 9
  - (2) 活動機能構造連関 ………………………………………………………… 9
  - (3) 支援システム ……………………………………………………………… 10
  - (4) 治療的学習 ………………………………………………………………… 11

2章 摂食嚥下リハビリテーション総論 ………………………………… 14
- ❶ 小児の摂食嚥下リハビリテーション ……………………………向井美惠　14
  - (1) はじめに …………………………………………………………………… 14
  - (2) 小児の摂食嚥下リハビリテーションの特徴 …………………………… 14
  - (3) 小児の摂食嚥下障害の分類 ……………………………………………… 14
  - (4) 摂食嚥下障害に導く阻害因子 …………………………………………… 15
    　　1―肢体不自由…15　　2―知的障害…15　　3―神経・筋疾患…15　　4―形態異常…16　　5―感覚運動体験不足…16　　6―摂食嚥下障害を修飾する因子…16　　7―摂食嚥下機能獲得と機能不全への対応の基本…16
- ❷ 成人の摂食嚥下リハビリテーション ……………………………才藤栄一　17
  - (1) 成人の摂食嚥下障害の特徴 ……………………………………………… 17
    　　1―原疾患…17　　2―加齢の影響…18

（2）摂食嚥下障害の評価 ……………………………………………………………………19
　　　　1—主訴，病歴，経過…19　　2—現症…19　　3—機能検査と食事場面の観察…20
　　　　4—スクリーニング検査…20　　5—嚥下造影，嚥下内視鏡検査，嚥下CT検査，
　　　　その他…20
　　（3）摂食嚥下障害への対応 …………………………………………………………………21
　　　　1—口腔ケア…21　　2—訓練…21　　3—体位・食物物性・補助装置…23　　4—
　　　　経管栄養法…24　　5—医学的管理…25
　　（4）陥りたくない二分法的思考 ……………………………………………………………26
❸ 摂食嚥下障害への多角的アプローチの考え方 ……………………………………植田耕一郎　26
　　（1）病態時期 …………………………………………………………………………………26
　　（2）多職種協働・チームリーダー・コーディネーター …………………………………27
　　（3）検査値による画一的対応の限界 ………………………………………………………28
　　（4）摂食嚥下の機能訓練の効果 ……………………………………………………………29
　　（5）リスクマネジメントとケアマネジメント ……………………………………………29
　　（6）死生学，死生観 …………………………………………………………………………29

3章　摂食嚥下リハビリテーションの歴史 ……………………………………………………30
❶ 日本における摂食嚥下リハビリテーションの歴史 ………………………………小野木啓子　30
　　（1）はじめに …………………………………………………………………………………30
　　（2）日本における摂食嚥下リハビリテーションの歴史 …………………………………30
　　（3）おわりに …………………………………………………………………………………32
❷ 米国における摂食嚥下リハビリテーションの歴史
　　 ……………………………………………… JoAnne Robbins, Nicole M. Rusche（倉智雅子訳）　32
　　（1）過去 ………………………………………………………………………………………32
　　（2）現在 ………………………………………………………………………………………34
　　（3）まとめ ……………………………………………………………………………………35
❸ 欧州における摂食嚥下リハビリテーションの歴史と欧州嚥下障害学会（ESSD）
　　の役割 ……………………………………………… Pere Clavé, Jane Lewis（高橋浩二訳）　35
　　（1）はじめに …………………………………………………………………………………35
　　（2）欧州嚥下障害・咽喉頭異常感症研究会から欧州嚥下障害学会へ …………………36
　　（3）各国の学会について ……………………………………………………………………36
　　（4）ESSD ………………………………………………………………………………………38
　　　　1—ESSDの設立と目的…38　　2—ESSDの研究…38　　3—ESSDの教育…39
　　　　4—ESSDの臨床…40　　5—ESSDの未来…41

基礎編

1章　摂食嚥下器官の解剖 ………………………………………松永智，阿部伸一，井出吉信　44
❶ 口腔の構造 …………………………………………………………………………………………44
　　（1）口唇 ………………………………………………………………………………………45
　　　　1—口唇の神経支配…46　　2—口唇の血液供給…46
　　（2）口蓋 ………………………………………………………………………………………46
　　　　1—口蓋の神経支配…47　　2—口蓋の血液供給…47
　　（3）頰 …………………………………………………………………………………………47
　　　　1—頰の神経支配…47　　2—頰の血液供給…47

（4）舌 ……………………………………………………………………………………47
　　　　1—舌の神経支配…48　　2—舌の血液供給…48
　　（5）歯 ……………………………………………………………………………………49
　　　　1—歯の神経支配…50　　2—歯の血液供給…50
　　（6）唾液腺 ………………………………………………………………………………50
　　　　1—大唾液腺…50　　2—小唾液腺…51
❷ 鼻腔，咽頭，喉頭，食道の構造 ………………………………………………………52
　　（1）鼻腔 …………………………………………………………………………………52
　　　　1—鼻腔を構成する骨…53　　2—鼻腔の側壁…53　　3—鼻腔粘膜…53　　4—
　　　　副鼻腔…54
　　（2）咽頭 …………………………………………………………………………………55
　　　　1—咽頭の構造…55　　2—咽頭の壁構造…56
　　（3）喉頭 …………………………………………………………………………………57
　　　　1—喉頭の軟骨…57　　2—喉頭の靱帯…58　　3—喉頭の壁構造…58　　4—喉
　　　　頭の内腔…59
　　（4）食道 …………………………………………………………………………………59
　　　　1—食道の壁構造…59
❸ 摂食嚥下に関与する筋 …………………………………………………………………60
　　（1）表情筋 ………………………………………………………………………………60
　　（2）咀嚼筋 ………………………………………………………………………………60
　　（3）舌骨上筋・舌骨下筋 ………………………………………………………………61
　　（4）舌筋 …………………………………………………………………………………64
　　（5）軟口蓋の筋 …………………………………………………………………………64
　　（6）咽頭の筋 ……………………………………………………………………………66
　　（7）喉頭の筋 ……………………………………………………………………………67

2章　摂食嚥下の生理 …………………………………………………………………68
❶ 摂食嚥下の概要 ……………………………………………………………山田好秋　68
　　（1）口腔機能 ……………………………………………………………………………68
　　　　1—味覚…68　　2—唾液…69
　　（2）摂食行動 ……………………………………………………………………………70
　　（3）摂食嚥下運動 ………………………………………………………………………70
　　　　1—食物の認知と取り込み〈先行期（認知期）〉…70　　2—食物の咀嚼と食塊形成〈準
　　　　備期（咀嚼期）〉…72　　3—嚥下の中枢機構と嚥下反射…74　　4—食道の機能（食
　　　　道期）…77
　　（4）嘔吐 …………………………………………………………………………………79
　　　　1—嘔吐の誘発…79　　2—嘔吐の仕組み…79
❷ 3D-CTによる嚥下生理のアップデート ……………………………………稲本陽子　79
　　（1）諸器官の運動時間 …………………………………………………………………80
　　（2）諸器官の運動調整機構 ……………………………………………………………80
　　（3）咽頭収縮 ……………………………………………………………………………80
　　（4）舌骨／喉頭の移動距離および食道入口部開大面積 ……………………………83
　　（5）舌骨上筋群の起始−停止長の変化 ………………………………………………83

❸ ヒトの脳画像・脳マッピング・嚥下のニューロサイエンス
....Ruth E. Martin（稲本陽子訳） 85
　（1）嚥下の皮質表象領域の機能的貢献..88
　（2）嚥下障害とその回復の神経表象..89

3章　摂食嚥下と呼吸・発声..92
❶ 呼吸と摂食嚥下..井上　誠　92
❷ 発声発語と摂食嚥下..熊倉勇美　93
　（1）発声発語器官と摂食嚥下器官..93
　（2）発声発語機能と摂食嚥下機能..94

4章　摂食嚥下のモデル..96
❶ 5期モデル（臨床モデル）..松尾浩一郎　96
❷ 3期モデルと4期モデル....................................松尾浩一郎, Jeffrey B. Palmer　97
　（1）口腔準備期..97
　（2）口腔送り込み期..97
　（3）咽頭期..98
　（4）食道期..98
　（補）連続嚥下..98
❸ プロセスモデル..松尾浩一郎, Jeffrey B. Palmer　99
　（1）Stage Ⅰ transport..99
　（2）Processing..100
　（3）Stage Ⅱ transport..102
　（4）Swallowing..102
　　　1―嚥下惹起の因子…102　　2―咽頭期…103

5章　摂食嚥下機能と発達，加齢..106
❶ 発達と摂食嚥下機能..弘中祥司, 向井美惠　106
　（1）発達と摂食嚥下機能の獲得過程..106
　　　1―乳汁摂取…106　　2―経口摂取の準備…107　　3―摂食嚥下機能の発達と他の機能の発達…107　　4―口腔の成長と摂食嚥下機能の発達…109　　5―摂食嚥下機能の獲得過程…110　　6―咀嚼機能の発達…110　　7―自食(先行期)機能の獲得…112
❷ 摂食嚥下機能の加齢変化..中川量晴, 松尾浩一郎　113
　（1）口腔機能..113
　　　1―咀嚼機能…113　　2―唾液分泌能…114　　3―感覚機能…114
　（2）咽頭機能..115
　　　1―嚥下反射の惹起，食塊の通過…115　　2―舌骨・喉頭機能…115　　3―食道入口部…115　　4―呼吸…116　　5―咳反射…116
❸ フレイルと栄養障害..近藤和泉　117
　（1）フレイル（frailty）..117
　（2）フレイルの原因..117
　（3）フレイルと嚥下障害..117

（4）フレイルと栄養管理 ……………………………………………………………………119

臨床編 I　評価・対応の基本

1章　摂食嚥下障害の評価・検査・診断 …………………………………… 122

❶ 診　察 ……………………………………………………………… 太田喜久夫 122
　（1）診察の目的 …………………………………………………………………………122
　（2）診察前に実施すること ……………………………………………………………122
　（3）患者診察の留意点 …………………………………………………………………122
　　1─患者が診察室へ入ってくる場合…122　　2─患者の病室を訪れる場合…122
　（4）まとめ ………………………………………………………………………………123

❷ 生活場面における観察 ………………………………………………… 深田順子 124
　（1）摂食嚥下機能の観察 ………………………………………………………………124
　（2）ベッドサイドのフィジカル・アセスメント ……………………………………124

❸ スクリーニング …………………………………………………………………… 126
　（1）スクリーニングの意義・検査の意義 ……………………………………………126
　　1─はじめに(戸原　玄)…126　　2─感度，特異度(中山渕利)…126
　（2）スクリーニング質問紙 ……………………………………………………………127
　　1─聖隷式嚥下質問紙(大熊るり)…127　　2─嚥下障害リスク評価尺度改訂版(深田順子)…127　　3─EAT-10(若林秀隆)…128
　（3）スクリーニング検査 ………………………………………………………………129
　　1─反復唾液嚥下テスト(中山渕利)…129　　2─水飲みテスト(中山渕利)…129　　3─フードテスト(中山渕利)…130　　4─舌圧や開口力の測定(中山渕利)…131　　5─MASA(藤島一郎)…131　　6─TOR-BSST(稲本陽子)…133

❹ 嚥下内視鏡検査（VE） …………………………………………… 太田喜久夫 134
　（1）嚥下内視鏡検査普及の歴史 ………………………………………………………134
　（2）嚥下内視鏡検査の目的 ……………………………………………………………135
　（3）検査機器の説明 ……………………………………………………………………135
　　1─VEシステム…135
　（4）VEの操作特性 ……………………………………………………………………136
　（5）画像の特性 …………………………………………………………………………136
　（6）有害事象とその対策 ………………………………………………………………137
　　1─リドカインアレルギー…137　　2─失神・血圧低下(迷走神経過緊張)…137　　3─喉頭けいれん…138　　4─その他…138
　（7）評価法の特徴：VEとVFの比較 ………………………………………………138
　（8）VEの実際 …………………………………………………………………………138
　　1─VEで準備するもの…138　　2─VE洗浄法…139　　3─内視鏡画像のオリエンテーション…139　　4─ファイバースコープの挿入法…139
　（9）VEでのおもな観察項目 …………………………………………………………139
　　1─観察点1…140　　2─観察点2…140　　3─観察点3…141
　（10）食物嚥下での嚥下機能評価 ……………………………………………………142
　　1─検査食での評価前に，咽頭や喉頭への分泌物貯留の程度，喀出力の程度を評価する…142　　2─姿勢…142　　3─検査食…142　　4─食塊通過経路の評価，嚥下反射惹起のタイミング，喉頭侵入・誤嚥，喀出力，残留部位と量，残留物のクリアランス過程，残留物への感覚の有無などを評価する…142　　5─咽頭・喉頭

の感覚評価…143
  （11）嚥下障害患者のVE画像例 …………………………………………………… 143
 ❺ 嚥下造影（VF） …………………………………………………………柴田斉子　143
  （1）検査の目的 ………………………………………………………………………… 143
  （2）嚥下造影の準備 …………………………………………………………………… 144
   1―必要な装置…144　　2―造影剤と検査食…145
  （3）嚥下造影の実際 …………………………………………………………………… 145
   1―検査の開始前に…145　　2―観察範囲とX線照射のタイミング…146　　3―プロトコール…146
  （4）命令嚥下（液体嚥下）と咀嚼嚥下 ……………………………………………… 147
   1―命令嚥下（液体嚥下）…147　　2―咀嚼嚥下…147　　3―液体連続嚥下…148
   4―VFの所見…148
 ❻ 胃瘻造設前の嚥下機能評価 ……………………………………………柴田斉子　150
  （1）胃瘻造設時嚥下機能評価加算 …………………………………………………… 151
  （2）評価の実際 ………………………………………………………………………… 151
 ❼ 小児の嚥下造影・嚥下内視鏡・呼吸動態（上気道）検査 ………………………… 152
  （1）精密検査（VE・VF）の前に …………………………………………北住映二　152
  （2）嚥下造影 ………………………………………………………………北住映二　152
  （3）小児の内視鏡検査 ……………………………………………………木下憲治　154
  （4）呼吸動態（上気道）検査 ……………………………………………北住映二　155
 ❽ 3D-CTによる評価 ……………………………………………………………………… 155
  （1）概要 ……………………………………………………………………稲本陽子　155
  （2）嚥下CTの登場 ………………………………………………………稲本陽子　156
  （3）嚥下CTの準備 ………………………………………………………稲本陽子　156
   1―必要な装置…156　　2―撮影…156
  （4）撮影 ……………………………………………………………………稲本陽子　156
  （5）画像作成と解析方法 …………………………………………………稲本陽子　157
  （6）評価 ……………………………………………………………………稲本陽子　157
   1―形態評価（管球1回転による撮影）…157　　2―動態評価（管球連続回転による撮影）…157
  （7）今後の臨床応用 ………………………………………………………稲本陽子　158
  （補）CTの被曝線量 ……………………………………………………金森大輔，加賀谷　斉　159
 ❾ その他の検査 ………………………………………………………………………… 160
  （1）簡易型検査 ………………………………………………………………………… 160
   1―咳テスト（若杉葉子）…160　　2―頸部聴診法（高橋浩二）…161　　3―嚥下誘発試験（寺本信嗣）…168
  （2）機器による検査 …………………………………………………………………… 169
   1―超音波診断装置（US）（大久保真衣，石田　瞭）…169　　2―マノメトリー（青柳陽一郎）
   …171　　3―筋電図検査（目谷浩通）…175　　4―MRI，シンチグラフィ（谷本啓二）…177
 ❿ 重症度分類 ………………………………………………………………加賀谷　斉　179
  （1）臨床的重症度分類（DSS） ……………………………………………………… 179
  （2）摂食状態（ESS） ………………………………………………………………… 180
  （3）摂食・嚥下能力グレード ………………………………………………………… 180

(4) 摂食状況のレベル（FILS） 180
　(5) Functional oral intake scale（FOIS） 181
　(6) 8-point penetration-aspiration scale（PAS） 181

2章　摂食嚥下障害への介入1 183
❶ 介入の概要 .... 馬場　尊　183
　(1) チームアプローチ 183
　(2) 介入手段 183
　(3) アウトカムなど 184
❷ 口腔衛生管理 185
　(1) 小児期における口腔衛生管理 .... 水上美樹　185
　　1―はじめに…185　　2―口腔衛生管理の目的…185
　　3―おもな口腔内の特徴…185
　(2) 成人・老年期における口腔衛生管理 .... 角　保徳　187
　　1―成人期における口腔衛生管理…187　　2―老年期における口腔衛生管理…188
　(3) 口腔ケアの基本的な手技 .... 渡邉理沙，松尾浩一郎　190
　　1―姿勢の調整…190　　2―口腔アセスメント…190　　3―口腔ケアの手順…191
❸ 訓　練 194
　(1) 摂食嚥下障害に対する直接訓練と間接訓練の考え方 .... 熊倉勇美　194
　(2) 成人の間接訓練法 195
　　1―嚥下促通法（嚥下反射惹起を促す手法）（倉智雅子）…195　　2―筋力増強（稲本陽子）…198　　3―嚥下手技（稲本陽子）…204　　4―バルーン拡張法（北條京子）…208　　5―電気刺激法（加賀谷　斉）…210　　6―非侵襲的脳刺激による嚥下障害の治療（出江紳一）…211
　(3) 成人の直接訓練法 213
　　1―直接訓練の目的と意義（小島千枝子）…213　　2―各種の直接訓練法（小島千枝子）…213　　3―食具を用いた直接訓練（小島千枝子）…215　　4―姿勢調整（清水充子）…221
　(4) 呼吸訓練 .... 神津　玲　226
　　1―摂食嚥下リハビリテーションにおける呼吸訓練の意義…226　　2―呼吸訓練…226　　3―呼気筋トレーニング…227
　(5) 小児における訓練法 227
　　1―間接訓練法（弘中祥司）…227　　2―直接訓練法（尾本和彦）…233
❹ 外科的対応 .... 金沢英哲　236
　(1) 嚥下機能外科とは 236
　　1―目的と手技…236　　2―嚥下機能改善手術（総論）…236　　3―誤嚥防止手術（総論）…237
　(2) 手術戦略と術式 238
　　1―食塊搬送力強化…238　　2―気道防御力強化…240
❺ 口腔内装置による対応 243
　(1) 嚥下機能補助装置とは .... 藤井　航　243
　(2) 摂食嚥下障害への義歯の使用 .... 植田耕一郎　244
　　1―義歯の役割…244　　2―リハビリテーションの装置としての役割…244
　(3) 各種装置による対応 245

1―舌接触補助床(PAP)による対応(大野友久)…245　　2―軟口蓋挙上装置(PLP)による対応(鴨田勇司, 大野友久)…246　　3―スワロエイドによる対応(野原幹司)…247　　4―その他の装置による対応(野原幹司)…249

3章　摂食嚥下障害への介入2 …………………………………………………… 252
❶ リスク管理 …………………………………………………………………… 252
　(1) 誤嚥性肺炎 ……………………………………………………………藤谷順子　252
　　　1―分類と発症要因…252　　2―誤嚥性肺炎の予防…254　　3―誤嚥性肺炎の包括的治療…254
　(2) 窒息 ……………………………………………………………………藤谷順子　257
　　　1―窒息の頻度…257　　2―窒息時の応急処置…257
　(3) 排痰 ……………………………………………………………………藤谷順子　257
　　　1―排痰の機序…257　　2―排痰を援助する技術…257
　　　3―基本的な呼吸機能の改善…258
　(4) 吸引 ……………………………………………………………………三鬼達人　258
　　　1―喀痰吸引…258　　2―吸引の適応条件…259　　3―吸引時の注意点…259
　(5) 気管切開管理 …………………………………………………………金沢英哲　259
　　　1―気管切開が必要な理由…260　　2―永久気管孔, 一時的気管切開孔…260
　　　3―気管カニューレの種類…261　　4―スピーチカニューレの理解と活用…262
　　　5―ボタン型カニューレの活用…262
　(6) 感染防御（尿路感染と褥瘡）…………………………………………髙橋博達　263
　　　1―尿路感染の病態…263　　2―尿路感染の予防と治療…264　　3―褥瘡の病態…264　　4―褥瘡の予防と治療…264

❷ 栄養管理 ……………………………………………………………………… 266
　(1) 栄養不良とは ………………………………………森 直治, 東口髙志, 伊藤彰博　266
　　　1―栄養状態と栄養不良…266　　2―栄養不良のメカニズム…266　　3―栄養不良がもたらす臨床問題とサルコペニア…266　　4―栄養評価方法…267　　5―栄養不良に対する栄養サポート…267
　(2) 栄養管理プランニング ………………………………………………小川哲史　267
　　　1―栄養管理プランニングとは…267　　2―エネルギー投与量の設定…268　　3―投与ルートの選択…269
　(3) 絶食の害と経腸栄養 ………………………………二村昭彦, 東口髙志, 伊藤彰博　269
　　　1―絶食による弊害…269　　2―腸管機能を維持することの重要性…270
　　　3―早期経口・経腸栄養のメリット…271
　(4) 胃瘻からの半固形化栄養材短時間注入法 …………………………合田文則　272
　　　1―半固形化栄養材短時間注入法の概念と原理…272　　2―半固形化栄養材とは…272　　3―遵守すべき粘度, 注入量, 注入時間…272　　4―半固形化法の適応…273　　5―胃瘻からの半固形化法の臨床効果…273　　6―半固形化法における日常のケア(液体栄養剤との相違点)…273
　(5) 栄養管理とリハビリテーション ……………………………………若林秀隆　273
　　　1―リハビリテーション栄養の考え方…273　　2―機能訓練と栄養管理…274
　(6) 嚥下調整食の分類 ……………………………………………………栢下 淳　275
　　　1―食事の分類…276　　2―嚥下食ピラミッド…276　　3―特別用途食品　えん

　　　　下困難者用食品許可基準…276　　4―日本摂食・嚥下リハビリテーション学会嚥下調整食分類2013…276　　5―スマイルケア食…277　　6―まとめ…277
　　(7) とろみ調整食品の分類 ……………………………………………………… 小城明子　278
　　　　1―とろみ調整食品の種類…281　　2―とろみ程度の評価…282
❸ 薬剤管理 …………………………………………………………………………… 倉田なおみ　282
　　(1) 摂食嚥下障害時の服薬方法と問題点 …………………………………………………… 282
　　　　1―経口投与の場合…283　　2―経管投与の場合…283
　　(2) おわりに ………………………………………………………………………………… 283
❹ 薬物療法 …………………………………………………………………………… 海老原　覚　284
　　(1) はじめに ………………………………………………………………………………… 284
　　(2) 抗誤嚥薬理解に必要な嚥下の神経性調節知識 ………………………………………… 284
　　(3) 抗誤嚥薬の種類とその機序 ……………………………………………………………… 284
　　　　1―温度感受性TRP受容体作動薬…284　　2―黒胡椒精油…285　　3―シロスタゾール…285　　4―アマンタジン…285　　5―テオフィリン…285　　6―Angiotensin converting enzyme(ACE)阻害薬…285
❺ 看護支援 ……………………………………………………………………………………… 286
　　(1) 看護の役割 ………………………………………………………………… 鎌倉やよい　286
　　(2) 生活支援のコーディネート ……………………………………………………………… 286
　　　　1―生活への訓練の定着(浅田美江)…286　　2―食事の介助(小山珠美)…287
　　　　3―家族，介護職への食事介助指導(金城利雄, 加藤節子)…289

臨床編 Ⅱ　原疾患と評価・対処

1章　成人期・老年期の疾患と摂食嚥下障害の評価・対処法と対応例 ……………… 292

❶ 脳血管疾患 ………………………………………………………………………… 藤島一郎　292
　　(1) はじめに ………………………………………………………………………………… 292
　　(2) 頻度など ………………………………………………………………………………… 292
　　(3) 脳血管疾患の分類 ……………………………………………………………………… 292
　　(4) 脳血管疾患の症状 ……………………………………………………………………… 293
　　(5) 偽性球麻痺 ……………………………………………………………………………… 293
　　(6) 病変部位 ………………………………………………………………………………… 294
　　(7) 一側性の脳血管疾患 …………………………………………………………………… 295
　　(8) 球麻痺 …………………………………………………………………………………… 295
　　(9) 評価と検査 ……………………………………………………………………………… 295
　　(10) 治療とリハビリテーション …………………………………………………………… 296
❷ 外傷性脳損傷 ……………………………………………………………………… 片桐伯真　297
　　(1) 疾患の概要 ……………………………………………………………………………… 297
　　(2) 外傷性脳損傷の特徴 …………………………………………………………………… 297
　　(3) 外傷性脳損傷に伴う摂食嚥下障害の評価 …………………………………………… 300
　　　　1―意識障害のある場合…300　　2―気管切開術や気管内挿管を認める場合…300
　　　　3―高次脳機能障害を認める場合…301　　4―各種薬物療法が行われている場合…301
❸ 神経疾患 ……………………………………………………………………………………… 302
　　(1) 筋萎縮性側索硬化症（ALS）の摂食嚥下障害 ………………………… 野﨑園子　302
　　　　1―疾患の概要…302　　2―摂食嚥下障害の特徴…302　　3―摂食嚥下障害への対策…303

(2) Parkinson（パーキンソン）病（PD）の摂食嚥下障害 …………… 野﨑園子　304
　　　　1—疾患の概要…304　　2—摂食嚥下障害の特徴…304　　3—摂食嚥下障害への対策…305
　　(3) 多系統萎縮症 …………………………………………………………… 山脇正永　306
　　　　1—多系統萎縮症の概要…306　　2—多系統萎縮症での摂食嚥下障害…307　　3—多系統萎縮症の摂食嚥下障害への対応…307
　　(4) Guillain-Barré 症候群 ………………………………………………… 谷口　洋　308
　　　　1—疾患の概念…308　　2—摂食嚥下障害の特徴…308　　3—摂食嚥下障害への対策…309
　　(5) その他の神経疾患 ……………………………………………………… 山脇正永　309
　　　　1—帯状疱疹ウイルス感染症…309　　2—反回神経麻痺…310　　3—ポリオ後症候群…310　　4—多発脳神経障害…311　　5—放射線後摂食嚥下障害…311
❹ 筋炎・筋疾患 …………………………………………………… 巨島文子, 山本敏之　312
　　(1) 炎症性筋疾患 …………………………………………………………………………　312
　　　　1—疾患の概要…312　　2—摂食嚥下障害の特徴…313　　3—摂食嚥下障害への対策…313
　　(2) 重症筋無力症 …………………………………………………………………………　314
　　　　1—疾患の概要…314　　2—摂食嚥下障害の特徴…315　　3—摂食嚥下障害への対策…315
❺ 認知症 …………………………………………………………………………… 山本敏之　316
　　(1) 疾患の概要 …………………………………………………………………………　316
　　(2) 摂食嚥下障害の特徴 ………………………………………………………………　317
　　(3) 摂食嚥下障害への対策 ……………………………………………………………　318
❻ 統合失調症など精神疾患 ………………………………………………… 山本敏之　319
　　(1) 疾患の概要 …………………………………………………………………………　319
　　(2) 摂食嚥下障害の特徴 ………………………………………………………………　319
　　(3) 摂食嚥下障害への対策 ……………………………………………………………　319
❼ 慢性閉塞性肺疾患などの呼吸器疾患 …………………………………… 加賀谷　斉　321
❽ 頸椎疾患に伴う嚥下障害 …………………………………………………… 八木友里　321
　　(1) 強直性脊椎骨増殖症（ankylosing spinal hyperostosis；ASH） ……………　322
　　　　1—疾患の概要…322　　2—嚥下障害の特徴…323　　3—嚥下障害への対策…323
　　(2) 頸髄損傷・頸椎骨折 ………………………………………………………………　323
　　(3) 変形性脊椎症 ………………………………………………………………………　323
　　(4) 頸椎前方固定術後 …………………………………………………………………　324
❾ 器質的障害 ……………………………………………………………………………………　324
　　(1) 口腔領域の腫瘍および術後 ……………………………………………… 鄭　漢忠　324
　　　　1—疾患の概要…324　　2—摂食嚥下障害の特徴…324　　3—摂食嚥下障害への対策…324
　　(2) 咽頭領域の腫瘍および術後 ……………………………………………… 藤本保志　326
　　　　1—嚥下障害の特徴…326　　2—放射線治療による嚥下障害…326
　　　　3—CRT による嚥下障害への対応…326　　4—喉頭温存手術後の嚥下障害…327
　　　　5—治療前から対応…327
❿ 胃食道逆流症 …………………………………………………………………… 瀬田　拓　328

(1) 疾患の概要 ……………………………………………………………………… 328
　　　　1―GERD の発生機序…328
　　(2) 診断 ……………………………………………………………………………… 328
　　　　1―問診…328　　2―内視鏡診断…328　　3―24 時間 pH モニタリング…329
　　　　4―PPI テスト…329　　5―機能性ディスペプシア(FD)との判別…329
　　(3) 対処法 …………………………………………………………………………… 329
　　　　1―生活習慣の改善…329　　2―薬物治療…329　　3―外科的治療…329　　4―
　　　　経管栄養と GERD…329
　　(4) 摂食嚥下障害がある場合の対応 ……………………………………………… 330
　⓫ 薬剤性摂食嚥下障害 ……………………………………………… 倉田なおみ, 石田志朗　330
　　(1) 薬剤性摂食嚥下障害の特徴 …………………………………………………… 330
　　　　1―薬剤性摂食嚥下障害の実態調査…330
　　(2) 薬剤性摂食嚥下障害の原因と薬剤の影響 …………………………………… 330
　　　　1―誤嚥リスクを低下させる薬剤…331

2 章　小児期の疾患と摂食嚥下障害の評価・対処法 …………………………… 333

❶ 脳性麻痺 …………………………………………………………………………… 333
　　(1) 病態 …………………………………………………………………… 田角　勝　333
　　　　1―摂食嚥下障害の特徴…333　　2―病態からみた対応の基本…334
　　(2) 摂食嚥下障害への対策 ……………………………………… 渥美　聡, 田村文誉　334
　　　　1―病態別に考える…334　　2―重症度別に考える…335　　3―歯科的アプロー
　　　　チ…335　　4―QOL のための経口摂取…336

❷ 唇顎口蓋裂 ………………………………………………………………… 舘村　卓　336
　　(1) 裂型と摂食嚥下障害 …………………………………………………………… 336
　　(2) 生後からの時系列でみる摂食嚥下障害とその対応 ………………………… 337
　　　　1―生後直後からの哺乳障害…337　　2―永久歯列完成直後の咀嚼障害…337
　　(3) 成長に伴う鼻咽腔閉鎖機能の変化と嚥下機能 ……………………………… 338

❸ Pierre Robin（ピエール・ロバン）症候群（Pierre Robin syndrome〈Robin sequence〉）
　………………………………………………………………………………… 舘村　卓　339
　　(1) 疾患の概要 ……………………………………………………………………… 339
　　　　1―主症状…339　　2―連鎖(sequence)の発症…338
　　(2) 臨床像と摂食嚥下障害 ………………………………………………………… 339
　　　　1―(硬)軟口蓋裂…339　　2―呼吸障害と生後直後の哺乳障害…339
　　(3) 摂食嚥下障害への対策 ………………………………………………………… 340

❹ 食道閉鎖症 ………………………………………………………………… 田角　勝　340
　　(1) 疾患の概要 ……………………………………………………………………… 340
　　(2) 摂食嚥下障害 …………………………………………………………………… 341

❺ Down（ダウン）症 ……………………………………………………… 石﨑晶子, 弘中祥司　341
　　(1) 疾患の概要 ……………………………………………………………………… 342
　　　　1―Down 症と染色体核型分類…342　　2―Down 症の発生頻度…342　　3―
　　　　Down 症の身体的特徴…342
　　(2) 摂食嚥下障害への対策 ………………………………………………………… 343

❻ 染色体異常, 先天異常 …………………………………………………………… 343

(1) 病態 …………………………………………………………………………… 渥美 聡　343
　　1―身体的, 機能的問題…343
(2) （Down症を除く）おもな疾患 ……………………………………………… 渥美 聡　344
　　1―Prader-Willi症候群…344　　2―Cornelia de Lange症候群…344　　3―18トリソミー…344　　4―13トリソミー…344　　5―22q11.2欠失…345　　6―1p36欠失…345　　7―5p-症候群…345　　8―4p-症候群…345
(3) 摂食嚥下障害への対策 ………………………………………………………… 大岡貴史　345

❼ 筋ジストロフィー …………………………………………………………………… 山本敏之　347
(1) Duchenne（デュシェンヌ）型筋ジストロフィー ……………………………………… 347
　　1―疾患の概要…347　　2―摂食嚥下障害の特徴…348　　3―摂食嚥下障害への対策…348

❽ 自閉スペクトラム症 ………………………………………………………………… 髙橋摩理　350
(1) 疾患の概要 ………………………………………………………………………………… 350
(2) 摂食嚥下障害の特徴とその対策 ………………………………………………………… 350

❾ 乳幼児摂食障害 ……………………………………………………………………… 田角 勝　352
(1) 乳幼児の摂食障害とは …………………………………………………………………… 352
(2) 乳幼児摂食障害の特徴 …………………………………………………………………… 352
(3) 乳幼児摂食障害の病態 …………………………………………………………………… 352
(4) 乳幼児摂食障害の対応における子どもの理解 ………………………………………… 353
(5) 摂食行動と機能発達の促進のための対応 ……………………………………………… 353

実践編　チームアプローチの実践

1章　摂食嚥下障害へのチームアプローチ ……………………………………………… 356

❶ チームアプローチの実際 …………………………………………………………… 鎌倉やよい　356
(1) 摂食嚥下障害患者のニーズ ……………………………………………………………… 356
(2) Transdisciplinaryチームアプローチと専門職 ………………………………………… 356
(3) 摂食嚥下リハビリテーションに関する認定制度 ……………………………………… 357
(4) チームアプローチとチームワーク ……………………………………………………… 358

❷ 急性期でのアプローチ ……………………………………………………………… 三鬼達人　358
(1) はじめに …………………………………………………………………………………… 358
(2) 急性期でのチームアプローチの実際 …………………………………………………… 358
(3) 摂食嚥下リハビリテーションの流れ …………………………………………………… 359
(4) 実際の対応例 ……………………………………………………………………………… 359

❸ 回復期でのアプローチ ……………………………………………………………… 武原 格　361
(1) はじめに …………………………………………………………………………………… 361
(2) 入院初期 …………………………………………………………………………………… 361
　　1―初期評価…361　　2―チームアプローチ…361
(3) 入院中期 …………………………………………………………………………………… 362
　　1―再評価…362　　2―チームアプローチ…362
(4) 入院後期 …………………………………………………………………………………… 363
　　1―最終評価…363　　2―チームアプローチ…363
(5) 最後に ……………………………………………………………………………………… 363

❹ 生活期（施設）でのアプローチ …………………………………………………… 菊谷 武　364
(1) 老人保健施設におけるチームアプローチ ……………………………………………… 364

1—施設における摂食嚥下リハビリテーション…364
❺ 生活期（在宅）でのアプローチ……………………………………戸原　玄　365
　(1) はじめに……………………………………………………………………… 365
　(2) 背景………………………………………………………………………… 365
　(3) 患者の状況の考え方………………………………………………………… 366
　(4) 留意点……………………………………………………………………… 367
❻ 在宅緩和でのアプローチ…………………………………………佐藤光保　368
　(1) はじめに……………………………………………………………………… 368
　(2) 経口摂取に対する想いの傾聴……………………………………………… 368
　(3) 口腔ケア…………………………………………………………………… 368
　(4) 楽しみとしての経口摂取…………………………………………………… 368
　(5) 口渇に対するケア…………………………………………………………… 369
　(6) 緩和ケアでのチームアプローチ…………………………………………… 370
❼ 小児へのアプローチ……………………………………………西脇恵子　370
　(1) はじめに……………………………………………………………………… 370
　(2) 家族への支援……………………………………………………………… 370
　(3) チームでのアプローチの実践例…………………………………………… 371
　　　1—経管栄養離脱に向けた試み…371　　2—学校での環境調整への試み…371
　　　3—調理実習会の試み…371

文　献………………………………………………………………………………… 372
索　引………………………………………………………………………………… 400

■海外執筆者の原著原稿につきまして

　本書に掲載した以下の海外執筆者等の原稿につきましては，小社ホームページにオリジナルファイルを掲げております．

●総論編 3 章 2 節　米国における摂食嚥下リハビリテーションの歴史
　［The History of Dysphagia Rehabilitation in America（JoAnne Robbins, Nicole M. Rusche）］

●総論編 3 章 3 節　欧州における摂食嚥下リハビリテーションの歴史と欧州嚥下障害学会
　［The history of dysphagia rehabilitation in Europe and the role of the European Society for Swallowing Disorders（ESSD）（Pere Clavé, Jane Lewis）］

●基礎編 2 章 3 節　ヒトの脳画像・脳マッピング・嚥下のニューロサイエンス
　［Human Brain Imaging, Brain Mapping, and Swallowing Neuroscience（Ruth E. Martin）］

●基礎編 4 章　摂食嚥下のモデル
　［Models of eating and swallowing］
　　［1. Five stage model（Clinical model）（Koichiro Matsuo）］
　　［2. Three stage and four stage sequential models（Koichiro Matsuo, Jeffrey B. Palmer）］
　　［3. Process Model（Koichiro Matsuo, Jeffrey B. Palmer）］

下記 URL を入力するか小社ホームページの本書紹介ページを開き，パスワードを入力するとご覧いただくことができます．

書誌ページ URL：http://www.ishiyaku.co.jp/search/details.aspx?bookcode=444470
認証パスワード：mdpdysp1735

Dysphagia Rehabilitation

総論編

Chapter One　リハビリテーション医学・医療総論

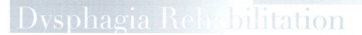

1　リハビリテーション医学の対象

　リハビリテーション（rehabilitation）という用語の構成は，「re＝again：再び，habilis＝able：できる」であり，合わせて「to become able again：再びできるようになること」となる．欧米では社会復帰を意味する社会学的用語としての使用も多いが，日本ではおもに医学・医療の用語として使用されている．日本語には翻訳されていないが，漢字としては，中国で「康复」，台湾で「復健」，韓国で「再活」と表現されている．韓国では漢字を使わなくなったので実際に目にすることは少ないが，筆者は，訳としては「再活」が好ましいと感じている．

　リハビリテーション医学（rehabilitation medicine）の専門性は，活動（activity）を扱う点にある[1]．ここで活動とは，生活をなす行動，行為，動作，運動，認知，判断など，動物機能的事象を指す．つまり，リハビリテーション医学は，その視点の中心を，救命・生命維持（生存，恒常性，植物機能）ではなく，活動改善（生活，活動性，動物機能）に置いている点で特異的である．介入法として練習（訓練）など，活動の使用を主体とする点もユニークである．なお本項では，特に断らない限り，科学としての医学とその社会的実践である医療を区別せずに，一括してリハビリテーション医学と記載する．

　少子高齢社会の決算としての「年間死亡数増加とそれに伴う高齢障害者数増加」は，日本における今世紀前半最大の医療課題である．長命社会では，傷病によって生じる生活上の問題，すなわち，活動障害（activity disorder）＝障害（disablement）を抱えながら生きる高齢者が増加する．長命は人の幸福の必要条件であって十分条件ではない．いくら生き延びても，人生の最終ステージを快適に尊厳をもって迎えることができなければ幸福な生涯とはいえない．摂食嚥下障害を有する高齢障害者に対し，長期間，安易に経鼻経管栄養を用い，その自己抜去予防のため拘束するといった例は「長命であっても生き地獄」といえないだろうか．障害への適切な対処が，長命を長寿（幸福）に結びつける要点になる．リハビリテーション医学は，医療のなかで活動障害を扱うほぼ唯一の治療体系であり，長寿社会に必須のインフラストラクチャーである．

1　リハビリテーション医学が扱う活動障害

　活動の中心的領域は，五つに分けて捉えると整理しやすい（**表1-1**）．すなわち，三つの運動領域（motor domain）：①操作，②移動，③摂食・排泄，と二つの認知領域（cognitive domain）：④コミュニケーション，⑤判断である．これらの基本的項目に関する評価は，現在，広く用いられている機能的自立度評価法（FIM：functional independence measure）によってうまく表現されている[2]．

　これら活動の成立を支えるのが各臓器の機能であり，その障害を機能障害（impairment）という（後述）．

2　リハビリテーション医学が扱う臓器系，各科との関係

　活動関連の臓器系としておもなものは，①神経－筋肉－感覚器系，②骨－関節－皮膚系，③心－肺－血管系，④消化器－泌尿器系（摂食－排泄系）である（**表1-2**）．リハビリテーション医学では，これらの臓器

表1-1 リハビリテーション医学・医療の中心領域（活動）
- 運動領域：操作（セルフケア）
  　　　　　　移動
  　　　　　　摂食・排泄
- 認知領域：コミュニケーション
  　　　　　　判断

表1-2 リハビリテーション医学が扱う臓器系
- 神経−筋肉−感覚器系
- 骨−関節−皮膚系
- 心−肺−血管系
- 消化器−泌尿器系

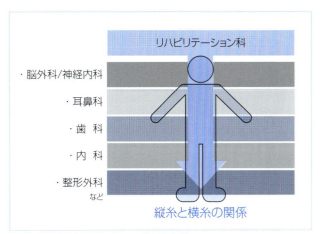

図1-1 リハビリテーション科と関連科

表1-3 運動学の範囲
1. 機能解剖学：運動に関係する人体の形態と機能の相互関係を扱う
2. バイオメカニクス：古典力学やエンジニアリングを用いて人間の運動を分析する
3. 運動神経生理学：運動を神経生理学的に扱う
4. 運動心理学：運動や運動学習を心理学的階層で扱う
5. 運動生理学：運動を代謝などの生理学との関連で扱う
6. 発達運動学：運動と成長，発達，栄養，加齢などの関係を扱う

系の疾患・障害を扱う．

臨床においては，これらの臓器系の当該科との連携が重要になる．加えて，発達や老化の問題も活動に大きな関係を有するため，小児科や老年科とも密接な関連性をもつ．リハビリテーション科とこれらの関連各科の関係は，縦糸と横糸にたとえることができ，両者をうまく編めれば，患者にとってよいセーフティネットになる（図1-1）．

 リハビリテーション医学に必要な概念体系

活動障害を扱うために基本となる特徴的な概念体系は，運動学と障害階層論である．また，活動を支える関連臓器系疾患の医学・病態生理学が必須の基盤となるが，ここでは触れない．

1 運動学

運動学（kinesiology）は，生理学，機能解剖学，物理学，心理学などに基盤を置く「人間の活動（運動）」を対象とした応用科学である．明瞭な定義はないが，実際には表1-3のような範疇が扱われている．この範疇に隣接あるいは重複し，リハビリテーション医学にとって必要な科学として，認知心理学などの認知科学がある．

人間の行動を扱う科学として，行動科学（behavioral sciences）という領域が存在し，リハビリテーション医学とも密接に関係するが，「行動」という名称とは裏腹に，人の行動のもとにある心理学的事象の理解に力点を置いた科学的範疇とされることが多く，運動学とは守備範囲が異なる．

ここでは，運動学の考え方を例にあげて紹介する．人の安楽立位を側面（矢状面）から観察すると，その重心線は，股関節の後方，膝関節の前方，足関節（距腿関節）前方で足部中央を通り，重心によって生じる力（モーメント）は，股関節伸展，膝関節伸展，足関節背屈に働く（図1-2）．このような姿勢が安楽な理由は，股関節伸展方向は腸骨大腿靱帯によって，膝関節伸展方向は前十字靱帯をはじめとする複数の靱帯によって運動が制限されるため，姿勢維持のための筋活動を必要としないからである．足関節だけは背屈モーメントに抗するためのヒラメ筋活動を必要とするが，この筋は赤筋で疲労抵抗性が高い．すなわち，ヒトの活動を重力，慣性力，外界との接点など，外界との関係性を踏まえたうえで眺めると，極めて合理的な方略をとっていることがわかる．嚥下についていえば，体位効果を考える際に「食塊通過経路に対する重力の影響を考慮する」という見方も運動学的観点である．

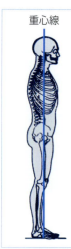

図1-2 安楽立位と重心線

重心線は，股関節の後方，膝関節の前方，足関節（距腿関節）前方を通る．重心によって生じる力（モーメント）は，股関節伸展，膝関節伸展，足関節背屈に働く．

そのため，安楽立位の筋活動としては，足関節位置を保持するために足関節背屈モーメントに抗してヒラメ筋（底屈筋）だけが働けばよい．

2 障害階層論

活動の問題を生活という視点で眺める際，障害の階層性（hierarchy of disablement）を理解する必要がある．主たる障害階層の分類として，1980年にWHOにより発表された国際障害分類（International Classification of Impairments, Disabilities, and Handicaps；ICIDH）[3]と，その後継分類として2001年に発表された国際生活機能分類（International Classification of Functioning, Disability and Health；ICF）[4]がある．ここではまず，理解しやすいICIDHを紹介し，その後，ICFに触れる．

ICIDHでは，生活の問題を機能障害（impairment），能力低下（disability），社会的不利（handicap）の3層に分類する（図1-3）．機能障害は臓器レベルの障害であり，たとえば脳血管障害患者の場合，片側上下肢の麻痺がこれにあたる．能力低下は，機能障害の結果生じる個人レベルの障害であり，書字障害，歩行障害，あるいは日常生活活動（activities of daily living；ADL）の障害などがこれにあたる．社会的不利は能力低下の結果生じる社会・環境レベルでの問題で，復職困難や段差環境での移動困難などがこれにあたる．QOL（quality of life；生活の質）については，定義者によって種々の意見が存在するが，ここでは一応，社会的不利の階層に属するとみなす．

これら3層間には上記した因果関係が存在する一方，

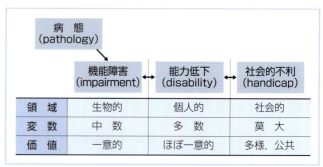

図1-3 障害の階層の意味づけ（ICIDH：WHO，1980．[3]）

各層間に厳密な1対1の対応関係はなく，それぞれのレベルに介入が可能である．たとえば，右上肢麻痺（機能障害）の結果生じる書字障害（能力低下）は，麻痺が重篤のままでも利き手交換練習によって左手での書字が可能となれば解消される．この各階層それぞれへの独自介入可能性が，臨床におけるリハビリテーション医学の大きな有用性を生んでいる．

因果関係には逆方向性も存在する．すなわち，ADLが低下（能力低下レベルの問題増悪）したために筋力低下などの廃用症候群（二次的な機能障害）が発生するといった「能力低下がもたらす機能障害」，あるいは，社会参加ができずに家に閉じこもっているために屋外歩行能力が低下するといった「社会的不利が能力低下を増悪させる現象」などがその例である．

リハビリテーション医学では，これら3層すべてに介入するが，それぞれの階層の意味を考えると，臨床的には能力低下レベルへの介入が最重要となる（表1-4）．すなわち，「障害が残存しやすい疾患患者を中心に扱う」という現実は，機能障害の残る場合が多いことを意味している．また，社会的不利の階層には，好みの問題など，その「解」の多様性問題や，さらには患者の利益が家族や社会の利益と必ずしも一致しないなどの公共性問題が存在する．これらに対し，疾病利得など特殊な場合を除き，能力低下については，「歩行はできないよりできたほうがよい」など，その軽減が一意的に価値を有するといえる．加えて，先に触れた利き手交換のように，能力低下に関しては，活動の手段冗長性（同じ目的を果たす方法は一つではない）の存在によって，機能障害軽減に依存せずに改善可能であることが多く，さらに，人間の有する高い運動学

表1-4 ICIDHによる障害(disablements)の階層

病　態 (pathology)	機能障害 (impairment)	能力低下 (disability)	社会的不利 (handicap)
(例1) 左脳出血 (例2) 多発脳梗塞	臓器レベル 右片麻痺 仮性球麻痺	個体レベル 書字困難 摂食困難	社会レベル 復職困難 在宅困難

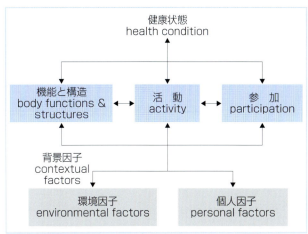

図1-4 国際生活機能分類(ICF)(WHO, 2001.)

習能力を利用した介入によって大きな変化が期待できる．ところで，ADLは，能力低下レベルの代表的指標であるが，これはあくまでもセルフケアなどの最低限の「基本的活動」を意味し，能力低下レベルの総体ではない．したがって，ときになされる「ADLかQOLか」といった二者択一の議論には十分な注意が必要である．

ICFには，ICIDHと大きな違いがある．ICFでは，分類用語名（生活機能と障害の構成要素：身体機能・構造，活動・参加）の陰性表現をやめ，背景因子(contextual factors)を分離し，活動(activity)・参加(participation)の評価において実行状況(performance)と能力(capacity)を分けたこと，などが特徴となる（図1-4）．特に，ICIDHでは混乱していた環境などの要素を背景因子として分けたことは適切であった．一方，ICIDHでは別の階層であった活動（≒能力低下）と参加（≒社会的不利）をほぼ同一構成要素として扱い，その代わりに評価を実行状況と能力との2通りにした点は不十分さがある（詳細な議論は省くが，ICIDHにも「できるADLとしているADLの相違」といった論理的問題が存在していた）．また，用語としてdisability（障害）を広く障害全体（中立的表現が生活機能functioning）を示すようになった点（従来は，障害全体についてはdisablementとよび，disabilityは能力低下として限局的に使用）は，用語の混乱を生じやすく注意が必要である．現在，国際的にICF活動が強調されているが，具体的な評価手段の未整備が課題となっている．

その他，障害階層の分類では，日本ではほとんど使用されていないが，NagiのモデルやNational Center for Medical Rehabilitation Research (NCMRR)のモデルがある．5階層からなるNCMRRモデル（表1-5）は，impairmentとdisabilityの間にfunctional limitationといういわゆる基本動作などの評価を含むものであり，臨床上は利用しやすい．

3 リハビリテーション医学の介入法

1 システムとしての解決

活動障害への対応という特徴は，従来の医療の病理指向的解決法とは異なる視点をもたらす．リハビリテーション医学で特徴的な点は，病態の解決のみならず，障害が残存したなかでも「システムとしての解決を目指す」という極めて柔軟で実用的な対応姿勢にある[5]．

ここでシステムとは，重要な要素が一定数あり，かつその変数間に関連性があるような系を指す．つまり，障害を抱えた人を「障害部位のほかに健常な部位を有し，また，人的・物的環境のなかに存在している系（システム）」として捉える．この観点によって，従来の医療によって改善できない病理的状態や機能的問題が残存しても，活動のもつ冗長性を利用しながら，個人の健常部分を活用し，道具を使用して，活動を学習し，個人としてあるいは環境を含めた個人の生活として最良な状態の実現を目指すことができる．

システムとしての解決という意味を，まず「草野球の監督」のたとえ話を用いて解説する（図1-5）．ここで，システムとしての解決が，正常化や病理の解決を目指すのでない点に注意が必要である．

表1-5　NCMRR疾患障害モデル

病態生理	正常な生理過程/発達過程/構造からの逸脱
機能障害	認知的，情動的，生理的，解剖的な構造と機能の喪失/異常．最初の病態生理に起因するものだけに限らない，すべての喪失/異常を含む
機能的制限	臓器/臓器系の目的に一致する様式/その範囲内の活動を遂行する能力の制限/欠乏
能力低下	生理的，社会的に適切なレベルの課題，活動，役割を遂行するうえでの不可能性/制限
社会的制限	十分な社会参加に必要な，役割補充を制限する/サービスへの接近を拒絶する，社会的方針あるいは障壁（構造的/態度的）に起因する制約

(National Center for Medical Rehabilitation Research)

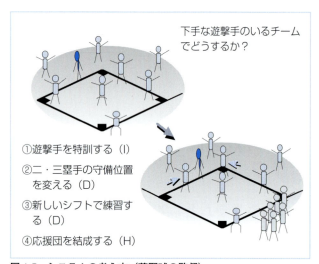

図1-5　システムの考え方（草野球の監督）
I：impairment, D：disability, H：handicap.

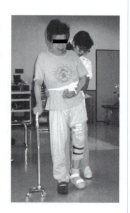

図1-6　システムの考え方（片麻痺患者の歩行再建）

　あなたが，ある草野球チームの監督だったとしよう．このチームにはとても下手な遊撃手がいる．彼はショートしかやりたくないと主張している．チームには9人しか選手がいないので交替はできない．どうするか．ここで，この遊撃手をチーム外の有能な選手と置き換えることができれば，チームは「正常化」したことになるが，それもできない．

①まずは，遊撃手を特訓で鍛えるだろう（機能障害への対応）．しかし，もともと下手な人であまり上手くはならない（正常化はしない）．
②次の手段は，二塁手と三塁手をショート寄りにシフトさせて守らせる（能力低下への対応：機能障害に合った活動様式の設定と健常部の利用）．
③そして大事なことは，このシフトで実際に練習することである．練習することでチームメンバー全員の連携が高まって，初めてこのチームはある程度戦う

ことができるようになる（能力低下への対応：新活動様式の学習）．
④さらに試合にあたっては，家族を総動員して応援団を結成し，相手チームにプレッシャーをかける（社会的不利への対応）．

　このようにしてチームは，抱える問題を乗り切り，勝利を期待できるようになる．

　この図式を実際の臨床に当てはめてみる．片麻痺患者の歩行再建を考える（図1-6）．
①一定の限界はあるが，麻痺した下肢の能動的運動を行い回復を図る（機能障害への対応）．
②同時に，健側の下肢をこれまで以上に活用させ，健側上肢で杖を使うという新しいシフトを構築する（能力低下への対応：機能障害に合った活動様式の設定と健常部の利用）．
③この新しい歩行様式で練習を重ねることにより，杖

歩行を自立させる（能力低下への対応：新活動様式の学習）．

④また，在宅化に向けては，玄関に椅子を置く，手すりを付ける，段差を解消する，などの環境整備を行う（社会的不利への対応）．

これが，システムとしての解決である．

以上の前提として実際の場面では，障害発生の原因である原疾患（etiology），合併症（complication），併存症（comorbidity）の治療や病態生理（pathophysiology）の改善にも注力することはいうまでもない．

2　健常部の重要性

リハビリテーション医学が著効する障害として，片麻痺と対麻痺をあげることに異論はない．「典型的」な片麻痺者のADL自立は，「健側上肢での片手動作によるセルフケアと，健側下肢を主軸に患側下肢を棒足にして装具・杖を使用しての歩行」という組み合わせの活動様式の習得で達成される．また，対麻痺者のADL自立は，「車椅子とプッシュアップの使用による下肢・体幹機能（移動）を上肢に移した行動」を習得することで達成される．すなわち，いずれも健常部とよばれる部分を中核に再構成した活動課題を学習することで得られる新行動によって能力低下が改善されるのである．また，心筋梗塞のリハビリテーションの中核は，「心臓を鍛える」のではなく，心臓の働きは大きく変わらなくても，より効率のよい活動ができる四肢（健常部）をつくるための練習である．

摂食嚥下障害では，食事において重要な口腔−咽頭−喉頭−食道という臓器系が一つしかないため，片麻痺や対麻痺と違い健常部が存在しにくいという難しさがある．それでも，たとえば「頭部の患側回旋」という有用な体位調整は，咽頭筋麻痺に左右差がある場合，頭部を麻痺側に回旋することで麻痺側輸送路を狭め，食塊を健常側輸送路に導く方法である．つまり，健常部をいかに利用するかという観点が大切になる．

3　帰結予測の重要性

システムとしての解決を図るにあたって必要な情報に帰結予測がある．正常を目指すのではないため，患者の障害を含めた将来像が最終的にどうなるかを個々に予測せずしてシステムの構築は図れない．また，この帰結の予測は，いわゆる「勘」ではなく，科学的根拠に基づいたものでなければならない．帰結予測の研究は，リハビリテーション医学研究の最も重要なものの一つである．

4　リハビリテーション医療の専門家

リハビリテーション医療ではチームアプローチが基本となる．以上，みてきた各階層に体系的に対応するために，多様な医療職が必要となったためである．特に，「療法士」といわれる職種は，新行動の学習（治療的学習）を担当するコーチとしての役割がことさら重要であるため生まれた．

通常のリハビリテーション医療には，リハビリテーション科医（physiatrist），リハビリテーション看護師（rehabilitation nurse），理学療法士（physical therapist），作業療法士（occupational therapist），言語聴覚士（speech therapist），リハビリテーション工学士（rehabilitation engineer），義肢装具士（prosthetist & orthotist），臨床心理士（clinical psychologist），社会福祉士（social worker）などが関与する．

摂食嚥下リハビリテーションでは，加えて，歯科医師（dentist），歯科衛生士（dental hygienist），栄養士（dietitian）などが参加する．

5　リハビリテーションチームの形態

チームの形態について触れる[1]．チームの名称（特に和訳語）とその意味するところは，使用者によって一定ではないが，ここでは，multidisciplinary, interdisciplinary, transdisciplinaryという三つを区別する（図1-7）．「discipline」は「専門分野，学科」，「disciplinary」は「専門分野の」という意味である．

Multidisciplinaryあるいはinterdisciplinary teamでは，医療者の個々の役割・機能はある程度決まっている．両者の違いは，前者が個々の医療者間に機能的連絡が少ないのに対し，後者ではしっかりした機能的連絡が存在する点にある．Multidisciplinaryは，総合病院の各科連携のようなものである．一方，より密接

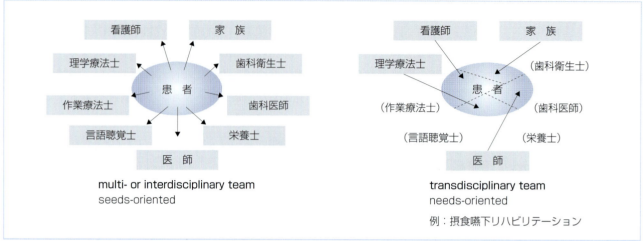

図 1-7　チームアプローチの形態

な連携と高い効率を要するチームワークは，ただ多職種が存在すればできるというわけではなく，役割の明瞭化，コミュニケーション促進など，その構造・機能維持に十分な配慮が必要な作業形態であるため，リハビリテーションチームでは，通常，メンバー間で事前の役割明瞭化や定期的コミュニケーションを行う interdisciplinary という形態をとる．

Transdisciplinary team は，専門家の役割という点で前二者とはやや異なる．患者の必要性がまず存在し，その必要性をそこに存在する医療者で区分し担当する．したがって，そのチーム構成の差によって各専門職の実際の役割が変わってくることになる．たとえば，摂食嚥下障害に対して，言語聴覚士がいないときといるときでは，作業療法士の役割が変わってくる．そのため，各メンバーは，各職種独特の核となる知識・技術の範囲を越えて幅広い共通の基本的機能を有する必要がある．

Transdisciplinary の「医療者が状況に応じてその役割を変化させる」という考え方は，比較的新しい考え方であるが，専門という seed（種）からではなく，障害という need（必要性）から発想するというリハビリテーション医学の本質に適合する．これは，医療を「応用生物学である医学の社会的適応」と考える方向性（専門性重視）とは逆の「患者の存在が医療を生み，その効果追求のため医学が生まれ，医学がその基礎として生物学を求めた」という考え方（必要性重視）に近い．もちろん，これは専門性や医療の「限局性」を否定するものではなく，「専門性のもつ特性を実際の患者の必要性にうまく適合させる課題は，極めて重要かつそう簡単ではない」という認識からきている．

日本摂食嚥下リハビリテーション学会（1994年創設）は，急性期病院から施設や在宅まで広い範囲を視野に入れた摂食嚥下障害者に対する効果的な transdisciplinary teamwork を実現するためにつくられた学会である．この学会は，会員が自分で基礎を学べる e-learning を整備し，基本的技能を学会が評価し認める学会認定士制度を有している．そして，臨床に役立つ各種のガイドラインをホームページで提言している．

リハビリテーション医学の四つの対処法

リハビリテーション医学の特徴的な四つの対処法を解説する[5]．①障害者の包括的医学管理（comprehensive medical management of disabled）：障害者に生じやすい医学的問題を包括的に扱う，②活動機能構造連関（activity-function-structure relationship）：機能と構造は活動性に依存して変化するという法則を利用し，早期離床による不動・廃用の予防，さらには過負荷の法則とよばれる筋力増強などを行う，③支援システム（assistive system）：工学的・社会的に環境・道具を用意することで活動障害を克服する，④治療的学習（therapeutic learning）：人のもつ大きな学習機能

を利用し新行動形成を含む具体的なスキル（skill）の獲得を通して個人の活動能力を向上させる，の四つである．

1　障害者の包括的医学管理

活動障害を有する患者に生じやすい医学的問題がある．急性期では，原疾患にかかわらず「動かない害」は，不動（immobilization）症候群とよばれる深部静脈血栓症，沈下性肺炎，褥瘡など，生存に直結する問題を生み出す．さらに，廃用（disuse）症候群とよばれる動物機能の問題をもたらす（後述）．そして，これらの一般的問題に加え，疼痛，摂食嚥下障害，排尿・排便障害などの活動障害を有する患者に共通の医学的問題がある．活動障害を有する患者の医学的管理を臓器別ではなく患者個人に対して包括的に提供する医療が，リハビリテーション科の医療である．

2　活動機能構造連関

「生物の機能と構造はその活動レベルに適応して調整される」という原則を活動機能構造連関という．

たとえば筋力は，個人が日常の活動で平均的に使用する筋力の約3～4倍の最大筋力をもつように調節されている（図1-8）．これは，筋収縮活動によって誘導される筋線維でのタンパク合成・分解の調整や運動神経の発火性変化によって達成，維持されている．したがって，日常活動を制限すると最大筋力はそれに見合った低下を示す．1週の臥床によって20％の筋力低下が生じるといわれている．これを廃用性筋萎縮・筋力低下（disuse muscle atrophy & weakness）という．一方，通常の活動強度より大きな負荷を与えると筋力は増加し，筋は肥大する．これを過負荷の法則（overload principle）という．たとえば，最大随意収縮力の60％以上の負荷を与えると最大筋力が増加する．筋力増強練習（muscle strengthening exercise）はこの連関を利用した治療である．

安静臥床によって，多くの動物機能が疾病によらなくても減弱する．これは，本来あった機能が安静（rest）により失われることを意味する．さらに続く安静によって病的な機能減弱が生じ，2次的合併症を生む．これらを不動・廃用症候群（immobilization & disuse syndrome）という．

不動・廃用症候群には，筋力低下・筋萎縮のほか，表1-6のような多彩な症状がある．筋，靱帯，関節包などの軟部組織は伸ばされると延長し，縮めておくと短縮し拘縮をつくる．これは，活動に伴うコラーゲン線維配列の変化による．3日の不動化で顕微鏡レベルの，1週の不動化で臨床的な拘縮が生じる．骨量は，破骨細胞による骨吸収と骨芽細胞による骨形成のバランスで決まる．荷重（骨への負荷）は，電位変化，骨芽細胞活性化，血流増加を介して骨形成を促進する．逆に免荷は骨萎縮を生む．臥床によって，循環血液量の低下，静脈の血管運動調節機能の低下，心筋機能の低下が起こる．臥位による循環血液量（血漿成分）の減少は2週で20％にも及ぶ．その結果，起立性低血圧（orthostatic hypotension），最大酸素摂取量低下，安静時の頻脈（0.5拍増加/日）が生じる．臥床による気管-気管支内の粘液分布偏位，換気血流不均等は沈下性肺炎を生じやすくする．循環血液量の減少，それに

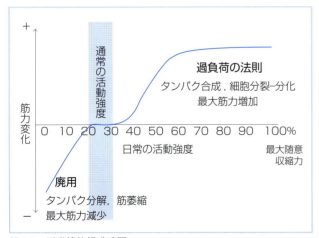

図1-8　活動機能構造連関
日常の活動強度によって適応調整される筋力．

表1-6　不動・廃用症候群

●筋力低下，筋萎縮	●尿路系結石
●関節拘縮，変形	●褥瘡
●骨粗鬆症	●消化管機能低下
●最大酸素摂取量低下	●皮膚萎縮，嵌入爪
●頻脈，起立性低血圧	●耐糖能異常
●沈下性肺炎	●意識低下
●静脈血栓症	●精神活動性低下

青字は不動症候群．

伴う血漿成分減少による血液粘性上昇，筋活動欠乏による静脈還流の低下は，相まって静脈血栓症をきたしやすくする．骨脱灰に伴うカルシウム排泄増加は尿路系結石をもたらす．褥瘡は，臥床による局所の持続的圧迫，皮膚への剪断力などによって生じる．使用しない皮膚は萎縮し，爪は変形する．使用しない筋ではインスリン感受性が低下し，耐糖能異常が生じる．感覚入力の欠乏によって，見当識が障害され，精神活動性が低下する．

安静は有害であることを十分認識して，安静を必要最小限（量的，時間的，空間的）にとどめる努力が重要となる．たとえば，骨折による「局所の安静」の必要性は，「全身の安静」と明確に区別されなければならない．不動・廃用の予防には，体位変換，良肢位選択，可動域練習などの受動的予防と，筋力増強練習や座位，起立，歩行練習など患者自身に筋活動を行わせる能動的予防がある．

活動量に対する科学的根拠にも注目すべきである．たとえば，ポータブルトイレでの排便活動は，ベッド上での排便よりエネルギー消費が少なく，「心臓の負担」を理由に禁ずる必要はない．

摂食嚥下障害者についてみれば，経管栄養などによって摂食活動がなくなると，咀嚼・嚥下運動回数が減少し，その結果，廃用として，口腔衛生の劣化，口腔・咽頭筋の筋力低下，食道入口部の開大不良（特に偽性球麻痺者）などが生じる．

3　支援システム

周りを変えることで活動の再建を支援できる．支援システムには二つの柱がある．工学的支援と社会的支援である．

ヒトは道具を使う動物である．日常生活のなかで使う道具は約2万個もある．治療的学習によっても克服できない問題に対しても，道具すなわち支援工学的手法により対処できる．義肢，装具，車椅子，座位保持装置，杖・歩行器，自助具，環境制御装置，機能的電気刺激法，支援ロボットなどがある．工学的支援は，①上肢用－下肢用：操作に関連して使うものか，移動に関連して使うものか，②環境制御装置型－サイボーグ型：身体の外に置いて使うものか，身体上もしくは内に置いて使うものか，③障害者用－介助者用：障害者が自分で操作するものか，介助者が使うものか，という三つの軸で整理できる（図1-9）．

義肢・装具は，臨床において広く使用されている補助装置である．最近，活動支援ロボット（activity assist robotics）が重要視されるようになってきた．また，バリアフリー環境の整備も重要である．そのほか，感覚系に対する眼鏡やバイオフィードバック法，認知系に対する記憶ノートなど，mental bracingとよばれる手段もある．

摂食嚥下障害者に対するpalatal liftなどの歯科的装置はもちろん，間欠的経管法，嚥下調整食，嚥下練習椅子なども支援工学といってよい．

介助者などとの関係性調整や社会制度の利用も重要な環境調整の手段であり，支援システムのもう一つの柱をなす．

一般に支援システムは，障害者がそのままでは実現できない活動を実行できるようにする代償的手段と位置づけられるが，実際には，その活動ができるようになり実行するようになると，障害者の能力そのものの向上がみられることが多く，単なる代償ではない．

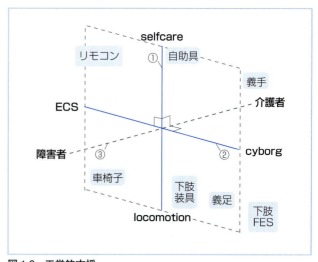

図1-9　工学的支援
三つの軸は，①上肢用と下肢用，②ECS型とcyborg型，③障害者用と介助者用．第3軸の例は障害者用を記載した．

4　治療的学習

　リハビリテーション医学の最大の特徴は，学習を治療に用いる点にある．治療的学習は，練習（訓練）の中核的要素であり，活動機能構造連関の諸要素と支援システムなど環境要素を統合しながら目的課題を実行する過程を通して，個人の能力を直接変えて能力低下を改善する（図1-10）．

　治療的学習の概要で注意すべき事項として，「健常部の重要性」や「正常化を目指すものではない」という点については「システムとしての解決」の項で触れた．そのほか，療法士が，通常の教師やコーチとは異なった困難を有する原因として，「患者にとって課題は低価値なものにみえやすい」「障害は正規分布しないため，患者の課題達成も非正規的であり，効果判定やゴール設定に難しさを伴う」「療法士は優れた患者ではない」などがある．

　治療的学習には認知学習（cognitive learning）も含まれるが，ここでは単純化のため，おもに運動学習（motor learning）について説明する．獲得される行動単位は，目的をもっていて，いくつかの運動から構成されており，「スキル（skill）」とよばれる．スキルの学習過程で戦略的に重要な事項は，①転移性，②動機づけ，③行動変化，④保持/応用である（表1-7）．

　最終目標となる基準課題に対する練習課題の効果発現性，すなわち，練習が目的課題の実行能力を向上させるかどうかを転移性（transfer）という．転移性は基本的に課題特異的であり，課題類似性はスキルの分類や一般運動プログラムで判断する．嚥下の場合，嚥下運動が最も転移性の高い練習となるため，間接訓練と直接訓練の組み合わせでは，リスク回避と練習効率のバランスに配慮が必要となる．

　練習（訓練）と他の一般的医療における治療との大きな違いに，患者への能動性要求がある．薬物治療や外科治療において患者は文字どおり「耐える人（patient）」であればよいが，練習では患者はその過程に「主体者（prime-mover）」として参加する．したがって，十分な動機づけ（motivation）が必要となる．動機づけとは，「行動を始発させ，方向づけし，持続的に推

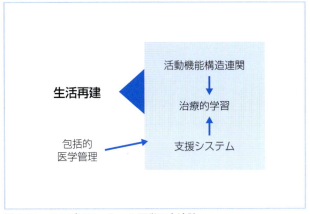

図1-10　リハビリテーション医学の方法論

表1-7　運動学習の主たる変数
- 転移性
- 動機づけ
- 行動変化
- 保持/応用
- フィードバック
- 量（頻度）
- 難易度

進する心的過程・機能」を意味する心理的要素である．一般に動機づけは状況依存的であり，リハビリテーション場面では，特に，内的強化因子と外的強化因子への配慮が必要となる．嚥下の場合，「食べること」は強い内的強化因子であるため，リハビリテーションにおける他の練習より有利といえる．

　学習は，経験に伴う比較的永続する行動変化（performance change）である．練習によって行動変化をもたらすために重要な変数は，フィードバック，練習量・頻度，課題難易度である．

　フィードバック（feedback）は運動学習における感覚情報の中心であり，フィードバックなしに学習は成立しない．フィードバックには，自らの視覚や固有感覚などを介した内在的フィードバック（intrinsic feedback）と，指示や筋電図などで外部から与える外在的フィードバック（extrinsic feedback）がある．嚥下訓練の場合，口腔内や咽頭の動きなど，通常，その感覚を自覚していないことが多く，特に注意が必要である．嚥下手技の習得における内視鏡バイオフィードバックの有用性などが議論されている．

　練習量・頻度は，スキル獲得に極めて重要な要素であり，1日8時間練習するピアニストでもその技術的成長は30年以上続くとされている．もっと単純なタバ

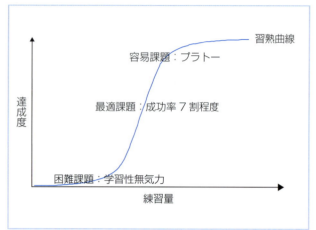

図 1-11 難易度と行動変化

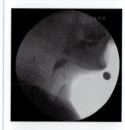
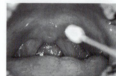
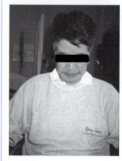

例：嚥下反射惹起性が低下し，嚥下中誤嚥を伴う患者

1. 嚥下は嚥下運動によって最も訓練される
   → 嚥下惹起の促通：
     thermal tactile stimulation
2. 安全性の高い新しい嚥下様式をつくる
   → 嚥下-呼吸協調性の強化：
     supraglottic swallow, super-supraglottic swallow
3. やさしい食物を嚥下する（直接訓練）
4. やさしい食事を開始する
   （段階的摂食訓練）

図 1-12 摂食嚥下障害患者の練習（訓練）の考え方

コ巻き習熟でも，工具がタバコ巻きに習熟しそれ以上速くならないプラトー（plateau）に達するまでに300万回の繰り返しを要するという（Crossman, 1959）．リハビリテーション医療において練習量は圧倒的に不足している．実際の臨床では，練習量を増やす工夫が臨界的（critical）となる．

一般に課題の習熟曲線（学習曲線）はシグモイド状であり，課題が学習者の能力に比して難しすぎる場合にはカーブがフラットとなり成立しない（図 1-11）．したがって，練習課題は，なんとか実行可能な課題（限界難度課題）とする必要がある．嚥下訓練の場合，限界難度課題をつくるためには食物形態や体位の調整が有用な手段となる．

行動変化と学習とはイコールではない．学習は獲得されたものが比較的長期にわたって保持（retention）された状態を意味し，獲得されてもすぐに忘却される変化は学習とよばない．たとえば，一夜漬けの勉強で覚え，その日のテストでは正答しても1週間後には覚えていない場合，「行動変化はあったが，学習は起こらなかった」と考える．また，保持された学習の効果には一定の応用性がある．練習の行動変化と学習への効果発現は同一ではなく，行動変化を学習へと定着させるために，ランダム練習や多様練習など練習法の工夫を要する．

療法士には，以上の変数を考慮して「いかに効率よい練習課題を設計するか」という「練習デザイナー」としての役割がある．

「嚥下反射惹起性が低下し嚥下中誤嚥を伴う患者への訓練」を例に，運動学習の考え方を示す（図 1-12）．摂食嚥下訓練は，障害をもちながらも安全性の高い食事ができること（基準課題）を目標に行われる．

そのためにまず，「嚥下というスキルは嚥下運動によって最も訓練できる」という転移性に関する課題特異性原則に従って，とにかく嚥下運動を発現させることを考える．ただし，反射惹起性が低下している患者であるから，そのままでは困難である．そこで，嚥下惹起を促通するために thermal tactile stimulation を利用する．Thermal tactile stimulation が反射惹起を促通することは，多くの研究によって証明されている．そして，この手技によって惹起された嚥下運動を利用して，患者の病態に適した新しい嚥下法を身につけてもらう．ここでは，supraglottic swallow で説明する．Supraglottic swallow は，大きく吸気して保持し，嚥下し，その直後に咳をするという手法である．吸気位を保持することで胸腔内を陽圧にして気道への食物侵

入を防ぎ，さらに，嚥下後すぐに咳をすることで喉頭内に侵入しているかもしれない食物を排除し誤嚥の危険性を減らす．通常の嚥下でも嚥下中の気道への食物侵入を予防する嚥下時無呼吸というメカニズムが存在するが，supraglottic swallow はこの協調性を強調したものといえる．すなわち，患者にとっては，多少不格好ではあるが，より安全性の高い新しい嚥下であるこの手法をマスターしてもらう．さらに，練習を繰り返してある程度この手法を身につけたら，今度は，実際の食物を使った直接訓練，そして，段階的摂食訓練へと進み，徐々に基準課題へ近づいていく．実際の食物を用いるようになれば，嚥下惹起は起こりやすくなるので，thermal tactile stimulation は不要になるかもしれない．

（才藤栄一）

Chapter Two 摂食嚥下リハビリテーション総論

1 小児の摂食嚥下リハビリテーション

1 はじめに

多くの摂食嚥下障害のある小児は，経口摂取する種々の食物の物性や味，香りなどを経験していない．以下に詳述するが，食物を食べた経験のある中途障害の患者や高齢者などとこの点で大きく異なっている．経験のない感覚刺激に対応した機能発達を目指す小児にとっては，機能回復という意味でのリハビリテーションではなく，摂食嚥下機能獲得のためのハビリテーションを行うという理解が適当であろう．

2 小児の摂食嚥下リハビリテーションの特徴（表2-1）

食物摂取経験が乏しいということに加え，小児が成人と異なる点は，成長（口腔咽頭領域の形態）と発達（摂食嚥下機能，知的面）の両面を考慮しながら，発育（成長・発達）程度に合わせた比較的長期間のリハビリテーションが必要となることである．

摂食嚥下機能は，生命維持のための栄養摂取機能でありながら，同時に味わいなどによりくつろぎが得られて心に豊かさを運ぶ機能でもある．心身の発育途上の小児の場合には，基礎疾患の有無や摂食嚥下障害の軽重を問わず常に心身の発育を促す視点が必要である．このような特徴のある臨床領域であることを考慮すると，単に小児期だけに目を向ければよいのではなく，身体の成長がなされたあとにも意識を向ける必要がある．

小児の摂食嚥下障害の原因には，消化器官の形態異常，神経・筋系疾患，知的障害，精神心理的問題などがあり，これらが重複している場合が多い．これらの基礎疾病による要因に加えて，出生後早期からの機能障害の場合には，哺乳障害により経管栄養となり，その後も摂食嚥下障害によって経口からの摂取が進まない場合もしばしばみられる．また，継続して経管による栄養摂取が主となり，口からの摂取経験が少ない小児は，口腔咽頭領域の動きが改善されたとしても，摂食時に口腔・咽頭・喉頭部の協調を学ぶことができずに，症状として摂食嚥下障害を呈している場合もある．呼吸との非協調や口腔咽頭領域の触覚過敏によるむせや嘔吐などによる不快症状も原因となって，その後も摂食嚥下障害によって経口からの摂取が進まない場合もみられる．また，基礎疾患による長期の経管栄養は，口腔領域の動きが改善されても経管に固執して経口摂取を拒否する経管依存症を招くことがある．このように，小児の摂食嚥下障害の特徴は，器質的な異常と機能的な発達遅滞に加えて，精神心理的な要因を含めた修飾因子が存在している場合も多いことである．

3 小児の摂食嚥下障害の分類

出生直後から摂食嚥下障害を含む経口からの摂食困難を呈している小児は，その原疾患や症状から未熟児

表2-1 小児の摂食嚥下リハビリテーションの特徴
1. 成長と発達の両面を考慮して発育程度に合わせた対応が必要
2. 発育全体を捉えて心身の発育を促す視点が必要
3. 誤嚥や窒息などを防ぎ，必要な栄養を安全に摂取できる機能の獲得が必要
4. 食べる意欲，食べる楽しさ・味わいなどへの配慮が常に必要
5. 家族や多職種が小児の生活全体を意識して対応することが必要
6. 多くの領域と連携して生活機能を支援し，QOLの向上を目指す取り組みが必要

性，顎口腔・咽喉頭・食道領域の形態異常，神経・筋系障害，口腔・咽喉頭・食道機能障害，精神心理的問題に分けることができるが，これらが重複して原因となっている場合も多い[1]．その後の対応を考えると大きく二つに分けると理解しやすい．

① 静的嚥下障害：唇顎口蓋裂，小顎症（Robbin sequenceなど），喉頭軟化症，食道閉鎖症などのおもに形態面の異常が原因となる障害である．このような形態に原因がある場合には，形態修復のための手術などが行われ機能障害の改善が図られる．しかし，術後の経口摂取制限が長期間にわたることが原因となり，心理的に経口摂取を拒否する摂食嚥下障害が認められる症例も多い．

② 動的嚥下障害：神経・筋疾患などによる運動機能の異常が原因となる摂食嚥下障害で，原疾患は脳性麻痺，筋ジストロフィー，ミオパチーなどである．摂食嚥下機能が発達途上で，嚥下の口腔期が原因と診断される例も多い．このような発達の視点からの機能評価がなされないままに在宅で養育されると，障害の種類や程度によっては，低栄養や脱水，誤嚥や窒息が起きる危険性も考えなければならない．

4　摂食嚥下障害に導く阻害因子（図2-1）

1—肢体不自由

摂食嚥下機能の発達は，定型発達の健常児の場合には，口腔・咽頭部の成長や粗大運動発達，微細運動発達，精神発達などと密接に関連する．しかし，多くの肢体不自由児はその疾患特徴から摂食嚥下に関与する筋群の力が弱く，不随意運動により関与する筋の協調能に乏しいものがある．また精神発達についても遅れがみられることが多いことから，肢体不自由児は，疾患の種類にかかわらず摂食嚥下機能に遅滞がみられる．筋の不随意運動や緊張は顎口腔領域の形態成長に影響を及ぼすことも多く，歯列狭窄，上顎前突，高口蓋などの形態異常の原因となり，摂食嚥下機能の発達を阻害し機能獲得を一層困難にしている．肢体不自由の症状を伴う染色体異常や多くの症候群なども，同様の阻害要因によって摂食嚥下機能の発達が阻害されている．

2—知的障害

たとえば口腔領域の動きについては，口腔領域に与えられた感覚刺激によって引き出される種々の動きを，目的に合った動作に協調させることで摂食にかかわる効率的な機能が得られる．機能獲得の過程は，このような感覚－運動の繰り返しのなかで目的に合う協調機能を学び獲得していく過程とされている．知的障害のある小児は，学ぶことが苦手のため，どのように動きを協調するとおいしさを味わいながら苦しくなく機能が営めるかを学ぶ途上にある．そのため種々の機能不全がみられ，口いっぱいに食物を詰め込む動きや咀嚼せずに丸飲みする動きによって食物の処理がなされるなどの捕食機能不全，咀嚼機能不全を主とした摂食嚥下障害が認められる．

3—神経・筋疾患

摂食嚥下障害を伴う小児の神経・筋疾患としては，中枢神経障害の脳性麻痺や筋ジストロフィーのような

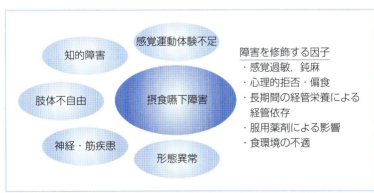

図2-1　小児の摂食嚥下障害に関与する因子（機能取得：感覚－運動系の学習回路）

筋疾患がある．いずれも摂食嚥下機能の阻害要因となっている．進行性の筋ジストロフィーにおける認知機能の低下は，先行期の阻害要因となり，開口不良や押し込み食べなどがみられる．また，摂食嚥下にかかわる筋力の低下は，準備期以降の機能に対する阻害要因となる．咀嚼力の低下，舌運動や軟口蓋の動きの低下からの食塊形成不全，鼻咽腔閉鎖不全，咽頭筋の収縮不良による食物貯留・残留など筋力低下による種々の症状がみられる．

4―形態異常

摂食嚥下は，通常は食物を認知して口腔に取り込み，それが胃に至る過程を指す．これらの過程を営む器官の形態的な異常は摂食嚥下機能発達の阻害要因となる．特に口腔領域の形態異常は唇顎口蓋裂，小顎症などの先天的な異常から歯列狭窄，高口蓋，開口などの後天的で年齢が増加するに従って形態異常が増悪するものまで多くの形態異常がみられ，準備期，口腔期の摂食嚥下機能発達の阻害要因となっている．また，先天性食道閉鎖症や狭窄症などの形態異常は食道期の機能を阻害するばかりか，食道期に至るすべての摂食嚥下の過程が営めないことから，それらの機能の発達を阻害する要因となる．このように形態の成長と機能の発達は密接に関連しているため，形態異常がある場合には形態に合わせた機能発達のリハビリテーションが望まれる．

5―感覚運動体験不足

摂食嚥下機能は，口腔領域に与えられた触圧覚刺激によって引き出された動きを目的に合わせて協調させることで営まれる機能である．発達期の乳幼児の顔面口腔周囲や口腔内への触圧覚刺激は，指しゃぶり，おもちゃなめ，歯固めおもちゃなどから与えられ，刺激時間は膨大であり刺激の種類も多様である．上肢や手指の機能に障害のある場合には，このような感覚刺激が圧倒的に少なくなり，刺激によって引き出される口腔周囲の動きも当然少なくなる．感覚刺激の体験不足は，口腔領域の過敏や鈍麻などを引き起こすことも含めて，機能発達の大きな阻害要因となる．

6―摂食嚥下障害を修飾する因子

種々の疾病に特徴的な摂食嚥下機能の発達阻害要因に加えて，それらの阻害要因を修飾する因子がある．顔面口腔領域の触覚刺激に対する感覚過敏・鈍麻，心理的拒否などである．また，長期間の経管栄養は基礎疾患にかかわりなくみられ，基礎疾患に特徴的な阻害要因が改善されたあとまで経管依存症として残る場合もある．さらに，抗けいれん薬の服用量の加減により摂食嚥下機能は大きく影響を受ける．抗けいれん薬の服用量の増量や薬剤の種類の変更は，摂食嚥下の動きを阻害するため修飾因子となっているのが現状である．食環境の不適は，摂食嚥下機能が発達するための摂食姿勢や機能に合わせた食形態の提供などが不適であったために機能発達が阻害されていた状態である．

7―摂食嚥下機能獲得と機能不全への対応の基本

摂食嚥下機能について，定型発達の発達段階とその時期における特徴的な動きを**表2-2**に示した．加えて機能不全のおもな症状も示した．機能獲得のどの時期にあるかについては，口腔領域の動きの特徴を参考に外部観察評価を行うことで確認が可能となる．

小児期の摂食嚥下障害に対しては，その一因が発育の遅れにあることから，発達を促す視点からの訓練対応が必要ともなる．摂食嚥下機能を，機能獲得過程をもとに，発達障害のもととなる基礎疾患を十分に考慮した対応が望まれる．さらに，摂食嚥下障害の原因となる疾病特徴に加えて，摂食器官である口腔・咽喉頭領域の形態成長が著しい乳歯萌出期と永久歯への交換期には器官の成長を考慮したリハビリテーションの対応を常に必要とする．

まとめると，

- 定型発達のいわゆる健常児は，**表2-2**のような発達段階を踏んで機能が獲得される．
- 障害児の場合には，必ずしもこの順で機能が獲得されない場合もある．障害の特徴にもよるが，嚥下機能が獲得されると，嚥下機能を基盤として捕食機能が獲得されないまま咀嚼機能の発達がみられることもあり，食物を押しつぶす，すりつぶすなどの機能が獲得されないまま，手づかみ食べで固形食を丸飲みしている等の食べ方もみられる．
- 機能獲得期の特徴的な動きは，機能不全のおもな症状と合わせて，外部観察評価が可能となり，摂

表2-2 小児の摂食嚥下にかかわる機能発達の特徴と機能不全の症状

	発達の特徴	障害を負ったときの症状
① 経口摂取準備期	哺乳反射，指しゃぶり，玩具なめ，舌突出など	拒食，過敏，接触拒否，誤嚥原始反射の残存など
② 嚥下機能獲得期	下唇の内転，舌尖の固定，舌の蠕動様運動での食塊移送など	むせ，乳児嚥下，逆嚥下，食塊形成不全，流涎など
③ 捕食機能獲得期	顎・口唇の随意的閉鎖，上唇での取り込み（擦り取り）など	こぼし（口唇からのもれ），過開口，舌突出，スプーンかみなど
④ 押しつぶし機能獲得期	口角の水平の動き（左右対称），舌尖の口蓋皺襞への押し付けなど	丸飲み（軟性食品），舌突出，食塊形成不全（唾液との混和不全）など
⑤ すりつぶし機能獲得期	口角の引き（左右非対称），頬と口唇の協調運動，顎の偏位など	丸飲み（硬性食品），口角からのもれ，処理時の口唇閉鎖不全など

食嚥下機能の発達程度と訓練法（介助法）の選択についての指標となる．

・発達療法的な視点からすると，摂食機能への対応の基本は，触圧覚（食感）の刺激を含めて五感の刺激の活用が有用となる．経口から摂取する食物の色，形，香り，味，食感を結びつけながら，それらの刺激に対して引き出された動きの協調内容を脳へ刷り込むのであり，その積み重ねが機能発達のもととなる．五感の刺激が「食べる意欲」を引き出し，経口でしか味わえない「おいしさ」を感じさせることによって機能発達が促される．

（向井美惠）

2 成人の摂食嚥下リハビリテーション

食事は，生存に必要なばかりでなく日常の大きな楽しみでもある．特に高齢障害者にとって「残された最後の楽しみ」であり，生活の質，すなわち，QOL（quality of life）を考えるうえで重要なキーワードとなる．この問題への取り組みは，人の尊厳を守るうえで大きな意味がある[1]．また，食事は，障害者の日常生活活動（activities of daily living；ADL）において難易度が最も低く，たとえば脳卒中患者では最後まで自立している項目でもあり[2]，それを保障することは障害者の「最後の砦」を守ることでもある．

1 成人の摂食嚥下障害の特徴

1—原疾患

摂食嚥下障害は病態生理から，口腔・咽頭・喉頭・食道に器質的病変を伴う解剖学的問題と神経筋疾患による生理学的問題とに分けられる．口腔・咽頭期障害の原疾患となる病態をあげる（**表2-3**）．

摂食嚥下障害の疫学的全体像はつかみにくい．単一疾患ではなく，さまざまな疾患に伴って生じる症状であり障害だからである．参考値として，一般高齢者（65歳以上）の13％，施設高齢者の51％で摂食嚥下障害があったという報告をあげておく[3]．

臨床的に問題となる症例では，頻度としては生理学的問題が多く，超高齢社会になった現在，脳血管疾患やParkinson（パーキンソン）病など中枢神経疾患に伴うものがその多くを占めている．摂食嚥下リハビリテーションを行っている施設で遭遇する患者の原疾患をみた場合，脳卒中が最大である点は多くの報告で一致する．参考に，藤田保健衛生大学医学部リハビリテーション医学Ⅰ講座で1995〜2015年に嚥下造影（VF）を行った3,429名の原疾患の内訳を示す（**図2-2**）．

脳血管疾患では，多発性脳病変による偽性球麻痺，脳幹病変による球麻痺が摂食嚥下障害を残す病態として代表的である．機能解剖からみると，中枢神経系では大脳皮質の島周囲と前運動野の最外側深部，これら皮質と脳幹の嚥下中枢とを連絡する皮質延髄路，そして，脳幹，特に嚥下中枢を有する延髄が嚥下と関連する部位として重要になる．球麻痺といわれる延髄部の障害では，Wallenberg（ワレンベルグ）症候群（延髄外側症候群）がその主たる病態となり，摂食嚥下障害は重度になりやすく，また，比較的若年で，失調，交代性の感覚障害を伴う例が多い．病巣に疑核を含むと

表2-3 口腔・咽頭期の摂食嚥下障害をきたす病態

A. 解剖学的問題（静的問題）	**口腔・咽頭病変** 　口腔・咽頭腫瘍 　口腔・咽頭部術後 　炎症（扁桃炎，扁桃周囲膿瘍，喉頭蓋炎，咽後膿瘍，咽頭・喉頭結核など） 　咽喉頭異物 　Plummer-Vinson症候群 **口腔・咽頭外病変** 　頸椎骨棘による圧迫（Forestier病） 　甲状腺腫による圧迫
B. 生理学的問題（動的問題）	**中枢神経障害** 　脳血管疾患（特に多発性脳血管疾患，脳幹部病変） 　変性疾患（筋萎縮性側索硬化症，Parkinson病，Wilson病など） 　炎症性疾患（多発性硬化症，脳炎，急性灰白髄炎など） 　中枢神経系腫瘍，特に脳幹部腫瘍 　外傷脳損傷 　中毒性疾患 　脊髄空洞症 　脊髄癆 **末梢神経障害** 　多発性脳神経炎，ニューロパチー（ジフテリア後麻痺，ボツリヌス中毒など） 　脳神経腫瘍 　外傷性脳神経損傷 **神経筋接合部疾患，筋疾患** 　重症筋無力症 　筋ジストロフィー（眼咽頭筋ジストロフィー，筋緊張性ジストロフィー） 　多発性筋炎 　代謝性筋疾患（甲状腺ミオパチー，糖尿病性ミオパチー，アルコールミオパチー） 　アミロイドーシス **心因性障害** 　転換型ヒステリー

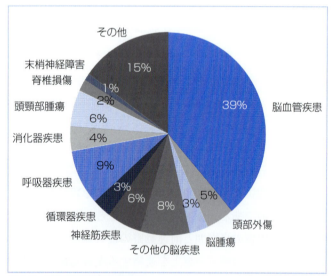

図2-2　摂食嚥下障害の原疾患
　1995年4月～2015年12月に藤田保健衛生大学医学部リハビリテーション医学Ⅰ講座で嚥下造影（VF）を行った3,429名（平均年齢64.2歳，延べ5,757件）の原疾患の内訳．

嚥下症状が出やすい．一方，「球麻痺に似た症状を呈するが延髄病変によるものではない」という意味で「偽性」（あるいは「仮性」）という名がつく偽性球麻痺では，摂食嚥下障害に加えて，脳血管疾患の複数回の既往，両側片麻痺，知的障害，麻痺性構音障害を認めることが多い．一側性大脳病変でも，脳血管疾患の急性期にはその3割が嚥下障害（誤嚥）を呈するが，これらの多くは1か月程度で改善する場合が多い．

2―加齢の影響

　加齢の影響は多様であり一様ではないが，高齢者にみられやすい問題として簡単に**表2-4**にまとめる[4]．
　味覚では塩味，苦味の閾値が上昇する．酸味と甘味の閾値は変わらない．味覚の閾値の上昇は，嚥下反射の惹起性の低下につながりうる．残存歯数は減少し，咀嚼による食塊形成に不利となる．残存歯数と咀嚼能率との間には正の関係がある．2011年歯科疾患実態調査報告（厚生労働省調査）によると80歳（75～84歳）で現在歯数20歯以上の人の割合は38.3％で，1人平均

表 2-4　高齢者に多い摂食嚥下の問題
- 塩味，苦味の閾値上昇
- 歯の欠損による咀嚼能力の低下
- 唾液腺の萎縮
- 咽頭期反射の惹起性低下と速度低下
- 安静時の喉頭の低位化
- 嚥下-呼吸協調性の低下
- 咳嗽反射の低下
- 薬剤使用による問題
- 気づかれない疾患の存在（脳梗塞など）

現在歯数は13.9本であった．唾液腺の萎縮が生じる．安静時唾液は減少するが，刺激時の流量はあまり減少しないという．

咽頭期反射の惹起性が低下し，反射開始が遅延する．また，嚥下反射運動の速度が低下する．安静時の喉頭低位化も運動の開始の遅れに関与する．これらは，嚥下反射そのものの安全性を損なう．呼吸と嚥下の協調性が損なわれる．嚥下性無呼吸が損なわれ嚥下時に吸気が生じたり，嚥下後に吸気で再開したりする例が増える．気道防御機構である咳嗽反射の低下が起こる．以上，嚥下機能の予備能の低下が生じやすいとまとめられる．

嚥下反射に影響を与える薬剤を内服している場合がある．抗コリン薬，抗ヒスタミン薬は唾液分泌を抑制する．抗てんかん薬，抗精神病薬が嚥下反射を抑制する．さらに，気づかれていないラクナ梗塞など神経系疾患の存在も多くなる．

2　摂食嚥下障害の評価

1─主訴，病歴，経過

主訴，病歴，経過はわかりにくい．飲み込みにくい，むせる，などが典型的な主訴となるが，特に神経疾患による場合，その訴えは少ないことが多く，家族も障害に気づきにくく問題を軽視しがちである．「不顕性誤嚥（silent aspiration）」が誤嚥患者の3～5割に存在する点も問題を見逃しやすくしている．正月に餅を食べて窒息する高齢者の報告が後を絶たないが，予防できないのは気づかれていないためと思われる．摂食嚥下障害の存在を予想してかかる態度が必要である．夜間咳嗽，繰り返す発熱，体重減少，食事嗜好の変化などに気をつける．

2─現　症

まず，摂食嚥下障害は全体像ではなく一部であることに注意する．身体所見では，口腔・咽頭の所見に先立って，意識状態，呼吸状態に注意する．

意識状態では軽度の遷延性意識障害の存在が重要である．意識状態が悪い場合，摂食嚥下機能も低下する．呼吸状態が良好な場合，誤嚥がある程度あっても積極的な訓練に進める場合が多い．特に，咳嗽が十分強くできる例はよい．一方，咳が弱く，常に努力性呼吸を呈し，ラ音も聴かれるような場合には，慎重に対処する必要がある．このような場合には，訓練中，パルスオキシメーターでモニターする．

活動度（能力低下）と知的状態についても把握しておく．活動度はADLの自立度を把握する．食事や口腔ケアに介助を要する場合，口腔衛生は不良になりやすく，誤嚥性肺炎の危険性が高まる．

口腔状態では，齲歯，歯周疾患，歯石，口腔内残渣，舌苔，唾液の性状，義歯をチェックする．高齢障害者の口腔衛生状態は不良である場合が多い．劣悪な口腔衛生状態が誤嚥性肺炎の要因になる．特に舌背と口蓋の状態に注意する．舌苔は，口蓋と対峙できない部分に生じやすく，衛生状態とともに舌の運動障害の指標になる．粘液性唾液で粘稠度が高い場合には，口腔ケアの不足を示唆する．また，義歯が入れられたままでないか，不適合はないか，注意する．

下部脳神経（三叉神経，顔面神経，舌咽神経，迷走神経，舌下神経）の感覚・運動機能を評価する．その際，口腔・咽頭機能の片側性（機能の偏り）の有無に注意する．片側性を知るには，舌偏位（偏位側が不良），舌苔付着部位（付着側が不良），口蓋垂偏位（偏位対側が不良），カーテン徴候（偏位対側が不良），口腔感覚（低下側が不良），gag reflex（非対称性があればどちらかが不良）を観察する．口腔・咽頭機能に片側性がある場合，より良好な咽頭を利用する「頭部回旋位嚥下」という代償的嚥下法が有用となる．

嚥下後や食後のゼロゼロした声（gargling voice）は，喉頭侵入（laryngeal penetration；声門上，喉頭内に食物が侵入すること）を示唆する所見として重要である．

頭頸部の可動域では，特に頭部屈曲位をとれるかどうか観察する．

3―機能検査と食事場面の観察

嚥下機能をみるには運動そのものをみるという考え方，すなわち，機能検査が大切である．規格化された検査としては，反復唾液嚥下テスト（repetitive saliva swallowing test；RSST），改訂水飲みテスト（modified water swallowing test；MWST），フードテスト（food test；FT）などがある[5]．これらは安全性が高く経管患者にも使用できる．

頸部聴診法による嚥下音や呼吸音の観察，パルスオキシメーターによる酸素飽和度モニターも有用な補助手段である．

経口摂取例では，食事場面の観察が必要となる．食物をかき込むような切迫的な摂食，不適切な介助法はしばしばみられる問題である．

4―スクリーニング検査

主治医もしくは主担当者として患者を診察する以外に，摂食嚥下障害の有無をチェックすることが必要な場面がある．たとえば，摂食機能療法回診[5]など摂食嚥下チームが各病棟を回診して管理するシステムのある急性期病院では，対象患者選択のために摂食嚥下障害認定看護師などがスクリーニングを行う[6]．このような場合，簡便にできて感度の高い（偽陰性が少ない）テストが適している．上記の反復唾液嚥下テスト，改訂水飲みテスト，フードテストなどが該当する．このほか，海外では，TOR-BSSTやSWALLOW-3Dなどセットになったスクリーニングがある．

5―嚥下造影，嚥下内視鏡検査，嚥下CT検査，その他

身体所見，神経学的所見，機能検査所見による誤嚥の有無の診断率は概して高くない．咽頭残留や不顕性誤嚥（silent aspiration）など病的所見を外から判断するのが難しいからである．また，詳細な病態の理解には情報が不十分である．したがって，誤嚥など臨床的に治療必要性が疑われる症例では，摂食嚥下の際に関連諸器官で起こっている現象を動的に観察できる嚥下造影（videofluoroscopic examination of swallowing；VF），嚥下内視鏡検査（videoendoscopic examination of swallowing；VE）を行う．これらは，形態異常の発見，誤嚥や咽頭残留など動的病態の理解を通した重症度判断はもちろん，食物形態，体位・肢位，代償的手技などの効果判断を可能にする治療指向的検査である．

VFにはX線透視装置を用いる．通常の食道造影との違いは，用いる造影剤が少量であること，座位での検査を基本とすること，ビデオに記録すること，などである．検査でみるべき項目は，1）口腔・咽頭・喉頭・舌骨など各器官の運動と造影剤の流れ，そして，口腔・咽頭各期の障害として，2）喉頭内造影剤侵入（喉頭侵入）と気管内造影剤侵入（誤嚥）の有無，3）嚥下運動後の咽頭内造影剤残留の有無，さらに，対応効果として，4）食塊の違い（形状，量）の影響，5）体位の影響，6）代償的手技の影響，などである．誤嚥は，発生時期により，嚥下前，嚥下中，嚥下後に分ける．誤嚥してもただちに終了はせず，誤嚥しにくい方法を探す．大量に誤嚥した場合には吸引後，体位排痰を行う．誤嚥時の反応を観察する．特に不顕性誤嚥に注意する．日本摂食嚥下リハビリテーション学会からVFの標準的手法が発表されている[7]．

VEでは，鼻咽腔内視鏡を用いて嚥下を観察する．ベッドサイドでできる，被曝せず繰り返しできる，咽頭残留がよく判断できる，などの利点があり有用である．

VFとVEにはそれぞれ長所，短所があり，両者は二者択一ではなく併用が好ましい．VFと比較したVEの特徴を示す（表2-5）．検査に伴う誤嚥のもたらす危険は十分な注意を払えば大きくない．

最近，嚥下CTが臨床応用されるようになった[8]．1回転で160 mm幅をスキャンできる320列 Area Detector CTの出現によって，空間分解能0.5 mm，時間分解能0.1秒で，嚥下関連器官の構造はもちろん，リクライニング位での嚥下動態計測が可能になった（図2-3）．喉頭閉鎖のタイミング，嚥下時の食道入口部断面積や咽頭腔体積の変化など，新しい知見が報告されつつある．

咽頭内圧測定も1 cm間隔で多点測定が可能な高解像度マノメトリー（high-resolution manometry；HRM）が登場して，食道入口部の圧動態や咽頭収縮

表2-5 VEとVFの特徴

VE	VF
●直接的画像	●間接的画像（X線画像）
●"三次元的"画像	●二次元画像
●咽頭腔内視野	●体内構造物同定可能
●口腔運動観察不能	●口腔運動観察可能
●嚥下反射時観察不能*	●嚥下反射運動観察可能
●視野安定性に問題	●視野安定性は良好
●食物加工が不要	●造影剤付加が必要
●被曝なし	●被曝あり
●ポータブル，ベッドサイド	●遮蔽室，患者移動
●ファイバーの苦痛，阻害	●苦痛なし

*ホワイトアウト（white out）：嚥下反射時には咽頭腔の収縮に伴って視野が確保できず，白色画面になる現象．嚥下反射直後の喉頭下降に伴って視野が回復し，喉頭内が観察可能となり，喉頭侵入や誤嚥の有無を確認できる．両検査の誤嚥判定の一致率は高いが，検出性にはそれぞれの特徴がある．

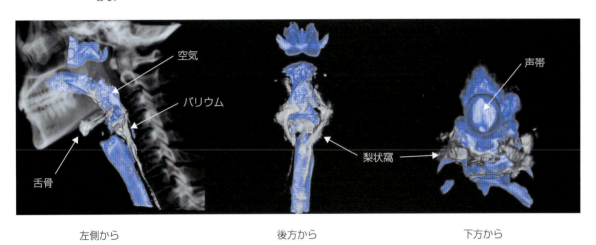

図2-3 320列面検出器型嚥下CTによる嚥下動態検査
健常成人が，とろみなしの5％バリウム入り液体10 mLを嚥下した際の嚥下中の三次元再構成画像の1コマ（1/10秒間隔）．

を詳細に評価可能になってきた．

3 摂食嚥下障害への対応

摂食嚥下障害への対応は，口腔ケア，訓練，代償的手法，経管法，医学的管理からなる．

1—口腔ケア

重度障害者や意識障害患者では義歯が口腔内に長期間放置されていたり，経管栄養患者で口腔ケアがなされていない例にしばしば遭遇するが，口腔ケアは摂食嚥下対応の前提条件となる．専門的な口腔ケアが高齢者の誤嚥性肺炎発生率を低下させることが報告されている[9]．口腔ケアの要点は，薬液による化学的清拭にではなく物理的清掃にある．麻痺や廃用による口腔内残渣や代謝物の自浄不足を補い，口腔内を「活動的な状態」にすることが主目的となる．特に舌背と口蓋に注意を払う．口腔衛生状態の改善とともに食事への意欲改善や口腔過敏の改善が期待できる．

2—訓 練

間接訓練（indirect therapy）と直接訓練（direct therapy）を併用して，安全性と効果の両者を確保するよう努める．臨床で用いられる主な訓練手技と適応を表に示した（表2-6）[4]．

訓練適応は摂食嚥下障害の病態から判断し，知的問題などを配慮して決定する．直接訓練は，誤嚥の危険がありVF，VEなどで重症度と病態を確認し行う．間接訓練では，仰臥位で頭部屈曲運動を行うShaker exerciseなどが代表的である．

直接訓練の中核である段階的摂食訓練では，食事量，食形態の難易度，体位の難易度を勘案し，代償的手技を使用して，嚥下後の嗄声・咳嗽・呼吸状態を観

表 2-6　摂食嚥下障害に対する訓練法の概観
各手技の出典は省略する.

1. オリエンテーション		
特に危険性について 家族への介護・危険管理指導		

2. 基本的訓練（間接訓練）		
1）口腔準備期および口腔送り込み期 （*は嚥下運動あり）	舌・口腔周囲筋の ROM・筋力増強	
	舌・口腔周囲筋の筋再教育	
	言語療法（構音障害の訓練に準拠）	口唇音；パ・バ・マ行, 舌尖音；タ行・ダ・ナ行, 奥舌音；カ・ガ行音によるフィードバックがしやすいという利点
	応用動作訓練	ストローの吸啜, ガムの咀嚼*など
	開口促通	K-point 刺激（小島）
	舌送り込みの強化	effortful swallow*：奥舌に力を入れての嚥下
2）咽頭期 （*は嚥下運動あり）	口腔期の確立	1）による
	頭頸部の ROM	代償的体位のために, 特に頭部屈曲
	咽頭反射惹起の促通	thermal tactile stimulation での嚥下誘発* think swallow での嚥下誘発* K-point 刺激（小島）での嚥下誘発*：偽性球麻痺に適応 間欠的チューブ嚥下
	鼻咽頭閉鎖の強化	軟口蓋挙上訓練（自動介助, pushing exercise など） palatal lift（軟口蓋挙上装置）を使用しての嚥下*
	喉頭閉鎖の強化	声帯内転訓練（pushing exercise など） supraglottic swallow（嚥下パターン訓練）*：吸気し止め, 空嚥下して, 咳する. 嚥下と呼吸の協調性の強化 super-supraglottic swallow*：強い息こらえでの嚥下. 喉頭挙上強化と食道入口部開大効果も期待
	喉頭挙上の強化と食道入口部の開大	Mendelsohn maneuver*：嚥下時に挙上した喉頭を最も高い位置で保持 Shaker exercise（頭部挙上訓練）：舌骨上筋群の筋力増強訓練
	食道入口部の開大	バルーン拡張法（方法によって*）
	食道入口部圧の減少	おくび訓練
	咽頭収縮の強化	Masako maneuver（舌突出嚥下訓練）*：舌を噛んで突出した状態での空嚥下
3）呼吸訓練	呼吸筋の ROM, 筋力増強 吸気位保持 咳嗽, huffing, 体位ドレナージ 発声訓練	

3. 摂食訓練（直接訓練）		
1）先行期	情動制御障害・切迫的摂食に	行動療法的対応
	介助者	介助位置, ペース, 順序. 危険管理に対する指導
2）摂食訓練	体位の利用	頭部屈曲（chin tuck, chin down）：舌根と喉頭蓋を咽頭後壁に近づけ喉頭口を保護 頭部回旋（患側を向く）：患側の梨状窩を狭め健側に食塊経路形成 頭頸部側傾（健側を下に）：重力を利用し健側に食塊経路形成 リクライニング：重力を利用し安全な咽頭食塊経路
	食物形態の利用	凝集性・付着性・変形性, 咀嚼の必要性の有無
	嚥下手技の使用	各種嚥下手技（基本的訓練参照）, 交互嚥下法, 多数回嚥下法
	嚥下補助装置の利用	palatal lift prosthesis（軟口蓋挙上装置）, palatal reshaping prosthesis（補助口蓋床）
	段階的摂食訓練	体位・食物・量で難易度と安全性を考慮しながら

摂食嚥下の各期の定義については, p.96 以降参照.

察し，必要ならパルスオキシメーターを併用しながら，30分程度の食事時間，7割以上の摂取量を目安に，安全かつ適切な難易度の食事を行う．1日あたり必要な水分量・カロリー量を摂取できない場合には，経管栄養法を併用する．

3─体位・食物物性・補助装置

体位・肢位により嚥下（誤嚥防止，食塊通過）のしやすさが異なる．つまり，重力方向の変化および解剖学的空間の変化を通して，より有利な食塊通過路を形成する（図2-4）．一般に，頭部屈曲位（chin tuckまたはchin down），リクライニング位，そして，咽頭機能の左右差がある場合には，頭部患側回旋位，健側側傾位が有効な体位・肢位である．複合体位など複雑な姿勢を必要とする場合，便利な嚥下体位調整用椅子が市販されている．体位効果はVF・VEで確認しておきたい．

食物の生理学的特性としては，塩味・辛味のはっきりした食物，温かい・冷たいという温度のはっきりした食物が有利である．物理学的特性（物性）としては，食塊が均一で凝集性が高く，付着性が低く，変形性が大きいものが有利である．凝集性は咽頭内でまとまって散らばらず誤嚥を防ぐ特性である．サラサラの水（thin liquid）は，凝集性が低いため咽頭で散らばり（splash），最も誤嚥しやすい．それに対しとろみのある液体（thick liquid；ポタージュ状，さらに蜂蜜状）は咽頭でまとまり，誤嚥を防ぐ．そのため，とろみをつけるための増粘剤（thickening agent，とろみ調整食品）が多種市販されるようになった．付着性と変形性は咽頭通過性を規定する．凝集性と付着性の効果は，しばしばトレードオフの関係にある．すなわち，ペーストのとろみを強くすると凝集性は増すが付着性も増し，嚥下後の咽頭残留を増やしてしまう．したがって，このような物性からみて嚥下難易度の低い食物例はゼラチンゼリーである．一定の凝集性を有するが表面部分が体温により溶けて液面を形成し付着性が低いため，咽頭内でばらけず，かつ，変形性があるため容易に食道入口部を通過してくれる．

ただし，以上の食物物性はおもに咽頭期障害への効用であり，実際の適応を考える場合には口腔期障害についても考慮しなければならない．つまり，口腔期障害が中心の症例では，むしろ水のように舌運動に頼らずに咽頭に流し込めるものが，粘性のあるものより有利である．また，口腔期障害が合併した咽頭期障害例では，ゼラチンゼリーは口腔に停留しているうちに溶けて液体になってしまい本来の効用を失いかねない．このような場合には，物性が温度にあまり左右されない増粘剤（とろみ調整食品）付加食品を使用した食物が適応となる．咽頭通過性には，ほかに比重も重要な

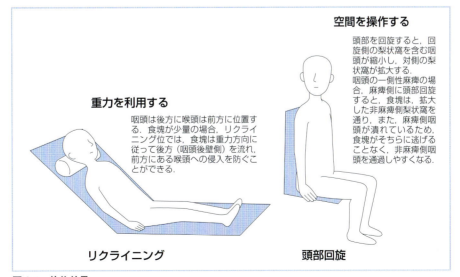

図2-4 体位効果
重力を利用したり，食物経路空間を変形することで，食塊のより容易で安全な流れをコントロールする．

要素になり，泡状の唾液やムースはこの点で不利になる．

均一でない食物は咀嚼を誘発し，それがstageⅡ transportを生み，咀嚼中に形成されつつある食塊が嚥下反射前に咽頭内に進行するので，喉頭閉鎖機能の悪い患者では誤嚥の危険を高めてしまう．そこで，嚥下調整食（modified food）は咀嚼を要しない均一の物性からなる「丸飲み食」が原則になっている（図2-5）．

嚥下補助装置として，鼻咽頭閉鎖不全例に軟口蓋挙上装置（palatal lift prosthesis；PLP）を用いたり，舌運動障害例に舌と口蓋との対峙を可能にするため，補助口蓋床（palatal reshaping prosthesis, palatal augmentation prosthesis）を用いたりする．

4―経管栄養法

摂食嚥下障害の程度に応じた経管栄養法を使用する．消化管機能の障害がない場合，原則として経腸栄養を用いる．長期的な経鼻経管栄養が好ましくないために，経皮内視鏡的胃瘻造設術（percutaneous endoscopic gastrostomy；PEG）が多用されるようになってきた．しかし，経管栄養患者の誤嚥性肺炎発症率はおしなべて高く，また，報告により大きなばらつきがある．そのため，誤嚥発生は経管栄養法の違いではなく，他の因子（口腔ケアや嚥下訓練など）によって規定されていると考えられている[10]．すなわち，経管の使用は摂食嚥下障害への対応の始まりであって終わりではないと意識する必要がある．

間欠的経管栄養法（intermittent catheterization, intermittent tube feeding）は，嚥下障害患児に対する口腔ネラトン法（舟橋）として発表され，木佐らが成人に応用した．同法は日本で独自に発展した優れた経管法である．この経管法は，間欠的，経食道という点に特徴があり，外観性に優れ，咽頭衛生によく，嘔吐や腹満感が少なく，注入時間が短くてすみ，さらに嚥下機能改善効果が得られる症例もある．短時間で注入できる理由として，食道注入による胃蠕動の促進効果が考えられている．また，嚥下機能改善については，咽頭への感覚刺激や食道注入による食道蠕動の改善がその機序として推定されている．原則として，口腔から挿入するが，gag reflexが強い例では鼻腔から挿入する．つぶした薬剤を経管で投与すると詰まってしまうことがあるが，簡便で有用な簡易懸濁法（倉田）がある．

経管を用いた訓練として，日本で開発されたバルーンカテーテルによる間欠的バルーン拡張法がある[13]．当初，適応として輪状咽頭筋弛緩不全が考えられたが，病因によらず咽頭残留の多い例では試みてよい方

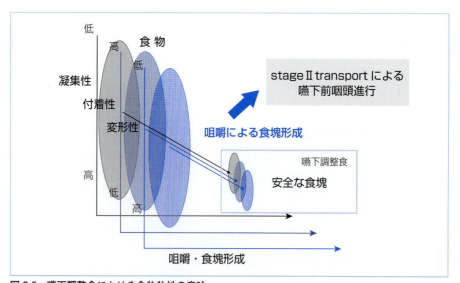

図2-5 嚥下調整食における食物物性の意味
通常，凝集性・付着性・変形性の多様な食物を咀嚼して，安全な物性の食塊をつくり嚥下する．摂食嚥下障害のある患者では，咽頭での誤嚥防止能が低下しているので，咀嚼中のstageⅡ transportによる嚥下前咽頭進行が誤嚥危険性を生む．そのため，咀嚼しないでも最初から咽頭通過に適した物性の食物（嚥下調整食）を丸飲みする．

法と考えられるようになった．

5―医学的管理
1) 脱水，低栄養

摂食嚥下障害患者は，慢性的に，脱水，低栄養に陥る危険がきわめて高い．また，摂取方法が，経口，経管，あるいはその組み合わせといろいろであるため，常に十分な配慮を払わないと必要な摂取量，内容を誤ることになる．脱水，低栄養が，患者の一般状態を不良にし，再発や意識障害をもたらす．この悪循環を断ち切る必要がある．悪循環を断ち切ると，一般状態や意識レベルの改善とともに摂食嚥下機能の改善がみられる場合がある．

2) 肺　炎

肺炎は，わが国の死亡原因の第3位を占めている．このうち，高齢者が占める割合は9割以上できわめて高い．そして，誤嚥性肺炎が，老人性肺炎のなかで占める率は高率である．高齢者の誤嚥対策が重要なことを示唆する．脳血管疾患の場合，誤嚥を有する患者は，有しない患者に比べ肺炎発症率が20倍高い．誤嚥が肺炎を発症させるには，いくつかの要因が関与する（表2-7）．まず，経管栄養は誤嚥性肺炎を予防するものではないことを知っておく必要がある[10]．誤嚥量の多少は重要であり，大量の誤嚥では無気肺を伴い肺炎となる．誤嚥物は咳嗽により喀出され，残ったものも気管・気管支の粘膜細胞の繊毛運動により排泄される．咳嗽反射が低下した状態，すなわち，不顕性誤嚥がある場合，誤嚥物が肺の実質まで到達する．また，脱水や低栄養，さらに臥床により粘液が気管・気管支内に不均等に分布することも，粘膜細胞の繊毛運動を阻害することになり肺炎を引き起こす要因になる．日頃より呼吸訓練を行い，喀出能力を十分に高めておく必要がある．また，体位喀痰法も有効である．誤嚥した可能性が高い場合，十分にドレナージを行う．胃食道逆流（gastroesophageal reflux）の誤嚥は，重篤な酸誤嚥性肺炎（acid aspiration pneumonitis, Mendelson's syndrome）を引き起こすため要注意である．胃食道逆流は高齢者では比較的よくみられる現象であり，また，経鼻経管チューブが留置されているとそれを伝って逆流が生じやすくなる．予防的なH_2ブロッカー

表2-7　誤嚥と誤嚥性肺炎

1. 誤嚥の量：重度の嚥下障害
2. 誤嚥物の深達性：咳嗽の欠如（silent aspiration）
3. 誤嚥物の性質：酸性物（胃食道逆流），高浸透圧
4. 口腔・咽頭の細菌：口腔・咽頭衛生不良
5. 患者の抵抗性：低栄養状態，臥床

誤嚥がすなわち誤嚥性肺炎（aspiration pneumonia）とはならないが，上記の条件が揃うほど肺炎発症の可能性が高くなる．

の投与，夜間セミリクライニング位での就寝，経管栄養後の座位保持，胃内で粘性の高まる経腸栄養剤への変更などの工夫が必要となる．また，経鼻経管は口腔・咽頭の衛生状態を著しく不良にするので，口腔ケアと咽頭ケア（ゼリーなどで咽頭クリアランスを得る）に努めることが要点となる．

3) 窒　息

窒息は一刻を争う事態である．平素から，スタッフはもちろん，介護者，家族にその危険性，症状，対策を指導しておく．摂食嚥下障害患者が窒息事故を起こしやすいのは，食事中・後である．食事内容には十分注意するのはもちろん，吸引器を常備しておく．窒息を発見したら，まず，口腔，咽頭を視診し，吸引器で吸い出す．咽頭・喉頭構造の理解が必要である．また，ハイムリッヒの方法も練習しておく．対処後は，抗菌薬などを投与し肺炎を予防する．正月にしばしば発生する餅による窒息は，摂食嚥下障害を有する高齢者がその犠牲になっていると思われる．

4) 気管切開

気管切開は，死腔を減ずる，気道閉塞を予防する，下気道の管理を容易にする，人工呼吸器の使用，などの目的で用いられる．しかし，いくつかの弊害をもたらすことがある．気管カニューレは，①物理的に喉頭挙上を制限する，②大気圧と同一になるため声門下圧上昇が不良になる，③カフが頸部食道を圧迫して通過障害をきたす，④カフによる喉頭，気管への物理的刺激で分泌物を増加させる，などの問題を起こす．

5) 薬物療法

現時点では，Parkinson病などの原疾患の治療薬による症状の改善を除いて，摂食嚥下障害そのものを大きく改善させる薬物療法はないが，最近，多発性脳血管障害患者における誤嚥性肺炎と睡眠時の無症候性誤

嚥の関係，基底核病変によるドパミン代謝異常と嚥下反射低下の関係，咽頭における内因性サブスタンスP低下と咳反射低下の関係を検索した一連の研究により，ドパミン，カプサイシン，アンジオテンシン転換酵素阻害薬による誤嚥性肺炎の予防の可能性が示唆されている[16]．

咽頭への電気刺激，喉頭挙上筋群への電気刺激，経頭蓋磁気刺激など，種々の刺激法が検討されつつある．

輪状咽頭筋切断，喉頭挙上術など外科的治療で機能の改善が得られる症例は多い．保存的対応に大きな限界があり，食事への意欲が強い例では検討すべき手段である．術後には訓練が必要である．

4 陥りたくない二分法的思考

最後に，摂食嚥下リハビリテーションにおいて二分法的に考えてほしくない11のポイントを示す（**表2-8**）．本項ではすべての項目の説明は行っていないが，これらの概念がスムーズに理解できれば，摂食嚥下リハビリテーション「初級卒業」である．

① 摂食嚥下障害により生じる問題は，誤嚥性肺炎や窒息，脱水や低栄養，食べる楽しみの喪失の三つであり，誤嚥だけに注目するのではなく，それぞれにバランスよく配慮する．

② 摂食嚥下障害患者は，他のさまざまな障害を併せ持っていることが多いことを知り，障害全体を見渡したうえでアプローチする．

③ 嚥下生理として，一口嚥下（discrete swallow；いわゆる「飲む」）と咀嚼嚥下（chew-swallow；いわゆる「食べる」）は異なる動態を呈することを理解する．

④ むせない誤嚥（silent aspiration）という病態があり，患者がむせないからといって安心はできない．

⑤ 嚥下のしやすさには難易度があり，嚥下しやすい食物や体位などの「食べ方の調整」で，誤嚥を防ぎながら安全な経口摂取ができる可能性がある．

⑥ 誤嚥と肺炎発生の間には種々の要因が介在する．

表2-8 摂食嚥下リハビリテーションで陥りたくない二分法

1. 「摂食嚥下障害＝誤嚥」？
2. 「摂食嚥下障害だけが障害」？
3. 「食べる＝噛む＋飲む」？
4. 「むせない＝安心」？
5. 「誤嚥＝禁食」？
6. 「誤嚥＝肺炎」？
7. 「嚥下＝変更不可能」？
8. 「禁食＝経鼻経管栄養」？
9. 「経管栄養＝安心」？
10. 「きざみ食＝嚥下調整食」？
11. 「気管切開＝安心」？

これらの要因を考えて，誤嚥があっても肺炎を予防するよう対策をとる．

⑦ 嚥下は，不随意運動と思われているが，各種訓練によって変更可能である．その練習効果は大きい．

⑧ 経鼻経管栄養は日本では現在でもかなり使用されているが，患者に苦痛を強いるなど多くの問題をもっている．そのため，胃瘻など種々の経管法を検討する．

⑨ 経管栄養では，誤嚥を防止できない．経管栄養患者には，口腔・咽頭ケア，嚥下訓練など，対処が必要となる．

⑩ しばしば嚥下調整食と誤解されている「きざみ食」は嚥下しやすい食形態ではない．

⑪ 気管切開は気道管理上，必要で設けられるが，嚥下機能には不利になる場合が多い．

（才藤栄一）

3 摂食嚥下障害への多角的アプローチの考え方

1 病態時期

同一の患者，同一の疾患や障害であっても，急性期，回復期，維持期（生活期），および終末期といった病態時期が異なれば，その表出は異なるので，当然対応法は異なってくる（**図2-6**）．

病態時期の変遷という視点で摂食嚥下障害を問題にした場合に認識しておきたいことは，各病態ステージの動向は前ステージでの対応が担っているということである．急性期で施された薬剤処方，気管切開留置，

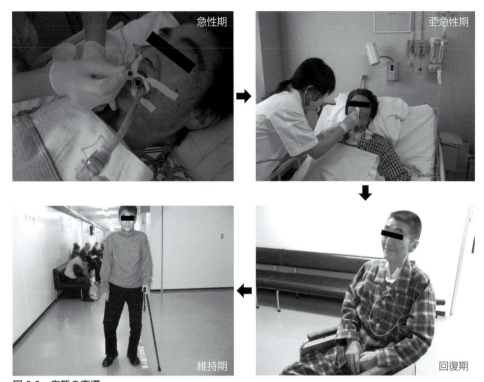

図 2-6　病態の変遷
同一の疾患，同一の患者でも病態時期が異なれば表出も異なる．

食事メニュー，胃瘻造設などは，回復期以降に継承されていく．たとえば急性期からの投薬の申し送りを堅持し，その後は症状の訴えがあれば増薬され，さらに次のステージへと継承されていく．多くの薬剤の共通の副作用である傾眠と口腔乾燥は，投薬期間が延びるほど顕著になり，摂食嚥下機能に対して不利な状況となる．食事形態についても，肺炎発症や食思低下という事態になって食形態をミキサー食やとろみ付きなど，より軟食や流動的なものに変更されたものが，その後継承されていく．肺炎を再発してはならないという安全策のもと，ミキサー食を本来の形や硬さの常食に変更していくことには困難を伴う．

リハビリテーションの機能的改善の効果については，数日で急性期を脱し，6か月から1年で病態はプラトーの状態になるなど学際的な基準があり，それに応じた医療提供体制になっている．しかし，維持期（生活期）に至り発症後数年が経過してから食事意欲が増したり，胃瘻造設後に摂食機能の改善を認めたりすることは珍しいことではない．昨日まで引き継がれてきたことが，今日も通用するかどうかという見識や観察は怠ってはならない．

2　多職種協働・チームリーダー・コーディネーター

リハビリテーションは，従来の臓器単位を超える問題として生活の障害を切り口にしている[1]．生活を視野にいれた場合には，おのずと多職種が協働していく構図ができあがる．

関節可動域の拡大（理学療法；図 2-7），認知機能向上（作業療法），構音に関する機能療法（言語療法）などは，いずれも摂食嚥下機能に直接あるいは間接的に影響する．たとえば胸郭の可動域を広げることは呼吸コントロールを促し，そのことは嚥下の際の吸気，嚥下性無呼吸（呼吸一時停止），嚥下，そして呼気といったリズムの再獲得となる．

摂食嚥下障害に遭遇した場合であっても，各職種は従来どおりの手技を施すことにほかならないが，今施していることが，摂食嚥下機能にも貢献しているという認識をもって施すのと，そうでないのとでは自ずと結果が異なってくる．食事というADLの基本概念を

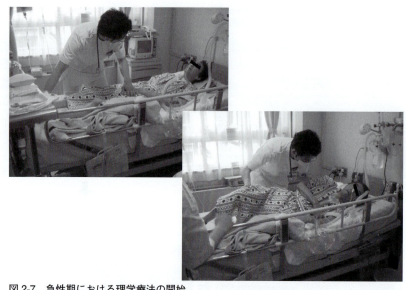

図2-7 急性期における理学療法の開始
拘縮予防，体位変換などひいては摂食嚥下につながる機能訓練である．

視野に取り入れて，日常の機能訓練にあたっていただきたい．

システム，ガイドライン，パスといったものが起動するのは，現場で他の職種と顔のみえるface to faceの関係になることが基本である．多職種協働，チームアプローチは，お互いが名前と顔が一致してこそ発展的なものになっていく．

職種間で，あるいは同じ職種であっても摂食嚥下障害の問題意識に温度差は生じる．摂食機能療法は「医師，歯科医師の指示のもと」実施されるが，普段患者に接している時間の長いコメディカルや介護支援員（ケースワーカー；CW）は，本人の肉体的，精神的変化を感じやすい立場にある．摂食嚥下機能についても問題認識をもった者がチームリーダーとして，そうでなければコーディネーターとして職種間をつなぐ役割を果たしてほしい．

3 検査値による画一的対応の限界

血圧，腎機能，肝機能，炎症，栄養などそれぞれ正常範囲は数値化されている．一方，摂食嚥下においては，精査とされる嚥下造影や嚥下内視鏡検査などの装置診断は確立されているが，正常血圧値のように数値化されたものではない．また摂食嚥下機能は，脳神経のメカニズムのみで説明がつくものでもない．

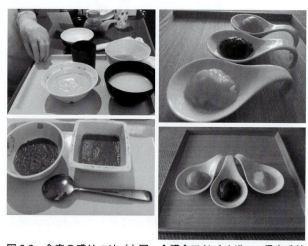

図2-8 食事の盛りつけ（右図：介護食アドバイザー　保森千枝氏提供）
見栄えで食思のもち方や食事の雰囲気は異なってしまう．

視覚，嗅覚，味覚，温度覚の情報は大脳辺縁系に入力され，摂食にかかわる意欲，ひいては行為に少なからず影響を与える．たとえば視覚については，同じ食材であっても，盛りつけ方，その場の雰囲気でおいしくも，まずくも認識されてしまう（図2-8）．味覚に至っては，自分の好みでないメニューであれば，当然食行動は活発にはならない．快情動と不快情動次第で，脳神経学的に同一の障害を受けていたとしても，口腔や咽頭機能の表出そのものに差が生じるのである．お茶や水だと喉頭侵入し，むせることが頻繁であっても，

甘味の清涼飲料水ならば，むせずに飲みほせてしまうといったことは珍しくない．

「おいしい」「まずい」「うれしい」「つまらない」などを感じる高次の機能がある限り，摂食嚥下機能を数値化して画一的な処理を行うのは無理である．換言すれば咽喉頭のone sceneの所見のみで，患者の摂食嚥下機能のすべてを決め込むことは慎むべきである．

4 摂食嚥下の機能訓練の効果

機能訓練については，今後も新たな技術や手技が開発され，そのつど効果検証がなされることであろう．効果については，右肩上がりのイメージで，学際的に証明していくことになる．

しかし，対象が維持期（生活期）であったり，退行性あるいは長期慢性疾患であったりする場合には，数値で証明できるような右肩上がりの結果を得ることは難しい．このような場合には，現状維持あるいは，右肩下がりであっても，それが緩やかなスロープとなり，苦痛を緩和するならば効果ありとする．また即時的効果と持続的効果があり，持続性のある効果を期待したいところであるが，たとえ手技直後のみの効果であっても患者に心地よく受け入れられるのであれば，効果とみなしてよいのではないかなど，超高齢社会の医療全体にいえることであるが，効果に対する新たな価値観も問題意識のなかに入れておきたい．

先人の教えに「死でなければリハビリテーションである」「リハビリテーションはかかわりの医学である」がある．リハビリテーションは，数値や目にみえた変化がなくても日々の積み重ねであり，結果だけを求めているものでもないことが，本分野に身を置く者の共通の志であると願う．

5 リスクマネジメントとケアマネジメント

咽頭期障害については，誤嚥や窒息を伴うために，誤嚥しづらい食物性状，一口量，摂食姿勢に配慮し，吸引や喀痰法などリスク管理の手法などについて，絶えず問題にしなくてはならないが，先述したように食事は，口腔や咽頭のみで行われているわけではない．食事環境（食事の雰囲気，介助者との対人関係など），心理的な状態（嗜好，生活意欲）により，口腔や咽頭機能の表出は異なるものである．そのような場合には，本人への声かけの仕方，話の聴き方といった応接が問題になる．こうしたことは，数値で表現できるものではなく，一律的な対応もできない．個々の場面に応じた配慮，応接が求められる．これはリスクではなく，ケアとしてのマネジメントであろう．

6 死生学，死生観

摂食嚥下障害の行きつくところは，老，病，そして死となるだろう．医学的に胃瘻が適用であっても，いかに生きるか，いかにして死ぬかを問題にした場合には，患者やその家族ごとに価値観は異なるものである．死は医療だけのものではなく，文学的，芸術的，宗教的，哲学的など，学問にすれば死生学，一般的には誰もがもちえている死生観は尊重されるべきものである．その点，医療は支援であり，それは生き方とともに死に方としての支援でもあること，治癒が果たせないからこその摂食嚥下リハビリテーションにもなりえることを認識し，謙虚であるべきである．

（植田耕一郎）

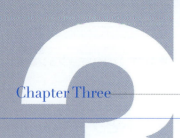

摂食嚥下リハビリテーションの歴史

1 日本における摂食嚥下リハビリテーションの歴史

1 はじめに

　摂食嚥下障害に対するリハビリテーションの歴史は比較的新しい．世界的にみると，1981年に創設されたJohns Hopkins大学Swallowing Centerに代表される学際的な「嚥下障害センター」がその発展に大きく寄与した．また，摂食嚥下リハビリテーションの第一人者であるLogemannによる教科書は1983年に刊行された．これら1980年代前半の事業によって，本領域はその基礎が確立した．また，リハビリテーション医学の代表的教科書『Kruzen's Handbook』第4版に嚥下の章が登場したのは1990年のことであった[1]．

　日本では，1970年代までおもに耳鼻咽喉科領域で嚥下機能や嚥下障害に関する報告がなされ，1980年代半ばからリハビリテーション領域で臨床的検討が始まり，1990年代に入って急速に発展し，今では摂食嚥下障害への対応の重要性が広く認識されるようになっている．本項では，日本における摂食嚥下リハビリテーションの歴史について概説する．

2 日本における摂食嚥下リハビリテーションの歴史

　前述したように，日本において摂食嚥下障害は，1970年代まで耳鼻咽喉科疾患や消化器内科疾患で取り上げられることが多い病態であった．医中誌Webで「嚥下障害」を検索すると，1970年代には32編の論文が収載されており，耳鼻咽喉科医の論文が最も多く，他には消化器内科，外科，小児科，神経内科，口腔外科からの論文があり，看護分野の論文も収載されている．関連する学会として，日本耳鼻咽喉科学会では嚥下と関連する喉頭機能の報告や嚥下障害の外科的治療にも応用される喉頭機能外科に関する報告がなされ，日本気管食道科学会でも嚥下に関する報告や誤嚥のシンポジウムが開催されていた[2]．

　1981年には耳鼻咽喉科医，外科医，内科医を中心とした多職種で構成される嚥下研究会（2005年からは日本嚥下医学会に名称変更）が設立された．この頃から，脳血管疾患，脳性麻痺など中枢神経系疾患による摂食嚥下障害にも関心が寄せられるようになり，リハビリテーション医学の分野においては1982年に窪田らが機能的嚥下障害のスクリーニングテストとして「水飲みテスト」を考案し報告した[3]．この論文は摂食嚥下障害を引き起こす主要な疾患である脳血管疾患に関してリハビリテーションの観点から臨床的スクリーニング法を考案したという点で重要な報告であった．また，歯科の領域では，金子がデンマークのVangede（バンゲード）小児病院を訪問し，北欧の障害者医療領域で歯科医療を発展させたことで有名な歯科医師Bjorn G. Russellから同病院歯科と理学療法科で使用されていた摂食訓練を紹介され，向井とともに『心身障害児（者）の摂食困難をいかにして治すか―バンゲード法の紹介―』を翻訳した．日本の歯科医療における摂食嚥下リハビリテーションは，発達療法を主とした障害児の歯科領域から発展していった[4]．

　1980年代後半に入ると，現在の摂食嚥下リハビリテーションへの臨床的対処法が報告されるようになり，小児領域では，舟橋らの論文「嚥下困難児に対する口腔ネラトン法の試み」[5]が発表された．その後，この方法は木佐らによって成人にも応用され，現在の間欠的

経管栄養法を確立させるもととなった[6]．1986 年には矢守らが嚥下造影（videofluoroscopic examination of swallowing；VF）による評価をもとにした嚥下障害のリハビリテーション的対応症例を報告した[7]．また，同年才藤らは機能的嚥下障害患者の VF 画像所見を検討し，体位（リクライニング）効果，食物形態効果を体系的に報告した[8]．VF は摂食嚥下障害の評価におけるゴールドスタンダードであり，この検査の導入によって，摂食嚥下障害の病態とそれに対する介入方法をさまざまな視点から検討できるようになった．1986 年には学際的な英文雑誌『Dysphagia』が Springer 社から発刊された．この雑誌は現在でも海外の摂食嚥下リハビリテーションに対する有益な情報源となっており，日本からの論文投稿数は 2000 年代に入ってから増加している（**図 3-1**）．1987 年には金子らが『食べる機能の障害——その考え方とリハビリテーション』を出版し，この本は摂食嚥下リハビリテーションにおける歯科関係者の積極的参加を決定づけた．

1990 年には医師，歯科医師，看護師，言語聴覚士など多職種から構成される日本嚥下障害臨床研究会が発足し，臨床的な問題に対して討論する場が設けられた．1991 年には角谷らが輪状咽頭筋弛緩不全に対してバルーンカテーテルによる間欠的拡張法の有用性を報告した[9]．本法はその後追試され，Wallenberg（ワレンベルグ）症候群などの輪状咽頭筋弛緩不全に対する食道入口部拡張法として国内に普及していった．1993 年には藤島が豊富な臨床経験をもとに教科書『脳卒中の摂食・嚥下障害』を出版し，多くの臨床家が摂食嚥下障害に取り組む契機となった．

1994 年には診療報酬改定において，医科と歯科の両者に「摂食機能療法」が新設され，「発達遅滞，顎切除及び舌切除の手術又は脳血管疾患等による後遺症により摂食機能に障害がある患者に対する訓練」が算定可能になった．新設時は 1 日につき 185 点，月 4 回までの算定制限が設けられていたが，2006 年の改定で治療開始から 3 か月間連続で算定可能となり，摂食機能療法の実施が促進された．また，同法を算定できる職種は「医師又は歯科医師の指示の下に言語聴覚士，看護師，准看護師，歯科衛生士，理学療法士又は作業療法士」と明記された[10]．2016 年の改定にて摂食機能療法の対象に「内視鏡下嚥下機能検査・嚥下造影で他覚的に嚥下機能低下が確認でき，医学的に摂食機能療法の有効性が期待できる患者」が追加された．

1995 年には日本摂食・嚥下リハビリテーション研究会が発足し，1997 年から日本摂食・嚥下リハビリテーション学会（2009 年から一般社団法人日本摂食・嚥下リハビリテーション学会．2014 年より「摂食・嚥下」→「摂食嚥下」に）として活動を始め，以降，摂食嚥下障害に携わる医療関係者が急速に増加した[11]．その状況は摂食嚥下障害に関する論文数の推移にも反映されている（**図 3-2**）．

1999 年には言語聴覚士が国家資格となり，言語聴覚士法第 42 条には，「言語聴覚士が医師又は歯科医師の下に嚥下訓練を行うことができる（一部略）」と定めら

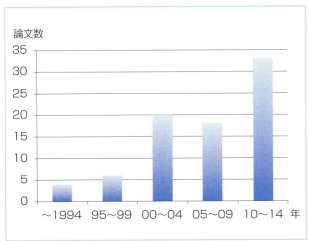

図 3-1 『Dysphagia』に掲載された日本人著者の論文数の推移

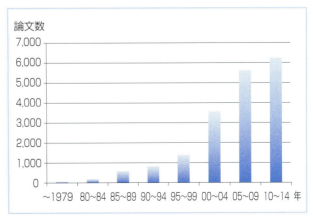

図 3-2 嚥下障害に関する論文数の推移
医中誌 Web で検索した「嚥下障害」に関する論文（会議録を除く）の推移を示した．

れた．摂食嚥下リハビリテーションの臨床場面において言語聴覚士が果たす役割は大きく，従来の医療機関だけではなく，老人保健施設や特別養護老人ホームにおいても活動の場が設けられ，2004年からは訪問リハビリテーションまで範囲が拡大している[12]．

2001年には日本静脈経腸栄養学会（Japanese Society for Parenteral & Enteral Nutrition；JSPEN）にてNST（Nutrition Support Team）プロジェクトが発足し，摂食嚥下障害を有する患者の栄養管理がNSTでも対応されるようになった．NSTの普及は目覚ましく，2010年の診療報酬改定では栄養サポートチーム加算が新設された[13]．

2004年には日本看護協会にて摂食・嚥下障害看護認定看護師が制定された．2008年には日本言語聴覚士協会が摂食嚥下障害領域における認定言語聴覚士制度を設け，同年，日本歯科衛生士会でも認定分野Aに摂食・嚥下リハビリテーションを認定した．2009年には日本摂食・嚥下リハビリテーション学会において多職種を対象とした認定士制度が設けられた[14]．2013年には日本作業療法士協会の定める専門作業療法士に摂食嚥下分野が加わった．このように各医療職の専門性に応じた知識や技術の向上が求められるようになってきている．

2010年の診療報酬改定では，それまで食道造影で算定されていたVFが「造影剤注入手技」の「嚥下造影」として保険収載されたことにより，新規技術である「嚥下造影検査」として認められた．また，嚥下内視鏡検査も「内視鏡嚥下機能検査」として正式に保険収載された．嚥下内視鏡検査は1988年にLangmoreらが軟性喉頭ファイバースコープによる喉頭咽頭嚥下評価（fiberoptic endoscopic evaluation of swallowing；FEES）を初めて報告し，1991年にBastianがFEESをビデオに録画し評価する嚥下内視鏡検査（videoendoscopic evaluation of dysphagia；VEED）の有用性を報告し，以後，日本にも普及していった検査である．医中誌webで検索すると2001年から嚥下内視鏡を用いた研究報告が散見され，以後増加している．現在，VFと並んで摂食嚥下障害の評価に欠かせない検査法である．

2014年の診療報酬改定では経口摂取困難な患者に対する胃瘻造設術の適応が問題提起され，一定の条件下において胃瘻造設術前に「嚥下造影検査（または「内視鏡嚥下機能検査」）」による嚥下機能評価を行った場合，造設時嚥下機能評価加算の算定が可能となり，胃瘻造設前の嚥下機能評価が重視されるようになった．また，定められた施設基準を満たせば摂食機能療法とともに経口摂取回復促進加算を算定できるようになった．これらの加算がどのような影響を及ぼすのか，今後の動向を注意深く見守る必要がある．

3 おわりに

この30年余りで摂食嚥下リハビリテーションは大きく変化し，病態生理の解明，評価・診断，介入方法などにおける進歩は著しいが，医療や社会制度上の課題も多くなっている．また，わが国は独特の発展を遂げているが，今後は諸外国と交流をもつことにより，新たな展望の広がりが期待される．

（小野木啓子）

2 米国における摂食嚥下リハビリテーションの歴史

1 過去

米国における摂食嚥下リハビリテーションの歴史は，数十年前に遡ることができる．当時のアプローチのなかには今日でも特定の患者に対して使われているものもあり，そのなかでも特に有名なのは1930年代に脳性麻痺の小児に対する治療法として紹介されたBobath（ボバース）法である．Bobath法は理学療法士Berta Bobathによって考案され，乳幼児を含む脳性麻痺小児の姿勢トーン，反射，反応や運動パターンを重視していることが特徴である．本法はとり立てて嚥下関連筋に焦点を当てているわけではないが，小児の発話および嚥下の感覚運動治療に広く応用されている[1〜3]．ロンドンで生まれたBobath法は，その後，米国をはじめ世界各国に広まっていった．今日では，Bobath法にみられる多職種連携アプローチが，嚥下治療には不可欠なものとなっている．

3章—摂食嚥下リハビリテーションの歴史

　1970～1980年代よりも前の時代の米国では，摂食嚥下障害領域に貢献した人物として2～3人の名前をあげることができる．そのなかの1人がGeorge L. Larsenである．Larsenはもともと，ワイオミング州でアメリカインディアンに対する保健衛生事業の仕事をしていたが，のちに言語病理学領域で博士号を取得し，1964年にシアトルにある退役軍人病院で言語療法プログラムを始めた．そこでも彼は，ワイオミング州で仕事をしていたときと同じように，患者が抱える摂食嚥下障害の問題に対して次々と新たなアプローチを開発していった．当時，SLP〈言語治療士（米国の言語聴覚士），speech language pathologist〉が急性期病院に雇われるのは珍しく，SLPの職場はほぼ学校や外来診療に限られていた．しかし，SLPが急性期や慢性期の病院で働くようになるにつれ，SLPが行う行動療法や解剖学的知識に基づいた訓練法が，摂食嚥下障害の評価や訓練治療にも生かされるようになっていった[4]．

　Larsenがまだ現役で活躍していた頃からしばらくの間は，摂食嚥下障害が行動学的に扱われることはなかった．嚥下は基本的に行動ではなく，咽頭から食道にかけて起こる反射であると捉えられていたからである[5,6]．現在われわれがよく用いる行動療法的手法の代わりに，当時の臨床家たちは経管栄養など代替的な栄養補給手段を患者に勧めるに過ぎなかった．Larsenも述べているが，このような状況がもたらされた背景には，嚥下が単なる反射だという考え方が大きく影響していたことは否めない．ところで，Larsenは患者に対して生理学的刺激を試みた人物として知られており，嚥下反射が起こらない患者の甲状軟骨を，顔面神経刺激用プローブで刺激したこともあるという[4]．加えて，彼は1972年に「Rehabilitation for Dysphagia Paralytica」（麻痺性嚥下障害のリハビリテーション）という題名の論文を発表し，患者の全般的な評価のなかに嚥下反射の検査を含めることを提案している．Larsenは多面的な治療法を用いた人物としても知られており，彼の1972年の論文をはじめ，そのほかの論文にも摂食嚥下障害に対する数々の「マネジメント法」や「治療法」が記述されている．「マネジメント法」は今でいう「代償法」で，姿勢調整，嚥下法や食品調整などが含まれる．これに対し「治療法」は，嚥下機能の改善や変化を目的とする方法を指している．代償法は嚥下するたびに毎回使わなければならないが，「治療法」は嚥下時以外でも食事中でも行うことができる．患者が嚥下ごとに代償法を用いなければならないことについては，QOLの観点からはまだ議論の余地があるが，対処法の分類に関係なく，Larsenは摂食嚥下障害の治療には常にチームアプローチが必要であることを確信していた[4]．

　1960年代後半から1970年代前半にかけては，口腔咽頭期の摂食嚥下障害に目を向けたJohns Hopkins大学の放射線科医長，Martin Donnerの名前をあげないわけにはいかない．Donnerは進行性神経筋疾患や摂食嚥下障害の造影検査の草分け的存在で，放射線科医がこれまで慣例的に注目していた対象器官を，上気道消化管の下方から上方に移動させた医師でもある[8]．Donnerのこの新しい視点こそが，筆者＊が次に紹介しようとしている人物が嚥下造影を確立する先駆けとなったのではないだろうか．

　1970年代から80年代は，嚥下のバイオメカニズム（生体力学的側面）に対応する介入法が新たに誕生した時期である．「嚥下は反射」だという従来の考え方は，「嚥下は反応」だという考え方に取って代わられ[2～9]，摂食嚥下リハビリテーションに多大なる貢献をしたもう1人の臨床家，Jeri Logemannが登場する．彼女は，嚥下造影を系統だった手順で行う検査法（videofluoroscopic swallow study；VFSS）として確立させた人で，種々の訓練法が患者にとってどのような意味をもつものなのかを検討する際にVFSSが基盤となると主張した[4]．この頃は，摂食嚥下障害の画像評価を含む診断的アプローチが斬新でより手堅いものになっていった時代で，摂食嚥下障害治療の鍵は生理学的・解剖学的な病因の解明であり，その病因を標的とする介入であることが明確になっていった．

　1980年代後半から1990年代は，Logemannほか数人の臨床家の影響により，新たな治療法が生み出された時代であった．嚥下の基本的な生理の理解が深ま

＊訳者注：本項のなかで「筆者」と記されている場合は，筆頭執筆者のJoAnne Robbinsを指す．

り，検査法も徐々に確立されていくなか，摂食嚥下障害に対する手技・手法も新たに誕生していった．これら新しい手技・手法も，Larsen時代の分類を適用して，management（マネジメントまたは代償的アプローチ）とtreatment（治療または嚥下の生理／動態を変えさせる行為）の二つに分けることができる．

マネジメントには，典型的には感覚運動に対する介入法が相当し，嚥下法〈Mendelsohn（メンデルゾーン）手技，supraglottic swallow（息こらえ嚥下）など〉，食塊特性の調整（量，粘性，味など），そして姿勢調整（頸部回旋，あご引き，あご突出しなど）などが含まれる．これらの手技・手法は行動学的な可塑性を有するとのエビデンスがあるものの，嚥下をコントロールする中枢神経に対する可塑性はない[13~16]．

Larsenがいう「治療」に相当し，嚥下の生理学的側面を変えることのできるものは，可動域や筋力を改善させるさまざまな運動訓練（エクササイズ）で，舌・咽頭・喉頭・呼吸筋の運動訓練などが含まれる．運動訓練は嚥下に特異的でない訓練（嚥下でない感覚運動：非嚥下感覚運動）か，経験特異的な嚥下訓練（嚥下を使った感覚運動）のどちらかである．嚥下をさせない運動訓練（非嚥下運動訓練）は，患者の誤嚥を心配せずに訓練を施行できる利点があるが，2000年代に入ってからはその有効性が疑問視されるようになった．運動訓練によって末梢器官の筋力が増強するのか，もしも増強するとしたら，その増強は神経機構を通じて嚥下機能に般化されるのかがまだ検証されていなかったのである[13]．

運動の経験特異性を考慮した訓練は，神経の変化は経験をした運動に特異的に生じるとの前提に基づいて行われる．これは，嚥下を最も効率よく改善させる運動訓練は嚥下という意味でもある[17]．筆者は，2000年代初頭に等尺性の漸進的抵抗訓練などの非嚥下（非特異的）運動訓練によって嚥下筋の筋力が増し，結果として嚥下機能が改善されたエビデンスを示すことができた[18,19]．今日までに，行動学的な可塑性が認められた非嚥下運動訓練手技は三つあり，舌筋力増強訓練，Shaker（シャキア）訓練，Lee Silverman Voice Treatment（LSVT）がこれにあたる．ただし，これらの手技の神経系への影響については，今後の研究課題として残されている．

代償法は長期に持続する効果はないものの，急ぎの「修繕法」として頻繁に用いられている．それは，患者が誤嚥性肺炎にかかるリスクを最小限に抑え，できるだけ安全に食べられる即効力のある手技をもつことが臨床家には求められるからである．さらに臨床家は，被験者数の限られた小規模研究や自分が受け持つ患者の病態や併存症とは無関係の臨床研究を頼りに，目の前の患者に対して代償的あるいは治療的アプローチの選択を強いられているといえる．

2　現　在

米国をはじめ諸外国の人口調査から，われわれが心しなければならない重要な変化がみえてくる．一つは，人口の相当数が60～70歳あるいはそれ以上の高齢になっていること．もう一つは，人々がこれまでになかったほど長生きするようになったこと（平均寿命は78歳ほどになっている）．さらには，人々が齢を取るにつれ，「健康な」加齢変化が嚥下に生じてくることである．これらの要素が重なり，社会のなかでかなり多くの人が何らかの嚥下困難をもちながら暮らしていることになる．実際，米国だけでも1億8,000万人の成人と何百万人かの小児が摂食嚥下障害に直面しているとの推定もある．

健常な加齢による嚥下の変化には，①食塊移動速度の低下，②嚥下反射惹起の遅延，③等尺性の最大舌圧低下などが含まれる[20~22]．最初の二つの変化は画像検査，特に嚥下造影で判定できるが，三つ目の要素は圧を測定しなければならないため，特殊な検査機器を要する．加齢に伴う嚥下機能の変化はpresbyphagia（老人性嚥下機能低下）とよばれ，部分的にはサルコペニアに起因する．サルコペニアは加齢によって生じる骨格筋（横紋筋）の質量，質，筋力の喪失を指し，MRIなどの画像検査によって確認することができるが，変化は四肢や頭頸部を含む全身に及ぶ．頭頸部に起こるサルコペニアこそが高齢者を摂食嚥下障害のリスクに陥れる要因の一つである[24,25]．加齢による変化に加え，摂食嚥下障害は脳卒中など加齢が原因の疾患や健康状

態によって引き起こされることも知られている．高齢者人口が増えるにつれ，摂食嚥下障害は今後10年間でさらに社会に広がる問題となるであろう．

SLPが受け持つ患者リストにも摂食嚥下障害が増えることが予想されるため，臨床家は効果的な治療法を知っておかなければならない．皮質脊髄路の支配を受けている四肢の筋肉の研究によると，サルコペニアは漸増的な筋力増強抵抗訓練の影響を受けやすく，可逆性の変化がもたらされるという[26]．筆者らの研究グループがこの報告を舌の訓練に応用したところ，等尺性の最大舌圧が増加し，延髄から支配されている頭頸部の筋にも効果があることが明らかになった[18,19]．この研究では，訓練法の効果を調べるのにIowa Oral Performance Instrument（IOPI）[27]という装置が使われた．IOPIは，付属のプローブを口腔の前方ないし後方1か所に入れて非嚥下動作中の舌圧を計る装置である．患者が舌をプローブに押し当てると，その際の圧が数字で表示されるようになっている．筆者らの研究グループは，複数のプローブの使用や訓練経過の記録など，個々の患者のニーズに合わせた設定ができるような装置の改良に継続的に取り組んできた．第一世代の装置はMadison Oral Strengthening Treatment（MOST；モスト）とよばれ，進化した新たな装置はSwallowSTRONG（スワロー ストロング）と命名されている．米国では数多くの施設や場面で使われ，摂食嚥下障害患者のリハビリテーションに貢献している．肺炎や入院といった保健衛生項目をアウトカムとして調べた筆者らの予備実験では，この装置を使った舌の漸増的抵抗訓練は患者の健康全般にプラスの影響を及ぼす可能性があることが示唆されている．

3 まとめ

摂食嚥下障害は，Bobathの感覚運動／全身的アプローチやLarsenの思慮深くはあるが有効性には乏しい手技の時代から，長い道のりを歩んできた．Logemannは摂食嚥下障害の評価に系統的手順を提唱することで本領域を大きく前進させた．しかし，われわれが成し遂げた進歩にもかかわらず，摂食嚥下領域ではまだまだ新しい訓練法の開発と効果的な施行手続きの確立が急務となっている．急速な高齢化によって増える高齢者人口の求めにも，医療の進歩によって生を受けたにもかかわらず吸啜や嚥下に難渋する新生児の求めにも応じられるよう，人が生涯にわたって必要とする摂食嚥下リハビリテーションをよりよきものにすべく，われわれは挑戦し続けなければならない．

（JoAnne Robbins，Nicole M. Rusche著，倉智雅子訳）

3 欧州における摂食嚥下リハビリテーションの歴史と欧州嚥下障害学会（ESSD）の役割

1 はじめに

欧州における摂食嚥下リハビリテーションの発展は，次のような特徴的な事象が背景に存在してきた．

欧州では摂食嚥下障害患者はおよそ3,000万人程度とされ，高齢者群においては最大で50％が摂食嚥下障害を有する．さらに神経疾患患者の50％が摂食嚥下障害を有し，その予後は不良である．摂食嚥下障害は誤嚥，栄養障害あるいは呼吸障害などの合併症と関連し，合併症の診断が不完全であれば患者は死に至ることもある．摂食嚥下障害患者は診断を受けず，いかなる治療や多職種による管理を受けないことも多い．また，本障害はある専門医療職が管理するのではなく，耳鼻科医，神経内科医，放射線科医，発声療法士（phoniatricians），消化器内科医，消化器外科医，言語聴覚士，看護師，栄養士，リハビリテーション科医，小児科医，老年科医など多くの医療職が別々に診断，

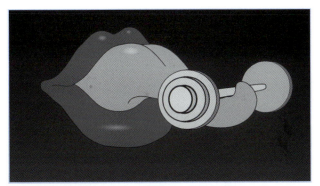

図3-3　装置を利用することで促進される筋力増強
Tongue resistance exercise（舌の抵抗訓練）．

治療を行っている．

しかしながら，こうした状況は変わりつつある．摂食嚥下障害についての病態生理学的知識は深まり，新しい治療法に関する研究によって摂食嚥下障害の病態への関心が増し，病態と臨床兆候との関連や併発症状，さらには危険な状態の患者を全身的にスクリーニングする必要性についても関心が増している．摂食嚥下機能のスクリーニング法や評価法の新たな方法が開発されており，さらに摂食嚥下障害患者の誤嚥や栄養障害のリスクを低下させるために，代償的方法だけではなく，嚥下機能を回復する新しい積極的な治療法が用いられつつある．

多職種アプローチの研究や患者のケア，そして摂食嚥下障害に関する最先端の発展を議論するために，異なる分野の専門家が一堂に介することは紛れもなく新しい訓練法の開発に結びつく．欧州嚥下障害学会（European Society for Swallowing Disorders；ESSD）は，摂食嚥下障害とその合併症についての研究，教育そしてそれらの対応法を推進させる使命をもった学会である．

2 欧州嚥下障害・咽喉頭異常感症研究会から欧州嚥下障害学会へ

摂食嚥下障害を理解する鍵として，嚥下反射に関与する器官の動きとそのタイミングの測定が欧州で始められたのは，1980年代である．このとき，異なる分野の複数の専門家たちが知識と経験とアイディアを交換しながら，摂食嚥下障害の分野を前進させようとしたのである．最初に嚥下造影（VF）を用いて舌骨の動きが測定され，VF画像上にいくつかの参考点を規定し，舌骨の移動距離をマニュアルでプロットした．1991年には経鼻内視鏡が嚥下障害の診断に用いられるようになり，その後進歩していった．摂食嚥下障害の診断の分野は急速に進み，VE，インピーダンス測定検査，VF，MRI，高解像度マノメトリーなどが行われるようになった．異なる専門領域からより多くの専門家が参加し，客観的な測定値に裏づけられたエビデンスの構築が必要となった．

1991年から1992年の間に放射線科医，神経内科医，発声療法士（phoniatricians）および耳鼻咽喉科医からなるグループが，結果やアイディアを交換しながら科学的研究を推進するために多職種による研究会を設立することを決めた．この研究会は，やがて欧州嚥下障害・咽喉頭異常感症研究会（European Study Group for Dysphagia and Globus；EGDG）となった．EGDGは少なくとも2年ごとに学術集会を開催し，摂食嚥下障害に従事する主要な研究者と臨床家がその診断と治療に関する発展について討議し，知識を共有するためのフォーラムを開催してきた．

EGDGの学術集会の概要を**表3-1**に示す．1991年から2010年までの欧州における摂食嚥下障害の治療と知識の発展が，この表に凝縮されている．

2010年，ギリシャのテッサロニキでEGDGとしての最後の学術集会が行われ，その際EGDGは団体としての形式を整え，法規に従った欧州の科学学会として創設することを決定した．本学会の名称を欧州嚥下障害学会とするとともに，理事長 Pere Clavé，財務理事 Georges Lawson，そして事務総長 Renée Speyer により執行役員体制が確立された．EGDGの役員メンバーの全員は，最初の役員選挙が行われるまでは暫定委員として職務を続けるよう求められた．

3 各国の学会について

EGDGのみならず，欧州の多くの国々にはその国の嚥下障害学会がある．各国の母国語で学術大会が開催され，ミュンヘンにおいて開催されたときのようにEGDGと共同開催されることもあった．たとえば，1999年に設立されたオランダ嚥下障害学会は摂食嚥下障害の診断と治療の情報を言語聴覚士に供与する学会であり，英国の嚥下研究グループであるUKSRGは2003年に設立され，2年ごとに臨床家と研究者が200名ほど参加する学術大会をおもにロンドンで開催している．イタリア嚥下障害研究グループ（GISD）は，EGDGのイタリア支部として2005年に創設され，摂食嚥下障害の研修コースと学術大会を開催している．ドイツ多職種嚥下障害研究会（DGD）はドイツで毎年学術大会を開催し，さらに近年ではトルコ嚥下障害学会が2012年に設立され，毎年12月にトルコにて学術

表 3-1 欧州嚥下障害・咽喉頭異常感症研究会（EGDG）の学術集会

開催年 開催場所	学術集会のテーマ	学術集会のトピック
1991	欧州嚥下障害・咽喉頭異常感症研究会の設立	・喉頭部分切除術あるいは喉頭亜全摘の術後に併発する誤嚥の解決法をみつけ，さらに重度の不顕性誤嚥を併発している神経疾患患者を治療している多職種連携医療チームを全ヨーロッパにおいて探す，あるいは設立する目的で設立された．
1993，ナムール ベルギー	摂食嚥下障害—評価と治療	・評価は誰が行うか？ ・高齢者の摂食嚥下障害 ・喉頭部分切除術，喉頭亜全摘後の摂食嚥下リハビリテーション
1996，ローマ イタリア	摂食嚥下障害—診断，リハビリテーションそして外科的治療	・摂食嚥下障害の診断の進歩 ・神経原性摂食嚥下障害 ・頭蓋底手術後の摂食嚥下障害 ・上部食道括約部と下部食道括約部の障害による摂食嚥下障害の診断と治療
1998，ウィーン オーストリア	摂食嚥下障害の診断，リハビリテーションと外科的治療	・摂食嚥下障害の外科的治療 ・摂食嚥下の神経生理学，大脳皮質の障害部位と摂食嚥下の回復メカニズム ・喉頭運動軌跡の評価—摂食嚥下運動のバイオフィードバックと運動学習 ・筋電計を用いた摂食嚥下障害のバイオフィードバック療法と費用効果 ・神経原性摂食嚥下障害患者の予後予測因子 ・食道・胃疾患による病的内視鏡ビデオ所見 ・頸部聴診法 ・優れた摂食嚥下障害診断法としての嚥下造影と嚥下内視鏡検査法 ・咽喉頭異常感症患者の24時間マノメトリー
2003，トゥールーズ フランス	EGDGとフランス音声学会との共催 摂食嚥下障害—構音障害—発声障害	・乳児の摂食嚥下障害，高齢者の摂食嚥下障害，摂食嚥下障害の薬物治療と外科的治療に関するラウンドテーブルディスカッション ・摂食嚥下障害の評価，神経原性摂食嚥下障害，摂食嚥下障害の薬物治療と外科的治療のフリーペーパー ・摂食嚥下障害児，嚥下造影，上部食道括約筋機能障害，神経調節機構，リハビリテーションに関するワークショップ
2004，ローマ イタリア	咽喉頭異常感と摂食嚥下障害について知らないこと	
2009，ミュンヘン ドイツ	EGDGとDGDドイツ多職種嚥下障害研究会とADM嚥下障害ミュンヘン嚥下障害協会と最新欧州嚥下障害協会の共催	・嚥下生理学の新知見 ・嚥下と呼吸—昼夜の変化 ・逆流（胃食道逆流症／非びらん性胃食道逆流症）惹起性呼吸障害と喉頭機能障害 ・科学的根拠に基づいた逆流性疾患の治療 ・新生児と小児における神経学的障害 ・成人における神経学的障害：診断法 ・高齢者の嚥下機能の衰退 ・栄養流動学の適応 ・神経学的障害の治療 ・腫瘍治療後の摂食嚥下障害の治療
2010，テッサロニキ ギリシャ	摂食嚥下障害の包括的治療	・胃食道逆流症と咽喉頭逆流症 ・呼吸と嚥下の相互作用 ・食道通過障害：診断と治療 ・腫瘍患者の摂食嚥下障害 ・小児の摂食嚥下障害 ・神経学的摂食嚥下障害のワークショップ ・摂食嚥下障害治療における多職種の協働

大会を開催している．ベルギー嚥下障害学会（BSSD）は2013年に設立され，第1回学術大会を2015年5月に開催し，スイス嚥下障害研究学会（SDR）は2014年に設立されている．これらの学会の複数とESSDはエビデンスに裏づけされた知識と技術を共有し，協働して進行するプロジェクトを常に模索している．

4　ESSD

1 ― ESSDの設立と目的

　欧州嚥下障害学会（ESSD）は，公式な科学学会として2011年に設立され，バルセロナの法務省に登録された．新しいESSDの最初の役員会は2011年5月にバルセロナで開催され，定款に署名が行われ，その後9月に開催された総会で定款が承認された．さらに欧州嚥下障害学会のウェブサイトならびに同学会誌でも承認を受けた．本学会の会員は医療専門職と言語治療士を主とするコメディカルがほぼ半々であり，多職種の会員からなる．これらの会員は全ヨーロッパのみならず全世界から集まっている．

　ESSDの公式学会誌は，米国嚥下障害学会（Dysphagia Research Society）と日本摂食嚥下リハビリテーション学会の公式学会誌である『Dysphagia』誌である．学会員はウェブサイトからオンラインアクセスができ，欧州嚥下障害学会学術大会の抄録は，毎年『Dysphagia』に掲載される．ESSDのウェブサイトはwww.myessd.orgであり，本学会の情報やヨーロッパならびに世界の摂食嚥下障害に関連したイベント情報や知的情報を閲覧することができる．

　本学会の主目的は摂食嚥下障害のケア，摂食嚥下障害ならびに摂食嚥下の生理に関する教育と研究を改善，促進させることである．知識と治療法の本質が断片的な場合はそれを克服するために，治療担当者間での知識が必要となる．この目標を達成するために，ESSDは多職種による年次学術大会を企画し，これにはさまざまな分野の医療専門職やコメディカルが参加する．摂食嚥下障害のスクリーニング法や精密診断法の最新の研究，摂食嚥下障害の頻度や合併症，摂食嚥下の生理，あらゆる摂食嚥下障害の病態の治療法といった情報がさまざまな医療専門職や多くの国々で共有される．**表3-2**は，ESSDが過去に開催した5回の学会についてテーマや参加者数，抄録数などを示したもので，昨年，バルセロナで開催された学会では抄録数が200を超えた．次回の学会はイタリアのミラノで2016年10月に開催される予定である．

2 ― ESSDの研究

　嚥下障害の知識とケア技術を改善させていくもう一つの方法は，障害のリスクのある集団，すなわち脳卒中を含む神経学的疾患，神経変性疾患，頭頸部腫瘍患者および高齢者に対してエビデンスに基づく臨床ガイドラインを作成，改訂することである．その最初の段階として，2012年にESSDは学会に所属するベテランの役員が意見表明報告書の草稿を作成し，議論ならびに修正を経て第2回年次学術大会および併催されたプレカンファレンスにおいてバルセロナ意見表明報告書として承認された．この意見表明報告書では次の事案を検討することが決議されている．

- 摂食嚥下障害のスクリーニング法と評価法の標準化
- 嚥下造影と嚥下内視鏡検査の標準化
- 摂食嚥下障害患者に合併する栄養失調
- 摂食嚥下障害患者に合併する呼吸障害
- 行動療法とリハビリテーション
- コンセンサスの得られる栄養管理法
- 高齢者の摂食嚥下障害
- 神経変性疾患患者の摂食嚥下障害
- 脳卒中患者の摂食嚥下障害のスクリーニング法，診断法，治療法

　またすべての病期の摂食嚥下障害患者に共通の見解は以下のとおりである．

- 摂食嚥下障害をスクリーニング・評価・診断する機器は信頼性が高く，エビデンスがあり，かつ施行可能な方法でなければならない．
- 摂食嚥下障害のためのWHOによる国際疾病分類コード（ICD）と国際生活機能分類についてはすべての患者のカルテに記載するべきである．
- 摂食嚥下障害患者を担当する治療担当者は特別なトレーニングを受け，さまざまな治療テクニックの知識と十分な臨床経験をもつべきである．
- 摂食嚥下障害は多職種がかかわって治療するべきである．
- 液体と固形物に適応される栄養と物性の国際的な標準化，用語の統一，定義の確立が急務である．

　マルモで開催された第3回のESSD学術大会の翌年，小児の摂食嚥下障害の意見表明報告書が作成され，承

表 3-2

	フランス	スペイン	スウェーデン	ベルギー	スペイン	イタリア
	2011 Leiden	2012 Barcelona	2013 Malmö	2014 Brussels	2015 Barcelona	2016 Milan
Congress theme	Moving on in Diagnostics and treatment of dysphasia	Uniting Europe against dysphasia	Dysphasia diagnosis & treatment, a multidisciplinary challenge	Dysphasia across ages	Swallowing disorders, from compensation to recovery	Deglutology, from science to clinical practice
Precongress theme	Standardizing and improving management of OD	Updates in research, diagnosis and treatment	What the dysphagologist needs to know	no precongress	New approaches to neurogenic dysphagia	Tracheostomy and nasogastric tubes
Participation congress	250	448	284	361		pending
Participation precongress		321	194	no precongress		pending
Abstracts presented	113	147	131	137	201	213
Sponsors/Exhibtion	7	13	11	10		pending
Workshops			1.E-stimulation 2.VFS & FEES	9 1h case-based sessions	3-day hands on course	Instrumental assessment for OD

認された．この意見表明報告書は『Dysphagia』に掲載され，ESSDのウェブサイトwww.myessd.org -> Resources -> Position Statements.―で読むことができる．

ガイドライン作成に向けた第二段階として，ESSDは他の学会と協力して個々の疾患群ごとの摂食嚥下障害に対応した最先端治療に関する白書（専門家の意見と文献レビュー）を作成している．最初の白書は欧州臨床栄養代謝学会（ESPEN）と協働して作成中であり，白書の名前は「神経学における臨床栄養」であり，ESSDは摂食嚥下障害に関連する複数の章を担当している．

二番目の共同作業は，欧州老年医学会（EUGMS）とともに行われ，白書の名前は「嚥下障害：老年症候群の一つ」で，高齢者における摂食嚥下障害の主要な様態が網羅されている．この白書は2015年に完成する予定（訳者注：原稿執筆時点）で，ESSDとEUGMSの学術大会で公表され，老年医学に関連した学術雑誌に掲載される予定である．

三つ目の白書はESSDのみで草稿が作成されたもので，「摂食嚥下障害患者において食塊の粘性が嚥下の安全性と効率性および嚥下の動態に及ぼす効果」というタイトルである．この白書は嚥下反射に対する食塊の粘性の効果についての科学的根拠を探索している．別の大陸の二つの研究グループと共同で作成中である．この白書は2015年10月2日，3日に開催される第5回ESSD学術大会で報告され，関連する学術雑誌に掲載される予定である（訳者注：原稿執筆時点）．なお，この白書が掲載されたあとも，ESSDは系統的レビュー（systematic review）により科学的根拠を検索することを続け，科学的根拠が欠落している分野においては研究を奨励している．

3 ― ESSDの教育

摂食嚥下障害の領域において，教育を改善するために企画したESSDの新規構想は複数ある．ESSDは栄養食品会社であるニュートリシア（Nutricia）からの無制限の助成金により，オンライン学習コース「口腔咽頭嚥下障害：病態生理と治療」のために科学的なコンテンツを提供してきた．その学習コースは四つの根幹からなる．すなわち「摂食嚥下障害の定義」「有病率と症状」「診断」そして「合併症と治療法」である．この学習コースには学術理論的なコンテンツのほかに，アニメーションやビデオ，症例検討や小テストが含まれる．この学習コースを修了すると欧州医療専門家協

会（European Union of Medical Specialists；UEMS）の生涯医学教育のための欧州学習認定協会（European Accreditation Council for Continuing Medical Education；EACCME®）から1 CME単位が与えられることが決められている．

この学習コースは会員制医療教育情報サイトUnivadisにおいて利用することができ，数か国語に翻訳されている．さらにESSDのウェブサイトの会員専用サイトでも利用することができる．またESSDの教育委員会は複合準修士コースを企画し，それは臨床実習に加え，教室での基礎実習，オンライントレーニングを複合させたものとなる予定である．このコースは多職種に，かつ世界に向けて企画されたもので，2016年9月から2017年の5月にかけた教育年度に開催される予定である．これは59の教育カリキュラム単位（ECUs）からなり，それらの単位は次の六つの履修課程に分配される予定である（以下，2015年時点）．

① ライフステージ全体に対する嚥下の基礎的理論の知識（発生学，機能解剖，生体力学，神経生理学そして摂食と栄養）
② ライフステージ全体に対する嚥下の基礎的臨床知識（嚥下障害の専門家の役割，適切な簡単な評価法と精密診断法，正常な嚥下機能，摂食嚥下障害の治療法，詳細な介入計画）
③ 文献を批判的に評価する能力（科学的根拠に基づく臨床の基盤となる原則，研究デザイン，科学的根拠のランクづけ，定性的な方法論，定量的な方法論）
④ 臨床的方法と機器による摂食嚥下障害のスクリーニング法と精密評価法
⑤ 代償的方法，リハビリテーション，外科的介入，そして神経リハビリテーションによる治療
⑥ 多職種チームメンバーと各職種の役割，専門技術の認識（役割と目標，責任と組織化）

以上のカリキュラムを履修すると準修士号が大学から授与され，一つないしは複数の欧州の大学がこのカリキュラムに参加しており，カリキュラムの内容の作成および改訂はESSDが行っている．

さらに，ESSDは学術大会の前日にハンズオンコースとワークショップを開催している．2015年は，ハンズオンコースがバルセロナの学術大会直前3日間の9月28～30日にMataró病院で開催された．このハンズオンコースにはスモールグループのワークショップを行う前に理論を学ぶ座学セッションも含まれる．四つの異なる座学セッションが順番に行われ，各セッション後には症例検討も行われた．1日目のカリキュラムはスクリーニング法，精密検査法そして診断であり，2日目は代償法と機能訓練法，3日目は神経リハビリテーションの手法となっている．3日間とも各座学セッションの最後のセッションには研究デザイン，信頼性（reliability）と妥当性（validity），無作為化比較対照試験と要約の書き方，ポスターのつくり方，発表方法が用意されていた．

この教育セミナーは，欧州卒後医学研修制度およびスペイン研修認定制度で単位認定を受けることができ，将来的にはこのセミナーは欧州の国々の異なる医療機関で開催される予定である．学術大会は最新知識を交換するためのフォーラムを提供することに加え，研究代表者が自分たちの研究を発表し，それを参加者が議論することによって研究の質をより高めたうえで『Dysphagia』に掲載するための役割も果たしている．

ESSDの学術大会では，すべての科学論文の抄録を科学委員会がブラインドで査読する．一つの抄録には3人の査読者がつき，講演演題最優秀賞とポスター演題最優秀賞を若手の研究者に奨励するため授与する．さらにESSDは神経リハビリテーションの研究グループや関係者とネットワークを構築し，彼らの協力を統合し，正式なものとするために欧州科学技術協力組織に予算申請をしている（COST action）．

4 ─ ESSDの臨床

最後に，ESSDは，摂食嚥下障害についての認識を高めるため，スクリーニング検査で抽出した患者のデータを集積し，国際疾病分類の嚥下障害（ICD 10：R13）のコードを用いて，「世界嚥下の日（World Swallowing Day）」である12月12日に全世界規模で摂食嚥下障害のスクリーニング調査を行うことを企画している．この企画では，摂食嚥下障害治療の担当者が「世界嚥下の日」の1週間に摂食嚥下障害のスクリー

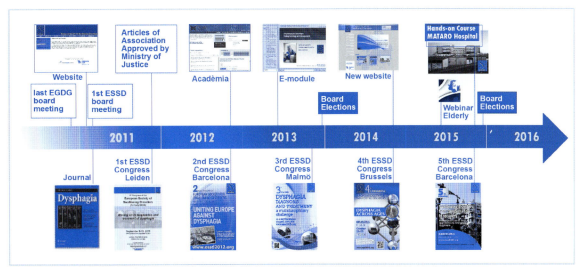

図3-4 ESSDの活動の時系列

ニング検査を何人に行ったか，そして何人が検査陽性だったか，カルテに記載された摂食嚥下障害患者は何人か，摂食嚥下障害の国際疾病分類コードが何人に使われたかを調査している．さらに摂食嚥下障害の症状，使われたスクリーニングテストの種類，精密検査実施の有無と種類が調査される．この形式の最初の調査は2014年に行われ，次のような結果であった．37か国の145人が回答し，1,418人に摂食嚥下障害のスクリーニングと精密評価が実施され，1,042人が摂食嚥下障害と診断され，そのうち964人が摂食嚥下障害であったが，その国際疾病分類コードがカルテに記載されていたのは448人のみとなっていた．

国際疾病分類コードについては，WHOのウェブサイトに次のように記載されている．

「国際疾病分類コードは疫学調査，健康管理そして臨床において用いられる標準的な診断ツールである．また，このコードはある集団の全身の健康状態の分析に用いられる．すなわち疾病の発生率や罹患率，そしてその他の健康問題を調査するために用いられ，国や集団の全体的な健康状態の状況を明らかにする．さらに医師，看護師その他の医療関係者，研究者，健康情報管理者，健康情報入力者，健康情報技術関係者，政策策定者，保険業者そして患者団体などが死亡診断書やカルテを含むさまざまな様式の健康や生命記録に記載する際に疾病やその他の健康問題を分類するために用いられる．臨床業務，疫学調査，医療の質の調査のために診断情報を蓄積し，あるいは診断情報を引き出すことを可能にすることに加え，WHOに参加している国々が国の死亡率や罹患率の統計を編集する際に国際疾病分類コードを用いた記録から基本情報を得ることができる．最終的には国際疾病分類コードは医療費償還や財源配分などを国が決定する際にも用いられる」

ESSDはすべての医療集団や厚生省庁，財政や行政決定機関，欧州連合のような研究助成金を提供する機関に対し，摂食嚥下障害を疾病として明示するために国際疾病分類の嚥下障害コードを使用することを推進している．今年の「世界嚥下の日」に調査は再び行われる予定である（訳者注：原稿執筆時点）．

5 — ESSDの未来

ESSDの未来と摂食嚥下障害の教育・臨床・研究を促進させていくために，ESSDは各組織と以下のような提携を進めていく．①大学とは嚥下障害に関する欧州準修士と修士課程を展開していく，②研究組織とは欧州科学技術協力組織（COST）とHorizon 2020プロジェクトを展開していく，③栄養学・老年学・脳卒中に関連する欧州の学術団体とは摂食嚥下障害に対する認識を高め，摂食嚥下障害のガイドラインを作成していく，④ヨーロッパ各国の嚥下障害学会とは摂食嚥下障害のエビデンスと治療法を蓄積していく，⑤業界と

は治療法の標準化や科学的根拠に基づく治療法を追求していく，⑥世界にある嚥下障害学会（日本摂食嚥下リハビリテーション学会，米国嚥下障害学会など）とは「世界嚥下の日」と国際的なイベントを開催していく，そして最終的には⑦摂食嚥下障害ならびに摂食嚥下障害と判断する症状，さらに起こりうる合併症についての正しい知識を患者や一般の方々に向け力強く発信していきたい．

（Pere Clavé, Jane Lewis 著，高橋浩二訳）

Dysphagia Rehabilitation

基礎編

Chapter One

摂食嚥下器官の解剖

  口腔の構造

　口腔は呼吸器の最末端と最初の消化器を担う重要な器官であり，摂食嚥下，唾液による消化，呼吸や発声などの多くの役割を果たしている．前方を口唇（上唇，下唇），側方を頬，上方を口蓋（硬口蓋，軟口蓋），下方を口腔底，後方を口峡で囲まれており，歯列弓外側の空間である口腔前庭と，歯列弓内側の空間である固有口腔とに分けられる（**図 1-1, 2**）．

　口腔は口腔粘膜で覆われており，表層から重層扁平上皮よりなる粘膜上皮，緻密な結合組織よりなる粘膜固有層，疎な結合組織よりなる粘膜下組織の三層で構成される（**図 1-3**）．唾液により粘膜表面は常に潤っており，機械的刺激や細菌の侵襲から深部組織を保護するとともに，痛覚・触覚・圧覚・温度感覚などの受容器として働いている．

　口腔粘膜は，咀嚼粘膜，被覆粘膜，特殊粘膜の3種類に分類される（**図 1-4, 5**）．咀嚼粘膜は歯肉と硬口蓋の大部分にみられ，粘膜下組織を欠き粘膜固有層が骨膜を介して骨と直接結合するために非可動性である．重層扁平上皮の表層細胞にケラチンを蓄えた角化層が形成され，粘膜深層をさまざまな刺激から保護している（**図 1-6**）．次に被覆粘膜は上皮が角化しておらず，粘膜下組織が存在するために可動性を示す粘膜である．被覆粘膜は口唇，頬，軟口蓋，歯槽粘膜，舌下面，口腔底に広く分布する．一方，舌背と口蓋の一部は味覚の受容器（味蕾）が存在するため，特殊粘膜に分類される．

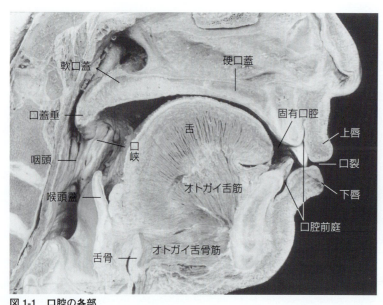

図 1-1　口腔の各部

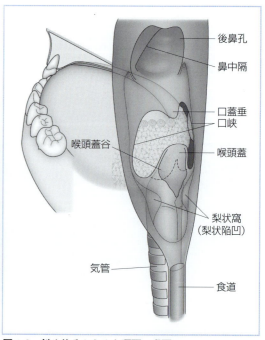

図 1-2　斜め後ろからみた咽頭・喉頭
口腔と咽頭の境界部で狭くなっている部分が口峡である．

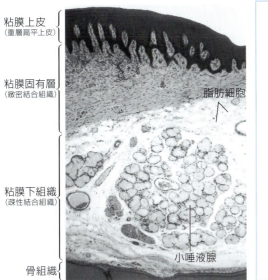

図1-3 口腔粘膜の基本構造（H-E染色）

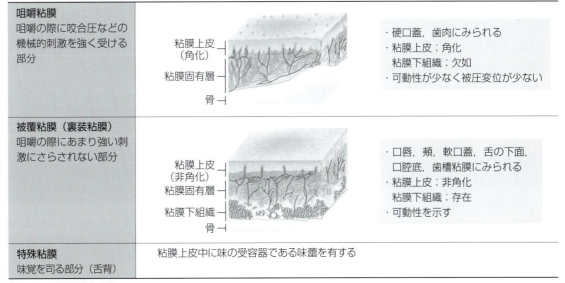

図1-4 口腔粘膜の機能的分類による3タイプの分布（Nanci, 2001.[1]を改変）

図1-5 口腔粘膜の分類
粘膜上皮：重層扁平上皮（角化または非角化），粘膜固有層：緻密な結合組織，粘膜下組織：疎な結合組織（脂肪組織，腺組織を含む）

1　口唇

　口腔の入り口である口唇（lips）は，口裂を挟んで上唇と下唇とからなり，摂食の際に食物が口腔外にこぼれるのを防ぎ，咀嚼・嚥下時に協調して働く（図1-1）．外半部は皮膚，内半部は口腔粘膜が口唇の表面を覆っており，薄い皮膚に血管が透けて赤くみえる赤唇部が皮膚と粘膜の移行部となっている．鼻から上唇の正中には人中（philtrum）という溝が縦に走り，側方は鼻唇溝によって，また下方はオトガイ唇溝によってオトガイと分けられている（図1-7）．

　口唇の形態を支持しているのは，中核をなす口輪筋（orbicularis oris muscle）である．頰筋をはじめとする口裂周囲の筋束が口輪筋に合流することで，嚥下運動に重要な口輪筋－頰筋－咽頭収縮筋の筋束がつながりを有することとなる．そのほか，上唇鼻翼挙筋，上唇挙筋，口角挙筋，大頰骨筋，小頰骨筋，頰筋，下唇下制筋，口角下制筋など，多くの筋が口裂の動きを調

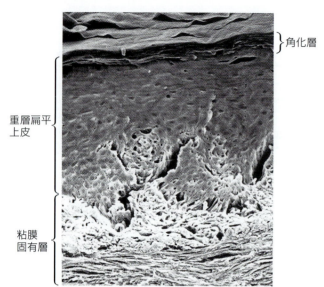

図 1-6　粘膜上皮の構造（縦割断 SEM 像）

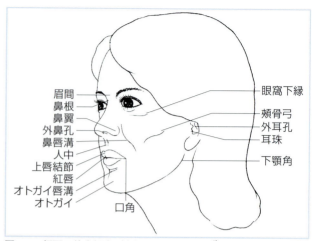

図 1-7　顔面の体表観察（高橋，野坂，2003.[2]）を改変）

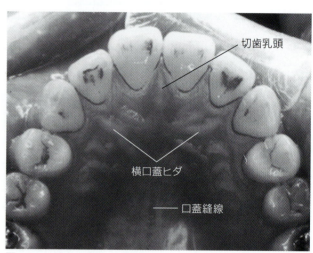

図 1-8　口腔内の概要（口蓋）

節に関与する．

1―口唇の神経支配

口唇の運動は，顔面神経（第Ⅶ脳神経）によって支配される．また，上唇の感覚は三叉神経（第Ⅴ脳神経）の第2枝である上顎神経，下唇の感覚は三叉神経の第3枝である下顎神経が司る．

2―口唇の血液供給

口唇に主として血液を供給しているのは，顔面動脈の枝である上唇動脈と下唇動脈であり，一部顎動脈の枝の眼窩下動脈（上唇）や下歯槽動脈からオトガイ動脈（下唇）が入る．上唇からの静脈血は上唇静脈，下唇からの静脈血は下唇静脈へ流れ込み，顔面静脈へ合流する．一方リンパは，上唇・下唇の外側からのリンパを顎下リンパ節が，下唇内側部からのリンパをオトガイ下リンパ節が集める．

2　口蓋

口蓋（palate）は口腔の上壁を構成し，前方の硬口蓋（hard palate）と後方の軟口蓋（soft palate）とに区分される．

硬口蓋は主として口腔と鼻腔とを隔てる骨板（上顎骨の口蓋突起と口蓋骨の水平板）によって構成され，上面と下面は粘膜によって覆われている．鼻腔底を構成する硬口蓋の上面は多列線毛円柱上皮で覆われ，下面（口腔面）には重層扁平上皮が強固に密着している．

硬口蓋の粘膜には，正中において切歯乳頭から後方に向かって口蓋縫線が伸び，その両側には，横走する横口蓋ヒダが数条並ぶ（図 1-8）．この部の上皮は角化しており，舌と協調して食物を挟んでつぶす役割を果たすことで，食塊形成の一助となる．

軟口蓋は硬口蓋の後方に連続して存在し，五つの口蓋筋（口蓋帆張筋，口蓋帆挙筋，口蓋舌筋，口蓋咽頭筋，口蓋垂筋）と腱膜によってつくられる．口蓋帆挙筋が主体となって，嚥下時に軟口蓋を挙上して鼻咽腔を閉鎖する．同時に口蓋舌筋が軟口蓋を引き下げて舌後方と密接し，食塊が口腔に逆戻りをするのを防ぐ．また軟口蓋の後端には，口蓋垂筋を内包する口蓋垂が

垂れ下がっている．

1―口蓋の神経支配

軟口蓋の運動は，口蓋帆張筋を除いてすべて咽頭神経叢（迷走神経，舌咽神経）の支配であり，口蓋帆張筋は下顎神経の分枝である内側翼突筋神経が司る．口蓋の感覚は三叉神経第2枝の上顎神経の3本の枝が分布し，鼻腔から切歯管を通り切歯窩から出る鼻口蓋神経は前歯部を，大口蓋管を通り大口蓋孔から出る大口蓋神経は臼歯部硬口蓋を，そして小口蓋孔から出る小口蓋神経は軟口蓋の感覚を，それぞれ司っている．また，軟口蓋の粘膜上皮には味蕾が存在し，顔面神経の大錐体神経によって味覚情報が伝えられる．

2―口蓋の血液供給

口蓋に血液を供給しているのは，主として顎動脈の分枝である下行口蓋動脈と顔面動脈の分枝である上行口蓋動脈である．下行口蓋動脈から出る大口蓋動脈が硬口蓋に，同じく下行口蓋動脈の分枝である小口蓋動脈と上行口蓋動脈が軟口蓋に血液を供給する．口蓋からの静脈血は，大口蓋静脈や小口蓋静脈，蝶口蓋静脈から翼突筋静脈叢に合流する．一方口蓋のリンパは直接，深頸リンパ節が集める．

3　頬

頬（cheeks）は口腔の側壁を構成し，口唇から引き続き内面は口腔粘膜に，外面は皮膚に覆われる．頬の中核である頬筋（buccinator muscle）は，両者に挟まれて存在する．口腔内に食物が取り込まれると，頬筋と舌の筋群が協調して食物を歯列の上に引き上げ留めることで，効率よく食物を粉砕して食塊を形成する（図1-9）．

1―頬の神経支配

頬の運動は顔面神経によって支配される．また頬の皮膚感覚は，口角より上方は上顎神経，下方は下顎神経が支配する．一方，頬粘膜の感覚は下顎神経が司る．

2―頬の血液供給

頬に主として血液を供給しているのは，顎動脈と浅側頭動脈，顔面動脈である．顎動脈は分枝として上方から眼窩下動脈，後方から頬動脈が入る．浅側頭動脈は，分枝である顔面横動脈が後方から頬に入り，顔面動脈は笑筋，大頬骨筋，小頬骨筋などに分布する．頬の静脈血は，頬静脈から翼突筋静脈叢，あるいは顔面静脈，顔面横静脈に流れ込む．一方リンパは，頬内側部は顎下リンパ節に，頬外側部は耳介前リンパ節が集める．

4　舌

舌（tongue）は，口腔底から中咽頭に位置する筋性の器官である．舌盲孔という小さなくぼみを先端とするV字型の分界溝を境として，前方の舌体（舌前2/3）と後方の舌根（舌後1/3）に分かれる．舌根は下顎骨と舌骨に付着しており，中咽頭に位置することか

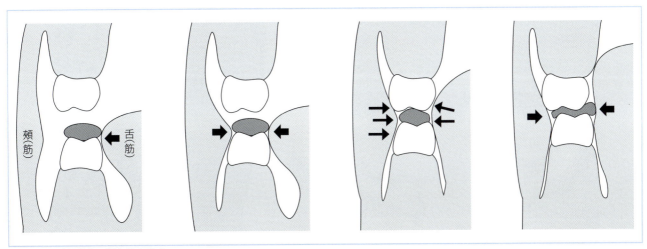

図1-9　咀嚼運動中の頬と舌の動き

ら舌咽頭部ともよばれる．

舌の前端部を舌尖，上面を舌背とよび，舌背の表面には舌乳頭が分布している．舌乳頭は，糸状乳頭，茸状乳頭，葉状乳頭，有郭乳頭の4種類に分類され（図1-10），糸状乳頭を除く3種類の乳頭には，30〜70の紡錘形細胞より構成される味蕾が存在し，味覚を受容する（図1-11）．角化して錐体状を呈する糸状乳頭，角化せず円形を呈する茸状乳頭，分界溝前方に配列する8〜12個の有郭乳頭，そして舌側縁部にヒダ状に存在する葉状乳頭である．舌下面には舌乳頭は存在せず，舌小帯が舌の過剰な動きを規制している．

舌は四つの内舌筋（上縦舌筋，下縦舌筋，横舌筋，垂直舌筋）と三つの外舌筋（オトガイ舌筋，舌骨舌筋，茎突舌筋）から構成され（注：本書では，口蓋舌筋を口蓋の筋に分類しており，外舌筋には含めない），頰の動きと協調して咀嚼運動を行う．

1—舌の神経支配

舌前2/3における感覚は，下顎神経の枝の舌神経，味覚は顔面神経の枝の鼓索神経が支配する．一方，舌後1/3は中央部を除き，感覚，味覚ともに舌咽神経の舌枝が支配している．有郭乳頭は舌分界溝の前に並ぶため舌前2/3の領域に存在するが，飛び地のように舌咽神経の支配領域となっている．また，舌根の中央部から喉頭蓋は迷走神経の枝の上喉頭神経が入るため，舌咽神経と迷走神経の両方が分布する．

2—舌の血液供給

舌に血液を供給しているのは舌動脈であり，舌背や舌尖に舌動脈の分枝である舌深動脈が，舌下部には舌

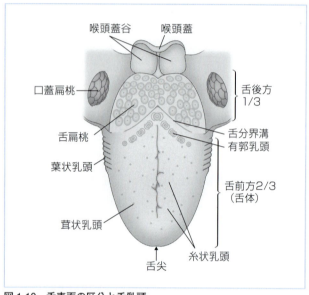

図1-10　舌表面の区分と舌乳頭

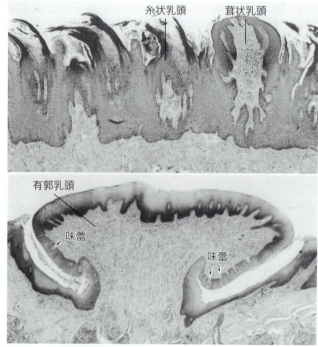
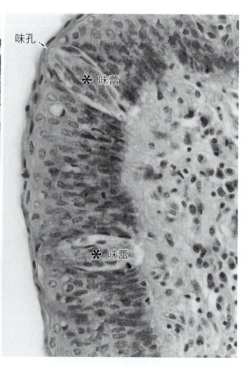

図1-11　舌乳頭と味蕾の組織像

下動脈が血液を供給している．また，上甲状腺動脈の分枝である舌骨下枝が舌骨と舌骨筋に分布している．舌の静脈血は，舌静脈（舌深静脈，舌背静脈）から内頸静脈に流れ込む．リンパは，舌尖部はオトガイ下リンパ節が，舌背部は顎下リンパ節が，そして舌根部は深頸リンパ節が直接集める．

5　歯

ヒトの歯（teeth）は，咬断のための前歯（切歯・犬歯）と臼磨運動のための臼歯（小臼歯・大臼歯）に分類され，食物の摂取，切断，咀嚼などの機能が発揮するのに最適な外形態を呈する．このように異なる形の歯が組み合わさり構成される特徴を異形歯性といい，サメなどに特徴的な同形歯性と区別される（図1-12）．

ヒトの歯は，一生のうちで乳歯（deciduous teeth）から永久歯（permanent teeth）に1回生え変わる二生歯性と，1度しか生えない一生歯性という特徴を併せもつ．乳歯は，片顎に5種（乳中切歯，乳側切歯，乳犬歯，第一乳臼歯，第二乳臼歯）あり，上顎と下顎を合わせて計20本で乳歯列を構成する．生後8～9か月頃から下顎乳中切歯を皮切りに萌出を開始し，2歳半ですべての乳歯が萌出，3歳で歯根の形成を完了する．しかし4歳には乳歯の歯根吸収が開始され，6歳頃から順次乳歯の脱落が起こり永久歯に置き換わる．

乳歯の脱落を促し萌出してくる永久歯は代生歯とよばれ，中切歯（central incisor），側切歯（lateral incisor），犬歯（canine），第一小臼歯（first premolar），第二小臼歯（second premolar）の5種である．前歯の交換が開始されるとともに，乳歯列の後方で加生歯である第一大臼歯（first molar）が萌出を開始し，12歳で第二大臼歯（second molar）が萌出を完了して永久歯列（28本）が完成する．第三大臼歯〈智歯（third molar, wisdom tooth）〉は，第二大臼歯よりもかなり遅い18歳から21歳頃に萌出するが，個体差があり，咬合方向に垂直に萌出する（水平埋伏），あるいは萌出しない（完全埋伏あるいは欠損）ことも多い．

各歯は，歯頸線を境に歯冠と歯根に区分される．歯は，中心に神経・血管が豊富に分布する歯髄，歯髄を囲む象牙質，さらに，歯冠象牙質を覆うエナメル質，歯根象牙質を覆うセメント質の4部分から構成される．エナメル質，象牙質，セメント質は歯の3硬組織とよばれ，無機質（主としてリン酸カルシウム）が沈着する．なかでも，エナメル質は無機質の重量比が95～98％と高く，人体中で最も硬い組織である．

ヒトの歯は歯根が顎骨の歯槽に入り，歯根膜を介して歯と顎骨が結合する，釘植という植立様式をとる（図1-13）．歯槽は歯根を入れる器であり，顎骨の中で歯が植立する歯槽周囲の骨を歯槽骨とよばれる（図1-14）．歯槽骨は歯を支えるための骨であり，それゆえ歯が喪失すると速やかに吸収を開始し，形態に大

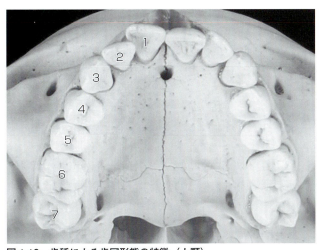

図1-12　歯種による歯冠形態の特徴（上顎）
1：中切歯，2：側切歯，3：犬歯，4：第一小臼歯，5：第二小臼歯，6：第一大臼歯，7：第二大臼歯

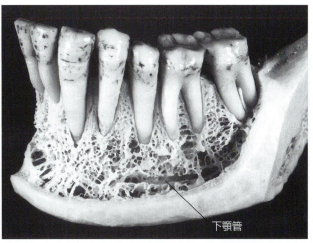

図1-13　ヒトの歯の植立方式は釘植であり，歯が歯根膜を介して歯槽骨に結合している（頰側の皮質骨を除去し下顎骨の内部を観察）

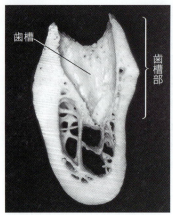

図1-14 下顎骨の内部構造

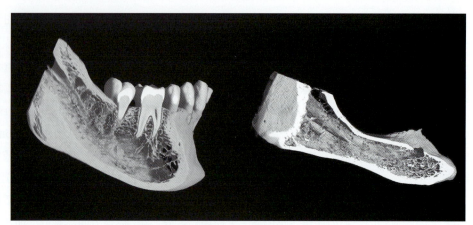

図1-15 歯の喪失に伴う下顎骨の形態変化
右は歯が喪失した下顎骨．歯槽骨の著しい吸収が確認できる．

きな変化を生じる（図1-15）．

1―歯の神経支配

上顎の歯には，眼窩下神経（上顎神経）の枝である前上歯槽枝，中上歯槽枝，後上歯槽枝が分布し，下顎の歯には下歯槽神経（下顎神経）の枝である切歯枝，臼歯枝，臼後枝を分布する．

2―歯の血液供給

歯に血液を供給しているのは顎動脈であり，上顎前歯部を眼窩下動脈，上顎臼歯部を後上歯槽動脈，下顎の歯を下歯槽動脈が栄養している．歯の静脈血は，下歯槽静脈や上歯槽静脈から翼突筋静脈叢に流れ込む．翼突筋静脈叢から顎静脈，下顎後静脈に流入し，内頸静脈に還流する．リンパはオトガイ下リンパ節，顎下リンパ節，あるいは深頸リンパ節に直接入る．

6　唾液腺

口腔内に開口する唾液腺（salivary glands）には，大唾液腺と小唾液腺がある．大唾液腺は，耳下腺，顎下腺，舌下腺の3種類で，分泌細胞（腺房細胞）でつくられた唾液が，太い導管系により口腔の特定の場所に排泄される（図1-16）．小唾液腺はその腺房が口腔粘膜の粘膜下組織に存在し，多数の細い導管を介して口腔の広範囲に分泌している．この小唾液腺には口唇腺，頰腺，口蓋腺，臼歯腺（臼後腺），前舌腺，後舌腺，エブネル腺がある．小唾液腺の分泌に関与する神経は，一部にいまだはっきりしないものも存在する．

唾液は大部分が水分からなり，1日に約1.0～1.5L

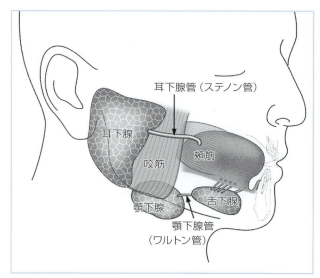

図1-16 大唾液腺の位置

分泌される．唾液には，でんぷんの消化酵素であるアミラーゼ（プチアリン）を多く含んだ漿液性唾液と，粘膜の表面を滑らかにする粘液を含んだ粘液性唾液とがある．唾液腺の分泌は交感神経と副交感神経の両者でコントロールされる．

1―大唾液腺

1）耳下腺

耳下腺（parotid gland）は耳の前下方で下顎枝の後縁を後方からくるむように位置し，後端は胸鎖乳突筋に達する（図1-17）．下顎枝後縁より後方で厚くなり，下顎枝後縁と乳様突起の間に入り込む．耳下腺は浅部と深部に区別され，その間に耳下腺神経叢（顔面神経の枝）が走行する．耳下腺は漿液性唾液を分泌し，導

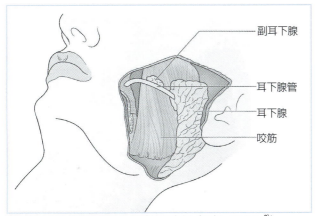

図 1-17 耳下腺の位置と耳下腺管の走行（阿部，2014.[3]）
耳下腺管は咬筋上を前に走り，頬筋を貫いて耳下腺乳頭に開口する．

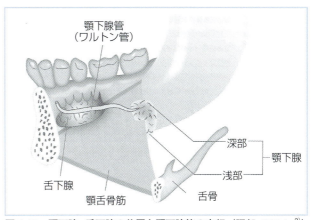

図 1-18 顎下腺，舌下腺の位置と顎下腺管の走行（阿部，2014.[3]）
顎下腺深部は舌下隙に存在し，そこから顎下腺管が出て舌下小丘に開口する．舌下腺は小導管を多くもち舌下ヒダに開口するが，一部は舌下小丘に開口する．

管である耳下腺管（ステノン管）は頬筋を貫いて耳下腺乳頭（上顎第二大臼歯付近の頬粘膜に存在）に開口する．

耳下腺の唾液分泌に関与する副交感性の神経は，舌咽神経（小錐体神経）である．耳下腺には，後耳介動脈，顎動脈，浅側頭動脈の分枝から，血液が供給される．

2）顎下腺

顎下腺（submandibular gland）は顎舌骨筋下方の空隙である顎下隙に存在し，顎舌骨筋後縁から上方の舌下隙に腺体を伸ばす鍵型の唾液腺である（図 1-18）．顎下隙にある部分を浅部，舌下隙に伸びた部分を深部という．導管である顎下腺管（ワルトン管）は深部から出て舌下隙を前方に走り，舌下小丘（舌小帯の下方）に開口する．

顎下腺の唾液分泌に関与する副交感性の神経は顔面神経（鼓索神経）である（図 1-19）．顎下腺には，顔面動脈，舌動脈の分枝から血液が供給される．

3）舌下腺

舌下腺（sublingual gland）は顎舌骨筋上方の空隙である舌下隙に存在し，前方は舌小帯つけ根の舌下小丘まで延び，上方は舌下ヒダとよばれる特殊な粘膜ヒダに覆われている．舌下腺の導管は，10〜20 本の小舌下腺管が舌下ヒダに，大舌下腺管は顎下腺管と同様に舌下小丘に開口する．

舌下腺の唾液分泌に関与する副交感神経性の神経は，顎下腺と同様に顔面神経（鼓索神経）である．舌下腺には主として舌動脈から，ときに顔面動脈の枝であるオトガイ下動脈からも血液が供給される．

2―小唾液腺

1）口唇腺

口唇の粘膜下組織中には小唾液腺の口唇腺（混合腺）が存在し，導管により口腔前庭に唾液を供給する．上唇に存在する口唇腺は顔面神経の枝の大錐体神経が，下唇に存在する口唇腺は顔面神経の枝の鼓索神経が分泌を調節している．

2）前舌腺

舌尖近傍の舌下面に左右対称に存在する，粘液腺優位の混合腺である．顔面神経が前舌腺の分泌を調節する．

3）後舌腺

舌側縁後部から舌根部にかけて広がる純粘液腺で，舌扁桃近傍に存在する．舌咽神経が後舌腺の分泌を調節する．

4）エブネル腺

有郭乳頭，葉状乳頭に隣接した粘膜下に存在する純漿液腺で，味蕾に結合した物質をすみやかに洗浄して，新しい味を知覚するための準備を行う役割を有する．分泌を調整するのは舌咽神経である．

5）頬　腺

耳下腺乳頭が開口する頬粘膜近傍に多く分布する粘液性優位の混合腺である．

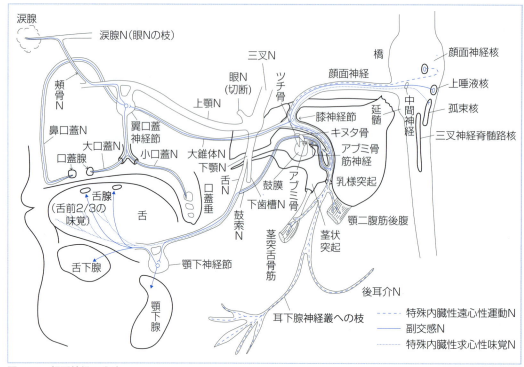

図 1-19　顔面神経の分岐

6) 臼後腺（臼歯腺）

臼後三角（最後臼歯後方）に存在する粘液腺で，レトロモラーパッドとよばれる高く隆起した粘膜に導管を多数開口する．

7) 口蓋腺

軟口蓋のほぼ全域と被覆粘膜によって覆われる硬口蓋の粘膜下組織中には，小唾液腺の口蓋腺（粘液性優位の混合腺）が存在し，導管により口蓋粘膜に唾液を供給する．口蓋腺は，顔面神経の大錐体神経が分泌を調節している．

2　鼻腔，咽頭，喉頭，食道の構造

1　鼻腔

鼻腔（nasal cavity）は口腔とならんで呼吸器の最末端であると同時に，においを感知する嗅覚受容器を有する．骨と軟骨によって前後に広がる形を保っており，上方に狭く下方に広い間隙である．鼻腔の前方は外鼻によって囲まれ，下方に向かって外鼻孔が開口しており，後方は頭蓋の中心部に向かって後鼻孔から上咽頭（咽頭鼻部）へとつながっている．吸息によって空気は外鼻孔から鼻腔に取り込まれ，上咽頭に流れる．その際，鼻前庭の鼻毛，鼻腔粘膜に存在する脂腺やアポクリン汗腺，粘膜下にある毛細血管（静脈叢）によって，吸気は浄化・加湿・加温される．

鼻腔は正中に存在する鼻中隔によって左右の鼻腔に分けられており，上方で前頭骨，篩骨，蝶形骨によって頭蓋腔と隔てられ，下方で硬口蓋によって口腔と仕切られており，外側は左右の眼窩によって挟まれている．

鼻腔は三つの領域に区分される．外鼻孔の内側にある空間を鼻前庭といい，顔面から皮膚が続いており毛包を有する．一方，気道上皮が表面を覆う呼吸部は，鼻腔の大部分を占め，神経や血管が多く存在する．鼻腔上壁の上鼻甲介を含む領域を嗅部といい，約 $500\,mm^2$ の領域で，嗅覚受容器である嗅細胞がある．

1章—摂食嚥下器官の解剖

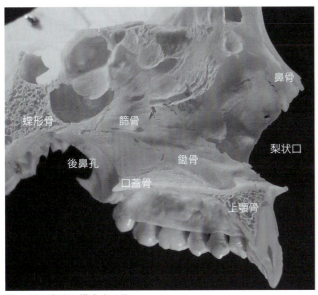

図1-20 鼻腔を構成する骨

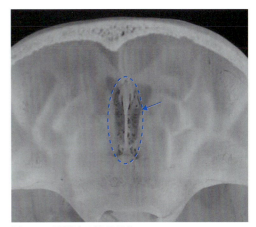

図1-21 頭蓋底の篩骨部分

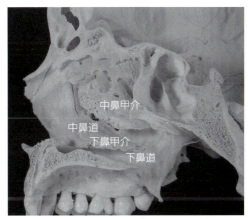

図1-22 中鼻甲介，下鼻甲介，中鼻道，下鼻道

1—鼻腔を構成する骨

鼻腔は篩骨を中心に，前方に鼻骨と上顎骨が梨状口をつくり，後方に蝶形骨，口蓋骨，鋤骨が後鼻孔をつくる（図1-20）．鼻中隔は，前方の中隔鼻背軟骨，後方の篩骨垂直板と鋤骨から構成される．

2—鼻腔の側壁

鼻腔には，底，上壁，内側壁，外側壁があり，それぞれが隣接する器官を隔てている．後述する副鼻腔は，上壁と外側壁に開口する．

1）上壁

鼻腔上壁は，篩骨の篩板からなる．篩板には多数の小孔（篩孔）が開いていて，前頭蓋窩に通じている．篩孔は嗅神経の通路である（図1-21）．

2）鼻腔底

前端の大部分は上顎骨の口蓋突起から，後端は口蓋骨の水平板で構成されている．

3）内側壁（鼻中隔）

鼻中隔軟骨が前方を，鋤骨と篩骨の垂直板が後方部分をつくる．また，上顎骨と口蓋骨の鼻稜，蝶形骨吻なども鼻中隔の一部を構成する．

4）外側壁

鼻腔の外側壁は，上顎骨，口蓋骨，蝶形骨，鼻骨，篩骨，下鼻甲介からなる．最も複雑な構造を有し，副鼻腔と鼻涙管（nasolacrimal canal）が開口する．上鼻甲介，中鼻甲介と下鼻甲介という三つの棚状の構造が存在し，下内方に向かって突出している（図1-22）．

鼻腔上壁と上鼻甲介の間を蝶篩陥凹，上鼻甲介と中鼻甲介の間を上鼻道，中鼻甲介と下鼻甲介の間を中鼻道，下鼻甲介と鼻腔底の間を下鼻道といい，この四つの鼻道が空気の通り道となっている．

3—鼻腔粘膜

呼吸部の粘膜は非角化性重層扁平上皮と大部分を占める多列線毛上皮から構成されている．嗅部は嗅上皮からなり，嗅覚受容細胞を有する（図1-23）．

1）鼻腔の神経支配

鼻腔には嗅覚を担当する脳神経として嗅神経（第Ⅰ脳神経），体性感覚は鼻腔前部を眼神経，後部を上顎神経が司っている．鼻腺の分泌は，顔面神経の枝である大錐体神経が支配している．

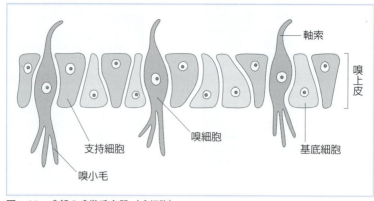
図1-23 嗅部の嗅覚受容器（嗅細胞）

2）鼻腔の血液供給

鼻腔は，顎動脈（蝶口蓋動脈と大口蓋動脈）と顔面動脈，これに内頸動脈の枝である眼動脈から栄養を受ける．顎動脈の枝である蝶口蓋動脈は，鼻腔内で外側後鼻枝，中隔後鼻枝（鼻口蓋動脈とよばれることもある）を出し，中隔後鼻枝が切歯管を通って大口蓋動脈とループをつくる．眼動脈は頭蓋窩から下行する前篩骨動脈，後篩骨動脈に枝分かれして血液を供給する．鼻中隔の前下部は毛細血管が発達しており，キーゼルバッハ部位（Kiesselbach's area）とよばれ，鼻血の好発部位である．鼻腔の静脈血は，盲孔を通過する鼻静脈から上矢状静脈洞へ，蝶口蓋静脈から翼突筋静脈叢へ，あるいは篩骨静脈から上眼静脈，海綿静脈洞へと還流する．リンパは，鼻腔前部は顎下リンパ節に，鼻腔後部は副鼻腔のリンパとともに（上）深頸リンパ節に入る．

4 ─ 副鼻腔

副鼻腔（paranasal sinus）は，胎生期に鼻粘膜が周囲の骨（前頭骨，蝶形骨，篩骨，上顎骨）に侵入してできた空気の入っている腔であり，それぞれ，前頭洞，蝶形骨洞，篩骨洞（篩骨蜂巣），上顎洞とよばれる（図1-24）．鼻粘膜は各副鼻腔内の粘膜と連続しており，副鼻腔粘膜からの分泌物は最終的にそれぞれの開口部を通して鼻腔に流れ出る．副鼻腔は，頭部の軽量化，脳へのダメージ軽減，音声の共鳴などに関与しているといわれているが，なかでも重要な役割は吸気の加湿と温度調節である．副鼻腔から新鮮な粘液が中鼻道に補給されることで，鼻腔粘膜上皮が吸気に加湿し，適温・高密度の空気を気道に送り出すことを可能とする．

1）前頭洞

前頭洞（frontal sinus）は副鼻腔のなかで最も高い位置にあり，中鼻道の外側壁に開口している．前頭洞の感覚は眼神経の枝の眼窩上神経が司る．前頭洞の栄養血管は，眼動脈の枝である前篩骨動脈である．

2）蝶形骨洞

蝶形骨洞（sphenoidal sinus）は蝶形骨体の中にあり，蝶篩陥凹の後壁の開口部で上鼻道に連絡している．蝶形骨洞の感覚は，眼神経の鼻毛様体神経（後篩骨神経）と上顎神経の眼窩枝が司る．蝶形骨洞の栄養血管は，内頸動脈の枝である眼動脈（後篩骨動脈）である．

3）篩骨洞

篩骨洞（篩骨蜂巣；ethmoidal sinus）は篩骨迷路の中にあり，多数の含気腔から構成されている．鼻腔外側壁に開口しており，開口部の位置によって，前部，中部，後部に分けられる．前部は前頭洞と通じて篩骨漏斗または前頭鼻管に，中部は篩骨胞あるいは鼻腔外側壁に開口し，後部は蝶形骨洞と通じて上鼻道外側壁に開口する．篩骨洞の感覚は，眼神経の鼻毛様体神経（前篩骨神経・後篩骨神経）と翼口蓋神経節から出る上顎神経の眼窩枝が司る．篩骨洞の栄養血管は，内頸動脈の枝である眼動脈（前・後篩骨動脈）である．

4）上顎洞

上顎洞（maxillary sinus）は最大の副鼻腔で，上顎骨体の中をくりぬいた形で存在する．上顎洞の骨壁は上壁，前壁，後壁，内側壁，下壁によって構成される．

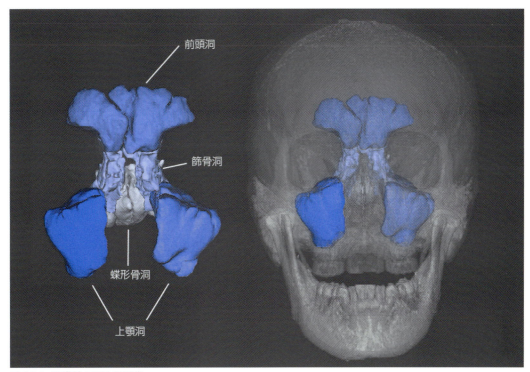

図 1-24　副鼻腔の三次元画像

上顎洞の上壁は上顎骨の眼窩板，前壁は上顎骨の顔面部分によって，後壁は側頭下面によって構成される．内側壁は鼻腔と上顎洞を分けており，上顎洞裂孔とよばれる大きな穴があいている．この穴を口蓋骨の垂直板，涙骨と下鼻甲介の一部が埋めることでできる穴を半月裂孔といい，上顎洞と鼻腔とをつないでいる．上顎体の上顎洞口は半月裂孔の中央部にあたり，中鼻道に開口する．上顎洞の感覚は，上顎神経の枝である眼窩下神経と上歯槽神経が司る．上顎洞の栄養血管は，顎動脈の枝の眼窩下動脈と前・後上歯槽動脈である．

2　咽　頭

消化器系の基本的構造を有する咽頭（pharynx）は，上方から下方に向かって狭くなっている骨格筋性の中空性器官であり，咽頭は口腔，鼻腔，喉頭と食道につながっている．

咽頭は，頭蓋底から第 6 頸椎の高さまで約 12 cm の長さであり，上，中，下の 3 部位から構成される．それぞれ鼻腔の後方を上咽頭（咽頭鼻部），口腔の後方を中咽頭（咽頭口部），喉頭の後方を下咽頭（咽頭喉頭部）とよぶ（図 1-25）．

1─咽頭の構造
1）上咽頭

上咽頭（nasal part, nasopharynx；咽頭鼻部）は鼻腔の後鼻孔より後方の空間で，軟口蓋の高さより上方に位置しており，頸椎の前にある．外側壁には，下鼻道の後方で耳管（auditory tube），エウスタキオ管が開いている．耳管は咽頭と中耳（鼓室）とを連絡する約 3〜4 cm の管で，その開口部は耳管咽頭口（pharyngeal opening）とよばれる．耳管咽頭口の周囲は，耳管隆起というふくらみによって囲まれ，耳管咽頭ヒダ（耳管咽頭筋を裏打ちする粘膜）によって咽頭側壁につながる．この後部は咽頭陥凹という深いくぼみであり，咽頭扁桃（pharyngeal tonsil）を容れている．

上咽頭の粘膜はリンパ組織の発達がよく，粘膜下に耳管扁桃（tubal tonsil）や咽頭扁桃がある．これらは口蓋扁桃および舌扁桃とともに口腔・咽頭の周囲をリング状に取り囲むように位置しているため，リンパ咽頭輪〈Waldeyer（ワルダイエル）の咽頭輪〉とよばれる．

2）中咽頭

中咽頭（oral part, oropharynx；咽頭口部）は口峡より後方の空間であり，軟口蓋より下方から喉頭蓋の

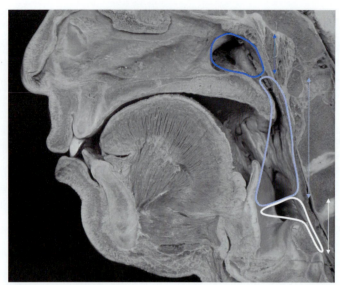

図 1-25　咽頭と喉頭の部位
咽頭腔各部と喉頭を塗り分けて示す.

上縁と位置づけられ，舌根の一部が含まれる．上咽頭と中咽頭の境を咽頭峡部と称し，上咽頭収縮筋の一部線維束が咽頭壁に粘膜ヒダ（口蓋咽頭括約筋と称する）となって現れる．口蓋咽頭括約筋は，嚥下中に挙上した軟口蓋をまわりから包むように収縮する．これにより鼻咽腔閉鎖は完結し，上咽頭と中咽頭は完全に分離される．

3）下咽頭

喉頭蓋上縁から食道上端（前方では輪状軟骨，骨では第6頸椎の位置）までを，下咽頭（laryngopharynx；咽頭喉頭部）と称する．喉頭蓋の前方に喉頭蓋谷（epiglottic vallecula），後方には喉頭の入り口である喉頭口が存在する．喉頭の中央部とその外側の甲状軟骨板との間には，梨状窩（梨状陥凹，piriform recess）という溝があり，食塊や水分が口腔から食道へ移動する際の通路である．

2―咽頭の壁構造

内側から順に，粘膜，筋層（内縦走筋と外輪走筋），外膜から構成されている．

1）粘　膜

咽頭壁の内面を覆い，上咽頭では多列線毛上皮で，その他の領域では非角化性重層扁平上皮で覆われている．粘膜の内部と粘膜下には，咽頭腺と孤立リンパ小節がある．

2）筋　層

すべて横紋筋からなり，咽頭壁の内面を縦に走る内縦走筋（内層筋）と，外面をリング状に走る外輪走筋（外層筋）との2層からなる．内縦走筋は，嚥下時に咽頭を引き上げる筋で，耳管咽頭筋（salpingopharyngeus），茎突咽頭筋（stylopharyngeus），口蓋咽頭筋（palatopharyngeus）の三つである．外輪走筋は，上咽頭収縮筋（superior constrictor），中咽頭収縮筋（middle constrictor），下咽頭収縮筋（inferior constrictor）の三つである．

外輪走筋の停止部位は主として咽頭縫線であるが，下方に向かうほど筋の交織がみられる．下咽頭収縮筋下部の筋線維は臨床的に輪状咽頭筋とよばれ，食道入口部を閉鎖する役割をもつ．輪状咽頭筋は咽頭を囲むように走行し交織するため，咽頭縫線には停止しない（図1-26）．

3）外　膜

咽頭の後壁と脊柱の間には疎性結合組織性の膜が存在し，咽頭後隙とよばれる．

① 咽頭の神経支配

咽頭の筋は，そのほとんどが咽頭神経叢を通過してきた迷走神経（第Ⅹ脳神経）の支配を受ける．例外として，茎突咽頭筋のみは舌咽神経（第Ⅸ脳神経）の支配を受ける．

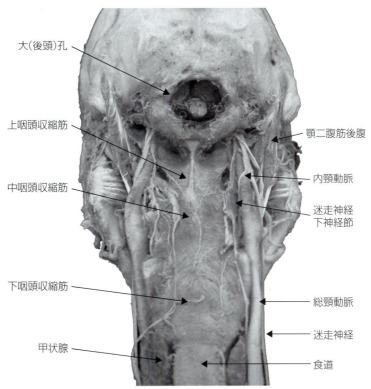

図 1-26 咽頭後壁

咽頭の感覚は，上咽頭のみ上顎神経が司り，中咽頭と下咽頭は咽頭神経叢の舌咽神経・迷走神経の咽頭枝が支配している（中咽頭はおもに舌咽神経の咽頭枝，下咽頭はおもに迷走神経の咽頭枝）．

② 咽頭の血液供給

咽頭の上部には，上行咽頭動脈と顔面動脈の枝である上行口蓋動脈・扁桃枝，さらに顎動脈と舌動脈の枝が血液を供給する．咽頭の下部には，鎖骨下動脈の枝である甲状頸動脈から，下甲状腺動脈が分布する．咽頭の静脈血は，咽頭の外面に起こる咽頭静脈叢から咽頭静脈を経由して，内頸静脈や翼突筋静脈叢に流入する．咽頭のリンパは，深頸リンパ節に流入する．

3 喉頭

喉頭（larynx）は，脊柱の高さで第4～6頸椎に位置する，長さ約5cmの複雑な管構造をなしている．喉頭は，上方は舌骨，下方は気管によって固定されており，その間隙および周囲を靱帯や膜組織などの結合組織がつないでいる．喉頭は下気道の入り口であり，下気道を塞ぐ弁としての役割と同時に，発声器官として機能する．喉頭は，喉頭軟骨と弾性膜，これを取り囲む内喉頭筋によって構成される（図1-25）．

喉頭の前面には，甲状軟骨，輪状軟骨があり，後面には披裂軟骨，小角軟骨，楔状軟骨がある．さらに，舌根の後方に位置している喉頭蓋軟骨がある．喉頭の内部には喉頭腔とよばれる空所がある．喉頭腔の入り口は喉頭口とよばれ咽頭の喉頭部に，喉頭腔の下端は輪状軟骨の下縁で気管に通じている．

1—喉頭の軟骨

喉頭の軟骨（laryngeal cartilage）には6種類があり，硝子軟骨で構成される①甲状軟骨，②輪状軟骨，③披裂軟骨と，弾性軟骨で構成される④喉頭蓋軟骨，⑤小角軟骨，⑥楔状軟骨がある．

1）甲状軟骨（thyroid cartilage）＜無対＞

喉頭の軟骨のなかで最も大きく，喉頭の前壁・側壁の支柱となっている（第4～6頸椎の高さ）．甲状軟骨は右板と左板から構成されていて，両板は正中で合し，喉頭隆起（laryngeal prominence アダムのりんご；Adam's apple）をつくる．前方正中部最上方が大きく突出しており，喉頭隆起とよばれる．喉頭隆起の

左右板がなす角度は，男性が約90度に対して女性が約120度であり，男性のほうが前方に突出している．

2）輪状軟骨（cricoid cartilage）＜無対＞

甲状軟骨の下にある完全な環状軟骨で，喉頭軟骨で最も下方にある（第6頸椎の高さ）．上外側面に披裂軟骨と関節する披裂関節面を，下外側面に甲状軟骨と関節する甲状関節面をもつ．

3）披裂軟骨（arytenoid cartilage）＜有対＞

輪状軟骨の上にのる三角形で，左右1対の小さな軟骨である．上端の尖部，下端の底部，前方に向かう声帯突起（声帯靱帯が付着）と外方に向かう筋突起（後輪状披裂筋と外側輪状披裂筋が付着）から構成されている．

4）喉頭蓋軟骨（epiglottic cartilage）＜無対＞

木の葉状の扁平な軟骨で，舌骨と甲状軟骨の後方に存在し，甲状喉頭蓋靱帯によって甲状軟骨と結合している．喉頭蓋軟骨は喉頭口の前部を占め，喉頭蓋をつくる．

5）小角軟骨（corniculate cartilage）＜有対＞

披裂軟骨の上にのる小さな円錐状の軟骨である．

6）楔状軟骨（cuneiform cartilage）＜有対＞

小角軟骨の前方にある小さな棒状の軟骨である．披裂軟骨と喉頭蓋外側縁を結ぶ披裂喉頭蓋ヒダ（喉頭弾性膜）の中に存在する．

2 ─ 喉頭の靱帯

1）喉頭外側の靱帯（外喉頭靱帯）

① 甲状舌骨膜

甲状舌骨膜は弾性線維に富んだ膜であり，甲状軟骨の上縁と舌骨の下面の間に存在する．甲状舌骨膜を介して甲状軟骨と舌骨をつなげており，肥厚した前方正中部は正中甲状舌骨靱帯と，後縁は外側甲状舌骨靱帯とよばれる．

② 舌骨喉頭蓋靱帯

舌骨喉頭蓋靱帯は，喉頭蓋の正中部と舌骨をつなぐ靱帯である．

③ 輪状気管靱帯

輪状気管靱帯は，輪状軟骨下縁と第一気管軟骨の上縁をつなぐ靱帯である．

2）喉頭内側の靱帯（内喉頭靱帯）

喉頭軟骨の内側に張り喉頭腔をつくる膜を喉頭弾性膜といい，上方の四角膜と下方の輪状声帯膜（弾性円錐）からなる．

① 四角膜

四角膜は，喉頭蓋軟骨と披裂軟骨の間に張る膜であり，小角軟骨にも付着するとともに楔状軟骨を内包する．四角膜下縁は厚くなり，室靱帯（前庭靱帯）を形成しており，喉頭の粘膜が覆うことで喉頭前庭ヒダ（仮声帯）をつくる．

② 輪状声帯膜（弾性円錐）

輪状声帯膜は輪状軟骨弓から上方に伸びて厚くなり，声帯靱帯につながる．声帯靱帯は粘膜に覆われて声帯ヒダ（真声帯）をつくる．輪状声帯膜は前方正中で最も厚くなり，正中輪状甲状靱帯をつくる．

3 ─ 喉頭の壁構造

内側から順に粘膜，筋層，外膜の3層からなる．

1）粘　膜

喉頭の大部分は多列円柱線毛上皮で覆われているが，喉頭蓋と声帯ヒダは非角化性重層扁平上皮で覆われている．喉頭の結合組織には混合腺があり，喉頭内腔に分泌物を出している．

2）筋層（喉頭筋；laryngeal muscle）

横紋筋で構成され，声門裂の開閉，声帯ヒダの緊張などに関与する．

3）外　膜

疎性結合組織性の膜である．

① 喉頭の神経支配

喉頭には上喉頭神経（迷走神経の枝）と反回神経（迷走神経の枝）から分岐する下喉頭神経が分布して，感覚と運動を支配する．

② 喉頭の血液供給

喉頭の上半分の領域は上喉頭動脈（上甲状腺動脈の枝）が分布し，下半分の領域は下喉頭動脈（甲状頸動脈の枝）が分布する．喉頭の静脈血は，上記の動脈と同名の静脈が動脈に沿って分布する．喉頭のリンパは，声門から上部のリンパ液は深頸リンパ節に，下部は気管リンパ節にそれぞれ注ぐ．

4―喉頭の内腔

喉頭の内腔，すなわち喉頭腔は後上方の喉頭口で始まり，輪状軟骨下で気管に続いている．

1）喉頭口（laryngeal cavity）

喉頭の入り口で，前方では喉頭蓋の上縁，側縁では披裂喉頭蓋ヒダが走り，後下方では左右両側の小角結節の間に披裂間切痕を生じる．披裂喉頭蓋ヒダと甲状軟骨板との間は梨状窩（梨状陥凹）という．

2）喉頭蓋

喉頭蓋は喉頭最上部の前壁と甲状軟骨後面の上甲状切痕から起こり，上方に伸びる舌状の構造物である．嚥下時に喉頭口を閉鎖して，嚥下内容物が喉頭に入るのを防止する．喉頭蓋の前面，後面ともに粘膜に覆われており，非角化性重層扁平上皮で構成される．迷走神経によって運動と感覚（一部の味覚を含む）を支配されている．

3）喉頭腔（laryngeal inlet）

喉頭腔は声門ヒダと喉頭前庭ヒダによって，喉頭前庭，喉頭室，喉頭下腔という三つの領域に区別される．喉頭前庭は，喉頭口から喉頭前庭ヒダまでの領域で，上部が開いた漏斗状構造をしている．次に，喉頭室（モルガニ洞；Morgagni's ventricle）は，声帯ヒダと喉頭前庭ヒダとに囲まれた領域で，内腔は外側方向に深いくぼみをつくる．一方，声門下腔は，声帯ヒダから下方で，喉頭の下端までをいう．

4　食道

咽頭と胃とをつなぐ食道（esophagus）は，脊柱の前面を下降する筋性の管であり，成人で約25cmの長さを有する．輪状軟骨の下縁（第6頸椎の高さ）から始まり，横隔膜を貫通して胃の噴門（第10胸椎の高さ）で終わる．

- 頸部食道：食道起部から胸骨上縁まで（長さ約5～6cm）をいう．
- 胸部食道：胸骨上縁から横隔膜貫通部まで（長さ約15～18cm）をいう．
- 腹部食道：横隔膜貫通部から食道胃接合部まで（長さ約1～3cm）を指し，下食道括約筋が胃の内容物の逆流を防止する重要な役割

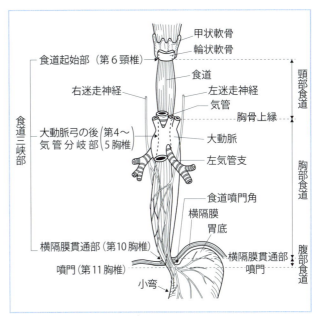

図1-27　食道（堺，2000.[4])

を果たしている．

食道は3か所の生理的狭窄部位を有し，上位から順に食道起始部（第1狭窄部位），気管分岐部（第2狭窄部位，第5胸椎の高さ），横隔膜貫通部（第3狭窄部位）がある（図1-27）．これら食道における3か所の狭窄部位は，嚥下時にさまざまな有害物質が溜まりやすく障害を負いやすいため，食道癌の好発部位として知られている．

1―食道の壁構造

内側から順に粘膜，筋層，外膜の3層からなる．食道粘膜は重層扁平上皮からなり，正常時に角化は起こらない．筋層は内輪走筋と外縦走筋から構成されており，上部1/3は横紋筋で構成されるが，中部1/3で横紋筋と平滑筋が交織し，下部1/3では他の消化管と同様に平滑筋のみで構成される．外膜は疎性結合組織性の線維膜である．

1）食道の神経支配

迷走神経と交感神経幹から起こる食道枝が分布する．食道の運動は主として迷走神経（副交感神経）に支配され，交感神経系は血管運動性を司る．また，迷走神経は食道腺の分泌にも関与している．

2）食道の血液供給

食道には，下甲状腺動脈（甲状頸動脈（鎖骨下動脈）

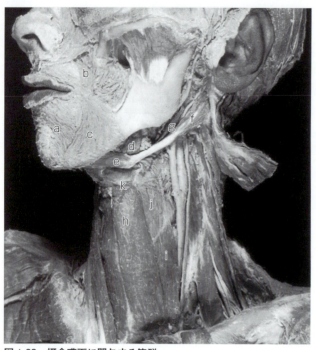

図 1-28　摂食嚥下に関与する筋群
a：下唇下制筋，b：口角挙筋，c：口角下制筋，d：顎舌骨筋，e：顎二腹筋前腹，f：顎二腹筋後腹，g：茎突舌骨筋，h：胸骨舌骨筋，i：胸骨甲状筋，j：甲状舌骨筋，k：舌骨.

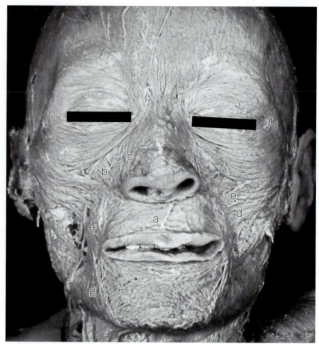

図 1-29　おもな表情筋群
a：口輪筋，b：上唇挙筋，c：上唇鼻翼挙筋，d：大頬骨筋，e：小頬骨筋，f：口角挙筋，g：口角下制筋，h：下唇下制筋.

の枝），胸大動脈，左胃動脈から分岐する枝が分布する．静脈血は，奇静脈，半奇静脈，左胃静脈の食道枝が還流する．一方リンパは，食道上部1/3では，下甲状腺動脈に沿って走行し，深頸リンパ節に注ぐ．食道中部1/3では，胸大動脈の枝である食道動脈に沿って走行，縦隔リンパ節を経由して鎖骨上リンパ節に注ぐ．食道下部1/3では左胃動脈に沿って走行して，腹腔リンパ節に注ぐ．

3 摂食嚥下に関与する筋

顎，口腔および頸部周囲には多くの筋群が存在している．これらの筋が互いに協調し，摂食嚥下運動がスムーズに行われる（図1-28）．摂食嚥下にかかわる筋群として，口裂周囲の表情筋，咀嚼筋，舌骨上筋・舌骨下筋，舌筋，軟口蓋の筋，咽頭筋，喉頭筋がある．

1 表情筋

顔の表情をつくることから顔面の筋は表情筋とよばれ，第二鰓弓由来であることから顔面神経が運動を支配する．骨あるいは筋膜に起始し，皮膚に停止する皮筋である．眼瞼裂や口裂，外鼻などの顔面の重要器官における出入口における括約や開大，頬粘膜の裏打ちなど，口腔顎顔面の機能に深くかかわっている（図1-29）．摂食嚥下に深く関与する口裂周囲の表情筋を表1-1に示す．特に，頬部の深層（口腔側）に位置する頬筋について理解することは重要である．

頬筋は，咀嚼嚥下時に収縮し頬部を歯列に近づけることで，咀嚼された食物が口腔前庭側に落ちることを防止し，落ちた場合には再び歯列に戻す作用を有する．また，口輪筋と頬筋，頬筋と上咽頭収縮筋はそれぞれ筋線維が交織していることに留意すべきである（図1-30）．頬筋の前部筋束は口輪筋と口角付近で交錯し，上部筋束は下唇へ，下部筋束は上方へ向かう．一方，後部筋束は翼突下顎縫線から起始し，同じく翼突下顎縫線から起始する上咽頭収縮筋と交錯する．

2 咀嚼筋

咀嚼筋は頭蓋から起始して下顎骨に停止する筋群で，第一鰓弓由来であることから三叉神経の分枝であ

表 1-1 口裂周囲の表情筋群

筋の名称	起始	停止	作用	支配神経
大頬骨筋	頬骨側頭突起	上唇・下唇の皮膚	口角を上方に引く	顔面神経
小頬骨筋	頬骨前面	上唇の皮膚	上唇を上方に引く	
上唇挙筋	上顎骨前面			
上唇鼻翼挙筋	上顎骨前頭突起			
口角挙筋	上顎骨前面（犬歯窩）	口角・下唇の皮膚	口角を上方に引く	
口角下制筋	下顎骨（下顎底）	上唇の皮膚	口角を下方に引く	
下唇下制筋		下唇の皮膚	下唇を下方に引く	
オトガイ筋	下顎骨（前歯部）	オトガイの皮膚	オトガイの皮膚を挙上	
笑筋	咬筋の筋膜	口角部	口角を外側方に引く	
頬筋	上・下顎骨大臼歯部歯槽部外面，翼突下顎縫線	上唇・下唇・口角，口輪筋	口角を外側方に引き，口裂を閉鎖，頬壁を歯列に押しつける	
口輪筋	頬筋を主とした周囲筋群	口角周囲の皮膚	口裂を狭め，閉鎖する	

※その他の表情筋：広頸筋顔面部，眼輪筋，眉毛下制筋，鼻根筋，皺眉筋，鼻筋，鼻中隔下制筋など．

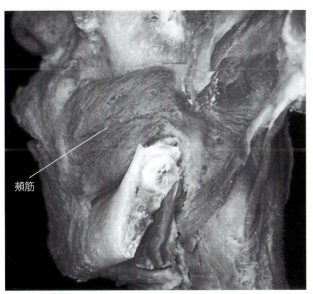

図 1-30 外側から観察した頬筋

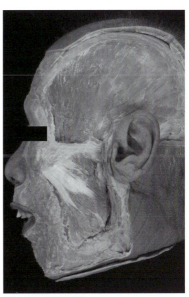

図 1-31 咀嚼筋群

る下顎神経によって支配される．咬筋（masseter muscle），側頭筋（temporal muscle），内側翼突筋（medial pterygoid muscle），外側翼突筋（lateral pterygoid muscle）から構成され，下顎の運動に関与している（表 1-2，次ページ）．咬筋と内側翼突筋は，それぞれ下顎枝の外面と内面に付着し，両筋の働きにより下顎骨は上方に移動することで閉口する（図 1-31）．側頭筋は，側頭部の広い範囲から起始して下顎枝前上方の筋突起に停止する，強大な筋である．この筋は全体的に扇形を呈しており，前部筋束はほぼ垂直方向に走行して下顎骨を挙上するが，後部筋束は斜行しており下顎骨を後方へ牽引する（図 1-32）．外側翼突筋は後方から前方へ筋束が伸びており，片側の筋が収縮した場合は下顎骨を側方（収縮した筋とは逆方向）に動かす．一方，両側の外側翼突筋が収縮すると下顎骨は前方に牽引され，開口する（図 1-33, 34）．

3 舌骨上筋・舌骨下筋

舌骨上筋（suprahyoid muscles）と舌骨下筋（infrahyoid muscles）は前頸部に位置し，合わせて前頸筋

表 1-2　咀嚼筋群

筋の名称	起　始	停　止	作　用	支配神経
咬　筋	頬骨弓	下顎枝外面（咬筋粗面）	下顎骨を挙上	下顎神経
側頭筋	側頭窩	筋突起	下顎骨を挙上 下顎骨を後方へ引く	
内側翼突筋	蝶形骨（翼突窩）	下顎枝外面（翼突筋粗面）	下顎骨を挙上	
外側翼突筋	上頭；蝶形骨大翼側頭下面 下頭；蝶形骨翼状突起外側板外面	下顎骨関節突起の翼突筋窩	下顎骨の前方運動 下顎骨の側方運動	

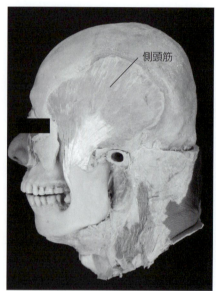

図 1-32　側頭筋

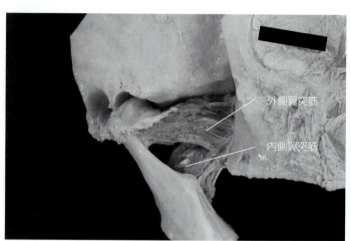

図 1-33　外側翼突筋，内側翼突筋

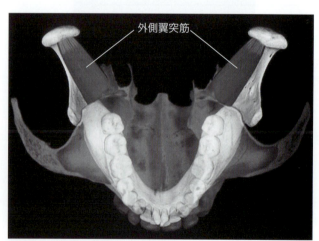

図 1-34　上方から観察した外側翼突筋

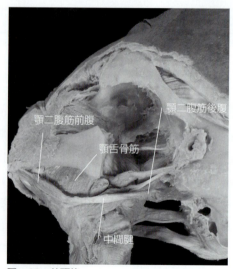

図 1-35　前頸筋

表1-3 舌骨上筋群

筋の名称	起始	停止	作用	支配神経
顎舌骨筋	下顎体内面の顎舌骨筋線	舌骨	舌骨固定時；下顎骨を下制 下顎骨固定時；舌骨を挙上	下顎神経
顎二腹筋	前腹；下顎底の二腹筋窩 後腹；側頭骨の乳突切痕	舌骨		前腹；下顎神経 後腹；顔面神経
茎突舌骨筋	側頭骨の茎状突起	舌骨	舌骨を挙上	顔面神経
オトガイ舌骨筋	下顎体内面のオトガイ棘	舌骨	舌骨固定時；下顎骨を後方に引く 下顎骨固定時；舌骨を前方に引く	舌下神経（頸神経）

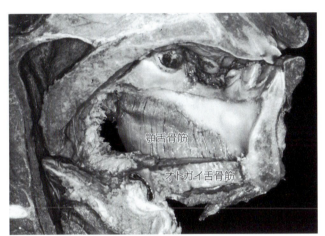

図1-36 内面（口腔側）から観察した舌骨上筋

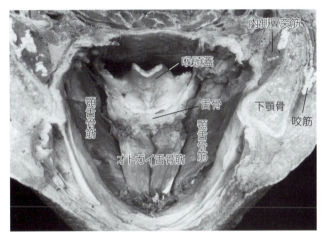

図1-37 舌を切除し上方から観察した舌骨上筋

表1-4 舌骨下筋群

筋の名称	起始	停止	作用	支配神経
胸骨舌骨筋	胸骨柄，鎖骨	舌骨	舌骨を下制	頸神経ワナ
肩甲舌骨筋	肩甲骨上縁	舌骨	舌骨を下後方に引く	頸神経ワナ
胸骨甲状筋	胸骨柄，第一肋骨	甲状軟骨	甲状軟骨を下制	頸神経ワナ
甲状舌骨筋	甲状軟骨	舌骨	舌骨固定時；甲状軟骨を挙上 甲状軟骨固定時；舌骨を下制	頸神経ワナ

とよばれる（図1-35）．

舌骨上筋は頭蓋底あるいは下顎骨から舌骨に走行する筋群で，咀嚼時の開口と嚥下に働く．顎舌骨筋（mylohyoid muscle），顎二腹筋（digastric muscle），茎突舌骨筋（stylohyoid muscle），オトガイ舌骨筋（geniohyoid muscle）から構成される（表1-3，図1-28，36，37）．

舌骨下筋は舌骨の下方（胸骨，肩甲骨，甲状軟骨）と舌骨間を走行する筋群で，胸骨舌骨筋（sternohyoid muscle），胸骨甲状筋（sternothyroid muscle），甲状舌骨筋（thyrohyoid muscle），肩甲舌骨筋（omohyoid muscle）から構成される（表1-4）．舌骨下筋が舌骨を固定することで，舌骨上筋の収縮により開口する．一方，上下顎の歯が接触して下顎骨を固定し嚥下する際には，舌骨上筋の収縮により舌骨が挙上する．

舌骨上筋のなかで，顎舌骨筋と顎二腹筋前腹は下顎神経支配，顎二腹筋後腹と茎突舌骨筋は顔面神経支配，オトガイ舌骨筋は第1頸神経と舌下神経が運動を支配する．舌骨下筋は，甲状舌骨筋のみ第1頸神経と舌下神経，胸骨舌骨筋，胸骨甲状筋，肩甲舌骨筋は頸神経ワナが運動を支配する．

表 1-5 舌筋

外舌筋

筋の名称	起始	停止	作用	支配神経
オトガイ舌筋	オトガイ棘	舌実質に扇状に入る	舌の前突 舌の下制	舌下神経
舌骨舌筋	舌骨（大角，小角，舌骨体）	舌の側面	舌の下制	舌下神経
茎突舌筋	茎状突起	舌の側面	舌の後退 舌背の挙上	舌下神経

内舌筋

筋の名称	起始	停止	作用	支配神経
上縦舌筋	舌中隔	舌縁に沿う粘膜下組織	舌を短くする 舌尖を上にあげる	舌下神経
下縦舌筋	舌根，舌骨体	舌尖の粘膜下組織	舌を短くする 舌尖を下方に向ける	舌下神経
横舌筋	舌中隔	舌外側縁の粘膜下組織	舌の幅を狭める 舌を伸ばす	舌下神経
垂直舌筋	舌背の粘膜下組織	舌下層の粘膜下組織	舌の幅を広げる 舌を平らにする	舌下神経

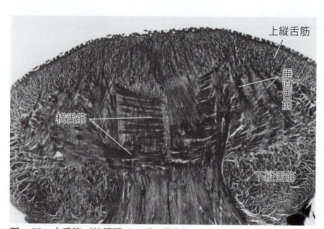

図 1-38 内舌筋（前額断・アザン染色）

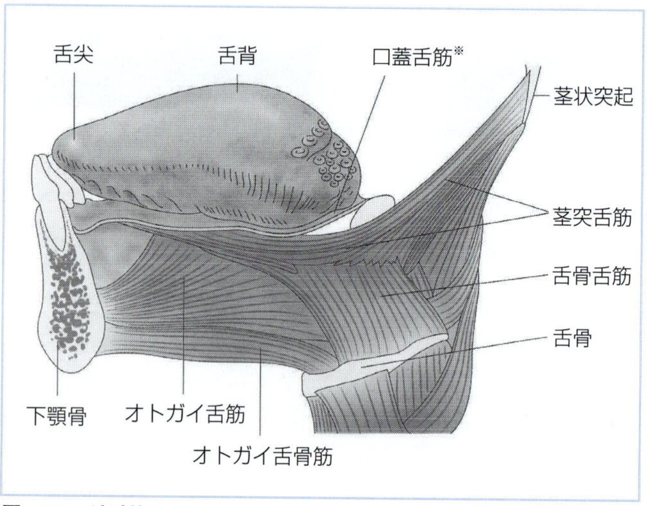

図 1-39 外舌筋
※口蓋舌筋は，本書では口蓋の筋に分類している．

4　舌　筋

　舌の大部分は舌筋（muscles of tongue, lingual muscles）によってつくられており，内舌筋と外舌筋に分けられる（表1-5）．舌内部から起始する内舌筋には，上縦舌筋（superior longitudinal muscle），下縦舌筋（inferior longitudinal muscle），横舌筋（transverse muscle），垂直舌筋（vertical muscle）があり，舌を短縮する，細く伸ばす，あるいは平らに広げるなど，舌を変形させる作用を有する（図1-38）．一方外舌筋には，下顎骨（オトガイ棘）から起始するオトガイ舌筋（genioglossus muscle），舌骨から起始する舌骨舌筋（hyoglossus muscle），側頭骨（茎状突起）から起始する茎突舌筋（styloglossus muscle）があり，舌の前突，下制，挙上，後退など舌の位置移動に関与する（図1-39）．内舌筋と外舌筋の運動は，すべて舌下神経により随意的にコントロールされる．

5　軟口蓋の筋（図1-40）

　軟口蓋に関与する筋は，軟口蓋を構成する口蓋帆張

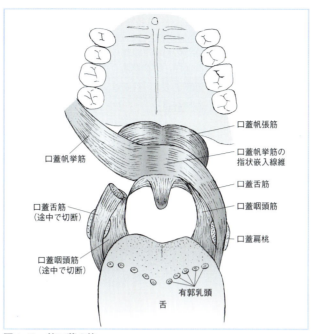

図1-40 軟口蓋の筋

表1-6 軟口蓋の筋群

筋の名称	起始	停止	作用	支配神経
口蓋帆張筋	蝶形骨の舟状窩	軟口蓋の口蓋腱膜	軟口蓋を緊張	下顎神経
口蓋帆挙筋	側頭骨岩様部の下面		軟口蓋を挙上	咽頭神経叢 （舌咽神経・迷走神経）
口蓋垂筋	後鼻棘，口蓋腱膜	口蓋垂の内部	口蓋垂を短縮	
口蓋舌筋	舌側縁	軟口蓋	口峡を狭くする	
口蓋咽頭筋	軟口蓋，翼突鉤	咽頭壁		

筋（tensor veli palatine muscle），口蓋帆挙筋（levator veli palatine muscle），口蓋舌筋（palatoglossal muscle），口蓋咽頭筋（palatopharyngeus muscle）と，軟口蓋後端の口蓋垂を構成する口蓋垂筋（uvulae muscle, musclulus uvulae）の五つがあげられる（**表1-6**）．

　口蓋帆張筋は舟状窩，耳管軟骨膜性板，蝶形骨棘から起始し，翼突鉤で90度内側に向きを変えたあと，口蓋腱膜に移行する．口蓋腱膜は他の軟口蓋の筋の付着部となっている．口蓋帆張筋が嚥下時に収縮することで口蓋腱膜が緊張し，固定された口蓋腱膜に付着する他の口蓋筋の働きを補助する役割を有する．同時に耳管軟骨膜性板に付着する筋束は，嚥下時に耳管を広げ，鼓室内の空気圧調節を行っている．

　口蓋帆挙筋は軟口蓋のほとんどを占めており，側頭骨錐体部から起始し，口蓋腱膜上面で左右筋束が交錯する．嚥下時に軟口蓋を後上方に牽引し，上咽頭と中咽頭の間を閉鎖する役割を有するため，嚥下時の鼻咽腔閉鎖において最も重要な筋である．

　口蓋舌筋は口蓋腱膜の下面から起始し，口蓋舌弓の中を走行して舌の外側面に停止する．嚥下時に口蓋と舌の間を閉めることで口峡閉鎖を完成させ，食塊が口腔へ逆流するのを防ぐ．

　口蓋咽頭筋は口蓋腱膜上面から起始し，咽頭側壁に停止する．嚥下時に収縮することで，咽頭側壁を前内方に牽引し，鼻咽腔閉鎖を完結する役割を有する．同時に口蓋舌筋と協調して口峡を閉鎖し，口腔と咽頭の間を遮断する．

　口蓋垂筋は後鼻棘と口蓋腱膜から起始し，口蓋垂の内部で粘膜下層に停止する．嚥下時に口蓋垂を短縮し，筋自体が厚みを増すことで軟口蓋の中心部の厚さ

表1-7 咽頭の筋群

筋の名称	起始	停止	作用	支配神経
茎突咽頭筋	側頭骨の茎状突起	咽頭の粘膜下組織, 喉頭蓋, 甲状軟骨	咽頭を挙上	舌咽神経
耳管咽頭筋	耳管軟骨	咽頭の後壁・外側壁		咽頭神経叢 (舌咽神経・迷走神経)
上咽頭収縮筋	翼突咽頭部；翼状突起 頰咽頭部；翼突下顎縫線 顎咽頭部；顎舌骨筋線 舌咽頭部；横舌筋	咽頭縫線	咽頭腔を狭くする	
中咽頭収縮筋	舌骨			
下咽頭収縮筋	甲状軟骨, 輪状軟骨			

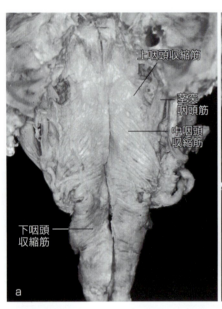
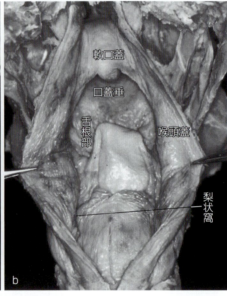

図1-41 頸椎を除去し咽頭壁を後方から観察
a：咽頭後壁を構成する筋.
b：咽頭後壁を縦切開し, 咽頭腔内を観察.

を増加させ, 主として口蓋帆挙筋が行う鼻咽腔閉鎖機能を補助する.

口蓋帆張筋は下顎神経の枝の内側翼突筋神経支配であるが, それ以外の4筋は咽頭神経叢を経た迷走神経が運動を支配する.

6 咽頭の筋

咽頭を構成する筋は, 咽頭壁を囲む収縮筋と上下方向に走る縦走筋の二つに分けられる（**表1-7**）. 漏斗状の咽頭を包み込むように走行する収縮筋は, 上咽頭収縮筋（superior pharyngeal constrictor muscle）, 中咽頭収縮筋（middle pharyngeal constrictor muscle）, 下咽頭収縮筋（inferior pharyngeal constrictor muscle）の三つよりなり, 嚥下の際に中咽頭に入った食塊を食道へ移送する役割を有する（**図1-41**）. 上咽頭収縮筋は蝶形骨内側板の先端にある翼突鉤, 翼突下顎縫線とその周囲の下顎骨内面から起始し, 後方に管をつくって咽頭縫線に停止する. 中咽頭収縮筋は舌骨の小角, 大角と茎突舌骨靱帯から起始して後方に走行したあと, 上咽頭収縮筋, 下咽頭収縮筋と交織しながら咽頭縫線に停止する. 下咽頭収縮筋は, 甲状軟骨と輪状軟骨から起始し, 咽頭縫線に停止している.

下咽頭収縮筋の下部筋束は輪状軟骨より起始し, 食道との境界を括約する. この筋束を特に輪状咽頭筋（輪状咽頭部）とよび, 他の咽頭収縮筋と全く異なる役割を有することから単独の筋として記載する場合もある. 輪状咽頭筋は, 嚥下時以外では絶えず収縮しており, 呼吸時の空気が食道に入るのを防止するとともに

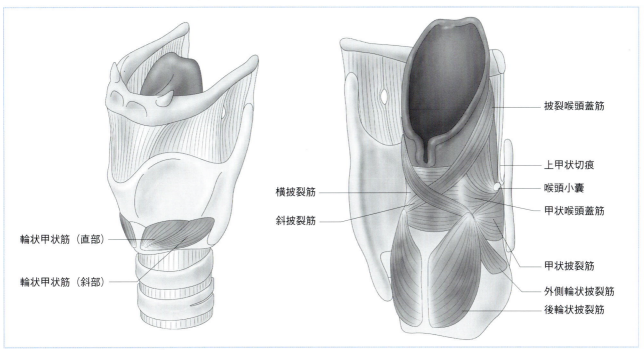

図1-42 喉頭の筋（阿部, 2014.[3]）

に，胃から内容物が逆流するのを防ぐ役割を果たしている．嚥下時に口腔，咽頭，喉頭のほとんどの筋は収縮するが，輪状咽頭筋は適時弛緩して食道入口部を開く必要があるため，括約筋としての機能低下が重大な疾患を引き起こす可能性があることを留意する必要がある．

一方，収縮筋よりも内層に存在する縦走筋は，茎突咽頭筋，耳管咽頭筋，口蓋咽頭筋の三つに分けられ，嚥下時に咽頭を吊り上げ，中咽頭に食塊が通る広い空間をつくる役割を有する．茎突咽頭筋は側頭骨（茎状突起）から起始し，咽頭側壁を縦に下走して咽頭壁に広がりながら停止する．耳管咽頭筋は耳管咽頭口の下面から起始し，咽頭側壁を下走したあとに咽頭壁に停止する．軟口蓋の筋でもある口蓋咽頭筋は口蓋腱膜上面から起始し，後下方に走行したあと，咽頭壁に停止する．

7 喉頭の筋（図1-42）

声門の開閉，声帯靭帯の弛張調節などを行う筋を，内喉頭筋とよぶ．内喉頭筋は，輪状甲状筋（〈cricothyroid muscle〉声帯ヒダを緊張させ声門を閉じる），後輪状披裂筋（〈posterior crico-arytenoid muscle〉披裂軟骨を外転・外旋させ声門を開く），外側輪状披裂筋（〈lateral crico-arytenoid muscle〉披裂軟骨を内旋し声門を閉じる），横披裂筋（〈transverse arytenoid muscle〉左右の披裂軟骨を近づけ声門を閉じる），斜披裂筋（〈oblique arytenoid muscle〉喉頭口と喉頭蓋を近づけて喉頭口を閉鎖する），甲状披裂筋（〈thyro-arytenoid muscle〉披裂軟骨を前方に牽引すると同時に喉頭蓋を披裂軟骨に近づけることで喉頭口を閉鎖する），声帯筋（〈vocalis muscle〉声帯ヒダの緊張を調節する）の七つがあげられる．後輪状披裂筋は声門を開く唯一の筋であり，嚥下反射時には声帯を閉じるために内喉頭筋の中で唯一弛緩する．そのため嚥下反射時に弛緩する筋は，前述の下咽頭収縮筋下部筋束である輪状咽頭筋と，後輪状披裂筋のみで，他はすべて収縮する．

輪状甲状筋のみは喉頭軟骨の外側に位置し，迷走神経の上喉頭神経に支配されるが，そのほかは喉頭軟骨の内側に存在するため，反回神経（迷走神経の分枝）の枝である下喉頭神経が運動を支配する．

（松永　智，阿部伸一，井出吉信）

Chapter Two

摂食嚥下の生理

1 摂食嚥下の概要

1 口腔機能

顎・口（口腔）・顔面領域には栄養補給・呼吸・会話（コミュニケーション）などの生活に欠くことのできない重要な機能が集まっている（**表2-1**）．なかでも食べる機能（摂食に関する機能）は栄養摂取機能の一部として特に重要である．実は，このほかに感覚器としても重要な機能をもっている．生まれて間もない乳児は，まだ視覚が十分発達していないため，近くの物を手当たり次第になめたり口に入れて認識している．科学が発達し安全な食物をいつでも手に入れられるようになった我々は，動物にとって食物の安全を確認するために発達した口腔感覚がいつの間にかおいしさを追求する手段となったことに気づいていない．しかし，高齢社会を迎え，身体機能の衰えた高齢者を対象とした医療・介護の現場では，これらの点を十分に理解して対処する必要がある．また，人は食文化を通して栄養補給の方法を学習する．幼少期に多様な食材を食する習慣をつけることが，高齢になっても質の高い生活を送るために必要である．

要支援・要介護者にとって口腔機能だけが重要というわけではない．歩くこと，手作業など，全身に組み込まれた機能はすべて重要で，本来はそのバランスがとれていることが大切である．そんななかで近年口腔機能向上が叫ばれる理由は，口腔機能維持が**表2-2**に示すような特徴をもっているからである．要約すれば口腔機能は体力を必要としない割には生命活動（生物として生きるために必須な活動）および高次脳機能（会

表2-1 口腔機能

摂食・飲水 （栄養摂取・水分摂取） 食物摂取・食物認知・咀嚼・吸啜・口腔内移送・嚥下
呼吸・発話 （ガス交換・思考を伴うコミュニケーション） 気道・構音
感覚 （覚醒・運動制御・認知） 触・圧覚，温・冷覚，痛覚，味覚（時には嗅覚）
感情の表出（表現） （コミュニケーション） 顔面運動
他の運動 （道具としての機能） 顎・顔面の随意運動

表2-2 口腔機能の特徴

1. 栄養摂取・呼吸など生命に直結する機能である （動物しての基本的特性）
2. 表情や発話などコミュニケーションに必要である （本人・介護者の利益）
3. 食べる・話すことでおいしい・楽しいという情動が生じる （本人の利益）
4. 寝たきりになっても使える機能である （体力減退の影響を受けにくい）
5. 誤嚥や窒息，肺炎，低栄養，脱水などの重篤な疾患を予防できる （医学的利益）

話・思考・感情などヒトに特徴的な高度な機能）に直結する重要な機能といえる．

1—味覚（図2-1）

味覚は口腔感覚のなかでも特異な感覚で，水溶性の物質が化学受容器によって受容される特殊感覚である．咀嚼には唾液分泌を伴うが，唾液に含まれる水分に化学物質が溶けて味覚を感じやすくしている．咀嚼時には下顎の開閉運動に協調した舌運動を伴う．味質

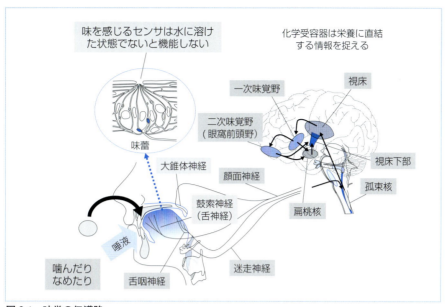

図 2-1　味覚の伝導路

は順応の速い感覚でありながら，この顎・舌協調運動で食物が常に口腔内で攪拌されることで継続して受容できる．同じ化学感覚である嗅覚には多くのにおい物質が存在するが，味覚は甘味・塩味・酸味・苦味・うま味（いわゆる5基本味）の組み合わせにより成り立つと考えられている．

味刺激は舌や軟口蓋などに分布する味蕾の中に配列された味細胞が受容する．味刺激は受容する部位により異なる経路を通る．舌前2/3が鼓索神経（顔面神経），舌後方1/3が舌咽神経，軟口蓋が大錐体神経（顔面神経），咽頭・喉頭部が迷走神経というように複数の経路を通り延髄の孤束核に伝えられる．そして延髄孤束核から視床味覚中継核を通って一次味覚野である前頭弁蓋部と島に伝えられる．その後，前頭連合野に送られ，食物の認知を含む高次の食行動にかかわる情報処理が行われる．味覚刺激は直接的な味覚情報を伝えるだけでなく，さまざまな反射性活動を誘発する．つまり末梢神経を介して延髄の孤束核に伝達された味覚情報はここで三叉神経運動核，顔面神経核，舌下神経核，迷走神経の疑核・背側運動核に情報を送り，味刺激による反射性活動としての顎・顔面・舌の運動や唾液分泌をはじめとする消化活動などを誘発する．

2―唾　液

唾液は粘性のある無色透明の液体で，血液中の血漿を原料として唾液腺でつくられる．その99％は水分で，残りの1％に電解質と有機質が含まれる．唾液は1日に約1.5 L 分泌されるが，嚥下された後に腸管から吸収され再び血液の中に戻る．唾液の機能は多岐にわたる．たとえば，口が渇いた状態では舌が自由に動けず，発話も障害される．

唾液分泌機能が低下すると味覚に影響する．これは味物質が唾液などの水に溶けた状態でないと味を感じる味蕾は機能しないからである．また，唾液は潤滑作用・湿潤作用をもち，食塊の形成と移送に重要である．唾液とよく混ぜられた食物は凝集性や粘性が増し，嚥下しやすくなる．さらにアミラーゼやリパーゼなどの消化酵素が含まれており，咀嚼時にはすでに消化が始まっている．

唾液は熱に対しても緩衝作用をもっており，少々熱いコーヒーも安全に飲むことができる．この緩衝能は食道から逆流してくる胃液を薄め上部消化管を保護する機能ともなる．唾液は食物残渣や細菌を口腔から洗い流す作用に加え，リゾチーム，ペルオキシダーゼ，ラクトフェリンなどの抗菌・殺菌成分を含み，口腔粘膜を保護している．このほかにも，水分量の調節や体温調節，体内の不要物・有毒物を排泄するなど健康を維持するうえで重要であるが，高齢者では薬剤の副作用などにより唾液分泌能が低下することが多く，摂食

2 摂食行動

　動物は外界から伝わってくる（音・光・温度などの）刺激に反応し，運動系を介して行動する生物である．体内には生命を維持するための栄養調節，体温調節，体液調節機構が備わっている．空腹時，食物を摂取し嚥下するまでの一連の動作すなわち摂食行動は，本能行動の一つと考えられている（図 2-2）．

　本能行動とは個体および種族維持に不可欠な基本的な生命活動のことで，本能的欲求（食欲，飲欲，性欲，集団欲など）によって駆り立てられる摂食行動，飲水行動，性行動，集団行動が知られている．本能行動は情動（感情）とともに大脳辺縁系とよばれる発生学的に古い脳で実行され，空腹感などの摂食行動の動機もここでつくられる．本能行動は，車の運転などのように経験によって覚えるものではなく，生まれながらにして体に備わっており，高齢者や脳卒中で倒れた人が体の自由を失っても，食べることに対する欲求はかなり強く残る．

3 摂食嚥下運動

　Leopold らが提唱した 5 期モデルによれば，摂食嚥下運動は食物の移動に合わせて，先行期（認知期），準備期（咀嚼期），口腔期，咽頭期，食道期に分けて説明される（図 2-3）．

1―食物の認知と取り込み〈先行期（認知期）〉

　食欲を満たすため，ヒトは食物を求めて行動する．認知期では，目の前にした食物を視覚や嗅覚を使って認識する時期で，これまでの経験，すなわち記憶に照らして食物の性質を判断する．たとえば，リンゴが目の前にあれば，色や大きさ，まわりの状況（ゴミ箱の中にあれば，リンゴでも食物とは認識しない）などを総合して判断する．食物が見慣れたものであれば，安心して口に運び食べ始めるが，みたことのない食物であれば，においを嗅いだり箸でつついたりしながら注意深く口に運ぶ．離乳期の乳児の食行動はこの特徴をよく示している．

　食欲やおいしさは，脳で制御・判断される．栄養状態は本能や情動を司る大脳辺縁系で判定され，食欲は

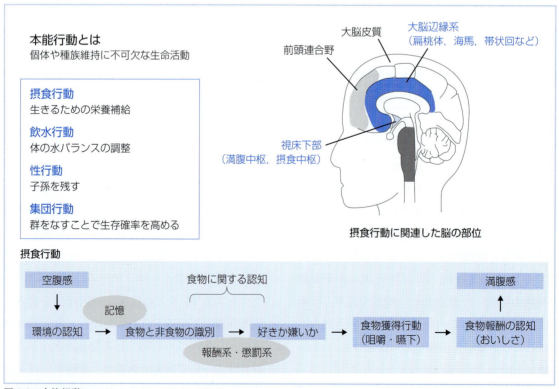

図 2-2　本能行動

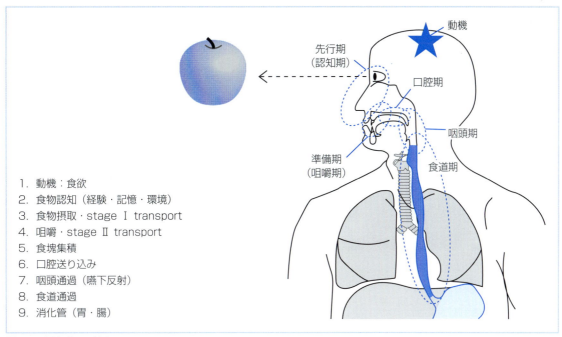

図 2-3 摂食嚥下の流れ

おもにここでコントロールされる．体重を左右するカロリー摂取とエネルギー消費は，短期的にも長期的にもバランスがとれるように調節されているので，健康な動物は極端に太ったり痩せたりしない．摂食は生体維持に必要な栄養を補給するための重要な行動で，喜びや安心感といった報酬系に結びついた情動を生じる仕組みが備わっている．視床下部には「満腹中枢」と「摂食中枢」があり，空腹に伴う体内の代謝産物やホルモン濃度の変化を検出すると同時に，胃や腸などの臓器からの情報も受け取り，総合的に空腹感を生み出している．その際，「辺縁系」に加え複雑な行動を計画しその実行結果を判断する「前頭連合野」や運動の統合を行う「運動中枢」も関与すると考えられている．したがって，たとえ空腹感が生じても目の前に安全な食物がなければ摂食行動は起こせない．一方，満腹していてもデザートなどの好物を目の前にすると食べたくなったり，これまで経験したことのない食材にチャレンジするなど，ヒトの場合には本能行動を基本とする動物とは少し異なった行動をとる．

ここまでは視覚による認知が可能であるが，食物がひとたび口腔内に取り込まれるとこの重要な感覚は使えない．そこで口腔内では硬さや温度，そして味などの感覚情報を使って食物を評価する．したがって，口腔内には多くの受容器が存在する．安全であると判断すると，咀嚼に移行するが，みたことのない食物でしかも味や食感が予想と大きく異なるときには吐き出す．一方，家庭でつくられたいつもの食事を自宅の居間で食べる場合には，ここまでの過程がほとんど瞬時に行われる．**図 2-4** は米飯を自由に摂取し，すべてを嚥下するまでをエックス線ビデオで記録した研究の一部[4]で，下顎の開閉運動記録と，食物の取り込みを 6 場面に分けて表示している．安静時，口唇は閉じ下顎はほんのわずか開いている（①）．食物を箸やスプーンで口に運ぶと，下顎が開き同時に口唇が開く（②）．食物が口に近づくと舌は食物を口腔内に招き入れるかのように切歯間まで突出する（③）．食物が舌の先に触れる頃には舌は食物とともに後退しながらこれを口腔内まで引き入れ（④），適量の食物が口腔内に取り込まれると下顎は閉口し，上下の歯列は適量の食物を切り取ることになる（⑤）．研究によれば一口量は個人では一定しており，その量の決定には舌が大きく影響するとしている．その後，食物は舌背で受け取られ，素早くこれを舌で口蓋に押しつけその物性を評価する．もっとも，食物をみた瞬間から硬いと判断され，かつ実際に

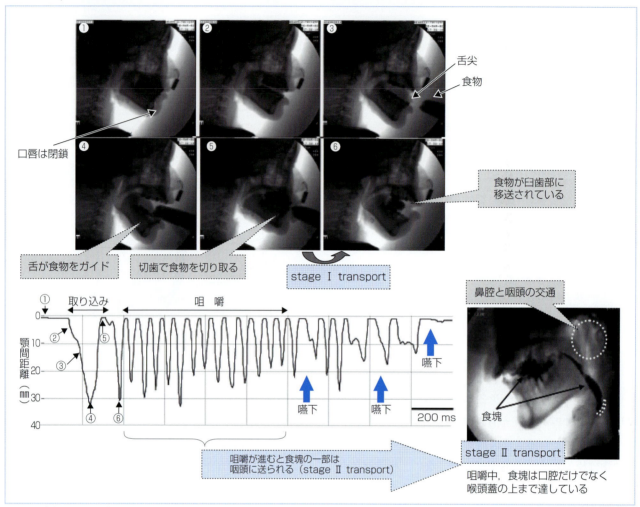

図2-4 食物摂取から嚥下までの口腔運動

口唇や舌に触れた感覚で十分硬いと判断された食物はすぐに臼歯部に運ばれ，ここで粉砕処理される（⑥）．この食塊の口腔内移送を stage I transport とよび，口腔から咽頭への移送（stage II transport）と区別している．一口量の食物を摂取したときにはこれを咀嚼したあと，食塊は2～3回に分けて嚥下される．

2 ─ 食物の咀嚼と食塊形成〈準備期（咀嚼期）〉

咀嚼期では，実際に口腔内に取り込まれた食物を歯列で粉砕すると同時に，舌が食物を唾液と混ぜて食塊という嚥下に適した物性に調整する．健常者の場合，固形物を摂取する際には通常必ず1回はこれを噛み，舌でかき混ぜて食物の性状を調べている．たとえプリンのように軟らかな食品でもすぐに嚥下するのではなく，舌と口蓋で押しつぶす[1]．この間，食物の物性や化学的性質（味）は脳に伝えられ食物の安全性を確認している．この性状を調べることが，おいしさを感じることにもつながっている．なお，咀嚼中でも食物のにおいは咽頭から鼻腔に送られ化学的性質を脳に伝えている．

1）咀嚼運動

咀嚼時，顎は開閉運動だけでなく側方運動を伴い，前頭面からみると開口相・閉口相・咬合相で構成される涙滴状の運動軌跡を描く（**図2-5右下**）．咀嚼運動は一定のリズム（約2回弱/秒）をもった運動で，そのリズムは脳幹にある咀嚼中枢でつくられる．1回の咀嚼運動では，下顎は閉じた状態（**図2-5①**）から開始し，最大開口位の半分程度まで開口する（開口相）．このとき，下顎はまっすぐ開口しないで少し咀嚼側に偏って

開口する（図2-5②）．続いて下顎は咀嚼側に向かって閉口し始める（閉口相）．上下の歯列が接近すると食物は圧縮・粉砕されるが，下顎は閉口とともに側方運動を咬頭嵌合位（上下の歯列が閉口して噛み合う位置）の方向に変化させ（図2-5③），食物をすりつぶす運動（臼磨運動）を行う（咬合相）．

咀嚼運動は咀嚼筋だけでなく，舌・頰・口唇などの多くの器官が協調して行うことで初めて完結できる複雑な運動である．図2-5上段はウサギで記録された一連の咀嚼過程で，下顎運動・咀嚼筋・頰筋・口輪筋・甲状舌骨筋活動が同時記録されている[5]．ウサギの口にエサを入れると，stage I transportで食物が臼歯部に移送され，咀嚼を経て嚥下へと移行するのがわかる．食物を口腔に摂取したあと，嚥下までの全過程で，口輪筋が持続的に活動し，口唇が閉じている．また，咀嚼時には食物が歯列からこぼれないように舌と頰筋が下顎の開閉運動に同期して適度に活動し，食物を歯列上に保持している．

2）咀嚼の神経機構（図2-6）

運動は大別すると無意識のうちに実行される「反射運動」，リズムをもち特に意識しなくとも実行可能な「半自動運動」，目的を達成するために意識して行う「随意運動」に分類される．咀嚼運動は新聞を読みながらでもできる半自動運動の典型で，周期性の運動であるが自由に止めることもできる．半自動運動は咀嚼中枢・呼吸中枢・歩行中枢といった神経回路のプログラムに従って実行されると考えられている．しかし，食物は食パンのように軟らかで均一な物性をもつものばかりでなく，硬い食品から液体までさまざまで，咀嚼中枢は咀嚼の過程で食物の物性がどのように変化し

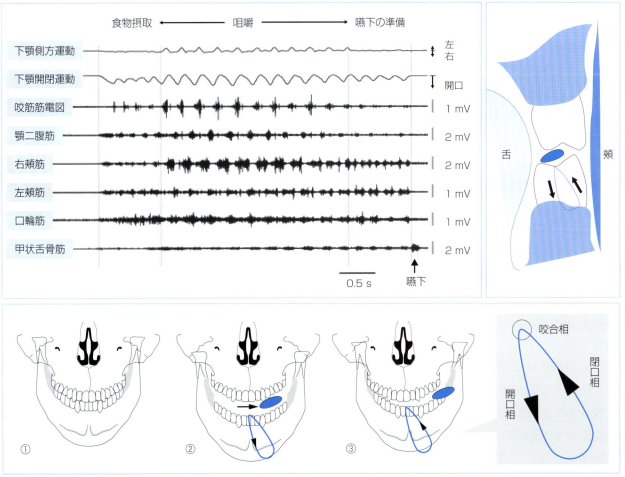

図2-5　咀嚼運動（上：Ootaki, et al., 2004.[5])

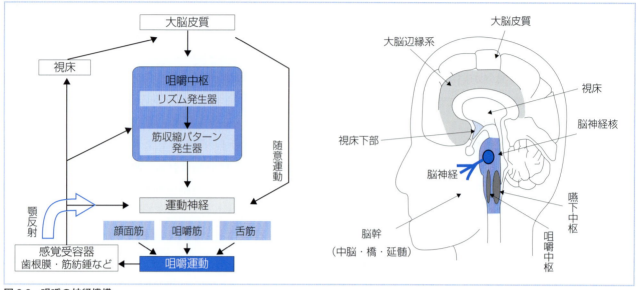

図 2-6 咀嚼の神経機構

たか,常に感覚器を介して評価し,関係する筋の収縮タイミングや強さを調節している[8].咀嚼中枢はリズムをつくる部分(リズム発生器)と各筋の収縮を調節する筋収縮パターン発生器で構成され,末梢の状況に応じてスムーズな咀嚼運動ができるように神経回路がつくられていると考えられている.このため,口腔内には機械受容器が指先同様密に配置され,食物の形・量・物性さらには食塊の口腔内における位置情報を逐一上位脳に伝達している.

3) 食塊形成と食塊移送

食物は胃・腸などの消化管の中を液状の栄養物として流れる.しかし,口に入ったばかりの食物はその時点ではかなり乾燥していて,食物を粉砕して食片として口から咽頭に移送するのは困難である.咀嚼は食片を唾液と混ぜて凝集性を高め,食塊にすることで,口から始まる消化器官内を食物がスムーズに流れるように調整する.

口に入れた食物には米飯・ジャガイモ・ニンジン・肉など物性の異なる食材が混在する.咀嚼することで歯を使って切る・叩きつぶす・すりつぶす,などの物理的な操作を加え細かな食片にする.細かくしただけでは嚥下はできない.咀嚼運動では食片に唾液を混ぜて粘性と凝集性を高める.このとき,唾液中のムチンは食物に凝集性を与え,滑りをよくする.咀嚼が進むと,食片は均一化し,その粘着力によって食塊となる.

口腔の食塊はおもに舌を使って口腔内圧を高め,この圧で咽頭に移送される.高齢者など舌の力が衰えた人は嚥下時頭を後屈して,食塊に重力を作用させこれを移送する.咽頭は多くの筋で構成される袋状の器官で,咽頭上部の筋が作動し圧を高め,下部の筋が弛緩し圧を下げると,食塊はその圧の差に従って下に押し出させる.若い人で筋力が強ければこの圧が強いので十分咀嚼しなくとも嚥下できる.しかし,高齢者や寝たきり者では嚥下時に食塊を滑らかに流すためには十分粉砕し,唾液と混ぜる必要がある.

3―嚥下の中枢機構と嚥下反射

嚥下は,呼吸気との共通路である咽頭を食塊が安全に通過するための機構である.ひとたび誘発されると自動的に行われ,食塊が実際にどのように流れようが,また,喉頭がどこまで挙上しようが,嚥下中枢は末梢からの情報をほとんど無視して嚥下反射を実行する.摂食嚥下障害を取り扱う際には咀嚼に伴う嚥下と,介助・訓練の際の指示嚥下とを区別して理解する必要がある.

1) 嚥下運動(図 2-7)

嚥下が誘発される直前,食塊は口腔内で集められ,

舌背に載せられる．この過程を食塊形成とよび，舌尖は上顎切歯の口蓋側または硬口蓋前方に押しつけられ，舌背は臼歯部と口蓋粘膜に向け側縁部を挙上させることでスプーン状のくぼみをつくる（口腔期）．水を口腔内に溜めて一気に飲み込むような場合，水がすぐに咽頭に流れ込まないように口腔と咽頭腔の間が舌と口蓋で閉鎖されるが，普通に食事をしている際には食塊の一部はすでに咀嚼中に咽頭（中咽頭）まで送り込まれていて（stage II transport），準備期と口腔期は区別ができない．無歯顎者では準備期と口腔期に障害が予想されるが，義歯を装着することで人工歯列が舌機能を補助し，義歯床が舌と口蓋の空間を埋めることで，嚥下誘発を円滑にできる．

口腔期は食塊が舌背に載せられると始まる．ここまでの過程は，自分の意志でコントロールできるが，口腔期以後はすべて反射性に行われる運動で，自分の意志で止めることはできない．舌は前方から口蓋に押しつけられ，食塊を咽頭に向け一気に押し込む．一方，舌根部は下前方に移動し，下咽頭は開いて食塊を咽頭へ流すための傾斜した通路を形成し，この部位の圧を下げ，食塊を引き込む．

咽頭期には，軟口蓋は持ち上がり，咽頭後壁と接触し，鼻腔と咽頭腔の間を閉鎖する（鼻咽腔閉鎖）．さらに，咽頭括約筋は順次収縮し，食塊を食道に向け押し進める．このとき，咽頭筋は下咽頭を上に引き上げ，中咽頭と下咽頭の距離を短くする．この結果，食塊が咽頭を通過する時間が短くて済むが，下咽頭が十分持ち上がらない場合には，食塊が咽頭を通過する時間が延び，誤嚥の危険性が高まる．最初，喉頭蓋は上を向いているが，舌骨が挙上し，これに甲状舌骨筋の収縮が加わると，喉頭は前上方に引き上げられふたの部分（喉頭蓋）は水平になり，喉頭口は閉鎖される．嚥下

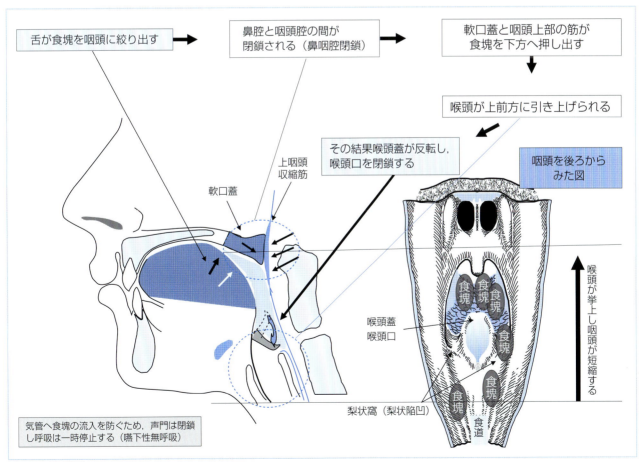

図2-7　嚥下運動

時，食塊の一部が喉頭蓋の上を乗り越えて通過することもあるが，多くは喉頭口の左右にある梨状窩（梨状陥凹）とよばれる側方通路を流れる．この時期，気道への食塊の流れ込みを防止しているのは喉頭蓋による気道の閉鎖だけではなく，声帯が緊張して声門裂を閉鎖し，呼吸も停止（嚥下性無呼吸）する．

2）嚥下の神経機構（図2-8）

嚥下を引き起こす感覚受容器は，咽頭の粘膜にある機械受容器，温度受容器，化学受容器などが考えられているが，特定されていない．求心路にしても動物実験で上喉頭神経（迷走神経の枝）と舌咽神経の電気刺激で嚥下を誘発することが確認されているが[3]，三叉神経も完全には除外できない．反射中枢（嚥下中枢：CPG）は脳幹にある孤束核と延髄網様体の介在神経によって構成され，機能的には「起動神経群」と「切り替え神経群」に分けて考えられている[2]．嚥下中枢へは三叉神経，舌咽神経，迷走神経，さらには上位脳からの情報が入力される．これらの情報が一定の基準を越えると嚥下プログラムが起動される．

嚥下の誘発には，食塊が感覚受容器を刺激する必要がある．食塊として一塊りにまとまったことを口腔感覚が感知したとき，嚥下は誘発される．最近，Peyronら[6]は麦のフレークシリアルを使って食片/食塊の物性変化とこれらの食物の感覚特性を研究し，（もろさ brittleness，クリスプ性 crispness，乾燥性 dryness，砂のような grittiness，硬さ hardness，淡泊さ lightness，粘着性 stickiness）などのすべての感覚様式のなかで粘着性が嚥下の直前に最も感受性の高い感覚で，粘着性こそが食物の咀嚼中に嚥下を誘発するおもな感覚であると結論を出している．

嚥下を誘発する中咽頭および下咽頭の刺激は，無呼吸・吐き気・嘔吐・咳などの異なる応答も引き起こす．

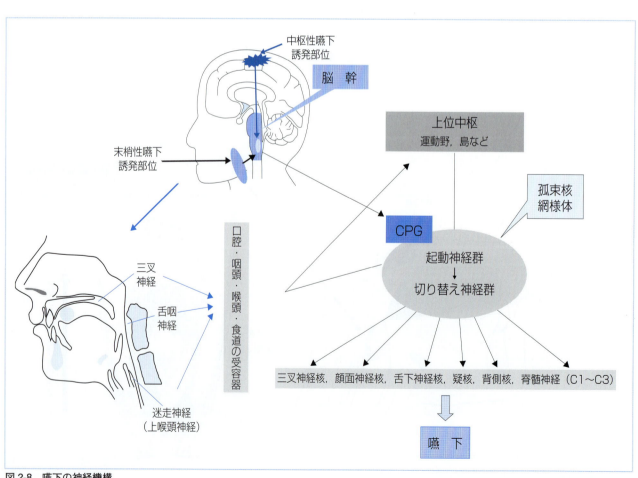

図2-8　嚥下の神経機構

たとえば口腔後部を強く刺激した場合，嘔吐反射は期待できても，嚥下反射は誘発されない．起動神経群に十分な刺激が加わり，嚥下反射が起動されると，切り替え神経群のプログラムが実行され，その出力は嚥下に関与する筋を制御している三叉神経核・顔面神経核・舌下神経核・疑核・迷走神経背側核・脊髄へ順次伝えられ，この時点では随意的に止めたり調節することはできない．

嚥下は，自分の意志（中枢性）ならびに反射性（末梢性）のいずれでも誘発できる．嚥下を誘発する皮質部位は完全には解明されていないが，近年ヒトの脳活動部位を画像で観察する方法が発達し，嚥下に関連した皮質部位として「島」が注目を集めている[9]．一方，咽頭に液体や食物が進入すると反射的に嚥下することからも，末梢性に誘発されることは明らかである．また最近，我々はヒトの咽頭を電気刺激することで嚥下が誘発できることを明らかにした[7]．孤束核を実験的に破壊すると末梢神経刺激による嚥下だけでなく，大脳皮質を刺激して誘発できる嚥下も抑制される．つまり，中枢性（随意性）嚥下も，末梢性（反射性）嚥下のいずれも延髄にある嚥下中枢にその情報を送って嚥下を誘発している．

以上の結果を臨床的に解釈すると，脳の器質的障害が大脳皮質の広範に及ぶ（偽性球麻痺）と，嚥下中枢への上位脳の指令（入力）が減少して嚥下誘発が困難となるが，訓練により他の脳部位が機能して回復が期待できる．しかし，嚥下中枢が存在する脳幹に障害が及ぶ（球麻痺）と回復は難しくなる．

3）嚥下に関連する神経機構

嚥下は単独で実行される運動ではなく，呼吸や咀嚼に関与する筋の多くが共通しており，これら三つの運動は互いに密接に関係している．したがって神経機構においても嚥下中枢・呼吸中枢・咀嚼中枢が互いに影響し合っている．たとえば，嚥下は呼吸の吸息相末期から呼息相の初めに誘発されることが多く，咀嚼運動では開口時に誘発されやすいようである．ここでは大脳皮質などの上位脳がこれらの運動中枢を統合することで各運動相互間の調節が行われている（図2-9）．しかし，嚥下と呼吸または咀嚼運動相互の関係は，少なくとも嚥下が誘発されると呼吸運動も咀嚼運動も停止するが，誤嚥を防ぐような中枢間の運動タイミングを調節する明確な神経回路は知られていない．

4 ― 食道の機能（食道期）

通常，食道はつぶれたチューブのように喉頭と脊柱に挟まれているが，嚥下時には食塊が通るスペースが必要である．このため喉頭は舌骨に引きずられる形で上方に引き上げられるだけでなく，前方にも移動し喉頭と脊柱の間に食塊の通るスペースができる．食道の筋は上部1/3が横紋筋，下部1/3は平滑筋，そして中間部は両者が混在している．神経系もこれに対応して，上部は迷走神経疑核の運動神経により随意性支配を，下部は迷走神経背側核の運動神経により不随意性支配を受けている．食道には食塊を胃に移送する機能と，胃内容物の逆流を防止する機能がある．前者は蠕動で，後者は上下の食道括約部にみられる．

食道期は，食塊が食道に入ると始まる．食道入口部すなわち上食道括約部は輪状咽頭筋と食道筋で構成され，通常は大気圧より高い内圧を保っている．図2-10に示すように，この部は食塊が近づくと弛緩して食塊を通過させ，食塊通過後は再び収縮して食塊を押し出すとともに，この部を閉鎖する．その機能は咽頭の空気を吸引するのを防止したり，食道から下咽頭への食塊逆流を防止することにある．一方，下食道括約部は生理的な括約部で，通常は食道の輪走筋が持続的に活動し圧を高めて胃内容物の逆流を防いでいる．嚥下時に，腹筋・横隔膜などの腹腔内圧を高める筋が働くと，胃の内容物は食道やさらには咽頭まで戻りやすくなる．また，食道括約部の働きが弱い場合には，胃の内容物は逆流し，これを誤嚥する場合もある．座位は重力を利用できる姿勢であり，食塊の移送を円滑にするには患者の姿勢をできる限り座位に近づけることが重要である．

蠕動とは一般に消化管を含む多くの管状の平滑筋器官においてみられる運動で，収縮輪が徐々に前方へ進行することで内容物を押し進める．食塊は食道に流れ込むと噴門に向かって進行する食道筋の蠕動により胃に運ばれる．その移送速度は食道上部では約40 cm/秒，下部では4 cm/秒であり，食塊が食道を通過する

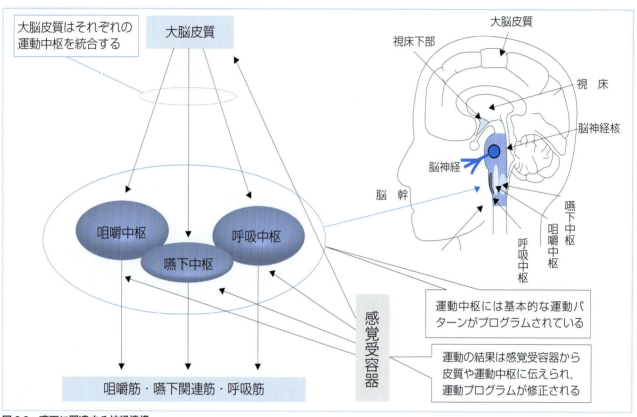

図 2-9　嚥下に関連する神経機構

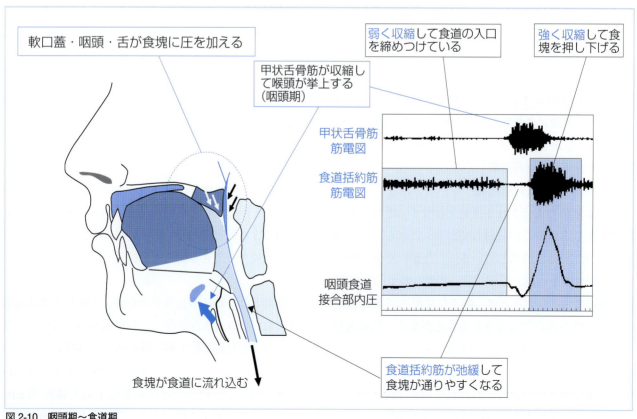

図 2-10　咽頭期〜食道期

時間は食物の物性によって異なるが，約10秒である．食道の蠕動は一次収縮，二次収縮，三次収縮に分けられる．一次収縮は嚥下に続いて食塊が上部食道に入ると同時に起こるもので，嚥下中枢の反射性活動の一環として起こる運動で，蠕動が連続的に下行して食塊を胃まで送り込む．二次収縮は食塊によって食道が広げられ，これが刺激となり起こる収縮で，一次収縮で胃に送り込めなかった食塊を一掃する働きをもっている．三次収縮は病的な収縮で，食塊を動かす作用はない．

4　嘔吐（おうと）

嘔吐は消化管の中に物が入ったときに，これを口まで逆流させ，吐き出させる反射性の運動で，消化器系や体を外来の毒から守ってくれる重要な防御システムといえる．嘔吐は嚥下同様，刺激があるとすぐに起こる反射ではない．最初は悪心やむかつき（空嘔：くうおう）が起こり，次に唾液分泌・瞳孔拡大・発汗・顔面蒼白などの自律神経症状が随伴する．

1—嘔吐の誘発

嘔吐は，さまざまな原因により誘発される．よく知られている原因に咽頭から胃・十二指腸に至る上部消化管への機械的刺激がある．また，腐った食物を食べた場合のように上部消化管へ過度な化学的刺激が加わると，これが舌咽神経・交感神経・迷走神経を介して延髄の嘔吐中枢に伝えられ，嘔吐が起こる．消化器のほかに子宮・腎臓・膀胱などの腹腔内臓器と前庭器官（平衡感覚の受容器）・眼球・心臓などが，異常刺激を受けたときにも嘔吐は誘発される．このほかには，脳圧亢進，胃・十二指腸・子宮・膀胱の膨張などがある．また，心因性にも誘発され，小児では随意的に嘔吐を引き起こすことがある．一方，嘔吐は化学治療や放射線治療の副作用としても起こり，妊娠や乗り物酔い（動揺病）など，とても防御機構として役立つとは考えられない原因でも起こる．このほか情動刺激によっても起こり，この場合には間脳と辺縁系から嘔吐中枢へ情報が伝えられることが原因と考えられている．抗ヒスタミン薬・抗コリン薬・抗セロトニン薬がそれぞれ動揺病・消化管の緊張・制癌剤の副作用に対する嘔吐抑制薬（制吐薬）として用いられるが，その作用機序はよくわかっていない．

2—嘔吐の仕組み

嘔吐が誘発されると，まず悪心と唾液分泌（顔面，舌咽，交感神経支配）が起こり，食道および胃（迷走，内臓神経支配）が弛緩して噴門が開く．次いで嘔吐の初期には空嘔とよばれる1～2秒間隔の周期的な呼息運動が起こる．この間，声門は閉じられ，横隔膜・腹筋・外肋間筋がこれと同期して収縮し，腹腔内圧を高める．しかし，腹腔内圧の上昇とともに食道括約部が収縮し，内容物が逆流するのを阻止する．この時期には胃の内容物は胃と食道の間を行きかっているが，この後，内容物が実際に吐き出される．その際には，横隔膜と腹筋（体性運動神経支配）が収縮して腹腔内圧を著しく高める．この圧により内容物は食道を逆流し，口腔から吐出される．このとき，鼻咽腔閉鎖および声帯閉鎖が起こり，吐物が鼻腔や気管に入らないように防御する．また開口を容易にするため，閉口反射が抑制される．

（山田好秋）

2　3D-CTによる嚥下生理のアップデート

320-ADCT（Aquilion ONE VISION Edition，東芝製）によって嚥下動態を初めて3次元的に観察できるようになり，嚥下にかかわる全器官の動態の同時観察が制限なく可能となった[1,2]．これによりさまざまな定量評価が可能となり，これまで明らかになっていなかった形態・動態理解や一致した見解が得られていなかったメカニズムの理解を促進している．最大の利点は，初めて嚥下中の声帯の開閉を可視化できるようになった点である．声帯閉鎖は，気道防御に最も重要な要素であり，誤嚥の病態理解に大きな手がかりとなるにもかかわらず，従来はいかなる単一の手法でも観察困難であり，一致した見解が得られていなかった．3D-CTにより声帯閉鎖と開大のタイミングが明らかになり，気道防御システム解明につながっている．また食道入口部を軸位断面に描出でき，動態観察ができるようになった点も特長的である．嚥下造影では側面からの評価が中心で，食道の正確な位置を同定すること

は困難である．嚥下CTでは甲状軟骨，輪状軟骨をランドマークにして正確に軸位断面に描出でき，開大・閉鎖時間，開大時の面積，開大の左右差の評価ができる．これにより咽頭残留の病態理解を促進している．

1　諸器官の運動時間

全諸器官の運動時間計測により，声帯を含めた喉頭閉鎖3事象（声帯閉鎖，喉頭前庭閉鎖，喉頭蓋反転）の時間的関係およびその他の諸器官との時間的関係が明らかになった．とろみ水嚥下時の鼻咽腔閉鎖，喉頭閉鎖，舌骨喉頭挙上，食道入口部開大の代表的な動態は，食塊が口腔から咽頭へと移送されるのに伴い，舌骨前上方挙上開始と軟口蓋挙上が前後してほぼ同時期に，食道入口部が開大，その後喉頭前庭閉鎖と声帯閉鎖が起こり，舌骨喉頭が最大挙上位に到達し，最後に喉頭蓋が最大反転するという順序であった[2]（図2-11）．

2　諸器官の運動調整機構

諸器官の運動時間は，加齢や食物の物性や量，姿位など，種々の要素により変化することがさまざまな研究からわかっている[6〜10]．これは諸器官が異なる要素に合わせて運動を調整し，より安全で効率のよい嚥下運動を実現させているからである．嚥下CTでは，従来の報告に，声帯と食道入口部の動態が加わり，諸器官の調整機構について統合的な理解につながっている．年齢，物性，量などの変数による時間調整について表2-3にまとめた．

年齢では，若年群（20〜39歳）・中年群（40〜59歳）・高年群（60歳以上）を比較すると，食塊移送時間に年齢間の相違はみられず，高年になるにつれ早期の鼻咽腔閉鎖を認め，運動終了時間が全般に遅延した．喉頭閉鎖の3事象である喉頭蓋反転，喉頭前庭閉鎖，声帯閉鎖および鼻咽腔閉鎖の終了が遅くなり，全体の嚥下時間が延長した．食道入口部開大終了時間は年齢間で相違を認めなかった[3]．

物性では，液体ととろみ水（honey thick）を比較すると，液体はとろみ水に比し早期に口腔から咽頭内に流入する．この早期の食塊輸送に対し，全諸器官のうち声帯のみが運動を調整し，早期に閉鎖を開始し，終了時間は遅延し閉鎖の持続延長を認めた．これは食塊に対する声帯の予期的な反応，構えと考えられる．さらに声帯は喉頭閉鎖の他の2事象と独立して運動を調整できることが明らかになった（図2-12, 13）[4]．

食塊量（3, 10, 20 mL）は，とろみ水，液体ともに3 mLに比し，10 mL，20 mLでは咽頭への食塊移送が早期にみられた．諸器官の調整はとろみ水と液体で異なる様相を示し，とろみ水では量が多くなるにつれて食道入口部のみが開大開始を早めた[3]．一方，液体では量が多くなるにつれて，早期食道入口部開大開始に加えて，早期の鼻咽腔閉鎖開始と声帯閉鎖開始を認めた[3]．量と物性の相互の影響が示唆される．

こうした諸器官の調整が嚥下の安全性を保障し，誤嚥防止機構となっている．これらの調整は自動的であるが，変数ごとの諸器官の動態のタイミングが明らかになったことで，随意的にコントロールが可能な諸器官に対しては，誤嚥防止対策として訓練対象となりうることがわかってきている．たとえば，液体で誤嚥する場合，声帯閉鎖開始の遅延が原因の一つであれば，声帯や喉頭前庭を意識して早期に閉鎖させる練習〈supraglottic swallow（SGS）や super-supraglottic swallow（SSGS）など〉を積むことで誤嚥を予防することができる．こうした有効な訓練手技の検討や，再評価にて運動時間の変化から訓練効果の検討が行える．

3　咽頭収縮

咽頭収縮は，食塊を咽頭から食道へ移送させる重要な運動要素であり，咽頭収縮不全は嚥下後の誤嚥を引き起こすこともある重要性の高い所見である．嚥下造影では，安静時の咽頭腔面積と嚥下中の最大咽頭収縮時の咽頭腔面積比（pharyngeal constriction ratio；PCR）を算出して，咽頭収縮を定量的に評価する試みがあったが，2次元解析であり限界があった[5]．320-ADCTにより咽頭腔を3次元的に描出し，定量的に咽頭腔体積変化を示すことで，嚥下中の咽頭収縮程度とタイミングが明らかとなってきた．嚥下障害のない健常成人の嚥下中，咽頭腔は最大に拡張した後に，食塊の通過とともに0近くまで縮小し，その後再度拡張してくる．この咽頭腔の体積変化は咽頭の収縮程度を表

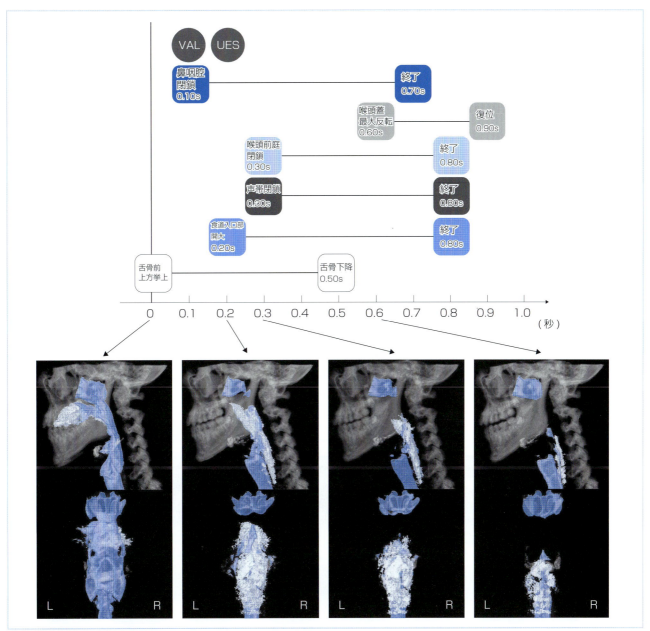

図 2-11 健常成人（24 歳男性）のとろみ水 10 mL 嚥下動態の模式図と 3D-CT 像
3D-CT 像．上段：側方から，下段：後方から．
VAL：valleculae（喉頭蓋谷），UES：食道入口部．食塊先端が到達．

表 2-3 変数による諸器官の運動調整

変　数	食　塊	食塊の咽頭移送	諸器官の運動開始時間・持続時間	
年齢	thick 10	変化なし	鼻咽腔閉鎖 喉頭閉鎖	高年群で早期開始・延長 高年群で延長
量	thick 3，10，20	10，20 mL で早まる	食道入口部開大	10，20 mL で早期開大
物性	thick 10，thin 10	thin で早まる	声帯閉鎖	thin で早期開始・延長
量	thin 3，10，20	10，20 mL で早まる	鼻咽腔閉鎖 声帯閉鎖 食道入口部開大	10，20 mL で早期開始 10，20 mL で早期開始 10，20 mL で早期開始

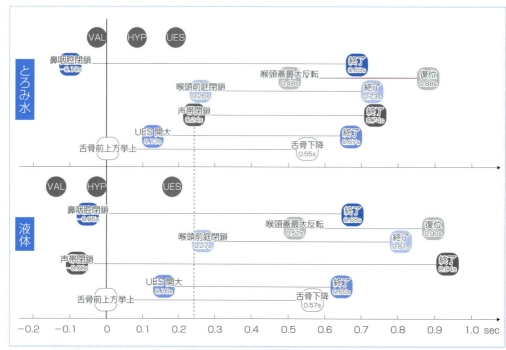

図 2-12　健常成人とろみ水 10 mL vs 液体 10 mL の嚥下動態比較（25〜58 歳，男性 6 名，女性 4 名）
液体は早期の咽頭移送を認め，それに対応して声帯が運動開始時間を早めた．
VAL：valleculae（喉頭蓋谷），HYP：hypopharynx（下咽頭），UES：食道入口部．すべて食塊先端が到達．

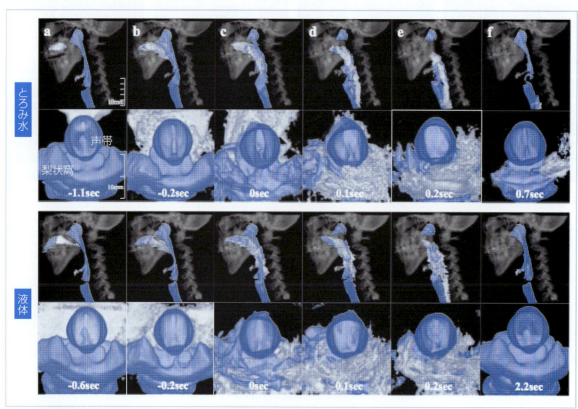

図 2-13　健常成人とろみ水 10 mL vs 液体 10 mL の嚥下動態比較 3D-CT 像（Inamoto, et al., 2013.[4] を改変）
液体は早期の咽頭移送を認め，それに対応して声帯が運動開始時間を早めた．とろみ水では 0.2 sec で食塊先端が食道内に到達後に声帯が閉鎖，一方，液体では －0.2 sec に食塊先端が喉頭蓋谷に到達した時点で声帯が閉鎖した．

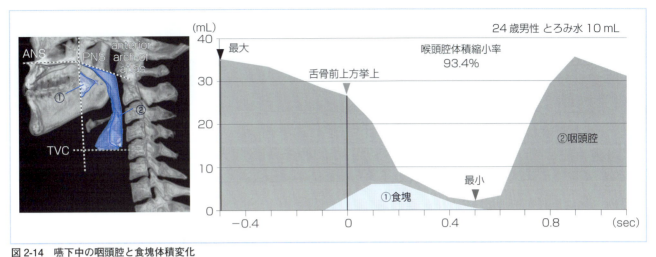

図 2-14　嚥下中の咽頭腔と食塊体積変化
①：食塊体積　②：食塊＋咽頭腔体積の合計．舌骨前上方挙上開始を 0 秒としている．　最大体積 34.9 mL，最小咽頭体積 2.3 mL，咽頭腔体積縮小率 93.4%．

している（**図 2-14**）．予備的な検討から，健常成人ではとろみ水と液体嚥下時で咽頭縮小率に大きな違いを認めず，物性にかかわらず咽頭は 90%以上縮小することが示された．

咽頭収縮の定量化は，病的動態の理解につながる．右延髄梗塞による球麻痺の嚥下障害患者（62 歳女性）のとろみ水 4 mL 嚥下動態評価を例にあげる．嚥下造影評価にて，複数回嚥下をしてもクリアランス不十分で，梨状窩に咽頭残留を認めた（**図 2-15**）．嚥下造影では，咽頭残留の病態を解明することは容易ではない．嚥下 CT で評価すると，3D-CT 画像にて左梨状窩と右喉頭蓋谷に咽頭残留を呈することが示された（**図 2-15**）[6]．時系列で 1 時相ずつみていくと，食塊が食道通過時に右側（麻痺側）の咽頭腔が残存しており，咽頭収縮がほとんどされていないことが明らかである．また右側の食道入口部から食塊が通過していないことが明らかである．食道体積変化を評価した結果，最小咽頭体積 13.0 mL，咽頭縮小率 52.4%，咽頭残留は 1.8 mL であった（**図 2-15**）．この結果は，健常例に比し，咽頭腔の縮小が著しく低下していることを示している．画像，計測により咽頭収縮不良および食道入口部開大不全が咽頭残留の原因であることを定量的に示すことができ病態理解，さらには評価に基づいた訓練立案につながる．

4　舌骨/喉頭の移動距離および食道入口部開大面積

嚥下 CT では，舌骨のみならず喉頭（甲状軟骨）の動態も 3 次元的に解析可能である．健常成人 26 名を対象としたとろみ水 10 mL の嚥下時，舌骨は前方に 12.8 ± 5.0 mm，上方に 16.5 ± 9.2 mm 移動することが示された[7]．

また，食道入口部は軸位断面に描出でき，開大開始から閉鎖まで，断面積や横径，縦径で開大程度を定量化できる．**図 2-16** の一例が示すように，とろみ水 10 mL の嚥下中，食道入口部は最大 150〜200 mm^2 程度開大することがわかってきている．

こうした定量化は，舌骨・喉頭の運動範囲と食道入口部開大の関係性を明らかにしていくのに有効である．初期的な検討で舌骨喉頭の前方移動距離と食道入口部の正中縦径には相関関係があることが示されている．

5　舌骨上筋群の起始−停止長の変化

舌骨上・下筋群は嚥下中の舌骨喉頭移動に関与する重要な筋である．これらの筋の動態は筋電図による評価が主であったが，3D-CT では筋の起始−停止を描出し，座標をとり，起始−停止長の変化を計測することができる（**図 2-17**）[3]．筋群の短縮順，時間，程度をその他の諸器官の動態と併せて評価できる．さらに左右

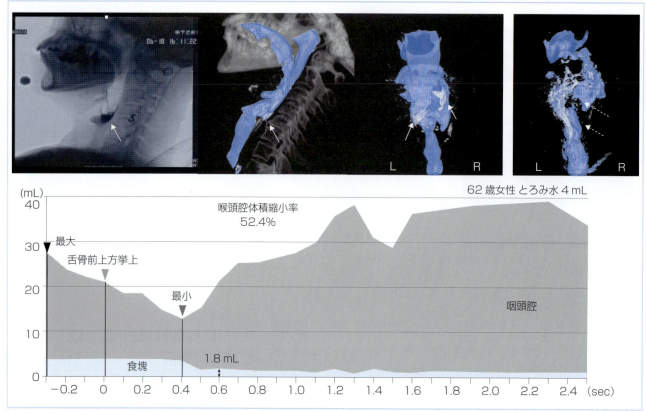

図 2-15 嚥下障害患者例（右延髄梗塞）の嚥下中の咽頭腔と食塊体積変化（稲本ほか，2014.[3] より一部改変）
左から嚥下終了時の嚥下造影画像，嚥下終了時の 3D-CT 像側面像・後方像，食道通過時の 3D-CT 後方像．
実線矢印：咽頭残留，破線矢印（上）：右咽頭腔収縮不良，破線矢印（下）：右側食道入口部開大不全．

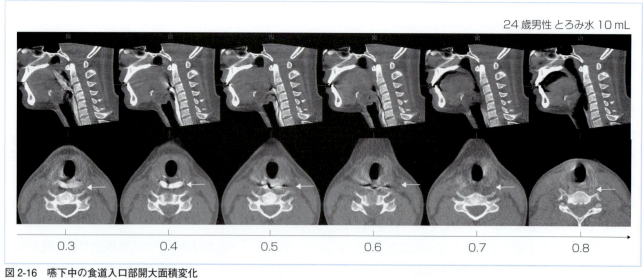

図 2-16 嚥下中の食道入口部開大面積変化
図 2-14 と同じ嚥下中の食道入口部開大面積変化を示す．上段：正中矢状断，下段：食道入口部が観察できる軸位断．
0 秒：舌骨前上方挙上開始．食道入口部は 0.3 秒から 0.8 秒まで開大．最大開大時は 0.4 秒目で，開大面積は 200.6 mm^2．

2章—摂食嚥下の生理

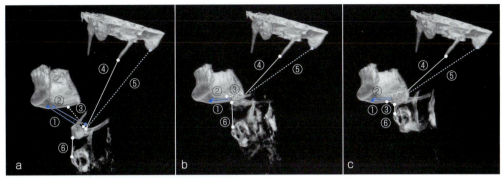

図 2-17　舌骨上筋群・甲状舌骨筋の起始－停止長の変化（稲本ら，2014.[3])
起始－停止を直線で結び時系列に観察することで，筋の起始－停止長の変化をみることができる．
オトガイ舌骨筋（①），顎二腹筋前腹（②），顎舌骨筋（③），茎突舌骨筋（④），顎二腹筋後腹（⑤），甲状舌骨筋（⑥）．

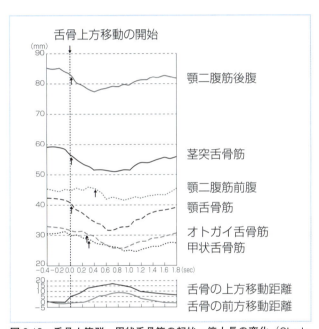

図 2-18　舌骨上筋群・甲状舌骨筋の起始－停止長の変化（Okada, et al., 2013.[7])
筋の起始-停止長と舌骨移動量の平均値を示している．舌骨上方移動開始を 0 秒としている．上向き矢印は起始-停止長の短縮率が 95％未満となったときである．

をそれぞれ計測することで，嚥下障害の左右差の評価も可能である．健常成人 26 名を対象とした，とろみ水 10 mL 嚥下時の舌骨上筋群と下筋群の起始－停止長の変化は，最初に茎突舌骨筋，顎二腹筋後腹，顎舌骨筋が短縮を開始し，その後連続して，オトガイ舌骨筋，甲状舌骨筋，顎二腹筋前腹が短縮した（図 2-18）．舌骨上方移動距離と茎突舌骨筋（r = 0.652)，顎二腹筋後腹（r = 0.452），顎舌骨筋の短縮（r = 0.625）に相関がみられ，舌骨前方移動距離とオトガイ舌骨筋に（r = 0.611）相関がみられ，舌骨の上方・前方移動に関与する筋群が示された[7]．

（稲本陽子）

3　ヒトの脳画像・脳マッピング・嚥下のニューロサイエンス

20 世紀最後の四半期で，ヒトの脳画像と脳のマッピングは飛躍的な技術進歩を遂げた．初期の実証研究では，脳磁計（MEG）によって脳の磁場が検出できることが示された[1]．また，経頭蓋磁気刺激（TMS）は，初めて苦痛を与えない非侵襲的な経頭蓋的刺激を可能とした．陽電子放射断層撮影（PET）の発展により，グルコース代謝と局所脳血流と神経活動との関係性についての見識が得られた．そして 1990 年代初頭，Ogawa ら[2]によって，認知機能によって生じる人の脳の血流力学変化の把握に，核磁気共鳴画像法（MRI）が使えることが示された．

今日みられる高解像度マルチモードの脳刺激と画像システム発展の基本となったこれらの研究は，1990〜1999 年に米国議会図書館と国立衛生研究所が脳研究の社会的認知を高めようとした期間と時期を同じくする．この期間に，技術の発展と神経科学の発展は互いに刺激しあい，その結果として神経可塑性の研究論文は 1985 年から 2005 年に 10 倍近く増えた．

脳画像とマッピングにおける技術的発展は，ヒトの嚥下の神経性制御機構の理解に大きなインパクトを与えた．TMS, PET, fMRI と MEG は，①健常者の嚥下の神経表象，②嚥下に対する皮質の機能的役割，③嚥下障害と嚥下機能の回復の神経関連性，④経験によっ

て可塑的変化を受ける嚥下神経システムの可能性の調査を目的に活用されてきた．これらの目的それぞれについて以下に述べていく．

1996年，Hamdyら[3]はTMSによる口腔（顎舌骨筋など），咽頭，食道筋群の皮質の表象は運動野と運動前野に個々に局在していること，表象は両側であるが，咽頭と食道では左右差があり，利き手と関係ないことを報告した（図2-19）．

続いて，1999年に四つの研究でPETとfMRIによる水，唾液嚥下の神経支配に関する報告がされた．撮像視野の近くの嚥下に関連する動きがBOLD信号を偽陽性にするため，fMRIを嚥下に用いることは方法論的に難題であったことは注目すべきである[4]．

事象関連のfMRIでは，BOLD信号が個人の嚥下に関連した運動と一致した[5~8]．アーチファクトを最小限にする目的で，さまざまな運動－抑制アルゴリズムが適用された[7,9]．嚥下のインターリーブ撮影MRIや，動的MRIが用いられた．

報告された研究で最も一致してみられた活性領域は，運動野外側（ブロードマン4，6野），島，前帯状回，前運動皮質，前頭弁蓋，側頭皮質であった[10~12]．前運動皮質，感覚皮質，小脳，被殻，視床，楔前部の活性も報告された．小脳と基底核の活性は，その後Suzukiら[13]によっても確認された．活性領域は，ほとんどのケースで両側であったが，左右差を認めた．異なる嚥下課題では，別の活性領域パターンを示す傾向がみられた．これらの研究から，嚥下の神経機構は，大きく，両側で分配されていることが確認された．

その後の研究では，異なる嚥下課題や異なる行為間における嚥下の活性領域の比較に焦点があてられた．Martinら[6]は，健常成人における自動的な唾液嚥下と自発的な唾液や水嚥下を比較した．自動的嚥下と自発的嚥下の両方で感覚皮質の外側，右島，上側頭回，中下前頭回，前頭弁蓋の活性がみられたが，前帯状回は自発的な嚥下でより活性がみられた．これは前帯状回のもつ運動企画の働きと関連していると考えられている．Kernら[14]は，咽頭後壁に水を注入したときにみられる反射的な嚥下は第一感覚運動皮質の活性を誘発したが，自発的な唾液嚥下は感覚運動領域，島，前

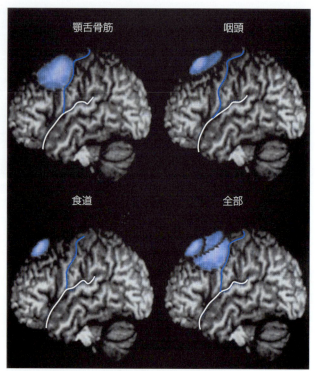

図2-19　健常成人の左側脳表面のMRI画像の一例（Hamdy, et al., 1996.[3]）
頭皮トポグラフィーのデータが，ともに示されている．青線は中心溝で，白線はシルビウス裂である．色の濃淡で表現された領域は，顎舌骨筋，咽頭，食道とこれらの三つの筋群の重なって局在した部分を示している．この被験者では，顎舌骨筋の活性領域は，第一運動野に圧倒的に多く位置し下前頭領域の前方に広がるのに対して，咽頭と食道では，顎舌骨筋に比べより前方中央よりに位置し，前運動皮質におもに位置した．

頭，帯状回，楔状部や楔前部だけでなく，運動関連領域や企画領域など，より広い領域の活性を引き出したと報告した．fMRIやPETなど臥位での嚥下は直立座位嚥下と比較された．座位での嚥下は，臥位での嚥下に比し，左側の優位性をより多く認めた[15,16]．この所見は，臥位での嚥下はより努力的であるため，両側または右半球の感覚運動領域の動員につながったと解釈できるかもしれない．

また，他の研究では嚥下を下顎や口唇や舌の動きなどの関連した運動と比較した．これらの研究から，嚥下に関連して活性を示す脳の領域は，嚥下に特有なものではないことが示された[7,8]．たとえば，Martinら[7]は随意的な唾液嚥下と随意的な舌挙上は，部分的に一致するが異なるネットワークを，また両側であるが非対称的なネットワークを活性化すると報告した（図2-20）．食道の水刺激と随意的な嚥下は，部分的に

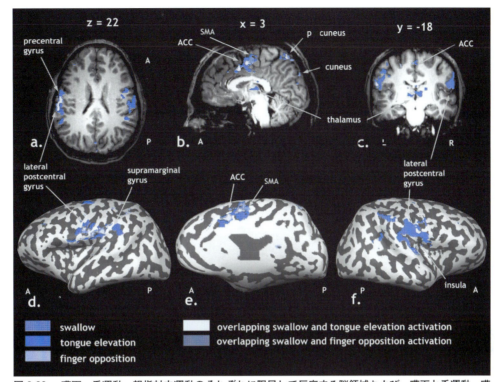

図2-20 嚥下，舌運動，親指対立運動のそれぞれに限局して反応する脳領域および，嚥下と舌運動・嚥下と手指運動に反応する脳領域（Martin, et al., 2004.[7]）
各運動によって賦活化された領域を，軸位断（a），矢状断（b），冠状断（C）の脳断面および左半球の側面（d），右半球近心面（e）上に示した．Talairchの座標はそれぞれの脳断面の上に表示されている．

は共通するが，異なる運動感覚皮質外側の領域を活性化した[15]．これらをまとめると，皮質の嚥下ネットワークは上気道の運動感覚機能を調整するより大きなシステム内に統合されていることが示唆される．

また，加齢と嚥下の関係も研究の対象となっている．Martinらは，健常高齢者において，水の嚥下時は唾液の嚥下時に比べ，活性化される脳領域が4倍も増加したことを報告し，fMRI下で水の嚥下を指示されると，高齢者の脳内では代償的な反応が起こる可能性があることを指摘した．この見解はHumbertら[17]の研究によって裏づけされた．Humbertらは，若年健常者と高齢健常者の唾液，水，バリウム嚥下を比較し，後者は前者に比べ，中心傍皮質や下前頭回など，皮質領域をより多く動員することを示した．同様にTiesmannら[18]は高齢被検者で，嚥下中に両側体性感覚皮質の活性が増加したことを報告した．Malandrakiら[19]は，嚥下の皮質ネットワークにおいて，大脳の左右半球の左右差が減少していくことと加齢が関連あることを解明

した．それゆえ，加齢とともに嚥下の神経プロセスは皮質の表面全体に広がり，より両側支配になる傾向にある．興味深いことに，嚥下の抑制が必要となる「嚥下をするな」という指示に対するBOLD反応においても，高齢者では健常成人に比べ，抑制の反応を示唆する前頭前皮質背内側を含む両側皮質の活性が広い領域でみられた．

画像アプローチ方法，嚥下課題，嚥下の行為，被検者などの違いによる神経画像研究における多様性を受けて，Sörösら[20]は唾液または水の嚥下を対象とした10の神経画像研究のメタ分析を行った．水の嚥下と唾液の嚥下はそれぞれ特有のネットワークと部分的に重なった皮質のネットワークを動員した．右下頭頂葉，右中心後回，右島前部の活性化は，唾液嚥下より水嚥下に起こりやすく，両側補足運動野，前帯状回，両側中心前回の活性化は唾液嚥下で起こりやすかった（図2-21）．これらの研究から，水嚥下は，口腔内の水を感知する感覚に関与すると考えられている右下頭頂

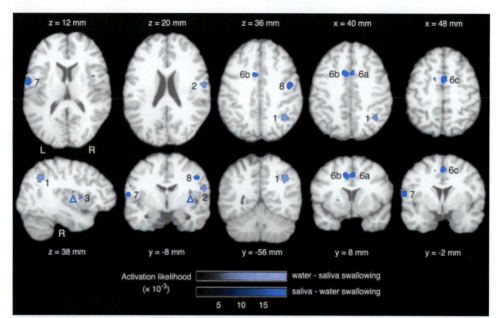

図 2-21　水の嚥下・安静時，唾液嚥下・安静時の ALE map の比較（図 2-20 参照）
安静時に比べ水の嚥下で有意に高い賦活がみられた群は薄い色で示してあり，右下頭頂葉に位置する．安静時に比べ唾液嚥下で有意に高い賦活がみられた群は濃い色で示してあり，右帯状回（6a），左帯状回（6b），右中前頭回（6c），左中心前回（7），右中心前回（8）に位置する．右島では小さな群が確認されるが（青色三角），最小基準量を満たさない程度であった．軸位断と前額断が神経学的の慣習に習って示されている（左半球が図の左）．

葉の活性と関連があることが示唆され，唾液嚥下は運動の開始や調整に重要な前運動領域を動員することが明らかになった．

皮質の嚥下ネットワーク内の機能的な結合，つまり活性化した領域と他の領域との関係性の程度については，二つの研究で検証されている．Lowell らは[21]，自発的な嚥下中，他の嚥下関連の領域に比べ，島での賦活化がより大きく，他の領域との相互作用は左の島でより大きかったことを報告した（**図 2-22**）．そしてこの結果から，島はヒトの自発的な嚥下における主要な統合領域であると提唱された．Babaei ら[22]は，機能的な結合性について検証し，両側の帯状回，島，感覚運動領域，前前頭，頭頂葉に分布する嚥下に関連する正と負の BOLD 領域では一致した機能的結合のパターンが維持されることを報告した．さらに感覚運動領域の機能的な結合は，視覚的なコントロールを要する課題や安静時に比べ，嚥下時で有意に高くなることを報告した．

1　嚥下の皮質表象領域の機能的貢献

それぞれの嚥下の皮質表象領域は，嚥下のそれぞれの行為で局在があると仮定されてきた．

たとえば，一次運動感覚皮質の活性は嚥下運動の開始と実行を促進し[6,7,10,11,18,23]，一方で帯状回前部など一次運動領域以外の領域は，より高次の運動や注意に関与すると説明されてきた[6,7,10,18,23]．また，三つの MEG[14,24,25]と二つの fMRI 研究[19,26]では，嚥下の前半と後半に関係する皮質を比較することで，嚥下に対する皮質の機能的な関与について調べている．MEG による研究では共通して，それぞれの嚥下の時期ごとに優先してみられる特徴的な活性について報告しているが，時間的な活動パターンは研究間で異なる．たとえば，Furlong[24]は水の嚥下時に感覚運動皮質の活性が嚥下前から嚥下中で尾外側から上側にシフトすると報告した．Teismann らは，自発的な嚥下時，運動感覚皮質の活性が嚥下初期から後半にかけて左半球から右半球へと移動すると述べている．一方，Dzeiwas ら[15]は，自発的な嚥下では左中外側前中心回・後中心

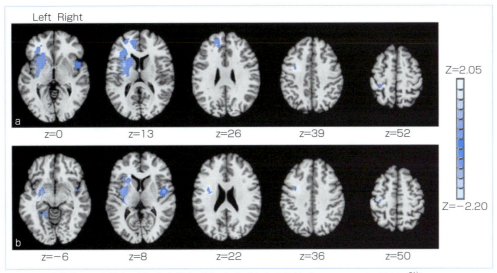

図 2-22　随意嚥下の島前方（a）と島後方（b）および左右の比較（Lowell, et al., 2012.[21]）
クラスターの有意なZスコアが示されている．左＞右が正の値，右＞左が負の値．

回を活性化させるのに対し，嚥下の準備ではより後方の領域の両側一次運動感覚皮質（SI）を活性化すると述べている．MEGは皮質下の磁場の探索に関しては限界があるため[27]，Dzeiwasのグループのみが嚥下に関連する島の活動について言及しており，嚥下準備と嚥下運動中に左島が活性したと報告している．Malandrakiら[19]は，fMRIを用いて嚥下の準備中は運動前野と帯状回前部が活性化されるが，随意嚥下では一次運動感覚皮質・上下頭頂回・帯状回・島・視床・大脳基底核などより広範囲に皮質と皮質下の領域が活性化されると報告した．運動感覚皮質の活性は，嚥下の企図と実行の両方で年齢の高い成人に比し若年成人でより活性することも報告されている[26]．

2　嚥下障害とその回復の神経表象

脳のマッピング技術でも，神経疾患由来の嚥下障害の神経メカニズムを解明する試みが始まっている．主たる研究が，脳卒中による嚥下障害に焦点をあてている．脳マッピングの研究では，嚥下の脳幹循環は左右両半球から下行性の入力を受けるというそれまでの見方に対して異なる見方を示している．Hamdyら[3]は，一側性の脳卒中による患者において重度の嚥下障害がある場合と嚥下障害がない場合で，TMSで表される咽頭筋群の皮質表象の大きさが異なると報告した．非障害半球における咽頭の皮質表象は嚥下障害がある場合で顕著に小さく，嚥下障害がない場合で大きかった．さらに，一側性脳卒中による嚥下障害患者の嚥下の改善について，障害半球内での変化はみられず，発症1か月後と3か月後にみられる非障害半球の咽頭の運動皮質表象の拡大と関連があると述べた[28]．この拡張は嚥下障害の改善に先行することから，非障害側の半球における咽頭の運動表象の再編成が嚥下の改善を決定しているのではないかといわれている．Teismannら[29]は，MEGで一側性脳卒中の亜急性期初期の患者を調べ，嚥下障害患者では障害半球の中心周囲の活動がほとんどみられず皮質の活性が顕著に低下し，非障害半球の目立った活動もみられないと報告した．一方で，嚥下障害のない一側性の脳卒中患者では，健常者に比べ，両側半球で中心周囲の顕著な活動増加を認めた（図2-23）．Liら[30]は，右半球・左半球障害による一側性脳卒中後の嚥下障害患者のどちらの群でも，非障害半球で嚥下に関連するBOLD信号の過活動がみられたと報告している．これらの研究結果は，一側性脳卒中後，非障害側半球の皮質の働きとして，嚥下を調停する能力があることを示している．しかし，Hamdyら[28]による報告で，重度で慢性的な嚥下障害患者で，非障害側における咽頭の運動表象の大きさが嚥下障害のない患者と同じ程度であったという報告も

また注目すべき結果である．これらの結果から，脳卒中による嚥下障害は咽頭の皮質運動ニューロンの損傷によって完全に説明ができない，または予測がつかず，たとえば，皮質下の損傷の合併など他の障害による影響も考慮する必要性を示唆しており，今後のさらなる検証が必要である．

Humbertら[31)]は，軽度Alzheimer（アルツハイマー）病（AD）患者では，嚥下に関与する皮質領域のBOLD信号が低下することを報告した．AD患者では，コントロール群に比べどの領域でもBOLD応答を認めなかった．この結果は，脳卒中嚥下障害患者と異なり，ADの嚥下障害患者は皮質再編成による代償と関係がない可能性を示している．

Teismannら[32)]は，MEGを用いてボツリヌス中毒によって筋力の著しい低下を認めた若年成人が重度の嚥下障害から改善していく際の，嚥下に関連する皮質活動について検討した．嚥下障害が重度である回復の初期は，体性感覚皮質の活動は抑圧されていたが，右島と左後頭頂皮質の強い活動を認めた．臨床的に改善が進むにつれ，コントロール群に比べ，これらの領域の活動が減り，両側の一次，二次感覚運動皮質の活動が増えた．この結果は，末梢の調整が嚥下に影響することを示唆し，さらに嚥下の中心的な調整を司る島や頭頂葉口部の重要性を強調している．同様に，ALS患者では随意嚥下で皮質の嚥下活動が減り，右側優位の嚥下関連の感覚運動皮質活動にシフトすることを示し，障害された咽頭期嚥下の代償メカニズムの可能性が示唆された．

意識することで嚥下の感覚運動コントロールが変わるという見解があるが，機能的嚥下障害または心因性

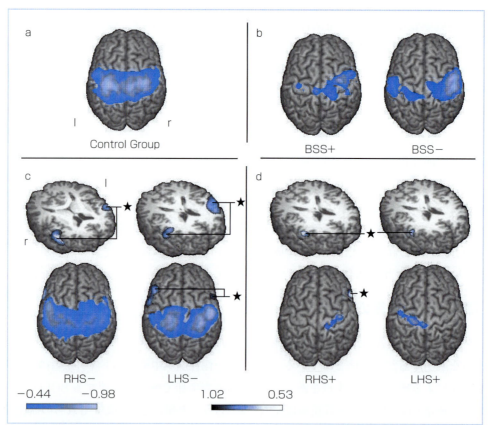

図 2-23　事象関連の脱同期
嚥下の実行中のベータ周波数帯域の変化における結果を，安静時と比較して示している．c, d中の引き出し線はt値（★部はベータの同期に寄与し，それ以外の色の部分は脱同期を示している）を示す．a：比較群の被験者ではa両側の中心溝周囲の賦活を認めた．b：脳幹の脳卒中患者の両群で右半球の中心溝周囲の側性化が観察された．より強い賦活が非嚥下障害患者にみられた．c：一側性脳卒中の非嚥下障害患者では，中心周囲の賦活は非障害半球に側性化した．さらに前頭前野の障害半球への側性化が認められた．d：一側性脳卒中の嚥下障害患者では，障害半球での中心周囲の賦活はほとんどみられず，また障害反対側の賦活もまったく認めなかった．前頭前野の賦活のみ右半球に有意に認めた．

嚥下障害で嚥下に関連する皮質の活性が変化するという結果は興味深い．右島，背外側前頭前皮質，外側運動前野と運動野と頭頂葉下外側の活性が著しく増加し，左側一次感覚皮質内側や右感覚運動皮質の活性が著しく減る．ヒトの脳マッピングの発展は，経験によって可塑的変化を受ける嚥下の神経機構を解明する手段になっている．皮質が嚥下を調整する可能性があることを示唆する経験（刺激）には，末梢の電気刺激，末梢の感覚刺激，反復経頭蓋磁気刺激法，末梢・中枢損傷などがある．

健常対象者では，10分間の咽頭電気刺激で，嚥下中の咽頭運動誘発電位（MEP）の強度の増加と咽頭運動皮質領域の拡張[28]（図2-24），また嚥下中の感覚運動皮質の活性領域の増加を認めた[33]．咽頭の電気刺激は，脳卒中後の嚥下障害患者の在院日数の低下につながった[34]．

末梢感覚刺激は，刺激の本質により皮質嚥下野のさまざまな反応をもたらすことが報告されている．健常成人で，10 mLの水飲み嚥下は早期のTMS誘発の咽頭食道運動誘発電位を作り出し[35]，麻酔が抑制を遅らせ，嚥下中の味覚刺激が抑制を遅らせた[36]．健常成人に対する口腔内の冷刺激は，MEGで口腔期，咽頭期の両側感覚運動皮質の活性を増加させた[37]．HumbertとJoel[38]は味覚の皮膚電気刺激と視覚フィードバック刺激は，島と感覚特有領域を持続的に活性化させ，嚥下ネットワークの一部を活性化させることを示した．食道の酸性化は皮質のBOLD応答を増加させ[39,40]，中心前回の嚥下に関連する活動の著しい低下を示した[41]．さらに，胃食道逆流の患者に対する食道酸刺激は，健常成人に比べ，皮質と島の活動を増加させ[42]，島と内臓知覚や内的知覚に関与する脳領域（視床，扁桃，海馬，帯状回）との機能的な結合を強めた[43]．

反復TMSは周波数に依存して皮質の興奮を変化させる．高周波数rTMS（5 Hz以上）では皮質の興奮を増加，低周波数rTMSでは皮質の興奮を低下させる．健常成人では，5 HzTMS（1 Hz，10 Hzではなく）の刺激後30〜60分間，咽頭筋に対する皮質延髄路の興奮が高まった[44]．一方，1 Hz TMSでは，咽頭の運動皮質の興奮を直後だけでなく刺激後45分間抑制した[45]．さらに，咽頭の皮質に1 Hz rTMSを適用することでみられる咽頭の運動皮質の仮想病巣は，反対側の咽頭運動皮質に5 Hz rTMSを適用することで逆転した．この結果は，rTMSが嚥下障害の治療的介入として有用である可能性を示唆している[46]．また，咽頭の運動皮質に対するrTMSの神経可塑的な効果は，脳由来神経栄養因子内の遺伝的変異によって変わる可能性があることも注目すべきである．

末梢の電気刺激の拡張（上述）は，咽頭の電気刺激に皮質の刺激を組み合わせた対連合性対刺激法（PAS）である．非障害側の咽頭皮質にPASを適用すると，①健常被験者では，咽頭皮質に1 Hz rTMSを適用してつくられる「仮想病巣」による皮質の抑制を逆転させた，②一側性脳卒中による嚥下障害患者にて非障害側半球の皮質の興奮を増加させ，喉頭侵入–誤嚥スコア（penetration-aspiration スコア）を改善させた[47]．さらに非障害側の半球でみられた咽頭皮質の興奮の増加は，脳卒中による嚥下障害患者の嚥下の安全性の改善と関連がみられた[48]．健常被験者にて，反復PASによって最初はPASに反応がみられなかった被験者で咽頭運動皮質の興奮を増加させたことから，繰り返し実施することが効果をもたらす可能性があると考えられる．

（Ruth Martin 著，稲本陽子訳）

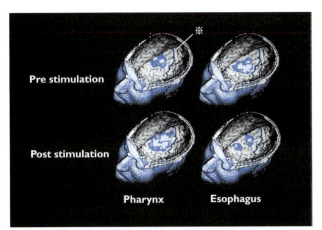

図2-24　頭皮マップを重ねたMRI（Hamdy, et al., 1998.[28]）
トポグラフィーデータ（濃い青色から薄い青色と色がついた領域）を重ねた左側面の脳表面MRI画像の代表例．中心溝は濃青色（※）で示している．咽頭刺激後，中心前回の前方と上中前頭回の咽頭表象は前方側方に拡大した．一方，食道表象は縮小した．

Chapter Three 摂食嚥下と呼吸・発声

1 呼吸と摂食嚥下

　気道は，食塊が口腔から食道に送られる嚥下の交通路と交叉している．したがって，呼吸運動やそれを制御する中枢機構が嚥下に与える影響，あるいはその逆を考慮することは臨床的に重要となる．

　口腔内への食物の取り込み後に始まる咀嚼時には呼吸が止められることはない．これは，咀嚼運動が鼻腔，咽頭，喉頭などの上気道の通路をふさぐことがないからである．咀嚼と呼吸にはそれぞれのリズムがあるが，通常意識することはない．これは，両者の運動を制御するのが下位脳幹に存在するパターン発生器（central pattern generator；CPG）という神経細胞集団によってつくられているからである．これらのリズム形成機構は互いに独立しており，両者が影響し合うことは少ないとされる[1]．

　嚥下の咽頭期には咽頭と喉頭の間は遮断され，喉頭口，声門のレベルにおいて気道内への異物の侵入（誤嚥）を防ぐ．これら喉頭閉鎖，声門の閉鎖だけでなく，嚥下時に呼吸は停止する（嚥下性無呼吸）．嚥下反射の呼吸活動の停止期間は健常成人で約0.3〜1秒くらいである．嚥下性無呼吸時にも吸気性ニューロン群の一部は活動して一過性の横隔膜の収縮をもたらすことにより，胸腔内および食道内は陰圧となる．これらの陰圧は，嚥下時の声門の閉鎖を強固にするとともに食道と咽頭との内圧の差を生じさせ，食塊の移送に役立つ．嚥下も呼吸同様，通常は意識しなくとも機能しており，その運動は下位脳幹のCPGによって制御されている．この二つは解剖学的に重なり合っており，機能的にも相互の神経が連絡し合っている．それは，嚥下も呼吸も咽頭や喉頭などの上気道という共通の通路からなり，これらの部位の感覚や運動機能が安全な運動遂行にとって必要不可欠だからである．

　嚥下は，いずれの呼吸相においても引き起こされるものの，嚥下時には呼吸が止まりそのリズムがリセットされる．ヒトでは，嚥下後呼吸の90％が呼気から開始される（図3-1）[2,3]．ヒト以外の動物では，嚥下後の呼吸相には一定の法則がないものも多い．ヒトにのみ，嚥下後の呼吸相のタイミング取りがなされている最も有力な理由は，ヒトが言語獲得の過程において，複雑な構音運動を行うために舌が垂直的に発達したことと関係する（図3-2）[4]．すなわち，高い口蓋，広い口腔容積に加えて喉頭蓋を下方に位置させたため，食塊や分泌物の喉頭侵入が起きやすい．このことが，嚥下後に吸息することで食塊や分泌物を気道に引き込まないために必要な機能として備わっているのであろう．

　いずれの呼吸相で嚥下が引き起こされるかというタイミングは，個人や加齢によって異なるものの，個人

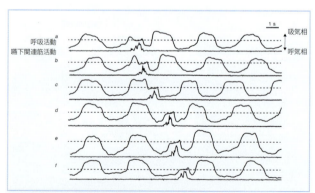

図3-1　嚥下と呼吸の協調運動(Paydarfar, et al., 1995.[3]を一部改変)
嚥下はさまざまなタイミングで引き起こされている（a〜fは同一人物の呼吸と嚥下の活動例）．嚥下前の呼吸リズムはa〜fで一致しているが，嚥下後はずれている．吸気相に嚥下が引き起こされても（a〜c）呼気相であっても（d〜f）嚥下後の呼吸リズムは新たに呼気相からつくられている．

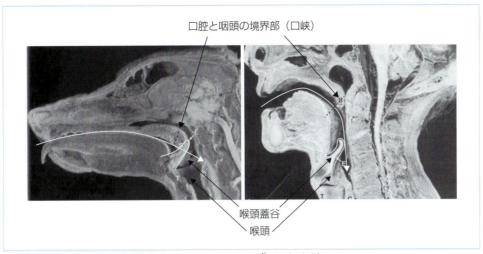

図3-2 イヌとヒトの口腔咽頭（Latiman, et al., 1993.[4]）を一部改変）
イヌ（左）では、前後に長い口腔の奥に喉頭蓋谷がせり出しており、中咽頭（口峡から喉頭蓋谷まで）の スペースをもたないのに対して、ヒト（右）では、高い硬口蓋と広い口腔容積、口峡から喉頭蓋谷に至るまでの間に長い咽頭（空気と食塊の共通する通路）がある．食塊の通り道を白線で示す．

内のばらつきは少ないとされる．他方，嚥下と呼吸相の関係は環境要因にも左右される．座位では呼気相の後期に嚥下が誘発されるのに対して，仰臥位では呼気相の早期に認められる[5]．このことは嚥下運動に伴う食塊の移送が姿勢に影響を受けることと関連しているのかもしれない[6]．

嚥下運動が起きると呼吸が止められることは，呼吸中枢に対する嚥下中枢の優位性を示唆しているが，一概に嚥下中枢と呼吸中枢の優位性を結論づけることはできない．生後間もなくの嚥下反射は呼吸のすべての相において出現する．また，生体機能発育の過程で，嚥下運動は受胎後10〜12週で発現し，22〜24週では呼吸に加えてくしゃみなどの運動が加わっていく．これらの事実は，呼吸と嚥下の協調は生後獲得されることを強く示唆している[7]．

嚥下や呼吸はいずれも気道を守る防御反射としても捉えることができる．気道を守る反射の一つにくしゃみ反射がある．これは，うっ血や分泌物により鼻粘膜が刺激されることで引き起こされる．吸息に続いて爆発的な呼息により刺激物や分泌物が外鼻孔や口から排出され，この間自発呼吸は抑制される．咳嗽反射は気道から異物を排出するための反射である．喉頭や気道粘膜が刺激されると，初めに吸息，次いで声門を閉じて強い呼息を行い，最後に呼息が声門を押し広げて爆発的な呼息で終息する．このときの空気の速度は50〜100 m/秒に達する．咳嗽を制御する中枢（CPG）は嚥下のCPGの近傍にあるとされており，その多くは共通の通路を持ち併せている．神経伝達物質であるサブスタンスPは咽喉頭粘膜を刺激することで咳嗽を誘発するが，同時に嚥下反射誘発をも促進する．この作用を利用した種々の抗誤嚥薬の開発は，高齢者の誤嚥性肺炎予防の一助となる可能性をもつ[8]．

加齢に伴う嚥下と呼吸との協調運動の変化について，高齢者では，①呼吸頻度が高くなり，②嚥下性無呼吸の持続時間が延長する．さらに嚥下関連の舌骨上筋群の筋活動のピークまでの時間も延長する．高齢者におけるこれらの機能の変化にとどまらず，加齢に伴う咽頭や喉頭の組織の緊張減弱，靱帯の緩みなどの退行性変化が，嚥下と呼吸の協調性の低下を生むことにより，高齢者の嚥下に臨床的な問題を発生させている．

（井上　誠）

2 発声発語と摂食嚥下

1 発声発語器官と摂食嚥下器官

「人は日常の社会生活のなかで，さまざまな形でコミュニケーションを行っている．そして日常最もよく

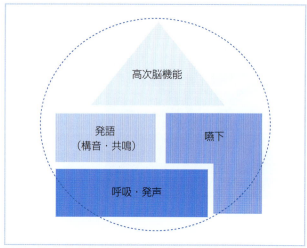

図 3-3　ヒトの呼吸，発声，発語，嚥下，高次脳機能の関連
　　　　（苅安, 2009.[2]）を一部改変）

表 3-1　言語障害と摂食嚥下障害の合併率
（伊藤，2007.[3]），橋本ほか，2008.[4]）より作成）

言語障害の原因疾患	合併率	研究者，年
脳血管障害	61%	東儀，豊倉．1980
記載なし	87%	Martin, Corlew. 1990
脳血管障害，ALS など	73%	西尾，新美．2002
脳血管障害など	89%	橋本，岡田ら．2008

用いられているコミュニケーション手段は話し言葉（speech）である」[1]．この，「話し言葉」を発するのに必要なものが「発声発語器官」であるが，口唇，舌，下顎，軟口蓋など，さまざまな語音をつくる器官を「構音器官」とよぶ．この「発声発語器官」は，基礎編・第1章の「摂食嚥下器官の解剖」で解説されている「摂食嚥下器官」と重なる．ヒトは，ほぼ同じ器官を使って呼吸し，話し，咀嚼し，飲み込んでいるのである（**図 3-3**）[2]．米国において，言語治療士（speech & language pathologist）が永年の発声発語や言語の障害に対する取り組みの知識・経験をもとに，摂食嚥下障害の領域にかかわるようになった理由の一つは，ここにある．また，摂食嚥下障害と発声・構音障害の合併率が60〜90％（**表 3-1**）[3,4]と高いことは，両者の関連性の高さを示す資料となる．リハビリテーションスタッフ，特に言語聴覚士の立場からは，どちらかの訓練が，もう一方にもよい影響を及ぼすだろうという発想につながる訳であるが，嚥下時の動作に近い母音の持続動作訓練が摂食嚥下機能の改善に有効であるという報告[4]，また効果はないとする報告などもある[5]．

2　発声発語機能と摂食嚥下機能

しかし，米国では舌の口蓋に対する最大押しつけ力を測定する Iowa Oral Performance Instrument（IOPI）が開発されると，発声発語機能のなかでも，「構音機能と舌圧」の関連性に着目した基礎・臨床研究が行われ，さらに「舌圧と嚥下機能」との関連性の検討へと広がっている．摂食嚥下障害患者（高齢者，頭部外傷や脳卒中患者など）に一定の舌圧強化訓練を継続すると，舌のボリューム，舌圧が向上し，嚥下圧や気道防御機能なども改善したという報告が行われている[6-9]．日本でも JMS 舌圧計が開発されたことで，多くの基礎研究・臨床研究が行われつつある[10,11]．また，嚥下時と構音時の詳細な舌圧の比較がスワロースキャンによって行われ，基礎的データが示されている[12]．今後は，これらのデータをもとに，具体的な舌圧数値を目標にした構音と嚥下を同時視野においた機能訓練が進められるのが，一つの方向性であろう（**図 3-4**）．

なお，発声発語のなかで見落とすことができないのは共鳴の問題である．鼻咽腔閉鎖機能と開鼻声，開鼻声と構音などは，臨床でしばしば経験することであるが，これらの相互関連性についての検討はまだ不十分である．開鼻声や鼻腔への逆流への臨床的評価，対応については嚥下機能補助装置に関する項目（p.243 以降）を参照されたい．

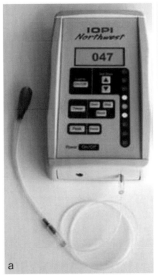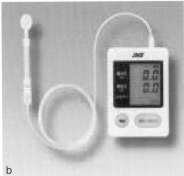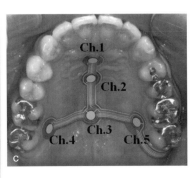

図3-4 3種の舌圧計
a：IOPI，b：JMS舌圧計，c：スワロースキャン

（熊倉勇美）

摂食嚥下のモデル

Chapter Four

摂食嚥下の動態や摂食嚥下障害の病態を説明するために，摂食嚥下モデルが概念として形成され，研究や臨床に用いられている．そのなかで，摂食嚥下の動態を生理学的に説明したモデルが，4期モデルとプロセスモデルである．4期モデルは液体嚥下の動態を説明するモデルであり，プロセスモデルは，咀嚼嚥下を理解するうえで必要なモデルである．一方，生理学的モデルでは，食物を捕食してからの食物の送り込みや口腔，咽頭器官の運動を説明しており，捕食までの段階（先行期）が含まれておらず，臨床応用されるには不十分であった．そこで，先行期からの摂食嚥下障害の病態を説明するために，のちにLeopoldらによって5期モデルが提唱された[1]．摂食嚥下障害の臨床で一般的に用いられているのが5期モデルである．本章では，各モデルについて説明していく．

1 5期モデル（臨床モデル）

液体を飲むときと固形物を咀嚼して食べるときには，嚥下までのプロセスが異なるために，それぞれの事象を説明するのが，4期モデルとプロセスモデルである．しかし，臨床的には「飲む」も「食べる」も一緒に扱うために，その病態を説明しやすい5期モデル（five stage model）が一般的に用いられる．5期モデルでは，もともとあった4期モデル（後述）に捕食までの先行期（anticipatory stage）を加え，摂食嚥下のステージを先行期，準備期，口腔期，咽頭期，食道期の5期に区分して説明している（表4-1）．

先行期では，食物を口に入れる前に，その食物を目でみて，鼻でにおいをかぎ，食具で口へと運んでいく動作までが含まれる．食物のにおいは食欲を刺激し，

表4-1 摂食嚥下の5期

ステージ	内容
先行期	食物を目でみて，鼻でにおいをかぎ，食具で口へと運び捕食するまで
準備期	捕食した食物を咀嚼し食塊形成して嚥下しやすい状態にするまで
口腔期	嚥下が開始されて食塊を咽頭へと送り込むまで
咽頭期	咽頭へと到達した食塊を食道へと送り込むまで
食道期	食塊が食道蠕動によって胃へと運ばれるまで

唾液分泌を促進させる．認知された食物，液体は，食器具やストローなどを用いて口まで運ばれるので，食器具の違いにより，自動的に下顎や舌，口唇などの運動が変化することで対応している．先行期は，それ以降のステージに影響を及ぼし，認知機能低下などによる先行期の障害は，準備期，口腔期の障害を招くことがある．

準備期とは，捕食した食物を嚥下しやすいように食塊形成し，嚥下が始まるまでのステージである．液体嚥下と咀嚼嚥下では，この準備期の動態がまったく異なるために生理学的モデルでは別々のモデルが用いられるが，臨床的には，食物を口腔に入れて嚥下が始まるまでのステージとして考えればよい．舌の運動障害や高次脳機能障害により，食物または液体を口腔内に入れてもその食物がずっと口の中に留まっている場合には，準備期の障害といえる．

口腔期から食道期までは，随意下での嚥下反射によって進んでいく．嚥下が開始されて咽頭へと食塊が送り込まれるまでが口腔期，食塊が咽頭を通過し，食道へと入っていくまでが咽頭期，食道を通過していくのが食道期である．各ステージの障害は，部位別にみた送り込みや通過の障害のことである．

なお,「摂食」には,狭義と広義の定義がある.摂食嚥下障害というときに,先行期と準備期が「摂食」を指し,口腔期,咽頭期,食道期が「嚥下」を指す.一方で,摂食機能障害というときの「摂食」は広義の摂食であり,先行期から食道期までのすべてステージが含まれる.また,拒食症や過食症などを示す摂食障害は精神疾患であり,摂食嚥下障害とは区別される.

(松尾浩一郎)

2　3期モデルと4期モデル

嚥下モデルは,3期モデル (three stage model) から始まった[2].3期モデルでは,嚥下運動が開始されてから食塊が胃へと達する過程が,食塊の場所で,口腔期,咽頭期,食道期の三つのステージに分類された.口腔期は,食塊が口峡部を通り,口腔から咽頭へと送り込まれる時期,咽頭期は,その食塊が咽頭腔を通過し,上食道括約筋部を越えて食道へと送り込まれる時期であり,食道期は,食塊が食道蠕動により下食道括約筋部を越えて胃へと運ばれる時期であると定義されていた.その後,口腔期が,嚥下反射の前後で口腔準備期と口腔送り込み期とに分けられ,口腔準備期 (oral preparatory stage),口腔送り込み期 (oral propulsive stage),咽頭期 (pharyngeal stage),食道期 (esophageal stage) の四つのステージで表される4期モデル (four stage model) が確立された (**図4-1**)[3].

このモデルは,液体を命令嚥下 (p.147参照) したときの食塊の動きをもとに構築された概念である.4期モデルでは,各ステージを食物が到達している場所で分類しているので,各期がほぼ重複することなく続くことが特徴である.口腔準備期では,食物を取り込んだあと,口腔内でその食物が嚥下できるような性状になるように準備を行う.口腔送り込み期では,食物が嚥下できる状態になったら,それまで舌と軟口蓋によって閉鎖されていた口峡部が開き,舌と口蓋によって食塊を咽頭へと送り込む.口腔送り込み期までは,随意的な制御を受けるが,咽頭期と食道期は,おもに随意下の調節を受ける.

1　口腔準備期

口腔準備期は,液体が嚥下できる状態になるまで口腔内に保持される時期を指す (**図4-1**).有歯顎者の場合,舌の前方部分で食塊 (bolus) を保持するか,舌背部に載せて口蓋との間で保持していることが多い.嚥下が開始されるまで咽頭へと液体が漏れないように,舌と軟口蓋によって口腔の後方はしっかりと閉鎖されている.一昔前までは,固形物を食べるときにも同じように食塊が口腔内に保持されていると考えられていた.とろみ調整食品で粘性を高めた液体やペースト状の食物を一口嚥下するときも,上記の口腔内保持に準じる.

2　口腔送り込み期

口腔送り込み期は,保持した食塊を舌が後方へと送り込むところから開始される (**図4-1**).舌は,食塊を舌背上に載せ,前方部から徐々に口蓋へと接するように挙上することで,食塊を後方へと送り込んでいく.この送り込みの開始は随意的に行われる.

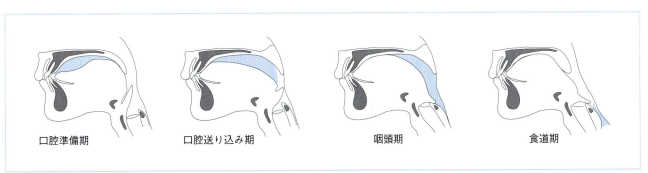

図4-1　液体嚥下の模式図 (4期モデル)

口腔準備期　　口腔送り込み期　　咽頭期　　食道期

3　咽頭期

　口腔送り込み期に引き続き、咽頭へと送り込まれた食塊によって咽頭期が惹起され、食物を食道へと送り込んでいく（図4-1）。咽頭期は口腔、舌、咽頭、喉頭の数十の神経、筋の連続した複雑な活動で成り立つ。嚥下の咽頭期の各器官の動きやタイミングなどは、咀嚼嚥下でも液体の命令嚥下でも基本的に同じである。咽頭期の各器官の運動については、咀嚼嚥下の咽頭期の項にて詳述する。

4　食道期

　食道に送り込まれた食塊は、食道蠕動により胃へと送り込まれる。安静時の食道の入口と出口は、胃の内容物の逆流やそれに伴う誤嚥を防ぐために、上下の食道括約筋が緊張し閉鎖している。括約筋は、嚥下のタイミングに合わせて弛緩し開大することで、食物を胃へと運んでいる。

補　連続嚥下

　固形物の咀嚼嚥下時における食塊の送り込みが液体の一口飲みのときとは異なるように、液体を連続して飲むとき（sequential swallow）の動態は、嚥下の一口飲み（discrete swallow）のときとは異なる。連続嚥下になると、食塊の送り込み方や口腔・咽頭の運動が変化する[4-9]。基本的には健常成人では、一口飲むごとに1回嚥下する1：1の対応がある。一方、他の哺乳類では連続嚥下が一般的であるが、そのときには、何口か喉頭蓋谷まで液体を送り込んでから嚥下が起こるn：1の対応になっていることが多い[10]。

　連続嚥下の動態は、嚥下とその次の嚥下との間で、喉頭が開くかどうかで、大きく二つのタイプに分類される。一般的によくみられるのが、嚥下ごとに喉頭が下がり、嚥下中には反転していた喉頭蓋が立ち戻り、喉頭前庭が開くタイプである（図4-2A）。もう一つの運動が、嚥下が終わるごとに喉頭が多少降下するものの、そのまま喉頭蓋が反転したままの位置を保つことで、喉頭前庭が開かないまま次の嚥下に移行するタイプである（図4-2B）。両タイプの嚥下が混じりながら連続嚥下が行われる混合型もみられる。

　連続嚥下中の食塊の送り込みは、1回嚥下のときとは異なる。1回嚥下では、口腔に液体を保持してから一気に嚥下するが、連続嚥下では、嚥下開始前に液体は咽頭へと送り込まれ、嚥下が始まるときには、喉頭蓋谷部まで達していることが多い[11]。特に、喉頭が開かずに連続嚥下が行われるタイプでは、液体が下咽頭にまで達する[11]。そのため、口腔から咽頭への送り込み時間は短縮するが、咽頭に送り込まれてから嚥下開

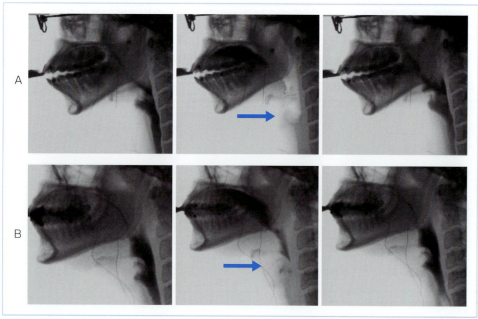

図4-2　連続嚥下の飲み方別VF像

始までの時間は延長する．舌骨の運動時間は短縮し，最大挙上量は低下し，1回ごとの嚥下時間は短縮する[12]．嚥下と呼吸との関係も変化し，1回嚥下では，嚥下後の呼吸が呼気で再開されることがほとんどだが[13,14]，連続嚥下では吸気で再開される割合が増える[15]．

連続嚥下と加齢，喉頭侵入，誤嚥の関係については，現段階では一定の見解はまだ得られていない．健常高齢者で連続嚥下によって喉頭侵入の割合が増加するとの報告がある一方で[11]，健常者では年齢によらずに喉頭侵入はないという報告もある[15]．脳卒中患者では，連続嚥下により誤嚥リスクは高まり[6]，筋萎縮性側索硬化症（ALS）患者では連続嚥下パターンが不規則でリズム不整になるようであるため[5]，摂食嚥下障害患者では，水分摂取指導の際には液体の飲み方についての指導には気をつけなければならない．

3 プロセスモデル

プロセスモデルは，咀嚼嚥下のモデルである．4期モデルでは，食物の場所でステージを分けていたので，口腔準備期が終わり，口腔送り込み期になったときに初めて食塊は口腔から咽頭へと送り込まれることになっていた．しかし，咀嚼された食物は咀嚼中に咽頭へと送り込まれるために4期モデルではこの事象が説明できない（連続嚥下の嚥下についても同様に説明できない）．そこで，咀嚼嚥下の動態を説明するためにPalmerらによってプロセスモデルが提唱された[16]．

プロセスモデルは，咀嚼嚥下のプロセスを四つのステージに分けている．食物を捕食し臼歯部まで運ぶstage I transportに続き，食物を咀嚼により粉砕し唾液と混和することで食塊をつくるprocessingとなる．Processingの途中で，咀嚼された食物は順次咽頭へと送り込まれる．この送り込みがstage II transportである．咽頭へと送り込まれた食物は，嚥下までそこで蓄積し，最終的に口腔内でさらに咀嚼された食物と一緒になって嚥下される．プロセスモデルでは，processingとstage II transportとがオーバーラップしているのが特徴である（図4-3）．

1 Stage I transport

われわれは食物を捕食したのち，その食物を臼歯で咀嚼するために，舌で食物を臼歯部まで運ぶ．この送り込みのことをstage I transportとよぶ．Stage I transportでは，開口とともに舌全体が後下方へと動くことで，舌背に載せた食物を臼歯部へと運び，それと同時に舌は外側へと回転して，食物を下顎の咬合面へと載せる[17,18]．このときの舌の運動は，stage II transportのときの舌運動と区別するために舌の「プルバック」運動（pull back motion）とよばれている（図4-4）．食物の大きさや性状によってstage I transportの頻度が変化するが，下顎や舌の動きは比

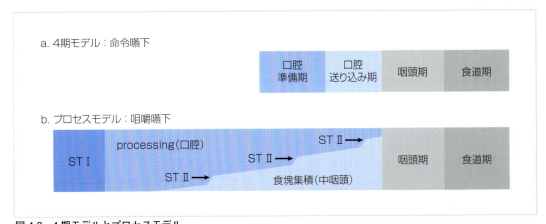

図4-3　4期モデルとプロセスモデル
a：4期モデルでは，各ステージがほとんど重なり合わずに進んでいく．b：プロセスモデルでは，processingとstage II transportがオーバーラップしながら進んでいく．

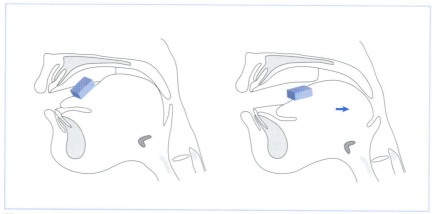

図 4-4　Stage I transport
舌のプルバック運動と歯列側への回転によって，臼歯部まで食物を運ぶ．

較的一定である[18]．

2　Processing

　Processing とは，捕食した食物を咀嚼して粉砕し，唾液と混ぜ湿潤させ，嚥下しやすい食塊とするプロセスのことである．咀嚼を必要としない食物を舌でつぶして，唾液と混ぜて食塊形成するのも processing に含まれる．咀嚼運動は，大脳皮質と末梢からの入力による修飾を受けながら，脳幹の中枢性パターン発生器によってコントロールされている．また，中枢性の制御とともに，歯，咬合力，唾液分泌などの内的因子や食物の性状や他の物理的性質などの外的因子による影響も受ける（**表 4-2**）．
　歯の喪失，咬合接触面積の減少，義歯の使用，咬合力の低下などによって，咀嚼機能は低下する[19〜23]．臼歯の咬合接触が少ないと嚥下までの咀嚼回数が増加する[19,20,24]．一方，歯数の減少した者や義歯装着者では，咀嚼効率が低下するために，嚥下する食物の粒の大きさは大きくなると報告されている[20,25]．加齢，性別に関しては，喪失歯や他の病気などの交絡因子を取り除くと，咀嚼機能にはあまり影響を及ぼさない[19,21,26]．一方で，加齢に伴う個人差は大きい[19,27]．また，processing は有歯顎と同様に無歯顎でも行われる．
　唾液も咀嚼において重要な役割を担う．唾液は，食物を湿潤させ，咀嚼によって粉砕された食片を食塊としてまとめる．また，咀嚼中に食物の細片が唾液と混ざることにより，食物の香りや味を感じることができる[28]．口腔内に食物があると唾液の分泌量は増加し，咀嚼が開始されるとさらに増加する[29]．また，食物の性状によって唾液分泌量は変化する．乾燥した食物を食べると，唾液が多く分泌される．
　舌は下顎の咀嚼運動に連動しながら三次元的に動い

表 4-2　咀嚼機能へ影響を及ぼす内的因子と外的因子

	影響因子	帰結
内的因子	臼歯の喪失	咀嚼回数の増加
	咬合接触の減少または義歯の使用	嚥下時の食塊サイズの拡大
	年齢，性別	影響はあまりないが，個人差は大きい
外的因子	食物の硬さ	咀嚼回数の増加 咀嚼時間と食塊集積時間の延長
	食品の乾燥性	咀嚼時間の増加，唾液の必要性の増加

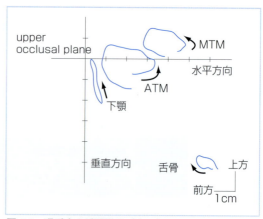

図 4-5　咀嚼中の舌運動のパターン
舌は，咀嚼運動に連動し前後，上下方向に動いている．
注）upper occlusal plane: 上顎咬合平面，ATM: 舌マーカー（前），MTM: 舌マーカー（後）

ている[30]．側面からみると，下顎運動は上下方向がメインだが，舌は，前後，上下方向ともに大きく動いている．舌は開口とともに前下方へと動き，開口運動の中期から後半にかけて最前方へ来る．そこから方向を変え，開口後期には後方へと動く．閉口とともに舌は上後方へ動き，閉口中期から前方へと方向を変える．咬合中も前方へと動いている（図4-5）．

咀嚼中の舌運動は，左右方向への移動と回転運動も加わる[31]．噛んだときに咬合面からはみ出た食物の一部を，開口したときに舌が作業側へ移動しながら回転して咬合面へと押し戻す．その一方で，頬も咬合面の外側に押し出された食物を咬合面上に戻すように内側へと押す．また，舌は，咀嚼中の回転運動により，咀嚼した食物の一部または全体を反対側の歯列上へと運んだり，stage II transportのために，舌背上へと食物を載せる動きをする[32]．

軟口蓋も，摂食中下顎の動きと連動しながら動いている[33]（図4-6）．軟口蓋は咽頭期では，鼻咽腔閉鎖のために挙上するが，咀嚼中やstage II transportでも下顎運動に連動して挙上している．軟口蓋の挙上頻度は個人差を認めるものの，軟口蓋運動と顎運動の時間的関係は極めて一定している．咀嚼中，軟口蓋は開口とともに挙上し，閉口とともに下降する（図4-7）．この咀嚼中の軟口蓋の運動は，吸気のときよりも呼気のときのほうが頻度が高い[34]．これは，吸気のときの上気道確保のためではないかと考えられている．

舌骨も咀嚼中常に動いているが，その動きは下顎や舌の運動ほど一定していない．舌骨は，舌骨上筋，下筋群を介して頭蓋，下顎，胸骨，甲状軟骨をつなげている．その筋結合によって，舌骨は摂食中の下顎と舌

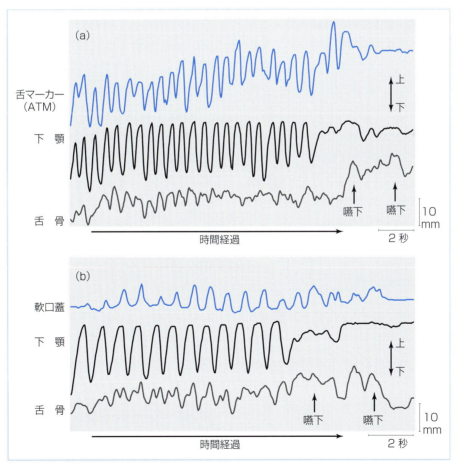

図4-6　咀嚼嚥下中の舌マーカー（ATM），下顎，舌骨の運動の垂直成分（a）と軟口蓋，下顎，舌骨の運動の垂直成分（b）
aとbは別々の摂食の流れを示している．図中の上方への運動が上向きである．摂食中のリズミカルな舌，軟口蓋の運動は，周期的な下顎の運動に時間的に連動している．舌骨もまたリズミカルに動いている．舌骨運動の大きさは咀嚼中よりも嚥下中のほうが大きくなる．

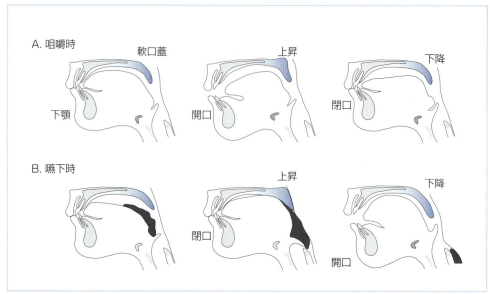

図4-7　咀嚼中（A）と嚥下中（B）の軟口蓋挙上の模式図
咀嚼と嚥下では，下顎運動に対する軟口蓋挙上のタイミングが異なる．

の運動をコントロールする重要な役割を担っている．

　液体嚥下の準備期では，液体を口腔内に保持するために舌と軟口蓋が接して口峡部を閉鎖している．しかし，食物を咀嚼するとき，舌と軟口蓋は，咀嚼運動と協調的に運動しているために，両者はほとんど接せず，口腔と咽頭は一つの連続した空間となっている．また，咀嚼中，鼻咽腔は鼻呼吸のために開いているので，口腔と鼻腔は咽頭を通してつながっている[27,33]．下顎が閉じたときに口腔の容積が小さくなることで，口腔内の空気が後方へ流れ，咽頭を通って鼻腔へと押し出される．これにより咀嚼中の口腔中の食物の香りも一緒に鼻腔へと運ばれる[35〜37]．

3　Stage Ⅱ transport

　咀嚼された食物は，唾液に混ぜられてある程度嚥下できる性状になると，舌の中央部に集められ，舌と口蓋によって後方へと絞り込まれるように中咽頭へと送り込まれる（図4-8）[27,38]．この送り込みがstage Ⅱ transportとよばれ，送り込まれた食塊の咽頭，喉頭蓋谷での集積が，bolus aggregationとよばれる[27]．

　Stage Ⅱ transportの動きは，液体嚥下の口腔送り込み期の動きと近似する．閉口中に食物が舌背部に載せられたあとに，食塊を中咽頭へと絞り込むように，舌の前方部から後方へと徐々に口蓋との接触面積を広げていく（図4-8）．この舌の動きは，squeeze back（絞り込み運動）とよばれ，stage Ⅰ transportのときのpull back運動とは区別される．stage Ⅱ transportの原動力は，舌の能動的なsqueeze backによるもので，重力による受動的な送り込みの影響は少ない[39,40]．

　Stage Ⅱ transportによる咽頭への食物の送り込みは，嚥下直前だけに起こるわけではなく，咀嚼の途中で順次必要に応じて起こり，その後すぐにまた咀嚼が再開される．中咽頭へと送り込まれた食塊は，その後喉頭蓋谷部まで送り込まれ，嚥下までそこで集積される．咀嚼した食物から順次咽頭へと送り込まれるために，口腔内では効率的に咀嚼を行うことができる．

　Stage Ⅱ transportやbolus aggregationには，個人差が大きく，まったくstage Ⅱ transportが起こらない人もいれば，10秒以上も喉頭蓋谷でのbolus aggregationが起こる人もいる[41]．また，硬い食物のほうが軟らかいものよりもstage Ⅱ transportの頻度があがり，中咽頭でのbolus aggregationの時間が長くなる[27]．

4　Swallowing

1—嚥下惹起の因子

　嚥下のタイミングや嚥下開始時の食物の位置は，食物の物性や，咀嚼によって変化する（表4-3）．

　液体嚥下では，とろみ調整食品（増粘剤）を使用し

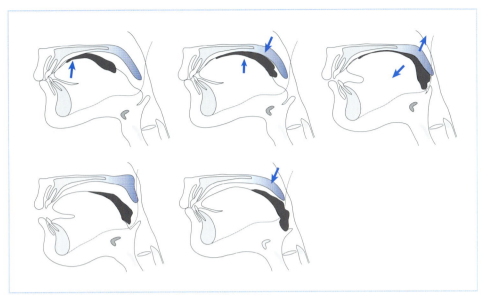

図 4-8　Stage Ⅱ transport
舌の squeeze back 運動によって，口腔から咽頭へと咀嚼された食物を送り込む．

表 4-3　嚥下惹起への影響因子

因　子	嚥下への影響
粘性	高粘性により送り込みが遅延
味	酸味は嚥下を誘発
化学的感覚	メンソールやカプサイシンは嚥下を誘発
連続嚥下	嚥下開始時に食塊が喉頭蓋谷，下咽頭まで達する
固形物の咀嚼	嚥下開始時に食塊が中咽頭か喉頭蓋谷まで達する
二相性食物（固形物と液体）	嚥下開始時に食塊位置が下咽頭まで達する

て液体の粘性を高めることで，嚥下のタイミングや送り込み時間が変化することはよく知られている．粘性を高めると，口腔送り込みの時間が延長し，咽頭嚥下開始もそれに準じて遅れ[42,43]，嚥下咽頭期も延長する．そのため，臨床では，口腔内保持が困難であったり，嚥下反射遅延があるときに使用することで，嚥下前の口腔からのたれ込みを減らすことができる[44〜46]．

味も，嚥下惹起のタイミングに対して大きな影響を及ぼす．特に，酸味は他の味覚よりもより嚥下誘発に効果的であると報告されている[47〜49]．また，味覚とは異なるが，化学的感覚（chemesthesis）も嚥下を誘発する重要な因子である．化学的感覚とは，刺激や痛みを伴う感覚であり，チリペッパーの焼けるような感じやメンソールや炭酸水のスーッとするような冷たい感じを受容する感覚として定義されている．化学的感覚と味覚では，神経伝達物質も異なる[50,51]．これらのメンソールやカプサイシンなどの化学的感覚による刺激によって嚥下がより誘発されることが明らかになっている[52,53]．

咀嚼嚥下では，その咀嚼する食物によって嚥下のタイミングや嚥下開始時の食物の位置が変化する．固形物では，軟らかい食物よりも硬い食物のほうが，嚥下までに食物が咽頭，喉頭蓋谷へと達する割合が高くなる[27]．さらに，二相性食物という固形物と液体を同時に摂取するときには，その液体成分が嚥下開始前に高率に下咽頭へと侵入する（図4-9）[40]．健常高齢者では，二相性食物を食べたときの食物の位置は若年者と比較して有意な変化はなかったが，脳梗塞後の嚥下障害患者では，食物が嚥下前に梨状窩まで達する割合が増加しており，誤嚥のリスクも高まっていた[54]．二相性食物の液体成分の粘性を高めると咀嚼時間や嚥下開始時の食物の位置は固形物に近づいていく[55]．

2―咽頭期

咽頭期では，口腔，咽頭の数十の神経，筋が連続して活動し，0.5秒程度で食物を食道へと送り込んでいく[56]．咀嚼嚥下と液体嚥下では，嚥下開始までの送り込みのタイミングや様式には大きな違いがあるが，嚥

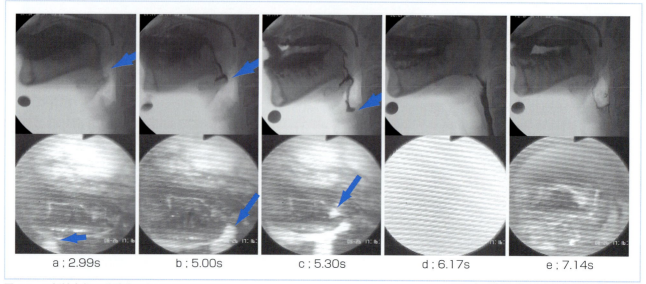

図 4-9　二相性食物の咀嚼嚥下時 VE, VF 同時撮影
下に示している時間は摂食開始からの時間．バリウムの先端位置を矢印で示す．固形成分が口腔内で咀嚼されている間に，液体成分が嚥下開始前に（a）喉頭蓋谷，（b）下咽頭，（c）梨状窩へと到達している．しかし，喉頭侵入，誤嚥は認められない．

下が始まると，その運動はほぼ同じとなる．咀嚼嚥下では，一口の捕食に対して，複数回嚥下することが多い．摂食中の最後に起こる嚥下は「最終嚥下（terminal swallow）」とよばれ，その途中で起こる嚥下は「挿入嚥下（intercalated swallow）」とよばれる．最終嚥下では，口に残っていた食物が咽頭へと stage Ⅱ transport によって送り込まれ，その前に中咽頭で集積されていた食物と一緒になり，食道へと送り込まれていく．

口腔から咽頭へと食物が送り込まれてくる前に，軟口蓋が鼻腔と咽頭腔を遮断するように挙上し，上部咽頭筋も収縮し，鼻咽腔を閉鎖することで，鼻腔への逆流を防ぐ．鼻咽腔閉鎖不全があると，嚥下圧が鼻腔に抜けてしまい，食塊の鼻腔への逆流や咽頭残留が起こる可能性がある．

舌は，口腔送り込み期や stage Ⅱ transport では，舌尖部から舌背部が食物に接し，送り込みの役割を担っていたが，咽頭期では，舌後方の舌根部が重要な役割を果たす．口腔から送り込まれてきた食物をさらに下方へと送り込むために，舌根部は後方へと収縮し，中咽頭部の収縮筋群も収縮する．咽頭の収縮筋群は，上方から下方へと蠕動運動様に収縮していき，さらに咽頭腔の容積を縮小させるために上下方向にも短縮する．

食塊が下咽頭へと到達する前に，オトガイ舌骨筋を中心とした舌骨上筋群と甲状舌骨筋の収縮により，舌骨と喉頭が上前方へと引き上げられる．喉頭蓋は，自力では倒れ込むことができず，喉頭の前上方への挙上と舌根部への後方への収縮によって，喉頭蓋は相対的に後方へと倒れ込み，嚥下中の食物が気道に入らないように喉頭を閉鎖する．嚥下中の喉頭挙上や舌根部の収縮が不十分だと，喉頭蓋の倒れ込みが不十分になる．それに伴い，喉頭閉鎖が不良となり，嚥下中の喉頭侵入や誤嚥のリスクが高まる．また，喉頭蓋の倒れ込みが悪いと，喉頭蓋谷に蓄積されていた食物のクリアランスが不十分になることが多く，嚥下後の喉頭蓋谷部への残留を認めることになる．これは，食物物性の影響で，液体嚥下よりも咀嚼嚥下時のときが顕著に現れる．

食物が食道へと入っていくためには上食道括約筋（upper esophageal sphincter；UES）の開大が不可欠である．嚥下時の UES の開大には，UES の弛緩，舌骨上筋群の挙上，食塊の圧力の 3 要素が必要である（図 4-10）．嚥下関連筋群のほとんどは，嚥下中に収縮するが，輪状咽頭筋を中心とした UES だけは嚥下中に弛緩する[56, 57]．輪状咽頭筋の弛緩とともに，舌骨上

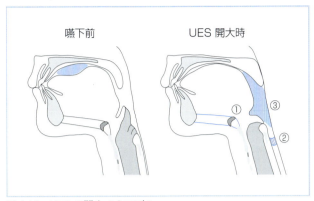

図 4-10　UES の開大メカニズム
UES の開大には，①オトガイ舌骨筋を中心とした舌骨上筋群の収縮，②輪状咽頭筋の弛緩，③食物の上方からの圧が必要である．

筋群と甲状舌骨筋が収縮し，舌骨，喉頭を前上方へと引き上げる[58]．そこに，咽頭収縮によって送り込まれてきた食塊の圧力（intra-bolus pressure）によって UES は開大し，そのまま食塊が食道へと送り込まれていく．これらの要素が欠けると UES 開大が不十分となり，嚥下後の梨状窩への食物残留やそれに続発する嚥下後の誤嚥の危険性が高まる．

（松尾浩一郎，Jeffrey B. Palmer）

Chapter Five 摂食嚥下機能と発達，加齢

1 発達と摂食嚥下機能

1 発達と摂食嚥下機能の獲得過程

　摂食嚥下機能は生命維持の基本的な機能であることから，出生直後から営まれ，発育に伴い多様な食物の摂取が可能な機能へと発達していく．

　心身の発育の著しい乳幼児期は，摂食嚥下機能の発達も著しく，哺乳から離乳を経て固形食の摂取機能を獲得する発達期でもある．この時期は口腔・咽頭領域の形態成長と摂食嚥下の機能発達が密接にかかわっており，成長変化が機能発達に影響を及ぼしている．哺乳時の吸啜に始まり，生涯を通じた摂食機能の基本となる咀嚼機能は離乳完了頃までには獲得され，また，摂食行動は，介助されて食べていた状態から，手づかみ食べ，食器・食具を使用した食べ方へと発達して，食事の自立がなされる．

　ここでは，出生後の哺乳反射をもとにした吸啜運動と乳児嚥下から，離乳期を通して発達する成人嚥下と咀嚼の機能獲得過程を中心に示す．

1—乳汁摂取

　乳汁の摂取は，胎生期に発達する原始反射である探索反射で乳首を捉えて口に含み，吸啜反射の動きによってなされる．以下に乳汁摂取にあたって必要な反射について概説するが，このように出生直後から営まれる口腔の機能は，胎生期に発達する（表5-1）．

1）探索反射（rooting reflex）

　反射が誘発されたときの動きの特徴から，「乳探し反射」ともよばれている．口腔周囲や顔面・頭部を含んだ複合反射で，上下唇の紅唇部や左右の口角部に触刺激を加えると，刺激を受けた方向に頭部を回転しながら開口し，刺激を与えたものを口腔内へ取り込もうとする動きが誘発される．

2）吸啜反射（sucking reflex）

　口腔の前方から口腔内へ入ってきたもの（乳首や指，玩具など）に対して，舌で包むようにして口蓋に押しつけ，舌の後方を押し下げて陰圧にしながらチュチュと吸い込むリズミカルな動きが誘発される．

3）咬反射（biting reflex）

　口角から指や玩具などを挿入して下顎臼歯相当部の歯槽堤を刺激すると，顎が閉じられて噛み込む動きが誘発される．反射誘発時に咬合する力はかなり強く，持続して噛まれているように感じられる．

　乳汁摂取のための吸啜運動は，舌で口蓋中央の吸啜窩に乳首を包むようにして押しつけ，下顎歯槽堤と乳首頸部で固定された舌尖から舌根部に向けての舌の波動様の動きであり，この動きのなかで舌背が押し下げられたときに生じる口腔後方部の陰圧で乳汁が摂取される．この吸啜時の陰圧は，月齢が進むにつれて増加し，離乳開始頃には－150 mmHg近くにまで達する（表5-2）．

　吸啜時に効率よく陰圧を生じさせるため，乳首の形に適合するような口蓋形態，頰部のBichat（ビシャ）の脂肪床などの特徴的な口腔内の形態がみられる（図5-1）．このような形態的な特徴によってなされる吸啜運動では，上下顎の歯槽堤の間に乳首と舌が介在するために，上下の歯槽堤間は咬合していない状態で営まれる（図5-2）．つまり，吸啜時の乳児の口は半開口状態にある．嚥下反射と呼吸との協調では，成人の嚥下反射が呼息の終わりに同期するのと異なり，乳児では呼息に限らず他の呼吸の動きの時期に嚥下がみられ

表 5-1 哺乳に関係した反射の発達

月経齢	刺激部位	反応
8週	口の周囲	頸部・体感の同側性屈曲（刺激側への屈曲）
9週半	下唇の縁	下顎を下げることによって口を開ける
10週	下唇および下顎	頭部の腹側への屈曲（刺激側への屈曲）
11～11週半	口の周囲	体感の側方への屈曲あるいは頭部の伸展を伴う顔の同側性の回転（刺激側への動き）
12～12週半	口唇*・舌**	瞬間的に口唇を閉じる反応 刺激が繰り返される嚥下反応
12週半	口唇，一側性に	頭部の腹側への屈曲および嚥下
13週	口唇*	口唇を持続的に閉じる
	手掌	口を開ける，閉じる，嚥下する，頭部の腹側への屈曲，および指の不完全な閉屈
14週	口唇の内側	舌の動き**
	上唇*	頭部の屈曲と嚥下を伴う口唇を閉じる反応
17週	上唇*	上唇の突出
20週	下唇	下唇の突出
22週	口唇*	上・下唇の同時的な突出，および口をすぼめる
24週	口	吸啜
29週（以前）	口唇*	はっきりした吸啜
未熟児および成熟児	左右の手掌を同時に圧迫する	顔を正中方向へ回転させながら口を開け，舌を上げる（Babkin反射）
成熟新生児	口唇の周囲，口裂の外側	頭部を回転，腹側への屈曲，あるいは伸展させることによって，口を刺激のほうに向かわせるような頭部の動き

*口唇へのこれらの刺激は，主として，いわゆる口裂あるいは唇の粘膜皮膚境界に対するものである．
**口は普通閉じられているので，舌への刺激は必ずしも常に可能ではない．舌の動きは，おそらく，口が開き始めるのと同じ頃に生じるのであろう．
（Humphery〈庄司順一訳〉，1964．）

表 5-2 正期産児の吸啜パラメータの変化（水野ほか，2000.[5]）

	6時間	24時間	5日	1か月	3か月	6か月
吸啜圧（mmHg）	－49.3	－79.6	－80.8 －96.2	－96.9 －100.2	－133.3 －130.2	－136.3 －134.8
吸啜頻度（/分）	41.9	58.9	75.3 90.8	73.7 86.6	77.3 94.9	90.3 100.7

上段；人工乳首での哺乳中の値，下段；直接授乳中の値

るとの報告がある[4]．口蓋垂と喉頭蓋の距離が非常に近い出生後数か月の形態的な特徴が，この時期の乳汁摂取を安全に営ませているといえる．乳児嚥下または乳幼児様嚥下とよばれる動きは，この時期の上下の歯槽堤間が咬合していない半開口状態で，吸啜時の舌の動きと同様に舌の後方を上下に動かす動態を指すことが多い．

2—経口摂取の準備

探索反射や吸啜反射などの原始反射は，口唇，舌，顎などが一体として動いている．脳・神経系の発達に伴う随意運動の発達による原始反射の消失に伴って，この反射様の一体運動から，それぞれの器官が目的に応じて随意的に動く分離運動へと発達する．哺乳反射は出生後4か月頃から消え始め，7か月くらいまでに消失する（図5-3）．

3—摂食嚥下機能の発達と他の機能の発達

食物を嚥下するためには，吸啜時の乳児嚥下と異なり，舌の動きで食物を咽頭に送り，嚥下反射を誘発して喉頭を挙上させる動きを引き出す必要がある．このような嚥下の動きをスムーズに行うためには，閉口下

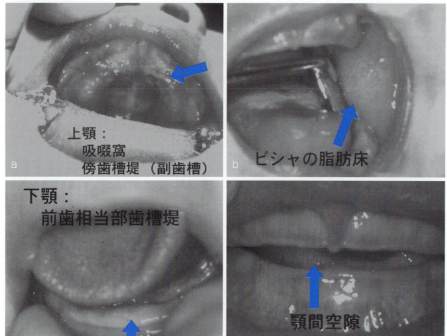

図 5-1　乳児期前半の口腔の形態の特徴
a：上顎；吸啜窩，傍歯槽堤（副歯槽）
b：Bichat（ビシャ）の脂肪床
c：下顎；前歯相当部歯槽堤
d：顎間空隙

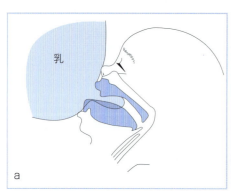
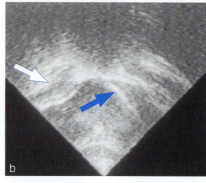

図 5-2　吸啜時の乳首の位置と舌の動き
a：乳首の口腔内固定（向井，1987.[7]）
b：吸啜時の超音波エコー像（矢状断）
⇒ 乳首の位置，→ 舌背面の波動様運動

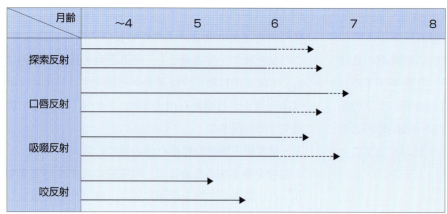

図 5-3　哺乳反射の消長
（向井ほか，1985.[8]）

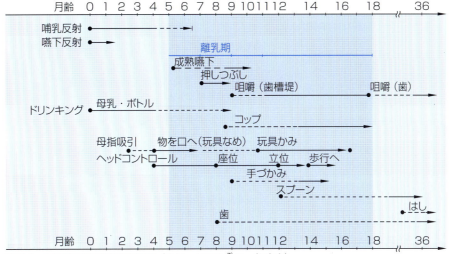

図5-4 摂食嚥下機能発達の概要（金子，1987.[7]を一部改変）

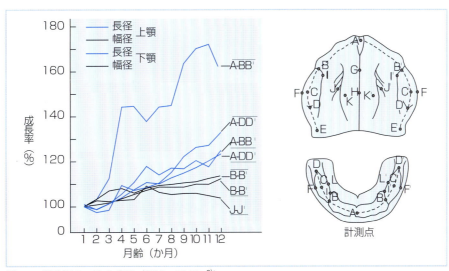

図5-5 乳幼児の口腔の成長（湖城，1988.[9]）

での前頸筋による舌骨の挙上が必要となる．粗大運動との関連では，頸部が一定の位置を安定してとれて，随意的に動くことができる状態（頸定）での粗大運動発達が基礎となる．頸定のみならず座位が可能になると，摂食時の体幹姿勢が安定し，摂取食物がすぐに咽頭に流入することなく，固形食物を口腔内でつぶして嚥下しやすいように唾液と混和する動きが容易となる．粗大運動，微細運動などの運動機能，言葉の理解や発達を含めた知的発達や社会性の発達は，摂食嚥下機能獲得に大きくかかわる（図5-4）．

4―口腔の成長と摂食嚥下機能の発達

乳児期12か月間の口腔模型を三次元的に計測した結果を，図5-5に示した．経口摂取の準備期にあたる生後3～4か月頃に下顎の前歯部相当の歯槽堤が大きく前方へ成長し，摂食嚥下機能の発達する離乳初期頃には，上顎前歯部相当歯槽堤の前方成長が大きいことがわかる．食物の経口摂取に向けて，舌の先方が動く領域である口腔前方部が成長し，固有口腔内で舌が食塊を咽頭へ送る嚥下の口腔期発達を容易にしている．機能と形態との密接な関連性がうかがえる．

表 5-3 摂食嚥下の機能獲得過程

機能獲得過程	特徴的な動き
① 経口摂取準備期	哺乳反射，指しゃぶり，玩具なめ，舌の突出など
② 嚥下機能獲得期	下唇の内転，舌尖の固定，舌の蠕動様運動での食塊移送など
③ 捕食機能獲得期	顎・唇の随意的閉鎖，上唇での取り込み（擦り取り）など
④ 押しつぶし機能獲得期	口角の水平の動き（左右対称），舌尖の口蓋皺襞への押しつけなど
⑤ すりつぶし機能獲得期	口角の引き（左右非対称），頬と口唇の協調運動，顎の偏位など

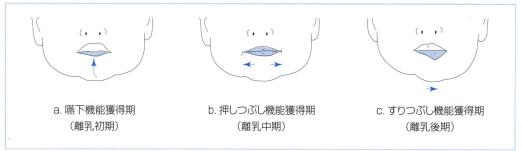

a. 嚥下機能獲得期（離乳初期）　b. 押しつぶし機能獲得期（離乳中期）　c. すりつぶし機能獲得期（離乳後期）

図 5-6 各時期における口唇の特徴的な動き

5―摂食嚥下機能の獲得過程

摂食嚥下機能は，口腔・咽頭領域の成長と密接に関連しながら出生後約 1 年で基本的な動きが発達し，そして 3 年程度で上下歯列の咬合が完成して成熟した機能が獲得される．この機能獲得過程について順を追ってみたものが表 5-3 である．また，以下に各時期における口腔領域の特徴的な動きについて，外部からの観察評価が容易な口唇の動きを中心に示した．

1) 嚥下機能獲得期の特徴的な動き（離乳初期）

経口から食物（離乳食）摂取し始めた頃は，顎の開閉に合わせるように舌が突出してくることが多いが，徐々に減少し下唇を内側に入り込ませるようにして嚥下する動きがみられる（図 5-6a）．また，上下口唇を閉鎖しながら，スプーン上の離乳食を上唇で擦り取るようにして捕食できるようになる．随意的な口唇と顎の閉鎖下における嚥下と捕食の機能獲得である．

2) 捕食機能獲得期の特徴的な動き（離乳初期）

食物を上下口唇で口腔内へ取り込む動きは，捕食とよばれる．捕食時口唇圧の発達変化は，発育に伴って乳歯列が完成する 3 歳頃まで増加し，その後はほぼ一定となる（図 5-7）．

3) 押しつぶし機能獲得期の特徴的な動き（離乳中期）

軟固形食を舌前方部と口蓋皺襞部の間で押しつぶして唾液と混ぜて味を引き出しながら，味わって食べる動きがみられるようになる（図 5-8）．その際の外部観察では，口角部の水平方向への動きと，それに伴って紅唇部が扁平になる動きがみられる（図 5-6b）．

4) すりつぶし機能獲得期の特徴的な動き（離乳後期）

舌と下顎の側方運動に対して，頬と口唇の動きの協調がみられる（図 5-6c）．これは，歯槽堤または臼歯咬合面上に舌側縁と頬粘膜で固形食品を保持しながら，下顎の側方運動（臼磨運動）によってその食品をすりつぶす動きの遂行に伴う協調運動である．

6―咀嚼機能の発達（図 5-9）

咀嚼機能の中心である固形食を下顎の臼磨運動により上下の臼歯（歯の萌出前であれば歯槽堤）間ですり

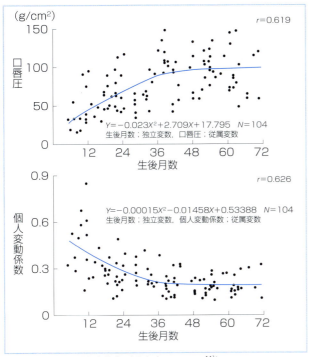
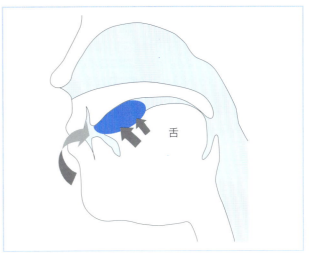

図5-7 口唇圧の発達変化（千木良，1991.[11]）
上：健常児群における口唇圧と生後月数との関係．
下：健常児群における個人変動係数と生後月数との関係．

図5-8 軟固形食の押しつぶし

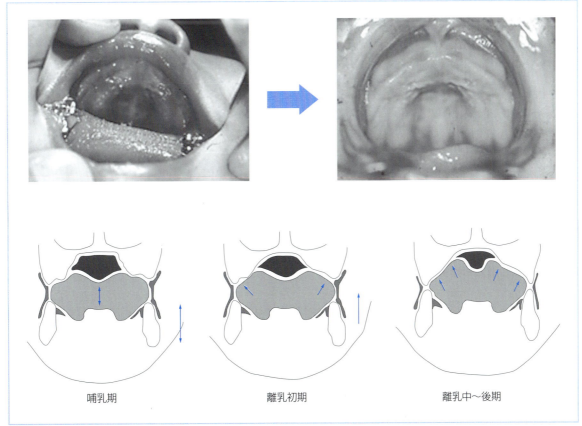

図5-9 口蓋の成長と食塊形成時の舌の動き（前額断）
哺乳期　　離乳初期　　離乳中〜後期

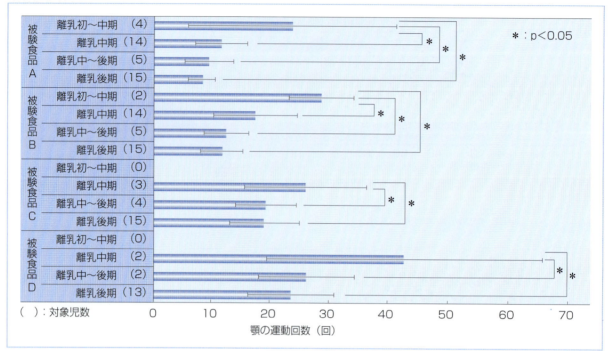

図 5-10　食品の硬さの違いによる顎の運動回数の推移

つぶす動きは，下顎と舌の側方運動に対して頬と口唇の動きの協調によって効率よくなされる．つまり，臼歯咬合面（歯の萌出前であれば歯槽堤）上に舌側縁と頬粘膜で固形食品を保持しながら，下顎の側方運動（臼磨運動）によってその食品をすりつぶす動きに伴う協調運動である．この一連の動きは，外部観察では口角の特徴的な動きとしてみることが可能である．

最近の研究では，食品の硬さの違いによる顎の運動回数に，発達に伴う変化が認められており，機能発達程度に適当な硬さよりも硬い食品では顎運動回数が多くなり，逆だと少なくなることがわかっている（図5-10）．摂食時表情などからの推定の域を出ないが，20回程度が機能発達程度に適当な硬さの食品と推察される．

7 ― 自食（先行期）機能の獲得

口腔・咽喉頭領域の摂食嚥下機能が獲得されると，上肢・手指を使った自食（自分で食べる）機能が獲得される．摂食しようとする食物を目や手指で認知して口に運んで取り込むには，上肢と手指と口の協調運動が必要になる．

最初は，食物を持った手の尺側に顔と口が迎えに行くような頭部の回旋の動きがみられるが，次第に回旋がなくなり顔が正面を向いたままで橈側の手指と協調できるようになって，口腔内へ手づかみした食品を正面を向いて口唇の正中部から取り込めるようになる．また，指も最初の頃は口腔内に入るが，次第に口唇の位置までとなり，大きな食品は前歯で咬断して取り込むようになる．

自食の動きが活発になり始めた時期は，一口量の調節や口に運ぶペースなどの協調運動の獲得に時間を要するため，こぼす頻度と量は多い．食事の自立に向けて口と手の協調方法について，また，手づかみした大きな食品を前歯でかじり取る動きによって，歯から受ける歯根膜感覚により摂取食物の硬さを認知することで，硬さと口中に摂取する量（大きさ）が容易に感知できるように発達する．

摂食嚥下機能は，食事の自立に向けて最初は手づかみ食べで手と口の協調運動の発達がなされ，次にスプーン，フォークなどの食具を使用した機能が獲得される（図5-11）．

（弘中祥司，向井美惠）

1. スプーンのボール部の入り方
   ① 前歯を越えて口腔内に入る
   ② 前歯にボール部の一部がかかる
   ③ 口唇にボール部が触れるのみ，または食物が口唇に触れる
2. 口唇での捕食方法
   ① 未参加：スプーンが下唇に触れても捕食せず，歯でそぎ取るなどの動きがみられる
   ② 部分的参加：スプーン上の食物を口唇で挟むが，スプーンを引き抜く動きで取り込む
   ③ 参　加：スプーン上の食物を口唇の動きによって取り込む動きがみられる
3. 頸部の回旋
   ① 頻　繁：頸部の回旋が頻繁にみられる
   ② ときどき：頸部の回旋が特定の場合（スプーンを引き抜く際またはスプーンを返す際）にのみみられる
   ③ なし：頸部の回旋がほとんどみられない
4. 口裂とスプーンのボール部との水平的位置関係
   ① スプーンの長軸が前額面上の口裂に平行にある
   ② スプーンの長軸が前額面から正中方向45度までにある
   ③ スプーンの長軸が口裂に45度より正中方向にある

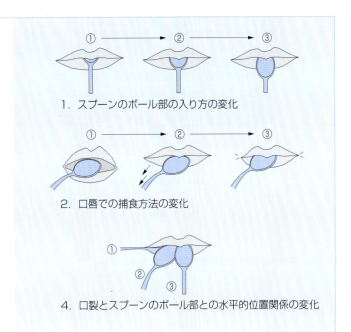

図 5-11　スプーン食べの発達の見方
1，2，4のいずれも①→②→③の順で発達する．

2　摂食嚥下機能の加齢変化

心身の発育とともに獲得された摂食嚥下機能は，成人期において機能が維持され，その後衰退する．摂食嚥下器官は，他の身体機能と同様に解剖学的（形態的）にも生理学的（機能的）にも，加齢により変化していく．本項では，摂食嚥下機能を口腔機能と咽頭機能とに分け，それぞれの加齢変化について述べる（**表 5-4**）．

1　口腔機能

1―咀嚼機能

1）歯

高齢者では，う蝕や歯周病に伴う歯数の減少によって，臼歯部の噛み合わせ（咬合支持）が減少していく．日本人1,760名を対象にした調査研究では，咬合支持を失った高齢者の割合は，60歳代で10.9%，70歳代で26.3%に及ぶと報告されており（**表 5-5**），咬合の喪失によって咀嚼能率が低下していく[1]．咀嚼能率の低下によって，臼磨，粉砕するための咀嚼回数が増加し，摂取できる食物に制限をきたす．実際に，全部床義歯（総義歯）を装着した高齢者では，健常若年者や歯がある高齢者と比較して咀嚼回数が多いことが知られている[2]．

咬合支持の喪失は，嚥下機能にも影響する．咬合支持が安定すると，唾液の嚥下回数が増加し[3]，嚥下時の舌骨，喉頭の移動量が増加すると報告されている[4]．

2）咀嚼筋

四肢体幹の骨格筋と比較して緩やかであるものの，咀嚼筋の筋線維数も加齢とともに減少し咀嚼能力が低下する[5]．Garoらは，高齢群では咀嚼中の咬筋と側頭筋の筋活動量が低下することを報告している[6]（**図 5-12**）．さらに，歯の喪失に咀嚼筋力の低下が加わると，摂取可能な食形態の制限や摂取量の減少，食事時間延長につながる[7]．

3）舌

舌は，咀嚼，嚥下に大きくかかわる重要な器官である．加齢に伴い舌圧は低下する[8,9,10]．Robbinsらは，若年者と健常高齢者の舌圧を比較し，健常高齢者では最大舌圧は低下するが，嚥下時の舌圧は若年者と有意差がないと報告している[11]．また高齢者の舌圧と舌機能の低下は，舌苔の付着程度と相関するとの報告もある[12]．内舌筋については，加齢とともに萎縮傾向にな

表5-4 摂食嚥下機能の加齢変化のまとめ

口腔機能	咽頭機能
歯数・咬合支持の減少 咀嚼能率の低下，咀嚼回数の増加	嚥下惹起性の低下（液体，固形物とも） 咽頭通過時間の延長（有病高齢者）
咀嚼筋活動量の低下，食事時間の延長 最大舌圧の減少，嚥下運動時の舌圧は変化なし	喉頭の低位 喉頭挙上距離の増加，挙上時間の延長 喉頭閉鎖の遅延
唾液分泌の予備能の低下，口腔乾燥症の増加 食塊形成に要する時間の延長	食道入口部開大量の低下，下咽頭圧の増加
味覚閾値の上昇，嗅覚閾値の上昇	嚥下と呼吸の協調性の低下 咳反射閾値の上昇

表5-5 年代別の咬合支持の喪失割合（竹村ら，2013.[1]）

	50〜59 (n=360)	60〜69 (n=616)	70〜79 (n=784)	合 計 (n=1,760)
咬合支持 の喪失（%）	1.1	10.9	26.3	15.7

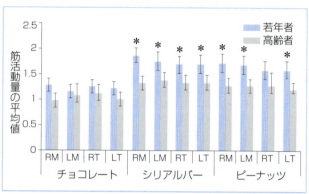

図5-12 若年者と高齢者の咬筋，側頭筋の平均筋活動量の比較（Garo, 2007.[6]）
RM：右咬筋，LM：左咬筋，RT：右側頭筋，LT：左側頭筋．

るとする報告と変化しないとする報告が混在し，加齢の影響を受けるか定かではない[13,14]．

2—唾液分泌能

加齢に伴い唾液腺の腺房細胞は萎縮する傾向にある．しかし，耳下腺に残存する腺房細胞の形態は若年者と同程度に保たれるともいわれ，高齢者の唾液分泌能は残存した細胞の予備能に依存すると考えられる．また，唾液分泌は，全身疾患や服用薬の副作用などの外的因子にも影響されるため，併存疾患とそれに伴う内服薬の種類が多い高齢者では口腔乾燥が生じやすくなる[15]．また，近年の研究では，高齢者の口腔乾燥感は総唾液分泌量より小唾液腺分泌量に依存する可能性を示唆した報告があり，小唾液腺の機能も注目されている[16]．

摂食による舌の味細胞への刺激，会話や咀嚼による口腔内の刺激などにより刺激時唾液が分泌される．刺激時唾液の分泌は，口腔内での食塊形成や食塊の咽頭への送り込みに重要な役割を果たす．摂食嚥下において，刺激時唾液分泌量の低下は食塊形成に要する時間の延長や嚥下困難感を引き起こし，最終的に食形態の変更や栄養状態の悪化につながる[17]．

3—感覚機能

味覚は，味蕾内にある味細胞で味物質を受容し，伝達することで認識される．味蕾の数は加齢に伴い減少するとされてきたが，味覚は個人差が大きいため，数的減少のみで味覚が低下するかは定かではない[18]．しかし，高齢者では味覚の検知および認知閾値ともに上昇し，味覚の低下や異常を訴える患者は増加する[19]．高齢者の味覚閾値の上昇には，特発性（亜鉛の欠乏を含む），薬剤性や心因性などさまざまな要因がかかわっている．

味細胞は10日程度の周期でターンオーバーして機能を維持している．このときに多量の亜鉛が必要となるが，亜鉛が欠乏するとこの周期が延長し，機能低下した細胞が多くを占めるようになり味覚の閾値が上昇するとされている[20]．高齢者が服用している降圧薬，利尿薬，糖尿病用薬などは亜鉛と結合し，体内での亜

鉛の吸収を阻害するものがあり，それにより味覚の閾値が上昇するものと考えられる．

味覚閾値の上昇は嚥下機能にも影響を及ぼす可能性が示唆されている．Dingらは，若年者と高齢者の味覚と嚥下機能の関連性を検討し，若年者は液体に甘味，塩味，酸味を付加すると嚥下が促進されたが，高齢者では嚥下に変化がみられなかったと報告した[21]．

嗅覚は，鼻粘膜の嗅細胞でにおい分子が受容され上位中枢に伝達される．加齢に伴い嗅覚の閾値は上昇し，においを感知した場合でもその識別能が低下する[22]．

2　咽頭機能

1 — 嚥下反射の惹起，食塊の通過

高齢者では，嚥下の誘発閾値が上昇し，嚥下誘発潜時は延長すると報告されている（図5-13）[23,24]．また，肺炎の既往がある高齢者では嚥下惹起性がさらに低下するとの報告がある[25]．一方，咀嚼嚥下においても，咀嚼能率の低下により咀嚼時間が延長し，咽頭での感覚応答性の低下によって，嚥下惹起までの時間が延長する[26]．健常高齢者では，嚥下惹起性の低下により喉頭侵入の割合は増加する一方で，誤嚥の割合は増えない[27,28]．

健常成人においては，咀嚼回数の増加，食物の粘性などが咽頭での食塊通過時間に影響する[29]．加齢による食塊通過時間についての検討は多くないが，Kendallらは，有病高齢者では健常高齢者と比べて咽頭通過時間が有意に延長したと報告している[30]．疾病や服用薬の副作用などが要因として考えらえるが，年齢別の検証はなされていないため加齢の影響ははっきりとした見解が得られていない．

2 — 舌骨・喉頭機能

高齢者では若年者に比べて頭蓋に対する喉頭の位置が相対的に低下する[31〜33]．これは現在のところ喉頭を支える筋や靱帯の緊張低下，咽頭の筋緊張低下による咽頭腔体積の拡張によるところが大きいと考えられ，一般的に筋長が長い男性が女性と比較して顕著にみられる．加齢に伴い喉頭が低位になると，嚥下時の喉頭挙上距離と挙上時間が増加する[33]（図5-14）．Leonardらは，高齢者では嚥下時の喉頭挙上が有意に低下し，咽頭残留が有意に増加したと報告している[34]．高齢者では喉頭が低位にあるため，嚥下時の十分な喉頭挙上ができずに，その結果十分な咽頭収縮が得られないためと考えられる．

嚥下時には，喉頭の前上方への挙上と喉頭蓋の翻転により喉頭が閉鎖される．高齢者の喉頭の低位，喉頭挙上量の低下と挙上時間の延長は，食塊の咽頭への流入に対して喉頭閉鎖のタイミングを遅延させ，喉頭侵入を呈しやすい状態にする[35]．さらに，食塊の量が増加すると喉頭閉鎖の遅延がより顕著になる．

3 — 食道入口部

高齢者では，嚥下時の喉頭の前方挙上量の低下，食

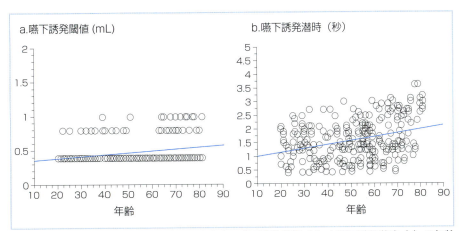

図5-13　中咽頭へ少量の蒸留水を注入したときの嚥下誘発閾値（a）と嚥下誘発潜時（b）の加齢変化（寺本，2002.[23]）
加齢とともに嚥下誘発閾値は上昇し，嚥下誘発潜時は延長する傾向を示した．

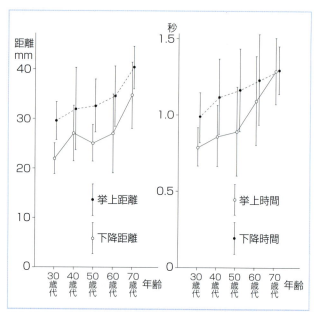

図5-14 嚥下時の喉頭挙上距離（左）と時間の加齢変化（右）（古川，1984.[33]）

表5-6 若年群，中年群と高齢群における嚥下時呼吸パターンの比較（Wang, et al., 2014.[38]）

呼気—嚥下—呼気のパターンがない割合（%）			
	若年群 (n = 105)	中年群 (n=114)	高齢群 (n=117)
空嚥下	25	48	48
2cc	19	50	50
5cc	18	53	50
10cc	27	61	50
20cc	34	56	61

中年群と高齢群は若年群と比較して，嚥下時の呼気—嚥下—呼気のパターンが有意に低下した．

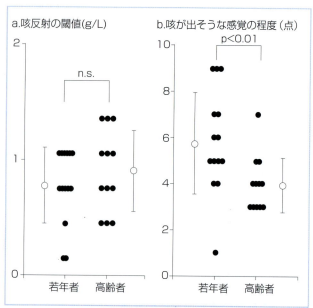

図5-15 要介護高齢者女性と健常若年女性の咳反射と咳が出そうな感覚の程度の比較（Ebihara, et al., 2011.[42]）
a：咳反射の閾値に有意差はない．
b：高齢者は若年者と比較して，咳が出そうな感覚が有意に低下している．

道入口部の括約筋である輪状咽頭筋の器質的変化などによって，食道入口部の開大量が低下する[36]．嚥下時の食道入口部開大量が低下した高齢者では，小さくなった入口に食塊を送り込もうとするため，咽頭での代償機能がはたらき，下咽頭圧が増加すると報告されている[37]．

食道の後方に位置する頸椎が前方へ突出する骨棘は，しばしば食道入口部の通過障害をもたらす．骨棘の原因の一つに加齢変性があげられ，高齢になるほどその影響が顕著になる．

4—呼 吸

健常成人の嚥下と呼吸のパターンは，呼気—嚥下—呼気あるいは吸気—嚥下—呼気がほとんどであるが，高齢者では，呼気—嚥下—呼気のパターンが減少し，吸気中に嚥下が起こる割合が高まる[38,39]（表5-6）．高齢者では嚥下と呼吸の協調性が低下し，また嚥下時の無呼吸時間が延長するとした報告もある[40]．

5—咳反射

クエン酸で誘発される咳反射の閾値は，加齢変化の影響を受けにくいが[41,42]，咳が出そうな感覚の程度を点数化すると，高齢者で低下していることが報告されている（図5-15）[42]．Newnhamらは，蒸留水を30秒吸入させて誘発される咳の回数が，若年者と比べ高齢者では有意に少ないと報告している[43]．臨床研究では，1年以内に少なくとも2回もしくは過去に3回以上の肺炎エピソードがある患者は，コントロール群と比較してカプサイシンによる咳反射の閾値が上昇していることが示された[44]．これらの報告から，高齢者の咳反射の閾値は若年者と比べて上昇していると考えられるが，咳反射誘発物質や対象となる高齢者の全身状態などで様相が異なることに注意したい．

（中川量晴，松尾浩一郎）

3 フレイルと栄養障害

1 フレイル（frailty）

　高齢者の摂食嚥下リハビリテーションに関して，ここ10年で大きな変化が起こっているが，その根幹にあるのは Fried らによるフレイル（frailty）の概念の導入である[1]．高齢者に限定した場合，フレイルは多くの臓器の生理学的な冗長性が全般的に障害された状態と表現できる．このフレイルに関連して，疾病に対する抵抗性の低下，自分自身の体ないし環境に内在するストレス要因に対する脆弱性，生理学的および心理学的なホメオスタシスを維持する能力の制限などが起こってくる[1]．75歳以上の高齢者の集団では，その20～30％がフレイルであるといわれ，その割合は高齢化するに従って高くなっていく[1,2]．フレイルは高齢者に特有の疾患の発症リスクの増大，周囲に対する依存，さまざまな障害，長期入院，施設入所および死亡率の増大などの高齢者の生活全般に影響を与える重大な帰結につながる（図 5-16）とする多くの報告がある[1,3〜6]．フレイルであると判断するためには，活動量の低下，全身性の筋力低下，易疲労性／消耗性，歩行などの動作の遅さ，同年齢の集団と比べた場合の体重減少などの有無をもとにするとされている（表 5-7）[2]．フレイルの原因となる（あるいは大きく関与する）要因としてサルコペニア，骨量減少，原因が特定できない（加齢が主因と考えられる）バランス障害，栄養障害，および全身的な deconditioning などがある．より最近の研究では，フレイルであると考えられる高齢者に IL-6，CRP，25-hydroxyvitamin D，IGF-1，D-dimer など臨床的なマーカーの異常が合併すると報告されており，潜在的にホルモン調節，免疫系の加齢，副次的な凝固系および炎症反応の異常が存在することが示唆されている[6〜9]．

2 フレイルの原因

　フレイルを引き起こす要因は，完全に解明されたわけではないが，最も可能性の高いものを二つあげるとすると，sarcopenia（サルコペニア）と malnutrition（栄養摂取が効率的にできなくなること；低栄養）とされている（図 5-16）が，特に後者は消化吸収自体の問題と嚥下障害が関与している．老年医学では，このフレイルが高齢者の脆弱性に個体差があり，同じ年代に属しても，疾病・障害を起こしやすい患者とそうでない者が存在することを理解する一助としているほか，サルコペニア→pre-frail（プレフレイル：フレイルの前段階）→フレイルあるいは，低栄養→プレフレイル→フレイルと線形の進行が認められ，また可逆性も期待できる[1]ことから，サルコペニアおよび低栄養へのアプローチを通じてフレイルの予防に取り組もうとしている．

3 フレイルと嚥下障害

　図 5-17 に示したように，低栄養に伴う IGF-1 の低下および糖尿病によるインスリン抵抗性は，細胞内のタンパク合成カスケードの活性を低下させるほか，Akt-P が抑制している FOXO の脱リン酸化を促進し，FOXO-P が核内に移行できるようになることで，筋萎縮関連遺伝子の転写が亢進する．その結果，タンパク合成が少なくなるのみではなくタンパクの分解も促進され，サルコペニアを助長することになる．図 5-18 に

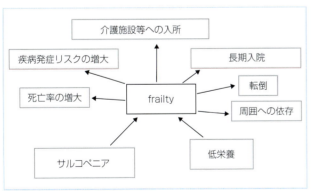

図 5-16　フレイルの原因と帰結

表 5-7　フレイルとする基準（Fried, et al., 2001.[2]）

1）体重減少
2）著しい疲労感の自覚
3）（握力などの）低下
4）歩行速度の低下
5）活動レベルの低下

一つ当てはまるとプレフレイル，三つでフレイルとされている．

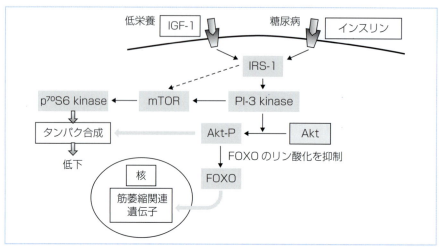

図 5-17　低栄養に伴うタンパク質合成低下と FOXO による遺伝子発現

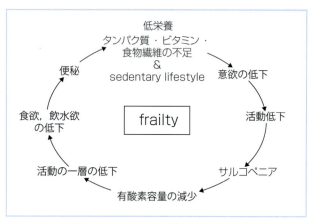

図 5-18　フレイルの悪循環（Shore, et al., 2007.[10])）

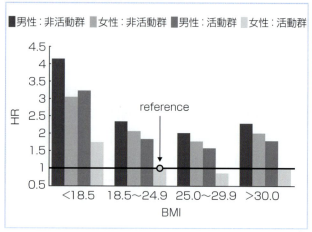

図 5-19　70〜75 歳の高齢者の BMI と生命予後（Flicker, et al., 2010.[11])）

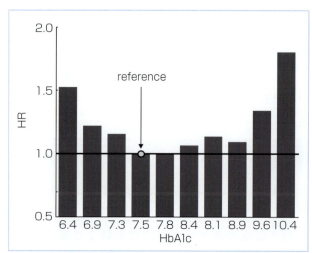

図 5-20　50 歳以上の糖尿病患者の HbA1c と生命予後（Currie, et al., 2010.[12])）

Shore ら[10)]が提唱するおもに低栄養を介したフレイルの悪循環の回路を示したが，栄養障害に伴うフレイルは四肢の筋のみに起こるのではなく，体幹や嚥下そのものにかかわる筋にも起こり，さらに嚥下能力を低下させる悪循環が存在する．

このため高齢の摂食嚥下障害患者の栄養管理においては，①バックアップとしての胃瘻などの経腸栄養からの栄養補給をためらわない，②普段，食べられていても，体調が悪化して嚥下能力も低下しているときは，経口摂取の分も経腸栄養に切り替えて栄養補給を行う，③一時的に経腸栄養からの栄養補給量が多くなっても，体調が戻り，また低栄養を防ぐことで嚥下能力の回復が期待できることを通じて，嚥下能力を維持，場合によっては向上させることができる可能性を理解しておく必要がある．

4　フレイルと栄養管理

　摂食嚥下障害患者でも肥満傾向がある場合，メタボリックシンドロームの予防のための厳密な栄養管理を行わなければいけないと考えがちである．しかし，70歳以上の高齢者ではその原則が必ずしも当てはまらないことをFlickerら[11]は報告しており，BMI 25〜30未満の肥満傾向にある高齢者のほうが生命予後はよいとしている（図5-19）．また50歳以上の糖尿病患者でも，HbA1cを7.5〜7.8に保ったほうが，やはり生命予後がよいとCurrieら[12]は報告している（図5-20）．このため，高齢者の場合はたとえ糖尿病があったとしても，栄養状態を良好に保つほうが，よりよい生命予後を望むことができる．

　サルコペニアの改善が期待できるサプリメント・ホルモンとして，種々のアミノ酸，BCAA（branched-chain amino acids），ロイシン，HMB（β-hydroxy β-methylbutyrate），クレアチニン，男性ホルモン，EPA（eicosapentaenoic acid）などがあげられる[13]が，このなかで特にBCAAは分岐のある脂肪族側鎖を有するアミノ酸（ロイシン，イソロイシンおよびバリン）であり，筋肉を構成している必須アミノ酸の30〜40%がBCAAとされている．BCAAはおもに骨格筋で代謝を受け，BCAAを摂取することは筋タンパクの合成促進，分解抑制および活動時のエネルギー源に大きく関与する可能性があるとされている．今後は高齢の嚥下障害患者でも，このようなサプリメント・ホルモンが利用されていく可能性がある．

（近藤和泉）

Dysphagia Rehabilitation

臨床編 I

評価・対応の基本

Chapter One 摂食嚥下障害の評価・検査・診断

1 診察

1 診察の目的

　診察とは，患者・家族が抱えている問題を掘り起こし，解決する方策をみつける作業といえる．

　摂食嚥下障害を有する患者は，さまざまな病態を有すること，直接訓練などで食物を提供することで誤嚥や窒息の危険，アレルギー反応が生じる危険を伴うことから，リスク管理が重要である．また，本人の摂食嚥下障害に対して，嚥下訓練を学習できる認知機能があるのか，耐久性・体力はあるのかなど，リハビリテーションの方針を決定するための視点も必要である．さらに，患者の家族・支援者の介護力も考慮して実際の生活に合わせた障害としての予後予測をしなければならない．摂食嚥下は，患者の生命にかかわる生活活動であるとともに，外食を楽しむなどの社会参加・QOL向上の意味においても重要である．国際生活機能分類の概念をもとに，摂食嚥下機能を多面的に構造的に捉えて評価することが，総合的な診療の目的といえる．

2 診察前に実施すること

　電子カルテが普及してきたこともあり，診察前にその患者の診断名や併存症，治療内容，画像診断結果，血液検査結果，アレルギーの有無，感染症の有無，既往歴，家族背景などの重要な情報を得ることが容易になった．患者を診察する前に，可能であればその患者の情報をできるだけ把握しておくことが基本である．特に，院内感染対策や患者のアレルギー反応の予防は極めて重要である．

3 患者診察の留意点

　患者の診察は，患者が診察室に入るところから始まる．病室を訪れる場合は，病室に入ったときから始まる．その観察から得られる情報は多岐にわたる．

1—患者が診察室へ入ってくる場合

　まず，一人で来るのか，家族と一緒に来るのかを把握する．それで，今回の受診目的で家族がどれほど心配しているのか，そのような家族・介護者がいるのかを知ることができる．本人の歩き方，姿勢，椅子への座り方で，不随意運動があるのか，筋力低下や栄養障害があるのか，Parkinson（パーキンソン）病があるのか，小脳失調症状があるのか，脳卒中片麻痺があるのか，円背があるのか，など起居動作・歩行能力の大まかな評価ができる．誤嚥性肺炎を生じやすい疾患としては，NHCAPのガイドラインでは**表 1-1**の疾患をあげている．神経難病など，起居動作や歩行に障害を有する人たちが多いことから，それらをまず鑑別することを心がける．

2—患者の病室を訪れる場合

　患者の名前をいって挨拶をしながら，その反応を評価する．丁寧な返事か，つっけんどんな返事か，声量はどうか，返事がないか，それだけで意識障害，難聴，失語症，重度の認知症，精神状態，心理状態，嗄声の有無などを大まかに評価できる．次に，患者の姿勢や病室の状態を評価する．声かけをして診察を受けることがわかっていても，診察を受けようとする様子がなければ，病状が悪いか心理的に診察を不愉快に思っている状態と考える．いずれにせよ，診察は病態把握もしくは心理的不安定な状況に対して慎重に対応する必要がある．また，同時に病室の様子を把握し，

表1-1 誤嚥性肺炎を疑うべき基礎疾患

①陳旧性ないし急性脳血管障害
②嚥下障害をきたしうる変性性神経疾患または神経・筋疾患
③意識障害や高度の認知症
④嘔吐や逆流性食道炎をきたしうる消化器疾患（胃切除後も含む）
⑤口腔咽頭，縦隔腫瘍およびその術後，気管食道瘻
⑥気管切開
⑦経鼻管による経管栄養
⑧その他の嚥下障害をきたす基礎疾患

（嚥下性肺疾患研究会 2003，NHCAP ガイドライン 2011）

表1-2 摂食嚥下障害を疑うおもな症候

症　状	徴　候
飲み込みにくい． 味がわからなくなった． 食べるのがつらい． 水を飲むとむせる． 食欲が出ない． 胸焼けがする．	意識障害 体重減少・脱水症状 微熱の持続 食事時間の延長 口腔・咽頭内残留 舌・顔面筋・咽頭筋の麻痺 など

整理されているかどうかで患者の ADL 自立度や食事に介助が必要かどうかを類推することができる．ティッシュのゴミが山のようにゴミ箱に捨てられていたら，Wallenberg（ワレンベルグ）症候群などの重度の球麻痺で唾液を嚥下できない状態であることが類推できる．また，吸引カテーテルなどが多く捨てられていたら，頻回に吸引が必要な摂食嚥下障害患者である．患者の動作能力に比べて著しく部屋が乱雑になっていたら，右大脳半球病変に伴う劣位半球症候群や認知症，精神障害の合併を念頭に入れる．

4　まとめ

以上のように，診察は直接患者に問いかける前から始まる．むろん，最初の印象だけで診断を絞っていくのは過ちである．限られた時間で効率的に，しかも幅広い情報から摂食嚥下障害の病態を把握し，有効な治療法，食事方法の設定，誤嚥性肺炎予防の指導，嚥下訓練の実施など摂食嚥下リハビリテーションの方針決定をするために実施するものである．摂食嚥下障害を疑う症候を表1-2 に示したので参考にしていただきたい．スクリーニング検査や脳神経障害による症候などは，該当する箇所を参照していただきたい．

最後に，診察に必要なポイントを列挙する．

①主訴を把握する．主訴とは，患者が一番困っていることである．直接嚥下障害に関する訴えがない場合も多い．ただ言葉で主訴を聞くだけではなく，その訴えとなっている症状を和らげながら患者の摂食嚥下障害の中核へと進めていく．たとえば，主訴は「後ろの頭が痛む」ということかもしれない．それならば，まず後頸部筋の筋緊張をマッサージで和らげ，疼痛を緩和しながら，摂食嚥下障害の要因となる頭頸部の可動域の評価を行い，脳神経障害がないか確認しつつ，摂食嚥下障害の訴えを聞き出していく．

②多くの疾患の症候（症状と徴候）を把握しておく．これらは，神経症候学，内科診断学の教科書に記載されているが，Parkinson（パーキンソン）病や筋強直性ジストロフィーなどでみられる症候は，一度患者をみるとわかりやすい．多くの患者の症候を観察する機会を増やすようにすることを勧める．

③リスク管理に関する病態把握能力を養う．食品を食べさせて嚥下機能を評価するときは特に留意する．窒息は数秒で顔面が蒼白となり，急速に意識レベルがダウンする．すぐに気道確保，吸引処置，心肺蘇生ができるように準備しておく．食品アレルギーは，特に小児の場合でみられやすい．エピネフリン注射を持っている患者もいるので，その場合には躊躇せずに注射をする．

④栄養状態（Alb 値）・呼吸不全（SpO$_2$）・心不全（BNP 値）・腎不全（Cr, e-GFR）・肝機能障害（ALT, AST）・炎症状態（CRP 値），電解質異常（特に低 Na 血症/高 K 血症）・抗てんかん薬の血中濃度など血液検査で評価できる項目は多い．それらを把握したうえで診察に望むと，患者の症候の本質に近づけると思われる．

⑤摂食嚥下障害の問題を先行期・口腔期・咽頭期・食道期で整理するだけでなく，咀嚼嚥下の視点からも嚥下機能の評価を行う．詳しくは，プロセスモデルの項を参照していただきたい（p.99 参照）．

⑥高齢者では，誤嚥性肺炎予防を常に留意して診察する．図1-1 は，誤嚥性肺炎の三大リスク要因を

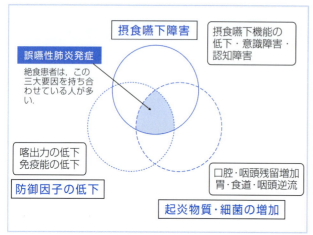

図1-1 誤嚥性肺炎発症の三大要因

示したものである．嚥下機能の障害だけでなく，気道防御力・喀出力・免疫力，口腔内汚染の有無などを把握する．胃食道逆流のある人では舌苔が付着しやすく，胸やけなどの訴えも多い．また，高齢者の誤嚥性肺炎は，食事時の誤嚥だけでなく夜間臥床時の微量誤嚥（不顕性誤嚥）で生じやすい．それらを考えたうえで，スクリーニング検査やVE，VFなどの検査計画を立案し，摂食嚥下リハビリテーションを進めていくことである．

（太田喜久夫）

2 生活場面における観察

1 摂食嚥下機能の観察

摂食嚥下機能を最も観察できる生活場面は，経口摂取場面である．摂食嚥下の期別（表1-3）に，先行期では半側空間無視，注意障害，感情失禁，失行，口に運ぶまでの協調運動などを，準備期では咀嚼運動，口からの食物のこぼれなどを観察する．口腔期では食後の口腔内の食物残渣の有無と残留部位などを，咽頭期ではなかなか飲み込めない，がらがら声に変わる，むせの有無，むせたときの食物形態と頸部・体幹の位置などを，食道期では胃食道逆流や胸やけなどを観察する．

誤嚥の観察は，Logemannによる誤嚥の分類[1]である嚥下前誤嚥，嚥下中誤嚥，嚥下後誤嚥を用いると観察しやすい．「飲み込もうとする前」「飲み込んだとき」「飲み込んだあと」のむせの有無を観察することで，その誤嚥を生じさせた障害を推測できる．たとえば，嚥下前誤嚥があれば舌口蓋閉鎖不全や咽頭期惹起遅延，嚥下中誤嚥があれば喉頭挙上の不足や喉頭閉鎖不全，嚥下後誤嚥があれば咽頭クリアランス低下などの嚥下障害を推測できる．

経口摂取をしていない患者では，1日1,000～1,500 mL分泌される唾液を嚥下する場面を観察する．体温測定時，口腔ケア，入浴，清拭，排泄ケアなどあらゆる生活場面で，唾液嚥下時の喉頭運動やむせの状態を観察する．

摂食嚥下機能に影響する因子も生活場面で観察する．意識レベル，睡眠状態，食事環境，食事の姿勢，食べ方などである．Japan Coma Scale（JCS）Ⅱ桁の意識障害では，咽頭期は障害されないが，随意運動を必要とする準備期や口腔期が障害される．JCS Ⅲ桁では，口腔期と咽頭期がともに障害されるため，常に意識レベルを観察する必要がある．睡眠薬を内服している患者では，特に朝食時にはその作用が残っていることがある．意識レベルと睡眠・覚醒状態が摂食し嚥下させるには安全であるかどうかを判断する必要がある．

食事環境としては，テレビをみながら食事をする，食物が口の中に入ったまま会話をすることは，嚥下に集中することができず誤嚥を起こしやすい．食事の姿勢では椅座位で骨盤を後傾して円背となると，下顎が挙上し気道を確保する体位になるため，食塊や唾液が気道に入り誤嚥しやすい．食事の食べ方としては，自力で経口摂取する場合に一口量が多い，一口を運ぶ速さが速いことが誤嚥につながる．食事環境，姿勢，食べ方などを常に意識して観察し，摂食嚥下が安全になされているかどうかを判断する必要がある．

2 ベッドサイドのフィジカル・アセスメント

摂食嚥下機能を司る脳神経である三叉神経，顔面神経，舌咽神経，迷走神経，副神経，舌下神経について系統的にフィジカル・アセスメントを実施することが重要である．また，食物を認知するために必要な嗅覚，

1章—摂食嚥下障害の評価・検査・診断

表1-3 生活場面における摂食嚥下機能の観察，フィジカル・アセスメント

摂食嚥下	観察部位	関連する主な脳神経	生活場面での観察による摂食嚥下障害関連所見	フィジカル・アセスメントによる摂食嚥下障害関連所見	おもな摂食嚥下障害の要因
先行期	高次機能	大脳皮質・大脳辺縁系	□ ぼーとしている　※	□ 意識レベル（JCS　　　）	□ 意識障害
			□ 急に理由がなく感情的になる　※		□ 感情失禁
			□ わずかな刺激でも食事に集中できない※	□ 2つの課題を同時に実施指示をすることができない	□ 配分性注意障害
			□ 次から次へ食物を詰め込む		□ ペーシングの問題
			□ 食事を開始することができない	□ 歯ブラシで歯を磨くことを模倣できない	□ 観念運動失行
			□ 食器を誤った使い方をする	□ 箸で食べ物をつかむ指示をするができない	□ 観念失行
			□ 食べ物を口に入れても口を閉じない	□ 口を開けることや閉じるを指示してもできない	□ 口腔顔面失行
			□ 皿の左側の食べ物を食べ残す		□ 半側空間無視
		動眼・滑車・外転神経	□ ある範囲の食べ物を食べ残す	□ 視野の異常（　右・左　）	□ 半盲
	上肢	大脳皮質	□ 食べ物を口に運ぶことができない □ 利き手（右・左）	□ 上肢可動域制限（右・左） □ 握力（右　kg　左　kg）	□ 上肢機能障害
	胸鎖乳突筋 僧帽筋	副神経	□ 首をまっすぐに固定できない　※	□ 頸部を回旋できない（右・左） □ 頸部を側屈できない（右・左） □ 肩を挙上できない（右・左）	□ 頸部機能障害
準備期	顎関節		□ 口が開けにくい　※ □ 口が閉じにくい　※	□ 下顎を下げることができない □ 下顎を挙上できない	□ 開口障害 □ 閉口障害
	歯		□ 軟らかい食べ物を好む □ かむことができない食べ物がある	□ 無歯顎で義歯なし □ 義歯の不適合 □ 奥歯欠損（上・下）	□ 咀嚼障害
	耳下腺・顎下腺	舌咽・顔面神経	□ 口腔粘膜が乾燥している	□ 口腔粘膜が乾燥	□ 唾液分泌障害
	咀嚼筋	三叉神経	□ かむことができない食べ物がある	□ 側頭筋の収縮力の低下（右・左） □ 咬筋の収縮力の低下（右・左）	□ 咀嚼筋の運動障害
	頰筋	顔面神経	□ 頰と歯の間に食物残渣あり	□ 鼻唇溝の非対称（右・左） □ 頰を膨らませることができない	□ 頰筋の運動障害
	口輪筋	顔面神経	□ 口角からの唾液などの漏れ　※ □ 口から食物がこぼれる □ 口唇音（パ行）の発音が不明瞭　※	□ 口角の非対称（右・左） □ 口唇の開閉ができない □ 口唇突出ができない □ 口唇の横引きができない □ 口唇音（パ行）の発音が不明瞭	□ 口唇閉鎖不全
	口腔粘膜	三叉神経		□ 口唇の感覚障害（右・左） □ 頰の感覚障害（右・左） □ 口腔底の感覚障害（右・左）	□ 口腔粘膜の感覚障害
口腔期	舌	舌下神経	□ 飲み込もうとする前にむせる　※ □ 水分が飲み込みにくい □ ご飯が飲み込みにくい □ 舌尖音（タ行）の発音不明瞭　※ □ 奥舌音（カ行）の発音不明瞭　※	□ 嚥下前のむせ □ 舌の偏位（右・左） □ 前後への舌運動不可 □ 上下への舌運動不可 □ 左右への舌運動不可 □ 舌尖音（タ行）の発音不明瞭 □ 奥舌音（カ行）の発音不明瞭	□ 舌口蓋閉鎖不全 □ 舌運動障害
			□ 食物がいつまでも口の中に残る	□ 舌上に食物残渣あり □ 口腔前庭に食物残渣あり □ 舌苔（右・左）	□ 咽頭への送り込み障害
		三叉・舌咽神経		□ 舌の感覚障害（右・左）	□ 舌の感覚障害
咽頭期	軟口蓋	舌咽・迷走神経	□ 食物や水分が鼻に逆流する	□ 発声時に軟口蓋が挙上せず □ 発声時に口蓋垂の偏位（右・左） □ 開鼻声あり	□ 鼻咽腔閉鎖不全
	嚥下反射	舌咽・迷走神経	□ 食物がなかなか飲めない	□ 口蓋反射が減弱・消失	□ 咽頭期惹起遅延
	咽頭	舌咽・迷走神経	□ 唾液が飲めない　※ □ 食後にがらがら声に変わる □ 会話中にがらがら声に変わる　※ □ 飲み込んだ後にむせる　※	□ 発声時のカーテン徴候あり □ 嚥下直後の呼気時の頸部聴診 　湿性音，喀音，液体の振動音 □ 湿性嗄声 □ 嚥下後のむせ	□ 咽頭クリアランスの低下 （喉頭蓋谷・喉頭前庭・梨状窩に食塊残留）
	喉頭	舌咽・迷走神経	□ 食物がなかなか飲めない □ 飲み込んだときにむせる　※ □ 唾液を飲み込むときにむせる　※ □ 水分を飲み込むときにむせる □ ご飯を飲み込むときにむせる	□ 喉頭挙上時間がかかる □ 喉頭挙上不足 □ 嚥下中のむせ	□ 喉頭挙上の障害 □ 喉頭閉鎖不全
	声帯		□ 嗄声　※	□ 嗄声	□ 声門閉鎖不全
食道期	食道	迷走神経，アウエルバッハ神経叢	□ 酸っぱい液や食物が胃から喉に戻る □ 胸やけがする □ 食べ物が胸につかえる		□ 胃食道逆流

※は経口摂取場面以外でも観察可能な項目

視力・視野を司る嗅神経，視神経，動眼神経，滑車神経，外転神経についても実施するのを忘れてはいけない．脳神経のフィジカル・アセスメントは，患者に指示することによって確かめる内容が多い．意識障害，高次脳機能障害患者では，指示をしなくても把握する方法で摂食嚥下機能を把握する必要がある．たとえば，以下のようなことがあげられる

・患者の鼻唇溝・口角を観察して顔面神経麻痺の有無を確認する．
・口腔ケア時に食物残渣がある部位を確認し，顔面神経・三叉神経および舌下神経の障害の有無を確認する．さらに口蓋反射を観察し，舌咽神経や迷走神経の麻痺の有無を観察する．

また，摂食嚥下に関する情報項目を意識することができれば，ケアを提供しながら短時間のうちに多くの情報を得ることができる．たとえば，

・会話時に，口唇音（パ行）の発音が不明瞭であれば，口唇の運動障害を疑い，舌尖音（タ行）・奥舌音（カ行）の発音が不明瞭であれば，舌の運動障害を疑う．
・食後に会話の声が，ガラガラした声に変われば，湿性嗄声を疑い，喉頭前庭に食塊が残留している可能性がある．
・作業や食事をしている際に，上半分のみ作業を行う，右側だけしか箸を持っていかないなどから視野の異常を疑う．

これらの観察を，同じ方法で実施・評価でき，観察した結果を同じように表現でき情報を共有することが望ましい．フィジカル・アセスメントや高次脳機能障害の評価の方法は成書[2〜4]を参考にしていただきたい．

（深田順子）

3 スクリーニング

1 スクリーニングの意義・検査の意義

1―はじめに

摂食嚥下障害の診断には，嚥下造影（videofluoroscopic examination of swallowing；VF）や，嚥下内視鏡検査（video endoscopic examination of swallowing；VE）が有用であり，摂食嚥下リハビリテーションの専門施設においては現在ルーチンに行われている．VFの被曝量は他の一般的な放射線検査に比して大きいものではないこと[1]や，VF時に造影剤を誤嚥しても適切な処置を行えば，検査後の発熱の危険性は低いこと[2]，またVE挿入時の鼻出血の危険性はほとんどないこと[3]などが報告されている．しかし，いずれの検査も侵襲を伴う検査であり，詳細な検査は必要な患者に対して必要なタイミングで行われるべきであるため，スクリーニングによる情報収集が不可欠となる．またVFやVEに必要な設備をもたない施設や，検査施設にアクセスできない環境下では，これらの検査を用いずに摂食嚥下障害の評価を行わなければならず，一定の基準に基づいた評価が必要となる．

以上のような背景から，VFやVEが可能な施設，不可能な施設のいずれの場合においても，摂食嚥下障害患者に携わる各スタッフにとって，臨床的評価に関する知識は重要である．

また，スクリーニングテストは通常，身体的評価や口腔咽頭所見を評価したあとに行われる．口腔咽頭の個別の運動に問題が認められなかった場合にも，それらの協調運動が遂行されているかを確認しなければならない．さらに，個別の運動が障害されている場合でも，それが代償的に補われている場合もある．よって，「機能を機能で評価する」といった観点からスクリーニングテストを行うようにする．

（戸原　玄）

2―感度，特異度

嚥下のスクリーニングテストはこれまでにさまざまな方法が紹介され，誤嚥患者を検出する方法としての有効性が示されている．有効性を評価する指標として感度，特異度がある．感度は，スクリーニングテストで異常あり（陽性）と判定された患者のうち，VFやVEで誤嚥を認めた患者の割合である．一方，特異度は，スクリーニングテストで異常なし（陰性）と判定された患者のうち，VFやVEで誤嚥を認めなかった患者の割合である．臨床的には少なくとも感度70％以上，特異度60％以上であることが望ましいとされている[1]．

（中山渕利）

2 スクリーニング質問紙

1—聖隷式嚥下質問紙

聖隷式嚥下質問紙（**表1-4**）は，摂食嚥下障害に関連する症状を効率よくチェックでき，日常臨床場面で簡便に使用できるスクリーニングとして作成された質問紙である[1]．

質問紙を渡し，この2～3年の様子について自己記入する方式をとるが，認知症や失語症などのため自己記入が困難な場合は家族や介護職員などの付き添い者が記入することも可能である．

15の質問項目からなり，「A：重い症状」「B：軽い症状」「C：症状なし」の三段階で回答する．問1は肺炎の既往，問2は栄養状態，問3～7は咽頭機能，問8～11は口腔機能，問12～14は食道機能，問15は声門防御機構を反映する構造となっている．

A回答が一つでもあれば摂食嚥下障害ありと判定する．特異度は90％，感度は92％でいずれも高い値を示している．一方，A回答はないがB回答が一つでもあれば「摂食嚥下障害の疑いあり」，C回答のみであれば「摂食嚥下障害の可能性は低い」と判定する．

聖隷式嚥下質問紙での評価と30 mL水飲みテスト[2]を施行し，関連性について検討したところ，咽頭機能および声門防御機構を反映する項目で関連が認められ，口腔・食道機能を反映する項目では関連が認められなかった[3]．水飲みテストと質問紙の「液体を飲む際のむせ」をチェックする項目には高い関連性が認められた．特に「お茶を飲むときにむせることがありますか？」の項目と強い関連がみられた．

（大熊るり）

2—嚥下障害リスク評価尺度改訂版

嚥下障害リスク評価尺度改訂版[1]は，地域で生活する高齢者を対象に，嚥下障害リスクを自覚症状からスクリーニングするために開発された尺度である（**表1-5**）．

評価方法は，ここ3か月くらいの食事中に出現する症状の頻度について4段階評定で尋ね，「いつもある」：3点，「時々ある」：2点，「まれにある」：1点，「ほとんどない」：0点として合計得点を求め，6点以上を「嚥下障害リスクあり」と判定する．嚥下造影の結果を至

表1-4　聖隷式嚥下質問紙（大熊ほか，2002.[1]）

あなたの嚥下（飲み込み，食べ物を口から食べて胃まで運ぶこと）の状態についていくつかの質問をいたします．<u>ここ2, 3年のことについて</u>お答え下さい．
いずれも大切な症状ですので，よく読んでA,B,Cのいずれかに丸をつけて下さい．

1. 肺炎と診断されたことがありますか？	A.繰り返す	B.一度だけ	C.なし
2. やせてきましたか？	A.明らかに	B.わずかに	C.なし
3. 物が飲み込みにくいと感じることがありますか？	A.しばしば	B.ときどき	C.なし
4. 食事中にむせることがありますか？	A.しばしば	B.ときどき	C.なし
5. お茶を飲むときにむせることがありますか？	A.しばしば	B.ときどき	C.なし
6. 食事中や食後，それ以外の時にものどがゴロゴロ（痰がからんだ感じ）することがありますか？	A.しばしば	B.ときどき	C.なし
7. のどに食べ物が残る感じがすることがありますか？	A.しばしば	B.ときどき	C.なし
8. 食べるのが遅くなりましたか？	A.たいへん	B.わずかに	C.なし
9. 硬いものが食べにくくなりましたか？	A.たいへん	B.わずかに	C.なし
10. 口から食べ物がこぼれることがありますか？	A.しばしば	B.ときどき	C.なし
11. 口の中に食べ物が残ることがありますか？	A.しばしば	B.ときどき	C.なし
12. 食物や酸っぱい液が胃からのどに戻ってくることがありますか？	A.しばしば	B.ときどき	C.なし
13. 胸に食べ物が残ったり，つまった感じがすることがありますか？	A.しばしば	B.ときどき	C.なし
14. 夜，咳で眠れなかったり目覚めることがありますか？	A.しばしば	B.ときどき	C.なし
15. 声がかすれてきましたか？（がらがら声，かすれ声など）	A.たいへん	B.わずかに	C.なし

表1-5 嚥下障害リスク評価尺度改訂版（深田ほか, 2006.[1], 深田ほか, 2006.[2]をもとに作成）

あなたのここ3ヶ月くらいの食事中に出現する症状についておたずねします．次の症状がどれくらいあったか「いつもある」「時々ある」「まれにある」「ほとんどない」の中から1つ選んで○をつけてください．

No.	質問項目	3点	2点	1点	0点
1	水分や食べ物が鼻にあがる	いつもある	時々ある	まれにある	ほとんどない
2	食べ物をいつまでも飲み込まずに噛んでいる	いつもある	時々ある	まれにある	ほとんどない
3	水分が飲み込みにくい	いつもある	時々ある	まれにある	ほとんどない
4	ご飯が飲み込みにくい	いつもある	時々ある	まれにある	ほとんどない
5	食べ物がのどにひっかかる感じがする	いつもある	時々ある	まれにある	ほとんどない
6	食べ物がのどに残る感じがする	いつもある	時々ある	まれにある	ほとんどない
7	食事中や食後に濁った声に変わる	いつもある	時々ある	まれにある	ほとんどない
8	水分や食べ物が口に入ったとたんにむせたりせき込んだりする	いつもある	時々ある	まれにある	ほとんどない
9	水分や食べ物を飲み込むときにむせたりせき込んだりする	いつもある	時々ある	まれにある	ほとんどない
10	水分や食べ物を飲み込んだ後にむせたりせき込んだりする	いつもある	時々ある	まれにある	ほとんどない
11	水分を飲み込むときにむせる	いつもある	時々ある	まれにある	ほとんどない
12	ご飯を飲み込むときにむせる	いつもある	時々ある	まれにある	ほとんどない
13	噛むことが困難である	いつもある	時々ある	まれにある	ほとんどない
14	硬い食べ物を避け，軟らかい食べ物ばかり食べる	いつもある	時々ある	まれにある	ほとんどない
15	口がパサパサしていると感じる	いつもある	時々ある	まれにある	ほとんどない
16	パサパサ，モサモサした食べ物は飲み込みにくい	いつもある	時々ある	まれにある	ほとんどない
17	口から食べ物がこぼれる	いつもある	時々ある	まれにある	ほとんどない
18	ことばが明瞭でない	いつもある	時々ある	まれにある	ほとんどない
19	食べ物を飲み込んだ後に舌の上に食べ物が残る	いつもある	時々ある	まれにある	ほとんどない
20	食べるのが遅くなる	いつもある	時々ある	まれにある	ほとんどない
21	食べ物や酸っぱい液が胃からのどに戻ってくる	いつもある	時々ある	まれにある	ほとんどない
22	食べ物が胸につかえる感じがする	いつもある	時々ある	まれにある	ほとんどない
23	胸やけがする	いつもある	時々ある	まれにある	ほとんどない

嚥下障害リスク評価尺度は，咽頭期機能（No.1〜7），誤嚥（No.8〜12），準備・口腔期機能（No.13〜20），食道期機能（No.21〜23）で構成される．
網掛で示したNo.2，7〜14，17，18，20の12項目は，嚥下障害リスク他者評価尺度[2]であり家族が評価できる項目である．

適基準とした嚥下障害リスクの感度は57.1%，特異度は56.0%である．

また，No.2，7〜14，17，18，20の12項目は，嚥下障害リスク他者評価尺度[2]として使用でき，他覚症状から嚥下障害リスクを評価する．同様に合計得点を求め，3点以上を「嚥下障害リスクあり」と判定する．嚥下造影の結果を至適基準とした感度は58.3%，特異度は50.0%である．どちらの尺度も感度と特異度が60%以下である．自覚症状，他覚症状でスクリーニングする精度は高いとはいえないため，フードテストなどの検査と併せて使用するとよい．

（深田順子）

3 — EAT-10

Eating Assessment Tool-10（EAT-10，**表1-6**）は，摂食嚥下障害のスクリーニングに有用な自記式の質問紙票である．EAT-10は10項目の質問で構成され，それぞれ5段階（「0点：問題なし」〜「4点：ひどく問題」）で回答する[1]．合計点数が3点以上であれば嚥下の効率や安全性に問題があるかもしれないと判定する．

EAT-10日本語版では，EAT-10を実施できない場合もしくはEAT-10で3点以上の場合，摂食嚥下機能に問題を認める可能性が高い[2]．EAT-10で3点以上の場合，誤嚥の感度75.8%，特異度74.9%である[2]．またEAT-10で3点以上の場合，低栄養や日常生活活動制限を認めることが多い[3]．

表1-6 EAT-10日本語版（若林ほか, 2014.[2]）

1	飲み込みの問題で，体重が減少した
2	飲み込みの問題が，外食に行くための障害になっている
3	液体を飲み込むときに，余分な努力が必要だ
4	固形物を飲み込むときに，余分な努力が必要だ
5	錠剤を飲み込むときに，余分な努力が必要だ
6	飲み込むことが苦痛だ
7	食べる喜びが飲み込みによって影響を受けている
8	飲み込むときに，食べ物がのどに引っかかる
9	食べるときに咳が出る
10	飲み込むことはストレスが多い

（若林秀隆）

3 スクリーニング検査

1―反復唾液嚥下テスト

特に器材を用いることなく，簡便で誤嚥リスクの少ないスクリーニングテストとして，反復唾液嚥下テスト（repetitive saliva swallowing test；RSST）がある[1,2]．被検者を背もたれのない椅子に座らせ，頸部位置を特に制限せずにリラックスさせた状態にする．検査者は患者の舌骨および喉頭隆起に第2指（人差し指）と第3指（中指）の指腹を軽く当て，30秒間になるべく速く空嚥下するよう指示する．喉頭隆起（のど仏）が指を十分に乗り越えて挙上した場合を1回とカウントし，30秒間に3回未満を陽性と判断する．小口らの報告[2]では，RSSTの結果をVF所見と比較したところ，感度，特異度は，送り込み障害で80.4%，53.8%，誤嚥で98.1%，65.8%，不顕性誤嚥で97.6%，0%であった．この結果から，誤嚥の判定に有効なスクリーニングテストといえる．

ただし，摂食嚥下機能以外にRSSTの結果に影響する要因として，口腔乾燥と認知機能の低下，嚥下回数の測定ミスがあげられる．口腔乾燥については，検査前に患者の口腔内を観察し，口腔乾燥がある場合には口腔ケアを行うか人工唾液を噴霧するなど口腔乾燥の影響を除外することが必要である．また，舌骨や喉頭隆起に飲もうとする動きがまったく感じられない場合には，検査者の指示が患者に十分伝わっていない可能性がある．そのような患者はRSSTの適応外である．嚥下回数の測定ミスの例として多いのは，喉頭隆起が十分に移動しないまま（嚥下を完遂できず）下降した場合をカウントしてしまう例[2]と喉頭隆起の動きを確認しづらく嚥下を見落とす例があり，後者は特に喉頭隆起の小さい女性や頸部皮下脂肪の厚い患者，皮膚のたるみがある患者に多い[3]．そのため，検査中は喉頭隆起の動きをみるだけでなく，触知しながら嚥下回数をカウントすることが重要である．

2―水飲みテスト

水飲みテストは，実際に被検者に水を飲ませて嚥下機能を評価するスクリーニングテストである．日本においては，30 mLの水を使った窪田の方法が用いられてきた（表1-7）．一方，欧米ではDePippoらによって3 oz（約90 mL）の水を用いたスクリーニングテスト（3 oz water swallow test）が紹介され，その有用性についていくつかの論文で報告されている[4〜7]．

3 oz water swallow testは，3 ozの水の入ったコップを被検者に中断することなく飲むよう指示し，嚥下中あるいは飲みきって1分以内のむせ，もしくは嚥下後の湿性嗄声を認めた場合を陽性とする．Depippoらが脳卒中後の摂食嚥下障害患者に対してこのテストを行ったところ，VF中に誤嚥を認めた患者を感度76%，特異度59%でいい当てることができたと報告している[4]．また，Suiterらはさまざまな疾患をもった患者3,000人を対象とした大規模な調査において，感度96.5%，特異度48.7%にてVE中の誤嚥を予見できたと報告している[7]．そのうえで，彼らは3 oz water swallow testは感度が高く，特異度の低い検査法であるため，このテストで異常がなかった場合には経口摂取を勧め，異常が検出されたとしても他の検査で確かめる必要性があると述べている．そのほかに，100 mLの水を用いて嚥下速度（感度85.5%，特異度50.0%），むせや湿性嗄声の有無（感度47.8%，特異度91.7%）で評価する検査法も報告されている[8]．しかし，多量の水分を用いたスクリーニングテストは，誤嚥する可能性の高い重度の摂食嚥下障害者に対しては適用できない．

少量の水分で嚥下機能を評価する方法として，改訂水飲みテスト（modified water swallowing test；MWST）がある[9]（図1-2）．手順は，3 mLの冷水を口腔底に入れ，嚥下するよう指示する．その際，舌上に注いで咽

表1-7 水飲みテスト（窪田の方法）

・手技
常温の水30 mLを注いだ薬杯を，座位の状態にある患者の健手に渡し，「この水をいつものように飲んでください」という．水を飲み終えるまでの時間を測定，プロフィール，エピソードを観察し，評価する．

プロフィール
1：1回でむせることなく飲むことができる
2：2回以上に分けるが，むせることなく飲むことができる
3：1回で飲むことができるが，むせることがある
4：2回以上に分けて飲むにもかかわらず，むせることがある
5：むせることがしばしばで，全量飲むことが困難である

```
手技
①冷水3mLを口腔底に注ぎ嚥下を指示する.
②嚥下後,反復嚥下を2回行わせる.
③評価基準が4点以上なら最大2施行繰り返す.
④最低点を評点とする.

評価基準
1：嚥下なし,むせる and/or 呼吸切迫
2：嚥下あり,呼吸切迫（不顕性誤嚥の疑い）
3：嚥下あり,呼吸良好,むせる and/or 湿性嗄声
4：嚥下あり,呼吸良好,むせない
5：4に加え,反復嚥下が30秒以内に2回可能
```

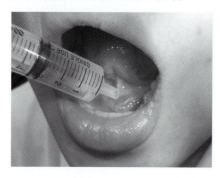

図1-2　改訂水飲みテスト（MWST）

頭へ直接流れ込まないように留意する．嚥下状態によって5段階で評価し，異常所見を認めない場合には反復嚥下を2回行うよう促す．評点が4点以上の場合には，さらに最大で2施行繰り返し行い，そのなかで最も悪い点を評点とする．3点以下を異常とした場合，誤嚥の有無を感度70%，特異度88%で判定できたと報告されている[10]．

そのほかに，30 mLの水のうち，初めに5 mLをスプーンで2度飲ませ，異常がなければ残りを嚥下させる方法（感度72%，特異度67%）[11]や5 mL，10 mL，20 mLを2回ずつ飲ませる方法（感度92.3%，特異度66.7%）[12]もある．

これまでに紹介した水飲みテストは，嚥下時のむせや湿性嗄声の有無を指標としており，感度，特異度に大きな差はないが，水分量の多い検査法ほど難易度が高く，誤嚥する患者が多くなる[13]．そのため，臨床において使い分けをするならば，これから直接訓練の開始を検討するような場面では改訂水飲みテストを行い，すでにとろみ付きの水分を飲水しており，とろみなし水分の摂取を検討する場面では，3 ozテストや100 mLの水飲みテストを用いるのも一法である．

誤嚥しているか否かの判定に湿性嗄声を用いることについては，それほど有効ではないという意見もある[14,15]．特に安静時より唾液が気管内に流入している症例では，嚥下後の湿性音が水分誤嚥によるものなのか，唾液によるものなのか判断に迷う場合も少なくない．むせや湿性嗄声以外に，SpO_2の2%以上の低下を誤嚥の判定基準に用いた水飲みテストもいくつか報告されている[16〜18]．Limら[17]によると，50 mLの水飲みテストでむせや湿性嗄声を異常所見とした場合では感度84.6%，特異度75.0%であったが，嚥下後2分以内にSpO_2が2%以上低下した場合も陽性に含めると感度100%，特異度70.8%であったと報告している．しかしながら，誤嚥がSpO_2低下を引き起こすことについては，多量に誤嚥した場合には起こる可能性があるが[19]，検査上で認める少量の誤嚥では起こらないといった報告もあり[20,21]，現在では否定的な意見も多い．ただし，臨床において，誤嚥が引き金となって呼吸切迫や小さな咳が続くことで呼吸困難になることがある．SpO_2の測定は，そのような状態にないかを確認するために有効な方法である．

3―フードテスト

フードテスト（food test；FT）は，ティースプーン一杯量（約4 g）のプリンを舌背前部に置き，食させて評価する検査法である[22,23]（図1-3）．評価手順は改訂水飲みテストとほぼ同じだが，口腔内残留の有無を評価基準の3点に加えている．口腔内残留は，舌側縁や臼歯部歯槽堤舌側に微量残留した状態は残留とはせず[23]，舌背や口腔底などに25%以上残留した状態[10]を3点とする．3点以下を陽性としたときの誤嚥に対する感度は72%，特異度は62%と報告されている[10]．原法では，均一で付着性が少なく，食塊形成や食塊移送が容易に行える形態として，ゼラチンプリンを用いている[22,23]が，近年では嚥下練習用のゼリーを用いて行うことが多い．また，プリン，粥，液状食品と段階的に負荷を上げるといった方法も報告されている[24]．ゼリーと粥を用いたフードテストについて検証した論文では，誤嚥に対する感度，特異度はそれぞれ80%と83%，41%と25%であったと報告されている[25]．ただし，フードテストの感度，特異度を単に誤嚥を検知で

手技
①プリン茶さじ一杯（約4g）を舌背前部に置き嚥下を指示する．
②嚥下後，反復嚥下を2回行わせる．
③評価基準が4点以上なら最大2施行繰り返す．
④最低点を評点とする．

評価基準
1：嚥下なし，むせる and/or 呼吸切迫
2：嚥下あり，呼吸切迫（不顕性誤嚥の疑い）
3：嚥下あり，呼吸良好，むせる and/or 湿性嗄声，口腔内残留中等度
4：嚥下あり，呼吸良好，むせない，口腔内残留ほぼなし
5：4に加え，反復嚥下が30秒以内に2回可能

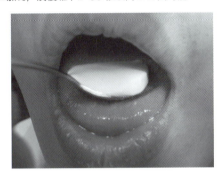

図1-3　フードテスト（FT）

きるか否かで算出すると，口腔内残留を異常所見に含めているため特異度が低下してしまう（たとえば，口腔内残留するが誤嚥のない患者では，フードテストでは陽性だが，誤嚥の有無判定では陰性となり偽陽性となる）．このことからわかるように，フードテストは単に誤嚥の有無判定だけではなく，食塊形成や食塊移送も含めて正常に食せるか否かを判定するスクリーニングテストといえる．

4―舌圧や開口力の測定

近年では，舌圧や開口力の測定値をスクリーニングテストに用いる方法も考案されている．舌圧については，脳卒中患者において5 mL液体嚥下時の麻痺側の舌圧が4.6 kPa以下の場合，感度71%，特異度72%で摂食嚥下障害の可能性があるとしている[26]．また開口力については，男性で3.2 kg以下（感度57%，特異度93%），女性で4 kg以下（感度79%，特異度52%）の患者に誤嚥が疑われる[27]．

（中山渕利）

5―MASA

MASA（The Mann Assessment of Swallowing Ability）は2002年に米国のGiselle Mannによって開発された臨床評価によって嚥下障害と誤嚥を効率よく鑑別スクリーニングする方法である[1]．2014年に日本語訳が出版されている[2]．

これまで報告されている臨床評価のなかでは，最も充実した優れた臨床評価法である．特殊な機器を用いることもないので，どのような環境下でも，熟練すれば10数分で評価が完了する．各評価項目のプロフィールをみて基準に従えば，嚥下障害と誤嚥をそれぞれについて「確実」「可能性が高い」「おそらくある」「可能性が低い」の4段階で判定ができる．経時的な評価によって各評価項目の変化を知ることができる．また，各項目には重みづけされた点数がつけられていて，合計点から「重症」「中等症」「軽症」「異常なし」を判定することもできる．

1）対象患者

a．成人脳卒中患者の急性期

開発の経緯から最も適した患者群である．超急性期の管理を終えベッドサイドリハビリテーションの開始とともに，経口摂取を検討する時期．嚥下障害や誤嚥のリスクの判断や経時的評価をすることで変化を捉えることができる．

b．脳卒中の慢性期患者

経口摂取をしている場合，これから経口摂取を検討する場合．

c．その他の疾患

施設利用者での使用も含め，神経筋疾患〈Parkinson（パーキンソン）病，ALSなど〉，認知症などの器質的でない疾患（頭頸部癌患者などを除く）による患者．

d．一般高齢者のスクリーニング

2）検査者

①摂食嚥下障害の診療に従事して知識と経験のある医師，歯科医師，言語聴覚士，看護師など：もともと，Mannは優秀なSLP（米国の言語治療士）であるため，MASAの評価では音声・言語障害の知識が不可欠となっている．専門でないと判断がつきにくい項目があることは知っておかなければならないが，

表1-8 嚥下の臨床評価の要素*

臨床評価項目
患者の全身評価
・意識レベル
・協調性
・言語機能
・言語および口腔の動き
・構音
1. 口腔準備
・唾液のコントロール（流涎など）
・口腔衛生（舌苔など）
・口唇閉鎖
・舌の動き（程度と協調運動）
・舌の筋力
・口腔準備
・呼吸（気道の開存性，人工呼吸器への依存度，呼吸回数およびリズム）
・呼吸器疾患（気道感染，気道閉塞）

2. 口腔期
・咽頭反射
・口蓋の動きと機能
・口腔通過時間（口唇への取り込みから嚥下反射が起こるまでを測定）
・食塊のクリアランス（嚥下後の口腔内残留の有無）
3. 咽頭期
・咽頭のコントロール
・咽頭残留と喉頭挙上
・咳嗽：反射的
・咳嗽：随意的
・声質
・気管切開
おのおのの評価項目は，正常，軽度障害，中等度障害，重度障害，あるいは評価不可として評価する

*MASAの評価そのものである．

表1-9 嚥下障害と誤嚥の臨床的な診断基準

嚥下障害	
・正常（normal）	嚥下の異常は認められない．
・あるかもしれない（possible）	嚥下の要素のうち少なくとも遅延，障害，不十分さのなかの一つに異常があり，食塊形成や運搬に悪影響を及ぼし，嚥下障害と誤嚥のリスクが軽度上昇すると思われる場合．
・可能性高い（probable）	嚥下の要素のうち遅延，障害，不十分さなどのうちいくつかに異常があり，嚥下障害と誤嚥のリスクが中等度上昇する．
・確実（definite）	嚥下の臨床評価において，表1-8の5項目以上の異常（遅延，障害，不十分さ）があり，嚥下障害と誤嚥のリスクが大きく上昇する．呼吸障害，窒息，咳嗽，皮膚色の変化，湿性嗄声，口腔・咽頭通過時間の遅延などが直接観察される場合も含む．
誤　嚥	
・可能性は低い（unlikely）	嚥下の異常は特定できない
・あるかもしれない（possible）	嚥下の要素のうち少なくとも遅延，障害，不十分さのなかの一つに異常があり，食塊形成や運搬に悪影響を及ぼし，食塊の気道流入リスクが軽度上昇すると思われる場合．
・可能性高い（probable）	嚥下の要素のうち遅延，障害，不十分さなどのなかでいくつかに異常があり，食塊の気道流入リスクが中等度上昇する．
・確実（definite）	嚥下の評価要素において，いくつか（通常は5項目以上）の異常（遅延，障害，不十分さ）があり，気道への流入リスクが大きく上昇する．呼吸障害の直接的な観察，窒息，チアノーゼ，ガラガラという音，あるいは不十分な喀出物などが直接観察される場合を含む．

指示マニュアルがしっかりしているため，慣れれば言語聴覚士でなくても使用可能である．

② 修正MASA（MMASA）[3]に関しては，一般医師や看護師などでも使用可能となっている．嚥下障害にあまり精通していない医療者はMMASAの使用から始めるとよい．

③ これから嚥下障害を専門にしようと志す医療者：MASAの項目は嚥下障害と関連する重要な所見（表1-8）を，無駄なくかつ見落としなく網羅するように選択されている．MASAを用いて患者を評価することは嚥下障害臨床の素晴らしいトレーニングになる．

3）具体的な使用

① あらかじめ患者の主病名，全身状態，安静度など医学情報を把握しておく．

② 舌圧子，ペンライト，物性の異なる食品（最低でもゼリー，とろみ食品各1品）と水を用意する．ただし，必要に応じて吸引なども準備あるとよい．

③ ベッドサイドないし静かな診察室（ST室，OT室などでも可）で，患者にとって最も快適な環境で行う．

リクライニング位でもよい．モニターや他の医療スタッフの監視があってもよい．
④評価項目は始めから順次評価していく．
⑤各項目とも患者の最もよい点数（行動）を記載する．患者には最もよいパフォーマンスをするように仕向ける．
⑥患者の反応が遅かったり理解されなかったりした場合には，先に進んでからその項目に戻り再評価する．その課題を再評価したことを記載しておく．
⑦合計点を計算して記載する．

4）総合評価と食形態
①表1-9の診断基準を参考に嚥下障害と誤嚥に対する総合評価を，「確実にある」「可能性が高い」「あるかもしれない」「正常，または可能性は低い」のいずれかで評価する．
②病院や施設で嚥下障害患者に提供される食形態を固形，液体に関して，患者にとってどの食形態が最も相応しいか記載する．

以上，MASAについて概略を説明した．詳細は文献[1,2]をご参照いただければ幸いである．

（藤島一郎）

6 ― TOR-BSST

The Toronto Bedside Swallowing Screening Test (TOR-BSST) は，カナダのMartinoらによって開発されたスクリーニングテストである[1,2]．急性期，維持期の脳卒中患者300名以上で有効性が検証されており，摂食嚥下障害の四大スクリーニングの一つともいわれている[3]．カナダや米国では，脳卒中患者に対するケアの標準化を目的として，脳卒中で入院した全患者に摂食嚥下障害のスクリーニングを実施することをガイドラインに明記しており，このスクリーニング検査としてTOR-BSSTが推奨されている[4,5]．TOR-BSSTの目的は，摂食嚥下障害の早期発見であり，早期の診断と適切な治療につなげ，肺炎や低栄養などの合併症や死亡率を軽減させることにある．

1）概　要
項目数が少なく，該当する選択肢にチェックをつけるだけの方式となっており，10分以内で簡便に施行できる．評価項目は，従来のスクリーニング検査を系統的にレビューし，妥当性が高かった口腔運動，水飲みテスト，水飲みテスト前後の発声の3項目を採用している[1]．口腔運動は挺舌時の左右への偏位，水飲みテストは小さじ一杯の水飲みを10施行とコップのみ，発声は湿性嗄声の有無を評価する[2,6]．挺舌は左右いずれかに偏位したら異常，水飲みテストでは咳や声質の変化，口唇からの漏れがあれば異常，水飲みテスト前後の発声では湿性嗄声を認めたら異常と判定する．発声，挺舌，水飲みテストの順に施行していき，異常と判定された段階でスクリーニングを中止して，STなど摂食嚥下障害の専門家に紹介し，詳細な嚥下評価が推奨される．

看護師，管理栄養士，作業療法士など，医療に従事するすべての職種が実施できるが，実施にあたってはSTによる4時間の講義にて適切な指導を受け，スクリーニング施行者として認定されることが条件である．この講義では，脳卒中患者の実症例にてスクリーニングの全項目を一通り行い，施行者が内容や施行方法を十分に理解し適切に実施可能であるかということの判定を目的としている．講義と判定は，ST用のTOR-BSSTプログラムコースを受けたSTのみが施行できる．このST用コースはホームページ（THE SWALLOWING LAB, http://swallowinglab.com/tor-bsst）で受講を申請することができ，ライブで受講する．受講認定とともにスクリーニング施行者に対する教育用スライドが提供され，そのスライドを用いてSTは各施設で時間や場所を設定し，スクリーニング施行者を指導する．

2）スクリーニングの信頼性と妥当性
スクリーニング施行者間の信頼性は0.92（95% CI：0.85〜0.96）である[2]．感度は91.3%（95% CI：71.9〜98.7）と高く，摂食嚥下障害の疑いありを高い割合で検出可能である[2]．急性期脳卒中患者では感度がさらに高くなり96.3%（95% CI：72.5〜99.6），陰性適中率は93.3%（95% CI：58.0〜99.3）である．

3）わが国での臨床応用
現在，TOR-BSSTは英語以外に七つの言語（日本語，イタリア語，ドイツ語，ポルトガル語，中国語，

スペイン語，フランス語）に翻訳されている．

現在，日本語版ではスクリーニング用紙だけでなく，ST用のプログラムコースとスクリーニング施行者用の講義の翻訳が終了した．日本語版でのスクリーニング施行者間の信頼性の検証後，実際に臨床場面で用いていくことができるように，筆者らはプログラムの受講方法を含め，システムを検討している段階である．

（稲本陽子）

4 嚥下内視鏡検査（VE）

1 嚥下内視鏡検査普及の歴史

今日，摂食嚥下リハビリテーションの機能評価として広く利用されるようになってきた嚥下内視鏡検査（videoendoscopic examination of swallowing；VE）は，米国のSLP（speech language pathologist）であるLangmoreらによって1988年に紹介された鼻咽喉ファイバースコープを利用した嚥下機能検査（fiberoptic endoscopic examination of swallowing safety；FEESS）が基礎になっている[1]．彼女らはその後，嚥下機能の客観的評価法として検査方法を規格化し，FEESとして1997年に詳細に紹介している[2]．また，米国の耳鼻科医であるBastianらは，1984年から嚥下内視鏡検査にビデオ撮像を取り入れて嚥下機能の評価や患者指導に結びつけ，1991年にVEED（video endoscopic evaluation of dysphagia）として報告している[3]．現在ではVEはビデオ画像による撮像が一般化しており，カンファレンスや訓練場面でのバイオフィードバック治療としても利用されるようになり，嚥下機能評価法として多彩な臨床場面に広まっている．

急性期の病院ではベッドサイドで評価することが多く，嚥下回診（図1-4）として看護師，リハビリテーションスタッフ，歯科衛生士，管理栄養士などが参加してチームアプローチを実施し，その成果も報告されるようになった．また，携帯型の内視鏡機器（図1-5, 8）を用いれば，施設や在宅での評価が可能であり，地域での摂食嚥下リハビリテーションが安全に進められる体制ができつつある．さらに，PEG（胃瘻）造設後，

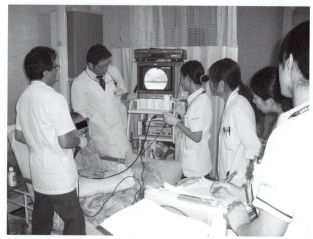

図1-4　ベッドサイドでの多職種による嚥下回診の様子（藤田保健衛生大学病院）

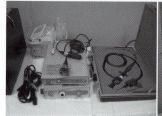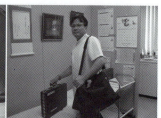

図1-5　往診用携帯型内視鏡機器
居住施設や在宅でも評価可能である（在宅のテレビモニターに接続して検査施行）．

施設や在宅での経口摂取は困難と考えられていた患者も，VEを実施しながら安全に食事が可能となる例が少なくないことが報告され[4]，2014年度からPEGを造設する前後にVEやVFを実施するように勧告され，研修を受けた医師がPEG造設前後でVEを実施する機会も増えてきている．

このように，VEが急性期から生活期まで，経口摂取を安全にできるように進める評価手段として医師，歯科医師が実施する機会も増え，その評価を参考にして摂食嚥下リハビリテーションが実施されるようになっている．日本摂食嚥下リハビリテーション学会医療検討委員会では，2012年に「嚥下内視鏡検査の手順2012改訂（修正版）」[5]を示している．詳しくは，インターネットからダウンロードできるので参考にしていただければ幸いである．本項では，嚥下内視鏡検査の利点と限界，適応とリスク管理を中心に解説する．

2 嚥下内視鏡検査の目的

VEの目的は，嚥下機能の評価，器質性病変の評価，誤嚥の評価，経口摂取の可能性判定，嚥下障害に対する代償法の決定，嚥下機能回復訓練法の決定，バイオフィードバック法による嚥下法の練習，本人および家族へ病状説明に用いることなどである．

3 検査機器の説明

1―VEシステム

現在国内でVEとして用いられている内視鏡は，ファイバースコープによるものと電子スコープによるものに分けられる．ファイバースコープは，従来から用いられてきたもので直視下でも観察できる．コンパクトな光源をつけることで，モニターがなくても簡便に咽頭や喉頭を観察できるが，画像を記録できないこと，直視下での評価では観察者の姿勢が制限されるため自然な嚥下動態を評価できないことからVEとしては推奨できない．直視下での評価は在宅や施設でモニターなどが準備できないときにやむをえず実施する方法である．

VEは，その名のとおり，嚥下動態をビデオ画像として録画し評価後にも客観的に検討できる資料として保存できる点に大きな意義がある．ファイバースコープにCCDカメラを装着し，その画像をビデオ機器を介してモニター画面に映すことで，検査者だけでなく患者・家族やリハスタッフも同時に嚥下動態を観察できる．また，評価時の姿勢は直視での観察時に比べ制限が少なく，患者に適したさまざまな姿勢で嚥下動態を評価することが可能となった．図1-6に，ファイバースコープおよび電子スコープによるビデオ嚥下内視鏡検査システムの構成を示す．機種によりさまざまなものが市販されるようになったが，システム構成そのものは変わっていない．図1-7は，当院リハビリテーション科において外来診察室や病室で利用しているファイバースコープを用いたVEシステムである．このタイプは，次に述べる電子スコープと共用できるシステムで，必要に応じてファイバースコープと電子スコープを使い分けることができる．図1-8は，在宅や施設な

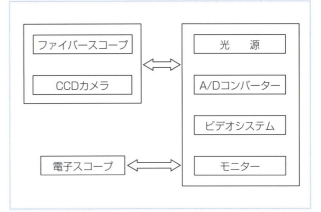

図1-6　ビデオ嚥下内視鏡機器のシステム構成図

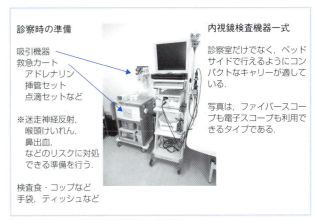

図1-7　VEに必要な検査機器・準備品

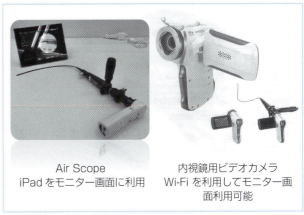

図1-8　携帯型嚥下内視鏡

どで使用しやすいように開発されたタイプである．iPadに画像を転送してモニターや画像記録に利用できるものや，直接ビデオカメラと接続することで，ビデオカメラの液晶モニターをみながら検査できるタイプなどがある．

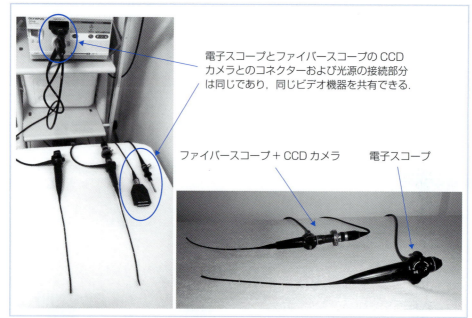

図1-9　電子スコープとCCDカメラを装着したファイバースコープ

電子スコープシステムでは，スコープの先端にカメラが装着されている（**図1-9**）．ファイバースコープでは画素数がファイバーの数で規定されるが，電子スコープの画素数は多く，飛躍的に画質が向上する．また，操作する手元にCCDカメラがないので軽くて扱いやすく，ピント調整も不要という利点がある．耐用年数はどちらも約6年であるが，ファイバーは折れると画像として黒点が出現する欠点があり，持ち運びや操作時に過度にファイバー部を屈曲しない配慮が必要である．このように電子スコープの利点は多いが，高価である点からまだVEの主流はファイバースコープとなっている．今後は，電子スコープの利用も増えてくると考えられるが，基本的に得られる画像の特性や内視鏡システムは変わらないので，ファイバースコープのVEシステムを基本として紹介する．

4　VEの操作特性

VEで使用する内視鏡は，モニター画面をみながら操作することと嚥下動態の観察が主体で，利き手を使用しての治療操作を実施することはないので，多くは利き手で釣り竿式に把持して操作することが多い．嚥下動態を評価するために，成人においては直径3〜4mmの細い内視鏡を使用する．**図1-10**に示すように，

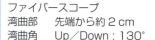
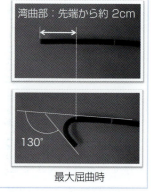

ファイバースコープ
湾曲部　先端から約2cm
湾曲角　Up／Down：130°

★通常観察では2〜5°程度の屈曲・伸展調整でよい．
★過屈曲・伸展は咽頭壁を刺激
★左右への屈曲はできないためファイバーの回旋で代用する．

図1-10　嚥下内視鏡の操作特性

電子スコープもファイバースコープも，先端から約2cmの湾曲部が手元のレバーで屈曲もしくは伸展するだけなので，側方をみるときは回旋させながら屈曲させる．最大130度屈曲するが，実際の観察場面では数度変化させるだけであり，繊細なレバーの動きと回旋の動きおよび1cm程度の抜き差しを複合的に実施し，観察点に光を当てて食塊や咽頭・喉頭粘膜に触れないように評価できるようにすることが，自然な嚥下動態観察において重要である．

5　画像の特性

ファイバースコープも電子スコープも，先端口径が3〜4mmのものでは，その視角度は85〜90度である．

1章—摂食嚥下障害の評価・検査・診断

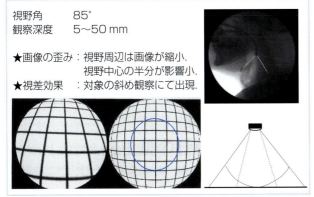

図1-11 ファイバースコープの画像特性

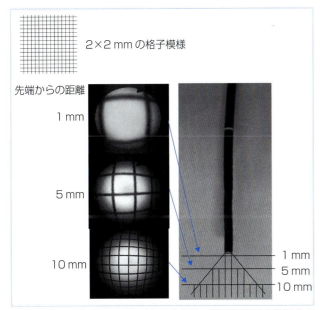

図1-12 ファイバースコープの画像特性：観察深度による画像の変化

そのため，視野周辺領域の画像に歪みが出ること，斜めからみる場合には視差効果が生じること，標的に近づくと急に拡大されることという特徴を有する．まず，画像の歪みであるが，図1-11に示すように視野中心から半分の大きさの円内では歪みが少ないが，視野周辺では極端に歪みが大きくなる．また，斜めから格子線を観察した画像では，遠方は極端に小さくなることが特徴であり，視差効果とよばれる．遠近感の把握には，スコープ先端が標的にどこまで近づいているかを感じ取れることが重要である．図1-12は，2 mmの格子模様を先端から1，5，10 mmの距離から観察した画像で

ある．先端が標的に近づくと急に大きくなる．これらの内視鏡の画像特性を熟知し，実際の観察時には咽頭や喉頭にスコープの先端が触れないようにすることが自然な嚥下動態を観察するうえで重要である．

6 有害事象とその対策

おもな有害事象を以下に示す．頻度は少ないが，迷走神経反射や喉頭けいれんは重大な有害事象である．筆者は，過去15年間で約2,500例のVEの経験があるが，そのうち血圧低下・意識消失までに至った例は2名，止血処置を必要とした鼻出血が1例（抗血小板薬服用中），患者からの感染1例であった．喉頭けいれんにまで至った経験はない．しかし，頻度は少なくても，必ず重大な有害事象を想定して対応できる準備をしておく必要がある．図1-7に救急処置で準備しておくものを記載した．

1—リドカインアレルギー

スコープを鼻腔から挿入するときには，局所麻酔薬が含まれないゼリーをスコープの外側に少量つける．鼻腔が狭く患者が局所麻酔を希望するときには，リドカイン（キシロカイン）ゼリーを使用する場合もあるが，リドカインのアレルギーの有無を十分に聴取してから実施する必要がある．その場合には，リドカインゼリーの使用量を極力減らし，鼻道から咽頭にかけての麻酔の影響を避けることも必要である．もしもリドカインアレルギーが出現したら，アドレナリン筋注，血管確保，ステロイド点滴静注などの救命救急処置を実施する．

2—失神・血圧低下（迷走神経過緊張）

迷走神経反射刺激や精神的過緊張に伴う失神発作，血圧低下がある．検査前には十分に検査法を説明し，患者を精神的にリラックスさせることが必要である．スコープ挿入時は愛護的に実施し，咽頭腔に達したときには一度声かけをして安心させる．また，その後の観察では，極力スコープ先端が咽頭壁や喉頭蓋に触れないように留意して観察する必要がある．患者の体動や咳反射・嚥下反射において内視鏡の引き抜き操作が間に合わずに咽頭・喉頭を刺激することで迷走反射刺激が生じる．嘔吐反射や咳反射の誘発，徐脈，血圧低

下，さらには意識障害などに至る．内視鏡モニター画面だけでなく，常に患者の表情を確認し，声かけしながら意識状態の変化に留意するとともに，検査中はSpO$_2$モニターを装着し，酸素飽和度や脈拍数を随時確認し，迷走神経反射を可及的早期に把握できるように実施する．失神・血圧低下症状が出現したら検査を中止し，すぐに仰臥位で下肢挙上とし，静脈還流を増やすことで血圧を上げ，意識回復を図る．重症の場合には，救急救命処置を実施する．

3 — 喉頭けいれん

重篤な有害事象としては，喉頭けいれんがある．誤って声帯を越えて内視鏡を挿入し，声門下喉頭壁を刺激することで生じる危険がある．披裂や仮声帯・声帯の刺激で咳反射・嘔吐反射が刺激され，そのときにスコープの引き抜きが遅れて声門下を刺激する場合が考えられる．急速に吸気が困難となり，窒息状態となるため，救命救急処置（気道確保，100%酸素による陽圧換気，場合によっては気管内挿管・筋弛緩薬投与など）が必要である．

4 — その他

比較的多くみられる有害事象としては，鼻出血，誤嚥による気道感染の悪化，嘔吐などであるが，それらの有害事象をできるだけ減らして評価する必要がある．また，患者が保菌者でなくとも，院内感染を予防するためにスタンダードプレコーションに準拠して検査を実施する．保菌者の場合には，感染症に合わせて個人用防護着を着用して実施しなければならない．

7 評価法の特徴：VEとVFの比較

VEの評価法をVFと比較し，その長所と短所を**表1-10**に示した．VEは，急性期の患者や人工呼吸器などで管理されている重症の患者や施設・在宅などで生活している患者にも適応となることが最大の利点である．また，造影剤は不要であり，被曝もない．検査食に青色や緑色の食用着色料を添加することで，咽頭残留や喉頭侵入の評価も良好である．嚥下反射時は，ホワイトアウトによって観察不能となるが，嚥下前および嚥下後の喉頭前庭を評価することによって誤嚥や喉頭侵入を判断できる．VEでは，ベッドサイドでの

表1-10 嚥下内視鏡検査（VE）の特徴：VFとの比較

1) VEはベッドサイドや自宅・施設などで可能であり，検査場所の制限が少ない．
2) VFは2次元画像であるが，VEは3次元画像であり，食塊の通過状況と喉頭・咽頭機能を同時に評価可能である．
3) VFは透視像だが，VEは直接画像で軟部組織を観察できる．
4) VFの検査食はバリウムを必要とするが，VEでは制限なし．実際の食事内容で検査可能．
5) VEでは被曝がないので，頻回に検査が可能である．
6) 口腔期や食道期の評価が困難であり，嚥下反射時はホワイトアウトによって評価不能である．
7) 鼻出血や迷走神経刺激などの有害事象あり．
8) 内視鏡操作によって嚥下機能を阻害して観察する危険がある．

一般的嚥下機能の評価法に比べ不顕性誤嚥（silent aspiration）の検出に威力を発揮する[6,7]．VFと比較しても気管内誤嚥の一致率は85.7〜100%であり[8〜11]，その評価の信頼性は高いといえる．しかし，口腔期や食道期の評価ができないこと，患者によっては内視鏡の挿入や操作で自然な嚥下動態を評価できない場合があるなどの短所もある．そのほかにも，VF画像と比較してVEで得られる画像の特徴としては，声帯や咽頭粘膜などの軟部組織を立体的に観察できる，患者が観察しながらバイオフィードバック練習としても利用できるなど多くの利点があり，両者を組み合わせてできるだけ詳しい評価をすることが適切な嚥下訓練や食事法の指導につながる．

8 VEの実際

1 — VEで準備するもの

① 検査食

透明な液体やゼリーなどは唾液などで観察しにくい．青や緑の食用着色剤を用いる．そのほか，評価に必要なものとして，実際の直接訓練や食事に使用される食べ物を検査食として用いる．

② 直接・間接訓練に使用する物品

舌圧子，綿棒，スプーンなど．

③ 吸引装置一式

手袋，吸引機，洗浄用コップ・水，吸引カテーテル（12〜14Fr：成人）．

④ バイタル評価機器

聴診器，血圧計，サチュレーションモニター．

1章―摂食嚥下障害の評価・検査・診断

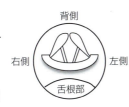

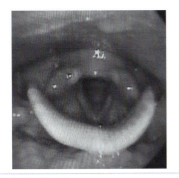

図1-13　内視鏡画像のオリエンテーション

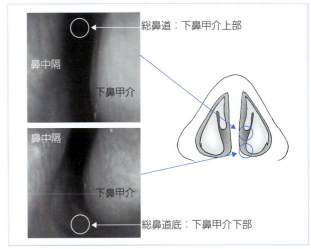

図1-14　VEの実際——鼻腔への内視鏡挿入

図1-15　挿入経路の確認

⑤ 救命救急機器

挿管セット（喉頭鏡，挿管チューブ），静脈路確保セット，輸液セット，アドレナリン製剤，水溶性ステロイド製剤など．

2―VE洗浄法

VE実施後，まずタンパク分解作用のある洗浄薬を洗い流す．その後，各施設に常備されている洗浄器で洗浄する．種々のタイプがあるため，各施設の基準に合わせて実施する．当院では，すべての内視鏡の消毒に利用される専用の洗浄器を用いている．

3―内視鏡画像のオリエンテーション

ファイバースコープの持ち方やCCDカメラの接続法によって，モニター上の画像が異なる．**図1-13**はモニター画面の上方が背側，向かって左の画面が患者の右側になるようにしてある．各施設によって上下左右が逆となっている場合もあるので注意が必要である．

4―ファイバースコープの挿入法

愛護的に行うことが基本である．ここで患者に苦痛を与えたら，その後の検査で患者からの協力が得にくくなる．まず，鼻腔を観察し，鼻垢や異物の有無を観察し，濡らした綿棒などで除去する．出血傾向や抗血小板薬の内服の有無なども確認したうえで，空気が通過しやすいほうから挿入する．総鼻道のうち，下鼻甲介下方の総鼻道底は，比較的初心者でも確認しやすいので，そこから挿入を試み，その後，下鼻甲介上方の総鼻道を通過させることで挿入の苦痛を少なくすることができる（**図1-14, 15**）．慣れてきたら最初から下鼻甲介上方の総鼻道から挿入し，咽頭後壁に接触しないように観察位置を確認し，上咽頭腔と軟口蓋の動きを観察する．

9　VEでのおもな観察項目

VEでは，評価の目的によってどの部分を重点的に観察するかが異なる．ここでは，一般的なスクリーニングとして評価すべき観察項目と，それを観察する内視鏡の位置について説明する．**図1-16**は，VF画像をもとに内視鏡の先端の位置を示し，その位置で観察される画像を提示している．それぞれの画像を比較し，観察点の違いによって何を評価できるかを把握していただきたい．この画像をもとにオリエンテーションをつけ，嚥下反射によって変化する咽頭・喉頭の動きに

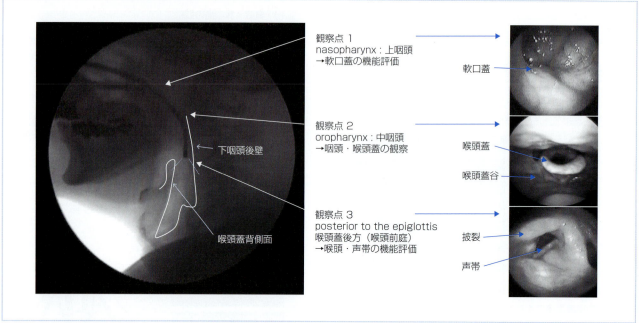

図 1-16　VE と VF 画像の比較

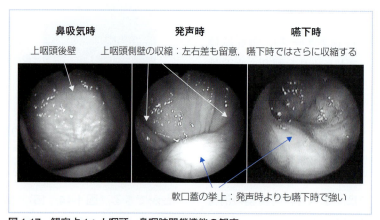

図 1-17　観察点 1：上咽頭・鼻咽腔閉鎖機能の観察
軟口蓋挙上・上咽頭筋収縮による鼻腔閉鎖機能：発声時，嚥下時で評価する．

連動してスコープ操作を適切に自動的に行えるようにすることがポイントである．スコープの先端が壁に近づくとオリエンテーションがつかなくなる．その場合は，スコープを 1 cm ほど引いてどの観察点に先端があるのかを再度確認する必要がある．

1—観察点 1

鼻咽腔閉鎖機能の評価をおもに行う（図 1-17）．

軟口蓋の挙上と咽頭筋の収縮による鼻腔閉鎖機能を発声や唾液嚥下で評価する．発声時では軟口蓋の挙上がおもであり，特に「カ，カ，カ」などの軟口蓋破裂音で挙上が著明となる．嚥下時には咽頭壁の収縮が強くなり，後壁が前方にせり出し，側壁は内方に収縮し（medialization of the lateral pharyngeal walls），強固な鼻咽腔閉鎖を形成する．

2—観察点 2

おもに咽頭の残留物の程度や腫瘍などの器質病変を評価する（図 1-18，19）．

咽頭・喉頭蓋の観察では，発赤・腫脹（炎症），浮腫，腫瘍の有無，粘膜の性状（特に貧血色），食物残渣や唾液・分泌物の量と性状を評価する．また，それらの貯留部位（喉頭蓋谷や梨状窩など）の観察を行う．空嚥下や「オー」などの発声時における咽頭壁や口蓋咽

1章─摂食嚥下障害の評価・検査・診断

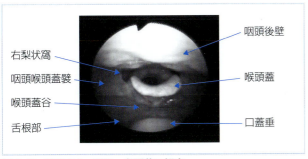

図1-18　観察点2：咽頭・喉頭蓋の観察
発赤・腫脹（炎症），浮腫，腫瘍の有無，粘膜の性状（貧血色など），食物残渣の程度，唾液・分泌物の量と性状，貯留部位を観察する．

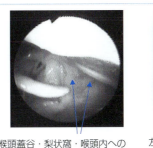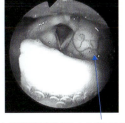

図1-19　咽頭残留物や器質的疾患の評価

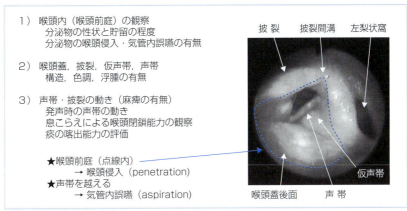

図1-20　観察点3：喉頭前庭・声帯の観察

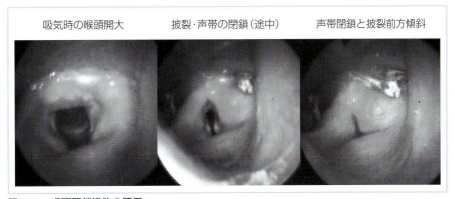

図1-21　喉頭閉鎖機能の評価
内視鏡検査では，嚥下の瞬間の観察はできないため，開口位での息こらえ時における喉頭閉鎖の機能を評価する．

頭筋の収縮度を評価する．図1-19では，NGチューブが留置され，咽頭に分泌物が貯留している様子や左披裂に囊腫（アリテノイドシスト）がある様子を示している．嚥下動態の評価目的でも偶然に潰瘍や真菌症（白くみえる），シストや肉芽腫などが観察されることもあり，十分に評価を行うことが必要である．

3─観察点3

喉頭前庭や声帯の機能を評価する（図1-20，21）．

喉頭の観察では，声帯や仮声帯，披裂の動きを評価する．また分泌物の喉頭前庭への侵入（penetration）や声帯を越えて誤嚥（aspiration）していないか観察する．吸気時や笑い時の声門開大程度や咳払い時の声門閉鎖を評価する．「イー」音の発声で声帯の伸展程

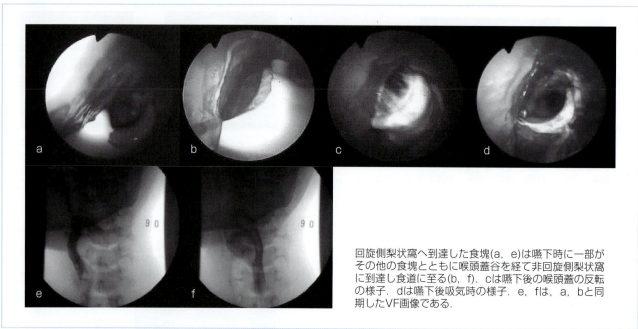

回旋側梨状窩へ到達した食塊(a, e)は嚥下時に一部がその他の食塊とともに喉頭蓋谷を経て非回旋側梨状窩に到達し食道に至る(b, f). cは嚥下後の喉頭蓋の反転の様子. dは嚥下後吸気時の様子. e, fは, a, bと同期したVF画像である.

図1-22　食塊の通過経路：右頭部回旋＋リクライニング座位

度を確認する. また, 口を開けた状態で息こらえを利用して喉頭閉鎖機能の評価を行う（図1-21). 喉頭腫瘍にも留意する. 気管内挿管の既往例では声門下に喉頭肉芽腫がみられることがある.

10　食物嚥下での嚥下機能評価

VEでは, 実際に食物を摂食させて嚥下機能を評価する. その特徴や実施法の概略を以下に記すが, 詳しい評価法は文献[4]や成書[12]を参照されたい.

1—検査食での評価前に, 咽頭や喉頭への分泌物貯留の程度, 喀出力の程度を評価する

VEの評価の目的に, 誤嚥性肺炎の予防がある. Secretion Scale[13]は1996年にMurrayによって報告された嚥下内視鏡検査での嚥下障害重症度分類であるが, 高齢者に生じやすい不顕性誤嚥による誤嚥性肺炎の予後予測の参考ともなる. 咽頭・喉頭内分泌物の貯留程度を4段階に分類するもので, 咽頭に分泌物が貯留していないか軽度の貯留状態の場合がScale 0, 咽頭内に分泌物が多く貯留していても喉頭内には貯留していない状態がScale 1, 喉頭前庭に分泌物が貯留しているが喀出できる状態をScale 2, 喉頭前庭に貯留した分泌物を喀出できない状態をScale 3と定義している. 高齢入院患者47名の検討ではScale 2と3を示した患者は嚥下障害が重度で全例に誤嚥がみられ, 極めて誤嚥性肺炎が生じやすい状態と診断された. 急性期脳卒中患者の絶食状態にある入院患者72名の検討でも同様の結果であった[14]. 喀出力の低下や汚染された咽頭分泌物の貯留が誤嚥性肺炎のリスクを高めると考えられる.

2—姿　勢

日頃の食事時の姿勢と最適な姿勢, 体位効果の組み合わせを検討する.

3—検査食

ケースごとに種類や量を変えて評価する.

例：とろみ液4 mL → ゼリー → とろみ液10 mL → 粥 → 固形物（クッキー）

4—食塊通過経路の評価, 嚥下反射惹起のタイミング, 喉頭侵入・誤嚥, 喀出力, 残留部位と量, 残留物のクリアランス過程, 残留物への感覚の有無などを評価する

形成された食塊は, 検査食や姿勢, 嚥下手技, 咀嚼運動の有無などによって咽頭への送り込み経路は変化する[15]. したがって, 嚥下反射開始までにどのように咽頭へ輸送されるかを観察することは, 誤嚥の予防に

1章—摂食嚥下障害の評価・検査・診断

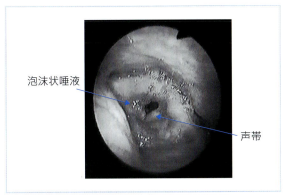

図1-23 急性期脳出血患者における唾液誤嚥所見

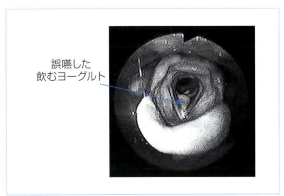

図1-24 とろみ液（飲むヨーグルト）での誤嚥所見

重要な情報である．図1-22は，健常者が頭部右回旋とリクライニング座位60度を組み合わせた姿勢でとろみをつけたバリウム液を嚥下したときの様子を一連のVE画像で示したものである．右頭部へ回旋しているが，リクライニング座位の影響でバリウムは右梨状窩へ流れ込む様子が同期して撮影したVF画像で認められる．

5─咽頭・喉頭の感覚評価

1) 接触法

喉頭蓋・梨状窩に軽くファイバーの先端を接触し，患者が感じる感覚を聴取する．また，咳反射・嚥下反射の誘発程度を評価するが，接触部位や圧力は変動するため評価は主観的なものとなる．客観的な感覚の評価法としては，Avivらが報告したFEEST[16]がある．内視鏡観察下で喉頭蓋や咽頭壁に定量的にair pulseを当てるもので，健常者では4.0 mmHg未満で感知できるとのことだが，わが国では一般的には実施されていない．

11 嚥下障害患者のVE画像例

図1-23は，急性期脳出血患者のVE所見である．意識障害はJCSでⅡ桁であり，常時のどがゴロゴロとして頻回に吸引をしている状態である．泡沫状の唾液が咽頭・喉頭内に多く，吸気に伴い唾液が誤嚥されるが，十分喀出されない．Secretion Scaleでは3に相当する．口腔ケアを徹底して誤嚥性肺炎を予防する段階である．本例は意識改善後，経口摂取が可能となった．

図1-24は，とろみ液の誤嚥の例である．プリンでは誤嚥しなかったが，飲むヨーグルトでは声帯を乗り越えて誤嚥していることがわかる．

このようにVEは嚥下動態を理解し，不顕性誤嚥の有無や有効な嚥下食・嚥下姿勢を決定するうえで有用な情報を得ることができる．しかし，VEの結果だけで嚥下機能を評価しては危険である．摂食嚥下障害患者の評価の基本は食事場面の観察である．VEから得られた評価を含めて総合的に判断し，摂食嚥下リハビリテーションの方針決定に役立てていただければ幸いである．

（太田喜久夫）

5 嚥下造影（VF）

1 検査の目的

嚥下造影（videofluoroscopic examination of swallowing；VF）は摂食嚥下リハビリテーションに不可欠な検査であり，ゴールドスタンダードとなっている．嚥下は嚥下関連器官（口唇，頬，舌，咽頭，喉頭，食道）の運動によって行われるが，その運動の大部分と食塊の動きは外から観察することができない．したがって，飲み込みの際に何が起こっているかを知り，対策を立てるためには画像検査を用いなければならない．嚥下における画像検査の本質的意味はみえないものをみえるようにすることにあり，「診断のための検査」と「治療のための検査」という二つの目的がある．

診断のための検査では，形態学的異常や機能的異常，誤嚥・残留の有無を明らかにし，病態との関係を

明らかにする．治療のための検査では，誤嚥や残留などの問題を解決し，安全な範囲内の摂食条件をみつけること，訓練に適する難易度をみつけることを目的とする．

VFは，口腔から食道まですべてを観察できる点で嚥下内視鏡検査（videoendoscopic examination of swallowing ; VE）に勝るが，放射線を使用するため被曝の問題を考慮しなければならない．したがって，透視時間にも留意し，検査を施行する際には医師および歯科医師が主となり実施する．

2 嚥下造影の準備

1―必要な装置

1）X線透視装置

VFには，消化管造影などに使用される一般的なX線透視装置を応用する．VFの際にはX線透視装置の足台を外し，撮影台を床と垂直に立てた状態で，VF用の検査椅子を用いて撮影する．姿勢は座位ないしはリクライニング位となるため，リクライニング位でも撮影できるほど十分に管球が下に移動できる必要がある．また側面像だけでなく正面像を撮影するため，管球と撮影台の距離が十分にとれることが必要である．

従来のX線透視装置はX線検出器としてイメージ増倍管を用いていたが，現在では半導体平面検出器（フラットパネル）を用いた機種が多くなり，画像のゆがみやハレーションが少なく，画質が向上している．

2）録画機器（マイク，ビデオタイマー）

透視装置に外部モニター用のアナログ画像出力端子があれば，そこに家庭用の録画機器を接続することで録画が可能となる．外部モニターのBNC端子に変換端子（数百円）をつけ，ピンジャックケーブルと接続する必要がある．最近のデジタル方式の透視装置は，アナログ画像出力端子をもたないものが多く，透視装置と録画機器の間に変換装置（ダウンコンバーター）が必要になる．

記録装置はできるだけ高性能なものがよく，静止画像やスロー再生，コマ送り，巻き戻し再生などが鮮明にできるものがよい．また，デジタルビデオタイマーを併置し，時間を記録しておくと再生の際に便利である．嚥下運動の時間的計測を目的とするならば1/100秒表示のビデオタイマーが望ましい．

市販されている会議用集音マイクなどを記録装置の音声入力端子に接続し，検査中の音声を画像と同時に記録する．使用した検査食の形態，量や体位などの情報，被検者の声や咳などの反応を同時に記録することで，のちの評価に非常に役に立つ．

記録媒体として最近はDVD，ブルーレイ，ハードディスク，メモリースティックなどが使用される．

3）検査用椅子

椅子はVFに必要な装置のなかで最も本質的な機能を要求される重要なものである．特にVFの「治療のための検査」の目的を実現するために不可欠である．検査は側面像と正面像を観察すること，検査中に誤嚥や咽頭残留を改善するための体位調整を行うことが求められ，検査用椅子の必要条件として以下があげられる．

(1) リクライニング機能を有する．
(2) 座面の昇降機能を有する．
(3) 椅子の方向転換が容易である．

検査に使用するX線透視装置の機能と構造を検討して，被検者の頭部と照射野が適合するように椅子を選択する．リクライニング位に合わせてレッグレストの長さと角度調節ができることが望ましい．X線透視装置の管球の可動範囲が狭く，椅子に昇降機能がない場合には照射野を確保するために，検査椅子を乗せる台の製作が必要となる．通常の車椅子では車輪とハンドリムがせり出しているため，管球と被写体との距離を保ちにくい．またその場での方向転換が困難である．このような問題を解決するためのVF検査用椅子（図1-25）が市販されている．

また，姿勢調整に特化した車椅子としてSwallow Chair（東名ブレース株式会社，愛知）も販売されている．この椅子は昇降機能をもたないが，座面の30～90度回転，背面のチルトリクライニングができ，体幹回旋位での摂食姿勢を容易に再現することができる[1]．検査の場で確認した姿勢をそのまま日頃の摂食訓練に導入することが可能であり，摂食嚥下リハビリテーションを進めるうえで有用な機器である．

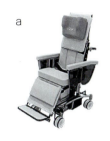 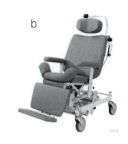 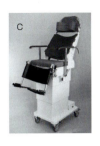 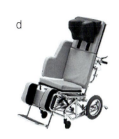

図1-25 市販されているVF検査用椅子
a：VF Style（VF-IG-3）（東名ブレース株式会社，愛知），b：コンバー VF-X（タカノ株式会社，長野），c：VF チェア TK-5（ともみ工房，島根），d：Swallow Chair（東名ブレース株式会社，愛知）．

2─造影剤と検査食

日本ではVF用造影剤として定められたものは市販されていないため，通常は消化管造影剤を使用する．消化管造影剤には硫酸バリウムとガストログラフィンがあるが，ガストログラフィンは誤嚥した場合の肺毒性が報告されているため，VFでは用いない．

1）硫酸バリウム

硫酸バリウムは人体には吸収されず無害である．誤嚥した場合には大量でなければ気管支粘膜の繊毛作用により喀痰として排出されると考えられる．

製剤として入手できる硫酸バリウムはパウダーや懸濁液である．これらを重量％で30〜40％の範囲に調整して使用する．硫酸バリウムは比較的安全な製剤であるが，消化管内に停留することにより，まれに消化管穿孔を起こすことが報告されており，普段から便秘気味の症例，高齢者，あるいは多量に硫酸バリウムを使用した場合には緩下剤の服用を促す．また，硫酸バリウムが組織内に停留した場合，肉芽腫を形成することがあるとの報告があり[2]，大量に誤嚥することのないように慎重に検査を進める必要がある．

2）ヨード系造影剤

低浸透圧性非イオン性ヨード系造影剤は，比較的肺毒性が少ないと考えられている．したがって，誤嚥のハイリスク例や小児の検査に用いる場合がある．使用の際にはヨードアレルギーの有無に注意が必要である．また，保険適応外で高価である．ビジパーク（第一三共）は味が甘く，小児の検査にも適している．そのほかには，イオパミロン（バイエル），オムニパーク（第一三共），などが用いられる．

3）VF検査食

VFで用いるためにバリウムを添加して調整した食品を「VF検査食」とここでは定義する．検査結果の再現性を高め，多数のデータとの比較が可能となるように，同一施設内では常に同じ内容のVF検査食を用いることを推奨する．VF検査食の調整にはとろみ調整食品などを用いる．

臨床上は，病院で提供する嚥下調整食の段階にVF検査食が対応していることが望ましく，最近ではVF検査食の規格化が検討されている．日本摂食嚥下リハビリテーション学会から，嚥下調整食分類2013が発表されているので，その分類に沿ったVF検査食を準備するとよい．バリウムゼリーはゼラチンなどを用いて各施設で調整するが，物性を一定にすることが難しい．現在では加熱しないでバリウムゼリーを調整できるとろみ調整食品，ソフティア TEScup（ニュートリー，三重）も発売されている．また，食事の代替品としてさまざまな食品にバリウムを添加して調整するが，バリウムを付加すると粘調性，付着性が変化することを念頭に置く必要がある[3,4]．

3　嚥下造影の実際

1─検査の開始前に

検査を行うにあたって，対象の基本情報や検査の目的，また，摂食状況や全身状態を把握し，口腔内や咽頭腔内の観察を可能な限り行う．特に経鼻経管栄養例には注意が必要で，咽頭腔内でチューブがとぐろを巻いていたり，粘稠な痰が口腔内および咽頭内に付着していたり，食物残渣が咽頭内に貯留していたりするこ

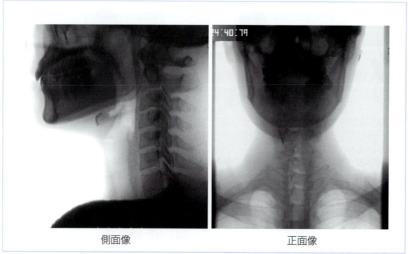

図1-26 VF照射野
照射野は，口腔，咽頭，喉頭領域すべて，および食道上部を含むように設定する．各マージンは下記のとおりである．
【側面像】前方：口唇，後方：頸椎を含む範囲，上方：硬口蓋より上，下方：肩のライン．
【正面像】側方：両顎関節を含む範囲，上方：口腔外より上，下方：食道上部を含む範囲．

とはまれではない．これらは嚥下を妨げ，誤嚥性肺炎のリスクを高めるため，筆者らはVF検査の場でVF検査開始前に喉頭内視鏡で咽頭腔内の観察を行い，問題があれば是正してからVFを行うようにしている．

経鼻経管栄養を行っている対象者のチューブを抜いて検査するか否かは病態によるが，経管栄養を併用しながらの直接訓練を想定しているなら，チューブを留置したままの評価を行う．この場合はチューブが喉頭蓋の運動を妨げない位置にあることを喉頭内視鏡で確認後，検査を進める．

2―観察範囲とX線照射のタイミング

適切な観察範囲は，すべての口唇を含む口腔領域，すべての咽頭・喉頭領域，上部食道の一部を含む範囲である（**図1-26**）．このためには被写体と管球との距離，拡大率を調整する．

X線照射のタイミングは捕食時から開始し，嚥下終了を確認するまでが基本である．しかし被曝量をできるだけ少なくする配慮が必要なため，嚥下が非常に起こりにくいとき，咀嚼に過剰に時間を要するときはこの限りではない．誤嚥が少量の場合は，嚥下の瞬間には誤嚥の同定が難しい場合があり，嚥下後いったんX線照射を止め，30秒～1分後に再度照射すると気道に流れ込んだバリウムが確認できることがある．

3―プロトコール

VFでは被曝量を考えながら，その患者がもつ機能的制限と安全域を十分に評価しなければならない．そのためには，用いる検査食の内容と順番，姿勢などをある程度考えて検査に臨む必要がある．検査の基本はやさしいものから段階的に難しくすることであり，少量から多量へ，とろみありからなしへ，命令嚥下から咀嚼嚥下へと変えていく．筆者の施設では，濃いとろみ4 mL→薄いとろみ4 mL→液体4 mL→液体10 mL→半固形スプーン半量→混合咀嚼嚥下（半固形＋液体）→液体コップ飲み，の順番を標準としている．姿勢は対象者の普段の食事姿勢から開始して，必要に応じて背上げ角度を変更する．検査まで絶飲食で管理されている場合には仰角45度または30度で検査を開始し，嚥下諸器官の運動が良好で誤嚥の危険がなければ，角度を上げて検査する．

基本的に検査は側面の観察（**図1-27**）から開始するが，検査の途中あるいは最後に正面での検査を実施する．正面像では，口腔期の観察として，固形物を咀嚼する際の下顎運動，食塊の左右への動き，および食塊形成の様子を観察する．咽頭期の観察として，嚥下時の咽頭収縮の左右差，嚥下後の咽頭残留の位置，披裂切痕からの喉頭侵入・誤嚥の有無を観察する．食道期の観察として，食道蠕動の程度，食道狭窄の有無，食

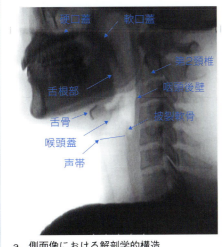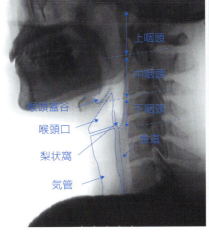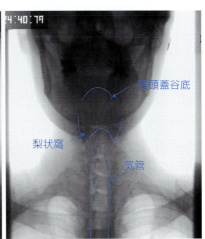

a. 側面像における解剖学的構造　　b. 側面像における咽頭腔および気道　　c. 正面像における解剖学的構造

図 1-27　VF で観察できる解剖学的構造
側面像と正面像についてそれぞれ示した．咽頭腔は頭頸部癌取り扱い規約で，下記のように境界が定められている．
上咽頭：硬口蓋，軟口蓋の移行部から頭蓋底までの領域で，軟口蓋上面から上．
中咽頭：硬口蓋，軟口蓋の移行部（軟口蓋下面）から舌骨上縁（または喉頭蓋谷底部）の高さまで．
下咽頭：舌骨上縁（または喉頭蓋谷底部）の高さから輪状軟骨下縁の高さまで．

道内の食塊の停滞や逆流などの所見を確認する．

　側面像で梨状窩残留が多い場合には，検査途中で正面からの撮影を行う．正面像で左右どちらの梨状窩に残留しているのかを確認し，残留を軽減するための方策を検討する．梨状窩残留からの誤嚥を認める症例では，正面像で確認した残留軽減の方策を取り入れて，側面像での検査を進める．

　側面像で残留などの問題がない場合でも，検査の最後に正面での検査食の負荷を行い，食道の観察を行う．食道憩室やアカラシア，食道癌などの異常が発見されることがあり，特に食道癌などの悪性疾患を見落とすことのないように注意が必要である．

4　命令嚥下（液体嚥下）と咀嚼嚥下[5]

　ヒトは，二つの嚥下様式をもつ．一つは命令嚥下（command swallow）であり，液体において「一口飲み」と表現される．もう一つは咀嚼嚥下（chew swallow）で，固形物などを自由に咀嚼しているときに起こる嚥下である．この二つの嚥下では，嚥下反射開始時の食塊到達位置が大きく異なり（**図 1-28**），嚥下反射惹起のトリガーが異なる可能性が指摘されている[6]．

1─命令嚥下（液体嚥下）

　命令嚥下の「命令」という言葉の由来は，VF が登場する前のシネフィルムを用いて嚥下機能評価を行っていたことに由来する．シネフィルムは費用もかかり，被曝量も多いことから，可能な限り照射時間を短くする目的で，被検者に造影剤を口に含ませ，検者の「飲んでください」という「命令」によって生じる嚥下に合わせて撮影を行ったのである．

　このような方法で得られた所見をもとに嚥下動態が研究され，4 期モデルが提唱され，嚥下反射惹起の遅延が定義された．しかし，これはヒトが普段の食事で行っている咀嚼に引き続いて起こる嚥下とは全く異なる動態であった．

2─咀嚼嚥下

　ビデオを使用した VF が行われるようになり，費用や被曝の問題が軽減し十分な評価が可能となったあとでも，しばらくは命令嚥下の評価のみが臨床的に応用され，これに関する病理がおもに検討された．しかし，命令嚥下では誤嚥を認めないのに，食事場面ではよくむせるというように，VF の所見と臨床所見が一致しない例がしばしば認められた．1990 年代になって固形物の咀嚼嚥下では食塊が嚥下反射より前に咽頭に進入する現象が報告されるようになり，1999 年に Hiiemae と Palmer が固形物の咀嚼嚥下の動態をプロセスモデルとして発表した[7]．このモデルはわが国で注意深く

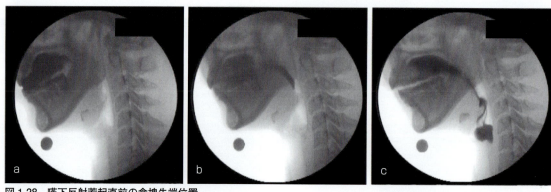

図 1-28　嚥下反射惹起直前の食塊先端位置
a：液体 10 mL 命令嚥下，b：固形物（コンビーフ）咀嚼嚥下，c：液体と固形物の混合咀嚼嚥下．嚥下反射惹起の時点で，液体は口腔内に保持されているが，固形物ではすでに中咽頭に食塊が進行しており，液体と固形物の混合では食塊は下咽頭に達している．

追試[8,9]され，誤嚥のリスクを高めうることなどが確認された．したがって，通常のVFでもこの咀嚼嚥下を評価することが必要である．固形物単体の摂取では咀嚼を含めた口腔期の機能の評価が可能である．さらに固形物と液体を同時に口に含み，咀嚼させる課題（混合物，二相性食品）を行うことにより，命令嚥下では誤嚥しないが，咀嚼嚥下では誤嚥を認めるような，不一致例を同定でき，より臨床に即した評価が可能となる（詳細は p.99 以降参照）．

3 ― 液体連続嚥下

液体造影剤をコップやストローから嚥下させる評価も重要である．一口に含む量や口腔保持能力，食塊の送り込みと喉頭閉鎖，喉頭挙上のタイミングを評価する．複数回連続で嚥下するときの様式は，一嚥下ごとに喉頭を上下させる様式と，喉頭挙上を持続したまま嚥下する様式が知られている．前者のほうが多い[10]が（約60％），後者はより気道防御に有用な嚥下様式と考えられる．

4 ― VF の所見

VFでは嚥下関連器官の動き，食塊の動きを空間的，時間的に検討し，喉頭侵入，誤嚥，咽頭残留などの異常所見の成因を考える．すなわち，嚥下関連器官については，運動の範囲，強弱，速度，左右差などに問題がないかを評価し，食塊先端，後端位置との相対タイミングを評価する．このためには，VF画像を何度も繰り返し観察すること，スローモーションで観察することが必要である．

1) 準備期から口腔期

食品の口腔への取り込み，口腔保持，咀嚼・食塊形成，咽頭への送り込みの状態をみる．口腔への取り込み時に液体が口唇から漏れる，スプーンから食品を取り込めないなどがあれば口輪筋の機能不全を考える．口腔保持，咀嚼・食塊形成，咽頭への送り込みの異常では，舌および頬の筋力低下，巧緻性の低下を考える．

2) 咽頭期

① 嚥下反射開始のタイミング

舌骨が素早く前上方へ移動を開始する時点を嚥下反射開始とすることが多い．液体の命令嚥下の場合は，VF側面像で食塊先端が下顎下縁のラインを越えてから嚥下反射開始までが2秒以上のとき[11]，あるいは3秒以上のときに嚥下反射惹起の遅延と定義[12]されてきた．しかし，前述したように咀嚼嚥下や液体の連続嚥下では，この考えは適応されない．

② 喉頭侵入・誤嚥

食品が気道に侵入する状態を指し，その重症度の違いから喉頭侵入と誤嚥を区別する．食品が気道に流入するが声帯上までにとどまる場合を喉頭侵入，声帯を越えて気管に流入する場合を誤嚥と定義する．

喉頭侵入と誤嚥の分類には，侵入の深さおよび喀出の有無による分類として penetration-aspiration scale（p.182，**表 1-27** 参照）がある．また，嚥下反射に対する誤嚥のタイミングによる分類として Logemann の分類（**表 1-11**）がある．

表 1-11 Logemann の誤嚥分類

嚥下前誤嚥（aspiration before swallow）
嚥下反射開始前の誤嚥．食塊のコントロールができずに，嚥下反射が起こる前，あるいは喉頭閉鎖前に誤嚥する．嚥下反射惹起障害が主体で誤嚥が生じる．
嚥下中誤嚥（aspiration during swallow）
嚥下反射開始から終了までの間の誤嚥．嚥下中の喉頭口，声門レベルでの閉鎖が不完全な場合に誤嚥が生じる．
嚥下後誤嚥（aspiration after swallow）
嚥下反射終了後の誤嚥．上食道括約筋の機能不全，咽頭機能不全によって，嚥下後に咽頭残留物が気管内に侵入する誤嚥．

③ 咽頭残留

嚥下後に口腔内，咽頭内に造影剤が残留した所見である．口腔内では，舌の機能不全により口腔底，口腔前庭，舌背上に残留を認める．咽頭では喉頭挙上の低下，舌および咽頭収縮筋の機能不全，食道入口部開大不全などにより喉頭蓋谷，梨状窩に残留を認める．

④ 食道入口部

食道入口部は下咽頭収縮筋の一部と輪状咽頭筋で構成される．嚥下時には輪状咽頭筋の弛緩，喉頭挙上によるスペースの確保と送り込まれる食塊の圧によって食道入口部が十分開大し，食塊は滞りなく食道に進入する．脳幹障害などで輪状咽頭筋の弛緩が不十分であると cricopharyngeal bar を形成し，食道入口部の狭窄として観察される．

⑤ 食道期

食道の異常が嚥下障害の原因となっていることもあるので，VF では必ず食道の通過状況も確認する．正面像で嚥下するときに，食塊を口腔から下部食道まで追跡し，食道蠕動による食塊の通過状況を観察し，食道内での食塊の停滞や逆流がないかを確認する．停滞があるときには，空嚥下を指示し，食道の二次蠕動で食塊が進行するかどうかをみる．いったん透視を中断し，30 秒後に再度確認しても残留している場合には食道蠕動の低下と判断して，逆流による誤嚥を防ぐために患者には食後すぐに横にならないように指導する．食道通過不良の原因として食道憩室や静脈瘤，腫瘍などが疑われる場合には専門科に紹介する．

3）異常所見への対応

VF で誤嚥や残留などの異常所見がある場合には，それを防止・軽減する手法を検査内で実施し，効果があるものを実際の訓練や食事に導入する．機能的限界を同定し，ぎりぎり安全な難易度で，できる限り直接訓練を実施するための工夫が必要である．

① 食物物性での調整

一般的に液体にとろみを付加する，一口量を少なめに調整する，咀嚼の負荷が少ない軟らかい食物に制限する，均一な食品に制限する，などが試される．とろみの程度は喉頭侵入・誤嚥を防ぐことができ，最も残留を減少させられる濃度を選択する．

② 姿勢での調整

重力の影響を用いて食塊の流れをコントロールする手段として，リクライニング位がある．リクライニング位をとることによって，食塊が口腔から咽頭後壁を伝って食道入口部へ安全に到達するかを確認する（図 1-29）．

空間をコントロールする手段として，頭部回旋がある．回旋によって広がった非回旋側の咽頭に食塊を誘導し，梨状窩残留や誤嚥を軽減させることを目的とする．嚥下後の残留除去を目的とする場合には残留側と反対側に頭部回旋し，追加嚥下を行う（図 1-30）．

リクライニング位では重力の影響により，頭部回旋側に食塊が流れてしまうことがあるため，リクライニングと頭部回旋の組み合わせには注意が必要である．この場合には食塊通過側が下となるよう体幹回旋を加えることによって食塊の流れをコントロールする．Wallenberg（ワレンベルグ）症候群などで咽頭収縮および食道入口部開大に左右差がある場合によく用いられる姿勢である．このような姿勢調整を簡単に，再現性高く実現できることを目的とした嚥下訓練用椅子も開発されている．

③ 嚥下手技の導入

嚥下手技は，誤嚥や咽頭残留を軽減させることを目的として，嚥下中の運動を随意的にコントロールするようにデザインされた手技である．手技の有効性をVF で確認し，訓練に導入する．

4）嚥下造影の限界

組織の陰影と重なると，ごくわずかな喉頭侵入や誤嚥は見落とされる場合がある．臨床症状と照らし合わ

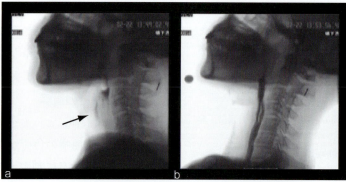

図1-29 リクライニングの例
　a：座位でとろみ液4mLを嚥下した際には誤嚥を認める（矢印）．
　b：仰角45度でとろみ液4mLを嚥下した際には誤嚥を防止できている．
座位とリクライニング位では，口腔に対する気管と食道の位置が異なる．
座位では気管と食道が垂直位にあり，喉頭口と食道入口部が同じ高さに開口しているため，梨状窩から食塊があふれて誤嚥を生じやすい．
リクライニング位では食塊は咽頭後壁を伝って食道に流入しやすくなり，食道入口部に対して喉頭口が上に位置するため，梨状窩から食塊があふれて誤嚥する危険が減少する．

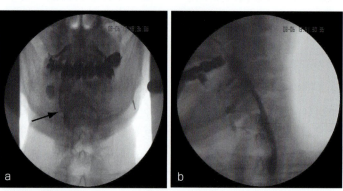

図1-30 頭部回旋の例
　a：右梨状窩残留を認め（矢印），右咽頭収縮不良，食道入口部開大不全が考えられる．
　b：頭部右回旋位で嚥下することにより，食塊は左側の咽頭を通過する．
頭部回旋側の選択には2通りある．
①残留側への食塊流入を防ぐ目的：最初から残留側に頭部回旋して嚥下させる．
②嚥下後の残留除去の目的：嚥下後に非残留側に頭部回旋して追加嚥下をさせる．

せて誤嚥を疑う場合には，嚥下内視鏡検査（VE）を併用し，誤嚥の有無を確認するとよい．また，被曝低減を考慮して限られた試行での評価であるため，必ずしも対象者の嚥下機能すべてを評価できるわけではないことに留意する必要がある．

5）VFの標準的検査法

日本摂食嚥下リハビリテーション学会より，「嚥下造影の検査法（詳細版）2014版[13]」が発表されているので，参考にされたい．その所見用紙（図1-31）を掲載する．前回からの変更点として，「口唇からの漏出」の項目が追加された．

胃瘻造設前の嚥下機能評価

2014（平成26）年の診療報酬改定にて胃瘻造設にかかる点数が大きく変更された．胃瘻造設術の診療報酬が10,070点から6,070点に引き下げられ，新たに胃瘻造設時嚥下機能評価加算2,500点および，胃瘻抜去

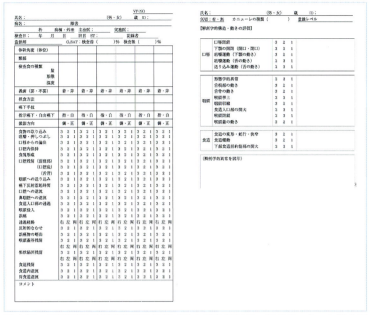

図 1-31 嚥下造影の標準的所見用紙（日本摂食嚥下リハビリテーション学会医療検討委員会, 2014.[13]）

術 2,000 点が新設された．

年間の胃瘻造設件数が 50 件以上の施設では，①胃瘻造設時には全例に嚥下機能評価を実施すること，②鼻腔栄養または胃瘻を使用している新規受け入れ患者および，当該施設において新規に鼻腔栄養または胃瘻を導入した患者の 35％〈経口摂取に回復した患者数（1 か月以上経口摂取）/自院導入患者数＋紹介患者数〉以上において 1 年以内に経口摂取のみの栄養方法に回復させること，という厳しい施設基準がつくられた（平成 28 年改定で，②は経口摂取回復率 35％以上または胃瘻造設患者全員に多職種による術前カンファレンスを行い，計画書作成のうえで胃瘻造設の同意を得ることとなった）．ただし，嚥下機能とは無関係に胃瘻造設が必要な患者（減圧ドレナージ目的，成分栄養剤の経路目的，食道・胃噴門部の狭窄など，意識障害などがあり検査が危険，顔面外傷により嚥下が困難）は胃瘻造設件数，経口摂取回復率の計算から除外する．

1 胃瘻造設時嚥下機能評価加算

算定要件は以下のとおりである．
・「嚥下造影検査」または「内視鏡下嚥下機能評価検査」を実施し，その結果に基づき，胃瘻造設の必要性，今後の摂食機能療法の必要性や方法，胃瘻抜去または閉鎖の可能性等について患者または患者家族に十分に説明・相談を行ったうえで胃瘻造設を実施した場合に算定する．
・「嚥下造影検査」「内視鏡下嚥下機能評価検査」は別に算定できるが，「内視鏡下嚥下機能評価」を行う場合は，関連学会等が実施する所定の研修を終了したものが実施する必要がある．
・「嚥下造影検査」「内視鏡下嚥下機能評価検査」を他の保険医療機関に委託した場合も算定可能とする．その場合，患者への説明等の責任の所在を摘要欄に記載することとし，受託側の医療機関は，施設基準（関連学会の講習の修了者の届出等）を満たすこと．

2 評価の実際

胃瘻造設対象患者のなかには，これまで「嚥下造影検査」や「内視鏡下嚥下機能評価」の適応ではないと判断され，嚥下機能評価が実施されなかった例も多く存在する．2014 年当時の診療報酬改定のねらいは，嚥下機能評価を必須とすることにより，摂食機能療法の取り組みを推進し，安易な胃瘻造設を減らすこと，胃瘻造設後も嚥下機能のフォローアップを継続する道筋を示すことであった．

胃瘻造設時嚥下機能評価においては，誤嚥の有無に

よって経口摂取の可否の判断が中心となるが，単に経口摂取を禁じるだけでなく，できる限り誤嚥を防ぐ方法で直接訓練できる条件を提示し，必要な栄養摂取手段を確保したうえで，多職種によるチーム介入による嚥下訓練の継続を勧める．

指示に従うことができず，嚥下反射惹起も困難なためVFで評価ができない患者では，内視鏡にて喉頭・咽頭の観察を行い分泌物の貯留の状態，声帯麻痺の有無，感覚テストなどを実施して，口腔ケアおよび間接訓練の指示を行う．

いずれの場合でも，再評価を考える指標となる変化，および再評価の時期の見込みを治療にかかわる医療者および患者・家族とともに共有することが，先行きへの不安の軽減，口腔衛生，嚥下機能に対する取り組みの継続に重要である．

経口から必要栄養量を十分に摂取できないと判断される場合は，代替栄養法として，末梢静脈栄養，中心静脈栄養，持続的経鼻経管栄養，間欠的経管栄養，胃瘻，腸瘻のなかから，使用期間とメリット，デメリットを検討して最もよいと考えられる方法を推奨する．

（柴田斉子）

7 小児の嚥下造影・嚥下内視鏡・呼吸動態（上気道）検査

1 精密検査（VE・VF）の前に

現在経管栄養で，これからの経口摂取の開始を検討するケースでは，VFを行う前に臨床的に嚥下機能を推測しておくことが重要であるが，スクリーニング検査の小児への器械的適用は困難で危険性もある．水飲みテストが可能な場合でも，成人での量をそのまま適用することは危険でありうるし，重度障害がある小児では，誤嚥してもむせない場合がかなりあることを前提として考えておく必要がある．RSSTは，指示に従えない小児では不可能である．嚥下機能の臨床的な把握は自然な状態での唾液の嚥下状態が参考となる．口からの唾液の流出（流涎）がとても多い場合や，唾液流出はさほどないが貯留性の喘鳴（「ゼロゼロ」や「ゼコゼコ」）がかなりある，吸引がかなり必要であるという場合は，嚥下障害が強く誤嚥のリスクが高い可能性があり，検査は無理に行わないか，唾液の誤嚥の状態（姿勢による違いなど）の確認を主目的として，極めて慎重に検査を行う．流涎が軽度であり，かつ，貯留性喘鳴がない場合には，唾液や痰が嚥下されており基本的に嚥下機能が保たれていると考えてよく（この場合も食物の誤嚥はありうるが），水分・食物摂取のための安全な条件を確認することを主目的とした検査となる．

2 嚥下造影

小児の嚥下造影（VF）のポイントと手順を**表 1-12**にまとめた．合理的に行わないと誤った方針につながることもある．誤嚥の有無や程度の確認だけでなく，誤嚥に伴う症状はどうか（誤嚥に伴う有効なむせがあるかどうかなど），どのような条件では誤嚥が悪化ないし改善するかなどを確認し，両親など介護者と認識を共有しながら適切な方針を考えるための情報が得られる検査となるようにする[1]．

検査場面でのストレスを避けるために日常介助している人が検査場面に立ち合い，造影剤入りの水分・食物をその人が介助して与えることが望ましく，これは認識の共有のためにも重要である．検査では，おもに側面から観察する．ゼリーやヨーグルトは，造影剤を混入すると性状が変化するので，あらかじめ造影剤を混入したゼリーなどをつくっておくことが望ましいが，硫酸バリウムパウダーをごく少量の水に溶いて（10 gを1.6 mLで溶く）濃いバリウムペーストをつくり，本人の好むゼリーやヨーグルトに混ぜることにより，性状や味をさほど変えることなく造影検査が可能である（バリウムペーストを混和してから時間が経つとtextureが変化するので，検査の直前に混和する）．

食事摂取に非常に長時間かけているケースでは，摂取開始時には誤嚥がなくても時間が経つと誤嚥を生じる場合がある．このような可能性が考えられるケースでは，初めにVFを行い，続けて別室で平常の食事摂取を行い摂食の終了時間近くに再びVFを行って確認するという方法も推奨されている[2]．

VF結果を臨床的方針へ適用するにあたっては，**表 1-12**の最後に述べた点を十分に留意する．限ら

1章—摂食嚥下障害の評価・検査・診断

表1-12 小児の嚥下造影

基本	次の二つの場合に大別して検査手順を考える 〔これから経口摂取の開始を検討するケース〕 　一般的に最も安全と考えられる条件で検査を開始．誤嚥や著しい咽頭滞留を認めなければ，条件を拡大して検査． 〔現在経口摂取をしているが，誤嚥のリスク評価や，より安全な摂食法の検討を行うケース〕 　現在摂取しているのとできるだけ同じ条件で検査を開始し，誤嚥が認められる場合は誤嚥が軽減できると考えられる条件で検査を行う．
装置	音も記録しておくことが，検査時のむせや喘鳴の有無等の確認のためにも望ましい．
姿勢	嚥下の状態は姿勢によってかなり左右されうる．水平の透視台で小児を側臥位として検査するのが容易であるが，この姿勢の検査で得られる情報はかなり限定的である．Cアーム型装置があれば，抱っこでの検査が可能だが，通常の透視装置ではできない．器具を使い姿勢を合理的に設定する． ①移動式台，ストレッチャーなど（大きい処置用カートでもよいが高すぎると危険，自作も可能）の上に，次のような物を載せる．台の高さが低い場合は10 cm厚の発泡スチロール等で補高． ・クッションチェア（安定性がよい，背面傾斜角は水平から約50度．前下に付属の三角ウェッジを入れると30度，この入れ方で角度が調節できる） ・ベビーラック（角度可変でかつ安定性がよいものを使用．スウェーデン製のものがよく，体重15 kgまで使用可） ・タンブルフォームシート（角度を自由に変えられるが安定性に欠ける） ②ストレッチャーの上に三角マットやタオルを置きマットの厚さやタオルで水平からの上体角度，頸の角度を調節する． ③車椅子，座位保持椅子，VF用椅子に座っての検査．姿勢の安定のためには，本人用の慣れた椅子が望ましい． （脳性麻痺児では，股関節の十分な屈曲が得られないと不安定になり頸部体幹の反り返りを招くことがあるので，②，③の場合に，股関節，膝関節が十分に屈曲した姿勢になるよう，パッドなどで工夫する） 〔これから経口摂取開始を検討するケース〕 　一般的に誤嚥が生じにくく，かつ，その姿勢をとることが現実的に可能な姿勢から，検査を開始する． 体幹の傾斜角：垂直位は避け，バックレストが床から約40〜50度の体幹傾斜角になるように座位保持の器具を使用して検査開始．この角度で過度に首が前屈や後屈したり，緊張が出て不安定になるケースでは，これより垂直に近い姿勢で検査．この角度で誤嚥や著しい咽頭滞留が認められる場合は，より水平に近い姿勢で検査する． 頸部の角度：頸部は軽い前屈位〜中間位になるように，枕，タオルパッドや，スタッフの手で保持する．この姿勢では誤嚥が認められなくても平常は頸部が後屈する傾向が強いケースでは，なりやすい頸部角度で誤嚥が生じないか検討する．呼吸が楽になるように，あるいは，舌骨・喉頭部の前上方への動きの乏しさを代償するために，頸部を軽く後屈させているケースもあり，そのようなケースでは，軽い前屈位や中間位を無理にとらせることはしない． 〔現在経口摂取していて再検討のために検査する場合〕 　現在経口摂取している姿勢で検査を開始．抱っこで摂取している小児では，抱っこでの検査は困難なことが多いので，前記のような方法を用いながらいつもの姿勢に近い状態として検査．この姿勢で誤嚥が認められるときには，首の角度や，上体の床からの角度を変えて，姿勢の調整により誤嚥が軽減・防止できるか，を検討する．
造影剤	造影剤の種類，アレルギーの確認，濃度 　ガストログラフィンの使用は避ける．誤嚥のリスクが高く痰の喀出力が弱いケースでは，バリウムではなく低浸透圧性非イオン系ヨード造影剤を使用．ヨードアレルギーの既往歴・家族歴を確認．下口唇片側に2〜3倍希釈した造影剤を付けて，口唇粘膜の腫脹発赤や他部位の発疹が出ないかを10分以上観察してから検査開始．多くの低浸透圧性非イオン系ヨード造影剤は苦味があり，そのため実際より悪い検査結果を生じる可能性があるが，甘味のあるビジパーク（糖水による希釈不要）を使用することによりこの問題は避けられる．少量から投与の場合には唾液により希釈されるので原液か2倍までの希釈，多くの量の投与では2.5〜3倍希釈とする．
量	〔これからの経口摂取開始を検討するケース〕 　少量投与から検査を開始．乳幼児では，0.1〜0.2 mLというごく少量でも，誤嚥が認められることがあるので，ハイリスクの乳幼児でこれからの経口摂取開始を検討するケースでは特に注意を要する．1 mLのディスポシリンジで投与する場合もあるが，その場合，0.1 mLの少量から，舌の前上部に投与し観察する．誤嚥がなければ，量を増やして観察． 〔現在経口摂取しているケース〕いつも摂取している量を，いつも使用している食器（スプーンなど）で摂取させて検査をする．ただし，誤嚥のリスクが高いケースでは少量から開始．
性状（texture）	一般に低粘度液（さらさらした液体）よりも，粘度の高い液体（とろみ付き液）や，ペースト状，ゼリー状のもののほうが，誤嚥されにくい．したがって，これから経口摂取開始を検討するケースでは，初めに高粘度液かペースト状のものから投与して観察し，誤嚥がなければ，低粘度液を投与する．造影剤にとろみ調整食品（増粘剤）を混入して粘度を調整する．現在経口摂取しているケースでは，低粘度液で誤嚥が認められれば，高粘度液（スプーンからポタポタ落ちる程度のやや硬めの粘度の液）や，ペースト状物を摂取させ，誤嚥が軽減するかどうか，確認していく．
その他の手順	検査の介助者，リズム・時間，その他 — 本文参照
結果の解釈と臨床方針への適用	特に小児では，制約された条件での検査であることを強く認識する必要がある．心理的緊張，造影剤による味や食物性状の変化，姿勢の制約などから，false positiveな結果，すなわち平常よりは不良に，結果が出る可能性がある．一方，投与量が実際より少なくなりがちなこと，摂取時間が実際より短いことから，false negativeな検査すなわち実際よりはよいような結果が出る可能性がある．検査にあたって，このようなfalse positive，false negativeの結果をできるだけ避けるよう配慮するとともに，検査結果から器械的に方針を決定することは避け，臨床症状と臨床経過を重視し，総合的に判断していくことは成人と同様であるが，小児の場合には特に重要である．

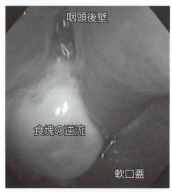

図1-32 鼻咽腔閉鎖不全（16歳男児，脳性麻痺）による食塊の逆流と軟口蓋上の食物の残留

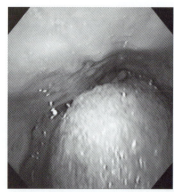

図1-33 舌根の後退（12歳女児，脳性麻痺）
下顎枝後縁を前方に押すことにより喉頭を観察．

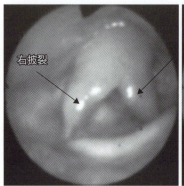

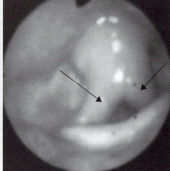

図1-34 喉頭閉鎖不全（3歳男児，18トリソミー）
披裂の腫脹と左側披裂の運動麻痺（呼吸により判定）．

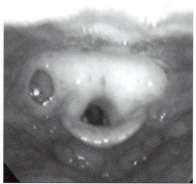

図1-35 喉頭口と下咽頭に唾液の貯留（8歳女児，脳性麻痺）

た条件だけの検査で「検査で誤嚥が認められるので経口摂取は全面的に禁止」とするような単純な結論とするのは誤りである．しかし，少量の投与でも誤嚥する，かなりの量の誤嚥が認められてもむせない，条件を変えても誤嚥があるなどの結果であれば，ハイリスクであり，経口摂取については慎重な方針とせざるをえない．小児例での所見などについては，文献[3]に詳述されている．

（北住映二）

3　小児の内視鏡検査

摂食嚥下障害を有する小児では，さまざまな指示に従えない場合が多いため，観察を主体とした診断的検査となることが多く，代償的方法・リハビリテーション手技の効果確認を目的とした治療的検査は困難なことも多い．具体的な挿入・操作手技に関しては，日本摂食嚥下リハビリテーション学会医療検討委員会「嚥下内視鏡検査の標準的手順10　小児検査」のポイントを参照されたい．

嚥下時，鼻咽腔閉鎖不全が認められる場合（図1-32），食塊の上咽頭・鼻腔への逆流が認められる．指示に従えない小児の場合，発声による鼻咽腔閉鎖機能の評価は困難である．

嚥下に問題のある障害児では，上気道の狭窄があり，舌根後退を伴っていることも多い．舌根の後退が認められる場合（図1-33），喉頭前庭・下咽頭部の観察には，咽頭腔を広げるために下顎を前方に突出させる必要がある．

喉頭前庭・下咽頭部の観察では，喉頭前庭，下咽頭部の器質的異常の有無，唾液の貯留を観察する．嚥下に問題のある症例（図1-34）では，披裂部の浮腫・喉頭軟化症などの問題を伴っていることがある．

指示に従えない小児の場合，発声や息こらえによる披裂部の運動，声門の運動，喉頭閉鎖機能の評価は困

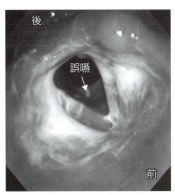

図1-36　声帯上と喉頭口に食物残留，気管前壁を経ての誤嚥は確認可能であるが，気管後壁の誤嚥の有無は死角となって確認不可能（6歳女児，脳性麻痺）

難である．

　安静呼吸時に喘鳴が認められる児では，下咽頭・喉頭前庭に唾液の貯留が著しく認められ，呼吸と同調し吸気時に声門下に流入し，呼気時に唾液が吹き出す所見が認められることがある（図1-35）．このような場合，重度の摂食嚥下障害が疑われるので，あえて食物や水分を摂取させての検査は行わない．

　誤嚥は嚥下後，食塊が声門下に侵入したことを直視できた場合に診断可能であるが，声門下気道の後壁は死角となり観察不可能である．誤嚥が疑われた場合は，成人・高齢者の摂食嚥下障害では，誤嚥物を直視にて確認するほかに咳をさせて排出される侵入物を確認することで判定するが，小児では指示に従えない場合が多いので，気管後壁を経ての誤嚥の確認は不可能なことが多い（図1-36）．

（木下憲治）

4　呼吸動態（上気道）検査

　摂食嚥下障害のある小児の多くは，呼吸障害も合併する．上咽頭狭窄（アデノイド肥大による場合とそうでない場合とがある）・舌根沈下・下咽頭狭窄・喉頭狭窄軟化などの上気道狭窄が，障害児での呼吸障害の大きな要因になっている[1,2]．これが，直接的，間接的に摂食嚥下障害と関連する．たとえば，上咽頭狭窄が強い場合には，鼻呼吸が困難なため食塊の口腔保持が困難となる．舌根沈下や喉頭狭窄によって陥没呼吸になっている状態では胃食道逆流が誘発されそれが食道炎や喉頭の炎症[3]などを引き起こし，摂食嚥下障害をもたらす．

　上気道の状態は，X線透視によってかなり把握が可能である[4]．したがって，VFの際に初めに上気道の状態を観察しておくことが有用である．また，嚥下内視鏡の際にも，胃食道逆流症の影響による喉頭披裂部の浮腫や喉頭軟化症などを確認しておくことが適切な治療方針に結びつく．

　脳性麻痺では，頸部の姿勢により上気道の状態が左右されやすい．強い頸部後屈は上気道狭窄をもたらすが，軽度の頸部後屈姿勢をとることにより上気道が開き呼吸が楽にできているケースも少なくない．望ましい摂食姿勢として頸部中間位や軽い前屈位を器械的に適用すると，呼吸が苦しいため摂食嚥下が困難になり，したがって頸部後屈位を適度に許容した姿勢がこのケースにとって望ましい姿勢である．この例のように，患児にとって何が本当に望ましいのかを判断するためにも，このような評価が有用である．

（北住映二）

8　3D-CTによる評価

1　概　要

　摂食嚥下リハビリテーションは，嚥下造影（VF）によって嚥下動態，特に誤嚥が「みえる」ようになり，リスク管理が可能となったことで飛躍的に発展した．VFは，治療志向的評価に欠かせない検査法であり，嚥下評価のゴールドスタンダードとして広く用いられている．一方で，VFで得られる画像は側面・正面の透視像であるために，部位識別性の問題や嚥下諸器官の動きを平面的にしか観察できない，可視化できる部位が限られる，定量化・立体的な解析が困難などの理由で詳細できないメカニズムが存在していた．

　近年，この限界に対して変革をもたらしたのが3D-CTによる評価である．嚥下CT（swallowing CT）は，摂食嚥下リハビリテーションに初の3次元画像化をもたらし，嚥下動態の「みえる」を立体的に「みえる」にした．それにより，①諸器官の動態を任意方向から

観察可能，②諸事象を同時に観察可能，③動態の正確な定量化が可能となり，治療志向的評価を可能とする新たな検査法となっている．現在では「嚥下CT」と称され，機能評価ツールとして，臨床/研究で活用を広げている[1,2]．

2 嚥下CTの登場

CTは硬組織分解能に優れ，古くから詳細な形態診断に有効に用いられてきた．1990年代にマルチスライスCTの登場によって立体的な画像表示が可能となり，多領域で機能診断のツールとしても有効に用いられるようになった．嚥下動態評価の手段としても活用が考慮されたが，ヘリカルスキャンのため動態の撮像に限界があり臨床応用には至っていなかった．

最新のマルチスライスCTとして2007年に開発された320列面検出器型CT（320-ADCT）によって初めて動態評価ができるようになり，嚥下動態評価を可能とした．このCTは，スライス厚0.5 mm×320列の検出器を装備し，頭尾方向160 mm範囲をノンヘリカルスキャン1回転で一度に撮影できる．160 mm範囲はヒトの臓器をほぼ網羅し，嚥下では頭蓋底から頸部食道までを撮像できる．ノンヘルカルスキャンにより得られるデータは等時相である．1回スキャン（管球1回転）で頭蓋底から頸部食道までの3次元画像を，連続スキャン（管球連続回転）で同範囲の時系列画像を収集でき，嚥下運動全体を画像化できる．画像収集率は10フレーム/秒である．

3 嚥下CTの準備

1―必要な装置

1) CT装置

時間的に連続した嚥下動態画像を得るためには，320列のマルチスライスCTが必要であり，現在では東芝社製の320列面検出器型CTでのみ撮影可能である．2007年に開発されたAquilion ONE，ハードウェアとソフトウェアが強化され新開発されたAquilion ONE VISION Edition（2009），Aquilion ONE GENESIS Edition（2016）で撮影可能である．

2) 専用の椅子

CTの寝台では臥位姿勢となるため，嚥下に向かない．嚥下CT専用のリクライニング椅子 Offset-sliding CT Chair（OSCT，東名ブレース，イーメディカル㈱）を用いて施行することでリクライニング座位での撮影が可能である．管球を22度ティルト（Aquilion ONE GENESIS Editionでは30度までティルト可能）して，寝台の反対側に椅子を設置し撮影する（図1-37）．顔面に対して斜めのスキャン角度設定を行い，スキャン範囲に嚥下解析に必要な口腔・咽頭・上部食道を含めると同時に，水晶体の直接X線被曝を回避することができる．

2―撮　影

1) 硫酸バリウム

CTで用いる造影剤は，VF同様に硫酸バリウムを用いる．5～7% v/w程度に希釈して用いる．CTで得られるデータは，体内組織のX線透過性の差を利用して算出した「CT値」という数字のデータである．このCT値を画像に再構成して3次元画像を作成し，CT値の違いによって軟組織，骨，気道表面などの描出が可能である．造影剤の希釈率を5～7%に設定することでCT値700程度となり，骨や気道表面を区別して描出できる．

2) 撮影条件

機器の開発に伴って随時，撮影条件の最適化を図る必要があるが，Aquilion One VISION, GENESISでは，管電圧120 kV, 管電流40 mA, 0.275 s/r, AIDR3Dの条件で撮影するのが適当である（Aquilion ONEでは120 kV, 60 mA, 0.35 s/r）．

4 撮　影

撮影は，single volume scan（1回スキャン0.275秒×1回転）とdynamic volume scan（連続スキャン0.275秒×X回転）の2方法がある．Single volume scanでは諸器官の静止画像が得られ，咽喉頭の形態計測，頸部回旋時の梨状窩の形態計測，発声時の咽頭・喉頭形態計測などに利用できる．Dynamic volume scanでは連続X線照射であり，時系列画像を収集でき，嚥下運動の動態解析ができる．回転数は，対象者の嚥下時間によって調整するが，12回転3.3秒が適当である．

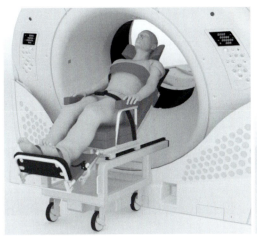
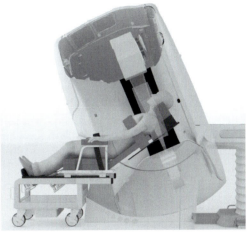
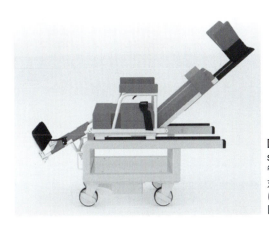

図 1-37 嚥下 CT 専用のリクライニング椅子 Offset-sliding CT Chair と撮影時の設置方法
管球をティルトし，寝台の反対側に椅子を設置する．対象者を座らせ，リクライニング角度を調整後，後方にスライドさせ，口腔・咽頭・上部食道をスキャン範囲に入れる．

5　画像作成と解析方法

ハーフ再構成法にて 10 フレーム/秒に再構成し，再構成厚 0.5 mm，0.5 mm 間隔の volume data から，muliplanar reconstruction（MPR）と three-dimensional CT（3D-CT）像を作成し，観察や計測を行う．MPR 画像は，スライス厚 0.5 mm で任意の断面を制限なく描出できる．決められた断面による制約がなく，観察したい諸器官を断面上に正確に描出できるため，正確な時間や距離計測が可能である（図 1-38）．3D-CT 像は，軟組織，骨，気道表面，造影剤の volume rendering 像を作成し，それぞれを加算して描出することで，全体像の把握ができ，また体積計測が可能である（図 1-38）．これらの画像作成や計測は CT 装置のソフトウェアや Ziosoft 社製ワークステーションなどで行う．

6　評　価

1―形態評価（管球 1 回転による撮影）

口腔，咽頭，喉頭の形態評価や診断が可能であり，生体の咽頭・喉頭の in vivo 形態計測ができる[3]．また，頸部回旋時や頭部・頸部の屈曲時の形態変化など姿勢調整が形態に及ぼす影響を定量的に示すことができる[4]．さらに嚥下動態の一部の評価として，食道入口部の面積計測や咽頭残留の計測が可能である．

2―動態評価（管球連続回転による撮影）

嚥下諸器官の運動時間計測，諸器官の面積・体積変化や移動距離などの空間計測が可能である．

運動時間計測では，嚥下に関連する全諸器官を描出でき，全諸器官の運動開始・終了・持続時間を計測でき，食塊移送に対する諸器官の時間的関係を評価できる．特に従来の評価法では困難であった嚥下中の声帯の開閉を描出できるようになったことで，嚥下中の喉

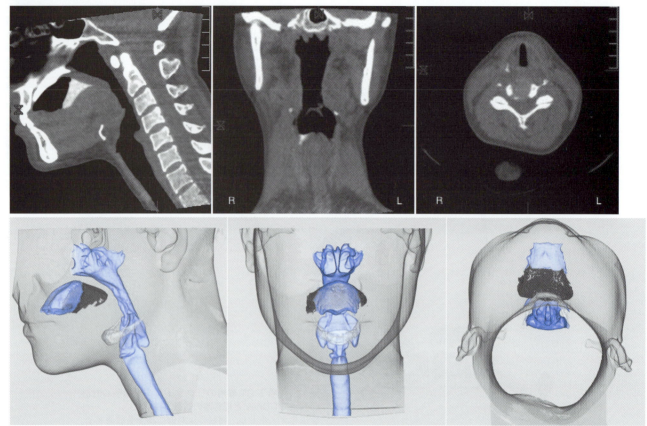

図 1-38　MPR 画像（正中矢状断・咽頭腔が観察できる前額断・声帯が観察できる軸位断）の一つと 3D-CT 画像（側方・前方・下方）

頭閉鎖の 3 事象（喉頭蓋反転，喉頭前庭閉鎖，声帯閉鎖）とその他の諸器官（軟口蓋挙上，舌骨喉頭挙上，食道入口部開大）との時間的関係が明らかにできる点が最大の特徴である（図 1-39）．諸器官を正確に描出できるため計測における検者間信頼性が高く，比較的短時間で計測できるため臨床での有用性が高い[6]．

面積計測は，食道入口部の開大面積を計測できる．嚥下造影では側面像でおもに評価され，食道の前後方向の開大程度を評価することに限られていたが，CTでは甲状軟骨を基準として軸位断上に食道入口部を正確に描出でき，断面積の計測が可能である．食道入口部開大の程度を定量評価でき，次に述べる咽頭体積や舌骨・喉頭の動態との関連性についても検討でき，嚥下障害の病態理解を促進する．

体積計測は，咽頭腔の体積を経時的に計測でき，咽頭体積の変化を食塊体積の変化と併せて評価することで，咽頭腔縮小のタイミングや程度（咽頭縮小率）を定量的に示すことができる（「3D-CT による嚥下生理のアップデート」の項を参照）．嚥下障害患者では咽頭残留量と咽頭縮小率を評価でき，咽頭残留の病態を定量的に評価できる．

距離計測では，舌骨喉頭の運動軌跡や距離を 3 次元的に計測できる．上方，前方への移動距離の程度だけでなく，舌骨と喉頭挙上の関係性やラテラリティーの評価ができる．また筋の起始―停止を描出し，座標をとり，起始―停止長の変化を計測できる（「3D-CT による嚥下生理のアップデート」の項を参照）．筋群の短縮順，時間，程度をその他の諸器官の動態と併せて評価できる点で多くの情報を得ることができる[7]．

7　今後の臨床応用

嚥下 CT は，3 次元描出・量的解析により嚥下の生理および嚥下障害の病態理解に貢献している．線量の低減，時間分解能の改善，解析のアプリケーションの開発などハードウェア，ソフトウェアともに進歩し続けている．今後，治療指向的評価法として臨床活用が

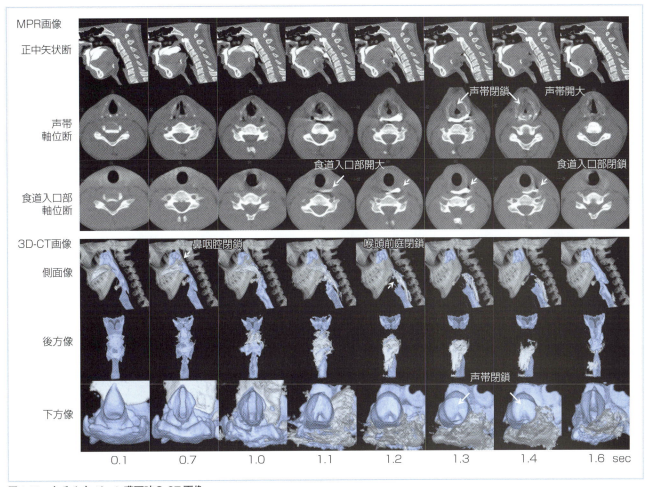

図1-39 とろみ水10mL嚥下時のCT画像
正中矢状断，声帯面・食道入口部に合わせた軸位断のMPR像と側面，後方，下方からみた3D-CT像である．諸器官に合わせて描出面を調整することで，諸器官の運動時間を把握できる．

ますます加速していくであろう．

(稲本陽子)

補　CTの被曝線量

CTによる嚥下評価時の被検者被曝は医療被曝で，法令上被曝線量の限度値は定められていない．しかし，嚥下造影と同様にX線被曝を伴うため，放射線防護の基本概念を考慮し検査を進める必要がある．ICRP (International Commission on Radiological Protection；国際放射線防護委員会) の1990年勧告では，放射線防護の観点から「行為の正当化」「放射線防護の最適化」「個人の線量限度」の3原則について説明している．「行為の正当化」とは放射線を使うことによる利益が不利益を上まわること，つまり不要な検査はしないことである．「放射線防護の最適化」は，ALARA (as low as reasonably achievable)，すなわちすべての被曝は経済的・社会的な要因を考慮に入れ，合理的に達成しうる限り低く保つべきであると提言している．「個人の線量限度」は職業被曝と公衆被曝による実効線量限度および等価線量限度を守ることが重要である．これら放射線防護の概念を念頭に置いて評価を行うためには，CT装置の被曝の線量評価指標，および人体に対する被曝線量を知る必要がある．

CT装置の被曝線量評価指標としては，CTDI (computed tomography dose index) およびDLP (dose length product) があり，これらは撮影時に確認することが可能である．CTDIはCT撮影時に設定した撮影プロトコールに対応した値を示し，回転中心での平均的な最大吸収線量として考えることができる．DLPはCTDIに撮影範囲の概念を加えたものである．これ

表 1-13 実効線量の比較

撮影条件	CTDI	DLP	実効線量
嚥下 CT 撮影 120 kV, 60 mA, 3.15 s	vol 34.7 mGy	554.9 mGy・cm	1.65 mSv
低線量嚥下 CT 撮影 120 kV, 40 mA, 3.3 s	vol 26.2 mGy	419.3 mGy・cm	1.08 mSv
嚥下造影 側面：75 kV, 1.2 mA, 4.2 min 正面：120 kV, 1.2 mA, 0.8 min			1.05 mSv

らは実際の撮影時の患者被曝の目安として使用できる.

人体の被曝線量は臓器・組織に対しての等価線量，人体全身に対して実効線量が定義されており，人体ファントムにより測定される．各臓器位置に対応しTLD（thermoluminescence dosimeter；熱蛍光線量計）や蛍光ガラス線量計，半導体線量計などの微小線量計を挿入し実際のスキャンパラメータで照射し各臓器相当の吸収線量を測定し等価線量，実効線量を算出する．

表 1-13 に嚥下造影と比較した CT による嚥下評価時の被曝線量を示す．低線量嚥下 CT 撮影条件下での3.3 秒の撮影による実効線量が嚥下造影での 5 分間の撮影とほぼ同等である．また，120 kV, 60 mA, 3.15 秒の撮影条件で皮膚吸収線量は最大でも 47.07 mGy と確定的影響の早期一過性皮膚紅斑の閾値 2,000 mGy より少ない被曝線量である[1]．1 回の撮影であれば低線量被曝にあたるため，放射線リスクは少ないが，さまざまな放射線検査を組み合わせるとそのリスクも大きくなる．そのため放射線防護着などのプロテクタを適宜使用することも重要である．

（金森大輔，加賀谷　斉）

  その他の検査

1　簡易型検査

1─咳テスト
1）スクリーニングテストの問題点

現在頻用されている誤嚥のスクリーニングテストは，咳の有無で誤嚥の有無を判定するものが多い．そのため，不顕性誤嚥は健常と判断されている可能性がある．ベッドサイド評価では誤嚥の 40% が見落とされているという報告もある[1]．そこで，不顕性誤嚥をスクリーニングするために開発されたのが咳テストである.

2）咳のメカニズム

喉頭・気管への刺激は上喉頭神経内枝，上喉頭神経外枝，反回神経を経て中枢に伝えられる．誘発される反射の種類は多様であり，咳，無呼吸，喉頭閉鎖反射などが起こる．刺激が弱いと咳反射は惹起されない．咳反射の受容体には有髄神経である RAR（rapidly adapting receptor；Aδ線維受容体）と無髄神経である C 線維受容体がある．前者は機械的刺激に反応し，後者は化学的刺激に反応する．カプサイシンやクエン酸などの化学的刺激に対しては RAR の閾値が高いため，C 線維を介した経路にて咳嗽が誘発される[2]．

外界からの刺激に C 線維受容体が反応すると，その近傍からサブスタンス P などの神経ペプチドが放出される．気道上皮にサブスタンス P が増えると，C 線維が興奮し，刺激が延髄の孤束核に伝えられる[3]．そして，横隔神経などの遠心路を経て声帯や呼吸筋に刺激が伝わると，努力性吸気に続く爆発的呼気により異物が排出される．

咳反射に影響を及ぼす因子には，喫煙（喫煙者では咳閾値が上昇する）[4]，性別（男性より女性のほうが咳閾値が低い）[5]，睡眠（就寝時は咳反射が減弱する）[6]などがある．咳反射と加齢の関係は，70 歳までは有意に低下しないが，認知機能や活動性の低下により低下すると報告されている[7]．また，サブスタンス P の産生はドパミンによって促進されるため，ドパミンを産生する大脳基底核の脳血管疾患を有する患者や，Par-

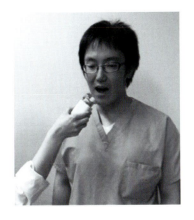

実施方法	メッシュ式ネブライザから30秒間経口的に1.0%クエン酸生理食塩水溶液を吸入
備考	喘息の既往のある患者は行わない
評価基準	陰性：30秒間で1回以上咳あり（正常） 陽性：30秒間で咳反応なし（不顕性誤嚥の疑い） 感度：92%，特異度：94% 陽性反応的中度：97% 陰性反応的中度：83%，有効率：92%

図1-40 咳テスト

kinson（パーキンソン）病患者なども咳反射が低下する[9]．咳反射の低下は肺炎発症のリスク因子と考えられているため[10~12]，咳反射の有無を評価することは不顕性誤嚥のスクリーニングだけでなく，患者の予後を推測するうえでも重要といえる．

3）咳テストの方法

咳テストは，霧化した咳誘発物質を吸入させて咳反射の有無を評価するテストである．クエン酸生理食塩水溶液（クエン酸一水和物を生理食塩水に1.0重量％で溶解したもの）を，ネブライザを用いて口から吸入させ，咳反射の有無を評価する（図1-40）．従命不可能な場合や口から呼吸ができない場合などでは，ノーズクリップを用いて行う．1分間で5回以上咳反射が生じた場合を陰性（正常）とし，4回以下の場合を陽性（不顕性誤嚥疑い）と判断する．VFもしくはVEの結果を基準とした不顕性誤嚥のスクリーニングとして，超音波ネブライザを用いた場合に，感度87%，特異度89%[13]，ハンディタイプのメッシュ式ネブライザを用いた場合に，感度88%，特異度71%と報告されている[14]．また，よりシンプルな判断基準として30秒以内に咳反射が1回生じた場合を陰性（正常）とする方法が採用されており，感度92%，特異度94%と報告されている[15]．

咳テストは，スクリーニングテストの要件である簡便性，安価，短時間に障害の有無を把握し患者を抽出できるという条件を満たしている．また，免疫機能が低下している患者や寝たきりの患者にも行うことができる．しかし，咳のメカニズムはいまだすべてが明らかにされておらず，単一の化学的刺激であるクエン酸誘発による咳テストの結果が多様な化学的・機械的刺激により引き起こされる誤嚥時の咳をどこまで反映しているかは定かではない．また，誤嚥量が微量で気道への侵入深度が浅く不顕性を呈する場合や，唾液誤嚥を拾うことはできないことに注意が必要である．

咳テストの結果の解釈は，陰性であった場合は防御反射が正常であると判断し，むせを指標とした直接訓練や経口摂取の開始を考える．陽性であった場合は防御反射が正常に機能しておらず，不顕性誤嚥である可能性が高く，精査が望まれる．しかし，陽性と判断されるもののなかには，実際には誤嚥しないものの咳反射が減弱している症例も含まれる．そのため，嚥下反射の状態を評価する水飲みテストと防御反射を評価する咳テストを併用することで，より正確に患者の状態を評価することができる（図1-41）．

（若杉葉子）

2─頸部聴診法

1）頸部聴診法とは

頸部聴診法（cervical auscultation）は，食塊を嚥下する際に咽頭部で生じる嚥下音ならびに嚥下前後の呼吸音を頸部より聴診し，嚥下音の性状や長さおよび呼吸音の性状や発生するタイミングを聴取して，おもに咽頭相における嚥下障害を判定する方法である[1~3]．

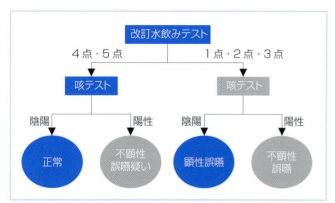

図1-41 改訂水飲みテストと咳テストによるスクリーニングフローチャート
評価基準については p.130 参照（MWST）．

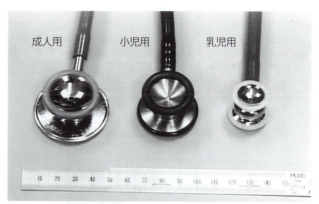

図1-42 各接触子の比較

本法は非侵襲的に誤嚥や喉頭侵入，下咽頭部の貯留などを判定するスクリーニング法として，ベッドサイドでも極めて簡便に行えるため，医療や介護の現場で広く用いられている．現状では頸部聴診法は摂食時に嚥下障害をスクリーニングする手段としては最も実用的な方法である．また，本法はフードテストや改訂水飲みテストなどのスクリーニング法と併用することにより，より精度の高い判定結果を得ることができると考えられる．米国の嚥下障害の専門書にも臨床検査法として頸部聴診法は強く推奨されている[4,5]．

2）頸部聴診に用いる器具，試料

① 聴診器

頸部聴診は，頸部に軽く接触させた聴診器を用いて行う．聴診器としては，通常の聴診部位である胸部や腹部と比較し，頸部は狭いため，新生児用聴診器など接触子が小型のもののほうが望ましい（図1-42）．また接触子は心音など低い周波数に対応するベル型，肺音など高い周波数に対応する膜型があり，どちらでも頸部聴診では使用可能であるが，膜型のほうが扱いは容易である．

② 音響信号検出機器とスピーカーシステム

頸部聴診音を記録する場合は，加速度ピックアップ，あるいは小型マイクロフォン（エレクトレットコンデンサーマイクロフォン）（図1-43）などの音響信号検出機器を使用して嚥下時産生音を検出し，各種録音機器に録音する[3]．加速度ピックアップは設置した部位の振動を検出し，周囲の騒音の影響をほとんど受け

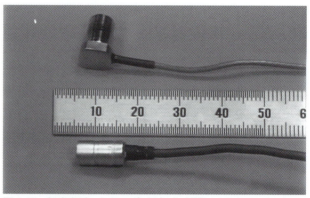

図1-43 加速度ピックアップ（上）と小型マイクロフォン（エレクトレットコンデンサーマイクロフォン）（下）

ずに音圧レベルの小さな嚥下時産生音を検出するのに有効である．加速度ピックアップを設置する部位は輪状軟骨直下気管外側上の皮膚面が最も適する[6,7]（図1-44）．この部位では比較的大きなレベルで嚥下音を検出することが可能で，かつ頸動脈の拍動や嚥下時の喉頭挙上に伴う皮膚振動による雑音の影響が少ない．小型マイクロフォンを利用する場合は，聴診器の接触子に連結したイヤチューブにマイクを挿入して使用すると嚥下時産生音を明瞭に検出することができる（図1-45）．また，音響信号増幅機能，周波数帯域選択機能および録音機能を有する電子聴診器が市販されているが，接触子が大きいのが難点である．さらに，検出音の音響分析には適さないが，嚥下時産生音が検出できる咽喉マイクロフォンも市販されている．

一方，複数の治療担当者が聴診音を同時に聴取する必要がある場合には，市販されている複数人数用聴診器（図1-46）あるいはコンパクトな増幅器内蔵スピー

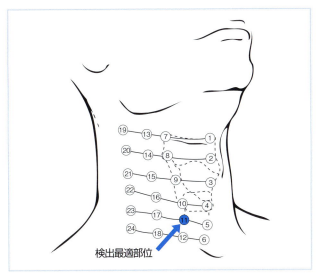

図1-44 嚥下音の最適な検出部位
⑪の部位（輪状軟骨直下気管外側上）ではSN比（信号対雑音比）の大きい明瞭な嚥下音を記録することができる．

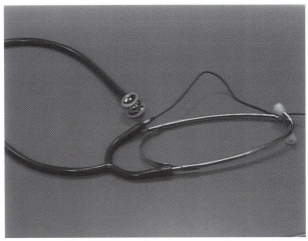

図1-45 聴診器の接触子に連結したイヤチューブに小型マイクを挿入して嚥下時産生音検出に利用

カーシステムが役立つ（**図1-47**）．

③ 嚥下試料

　一般に口腔期の障害では固形物の送り込みが困難となり，咽頭期の障害では液体の誤嚥が生じやすいとされているが，頸部聴診を行う前に医療面接などを通じ，患者が嚥下しやすい食物と嚥下しにくい食物の種類，一口量，食形態，水分と栄養の過不足，嗜好などを把握しておくとよい．なお，嚥下時に産生される嚥下音に関しては液体と固形物では液体のほうが，粘度の低い液体と高い液体では粘度の低い液体のほうが，嚥下時により大きな音圧レベルでかつ持続時間の短い明瞭な嚥下音が産生される傾向がある[8]．

　検査前には口腔清掃を行うのが原則であり，重度の嚥下障害患者では嚥下試料を用いる前に，唾液腺マッサージなどで分泌が促進される唾液を嚥下させて空嚥下（dry swallow）を行い，嚥下がスムーズに行われるのを確認する．次いで嚥下試料として1，2個の小さな氷砕片（ice chips），冷やした少量のゼリー，少量（1mL程度）の氷水などを用いて頸部聴診を行う．これらの試料を用いると，患者は口腔内あるいは咽頭部において試料の位置を認知しやすく，冷刺激によって嚥下反射も誘発されやすいため，通常の食品より検査を安全に行うことができる．

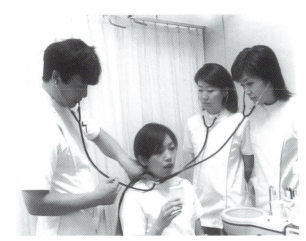

図1-46 4人用聴診器を用いた頸部聴診実習

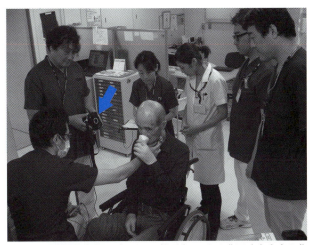

図1-47 増幅器内蔵スピーカー（矢印）による嚥下時産生音の集団診断

3）頸部聴診法評価の要点
① 頸部聴診の手技

前述したように，検査前には口腔清掃を行うのが原則である．口腔清掃後，検査に先立ち，嚥下反射が惹起されることを確認する．次いで，患者の口腔，咽頭あるいは喉頭内の貯留物を排出させる．指示に従える患者では排出にあたり，体幹と頸部を水平位よりも下方に前傾させ，強い呼気動作であるhuffingや強い咳嗽を行わせる（図1-48）．自力での排出が困難な場合は経鼻的に吸引管を挿入して下咽頭部，喉頭付近の貯留物を吸引する．この際，頸部回旋姿勢をとらせ，吸引する側の梨状窩を開大させた状態で吸引管を挿入すると効率よく吸引が行える．貯留物の排出後，聴診器の接触子を頸部に接触させ，患者に呼気を出させ，このときの呼気音を聴診する．呼気音が湿性音である場合は，排出や吸引を繰り返し行う．クリアな呼気音が聴取できたら，準備した嚥下試料を与え，試料が嚥下されるときに産生される嚥下音を聴診する．嚥下終了後，咳嗽などの排出行為は行わずに呼気を出させ，産生される呼気音を聴診し，嚥下前に貯留物を排出させた状態で聴診した呼気音との相違を判定する（表1-14）．

指示に従えない患者では，貯留物を十分吸引したのちに自発呼吸時の呼吸音を聴診する．次いで嚥下試料を口に運んで嚥下させ，産生される嚥下音を聴診してから嚥下後の自発呼吸の呼吸音を聴診し，嚥下前に聴診した呼気音との相違を判定する（表1-15）．

検査試料や一口量を変更しながら，あるいは嚥下法や姿勢調節法などを適用しながら検査を繰り返し行うが，試料嚥下後に誤嚥が疑われた場合には，ただちに検査を中断し，すみやかに排出，吸引処置を行う．

② 頸部聴診による判定

長い嚥下音や弱い嚥下音，複数回の嚥下音が聴取される場合には，舌による送り込みの障害，咽頭収縮（pharyngeal contraction）の減弱，喉頭挙上障害，食道入口部の弛緩障害などが疑われる．また，嚥下時にいわゆる泡立ち音（bubbling sound）や，むせに伴う喀出音が聴取された場合には，誤嚥が強く疑われる．また，嚥下音の合間に呼吸音が聴取される場合には，

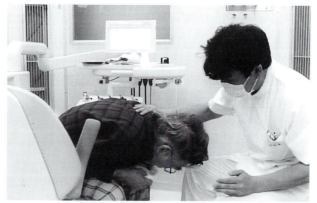

図1-48 前傾姿勢でhuffingによる排出

表1-14 頸部聴診の手技（指示に従える患者の場合）
1. Huffing，強い咳嗽による排出あるいは吸引
   ↓
2. 呼気の産生（呼気音の聴取）
   ↓
3. 試料の嚥下（嚥下音の聴取）
   ↓
4. 呼気の産生（呼気音の聴取：2の呼気音と比較）

表1-15 頸部聴診の手技（指示に従えない患者の場合）
1. 貯留物の吸引
   ↓
2. 自発呼吸（呼吸音の聴取）
   ↓
3. 試料の嚥下（嚥下音の聴取）
   ↓
4. 自発呼吸（呼吸音の聴取：2の呼吸音と比較）

呼吸停止－嚥下－呼吸再開という呼吸・嚥下パターンの失調，あるいは喉頭侵入や誤嚥の可能性がある（表1-16）．

嚥下直後の呼吸音（呼気音）については，「濁った」湿性音（wet sound），嗽音（gargling sound），あるいは液体の振動音（嚥下造影所見では，気道内に貯留あるいは付着した液体が呼気流により振動する現象が確認される）が聴取される場合には，誤嚥や喉頭侵入あるいは咽頭部における液体の貯留が疑われる．また，むせに伴う喀出音や喘鳴様呼吸音が聴取される場合は，誤嚥が疑われる（表1-17）．嚥下後の呼吸音（呼気音）を聴取する際には，嚥下前に貯留物を排出させた状態で確認した呼吸音（呼気音）との相違を判別することが重要である．

表1-16 嚥下音の頸部聴診による判定

嚥下音	判定
長い嚥下音や弱い嚥下音,複数回の嚥下音	舌による送り込みの障害,咽頭収縮の減弱,喉頭挙上障害,食道入口部の弛緩障害
泡立ち音(bubbling sound),むせに伴う喀出音	誤嚥
嚥下音の合間の呼吸音	呼吸・嚥下パターンの失調,喉頭侵入,誤嚥

表1-17 呼吸音(呼気音)の頸部聴診による判定

呼吸音(呼気音)	判定
湿性音(wet sound),嗽音(gargling sound)あるいは液体の振動音	咽頭部の貯留,喉頭侵入,あるいは誤嚥
むせに伴う喀出音,喘鳴様呼吸音	誤嚥

表1-18 嚥下時産生音の聴覚的判定に用いた音響サンプル(平野ら,2001.[9])

判定	VF画像所見	サンプル
嚥下障害(−)群	正常嚥下 許容嚥下※	4 2
嚥下障害(+)群	喉頭蓋谷,梨状窩部への貯留 喉頭侵入 気管内侵入(誤嚥),むせ有 気管内侵入(誤嚥),むせ無	1 10 16 11
計		44

※明らかな嚥下障害ではないが正常嚥下とはいえないもの(送り込み量の減少,送り込みの遅延など)

③ 頸部聴診の判定精度と聴覚心理因子

頸部聴診法による聴覚的診断の判定精度を検討するために頭頸部癌術後患者を対象としてVF画像と同時に記録した嚥下音と呼気音からなる44サンプルを編集し[9](表1-18),画像は示さずにサンプル音のみを歯科医師,言語聴覚士,看護師からなる医療従事者6名(4名は頸部聴診の経験なし)に呈示した.嚥下音と呼気音を聴取させ,各サンプルを嚥下障害あり群(喉頭蓋谷・下咽頭部の貯留,喉頭侵入あるいは誤嚥の画像所見がみられた群)と嚥下障害なし群(前記の画像所見はみられない群)の2群に聴覚的に判別させたところ,VF画像所見との一致率は80%以上の高い値が示された[9](表1-19).また,嚥下障害判定に寄与する聴覚心理因子の検討を行ったところ,嚥下直後の呼気音については音質,安定性,強さ,量,速さに関連する因子のうち,音質,安定性に関する因子が嚥下障害の判定に有用であることが明らかとなった[10].

④ 嚥下音と呼気音の音響特性による判定精度

嚥下音と呼気音の音響特性による嚥下障害の判定と音響信号と同時に記録したVF画像所見との関連を検討した[11,12].頭頸部癌術後患者37名を対象として嚥下障害の所見がみられたときに,産生された嚥下音と嚥下直後の呼気音各46音,ならびに正常嚥下時に産生された嚥下音と嚥下直後の呼気音各46音からなる嚥下音92音,呼気音92音である.嚥下音の音響特性としては持続時間を計測した(図1-49).嚥下直後の呼気音については1/3オクターブバンド分析によって中心周波数63 Hz,80 Hz,100 Hz,125 Hz,160 Hz,200 Hzの6帯域の音圧レベルの平均値と1,000 Hzの基準帯域の音圧レベル(reference level)との差を求め,これにより周波数特性を評価した(図1-50).嚥下音の持続時間と呼気音の周波数特性について臨界値(嚥下音:0.88秒,呼気音:17.2 dB)を設定して,嚥下音と嚥下直後の呼気音の音響分析値がともに臨界値以上の場合を嚥下障害ありと判定し(図1-51),この判定とVF画像所見による判定との関連を検討した.感度,特異度,陽性予測値,陰性予測値,判定一致率は82.6〜93.5%といずれも高いことが示された(表1-20).さらに健常者9名,頭頸部癌術後患者22名,および脳血管疾患を含むその他の疾患群患者18名から記録した嚥下直後の呼気音158音について1/3オクターブバンド分析によって中心周波数125 Hz帯域の音圧レベルの平均値と1,000 Hzの基準帯域の音圧レベルとの差を求め,臨界値を0 dBとしてそれ以上を嚥下障害ありと判定した場合,VF画像所見との評価の一致の感度は92.1%,判定一致率は85.4%と高いことが示された[13](表1-21).これらの報告より,嚥下後呼気音の周波数特性を評価した嚥下時産生音の音響特性を利用した嚥下障害判定法は,嚥下障害のスクリーニング法として利用しうることが明らかとなった.

表1-19 嚥下時産生音の聴覚的判定とVF所見の一致率（嚥下障害の有無について）（平野ら，2001.[9]）

	検者1	検者2	検者3	検者4	検者5	検者6	平均
1回目	88.6	81.8	79.5	72.7	81.8	86.4	81.8
2回目	93.2	79.5	84.1	68.2	88.6	97.7	85.2
平均	90.9	80.7	81.8	70.5	85.2	92.1	83.5

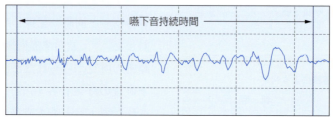

図1-49 嚥下音の持続時間の計測（上段）（Takahashi, et al., 2006.[12]）

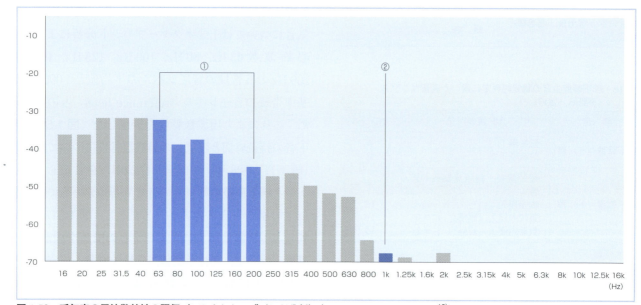

図1-50 呼気音の周波数特性の評価（1/3オクターブバンド分析）（Takahashi, et al., 2006.[12]）
①：中心周波数63Hz，80Hz，100Hz，125Hz，160Hz，200Hzの6帯域の音圧レベルの平均値
②：中心周波数1kHzの基準帯域の音圧レベル（reference level）
呼気音の周波数特性：①－②

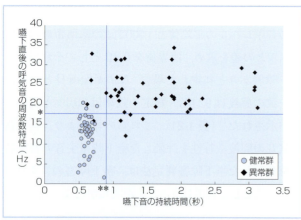

図1-51 音響分析値の散布図（Takahashi, et al., 2006.[12]）
○：健常嚥下時の産生音，◆：嚥下障害時の産生音．＊，＊＊：臨界値．

4）小児の頸部聴診法

① 小児の頸部検出音について

小児の頸部検出音に関する報告としては，古くは新生児の泣き声を記録した報告[12,13]や咽頭動態と頸部産生音との関連についての報告[16]，唇顎口蓋裂児の泣き声や摂食時の産生音を記録した報告[17]，新生児の哺乳時産生音を記録した報告[18]などがあるが，これらの報告はいずれも音響信号の解析までには至っていない．

一方，Viceら[19]は健常新生児の哺乳運動時に産生される音を頸部より加速度ピックアップを用いて検出し，音響解析を行っている．本研究では，音の検出部位と

表1-20 嚥下造影画像所見と嚥下音，呼気音の音響特性の閾値による判定（嚥下障害の有無について）（Takahashi, et al., 2006.[12]）

感度	93.5%（43/46）
特異度	82.6%（38/46）
陽性予測度	92.7%（38/41）
陰性予測度	84.3%（43/51）
判定一致率	88.0%（81/92）

表1-21 嚥下造影画像所見と呼気音の周波数特性の閾値による判定（嚥下障害の有無について）（Yamashita, et al., 2014.[13]）

音響学的判別＼VF所見	嚥下障害あり	嚥下障害なし（許容例も含む）	
嚥下障害あり	116	13	陽性予測値 89.9%（116/129）
嚥下障害なし	10	19	陰性予測値 65.5%（19/29）
	感度 92.1%（116/126）	特異度 59.4%（19/32）	判定一致率 85.4（135/158）

健常者9名，頭頸部癌術後患者22名および脳血管疾患を含むその他の疾患群患者18名から記録した嚥下直後の呼気音158音の周波数特性とVF所見．

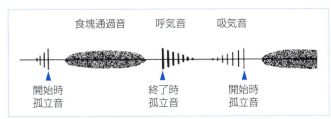

図1-52 健常新生児の嚥下時産生音のパターン（Vice, et al., 1990.[19]）

しては喉頭の外側部が最も適し，側頸部では胸鎖乳突筋のため検出音が小さくなり，また頸動脈の拍動音が検出されるとしている．この研究では，音響信号の時間軸を拡大する手法で連続的な哺乳時産生音信号については開始時孤立音（initial discrete sound）- 食塊通過音 - 終了時孤立音（final discrete sound）- 呼気音 - 吸気音の順でほぼ規則的にパターン化しうることを示している（図1-52）．ただし孤立音（discrete sound）は聴覚的には識別が困難であるとし，主要な音響成分である食塊通過音は食塊に混在する空気の有無などによって変化する可能性を示唆している．また呼気音は突然起こり徐々に振幅が小さくなるのに対し，吸気音は徐々に振幅が大きくなるとしている．

Gewolbら[20]は，気管支肺異形成症の早産児と異常のない早産児を対象として哺乳運動時の頸部検出音を検討し，気管支肺異形成症の早産児では吸啜と嚥下のリズムの変動が大きいことを示している．また，Reynoldsら[21]らは同様に気管支肺異形成症の早産児と異常のない早産児を対象として，連続哺乳運動における開始時孤立音の音響信号波形の変異について検討し，異常のない早産児では週齢が増すにつれ開始時孤立音の信号波形の変異は小さくなる傾向を示し，気管支肺異形成症の早産児では週齢が増すにつれ開始時孤立音の信号波形の変異は大きくなることを示している．

② 小児の頸部聴診法の実際

小児は成人と比較し，聴診部位は狭いため新生児用聴診器を用いるべきである．また，小児に頸部聴診を行う場合は，摂食中に初めて聴診器を当てる行為は慎み，以下の目的でまず摂食開始前に頸部聴診を試みることが必要である．

(1) 摂食前の頸部聴診

①頸部聴診の部位を確認する．特に，乳児では聴診部位は狭く，新生児用聴診器を用いたとしても成人と同じ輪状軟骨直下気管外側上に接触子を位置させることは困難である．頸部下方から胸部上方（胸骨柄付近）にかけて接触子を位置させることにより，嚥下音，呼吸音の聴診は十分可能となる（図1-53）．

②聴診に先立ち，聴診器の接触子の感覚に慣れてもらう．小児では過敏や心理的拒否を有する場合があり，そのような場合は摂食に先立ち，聴診器の接触子の感覚や聴診されることに慣れてもらうことは必須である．

③空嚥下時の嚥下音，呼吸音，発声，吃逆，おくび，喘鳴〔吸気時喘鳴（inspiratory gasp, stridor），呼気時喘鳴（expiratory grunt, wheezing）〕などを聴取し，生理的な音か病的な音かを判別しておくことが必要である．小児は成人と比較し，呼吸のリズムは速く，特に乳児では哺乳時におくび，生理的喘鳴

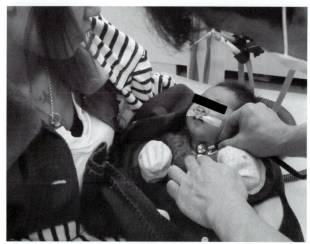

図 1-53　新生児における頸部聴診部位の確認

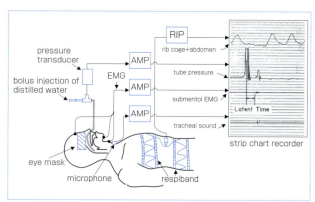

図 1-54　嚥下誘発試験（SPT）の装置回路図と代表的記録例（strip chart recorder）（山口ほか，1997.[5]）

(inspiratory gasp, expiratory grunt) など，生理的に産生される音が聴取されるため，病的なリズムや音との判別が必要である．発声時や呼吸時に湿性音が聴取される場合は吸引を行い，湿性音が消失あるいは減弱するかを確認しておくとよい．

(2) 摂食時の頸部聴診

成人と同様の手技，判定法に準じて行うが，小児の場合は聴診操作により摂食動作を障害しないように細心の注意を払わなければならない．

摂食時の姿勢によって頸部における聴診が困難となる場合は，胸部上方（胸骨柄付近）で聴診し，患児が聴診操作に気を取られる場合は，摂食に集中させるため聴診を中断する必要がある．前述したように摂食前の頸部聴診によって検査者も患児も「頸部聴診に慣れておく」ことが必要である．指示に従える患児の場合は成人と同様に嚥下後に意識的に呼気を産生させると，嚥下後の貯留，喉頭侵入，誤嚥などの診断は容易になる．

（高橋浩二）

3 ─ 嚥下誘発試験

嚥下誘発試験（swallowing provocation test；SPT）は，千葉大学麻酔科の西野らが麻酔から覚醒する際に用いた試験[1]を，安静覚醒時に仰臥位で行うように改良したものである．東京大学老人科で，福地，須藤らによって開発された[2~4]．呼吸のタイミングをみながら（呼吸運動をモニターしながら），呼気終末に少量の水（蒸留水，生理食塩水，または5%グルコース液）を中咽頭にボラース投与し，嚥下反射惹起の有無を評価する．図 1-54 に示すように，仰臥位で呼吸インダクタンスプレチスモグラフィー（Respitrace；RIP，Ambulatory Monitoring 社製）の測定用バンドを胸部と腹部に装着し，呼吸運動の呼気，吸気をリアルタイムに連続記録する．嚥下運動を観察するため，顎下筋電図の表面電極をオトガイ舌骨筋部に装着し，同筋の筋電図を記録する．嚥下反射惹起のため，直径1.2 mmのビニールチューブ（小児栄養カテーテル5 Fr）を鼻から挿入し，鼻孔から約13 cm進めて中咽頭に留置する（ペンライトなどで位置を確認することが望ましいが，慣れてくれば，経鼻細管の挿入は容易で約13 cmで9割以上の症例で適正な位置に留置できる）．0.4 mL～2 mLの少量の蒸留水（生理食塩水，または5%グルコース液）を呼気終末にボラース注入する．原法では，この注入細管に並列的に差圧計（日本光電工業）を連結し，注入時の細管内圧変動を記録する．これにより，注入から嚥下反射惹起までの時間が正確に測定される．注入時点をチューブ内圧変動の中間点とし，この点から顎下筋電図が最初に発射する嚥下運動初発までの時間を嚥下誘発潜時（latent time；LT）とする．このSPTのLTは健常高齢者では $1.7±0.4$ 秒であると報告されている．また，同時に，嚥下反射惹起後，次の吸気開始までの時間を吸気抑制時間（inspiratory supressiopn time；IST）として測定する．ISTは，健常高齢者では $1.9±0.3$ 秒であり，LTと負の相関をもつこ

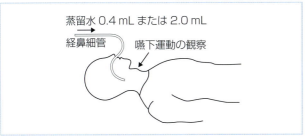

図1-55 簡易嚥下誘発試験（S-SPT）（2段階簡易嚥下誘発試験−東大法）
患者の嚥下障害を大きく正常，異常，精査必要群の3群に分け，その後の対策を立てるのに有効である．WST，RSSTは患者自身の機能的な動作であるが，S-SPTは患者自身の協力を必要としない点で応用範囲が広い．

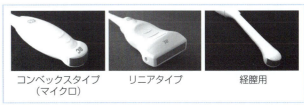

図1-56 プローブの種類

とが知られている．つまり嚥下反射でリセットされる呼吸運動が十分働かない患者では，嚥下誘発潜時も延長している．嚥下までに時間がかかり，まだ嚥下が終わらないうちに呼吸が再開してしまうことを示している．SPTを用いた臨床的知見として，誤嚥性肺炎症例での嚥下誘発潜時の遅延，睡眠時無呼吸症例での嚥下誘発潜時の遅延，吸気抑制時間の短縮などが知られている[2〜4]．

SPTは誤嚥性肺炎リスク症例の早期診断方法として有用と考えられるが，筋電図，圧トランスデューサー，Respitraceなどの装置を必要とし，どこの施設でも簡単に行える検査ではない．そこでSPTをより簡素化し，嚥下誘発の有無に焦点をあて，経鼻細管のみで行える試験に改変したのが，簡易嚥下誘発試験（simple swallowing provocation test；S-SPT）である（図1-55）[6]．この場合，嚥下反射のタイミングは，ストップウォッチなどで測定するしかなく，生理学的な正確性を欠くが，嚥下反射が保たれている症例では，通常嚥下反射は3秒以内に生じるため，これらを基準として判断すればよい．

（寺本信嗣）

2 機器による検査

1─超音波診断装置（US）

1）概　要

超音波診断装置（US）とは，超音波が組織を反射したり透過したりする性質を利用して，対象物の内部の状態を画像化するものである．USによる舌運動の観察は，構音に関連する研究[1]から始まった．摂食嚥下の分野ではやや遅れ，初期の研究では，舌表面にペレットを貼付した舌表面の動きの解析[2]などから発展してきた．USは身体への被曝の危険性がなく，放射線が漏れないような大がかりな検査室の必要もない．さらに操作が簡便で移動も比較的容易なため，摂食嚥下の分野において，研究はもちろん臨床の場でも用いられている．

2）装置の仕組み

超音波をプローブ（探触子）から対象物に発信し，跳ね返ってきた音波の強弱を映像にする．このためプローブは重要な役目を担っており，周波数特性や構造が装置の性能や画質に影響する．周波数が高いと画像の解像度は高くなるが，測定可能深さが浅くなる．周波数が低いとその逆である．このため小児には周波数が高く，成人には低いプローブを選択することが多い．摂食嚥下の分野でよく使用される周波数は3〜10 MHzである．プローブ形状はリニアタイプ，凸型のコンベックスタイプが用いられる（図1-56）．摂食嚥下の分野では皮膚の接触面がある程度確保され，画像描写野が広いコンベックス型が用いられることが多い．また経膣用プローブは乳幼児の哺乳時舌運動観察に応用されている．

超音波は音を反射する特性を利用するため，口腔内では固有口腔に存在する空気と舌筋との境目に存在する舌背部を描出しやすい．また舌表面は味蕾などによる凹凸があり，唾液により表面が潤滑であることが，描出条件をよりよいものにしている[3]．

画像の種類はA（amplitude）モード，B（brightness）モード，M（motion）モード，3D/4Dモード，D（doppler）モードなどがある．摂食嚥下の分野ではBモードとMモードがよく用いられる．

3) 画像の種類

① Bモード

Aモードにおける振幅を輝度（brightness）に変換して表示する．超音波診断装置による観察では基本となる表示方法で，MモードやDモードの元になる重要な描出法である．Bモードでは矢状断や前額断の断層面がリアルタイムで観察できる[4]（図1-57）．定性分析に優れており，また画像が直観的で理解しやすいことから，バイオフィードバックに用いることもできる．

Bモードにおけるエコー輝度は低輝度（hypo-echoic），等輝度（iso-echoic），高輝度（hyper-echoic）の三つに分類される．舌背面はモニター上で白く，つまり高輝度で観察される．なお，組織内の液体成分は通常低輝度にみえるが，嚥下に伴い口腔内に保持された水分は，高輝度で観察されることがある．これは口腔内の水分が空気を含有するため，水分と空気の境目が高輝度として観察されると考える．下顎骨や舌骨などの骨は，その後方へ超音波が到達しないため後方エコーが存在せず，モニター上では黒くなる音響陰影が認められる．

② Mモード

Bモード画像を元に観察したい部位にMカーソルを当て，同部位における軌跡の時間経過や距離などが測定できる（図1-58）．現在では機器の進歩によりBモード撮影後にMモード位置を決めることができる機種もあるため，より自由度の高いMモード計測が可能となった．摂食嚥下の分野では，Bモード前額断面の舌中央部にMカーソルを設定し，Mモードを表示させ，食塊移送時に舌正中部でみられる陥凹の時間経過による変化を定量分析する方法が用いられている[5,6]．

③ 3D/4Dモード

原理はBモードの画像と同じであるが，送受信部の広いプローブが多数の経路で超音波を送受信し，受信した多数の超音波データから3D画像を構築する．摂食嚥下の分野では食塊の舌の陥凹の形態を観察している[7]．

④ Dモード

音波などを発しているものがプローブに近づいてくるか，遠ざかっていくかで周波数が異なる現象を示すDoppler効果を利用する方法である．一般的にはBモード画像上に，近づいてくる音波を暖色系，遠ざかる音波を寒色系で表記することが多い．心臓血流などの観察に利用されているが，摂食嚥下の分野では舌の運動解析に利用されている[8]．

4) プローブ設置法

舌を観察するためには，プローブを顎下部に設置する．検査目的に応じて描出断面（前額断，矢状断）を決定する．研究で描出断面の規格化が必要な場合は，デンタルチェアーを用いた固定具やヘッドセット[9]で固定することがあるが，臨床で規格化は難しく，バイオ

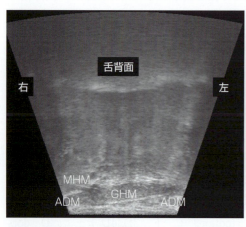
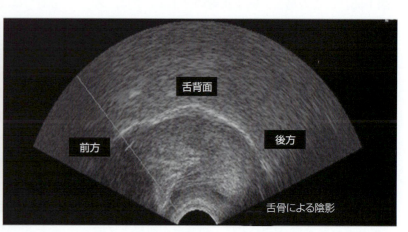

前額断　　　　　　　　　　　　　　　　矢状断

図1-57　Bモードによる舌背描出像
ADM：顎二腹筋前腹，GHM：オトガイ舌骨筋，MHM：顎舌骨筋．

フィードバックなどの際にはフリーハンドで用いることも多い（図1-59）．

なお，プローブ形状は顎骨のカーブと密着せずに空気層が形成される場合がほとんどである．このため描出条件の向上を目的に，プローブ表面に生体に近い固有音響インピーダンスを有するゼリー（音響カプラーゲル）を塗布し，送受信をスムーズにする．

5) 対象者による影響

基本的に年齢・性別による検査の制限はない．しかし，画像が不明瞭化する要因として顎下部の脂肪が厚い，口腔乾燥状態，男性における顎下部の髭などがあげられる．エコーレベルの調整，音響カプラーゲルの追加などで対応する．一般的な傾向としては，高齢者よりも若年者に明瞭な画像が得られる場合が多い．

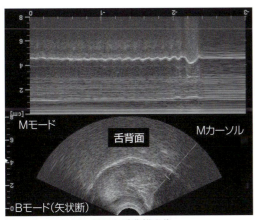

図1-58 B/Mモードでの舌背描出像
（矢状断における例）

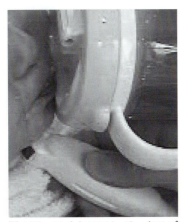

図1-59 マイクロコンベックスプローブによるフリーハンドの検査場面（幼児の水分摂取）

6) 検査の実際

① 舌矢状断面の評価

嚥下時の舌前方部から後方部（舌根部）にかけての波動運動を行う様子が観察記録できる．すなわち，舌が前方から後方へと順に口蓋に押しつけられ，食物が後方へと移送される様子が観察される（図1-60）[10]．

障害児者に多い「逆嚥下」とよばれる異常嚥下では，前方から後方への波動運動が認められず，舌根部の上下運動で無理やり落とし込むように嚥下する様子が観察できる（図1-61）．

② 舌前額断面の評価

Bモードでは，「ラ」発語や摂食に伴い舌中央部が陥凹する様子が観察できる（図1-62）．咀嚼時では，舌が作業側（噛んでいる側）に傾き，上下運動する様子が観察できる（図1-63）．陥凹部にMカーソルを合わせたMモードでは，陥凹深度，陥凹時間，口蓋接触時間，総運動時間が測定できる[4,5]（図1-62）．

③ 哺乳時の評価

USは被曝がなく簡便であることから，乳幼児の舌運動評価，特に哺乳の観察によく適用される．描出断面は矢状断が一般的で，乳首もしくは乳頭部付近の舌の蠕動運動が観察できる（図1-64）．乳幼児は顎下部のスペースが小さいため，プローブはマイクロタイプや経腟用プローブを使用することが多い．BモードやMモードを使用した研究がなされており，母乳哺乳と人工哺乳での動きの違いや哺乳障害，唇顎口蓋裂児の哺乳の評価に応用されている．

（大久保真衣，石田 瞭）

2―マノメトリー

摂食嚥下障害の臨床現場で咽頭残留や誤嚥の評価には，通常，嚥下造影（videofluoroscopic examination of swallowing；VF）や嚥下内視鏡検査（videoendoscopic examination of swallowing；VE）が用いられる．しかし，VF，VEは摂食嚥下障害のバックグラウンドや神経生理学的側面を評価するには必ずしも適していない．障害の神経生理学的背景を評価するツールとしては，マノメトリー（manometry）や筋電図検査がある[1]．本節では，マノメトリーの原理と実際，生理学的意義について述べる．

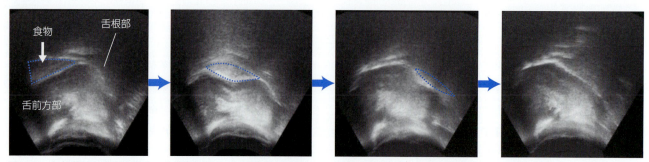

図1-60 矢状断面画像の嚥下時の舌運動の様子（矢状断面，Bモード）（村田，2007.[11]）（写真は村田尚道先生のご厚意により掲載）
舌が前方から後方へと順に口蓋に押しつけられ，食物が後方へと移送される様子が観察される．

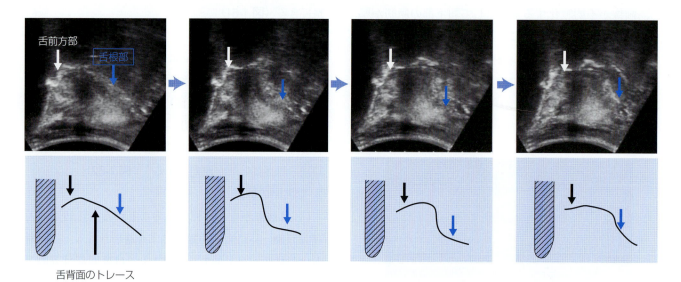

図1-61 逆嚥下時の舌運動の様子（矢状断面，Bモード）（村田，2007.[11]）（写真は村田尚道先生のご厚意により掲載）
舌の前方部はほとんど動かず，舌根部を大きく下方へ押し下げて，食物を送り込んでいる様子が観察される．
（※斜線部は下顎骨の陰影部）

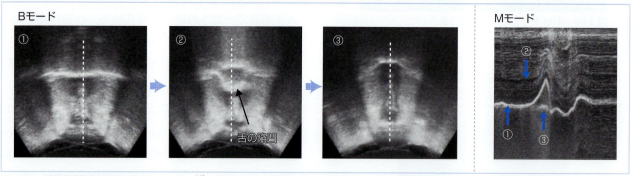

図1-62 舌前額断面の評価（村田，2007.[11]）（写真は村田尚道先生のご厚意により掲載）

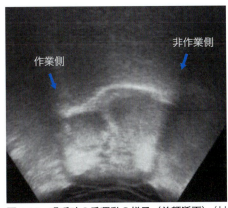

図1-63 咀嚼時の舌運動の様子（前額断面）（村田，2007[11]）（写真は村田尚道先生のご厚意により掲載）
作業側に舌背面が傾斜し，咀嚼のリズムに合わせて上下する様子が観察される．

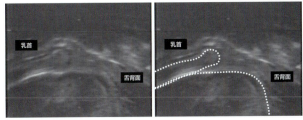

図1-64 吸啜時の舌矢状断面

1) マノメトリーとは

マノメトリーは，圧トランスデューサーを備えたポリウレタンあるいはシリコン製のカテーテルを経鼻的に咽頭から食道に挿入し，咽頭内圧，食道内圧を測定する検査法である．嚥下時に上咽頭から舌根部，下咽頭，上部食道括約筋（upper esophageal sphincter；UES）へと協調的かつ連続的に嚥下関与筋が活動する際に内圧が発生する．マノメトリーでは，この咽頭からUES圧の時間的，空間的変化を記録し評価する．

2) 計測方法と圧波形

カテーテルを挿入する際には，特に麻酔は必要ないが，少量の潤滑用ゼリーを塗布する．経鼻的に食道まで挿入して測定するが，gag reflexが強い患者には苦痛になることもある．鼻翼に医療用テープで固定し，カテーテルの存在に慣れるまでしばらく安静を保つ．安静時（非嚥下時）のUES圧を確認後，座位もしくは普段嚥下している姿勢で嚥下時の圧を測定する．VFや舌圧検査と同期して行うこともある[2]．

安静時（非嚥下時）は，正常では，咽頭内圧はゼロ，

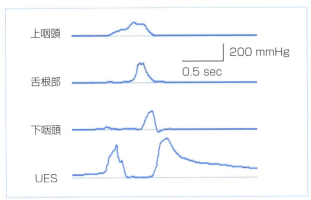

図1-65 従来型のマノメトリー装置から記録された圧波形（健常成人，液体嚥下）

UES圧は数十～100 mmHg程度である．嚥下時の咽頭内圧は，上咽頭から始まり，わずかな時間差をもって中咽頭，下咽頭へと伝播される（図1-65）．咽頭圧上昇とほぼ同期してUES圧は降下し，ゼロ付近に達する．一定時間の弛緩後は，一過性の圧上昇がみられ，もとの陽圧状態に戻る．

3) 高解像度マノメトリー（HRM）

通常のマノメトリーで用いられている圧トランスデューサーには，カテーテルに数個（3～4個程度）の圧センサーが数cm間隔に搭載されており，嚥下障害の病態を簡便に定量的に評価するのに適している．日常臨床での評価には十分であるが，1回の嚥下運動の圧動態を詳細に評価するには，センサーの位置を少しずつ移動させて複数回の嚥下を繰り返すなど工夫が必要になる．

圧センサーが1 cm間隔で最大36個（36チャンネル）搭載されている高解像度マノメトリー（high-resolution manometry；HRM）（図1-66）を用いると，上咽頭から食道まで空間的に一度に連続したデータを得られる[3〜5]．HRMカテーテルから測定された圧データはリアルタイムでモニター上に圧トポグラフィーとして，あるいは圧波形としてカラー表示される（図1-67）．保存されたデータは，専用の解析ソフトを用いて，圧，時間，距離などに関して詳細な計測が可能である．

4) 生理学的意義

連続的な咽頭内圧測定により，咽頭が食塊を食道に送り出す力，すなわち咽頭駆出力を把握できる．咽頭

内圧が保たれていること,上咽頭から下咽頭にタイミングよく連続的,協調的に収縮すること,が咽頭駆出力に重要である.UESは数cmにわたる高圧帯で安静時は陽圧に保たれている.嚥下反射時には咽頭の圧上昇とほぼ同期してわずかな圧上昇がみられた直後に急激な圧降下が生じる.正常嚥下では健常者の場合,圧降下はゼロ付近まで達するか,わずかな陰圧になる(UES弛緩).このとき食道入口部は開大し,食塊が通過する.圧降下後は一過性の圧上昇がみられ,再び安定した陽圧状態に戻る.

図1-68は嚥下障害を伴うWallenberg(ワレンベルグ)症候群患者から得られた嚥下時の圧トポグラフィーである.健常者に比べて,上咽頭〜舌根部の咽頭内圧が弱い.また嚥下反射時のUES弛緩時の圧時間が完全ではなく,ゼロに達していない.この患者では,VFにて食塊の喉頭蓋谷貯留,梨状窩貯留がみられたが,咽頭駆出力とUES弛緩に問題があることがわかった.

マノメトリーの需要は今後増すと思われる.嚥下障害の診断,マネージメントや訓練法の選択に有用な臨床的ツールになると期待される.

(青柳陽一郎)

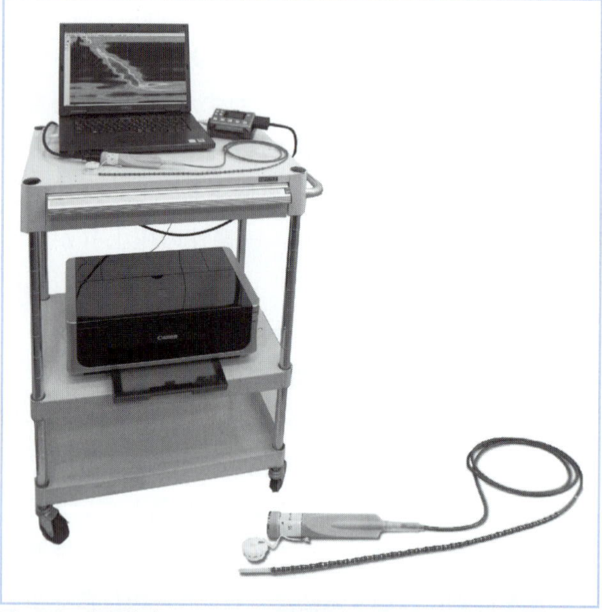

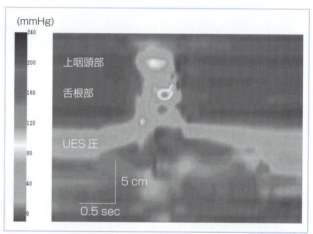

図1-68 Wallenberg(ワレンベルグ)症候群患者から得られたとろみ水嚥下時の圧トポグラフィー

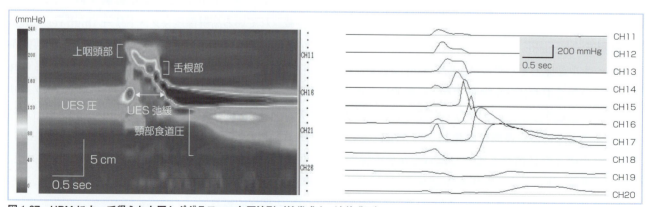

図1-66 高解像度マノメトリー装置(スターメディカル社製)
マノメトリーカテーテルには,圧センサーが1cm間隔で36個(36チャンネル)搭載されている.測定された圧データは圧トポグラフィーとしてモニター上にリアルタイムで表示される.

図1-67 HRMによって得られた圧トポグラフィーと圧波形(健常成人,液体嚥下)
1cm間隔の圧データが得られるため,より詳細な情報が得られる.圧トポグラフィーは圧波形から作成されるため,両者は本質的に同じものである.モニターには通常,リアルタイムで圧トポグラフィーがカラー表示されるため,視覚的に嚥下動態を把握することができる.この図はグレースケール表示になっている.

3—筋電図検査

摂食嚥下障害の診療のなかで，筋電図検査はそれほど馴染みのない検査に入るかもしれない．電気生理学的検査の一つとして，よく疾患の診断に用いられるが，リハビリテーション医学分野では運動解析などを行う際に用いられている．あくまでも補助診断であり，摂食嚥下の分野では嚥下造影や嚥下内視鏡検査にとって代わる検査ではないが，運動の協調性や診断行為，治療経過の確認などに役立つ．

筋電図検査は大きく，神経伝導検査，針筋電図，表面筋電図の三つに分けることができる．後述するが，特に表面筋電図が摂食嚥下の分野ではよく用いられる．

神経伝導検査は神経を電気で刺激することで筋肉を収縮させ，表面電極などを用いて筋肉の電気的興奮を記録する検査である．神経の障害やその程度を調べる際によく用いられる．いくつかの舌骨下筋群が第2〜4の頸神経で支配されており，僧帽筋が同様の神経から支配を受けていることもあり，頸椎の外傷に伴った摂食嚥下障害などの際に，副神経で神経伝導検査が行われるような場合もある．

針筋電図は，針先に電極のついた特殊な針を用いて検査をする．筋肉に直接針を刺し，随意的に運動させることで，その筋肉の収縮を確認する．疾患の診断目的で用いられることが多い．針を筋肉に刺入し，安静時・軽度な随意収縮時・最大収縮時に得られた波形を観察する．筋疾患や神経疾患（末梢神経障害）で異常がみられることが多い．針を筋肉に刺入し，被検者に安静を指示した際，通常は筋肉の反応はみられないが，筋疾患や神経疾患（末梢神経障害）の際には，脱神経所見とよばれる波形が確認されることが多い．また随意収縮時には，得られた波形がどのような形をしているか（振幅や持続時間）を観察することで疾患診断につながる．摂食嚥下に関連した利用では，舌の萎縮や運動障害がみられた場合などに疾患の鑑別に使用されることが多い．ときにWallenberg（ワレンベルグ）症候群などで輪状咽頭筋における針筋電図が施行される場合がある．輪状咽頭筋の針筋電図では，嚥下反射の際に食道入口部の開大の際，筋収縮が消失することが確認できる．これは輪状咽頭筋が括約筋であり，安静時には常に収縮しているため針筋電図を行うと常に筋収縮を確認できる一方で，嚥下反射の際には喉頭挙上に伴って輪状咽頭筋が緩む（弛緩する）ためである．針筋電図は針を直接刺し侵襲があるため，検査に関しては適応をしっかりと決めるべきであり，医師のみに許されている検査である（図 1-69，70）．

最も摂食嚥下障害の診療のなかで用いられているのは，表面筋電図である．これは，収縮を確認したい筋肉のある体表面に表面電極を貼りつけ，被検者に随意的に筋肉を動かすよう指示することで，表面電極から筋肉の電気的な興奮を捉える検査である．得られた波形を解析することで，筋収縮における運動単位の参加や経時的変化，時間当たりの運動単位の密度などを調べることが可能で，筋収縮のパターンを知ることが可能である．複数の筋肉の表面筋電図を同時に計測することで，各筋がどのようなタイミングで収縮しているかを調べることも可能である[1]．実際には，咬筋や舌骨上・下筋群などの評価をすることが多い（図 1-71，72）．目的とする筋の筋活動を，皮膚表面から捉えるため，検査したい筋以外の筋活動も拾ってしまう．こ

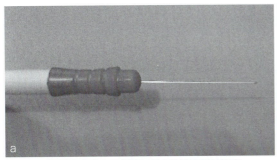
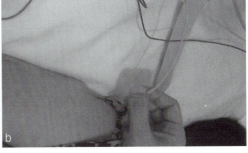

図 1-69　頸椎症患者の三角筋に対する針筋電図検査
a：同心円型針電極，b：三角筋への針電極の刺入．実際の針筋電図では3〜5cmの針電極が使用されることが多い．

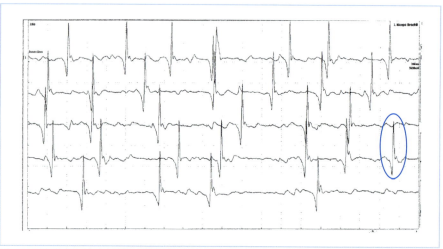

図 1-70　頸椎症患者の三角筋に対する針筋電図（随意収縮時）
針筋電図では安静時の異常波形をはじめ，微小収縮時や最大収縮時の運動単位（丸で囲んだ部分）の大きさや形をみることで，末梢神経障害の有無や回復程度などを知ることができる．

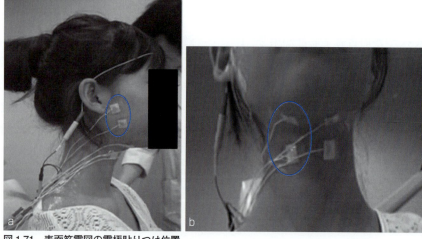

図 1-71　表面筋電図の電極貼りつけ位置
a：右咬筋，b：上が舌骨上筋群，下が舌骨下筋群．それぞれに使い捨ての表面電極を貼りつけている．

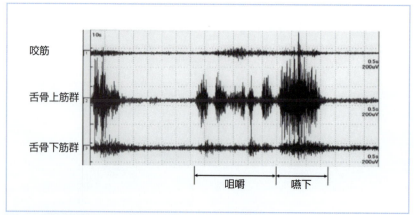

図 1-72　表面筋電図から得た咬筋，舌骨上・下筋群の筋電
右側の各筋から得た波形を示す．嚥下時にはすべての筋が持続して同時収縮していることがわかる．

のため，電極を置く位置に注意する必要がある．また表面電極にはさまざまな種類がある．一般的には皿電極とよばれる直径1 cm 程度の電極が用いられることが多いが，最近では使い捨ての貼りつけるタイプの電極が用いられることも増えてきている．非常に径の細いワイヤーの先端をフック状に折り曲げ，目的とする筋に直接留置して筋活動を拾う hooked wire 電極なども用いられることもある[2]．

いずれの検査も筋収縮力や食物の咽頭通過をみることができる検査ではないことから，嚥下造影などを併用しなければ十分な情報を得ることが難しいが，併用することで摂食嚥下機能のより総合的な評価が可能になる．

(目谷浩通)

4 ― MRI, シンチグラフィ
1) MRI

MRI (magnetic resonance imaging, 磁気共鳴イメージング) はガントリー内に強力な磁場を発生させ，中にいる患者の ^{1}H（水素）の分布状態を画像化したもので，軟組織の情報がよくわかる（軟組織分解能が高い）検査である．嚥下領域では，CTとともに脳卒中のような原疾患の特定に欠かせない．さらに，機能撮影としてファンクショナル MRI (fMRI) があり，脳機能の診断に用いられている．また，ダイナミックMRIでは，造影剤注入による信号強度の経時的変化を捉えることができる．MRI は，本来生体信号を取得するのに時間のかかる検査であり，CT に比べて時間分解能が劣るといわれてきた．このため，口腔・咽頭を通過するのが1秒前後の運動である嚥下検査には不向きと考えられてきた．しかし，シネモードの開発進歩に伴い，徐々にこの分野にも被曝のない検査として導入が検討されるようになっている．シネモードは，トリガーをもとに何度も繰り返し同じ行為を行ってデータを得る方法[1]とリアルタイムに像を得る方法がある[1〜3]．繰り返し同様の行為を行って像を得る場合には，偽像が混じる危険性がある．加えて，リアルタイムの検査では，現状では1秒間に得られるデータは15コマ程度で，VFの半分程度しか情報が得られない．さらに，現在普及しているMRI 装置はほとんどが寝た状態（仰臥位）での検査となり，座位での検査は困難である．一方，リクライニングでの角度調整は，これらの一般的な装置ではできないが，座位撮影型の形態のものもある[4]．

現在報告されているシネMRI 画像は，かなり鮮明なものが増えている[3]．参考までに，筆者らが行った健常者の嚥下 MRI 検査の像 (**図1-73**) を示す．検査条件は，15コマ/秒で1断面のみ撮像し3テスラのMRI装置 (GE Healthcare, Signa EXCITE) を用い，検査食にはブルーベリージュースを用いた．ブルーベリージュースはマンガン含有量が多く造影効果が高い．

2) シンチグラフィ
① シンチグラフィとは

シンチグラフィは，放射性医薬品を投与して，それが体内でどのように分布するかをシンチレーションカメラで検出し画像化する検査である．骨シンチグラフィ (**図1-75**)，腫瘍シンチグラフィ，唾液腺シンチグラフィ，脳血流シンチグラフィ，心筋シンチグラフィなどがあるが，空間分解能はよくない（細かな部位の特定はできない）．唾液腺シンチグラフィは，大唾液腺のうち耳下腺と顎下腺の腫瘍や炎症の診断によく用いられるが，唾液腺の機能の診断にも有用である．唾液腺機能診断は ^{99m}TcO$_4^-$（過テクネチウム酸イオン）を 185〜370 MBq（メガベクレル，5〜10 ミリキュリー）静注し，その後30分間連続的に画像を収集する（ダイナミックシンチグラフィ）．これにより ^{99m}TcO$_4^-$ が耳下腺，顎下腺に集積していく様子が時間を追って観察され，唾液腺の機能を知ることができる．5分後，30分後に画像を収集し，それ以降に収集される画像と組み合わせて診断することもある．さらに，クエン酸などの味覚刺激により唾液分泌能をみる方法もしばしば行われる．

② シンチグラフィの嚥下への応用

嚥下に関するシンチグラフィの応用は，1972年にKazem[5]が提唱した食道シンチグラフィにより始まる．この方法は食道の通過や胃食道逆流など，食道に関する検査として行われていた[6,7]．その後，milk scan と称してテクネチウムをミルクに混ぜて小児に飲ませ，胃食道逆流や誤嚥の検出も行われるようになった．さ

臨床編Ⅰ―評価・対応の基本

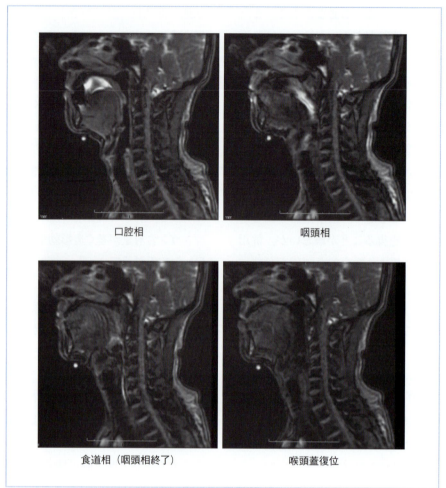

口腔相　　　　　　　　　　　　　咽頭相

食道相（咽頭相終了）　　　　　　喉頭蓋復位

図1-73　MRIリアルシネモードによるイメージの一例
顎の下にはMRI用のマーカーを付着してある．白く光っているのが食塊．

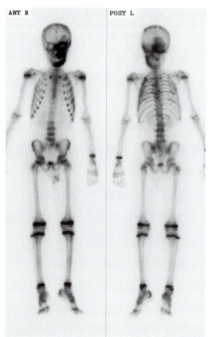

図1-74　骨シンチグラフィの一例
黒く濃くなっているところが，ホットスポットとよばれ，放射性同位元素が集積しているところである．前からと後から検査した結果であるが，CTのように空間分解能が高くないことがわかる．

らに，最初の30分間ダイナミックスキャンをすることにより，咽頭通過時間の計測も可能となり，VFとの比較もなされるようになり，誤嚥の診断に有用であることがわかってきた[8〜13]．

近年報告されているsalivagramは，milk scanと同様に生理食塩水やジュースにテクネチウムなどの放射性同位元素を含有させ嚥下することにより誤嚥を検出する方法で，嚥下シンチグラフィとよぶことができる[14,15]．夜間就寝中に唾液誤嚥をしている場合などは，VFでは陰性に出る場合も多い．このような不顕性誤嚥を検出する方法として，テクネチウムやインジウムなどの放射性物質を水やジュースに混ぜて嚥下したり，カルボキシメチルセルロースなどと混ぜてペーストにし，夜間就寝前にガーゼに包んで歯に付着させたり，舌が接触しやすいよう入れ歯のようなもの（上顎義歯床）を歯科医師に製作してもらい，就寝中の誤嚥の有無を検査する方法がある[9]．川本ら[16]は，テクネチウムを静注し，通常の唾液腺シンチグラフィを用いて不顕性誤嚥を診断する方法を提唱した．このように，シンチグラフィは誤嚥の検出に有効であるが，検査に時間がかかるのと，空間分解能が悪い欠点がある．放射性物質を用いるため口からこぼれたり嘔吐して装置を汚染する危険性もあるので，十分な注意が必要である．また，唾液腺シンチグラフィは保険適用であるが，嚥下シンチグラフィには保険適用はない．また，放射性物質を嚥下するという体内被曝や放射性物質を排泄するという問題があり，施設内で十分検討しないと大きな問題になる可能性が残る．

（谷本啓二）

10 重症度分類

摂食嚥下障害の重症度分類として頻用されている評価法は，いくつか存在する．よく用いられている分類は，患者の状態をチームで共用するときや，他医療機関と情報を共有するときにも便利である．いずれも順序尺度（順序をもつが等間隔ではない尺度）であるのが特徴である．

1 臨床的重症度分類（DSS）（表1-22）[1,2]

臨床的重症度分類（dysphagia severity scale；DSS）は7段階の順序尺度であり，DSSが決まれば，ある程度食事や治療方針も決定可能である．DSSは臨床的に重症度判定を行うため，嚥下造影や嚥下内視鏡検査が行えない医療機関でも判定可能であるが，そのような検査が行えれば判定の精度は向上する．DSSが決まれば，可能な食形態，経管栄養の有無，摂食嚥下訓練の必要性などの対応方法を知ることができる．

唾液誤嚥レベルとは，常に唾液を誤嚥していて医学的安定性を保つのが困難と考えられるレベルである．主として間接訓練を行う．

食物誤嚥レベルでは，通常は間接訓練を行うが，摂食嚥下障害を専門的に行う医療機関では直接訓練も可能である．食物としては丸飲み可能なゼリーやペーストなど単一の形態を用い，体位などにも注意して訓練を行う．このレベルでは経口のみでは必要栄養量を摂取できないために経管栄養など経口以外からの栄養摂取は必須である．長期的な管理では胃瘻が積極的に行われる．

水分誤嚥レベルでは，一般医療機関でも直接訓練が可能になる．必要栄養量の多くは経口摂取可能であるが，摂取カロリーが不十分な場合もある．水分は誤嚥するためとろみ調整食品を必要としたり，経管栄養に頼る必要がある．栄養管理として経口と経管が併用になることも多い．

機会誤嚥レベルでは，嚥下障害食または常食が選択される．経口摂取のみで必要栄養量の摂取が可能なことが多いが，ときに間欠的経管栄養が必要になる．一口量のコントロールが難しい場合には，水分にとろみ調整食品が必要である．

口腔問題レベルでは，誤嚥は生じないが，主として準備期や口腔期に中等度から重度の障害があり，脱水や低栄養の危険を有する．食事形態の工夫が必要で指示や促しが必要な場合がある．

軽度問題レベルでは，若干の食事形態の工夫や義歯の調整などが必要になる．症例によっては直接訓練を行う．

表 1-22 臨床的重症度分類（才藤，1999.[1]）

分類		定義	解説	対処法	直接訓練 *1
誤嚥なし	7 正常範囲	臨床的に問題なし	治療の必要なし	必要なし	必要なし
	6 軽度問題	主観的問題を含め，何らかの軽度の問題がある．	主訴を含め，臨床的な何らかの原因により摂食嚥下が困難である．	簡単な訓練，食事の工夫，義歯調整などを必要とする．	症例によっては施行
	5 口腔問題	誤嚥はないが，主として口腔期障害により摂食に問題がある．	先行期・準備期も含め，口腔期中心に問題があり，脱水や低栄養の危険を有する．	口腔問題の評価に基づき，訓練，食物形態・食事法の工夫，食事中の監視が必要である．	一般医療機関や在宅で施行可能
誤嚥あり	4 機会誤嚥	ときどき誤嚥する，もしくは咽頭残留が著明で臨床上誤嚥が疑われる．	咽頭残留著明，もしくはときに誤嚥を認める．また，食事場面で誤嚥が疑われる．	上記の対応法に加え，咽頭問題の評価，咀嚼の影響の検討が必要である．	一般医療機関や在宅で施行可能
	3 水分誤嚥	水分は誤嚥するが，工夫した食物は誤嚥しない．	水分で誤嚥を認め，誤嚥・咽頭残留防止手段の効果は不十分だが，調整食など食形態効果を十分認める．	上記の対応法に加え，水分摂取の際に間欠的経管栄養法を適応する場合がある．	一般医療機関で施行可能
	2 食物誤嚥	あらゆるものを誤嚥し嚥下できないが，呼吸状態は安定．	水分，半固形，固形食で誤嚥を認め，食形態効果が不十分である．	経口摂取は不可能で経管栄養が基本となる．	専門医療機関で施行可能 *2
	1 唾液誤嚥	唾液を含めてすべてを誤嚥し，呼吸状態が不良．あるいは，嚥下反射が全く惹起されず，呼吸状態が不良．	常に唾液も誤嚥していると考えられる状態で，医学的な安定が保てない．	医学的安定を目指した対応法が基本となり，持続的な経管栄養法を要する．	困難

*1 間接訓練は6以下のどのレベルにも適応があるが，在宅で施行する場合，訓練施行者に適切な指導をすることが必要である．
*2 慎重に行う必要がある．

正常範囲レベルでは，医学的な管理や直接・間接訓練は必要とせず，通常の食事が摂取可能である．

2 摂食状態（ESS）（表 1-23）[2]

摂食状態（eating status scale；ESS）は5段階の順序尺度である．経口摂取か経管栄養か，両者併用の場合はどちらの割合が大きいか，経口摂取のみの場合は調整（食物形態や体位など摂食時の工夫）を要するか否かで区分する．また，医学的安定性の有無を同時に評価する．ここで，医学的安定とは誤嚥性肺炎，窒息，脱水，低栄養について1～2か月にわたり問題がないことを示す．ESSはDSSと一緒に用いられることが多く，DSSは機能の評価であるが，ESSは実際の食事の状況を表す．

3 摂食・嚥下能力グレード（表 1-24）[3,4]

患者の摂食嚥下の「できる」能力を評価する．10段階の順序尺度であり，グレード1が最重症，10が正常である．グレード1～3は食事としての経口摂取は不可であり，グレード4は楽しみとしての経口摂取，グレード5以上で初めて1食以上の経口摂取が可能になる．グレード7以上では補助栄養が不要である．摂食介助が必要なときはAをつけて，たとえば8Aなどと表示する．

4 摂食状況のレベル（FILS）（表 1-25）[5,6]

摂食状況のレベル（the food intake level scale；FILS）は実際に「している」状況を評価する．10段階の順序尺度であり，レベル1が最重症，10が正常である．レベル1～3は食事としての経口摂取は行っていない．レベル4～6は代替栄養が必要，レベル7以上では3食経口摂取しており代替栄養は不要の状態である．代替栄養とは経管栄養，静脈栄養など非経口の栄養法であり，嚥下食とはゼラチンよせ，ミキサー食など，食塊形成しやすく嚥下しやすいように調整した食品である．また，レベル8の特別食べにくいものとは，

表1-23 摂食状態

5	経口－調整 無	医学的安定性	
4	経口－調整 要	A	安定
3	経口＞経管	B	不安定
2	経口＜経管		
1	経管		

表1-24 摂食・嚥下能力グレード（藤島，1993.[3]）

Ⅳ 正常	10	正常の摂食・嚥下能力
Ⅲ 軽症 経口のみ	9	常食の経口摂食可能，臨床的観察と指導要する
	8	特別に嚥下しにくい食品を除き，3食経口摂取
	7	嚥下食で，3食とも経口摂取
Ⅱ 中等症 経口と補助栄養	6	3食経口摂取プラス補助栄養
	5	一部（1～2食）経口摂取
	4	楽しみとしての摂食は可能
Ⅰ 重症 経口不可	3	条件が整えば誤嚥は減り，摂食訓練が可能
	2	基礎的嚥下訓練だけの適応あり
	1	嚥下困難または不能，嚥下訓練適応なし

摂食介助が必要なときはA（assistの略）をつける．

表1-25 摂食状況のレベル（藤島ほか，2006.[5]）

経口摂取のみ	10	摂食嚥下障害に関する問題なし（正常）
	9	食物の制限はなく，3食を経口摂取している
	8	特別に食べにくいものを除いて，3食を経口摂取している
	7	3食の嚥下食を経口摂取している．代替栄養は行っていない
経口摂取と 代替栄養	6	3食の嚥下食経口摂取が主体で，不足分の代替栄養を行っている
	5	1～2食の嚥下食を経口摂取しているが，代替栄養も行っている
	4	1食分未満の（楽しみレベルの）嚥下食を経口摂取しているが，代替栄養が主体
経口摂取なし	3	ごく少量の食物を用いた嚥下訓練を行っている
	2	食物を用いない嚥下訓練を行っている
	1	嚥下訓練を行っていない

パサつくもの，硬いもの，水などである．「できる」能力と「している」状況が一致すれば，摂食・嚥下能力グレードとFILSは同一になるよう設定されているが，現実にはレベルとグレードが一致しないこともある．

5 Functional oral intake scale (FOIS)（表1-26）[7,8]

摂食嚥下機能ではなく，実際の摂食状況を評価する7段階の順序尺度であり，脳卒中患者に対する信頼性，妥当性，反応性がすでに検証されている．Level 1～level 3は経管栄養を併用，level 4は一物性，level 5以上は複数の物性を含んだ経口栄養摂取である．特別な準備（とろみ付加やきざみなど）の有無でlevel 5とlevel 6が分かれる．

6 8-point penetration-aspiration scale (PAS)（表1-27）[9]

嚥下時の喉頭侵入や誤嚥の有無を一元化した8段階の順序尺度である．1は喉頭侵入，誤嚥がいずれもないもの，2～5は喉頭侵入，6～8が誤嚥である．喉頭侵入が排出されるものが2，排出されないものが3，声帯に接するが気道から排出されるものが4，排出されないものが5である．誤嚥を生じた場合に，声帯より上方まで排出されるもの（喉頭内に残存してもよい）が6，むせが生じるが排出されないものが7，不顕性誤嚥が8である．

表1-26 Functional oral intake scale（FOIS）
(Crary, et al., 2005.[7])

Level 7	特に制限のない経口栄養摂取
Level 6	特別な準備なしだが特定の制限を必要とする複数の物性を含んだ経口栄養摂取
Level 5	特別な準備もしくは代償を必要とする複数の物性を含んだ経口栄養摂取
Level 4	一物性のみの経口栄養摂取
Level 3	経管栄養と経口栄養の併用
Level 2	経管栄養と楽しみ程度の経口摂取
Level 1	経管栄養摂取のみ

表1-27 8-point penetration-aspiration scale（PAS）
(Rosenbek, et al., 1996.[9])

1	気道に入らない
2	声帯よりも上方の気道に入るが，気道から排出される
3	声帯よりも上方の気道に入り，気道から排出されない
4	気道に入り声帯に接するが，気道から排出される
5	気道に入り声帯に接し，気道から排出されない
6	声帯よりも下方の気道に入るが，声帯より上方まで排出される
7	声帯よりも下方の気道に入るが，むせても気道から排出されない
8	声帯よりも下方の気道に入るが，むせが生じない

（加賀谷　斉）

Chapter Two

摂食嚥下障害への介入 1

1 介入の概要

1 チームアプローチ

摂食嚥下リハビリテーションの目標は経口摂取の獲得である．このための介入法はさまざまあり，多くの職種がかかわる．介入法には摂食嚥下の環境を整える方法，代償的な方法，機能を改善させる方法などがある．たとえば，食形態の調整や口腔ケアは環境調整的な方法である．姿勢指導は代償的であり，嚥下間接訓練は機能改善の目的で行われる．

このような摂食嚥下障害への介入の第一歩は評価である．評価で問題点を明らかにして介入方法を検討する．適切な評価による情報が正しい介入法のもとになり，この介入法が患者のニーズに応える手段になる．その手段のすべてを実施するのが介入者（チームメンバー）の役割である．

チームアプローチの前提は，チームメンバー全員がこれらの情報を常に共有していることである．そして，個々のメンバーがさまざまな介入法（役割）のどれかを引き受けることになるが，全メンバーがそれらを認知していることが必要である．各メンバーは現在のチームの目標と自分の役割を熟知し，そして，その役割を実施したあとにどのような変化（改善あるいは悪化など）が起こったかという情報を適時にフィードバックする．そして，チームリーダーは現在の介入方法を継続するか変更するかについてチームメンバーと協議し，それぞれの役割を調整する．すなわちPDCA（plan → do → check → act）サイクルをメンバー全員で回すことがチームアプローチである．

2 介入手段

摂食嚥下障害はさまざまな疾患で起こるが，摂食嚥下リハビリテーションの介入手段の原則は疾患を問わず共通する．

手段1：栄養管理

摂食嚥下障害は水・栄養の補給の障害であり，脱水・低栄養の状況になっている可能性がある．機能を改善させるようなリハビリテーションを行うためには脱水・低栄養が解決されていることが前提になる．水・栄養管理が不十分な場合には経管栄養を検討する．

手段2：口腔ケア

口腔ケアの重要性は周知のとおりである．疾患の急性期や周術期の口腔ケアは，この時期の誤嚥性肺炎を減らす．また，直接訓練を行う場合にも口腔ケアは重要である．直接訓練は誤嚥のリスクが伴うが，たとえ誤嚥したとしても，口腔環境が良好であれば肺炎を発症するリスクは低い．

手段3：間接訓練

間接訓練とは食物を用いない嚥下訓練の総称である．筋力訓練，可動域訓練，促通訓練，呼吸訓練などがあり，残存機能を強化するような手法が主体である．このような訓練が嚥下機能を改善するという報告はあまりない．しかし，機能そのものの改善はなくても代償手段の適用で能力の改善を付与するのがリハビリテーションである．間接訓練は代償的嚥下方法を実行する身体条件を整え，強化する意義がある．

手段4：直接訓練

食物を実際に嚥下する訓練を直接訓練という．嚥下は嚥下することで訓練されるというように，摂食嚥下リハビリテーションの成功の如何はこの直接訓練を開

始できるかどうかによる．

　直接訓練には誤嚥のリスクが伴うが，このリスクを回避しながら，数多くの嚥下を行わせることが重要である．これには何をどれくらい，どのように嚥下させるかを知る必要があるが，このような条件は「難易度」と表現できる．この難易度を知るためには嚥下造影が不可欠である．

　ここで「難易度」の概念を説明する．最高難易度は「普通の座位で普通の食事を普通に経口摂食すること」とし，難易度を下げることは，食形態を調整すること，捕食量を減らすこと，嚥下代償法や姿勢調整法を使用することである．たとえば，とろみ液体2mL，リクライニング30度，頸部屈曲位という条件は，やや複雑な条件ではあるが，嚥下の難易度として低い条件である．

手段5：段階的摂食訓練

　運動学習の原則に適切な難易度を設定することがある．低すぎる難易度は安全かもしれないが，スキルは上がらない．高すぎる難易度は，訓練時にエラーが多くなり学習効果が得られないのみならず有害事象を増し危険である．したがって，ある条件で直接訓練を開始したら適切な時期に再評価をして変化を確認し，難易度を再調整しなければならない．たとえば，一口量が2mLから5mLに増やして誤嚥しなければ，この後の訓練は5mLに変化させる．リクライニングを30から60度に上げることができるようになっていれば，その姿勢でリハビリテーションを計画する．一定期間練習をしたあとに再評価をして変化を確認し，難易度を再調整する．そして可能な限り「普通の座位で普通の食事を普通に経口摂食すること」に近づけていく．このような訓練の行い方を段階的摂食訓練という．

手段6：支援機器

　支援機器はリハビリテーションを支援する道具，工学的手法である．摂食嚥下リハビリテーションに使用される道具は，歯科的装置として義歯，舌口蓋補助床（palatal augmentation prosthesis；PAP）などがある．また，経管栄養法，障害者用食具，嚥下調整食もこの範疇であろう．間接訓練，直接訓練，食事それぞれの場面で障害に応じた最も有効な道具を選定し，積極的に使用しなければならない．

　また近年は，さまざまな電気刺激法が考案されて臨床応用され，一定の効果を上げている．磁気刺激や直流電気刺激は脳を刺激し，その可塑性を修飾する手法として知られているが，摂食嚥下領域にも応用されている．これらの支援機器はまだ一般的ではないが，これらの技術は日進月歩であるので，臨床家は常に新しい知識を取得し患者に適用できるように準備をしなければならない．

手段7：外科的治療

　上記のようなリハビリテーションを行っても経口摂食が獲得できない例はある．このような場合は嚥下機能再建術や誤嚥防止術などを検討する．

3　アウトカムなど

　摂食嚥下障害への介入効果についての報告は，脳卒中に対するものを中心にさまざま存在するが，多くは栄養状態を改善させ，誤嚥性肺炎を減少させるというもので，経口摂食の獲得についての報告[1,2]はあまり多くない．

　そのなかで2008年の尾崎らの報告[3]は重要である．全例経管栄養の慢性期脳幹障害例に（発症後半年以上），3か月以上のリハビリテーションを行った結果，臨床的重症度分類の食物誤嚥例の約8割を改善させ，約4割を経管栄養を不要にしたというものである．この経口摂取例は，何らかの代償法や食形態の調整を必要としている．この事実はここで行われた介入は嚥下機能を改善していないかもしれないが，代償や環境調整の強化で能力を改善したと考えることができる．これは適切な評価で病態診断を行い，病態に適合した間接訓練と代償方法を適用し，その条件下で訓練を継続し，それによる変化を適時に評価して条件を再設定し，訓練を継続するという段階的摂食訓練を適切に行った結果である．

　このような段階的摂食訓練による介入で最も重要な段階は「評価」である．嚥下造影を用いた嚥下動態の評価のみが行うべき代償法や環境調整方法を明らかにするからである．

（馬場　尊）

2 口腔衛生管理

1 小児期における口腔衛生管理

1—はじめに

摂食嚥下障害児の多くは口腔衛生管理が自身で行えないばかりではなく，呼吸の問題や誤嚥のリスクに配慮した実施が大切である．さらに，摂食嚥下障害を伴う児は，過敏，口腔周囲筋の緊張が強く開口しない（あるいは，過開口），口腔内の形態異常，歯面に付着しやすい食形態を摂取しているなど，口腔内が不潔になりやすい要因をいくつも抱えている．

また，学童期になると顎，歯列の成長とともに歯の交換期（表2-1）が訪れる時期でもあるため，衛生面のみならず口腔の発達を考慮した管理が必要となる．

日常の口腔衛生管理が実施できれば誤嚥性肺炎の予防のみならず，全身の健康につながりQOLの向上も期待できる．

2—口腔衛生管理の目的[2]

摂食嚥下障害児の多くが，口腔機能・形態・発育，口腔内環境，摂食に関する問題を複数抱えており，口腔衛生管理の目的も多岐にわたる．

①**口腔疾患などの予防**：障害児の歯科治療は，本人の負担も大きいため，できるだけう蝕や歯周疾患に罹患しないようにすることが大切である．しかし，実際には開口や洗口が困難な児への口腔ケアを十分に行うことも負担は大きい．口腔ケアの実施だけでなく，食生活に配慮すること（図2-1）でう蝕のリスクを軽減できる可能性もある．

②**誤嚥性肺炎の予防**：嚥下障害のある小児は，口腔，咽頭に残留した食物を誤嚥することによって肺炎のリスクが高くなる．さらに経管栄養を行っている者では，誤嚥性肺炎のリスクが高くなる[3]．効果的に口腔衛生管理を行うことによって誤嚥性肺炎の予防につながる．

③**口腔機能の発達・維持**：日常，会話や摂食の頻度が少ない小児に対して，口腔ケアによる機械的な刺激は，過敏がなければ口腔内の感覚を高め口腔機能の発達や賦活も期待できる．

④**その他**：口腔衛生管理は，唾液分泌の促進や味覚，触圧覚の増進，覚醒をよくすることにも関与する．

3—おもな口腔内の特徴

1）歯列不正（図2-2）

口腔周囲筋の過緊張や顎の発達の程度，歯数不足や過剰歯，口唇，口蓋裂などによって歯列不正が生じる．重なった部分や内側に入った歯を見逃さないように，角度をつけながら毛先で歯面と歯の間の汚れをかき出すようにする．デンタルフロスや歯間ブラシを併

表2-1 歯の萌出時期と交換期（Mossier, 1970.[1]）

名称	生える時期	抜ける時期
乳中切歯	生後6〜7か月	6〜7歳
乳側切歯	7〜9か月	7〜8歳
乳犬歯	16〜18か月	9〜12歳
第一乳臼歯	12〜14か月	9〜11歳
第二乳臼歯	20〜24か月	10〜12歳

＊障害児では，個人差が大きいので目安として使用してもらいたい．
＊最新の日本人の乳歯の萌出時期と交換時期の目安については，日本小児歯科学会「日本人小児における乳歯・永久歯の萌出時期に関する調査研究Ⅱ，2019」を参照のこと．

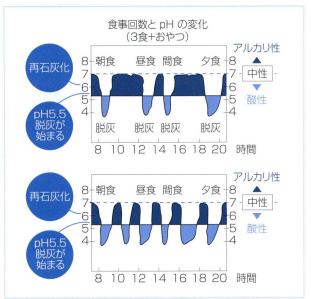

図2-1 ステファンカーブ
通常，口腔内は中性を保っているが，飲食によって酸性に傾きエナメル質の脱灰が始まる．しばらくすると，唾液の作用でもとの中性に戻り再石灰化が開始される．通常，これを繰り返しているが，下図のように常に食物が口腔内に停滞していたり，長時間食事をしていたりすると酸性に傾いている時間も長くなるために，エナメル質表面が脱灰しう蝕が進行する．唾液の分泌量が少ない，酸性度の高い食品の摂取頻度が多い場合にも脱灰しやすい．

用することもある．

図2-3のように開咬していると嚥下機能にも影響し，分泌物や食物が咽頭部付近で貯留しやすい．さらに，口唇閉鎖が不十分なため口腔乾燥をきたすので，嘔吐反射を確認しながら咽頭部付近の保湿ケアを含む口腔ケアが重要である．

2）高口蓋（図2-4）

脳性麻痺やDown（ダウン）症候群児などの障害児によくみられる．舌の上下運動により高口蓋に食物が圧接されていることがある．口蓋に残った食物を除去できていないと臥床したときに残渣が咽頭に流れ込み誤嚥のリスクを高くする．毛足の長い軟毛ブラシやスポンジブラシを用いてやさしくかき出すとよい．

3）歯肉肥大，歯肉増殖（図2-5）

抗てんかん薬のフェニトインや高血圧治療薬のカルシウム拮抗薬などの副作用で歯肉肥大が生じやすいとされている．肥大の程度はさまざまだが，口腔衛生状態が不良であると歯肉が肥大したうえに歯肉炎を併発し重症化するため，清潔を保つことが重要である．重度の歯肉肥大により歯がみえなくなったり，摂食や口腔衛生管理に影響があれば，歯科医師に相談することが望ましい．

4）感覚異常（触覚過敏）

口腔周囲および口腔内への感覚導入が乏しく，触覚過敏が存在することがある．触覚過敏が存在すると歯磨き時に痛みが生じ不快となるために，拒否が強くなることがある．このような場合には，脱感作（p.228）を併用することが望ましい．触覚過敏は，臼歯部よりも前歯部に残りやすいとされているため，口腔内に触覚過敏が存在する場合には，臼歯部から磨き始めたほ

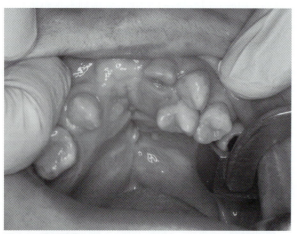

図2-2　歯列不正

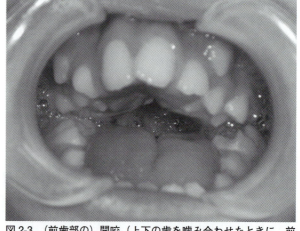

図2-3　（前歯部の）開咬（上下の歯を嚙み合わせたときに，前歯部が離解している状態）

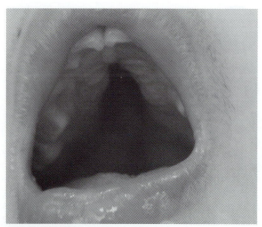

図2-4　高口蓋

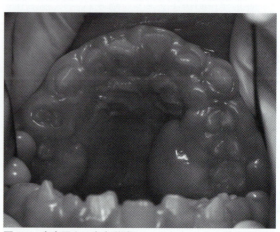

図2-5　歯肉肥大，歯肉増殖

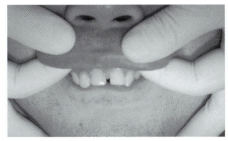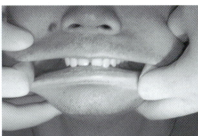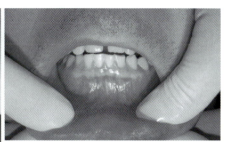

図 2-6　口唇や頬のストレッチと観察

うが受け入れがよい場合がある．

5) 筋緊張

　脳性麻痺のように筋の過緊張がある場合には，すぐに歯ブラシを入れずに，図 2-6 のように，口輪筋や頬筋のストレッチを行ってから実施すると歯ブラシを挿入しやすい場合もある．また，口唇や頬を伸ばす際に口内炎や咬傷などを発見することもできる．小児の場合，口腔内にある傷などの痛みによって一過性に摂食を拒否したり摂取量が減少することもある．

（水上美樹）

2　成人・老年期における口腔衛生管理

1―成人期における口腔衛生管理

　医療従事者は患者の口腔衛生管理を行うのみならず，医療従事者自身がより健康な生活を得るために口腔衛生管理の知識や技術をもってほしい．筆者らは，成人期における口腔衛生管理においては，①電動歯ブラシの勧め，②歯間部の清掃の大切さ，③PMTCの勧めの3点について推奨しているので以下に説明する．

1) 電動歯ブラシの勧め

　う蝕や歯周疾患を患うと，歯を失ったり，歯肉がやせたり，義歯を使用したりと口腔内の状態は複雑に変化し，口腔衛生管理はさらに難しくなる．加齢による身体・精神機能の低下は個人差が大きく，いつからどのように加齢変化が起こるか予測が困難なので，「いつまでも上手にブラッシングができる」という保証はない．口腔の清掃を誰でも普遍性をもって効率的に行う道具として電動歯ブラシがある．

　電動歯ブラシを勧める理由には，以下があげられる．
①中高年になると，身体的な衰えとして本人の意識とは裏腹に手先の動きが悪くなり，根気もなくなるため，若いときのように上手に歯ブラシを動かしにくくなる．
②健康寿命と平均寿命の差は約10年あり，口腔衛生管理も手用歯ブラシではなく，電動歯ブラシに頼らざるをえなくなる可能性がある．そのとき初めて電動歯ブラシを使っても，その振動や速い動き，操作方法についていけずに，拒絶してしまうことが少なくない．
③電動歯ブラシのプラーク除去効果は，手用歯ブラシに比較して遜色がなく，むしろ優れているという報告が多くされている．

　そこで50歳を過ぎたら，電動歯ブラシの使い方に慣れて，将来に備えることが必要だと考えられる．より多くの方が自分の歯を守ることで快適な食生活を送ると同時に，致命的な誤嚥性肺炎や心疾患にかかる危険性を少しでもなくすことで，健康寿命の延伸ができると考えている．

2) 歯間部の清掃の大切さ

　国民健康づくり運動である「健康日本21」のなかでは，歯間部清掃用器具を用いた歯口清掃習慣の定着が目標に掲げられている．通常使用する歯ブラシでは歯間部のプラークを完全に除去することができないため，この部分から歯肉の炎症が生じ歯周疾患を生じるケースが多いので，歯間部清掃用器具（デンタルフロス，歯間ブラシなど）を使用する必要がある．

3) PMTCの勧め

　一見滑沢にみえる歯の表面は，顕微鏡でみると凹凸や細かい傷があり，これを放置するとプラークがたまりやすいのみならず，色素沈着が生じる．これらを防ぐために，定期的にPMTC（professional mechanical teeth cleaning）を歯科医院で受けることが推奨される．PMTCとは，歯科医院で専門家による専用の機械を用いた歯石除去，歯面の研磨，フッ素塗布などの処置のことである．専用の機械を使うことで，歯にこびりついた歯石やプラークを徹底的に除去し，歯面の研磨によりプラークが付きにくい歯面をつくり，最後にフッ素を塗布しう蝕や歯周疾患をより効果的に予防することができる．

2―老年期における口腔衛生管理
1）老年期の口腔ケア

　超高齢社会の到来とともに，口腔管理が自立できない高齢者の数も増加し，高齢者の「食」を守る適切な口腔機能を維持・改善することは重要な課題である．要介護高齢者，入院患者などは，全身疾患を有するのみならず，栄養状態を含む全身状態が低下し，免疫力も低下している患者が多い．結果として，口腔内局所感染症を生じやすいのみならず，高齢者にとって致死的な誤嚥性肺炎や感染性心内膜炎などの全身感染症を生じやすい．継続的な口腔ケアを行うことで，誤嚥性肺炎や低栄養の予防ができることも報告され[1]，口腔ケアは単に口腔衛生の予防的手段ではなく，高齢者のQOLの維持向上や全身疾患の改善や健康増進に向けた医療の一環と考えられるようになった．

2）口腔ケアの普及方法

　筆者は，高齢者の口腔ケアは大きく分けて以下の二つに分類されると考えている．

1：専門的口腔ケア

　要介護高齢者の口腔ケアは口腔の専門家である歯科医師および歯科衛生士が，口腔内を診査したうえで各個人に適した口腔ケアを行うことが望ましい．ここでは，それを「専門的口腔ケア」とよぶ．

2：普及型の口腔ケア（「口腔ケアシステム」）

　今後急増する要介護高齢者に，歯科医師，歯科衛生士のみで専門的口腔ケアを行うことは，人員的にも社会的コストの面からも不可能である．そこで，自分で口腔清掃が困難な要介護者に対して，一般の介護者が簡単に行え，安全で効果的な標準化された普及型の口腔ケアの方法として「口腔ケアシステム」が開発された．「口腔ケアシステム」は，比較的安いコストで，短時間で，少ない介護負担で，誰が行っても同様の効果が得られ，口腔全体がきれいになるという特徴があり，歯科医療従事者に限らず，誰にでも安全で効果的な口腔ケアを行うことを可能にした．

3）標準化した口腔ケア「口腔ケアシステム」

　「口腔ケアシステム」の実際を解説する（図2-7）[2]．

　座位にて1日1回，1回5分以内で，以下の手順で口腔ケアを行う．

1：含嗽薬にひたしたスポンジブラシにて口腔粘膜を擦り取る（1分）．

　口腔粘膜清掃はスポンジブラシを用いる．スポンジブラシは，乾燥したままで拭き取ると，粘膜に傷がつくことがあるので，水分を十分に吸収させてから行う．スポンジブラシは，方向性を気にすることなく楽に使えて，粘膜を傷つける危険性が低いという点で広く使用されている．

2：軟毛歯ブラシにて舌の奥から手前へ10回程度軽く擦り，舌苔を擦り取る（30秒）．

　舌に舌苔が多量に付着していると口臭の原因になり，味覚低下などQOLの低下になるばかりでなく，全身感染症に関与する微生物の主要な温床になる．軟毛歯ブラシで舌の奥から手前へ10回軽く擦り，舌苔を擦り取る．

3：電動歯ブラシにて歯面清掃，粘膜も必要に応じて清掃する（2.5分）．

　プラークの除去には，電動歯ブラシを使用する．他人の歯をブラッシングするのは，角度，運動方向などの調整が難しいので，先端が小さな円形で方向の制約がなく，高速で動く回転式の電動歯ブラシの活用が極めて有効である．義歯を装着している者は，口腔外に義歯を取り外して義歯の清掃を行う．

4：含嗽薬によるうがい（30秒）．

　電動歯ブラシなどで口腔内に遊離した口腔微生物を排出するためには，うがいが不可欠である．十分にうがいをさせる．自分でうがいができない場合は，補助的に口をすすぐための給水装置や吸引器が必要となる．

　「口腔ケアシステム」の実際については，書籍[2]が出版されている．

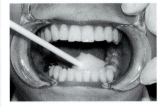
①含嗽薬浸漬スポンジブラシにて口腔粘膜を擦り取る（1分）

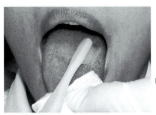
②軟毛歯ブラシにて舌の奥から手前へ10回軽く擦り，舌苔を擦り取る（30秒）

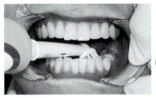
③電動歯ブラシにて歯面清掃，粘膜も必要に応じて清掃する（2.5分）

図2-7 「口腔ケアシステム」の概略図
1日1回5分で口腔ケアが行えるように設定されている．

今後「口腔ケアシステム」が普及することで，要介護高齢者のQOLが向上し，誤嚥性肺炎や心内膜炎をはじめとする全身感染症の予防，歯周疾患，カンジダ症などの口腔局所疾患の予防，口腔機能の維持回復による摂食嚥下機能の改善，さらにこれに伴う全身の健康や社会性の回復が図られることを期待している．

4）専門的口腔ケア：口腔ケア中の誤嚥を予防する水を使わない専門的口腔ケア

口腔ケアを行っている病院，施設，在宅の多くは，汚染物を口腔外へ排出するために水を使用している．しかし，実際に口腔ケアを必要としている患者は，嚥下反射，咳反射や口腔機能の低下により，自分で口腔内の水分を排出できない者がほとんどである．そのような患者の口腔内に，口腔ケアで使用した水が残ってしまった場合，不顕性誤嚥を生じる可能性もある．すなわち，口腔ケアの方法によっては，口腔ケアが誤嚥の原因となり，誤嚥性肺炎を引き起こす場合もある．実際に看護師が行った口腔ケア直後に窒息にて死亡した症例があり，訴訟にて敗訴している[3]．そこで，誤嚥性肺炎予防のために洗浄水を用いない口腔ケア手技を紹介する（図2-8）[4]．

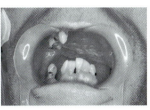
①専門的口腔ケアの術前の所見．口蓋に剥離上皮や痰が乾燥状態で付着している．口唇にジェルを塗布し，口角鉤を装着している．（平識ほか，2014.[4]）．

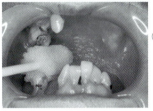
②除去可能な痰や食渣などはできる限り吸引嘴管で吸い取った後，スポンジブラシでジェルを口腔内全体に塗布する（平識ほか，2014.[4]）．

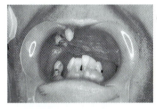
③口蓋の剥離上皮が軟化する間に，ブラッシングや歯間ブラシによる清掃を行い，常時吸引嘴管で汚染物を吸引する．口蓋の剥離上皮が軟化していることがわかる（平識ほか，2014.[4]）．

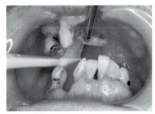
④口蓋や舌に張りついた剥離上皮が軟化したら，軟毛ブラシと吸引嘴管を使用して除去する（平識ほか，2014.[4]）．

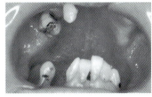
⑤「水を使わない専門的口腔ケア」施行後の所見．口蓋や舌に張りついた剥離上皮はきれいに除去されている（平識ほか，2014.[4]）．

図2-8 洗浄水を用いない口腔ケア手技

①スポンジブラシを使って口腔ケア用ジェルを口腔内全体に塗布し，乾燥した口腔内の汚れを十分に軟化させる．

②吸引嘴管と歯ブラシを持ち，ブラッシングで口腔ケア用ジェルともに絡め取ったプラークなどの汚染物を常に吸引嘴管で口腔外へ吸い出す．

このように「水を使わない口腔ケア」では，口腔内細菌を含む汚染物を水で洗浄するのではなく，ジェルで絡め取り吸引嘴管を使って，素早く口腔外へ除去し，咽頭へのたれ込みを予防することが大きな特徴である．口腔ケア用ジェルを使って患者の負担が少ない専門的口腔ケアを行うことで，患者の口腔衛生状態を

常によい状態に保つことが可能となる．

（角　保徳）

3　口腔ケアの基本的な手技

本項では，摂食嚥下障害患者への口腔ケアの基本的な手技について述べる．口腔ケアを行うときには，初めに口腔ケア中に唾液や洗浄液が重力によって咽頭へとたれ込むのを防ぐための姿勢を整える．次に，口腔内の汚染状況を把握するための観察とアセスメントを行った後に口腔ケアを開始していく．口腔ケアによって口腔内に分泌物が出てくるので，ケアの途中でも適宜吸引などを実施する．以下，具体的なケアの順序に沿って述べていく．

1―姿勢の調整

口腔ケアによって，細菌を多く含んだ汚染物質が口腔内に滲出してくる．摂食嚥下障害患者では誤嚥のリスクが高いため，口腔ケアによって口腔内に滲出した汚染物やそれが混濁した唾液が重力によって咽頭へと流れ落ちるのを予防するための姿勢調整から始める．体幹を安定させ，座位をとれる場合は座位で行い，困難な場合はファーラー位（図2-9）や側臥位をとるようにする．頭部は伸展しないように気をつけ，必要に応じて前屈させる．

2―口腔アセスメント

次に，口腔内のどこが汚れているのかを観察することが重要となる．摂食嚥下障害患者では，顔面神経麻痺により頰側歯肉に多量の食渣を認めたり（図2-10），非経口摂取の場合には，舌や口蓋に乾燥した剝離上皮の付着が多くみられる．開口に非協力な患者には，開口の補助具として，口唇を開大させる口角鉤や開口器具を用いることで，口腔ケアが容易に行える（図2-11）．

口腔内を観察するときには，口腔アセスメント用紙を用いると，口腔内の観察の見落としがなくなり，口腔ケアの評価の標準化につながる．また，衛生状態の定量的な評価が可能となり，手技の標準化や衛生状態の改善度の指標となる．

アセスメント用紙の要件は，歯科医療者でない看護，介護職の介助者が短時間で簡単に評価できる簡便性にある．アセスメント用紙は，口腔ケアの対象によって異なるものが開発されており[1~4]，そのうちのい

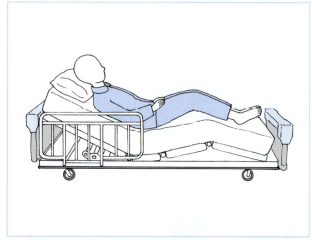

図2-9　ファーラー位（ベッド上で上体を30～60度起こした体位）

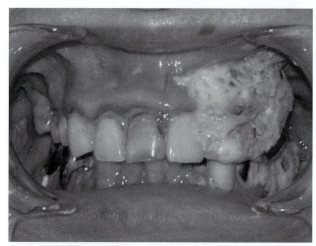

図2-10　左側顔面神経麻痺のある患者の口腔内
左側頰側歯肉に食渣が貯留．

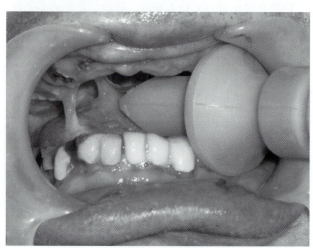

図2-11　開口保持が困難な患者への開口補助具の使用
口角鉤（フルワイダー，YDM）およびバイトブロック（EZブロック，購入窓口：松本歯科大学障害者歯科学講座）．

監修：東京医科大学病院 歯科口腔外科 主任教授 近津大地／札幌市立大学 看護学部 講師 村松真澄　　2011年6月作成

項目	アセスメントの手段	診査方法	状態とスコア 1	2	3
声	・聴く	・患者と会話する	正常	低い／かすれている	会話が困難／痛みを伴う
嚥下	・観察	・嚥下をしてもらう 咽頭反射テストのために舌圧子を舌の奥の方にやさしく当て押し下げる	正常な嚥下	嚥下時に痛みがある／嚥下が困難	嚥下ができない
口唇	・視診 ・触診	・組織を観察し，触ってみる	滑らかで，ピンク色で，潤いがある	乾燥している／ひび割れている	潰瘍がある／出血している
舌	・視診 ・触診	・組織に触り，状態を観察する	ピンク色で，潤いがあり，乳頭が明瞭	舌苔がある／乳頭が消失しテカリがある，発赤を伴うこともある	水泡がある／ひび割れている
唾液	・舌圧子	・舌圧子を口腔内に入れ，舌の中心部分と口腔底に触れる	水っぽくサラサラしている	粘性がある／ネバネバしている	唾液が見られない（乾燥している）
粘膜	・視診	・組織の状態を観察する	ピンク色で，潤いがある	発赤がある／被膜に覆われている（白みがかっている），潰瘍はない	潰瘍があり，出血を伴うこともある
歯肉	・視診 ・舌圧子	・舌圧子や綿棒の先端でやさしく組織を押す	ピンク色で，スティップリングがある（ひきしまっている）	浮腫があり，発赤を伴うこともある	自然出血がある／押すと出血する
歯と義歯	・視診	・歯の状態，または義歯の接触部分を観察する	清潔で，残渣がない	部分的に歯垢や残渣がある（歯がある場合，歯間など）	歯肉辺縁や義歯接触部全体に歯垢や残渣がある

Eilers J, Berger A, Petersen M. Development, testing, and application of the oral assessment guide. Oncol Nurs Forum 1988; 15(3): 325-330.を改変。June Eilers, RN, PhDより翻訳および発行の許可を取得しています。　＊「or」は，「／」で表現しています。

図2-12　Eilers Oral Assessment Guide（OAG）　Eilers口腔アセスメントガイド（村松，2012.[3]）

くつかは，日本語版も作成されている．ICUでの口腔ケア用に開発されたBeck Oral Assessment Scale（BOAS）[1]，がん化学療法患者用として開発されたOAG（Oral Assessment Guide）[2]（図2-12）やその改訂版のROAG（Revised Oral Assessment Guide）[4]，施設入所の要介護高齢者用のOHAT（Oral Health Assessment Tool）[5,6]などが有名である（図2-13）．口腔衛生状態を点数化し，ある点数以上の汚染状況の場合には歯科衛生士に依頼できるようなパスがあると，多職種連携による口腔ケアの効率化が図れる．

3—口腔ケアの手順（表2-2）

経口摂取していない場合には，口唇や口腔内の乾燥が進んでいることが多いため，保湿剤や含嗽剤で口腔内を潤してから清掃を行うようにする．保湿剤を手の甲に10円玉大に出し，保湿剤自体がダマにならないように伸ばす．開口に伴う口唇や口角の裂創形成の予防のために最初に口唇から保湿する．口唇へ保湿剤を塗布し，乾燥している部分に塗布する．続いて，口腔粘膜（口蓋・頬粘膜・舌）の乾燥している部分に保湿剤

表2-2　口腔ケアの順番

口腔ケアの順番
1. 粘膜の保湿（口唇・口腔内）
2. 乾燥した汚れの加湿・軟化
3. 歯のブラッシング
4. 軟化した汚れの除去・口腔粘膜の清拭
5. 口腔ケア用ウェットティッシュでの拭き取り

をスポンジブラシにて塗布し，乾燥した剥離上皮や喀痰を軟化させる（図2-14）．保湿剤を塗布後，剥離上皮が軟化するまでには5～10分程度かかるため，軟化させている間に歯のブラッシングを行うと効率よく口腔ケアを進めることができる．

歯のブラッシング（電動歯ブラシについては，p.187以降参照）は，歯ブラシの毛先を歯面に接触させ，左右へ小刻みに歯ブラシを動かすように行う（図2-15）．大きく動かすと，歯間部の歯垢が除去しきれないことや，歯肉を傷つける原因となる．歯間部に汚れが停滞している場合や歯肉の炎症を認める場合は，歯間ブラ

(Chalmers JM et al., 2005 を日本語訳)

ID:	氏名:			評価日: /	
項目	0＝健全		1＝やや不良	2＝病的	スコア
口唇	正常, 湿潤, ピンク		乾燥, ひび割れ, 口角の発赤	腫脹や腫瘤, 赤色斑, 白色斑, 潰瘍性出血, 口角からの出血, 潰瘍	
舌	正常, 湿潤, ピンク		不整, 亀裂, 発赤, 舌苔付着	赤色斑, 白色斑, 潰瘍, 腫脹	
歯肉・粘膜	正常, 湿潤, ピンク		乾燥, 光沢, 粗造, 発赤 部分的な(1-6歯分)腫脹 義歯下の一部潰瘍	腫脹, 出血(7歯分以上) 歯の動揺, 潰瘍 白色斑, 発赤, 圧痛	
唾液	湿潤 漿液性		乾燥, べたつく粘膜, 少量の唾液 口渇感若干あり	赤く干からびた状態 唾液はほぼなし, 粘性の高い唾液 口渇感あり	
残存歯 □有 □無	歯・歯根の う蝕または破折なし		3本以下の う蝕, 歯の破折, 残根, 咬耗	4本以上のう蝕, 歯の破折, 残根, 非常に強い咬耗 義歯使用無しで3本以下の残存歯	
義歯 □有 □無	正常 義歯, 人工歯の破折なし 普通に装着できる状態		一部位の義歯, 人工歯の破折 毎日1-2時間の装着のみ可能	二部位以上の義歯, 人工歯の破折 義歯紛失, 義歯不適のため未装着 義歯接着剤が必要	
口腔清掃	口腔清掃状態良好 食渣, 歯石, プラークなし		1-2部位に 食渣, 歯石, プラークあり 若干口臭あり	多くの部位に 食渣, 歯石, プラークあり 強い口臭あり	
歯痛	疼痛を示す言動的, 身体的な兆候なし		疼痛を示す言動的な兆候あり：顔を引きつらせる, 口唇を噛む 食事しない, 攻撃的になる	疼痛を示す身体的な兆候あり：頬, 歯肉の腫脹, 歯の破折, 潰瘍、歯肉下膿瘍。言動的な徴候もあり	
歯科受診（ 要 ・ 不要 ）			再評価予定日 / /		合計

日本語訳：藤田保健衛生大学医学部歯科 松尾浩一郎, with permission by The Iowa Geriatric Education Center   avairable for download: http://dentistryfujita-hu.jp/ revised Jan 15, 2016

図2-13 Oral Health Assessment Tool 日本語版（OHAT-J）（松尾，中川，2016. [6]）

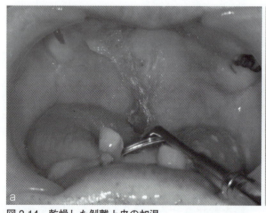
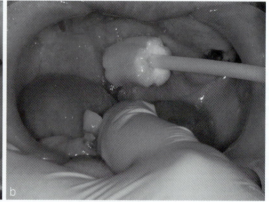

図2-14 乾燥した剝離上皮の加湿
口蓋に付着している乾燥した剝離上皮に保湿剤を塗布．

シを使用すると効果的である．歯間部の空隙にフィットするサイズの歯間ブラシを選択し，歯間部に挿入し，前後に動かしながら歯間のブラッシングを行う（図2-16）．

口腔ケアによって貯留する汚染された唾液や水分を誤嚥させることがないように，ケア中では適宜口腔内の吸引を行い，汚染物の除去を行うことも重要である．

口腔ケアの際に咽頭から分泌物の貯留音が確認できる場合にも，必要に応じて分泌物や汚染物を誤嚥させないよう咽頭吸引を行う．呼吸状態が安定していない患者の口腔ケアを行う場合には，SpO_2をモニターしながらケアを行う．

ブラッシングを終えたら，先に保湿剤を塗布していた粘膜のケアを行う．保湿剤によって軟化された汚染

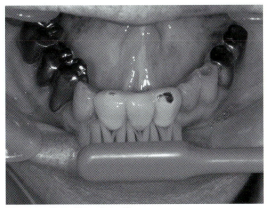
図2-15 歯のブラッシング

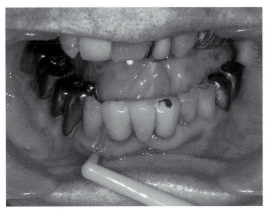
図2-16 歯間ブラシ

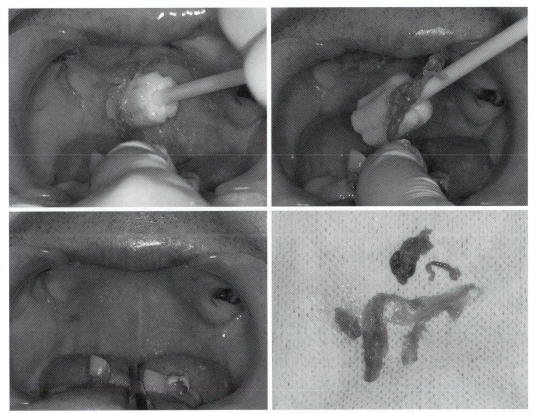
図2-17 剝離上皮の除去
軟化した剝離上皮をスポンジブラシで絡めとるように除去する.

物はスポンジブラシで口腔内の奥側から手前方向へ絡めとるように除去する（図2-17）. 舌は舌ブラシを使用し，舌背上の味蕾などを損傷しないように，舌の後方から前方へなでるように清掃する（図2-18）. 乾燥した剝離上皮や痰は十分に軟化されていないと，剝がす際に出血を起こす可能性があるため，注意が必要である.

口腔ケアを行うと口腔内の細菌数が一時的に増加する[7]. この汚染された分泌物を誤嚥すると肺炎の原因になるので，汚染物はきちんと回収しなければならない. 含嗽が可能な患者は含嗽を実施してもらう. 含嗽ができない場合や誤嚥のリスクが高い場合は，無理に含嗽させずに口腔ケア用のウェットティッシュなどを用いて歯の表面や口腔粘膜などを清拭することで，口腔内の細菌を回収することができる[7]（図2-19）. 口腔乾燥が強い場合は，最後に口唇や口腔内へ保湿剤を薄く塗布し終了する.

（渡邉理沙，松尾浩一郎）

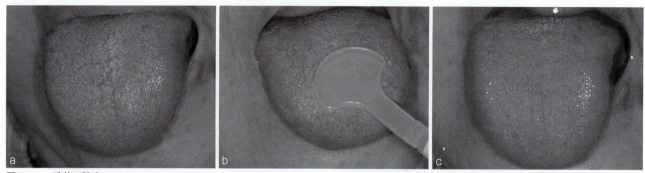

図 2-18　舌苔の除去
舌苔を舌ブラシでこすりすぎないようにして除去していく．

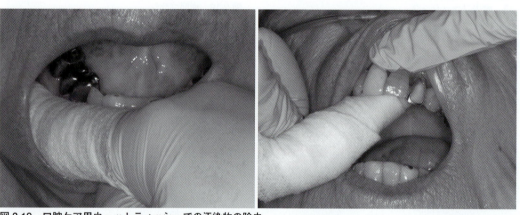

図 2-19　口腔ケア用ウェットティッシュでの汚染物の除去
口腔全体を後方から前方へと拭き取っていく．

3 訓　練

1 摂食嚥下障害に対する直接訓練と間接訓練の考え方

　摂食嚥下障害を軽減，改善するために，または機能を維持するために，摂食嚥下リハビリテーションは，専門家チームによる慎重，かつ適切な「観察・評価」「訓練」「ゴール設定」が必要とされる．このなかでも，訓練は食物を用いない間接訓練と，食物を用いる直接訓練に分けられる．間接訓練は食物を用いないため，基本的に安全であり，脳卒中などの急性期，また重度の摂食嚥下障害患者において行われる．直接訓練が開始されてからでも，並行して行われることもある．直接訓練は実際に食品を摂取することで行われる訓練であり，姿勢，食物の形態，一口量，嚥下方法などを工夫し，最大限に誤嚥や残留などを予防する措置を講じて行われる．図 2-20 のように，間接訓練と直接訓練はゴルフの練習場での基礎的・模擬的練習と，実際のコンペ（競技会）との関係に似ているところがある．基礎練習なしに，いきなりコースに出るのは無謀であり，よいスコアが出るはずもない．

　図 2-21 は，5 期モデルをもとにしたものであるが，摂食嚥下には，口腔・鼻腔・咽頭・喉頭・食道・胃などの嚥下関連器官の構造とともに，運動の機能（神経メカニズム）が必要である．山脇[1]は，この神経メカニズムを「摂食嚥下は，誤嚥しないように組織化された規則的に連続して起こる運動であり，随意的要素と不随意的要素が混在し，感覚性求心入力も重要な役割を担っている．なお，これらには延髄の嚥下中枢である central pattern generator（CPG）が調節系として関与している」と説明している．このように，摂食嚥下は一定の構造をもとにした feed-back・feed-forward される連続的な運動であるため，器質的嚥下障害に比べると，脳血管疾患後の摂食嚥下障害などでは，障害

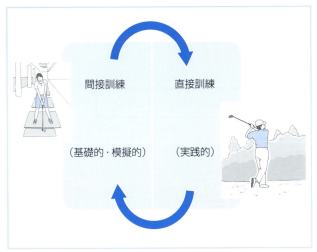

図 2-20　間接訓練と直接訓練

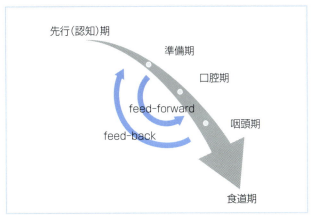

図 2-21　摂食嚥下の 5 期モデル

は 1 か所に限定されにくく，一対一関係の訓練法が成立しにくい側面をもっている．そこで必要とされるのは，重松ら[2]が述べているように，「嚥下障害の病態に合わせて訓練法を組み合わせて用いることで有効性を発揮すること」，また「さらなるエビデンスの確立，訓練法の開発が期待される」ということができる．

訓練は，経管栄養や静脈栄養など非経口の栄養法などいくつかの「代替栄養」を用いつつ進めることもあり，嚥下時に呼吸や頸部の位置などを変えて，咽頭残留や誤嚥などの予防を図る嚥下手技を用いながら実施されることも多い（図 2-22）．

近年，嚥下訓練については新しい取り組みが開発されている．電気刺激療法や brain stimulation などがそれであるが，具体的な各手技のメカニズム，効果の機序などについては本書他章を参照されたい．

（熊倉勇美）

2　成人の間接訓練法

1―嚥下促通法　（嚥下反射惹起を促す手法）

本項では「嚥下反射惹起を促す」（嚥下反射惹起の遅れ／嚥下反射惹起遅延を改善させる）と考えられている手法のうち，間接訓練に利用できるものを紹介する．嚥下反射の惹起を促すには，延髄に存在する嚥下中枢への入力を高めることが基本で，訓練者は使用する手技が嚥下反射惹起の神経機構のどの部分に働きかけるものなのかを理解し，根拠ある選択をしなければならない（図 2-23）．また，訓練の有効性に関するエ

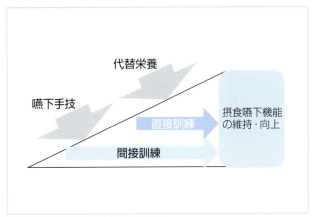

図 2-22　摂食嚥下訓練の位置づけ

ビデンスが得られていない手技も多く[1]，効き目にも個人差がある．一つの手技が嚥下反射惹起遅延を呈するすべての患者に適用できるわけではないことを踏まえて，自ら日常臨床でエビデンス構築に努めることも大切である．

1）末梢の感覚受容器を刺激して嚥下中枢への入力を増強させる方法

ここでは，末梢，特に口腔内の感覚受容器を刺激して，図 2-23 に示す経路Ⓐの感覚入力を高める手技を列挙する．ただし，口腔内の感覚刺激は延髄にとどまらず上位の脳にも伝達されて覚醒効果をもたらすため，これらの手技は少なからず図 2-23 の経路Ⓒの関与も促す手技でもある．

① Thermal tactile stimulation（前口蓋弓冷圧刺激）

原法では[2]，氷水で冷やした小さい喉頭鏡の背面で，舌咽神経支配の前口蓋弓を上下方向にやや圧を加えて

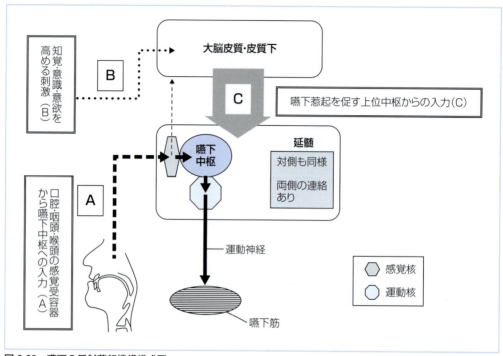

図 2-23 嚥下の反射惹起機構模式図

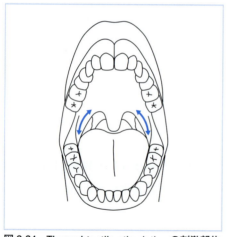

図 2-24 Thermal tactile stimulation の刺激部位

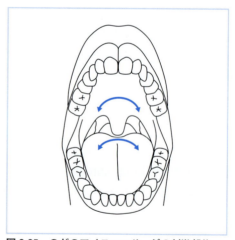

図 2-25 のどのアイスマッサージの刺激部位

こする刺激と記述されている（**図 2-24**）．延髄の嚥下中枢への感覚入力を高め，嚥下ニューロンを覚醒状態にさせて嚥下反射惹起の閾値を低くすると考えられている．本法は嚥下を反射的に惹起させることが目的ではなく，手技施行後の自発嚥下において反射惹起にかかる時間の短縮を目指している．現在では，冷たさや触圧刺激だけでなく，味覚も含めた複合刺激がより嚥下反射惹起には効果的であることがわかってきている[3]．

② のどのアイスマッサージ

水に浸して凍らせたアイス綿棒で，前口蓋弓や軟口蓋のほか，舌根部，咽頭後壁をマッサージ刺激し，随意性および反射性の嚥下を惹起しやすくする手技である[4]（**図 2-25**）．アイス綿棒による冷たさ（温度刺激），マッサージ（なでる・押す）という触圧動作（機械刺激），体温で溶けた水（化学刺激）の複合作用により，舌咽神経支配領域のみならず上喉頭神経支配領域からの感覚入力を増強させて嚥下反射を惹起させると考えられ

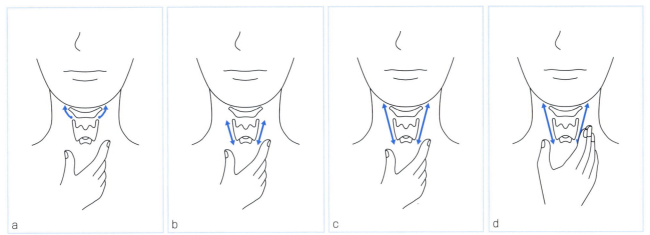

図 2-26　徒手的嚥下反射促通手技
a：舌骨挙上圧迫刺激，b〜d：前頸部摩擦刺激．

ている[5]．Thermal tactile stimulation と比較すると刺激部位が広範囲に及ぶため，上位中枢への覚醒効果もより大きいと想定される．

③ 氷なめ訓練

砕いた氷のかけらを口に含み，冷刺激と溶け出る水の化学刺激で嚥下反射惹起を促す訓練．1 回の水分嚥下量は空嚥下（唾液嚥下）程度を基本とするが，量が少なすぎると嚥下反射が起こりにくい患者もいる．肺炎の繰り返しや肺機能低下などの理由で訓練中の誤嚥を避けたい患者への実施は控えておく．氷片以外に，氷水の水滴やかき氷を用いてもよい．大きめの氷を利用する際は，氷をガーゼで包むなどして誤嚥防止を図る．

④ 徒手的嚥下反射促通手技

前頸部を徒手的に刺激して嚥下反射を促通する手技で，唾液や水滴を嚥下する間接訓練のほか，直接訓練にも使われる（p.213 参照）．舌骨挙上圧迫刺激と前頸部摩擦刺激が効果的との報告がある[6〜8]．定まった刺激法はないが，舌骨挙上圧迫刺激では，舌骨と甲状軟骨の間に親指と人差し指を当て，舌骨を上方に押し上げながら後方に軽く圧迫する方法[6]（図 2-26 a），前頸部摩擦刺激では，甲状軟骨上縁と輪状軟骨下縁の間を親指と人差し指で上下に摩擦する方法[6]（図 2-26 b），甲状軟骨部から下顎下面にかけて親指と人差し指で上下に摩擦する方法[7]（図 2-26 c），親指と人差し指を含めた手指全体で刺激する方法[9]も紹介されている（図 2-26 d）．刺激時には頸部が伸展しないよう配慮する．

⑤ 咀嚼運動の利用

咀嚼は唾液分泌を促すと同時に咽頭の感覚受容器に触覚刺激を与えるため，嚥下反射の引き金になると考えられている[8]．訓練では，患者に架空の食塊を咀嚼するよう指示し，随意的な嚥下（唾液嚥下）に導くが，咀嚼行為が患者の覚醒度を高め，中枢からの入力（図 2-23 経路 C）を増強する効果も期待できる．

⑥ 吸啜動作の利用

口唇をしっかり閉じて舌や下顎の動きを誇張した吸啜動作[2]，空のスプーンやストローを患者に吸わせる行為が嚥下反射を促すといわれている[8]．ストローを利用する場合は，一端を訓練者が閉鎖し，吸啜に必要な抵抗を与えることが訓練の鍵となる[8]．誇張した吸啜動作が患者の覚醒度を高める効果を有するほか，吸啜によって唾液が口腔の奥に溜まりやすくなるため，唾液が嚥下反射促通に作用している可能性がある．

⑦ チューブ嚥下訓練

チューブ（フィーディングチューブ，カテーテル）を繰り返し飲み込むことにより，口腔や咽頭の感覚受容器を刺激し，嚥下反射の惹起性を促す手技である．チューブの挿入側は，梨状窩の唾液貯留が多い側，または咽頭感覚に左右差がある場合は感覚の良好な側が推奨されている[10]．患者の絞扼反射の程度や許容度に合わせて，チューブの挿入は鼻腔からでも口腔からでも構わない．本人の飲み込もうとする意図を加味すると，大脳皮質・皮質下から嚥下中枢へ下る入力も高め

られていると考えられる.

⑧ 歯肉マッサージ(ガム・ラビング,gum rubbing)

歯と歯肉の境目を指の腹を使って適切な圧をかけながらこする手技で,唾液の分泌を促し,嚥下反射を誘発させる.小児対象の訓練法として紹介されることが多いが,高齢者や嚥下機能が減退した患者,重度の心身障害者にも適用でき[1],唾液嚥下を利用した間接訓練法となる.指はすばやく1秒間に2往復程度の速さとし,リズミカルに動かしながら,前歯から臼歯に向かってこする.食事前に2～3回実施することが推奨されている[1].

2) 上位中枢から嚥下中枢への入力増強を併用する方法

患者を取り巻く視覚,嗅覚,聴覚刺激などを増強し,覚醒度や嚥下に対する意識・意欲を高めると嚥下が起こりやすくなるため,図2-23に示す経路Bへの入力強化を間接訓練と併用してみるとよい.

- 食欲をそそる視覚刺激や嗅覚刺激の利用:唾液の分泌量が増えて嚥下が促進される[3].
- 脳の活性化や覚醒につながる刺激の利用:嚥下体操[4],嚥下の意識化(think swallow)[4],自己摂取,咀嚼動作によって上位中枢が刺激されると,図2-23に示す経路Cの入力が増し,嚥下反射の促通につながる.
- 食にまつわる聴覚刺激の利用:液体をコップに注ぐ音,コップに入った氷水をかき混ぜる音などが患者の覚醒を促す可能性がある.

具体的には,氷なめ訓練時にかき氷を少量自らスプーンで口に運ぶ,ブラックペーパーオイル[11]やコーヒーの香りを嗅ぎながらチューブ嚥下訓練をする,いつも食事の時間に聴いていた音楽を流しながら歯肉マッサージをする,などの訓練メニューが考えられる.ただし,間接訓練で患者が嚥下できるのは唾液か水滴であることがほとんどなので,併用する感覚刺激が現実の摂取物と大きく乖離していると患者を混乱させるので注意する.

3) 特殊な方法

① K-point 刺激法

偽性(仮性)球麻痺患者に対して,咀嚼様運動と付随して起こる嚥下反射を誘発させる手技[12].摂食訓練(直接訓練)法として利用されることが多いが,重度の摂食嚥下障害患者に対しては,間接訓練法として応用できる(詳細はp.213を参照).

② 電気刺激 (p.210 参照)

表面電極を用いた経皮的電気刺激法には,運動神経を刺激して咽頭期の喉頭挙上運動を誘発させる方法と末梢の感覚神経を刺激して嚥下反射を惹起させる方法とがあり,従来型の嚥下訓練と併用することで有効性が高まることが報告されている[13,14].唾液や水滴の嚥下といった間接訓練に併用することが可能である.

③ LSVT (Lee Silverman Voice Treatment)

「大きな声」による発声を集中的に繰り返して,Parkinson(パーキンソン)病患者の発声発語機能全般を高める訓練法である.嚥下機能への波及効果も認められ,Parkinson病患者では嚥下反射惹起の改善が報告されている[15].訓練後に大脳基底核,大脳辺縁系,前頭前野,右脳機能の活性化が認められており[16],脳の嚥下関連領域の賦活と舌の運動機能改善が関与していると推測されている.

④ カプサイシンの利用

カプサイシンは嚥下反射惹起を改善させる物質として知られているが,市販されているシート状「カプサイシン含有フィルム」の嚥下反射惹起効果が報告されている[17].フィルムを口に含むだけでも反射を促すことができるが,フィルムを利用した間接訓練を施すことで,反射惹起改善への相乗効果が期待できる.特に食事前の訓練に用いるとよい.

⑤ 口腔ケアの徹底

「口腔ケア」の項(p.190以降)参照.

(倉智雅子)

2 — 筋力増強

1) はじめに

摂食嚥下のリハビリテーションでは,ゴールは「食事」の再建にあたる.この再建にあたり訓練では,食事の活動依存要素である諸器官の可動域や筋力増強や巧緻性を改善させる要素別の訓練,さらには運動学習を通して目的行動「食べる」に統合していく課題指向的な訓練を実施する.課題指向的訓練には,空嚥下の

表 2-3 構造と機能と症状の関係，適応となる訓練

構造	機能	症状	症状	筋力増強・協調性訓練	嚥下手技	その他
下顎	開口	取りこぼし		開口-閉口訓練		
頬	口唇閉鎖	取りこぼし		口唇閉鎖訓練		
口唇	食塊保持	早期咽頭流入による誤嚥	取りこぼし	口腔周囲・舌訓練		
舌	咀嚼	口腔内残留		舌訓練（表2-4）		
軟口蓋	食塊形成	口腔内残留		舌訓練（表2-4）		
舌骨	送り込み	口腔内残留	咽頭残留	舌訓練（表2-4）		
喉頭	鼻咽腔閉鎖	逆流	咽頭残留	軟口蓋挙上訓練		
咽頭	舌骨喉頭挙上	誤嚥	咽頭残留	舌骨上筋群訓練	Mendelsohn手技	
食道	喉頭閉鎖	誤嚥		声帯閉鎖訓練	SGS, SSGS	呼吸・咳嗽訓練・発声
	咽頭送り込み	咽頭残留	嚥下後誤嚥	tongue hold swallow	努力嚥下，Mendelsohn手技，SSGS	
	UES開大	咽頭残留	嚥下後誤嚥	舌骨上筋群訓練	Mendelsohn手技，SSGS	

すべての運動において，可動域訓練と筋力増強，筋持久力増大，協調性を留意．

表 2-4 舌訓練

舌可動域（伸張性）訓練	前後・左右口角・左右頬・上下
舌筋力増強（抵抗訓練）	舌背挙上・舌尖挙上・舌捻転・舌根後退（JMS舌圧測定器）
舌協調性訓練	綿球操作（左右・前後），綿チップ押しつぶし＋嚥下

練習，食物を用いた嚥下練習，嚥下手技の獲得が含まれる．

要素別訓練では，諸器官の可動域（舌は伸張性）拡大，筋力増強，筋の持久力増大，協調性の改善が目的となる．改善すべき嚥下機能に対して，その機能に必要な諸器官を考え，その諸器官の可動域，筋力，筋持久力，協調性を上げていく．筋力増強は抵抗運動による筋張力の増大，筋持久力は比較的長時間にわたる筋の耐久性アップ，協調性は円滑で効率のよい運動を実現するために複数の諸器官の運動の力や速さ，方向の調整を上げる．

嚥下に必要な機能は，開口，口唇閉鎖，食塊保持，咀嚼，食塊形成，送り込み，鼻咽腔閉鎖，舌骨・喉頭挙上，喉頭閉鎖，咽頭送り込み，食道入口部（UES）開大であり，これらの機能に関与する構造は，下顎，頬，口唇，舌，軟口蓋，舌骨，喉頭，咽頭，食道である．摂食嚥下に関与する器官と機能の関係は一対一ではなく，通常，一つの機能は複数の諸器官の運動からなる（表2-3）．さらに症状は，複数の機能障害にまたがっていることがほとんどである．必然的に訓練の対象となる諸器官の運動は多数にわたる．しかし，すべての訓練を限られた時間内に同時に行うことは困難であり，たとえ全部行っても，一つひとつの運動量が不十分で十分な効果が得られなくなる．そのため評価によって，問題となっている症状から機能障害を抽出し，優先順位を決め，最も重要度の高い訓練から開始する．さらに，常に適切な負荷量（強度，回数，頻度）を考慮し，訓練時間だけでなく，自主トレーニングにて十分な訓練量を確保する．適宜，再評価を実施し，訓練効果を評価し，訓練内容と負荷量を再検討する．

2）可動域

食塊取り込み，咀嚼，食塊形成，送り込みの過程では，下顎，口唇，舌の可動域が前提となる．

① 開口-閉口訓練[1]（図2-27）

開口/閉口は食塊取り込み時と咀嚼時に要する運動である．安楽な座位をとらせ，全身をリラックスさせて行う．側頭筋や咬筋の緊張が高い場合は，アイシングやマッサージを行って筋緊張を緩和させてから可動域訓練を実施する．下顎を上下，前後，左右にゆっくりと大きく動かすように指示する．

② 口唇突出・横引き（図2-28）

口唇閉鎖が弱く，食物の取り込み時に口唇からこぼれる場合，取り込んだ後に口唇から食物がこぼれる場合に実施する．可動域拡大を目的に，突出・横引きを

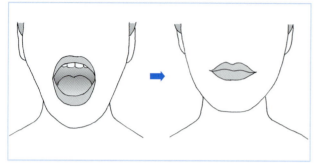

図2-27 開口－閉口訓練

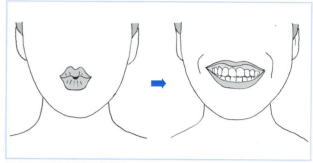

図2-28 口唇突出・横引き

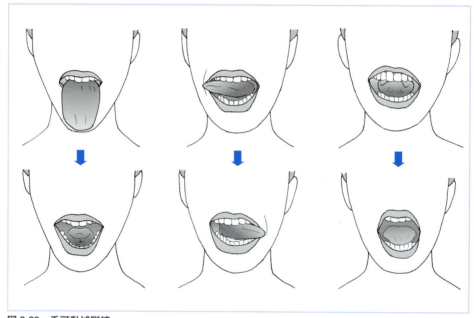

図2-29 舌可動域訓練

最大可動域までゆっくりと行う．最大可動域で1秒程度保持する．

③ 舌可動域（伸張性）訓練[3]（図2-29）

前後，上下，左右への運動で，食塊保持，食塊形成，送り込み，咀嚼のすべてに必要とされる．可動域に制限がある場合，舌を前方へ突出，後方に後退させる運動（前後），舌尖を歯茎部へ挙上，後舌を口蓋に向け上方へ挙上（上下），舌尖で左右口角をなめる（左右），後舌を捻転させ舌尖で左右歯列をなめる運動を一つずつ最大可動域で実施する．それぞれの運動で最大可動域で1秒程度保持する．

3）筋力増強

それぞれの諸器官について可動域が得られるようになったら，筋力増強に移行する．筋力増強訓練では，訓練の効果を得るためには通常の活動強度より大きな負荷を加え，ある時間以上の運動を行うことが必要である（過負荷の法則）．最適な負荷量を満たすために，運動の強度，運動の持続時間，運動の頻度，運動の期間を適切に調整することが重要である[6]．口腔咽頭筋群は，構造と機能の変化に必要な負荷量について十分なデータが得られていないが，他の骨格筋同様に，60～75％の負荷が有効であると報告されている[7,8]．筋力増強が目的であれば高強度で低回数の負荷を，筋の持久力増大には低強度で疲れる程度まで高回数の負荷を与え，目的に合わせ十分な負荷量をかけることを心がける．運動持続時間は，上下肢の運動やスポーツ医学のエビデンスを参考にすると，60～70％の負荷強度で6～10秒が最低限度，18～30秒が適正限度であり，1日あたりの頻度と週当たりの頻度は多ければ多いほどよいとされている[6,9]．

① 口腔期
(1) 開口-閉口訓練[1]
　食塊取り込み時と咀嚼時に要する運動であり，特に咀嚼においては筋の持久力が必要となる．下顎の上下運動の可動域が得られるようになったら，持久力増大を目的に開閉の交互運動の回数を増加し，リズミカルな交互運動ができるように進める．顎関節の拘縮や脱臼が原因で開口障害が疑われる場合は，歯科に相談する．

(2) 口唇閉鎖訓練[1,2]
　食塊取り込み時および咀嚼・食塊形成・送り込みの一連の過程に要する運動である．上口唇と下口唇を接触させる，または舌圧子や指を上下口唇で挟み，力を入れたまま閉鎖を1～数秒間保持させ脱力する．上唇，下唇それぞれに上方向，下方向に抵抗をかけ保持させる．また，舌圧子や指を引き抜く力に抵抗して閉鎖を保持させ筋力を増強する．

(3) 頰訓練[1,2] (図 2-30)
　嚥下後に口腔前庭に食物残留を認める場合に実施する．頰の筋力増強を目的に，口唇閉鎖をしたまま頰を歯列に向かって最大可動域までへこませ，1～数秒間保持したあと，緩める．この運動を5～10回繰り返す．

(4) 舌背挙上[1,3～5] (図 2-31)
　食塊保持，形成，送り込みすべてに必要な運動であるが，特に食塊の送り込み時に舌と口蓋の閉鎖を強め口腔内圧を高める，後続する舌根後退運動を促す効果がある重要な運動である．大きな筋力を要し，持久力も必要とされる運動である．スプーンの背や指，舌圧子を舌背に載せ，軽く力を入れて押し，その抵抗に抗して舌を挙上させ，脱力させることを繰り返す．また，抵抗を加えた状態で数秒間舌を挙上したまま保持させる．5～10秒程度保持，5～10回の連続運動から開始し，筋力に応じて，抵抗の力や持続時間，回数を増加させる．近年，舌トレーニング用具として開発された「ぺこぱんだ（㈱ジェイ・エム・エス）」を用いることも有効である（図 2-32）．5種類の硬さがあり，筋力に応じた選択ができる．舌背で押しつぶすという運動が理解しやすく，さらに自主トレーニングの動機づけともなる．

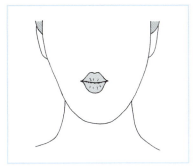

図 2-30　頰訓練

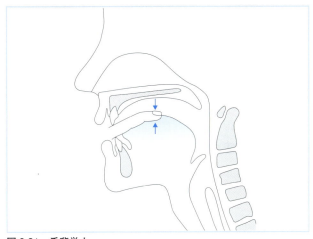

図 2-31　舌背挙上

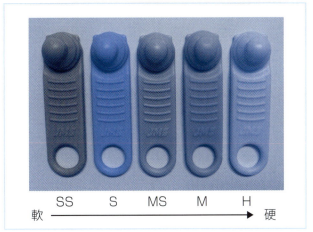

図 2-32　ぺこぱんだ

(5) 舌尖挙上[1,3～5] (図 2-33)
　食塊保持，形成，送り込みすべてに必要とされる運動であり，必要とされる筋力は小さい．開口した状態で舌尖を上顎前歯の歯茎部に向かって挙上させ，押しつけ，脱力することを繰り返す．または舌圧子を用いて舌尖部に後方に押し返す力をかけ，その抵抗に抗し

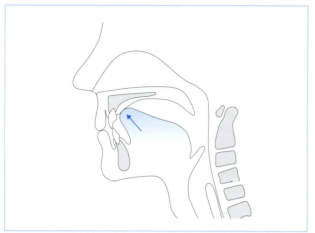

図 2-33　舌尖挙上

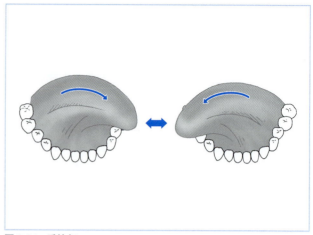

図 2-34　舌捻転

て前上方に挙上させ，脱力することを繰り返す．5〜10回の連続運動から開始し，段階的に回数を増加させ疲れる程度まで行う．

(6) 舌捻転（図 2-34）

咀嚼，食塊形成に必要な運動で，比較的筋力は小さいが，持久力と協調性を必要とする運動である．指や綿棒を舌背後方に載せて軽く力を入れて押し，その力に抗して舌を左右いずれかの歯列・頰内に動かすように指示して，到達したらもとに戻す運動を繰り返す．同側に 5〜10 回実施後，反対側にも同様に実施し，段階的に回数と速度の負荷を上げ，疲れる程度まで行う．

(7) 舌筋力トレーニング

負荷量を量的に調整でき，漸増的に負荷を上げ，舌の筋力増強が図れる訓練法として，IOPI（Iowa Oral Performance Instrument）を用いた等尺性舌筋力トレーニング（isometric lingual strengthening）がある[7,10]（図 2-35）．このトレーニングは，付属のバルブを舌背に置き，舌と口蓋でバルブを押す最大圧を計測し，最大圧の 60〜80％を目標値として設定し抵抗運動を施行し，筋力の増強に合わせ，負荷量を上昇させていく漸増的抵抗運動である．1 日 30 回（1 セット 10 回，3 セット／日），3 日／週，8 週間の継続で，最大舌圧だけでなく，嚥下中の舌圧も増加し，嚥下障害患者では，諸器官の運動改善など嚥下機能の改善が報告されている[7,11]．嚥下機能改善に転移したことを示し，嚥下訓練において舌の筋力増強の有効性を示している．現在，IOPI を発展させ新機能を搭載させた Swallow Strong（Swallow SOLUTIONS 社製, http://swallowsolutions.com/product-information/ssms）が開発され，新たな舌の筋力増強訓練道具として臨床使用が米国で開始されている[12]．わが国では，JMS 舌圧測定器（㈱ジェイ・エム・エス）を用いて，IOPI と同様に舌圧を定量的に測定し，漸増的抵抗訓練が可能である（図 2-36）．

② 咽頭期

(1) 舌骨上筋群訓練；Shaker exercise（シャキア訓練，頭部挙上訓練）[13,14]（図 2-37）

頭部の挙上練習により舌骨上筋群を強化して，舌骨喉頭前上方挙上を改善させ，食道入口部の開大を改善させる運動である．舌骨喉頭挙上が不良で食道入口部開大が不十分で咽頭残留を呈する症例が対象となる．

①頭部挙上位保持−等尺性運動：仰臥位で両肩が上がらないようにして，頭部のみを爪先をみるように挙上させる．この挙上位を 1 分間保持したあと，1 分間休憩する．これを 3 回繰り返す．

②頭部挙上反復−等張性運動：同様に仰臥位で両肩を床につけたまま，頭部のみを上げ下げする運動を 30 回繰り返す．頭部挙上時，頭部とともに肩が上がらないように注意する．またオトガイ下に十分力が入っていることを指で確認することも有効である（図 2-37 右）．

この運動は，同時に頸部筋群や腹筋群にも力が入る運動である．頸部筋群や腹筋群に余計な力が入らないように姿勢を調整する．①と②の運動を 1 日 3 セット，6 週間継続することが原則である．しかし実際は，1 分

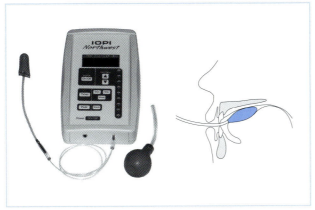
図 2-35　IOPI

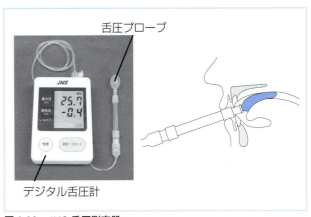
図 2-36　JMS 舌圧測定器

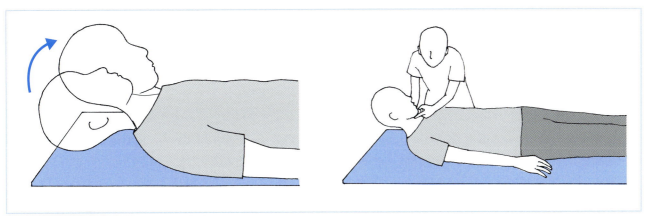
図 2-37　舌骨上筋群訓練（Shaker exercise）

間の挙上や 30 回連続は負荷が大きすぎて困難な場合が多いため，個々の患者の筋力に応じた持続時間と回数およびセット数を設定することが重要である．負荷量を決める方法として，血圧と脈拍のバイタルサインを確認しながら頭部挙上の最大持続時間および最大反復回数を計測し，この 50％を負荷時間と回数にする方法が提唱されている[15]．頸椎症や高血圧患者に実施する場合は，医師と相談して実施を検討する．

　Shaker exercise と同様に舌骨上筋群を強化できる運動として，抵抗に抗して下顎を胸部に強く牽引する頸部等尺性収縮手技や，額を後方に引く力に抗して頸部前屈運動（連続運動と持続運動）を行う徒手的頸部筋力増強訓練，最大開口位で開口を保持する持続練習が提唱されている[16〜18]．いずれも座位で可能な運動であり，自動的な頭部挙上が実施困難な症例に対して有効な方法である．

(2) 舌根・咽頭収縮筋群の訓練

　咽頭期嚥下開始時に舌根部は後方に引かれ，咽頭収

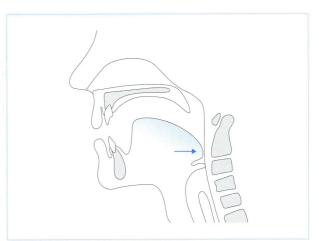
図 2-38　舌根後退訓練

縮筋群とともに咽頭内圧を高め，食塊を食道へ送り込む役割をしている．この咽頭送り込みを強化する訓練には，舌根後退訓練と tongue hold swallow exercise がある．

a. 舌根後退訓練（図 2-38）

　舌根部の後方運動を強化して，咽頭壁との接触を強化する訓練で，喉頭蓋谷を中心とする咽頭残留を認め

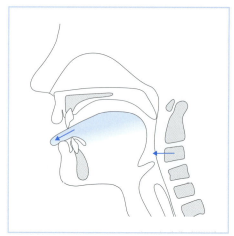

図2-39 Tongue hold swallow（THS）

る症例が対象となる．

　舌根を後退させる運動はわかりにくい．そのため，まずは「舌をできるだけ後方に引く」「強くうがいをする」「あくびをする」という指示で舌が後方に引かれる感覚をつかんでもらうことも有効である[14]．その後，抵抗運動を行う．患者の舌尖をガーゼで軽くつかみ前方へ引く．引く力に抵抗して後方へ引かせることを繰り返す．その後，数秒間舌を後方に引いたまま保持させる．筋力に応じて抵抗の力や持続時間，回数を調整していく．

b. Tongue hold swallow exercise（tongue hold swallow, 前舌保持嚥下訓練）[19~21]（図2-39）

　舌根と咽頭壁の接触を強化する訓練で，当初は咽頭収縮を促す手技として考案されたが，舌の後退運動訓練にもなりうる可能性が示唆されている．喉頭蓋谷を中心とする咽頭残留を認める症例が対象となる．

　挺舌し，舌尖部を上下切歯で軽く噛むように保持し，そのまま空嚥下をする．挺舌位が大きくなるほど負荷が増大するため，漸次的に挺舌位を大きくして抵抗運動の負荷量を上げていく．1セット6〜8回，1日3セット，6〜12週間継続する．

4）協　調

　運動に筋力は不可欠であり，筋力増強は非常に重要であるが，単に増強するだけでなく，常に動作の改善を意識した筋力でなければならない．食塊を効率よく咽頭に移送していくためには，可動域や筋力に加え，力，速さ，方向などの調整による運動の協調性が必要

である．

(1) 食塊の操作練習[3]（図2-40）

　食塊形成のために，食塊を効率よく舌上や歯に移送させることを目的とした練習である．綿棒を舌と口蓋で挟むことから始め，徐々に舌背上で綿棒を右から左，左から右，前後に動かせるようにしていく．この運動が可能となったら，舌で綿棒を舌中央から左右歯列や左右頬内に移動させる運動（舌中央→左/右の歯列または左/右の頬内→舌中央）に移行する．1秒以内に3方向可能となることを目標とする．

(2) 咀嚼と食塊形成練習

　咀嚼中のための下顎運動と，食塊形成のため舌運動を協調させる練習である．下顎の上下運動と舌の左右運動を交互に行う．下顎上下運動中に，下顎を最大下降位で保持し，舌で左右の頬内を触わり，その後，下顎を挙上させる．この交互運動を連続させ，徐々に運動のスピードを上げていく．同じ運動を口唇閉鎖した状態でも行えるようにしていく．

(3) 食塊の送り込み練習——綿チップ押しつぶし＋嚥下[22]（図2-41）

　力強い舌背挙上を保持しながら送り込み，嚥下する練習である．直径1cmほどの綿チップの綿球部分を軽く湿らせ，舌背上に置き，舌で口蓋に押しつけて押しつぶしてもらい，絞り出てきた水をそのまま嚥下させる．綿球は変形するので，十分に力が入ったかを視覚的に確認でき，バイオフィードバックにもなる．

3─嚥下手技

　嚥下手技は，嚥下運動の一部を随意的に調整し嚥下方法を変え，より安全な嚥下を促進する目的で実施する．嚥下手技には，Mendelsohn（メンデルゾーン）手技，supra glottic swallow（SGS），super-supra glottic swallow（SSGS），effortful swallow（努力嚥下）の四つがある（表2-5）．比較的容易に随意的な運動調整ができる症例では，嚥下造影評価中に手技を教え，その場で手技の効果を確認できる．しかし多くの場合，手技の獲得には練習が必要であり，評価で手技の有効性が判断されたら，訓練場面で獲得練習を実施し，再度手技の効果を評価する必要がある．また，これらの手技は繰り返し練習を重ねることで筋力増強にもなりう

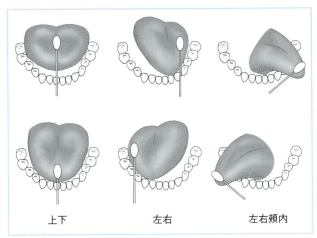

図 2-40 食塊の操作練習

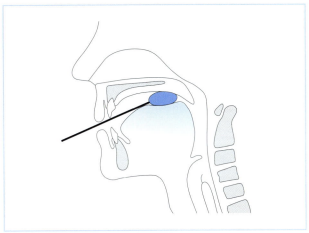

図 2-41 食塊の送り込み練習

表 2-5 嚥下手技

	運動学的意味	主たる効果
Mendelsohn 手技	1. 舌骨喉頭挙上時間/挙上量の増加 2. 1 による UES 開大時間と開大幅の増加	嚥下の協調性を改善 咽頭クリアランス能力を強化 舌骨喉頭挙上を強化
SGS	嚥下前/中の声帯の随意的閉鎖	気道防御促進
SSGS	1. 嚥下前/中の喉頭の随意的閉鎖 2. 1 の披裂軟骨の喉頭蓋底部への前方傾斜により UES 早期開大/開大時間/開大幅増加 3. 舌根部の後方運動強化	気道防御促進 咽頭クリアランス能力を強化
effortful swallow（努力嚥下）	舌根部の後方運動強化	咽頭クリアランス能力を強化

ることが報告されている[1]．

1) Mendelsohn（メンデルゾーン）手技（図 2-42, p.215 参照）

喉頭挙上を随意的に調整し，喉頭挙上量と挙上時間を増加させ，それによる食道入口部の開大幅と開大時間の増加を促進させる[1~5]．諸器官の運動タイミングの協調性改善，咽頭のクリアランス能力の改善，舌骨喉頭挙上改善の効果がある．喉頭挙上が低下しており，嚥下中の誤嚥や，食道が十分に開大せず咽頭残留を認める症例が対象となる．また嚥下運動の失調がある例に有効である．

食道入口部開大幅の増加や開大時間の延長は，舌骨喉頭挙上の随意的な調整による舌骨上筋/下筋群の牽引によって，輪状咽頭括約部が前上方に引かれることで起こる[6~8]．そのため，食道入口部開大不全の原因が舌骨喉頭挙上の不良に原因がある場合は，この手技により食塊通過時間を延長でき咽頭残留軽減につながる．また手技により，舌骨上筋群の筋活動（大きさ・収縮時間）の増加や舌根-咽頭収縮時間の延長，上咽頭圧，舌根部の圧の増加を認めることから，練習を継続することで舌骨喉頭挙上や咽頭収縮の筋力増強練習にもなる[9~12]．

指示は，

①唾を飲んでください．

②飲み込むときにのど仏に意識を向けてください．飲み込むときにのど仏が挙上し，その後下降するのがわかりますか．

③飲み込むときにのど仏が上がったら，そのままのど

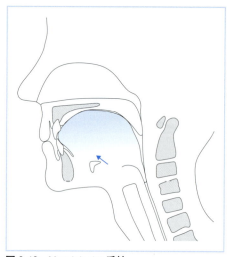

図2-42　Mendelsohn手技

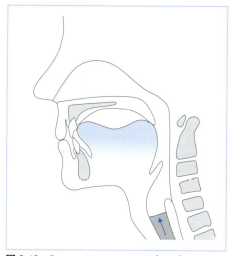

図2-43　Supra glottic swallow（SGS）

に力を入れてのど仏を数秒間持ち上げたままにしてください．

と与える．②と③の段階で理解が得られにくいときは，療法士の嚥下に注目してもらい，必要に応じて喉頭が挙上する状態を手で触ってもらいながら理解を促進する．また手技を理解しても，喉頭を挙上し続けることが困難ですぐに下降してしまう場合は，挙上位で療法士または患者の手で喉頭を支え，徐々に支えなしでも保持できるように進めていく．喉頭挙上と挙上位の保持は，表面筋電図を用いてフィードバックをかけることも有効である．

2) Supra glottic swallow (SGS)[13]（図2-43）
（p.214 参照）

嚥下前・嚥下中の声帯レベルの喉頭閉鎖を確実にする．嚥下中の誤嚥を防ぐと同時に，嚥下後の咳嗽や強い呼気にて誤嚥した食塊を喀出する効果がある[5,13]．声門閉鎖の遅延または減弱によって嚥下前・嚥下中誤嚥を呈する患者が対象となる．

SGSによって，声門閉鎖開始時間だけでなく，披裂の内転や閉鎖開始時間も早まり，気道防御を促進させる[13]．

指示は，
①深く息を吸って，そして息を止めて
②そのまま息をこらえて
③息を止めたまま飲んで
④飲んだらすぐに咳（強く息を吐く）

である．多段階にわたるため，初めは1段階ずつ指示を与えながら練習する必要がある．徐々に指示量を減らしていき，患者が自分で実施できるように促していく．

次項のSSGSにも共通して，適切な喉頭閉鎖を得るためには，指示とフィードバックに留意しなければならない．声門閉鎖を促す典型的な指示は「息を止める」であるが，息を止めることでどの程度の喉頭閉鎖が得られるかについては外側から確認できない．可能な限り，内視鏡で声門閉鎖の有無を確認し，適切な閉鎖を得るための最適な指示を検討することが，効率のよい手技の獲得につながる．声門閉鎖ではなく，胸郭の動きを止めることによって，息を止める場合もある．その場合は，①息を吸って，そして少し吐いて，②止めて（息を少し吐き始めたことを確認したら声をかける），③止めたまま飲んで，という指示を与える．呼気時は声帯が内転するため，息を吐いている最中は声帯を閉鎖しやすいと考えられている[5]．同様に，発声時も声帯が内転するため，発声やハミングを指示して，それを中断させ，そのまま息をこらえて飲む方法も有効である[5]．一方，声帯が外転中に声門閉鎖の指示を与えると，声門閉鎖が得られない場合が増える．150名の健常成人を対象とした研究報告にて，声門閉鎖は「息を止めて」または「強く息を止めて」のいずれの指示

でも8割程度の成功率であったが,「息を吸ってそして止めて」という指示では声門閉鎖の成功率は6割に低下した[14].これは,吸気時は声帯が外転し,外転位から即座に閉鎖させることが難しいからである.まとめると,上述したオリジナルの指示で声門閉鎖が得られない症例には,①の「息を吸って」を省略して「息を止めて」から開始する,または,「吸って少しはいて,止めて」と指示する,あるいは発声やハミングをさせて止めさせるなどといった指示を検討する.

手技の獲得には,フィードバックは不可欠である.内視鏡を用いて喉頭を観察しながら,2種類のフィードバック,「手技が成功したか失敗したか」のフィードバック(knowledge of result;KR)と「閉鎖のタイミングが遅かった」など運動のパターンについてのフィードバック(knowledge of performance;KP)を与える.まずは随意的な声門閉鎖の獲得を目指し,それが可能となったら嚥下中,声門閉鎖を持続し続けることができるようにする.手順の例としては,①安静時の呼吸の状態で披裂や声帯の位置を教え,発声や咳や息止めを用いて披裂内転や声門開閉の随意的な調節をできるようにする,②指示を段階的に与えながらSGSの4行程を実施する.うまくいったかいかなかったか(KR)をその都度,自分自身でフィードバックまたは療法士からフィードバックして,さらにうまくいくコツ(KP)を与える,③患者は画面をみずに行い,療法士がKRとKPを与える.フィードバックの量と頻度を調整しながら②と③を繰り返す.

3) Super-supra glottic swallow (SSGS)
(図2-44) (p.214参照)

嚥下前・嚥下中の喉頭前庭部での閉鎖を確実にして気道を保護する.嚥下中の喉頭侵入や誤嚥を防ぐと同時に,嚥下後の咳嗽にて誤嚥した食塊を喀出する効果がある[5].喉頭前庭閉鎖は,披裂軟骨を喉頭蓋基部に向かって前方に倒すことと仮声帯閉鎖によって得られる.喉頭前庭から仮声帯の閉鎖の減弱により嚥下前・嚥下中に喉頭侵入,誤嚥をする患者が対象となる.

指示は,
①深く息を吸って,そして強く息を止めて
②そのまま力を入れたまま息をこらえて

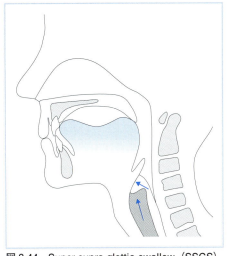

図2-44 Super-supra glottic swallow (SSGS)

③息を止めたまま飲んで
④飲んだらすぐに咳

である.指示の②で力むことで,披裂軟骨は喉頭蓋基部に向かって前方に倒れる.Supra glottic swallowと類似しているが,息こらえにおける力みの程度が異なる.嚥下開始前から嚥下時を通して,披裂の内転および披裂の喉頭蓋への前傾による喉頭前庭部の意識的な閉鎖が特徴である.しかし,披裂軟骨を喉頭蓋基部に前方傾斜させる運動の獲得は容易ではない.フィードバックでは,「力む」「力み続ける」ことを強調して指示することが有効である.

この手技では,喉頭閉鎖開始時間および舌骨・喉頭挙上開始時間が早まり,喉頭閉鎖と挙上持続時間が延長し,気道閉鎖を改善させる[13].さらに気道防御促進以外の効果も指摘されている.一つ目は,早期の舌骨・喉頭挙上により舌骨・喉頭挙上の運動速度改善になる[15].二つ目は,舌根部や食道入口部の動態にも影響し,咽頭クリアランスの改善にも有効であることが示されている.舌根部の動態への影響は,この手技により舌根-咽頭壁との接触開始時間が早まること,舌根部の圧の増加,舌根-咽頭壁接触持続時間の延長を認めることが報告されており,舌根部の後方運動を促進する筋力増強として位置づけられている[12,15].食道入口部の動態に影響する機序は,早期の喉頭挙上が,舌骨の前方方向への移動を促進し,それが食道入口部の

開大に影響し，早期の食道入口部開大と食道開大径の増加をもたらす[13,15]．また舌骨喉頭挙上時間の延長に関連して，食道入口部開大時間の延長を認めると考えられている．

4) Effortful swallow（努力嚥下）（図2-45）（p.215参照）

舌根部の後方運動を強化し，喉頭蓋谷に貯留した食塊の排出を容易にする．咽頭（おもに喉頭蓋谷）のクリアランスを強化する効果がある．舌根部の後方運動が減弱し喉頭蓋谷に残留を認める患者が対象となる[16]．

指示は，「口とのどのすべての筋肉を使って絞り出すように飲みましょう」と指示する．より具体的に「のどに大きな肉の塊があると想像して，ぐっと力を入れてそれを押し込むように飲みましょう」というと，舌根部を咽頭に対して力を入れること，力を入れたまま強く飲み込むことを意識しやすい．

この手技で，舌圧の増加，オトガイ下表面筋電の増加を認め，口腔から咽頭への送り込みの強化，また咽頭圧の増加，UES弛緩圧の減少により咽頭から食道への移送を促進している[17~21]．また手技により，嚥下前の舌骨，喉頭はより上方に位置し，早期の舌骨喉頭挙上が効率のよい気道防御になっているともいわれている[22]．舌の口蓋への接触を制限した場合と舌の口蓋への接触を強めた場合の嚥下を比較すると，接触を強めた場合のほうが上咽頭と下咽頭圧のいずれも高くなることが示され，手技の獲得段階で，舌と口蓋全体を強く接触させることを指示することも有効である[17]．

これらのスキルの学習において重要なエッセンスは，必ず患者に運動の結果（KR）と運動パターンの情報（KP）を言語化してフィードバックすることである．単によい悪いだけではなく，どの運動がどのように足りなかったか，どうするとよかったかなどの情報を与える．適切なフィードバックは，より効率的な学習をもたらし，早期の嚥下手技獲得，安全な嚥下方法の獲得につながる．

（稲本陽子）

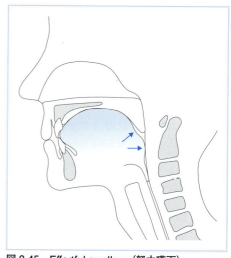

図2-45　Effortful swallow（努力嚥下）

4 ― バルーン拡張法

バルーン拡張法（以下，バルーン法）は，バルーンカテーテルを用いて食道入口部を機械的に拡張し，食道入口部の通過障害を改善する手技である．バルーン法は咽頭期の障害に直接アプローチする数少ない間接訓練の一つであり，食物誤嚥のリスクはないが，迷走神経反射や局所の粘膜損傷，嘔吐などが起こりうるため，医師の管理下で実施する．

対象としてはおもに延髄外側症候群による球麻痺や神経筋疾患などにより輪状咽頭筋部が開大せず咽頭通過障害が著明な症例である．

バルーン法の適応[1]は，初回嚥下造影（VF）で症例ごとに判断する．局所の炎症や外部からの圧迫所見，腫瘍性病変などがなく，全身状態が良好であることを前提条件として，以下の①～③を満たした場合にバルーン法を行う．

①食道入口部の通過障害が認められる．
②代償法（頸部回旋や突出，体幹体位などの調整）でも咽頭通過が不十分である．
③バルーン法を試行し，患者が耐えられる（バルーンカテーテル挿入時に咳反射やgag reflexがないか弱く，苦痛の訴えがない）．

バルーン法による訓練効果が得られない，また誤嚥をコントロールできない場合には外科的治療を行うが，輪状咽頭筋切除後や棚橋法などの術後の瘢痕狭窄予防としても適応がある．

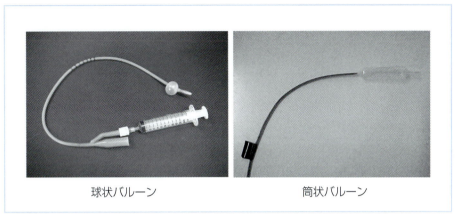

図 2-46 各種バルーン

バルーンの種類としては，球状バルーン（12～18Frの膀胱留置バルーン）と筒状バルーン（14～19Fr食道ブジー用バルーン）がある（**図 2-46**）．前者は廉価で入手が容易なため，よく臨床で用いられている．後者は位置ずれしにくく確実に狭窄部を拡張可能だが，先端が硬く挿入時に違和感や痛みを伴うため，鎮静下で行うこともある．

バルーンカテーテルを挿入する場合には，経鼻的に行う報告もあるが[2]，筆者らはおもに口腔から挿入するようにしている．そのメリットとしては，食物の経路と同じであり心理的に抵抗が少ないこと，チューブ嚥下訓練[3,4]にもなること，OE法（間欠的口腔食道経管栄養法）[5,6]を併用している症例が多いことなどがあげられる．ただし，gag reflex が強い場合は経鼻的に細めのカテーテル（12Fr）で行い，それでも苦痛が強い場合は訓練適応がないと判断する．また，食道入口部の通過には左右差が現れることが多いが，バルーン法は患側だけでなく健側も訓練すると効果的である．バルーン法には以下の四つの手技がある．

① 球状バルーンによる間欠的拡張法（**図 2-47**）

輪状咽頭筋部の通過障害がある位置でバルーンを拡張し，末梢から少しずつ位置をずらしてバルーンが抵抗なく抜けるところまで間欠的に拡張を行う．狭窄部のストレッチ効果は高いが，輪状咽頭筋部は狭窄が強く球状のバルーンの位置を合わせることが難しい．VFや拡張時の抵抗の有無から狭窄部を同定しカテーテルの口角に位置する部分に目印をつけておくとよい．

② 球状バルーンによる嚥下同期引き抜き法，または単純引き抜き法

バルーンを狭窄部以下まで挿入した後，バルーンを4～6mL拡張し，軽く牽引しながら嚥下と同期させバルーンを引き抜く．この方法は簡便なため，患者自身で最も行いやすい．嚥下と食道入口部開大のcoordination改善効果がある．嚥下反射惹起不全があり嚥下と同期させて引き抜く法が難しい場合は，単純にバルーンを引き抜く方法として用いる（単純引き抜き法）．カテーテルを引き抜く場合，頸部を回旋し，非回旋側の方向にカテーテルを引くと拡張効果が高くなる．

③ 球状バルーンによるバルーン嚥下法

バルーンを3～4mL拡張した状態でカテーテルを嚥下する．この方法も嚥下と食道入口部開大のcoordination改善効果がある．

④ 筒状バルーンによる持続的拡張法（**図 2-48**）

訓練として行う場合と，鎮静下にて消化器領域で行うバルーンブジー法[7]と同様に治療的に行う場合がある．

狭窄部でバルーンを十分拡張させ，そのまま10～20分間留置する．確実に輪状咽頭筋部を拡張できるが，バルーンの径が小さいので球状バルーンほど拡張効果は高くない．挿入時の違和感が強いといった欠点もあり訓練として使用することはほとんどない．

バルーン法のプログラムとしては，原則として1日3回，1回20～30分実施する．球状バルーンに注入する空気の量は，開始時は4mL（直径約1.5cm）から

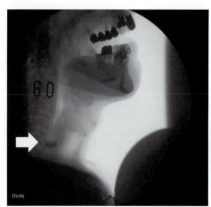

図 2-47　球状バルーンによる間欠拡張法
VF 中に球状バルーンで狭窄部（矢印）を拡張している様子．

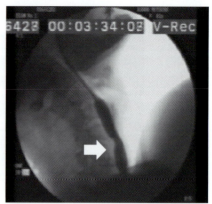

図 2-48　筒状バルーンによる持続拡張法
VF 中に筒状バルーンで狭窄部を拡張している様子．矢印の部分が輪状咽頭筋部にあたる．

始めて徐々に量を増やし，最高 10 mL（直径約 2.3 cm）程度とする．バルーン法を開始後しばらくは医師，ST，看護師が行い，徐々に本人，家族へ指導する．

バルーン法の治療効果について，以前行った研究では急性期であるほど治療効果は高い傾向にあった[8]．ただし，自然治癒の効果が乏しい発症から 6 か月以上を経過した非経口の慢性期患者にもバルーン法の効果が認められた（図 2-49）[9]．バルーン法は手術適応を考える前に，保存的治療として選択すべき手技の一つといえるが，バルーン法を実施する期間や程度についてはさらに検討が必要である．

バルーン法の効果・改善のメカニズムについては，廃用性狭窄の解除，組織のコンプライアンス改善，咽頭収縮と食道入口部開大のタイミングの調整などが考えられる．さらにバルーン法が咽頭から食道入口部への感覚刺激にもなり，この刺激が嚥下反射に対して好影響を与えるメカニズムもありうる．今後，改善メカニズムにも詳細な分析を加え，適応基準を明確にしていくことが望まれる．

（北條京子）

5　電気刺激療法

電気刺激療法は，古くから人体に対して行われている．現在，麻痺筋に電気刺激を与えて失われた動作を再建する技術は機能的電気刺激（functional electrical stimulation；FES），電気刺激による筋力増強，血流改善，痙縮減弱などを目的とする治療法は治療的電気刺激（therapeutic electrical stimulation；TES）とよ

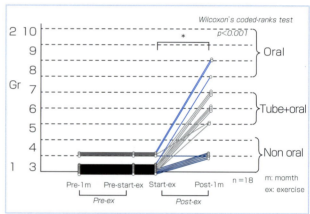

図 2-49　バルーン法実施前後の藤島の摂食嚥下グレードの変化
（Hojo, et al., 2006.[9]）
慢性期症例のうちバルーン法開始前 1 か月はまったくグレードの改善がみられなかった．症例に対しての効果を示したもの．

ばれており，四肢の麻痺などに対して広範に用いられている．なお，欧米諸国では NMS（neuromuscular stimulation）と一括してよばれることも多い．

摂食嚥下障害に対する電気刺激療法は，舌骨・喉頭挙上障害に対して行われることが多い．FES ならびに TES の適応は，原則として前角細胞以下の末梢運動神経が正常なことであり，脳卒中では，末梢運動神経は一般に障害を負わないのでよい適応になる．電気刺激を行うための電極には表面電極と埋め込み電極の 2 種類があり，表面電極は生体に対する直接的な侵襲はなく簡便だが，選択的な筋刺激は困難で表在筋しか刺激できない．一方，埋め込み電極は筋の選択的な刺激や深部筋の刺激に適しているが，手術的な操作を伴い感染を生じる危険性がある．埋め込み電極を用いて電気

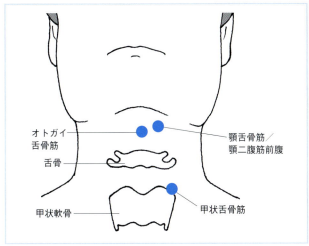

図 2-50　舌骨・喉頭挙上筋の運動点
オトガイ舌骨筋は舌骨上縁から 2.1 cm 頭側で正中から 0.8 cm 外側，顎舌骨筋と顎二腹筋前腹は舌骨上縁から 2.3 cm 頭側で正中から 2.2 cm 外側，甲状舌骨筋が甲状軟骨上外側縁である．

刺激を行ったほうが舌骨・喉頭の挙上は大きいが[1]，現在簡単に入手可能な埋め込み電極は存在しないため，主として表面電極が使用されている．筋には，運動点（モーターポイント）とよばれる一定電流の電気刺激で最も大きな筋収縮が得られる部位が存在する．運動点は解剖学的には運動神経が筋膜を貫通する部位であり，舌骨・喉頭挙上筋の運動点を図 2-50 に示す．

表面電極を使用した TES を用いて，摂食嚥下障害の改善を得たという報告がいくつかみられる．Freed ら[2]は，1 日 1 時間の頸部表面電極刺激により脳卒中に起因する最重度の摂食嚥下障害患者の 35％が 1 週間以内に正常に回復したことを，また，Leelamanit ら[3]は喉頭挙上が不十分な高齢者などの甲状舌骨筋に 1 日 4 時間表面電気刺激を行い，中程度の摂食嚥下障害患者は中央値 2 日，重度では中央値 6 日で障害の改善を得たと報告しているが，彼らの設定する電気刺激の条件では舌骨・喉頭挙上が得られず，実際には下降することも多いこと，さらに強力な舌骨下筋である胸骨舌骨筋に覆われている甲状舌骨筋の表面電極による刺激は現実には不可能と思われることから，彼らの報告には疑問が出されている[1,4]．ただし，舌骨上筋の運動点を刺激することにより舌骨挙上を実際に得ることは可能であり，TES 効果は期待できるので，舌骨・喉頭挙上障害のある咽頭期嚥下障害に対しては有効な治療法になる可能性がある．

最近，咽頭粘膜を電気刺激することにより随意性嚥下回数の増加を得たという報告がなされ[6]，新たな電気刺激療法として期待される．

（加賀谷　斉）

6―非侵襲的脳刺激による嚥下障害の治療
1）はじめに

非侵襲的脳刺激（noninvasive brain stimulation；NIBS）である反復経頭蓋磁気刺激（repetitive transcranial magnetic stimulation；rTMS）と経頭蓋直流電気刺激（transcranial direct current stimulation；tDCS）により，ヒトの大脳皮質の興奮性を変化させることができる．高頻度 rTMS と陽極 tDCS は興奮性増大効果，低頻度（1 Hz）rTMS と陰極 tDCS は抑制効果を生じる．脳卒中後の大脳半球間拮抗モデルに基づき，患側半球の興奮性の増大，あるいは健側半球の抑制によって片麻痺の改善が図られる[1,2]．脳卒中後の嚥下障害の回復にも，四肢の麻痺と同様に大脳皮質の興奮性が影響し，NIBS が有効であると報告されている．

2）嚥下障害の回復における健側半球の役割

Hamdy ら[3]は，運動誘発電位（motor evoked potential；MEP）マッピングにより，健常者の運動野における顎舌骨筋および咽頭筋の支配領域が，両側性かつ非対称性であることを示した．さらに，彼らは症例報告として，脳卒中発症後早期における健側半球刺激で咽頭筋の MEP が記録される領域が小さい場合に嚥下障害を生じたこと，また発症後 3 か月時には，その領域が拡大するとともに嚥下障害が改善したことを報告した．

Fraser ら[4]は，脳卒中発症から 10 日以内で，嚥下造影で造影剤の気道侵入が確認された急性期片麻痺患者 16 人を対象として，咽頭部の電気刺激を行った．その結果，おもに健側半球刺激による咽頭筋の MEP 振幅と map size が増大し，その増大の程度が嚥下機能の改善と相関した．この結果は，健側半球運動野の咽頭領域の興奮性増大が嚥下機能の改善に重要な役割を演じることを示唆する．

3）非侵襲的脳刺激の効果

運動野の四肢領域と同様に，咽頭領域も NIBS によ

表2-6 脳卒中後嚥下障害に対する非侵襲的脳刺激の効果に関する研究

Khedr, et al. (2009)[11]	脳卒中患者26名（一側大脳半球損傷，発症後5～10日目）	患側運動野の食道領域に高頻度rTMS（3 Hz，健側手内筋安静時閾値の120%強度，300発，5日間連続）	嚥下障害尺度（*1）の改善が介入直後から2か月後までみられた．
Khedr, et al. (2010)[6]	急性期脳幹部梗塞患者22名（延髄外側梗塞11名，それ以外11名）	両側運動野食道領域に高頻度rTMS（3 Hz，健側手内筋安静時閾値の130%強度，300発/日，5日間連続）	延髄外側梗塞，それ以外の脳幹部梗塞の両群で，介入直後と2か月後の嚥下障害尺度（*1）に改善がみられた．
Kumar, et al. (2011)[8]	発症後24～168時間の一側大脳半球梗塞患者14名	健側運動野嚥下領域への陽極tDCS（2 mA，30分間/日，5日間連続）	介入直後の嚥下障害尺度（*1）に改善がみられた．
Kim, et al. (2011)[14]	発症後3か月未満（平均約1か月）の一側大脳損傷患者（脳卒中患者28名，外傷性脳損傷2名）	患側半球への高頻度rTMS（5 Hz，顎舌骨筋安静時閾値強度，1,000発）または健側半球への低頻度rTMS（1Hz 同閾値強度，1,200発）を5日間連続/週，2週間	低頻度rTMSで高頻度rTMSよりも介入直後の嚥下障害尺度（*2）に改善がみられた．低頻度刺激の介入前後比較では同尺度（*2,*3）に改善がみられた．
Yang, et al. (2012)[12]	発症後25.9±10.2日の脳卒中片麻痺患者16名	患側半球運動野の咽頭領域への陽極tDCS（1 mA，20分/日，連続5日間）	介入直後にはsham刺激群と差がみられず，3か月後の嚥下障害尺度（*2）に改善がみられた．
Shigematsu, et al. (2013)[10]	脳卒中慢性期患者20名（大部分は経管栄養）	患側半球運動野の咽頭領域への陽極tDCS（1 mA，20分間/日，連続5日間を2回）	介入直後と1か月後で嚥下障害尺度（*1）に改善がみられた．
Park, et al. (2013)[9]	脳卒中患者18名（一側大脳半球損傷，発症後平均約2か月，1か月以上嚥下障害が持続）	健側半球運動野の咽頭領域への高頻度rTMS（5 Hz，健側手内筋閾値の90%強度，500発，5日間連続/週，2週間）	介入直後と2週間後とで嚥下障害尺度（*3,*4）に改善がみられた．
Lim, et al. (2014)[13]	発症後3か月未満の脳卒中患者47名（一側大脳半球損傷）	低頻度rTMS（1 Hz，顎舌骨筋閾値強度，1,200発，健側で同筋の最適刺激部位，5日間連続/週，2週間）．従来訓練法，前頸部電気刺激法と比較．	従来訓練群よりもrTMS群，電気刺激群で嚥下障害尺度（*2,*3）の「液体」で改善がみられたが，2群間の差はみられなかった．

・対象者数はsham刺激群を含む．Limらの報告については，rTMS群，前頸部刺激群，従来訓練群の合計人数である．
・嚥下障害尺度：（*1）Dysphagic Outcome and Severity Scale,（*2）Functional Dysphagia Scale,（*3）Penetration-aspiration scale（PAS）,（*4）Videofluoroscopic dysphagia scale（VDS）.

り興奮性が変化する[5]．表2-6に，脳卒中後の嚥下障害に対するNIBSの効果を検討したランダム化比較試験を示す．Khedrら[6]は，延髄外側症候群およびそれ以外の脳幹部梗塞に対して，両側運動野食道領域の高頻度rTMSを行った．一側大脳半球障害に対しては，患側半球と健側半球のいずれの興奮性を増大させる（あるいは抑制する）か，治療戦略は定まっていない．体幹筋は両側運動野の支配を受けるが，舌骨上筋群は対側優位の支配を受ける[7]．Hamdyら[3]，Fraserら[4]の報告は，一側大脳半球の損傷による嚥下障害の回復過程に，健側運動野の可塑的変化が重要な役割を果たしていることを示し，Kumarら[8]，Parkら[9]の行った健側半球刺激の理論的根拠となっている．しかし，それが皮質延髄路の同側投射の賦活によるのか，あるいは健側舌骨上筋群の代償的活動によるのかは不明である．また，同側投射の賦活を含めて健側による代行・代償は，必ずしも真に適応的な可塑的変化とはいえない[1]．治療の基本は患側の可塑的変化を誘導することであり，患側刺激の有効性を示したShigematsuらの研究[10]の意義は大きい．Kumarら[8]，Khedrら[11]，Yangら[12]，Limら[13]の研究の対象は，発症後比較的早期の患者であり，Shigematsuら[9]，Kimら[14]の研究対象は慢性期まで嚥下障害が遷延している患者であった．急性期から亜急性期にかけては，健側運動野の代行・代償の促進が奏功し，慢性期には患側運動野の再構築が奏功したと解釈できるかもしれない．

4) おわりに

NIBS は神経可塑性を誘導し，嚥下機能の回復を促進すると思われるが，最善の刺激方法は確立されておらず，臨床家は NIBS の作用機序を理解し，個々の患者の病巣部位，障害の重症度，発症からの期間などに応じて，最適の刺激方法を選択する必要がある．

（出江紳一）

3　成人の直接訓練法

1─直接訓練の目的と意義

直接訓練は食べることにより摂食嚥下機能を回復する訓練であり，視点に①残存能力を有効に活用する代償的摂食法，②繰り返し用いることにより損なわれた機能を改善する機能回復訓練という視点をもつことが大切である．代償法と機能訓練法の関係については，代償法は即時効果があるが持続的な効果は少ないのに対し，機能訓練法は嚥下機能の改善を維持できるが時間がかかるとされている．しかし，昨今の医療事情を考えると，即時効果があり，しかも摂食中に頻回に用いることにより機能訓練につながる訓練法が求められる．代償的摂食法には姿勢の調整や食物形態の設定があり，機能回復訓練には各種訓練手技の選択，食具・補綴物の選択などがあるが，機能回復訓練を行う際は筋力強化を狙った正しい指示や介助法が重要となる．ここでは，おもに機能回復訓練としての直接訓練手技と食具を用いた直接訓練法について述べる．

訓練を進めるにあたっては，評価により患者の問題点をしっかりと把握し，それに見合った訓練法を選択し正しく実行し，機能を改善していくことが求められる．

2─各種の直接訓練法

1) 嚥下反射誘発

① K-point 刺激法[1]

偽性球麻痺で咬反射のための開口障害に対する開口を促す手段として，また，嚥下誘発法として用いる．

臼後三角後縁のやや後方（上下の歯を噛み合わせたときの頂点；図 2-51 中の●）の高さで口蓋舌弓の側方と翼突下顎ヒダの中央にあたる粘膜に位置する

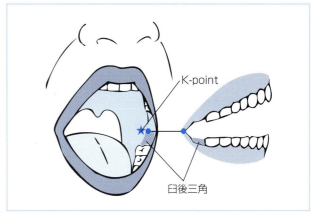

図 2-51　K-point の位置（Kojima, 2002.[1]）
臼後三角後縁のやや後方（上下の歯を噛み合わせたときの頂点：●）の内側（隆起部を下りたあたりの★の部分）に健常者では特別に敏感に感じる point がある．これが K-point である．

K-point（図 2-51 中の★の位置）を刺激すると，開口障害のある場合は開口が促され，刺激後咀嚼様運動と嚥下反射が誘発される．K-point の刺激は，次のように行う．

開口障害がある場合，頬の内側を歯列に沿って奥へ指を進め，臼歯の後方から口腔内に指を第 1 関節ほど挿入すると爪の部分が K-point に当たり，開口が促される．あるいは，K-point を刺激するための端子を柄の先端に組み込んだ K スプーンの柄の先端で軽く刺激すると開口が促される．刺激を外すと咀嚼様運動に続き嚥下反射が誘発される．開口障害がない場合は開口してもらい，舌圧子やアイスマッサージ用綿棒で K-point を軽く触圧刺激すると咀嚼様運動に続き，嚥下反射が誘発される．この方法は，食物を用いない間接訓練としても利用できる．K-point は，より麻痺の強い側を刺激したほうが有効である．左右の K-point を刺激して嚥下反射が起こりやすい側を確認しておくとよい．刺激は軽く触る程度でよく，無理に強く刺激すると粘膜を傷つけるため注意する．球麻痺では，これらの反応は起こらないため適応外となる．

② 嚥下反射促通手技[2]（p.197 も参照）

甲状軟骨をやや圧迫するように指で支え，甲状軟骨から下顎下面へ皮膚を上下へ摩擦し，患者に飲み込むよう指示する．嚥下筋群への外的な知覚入力により嚥下反射ならびに運動の誘発を目的とする．嚥下反射惹起不全の偽性球麻痺患者にこの手技を行うと下顎の上

下運動に続いて嚥下反射が誘発される．口腔内に食物を取り込んだままその後の送り込みや嚥下に移行することが困難な患者，複数回嚥下が困難な患者に有効である．

2）食物形態の工夫
① ゼリー丸飲み法・スライス法[3]

食塊形成が不良でバラバラになったものが口腔や咽頭に残留し，嚥下後の誤嚥が起こるような場合に，ゼリーを丸飲みすることで咀嚼と食塊形成を代償する方法．比較的重度の嚥下障害や直接訓練開始初期に用いられ，体幹や頸部の角度調整などのテクニックと併用する．このとき，ゼリーをスライス型にすると咽頭を通過しやすく，梨状窩にもフィットしてとどまりやすく，タイミングのずれや嚥下反射の遅れによる残留や誤嚥を防ぐ（図2-52）．ゼリーにスプーンで縦に割面を入れ，割面から3mm程度の位置にスプーンを差し込んで薄くスライス型に切り出し，2～3gの食塊をつくる（図2-53）．「噛まずに丸飲みしてください」と指示する．咽頭への送り込みが困難な場合は，小さいスプーンで奥舌に入れる．あらかじめスプーンを水で濡らしてからゼリーをすくうと，スプーンからゼリーが離れやすく奥舌に置きやすい．

口腔内や咽頭にゼラチンゼリーが停滞するような場合，体温で溶けて液状になり誤嚥につながることもある．このような場合は，ゼラチンではなく市販されている嚥下訓練用のゼリーを使うとよい．また，認知症や失語症のため丸飲みの指示が守れずに咀嚼してしまう場合は，この方法は適さない．

3）咽頭残留除去法
① 空嚥下，複数回嚥下

食物なしで唾液を嚥下することを，空嚥下という．食物を飲み込んだあとに空嚥下を何回か行うことを，複数回嚥下という．これにより咽頭に残留しているものをクリアする．複数回嚥下が起こりにくい場合は，アイスマッサージやK-point刺激で空嚥下を促す．

② 交互嚥下

違う性質の食物を交互に嚥下することで，残留物をクリアする．ごく少量の水やゼリーを用いる．ゼラチンゼリーは18℃で表面のみがゲル化し，表面にできる

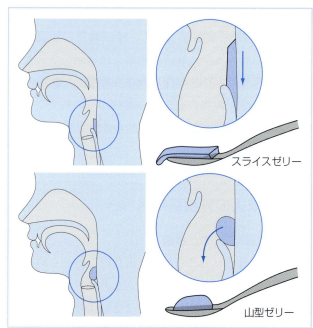

図2-52　スライス型（食塊）ゼラチンゼリーの利点（小島ほか，2011.[4]）

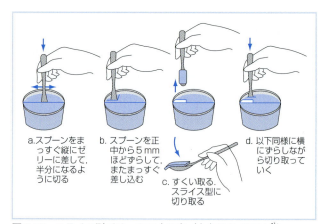

図2-53　スライス型ゼリーのつくり方（小島ほか，2011.[4]）

電解質が残留物を吸着する性質がある．特にべたつきやぱさつきのあるもののあとにゼラチンゼリーを与えると，口腔残留や咽頭残留がクリアされる．このことから，食事の最後はゼラチンゼリーで終了するとよい．また，市販の嚥下困難者用ゼリーを用いた交互嚥下による咽頭残留除去を検討した結果，同様の効果が得られたという報告[5]もある．

4）嚥下手技
① 息こらえ嚥下（supraglottic swallow；SGS）

強い息こらえ嚥下（super-supraglottic swallow；SSGS）[6]（p.206～207参照）

息をこらえることで声門が閉鎖し，声門下圧が上昇

して気道に食塊が入りにくくなる．また，嚥下後の呼気で気道に入りかかった食塊を排出する，声門閉鎖を確実にし誤嚥を防止する，といった効果がある．

健常者を対象にした研究で，「息を止める」指示で，実際には声門を閉じずに胸郭の動きを止めている場合が1/3あったという報告があり[7]，声門を閉鎖するために，息を少し吐いたところで，あるいは軽くハミングをさせてそこで発声を止めることで声門閉鎖を確実にする方法もある．

原法の指示「②」に「強く力む」ことを加えたのが，「強い息こらえ嚥下」（super-supraglottic swallow）である．Groher[8]は，健常者と嚥下障害患者を内視鏡で確認したところ，息こらえ嚥下では声門を閉じていないことがあること，息こらえ嚥下時の披裂軟骨の水平の閉鎖パターンに加え強い息こらえ嚥下では披裂軟骨が喉頭蓋の基部に向かって前方に倒れるのが確認されたことにより，確実な声門閉鎖には強い息こらえ嚥下が必要であると述べている．

② Mendelsohn（メンデルゾーン）手技（Mendelsohn maneuver）[6]（p.205参照）

喉頭挙上量と挙上時間を増大させ，それによって輪状咽頭筋の開大時間の延長と開大幅の増大を図る．

この手技は代償法と機能訓練法の両方の意義があり，代償法としてはこの手技を用いると誤嚥や残留を減少させるという研究があり，機能訓練法としてはこの手技を使わなくなっても嚥下機能が改善したという報告がある．Craryら[8]は，この手技の欠点として，嚥下時の無呼吸時間が長くなるという面があり，呼吸器疾患の患者や，重度の嚥下と呼吸の協調不全患者には禁忌であるとしている．

③ effortful swallow（努力嚥下）[6]（p.208参照）

力を入れて飲み込むことにより咽頭期の舌根部の後方運動を増大させ，喉頭蓋谷の残留を減少させる．

Margaretaら[9]は，健常者と嚥下障害患者での研究で，この手技で食塊が咽頭に到達する前に舌骨や喉頭が早期に挙上することが気道防御になるだろうと述べている．これに加え，口腔内圧（舌-口蓋）持続時間，舌骨の前方移動，喉頭前庭の閉鎖，輪状咽頭筋の開大が増大したという報告がある[8]．

SteeleとHuckabee[10]は，20人の健常被験者に，舌を口蓋につけることを強調したときとつけることを抑制したときという二つの条件下でオトガイ下の表面筋電図と咽頭圧と舌圧を調べた．Effortful swallowは，舌を口蓋につけることを強調したときのほうが舌を口蓋につけることを抑制したときよりもより高い振幅とより大きな圧を産生することを報告した．努力嚥下の欠点は，患者が指示を理解し，実際に適切な筋群に力を加えて嚥下したかどうかがわかりにくいことである．これをわかりやすくするために，筆者は綿球の直径が10 mm程度の綿棒を軽くぬらして舌背に置き，舌を口蓋に押しつけて綿球を押しつぶす「綿チップ押しつぶし訓練」[11]（p.204参照）を用いて練習してから「綿チップを押したように舌を口の天井に押しつけ，そのまま飲み込んでください」と指示するとわかりやすくなることを提案している．「綿チップ押しつぶし訓練」はeffortful swallowの変法として間接訓練に利用できる．

3―食具を用いた直接訓練

摂食の際に用いる食具の選択や使用法は，訓練を成功させるために重要なツールである．この際の視点として，①損なわれた機能を鍛えるという視点，②残存能力を有効に活用し，障害された機能を補うための代償的摂食法が行いやすくなるという視点，がポイントとなる．

摂食嚥下障害に対する訓練は，食物の実際の流れに沿ってみていくとわかりやすい．ここでは嚥下の各期の障害に対して適切な食具の選択と使用法を述べていく．

1）先行期障害（おもに認知面の障害）への対応

食物を認識するという認知機能の問題への対応は，食べる行為を通していかにこの機能を上げるかがポイントとなる．

① 食器を口に持っていきかき込んでしまうような場合は，小鉢に少量ずつ分ける，仕切りのついた重箱に入れる，口に運べないような重い食器に入れるなど容器の形態を工夫する．

② 拒食傾向で口を開こうとしない患者のなかには，提供されている食物を認知できないことが原因の場合がある．その患者の使い慣れた食器に変えることで

食物を認知しやすくなり，拒食が改善する．また咽頭期の問題が大きくなければ，患者の嗜好を聴取し，好きな食物を食事の最初に食べさせることで，その後の食事がスムーズに進むことがある．
③スプーンを手渡す方法，スプーンを持った手を介助する方法（スプーンの持たせ方，柄の長いスプーンを利用）．

認知に問題があると，介助で口に入れられた食物をそのまま口にため込んで行動が止まってしまい，送り込みや嚥下に移行することが困難になることがある．ゼリー食の段階の患者では，口の中でゼリーが溶けて誤嚥につながる危険があり，そのほかの段階の患者でも摂食量の確保が困難となる．このような場合には，スプーンを自分で持ち口に運ぶという習熟動作が認知を上げて，スムーズな摂食行動につながりやすい．介助者は，適切な一口量をすくい患者にスプーンを手渡す方法が有効である．図2-54①のようなスプーンの持ち方になるように手渡すと，食物は舌背中央に置かれやすく，その後の咽頭への送り込みにもスムーズに移行できる．

また，スプーンを持ったまま口に入れようとしない場合には，患者にスプーンを持たせ，介助者は患者の手を持って食物を口に入れるようにする（図2-54②）．柄の長いスプーンを使えば，介助者は柄の先端を持って口に入れる介助をすることもできる（図2-54③）．

2）準備期・口腔期障害への対応
① 口への取り込み障害に対して
(1) 開口障害への対応（Kスプーンを用いたK-point刺激）

K-point刺激法[1]による開口反射誘発については，「2—各種の直接訓練法」の項で述べた（p.213参照）．K-pointを刺激するための端子を柄の先端に組み込んだのがKスプーンである．KスプーンによるK-point刺激で開口を促す方法（図2-55）は，特に臼歯があり介助者の指が挿入できないときに用いる．この方法は，間接訓練としても利用できる．

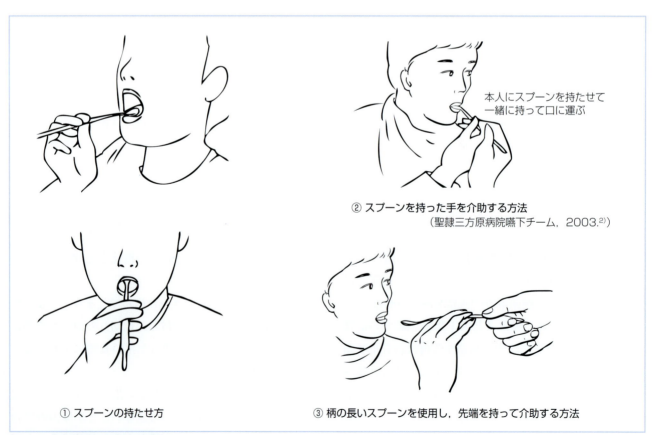

② スプーンを持った手を介助する方法
（聖隷三方原病院嚥下チーム，2003.[2]）

① スプーンの持たせ方

③ 柄の長いスプーンを使用し，先端を持って介助する方法

図2-54 認知障害に対する直接訓練

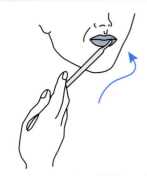 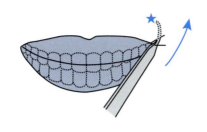 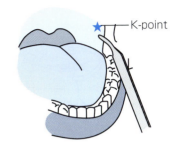

① 図のようにスプーンを持ち，口角から口腔内へスプーンの柄を挿入する．続いて頬粘膜と歯の間をスプーンのカーブが歯列に沿うようにして奥へと進める．

② 柄の先端が臼歯部のさらに奥の歯のない部分に進んだら，そこから柄の先端の細い部分を内側（舌側）に進める．

③ すると，柄の先端がK-pointに当たり，開口が促される．すばやく食物を入れ刺激を外すと，咀嚼様運動に続き，嚥下反射が誘発される．

図2-55 開口障害のある患者にK-point刺激で開口を促す方法
粘膜を傷つけることがあるので，無理をしないようにする．この方法は，食物を用いない間接訓練としても利用できる．

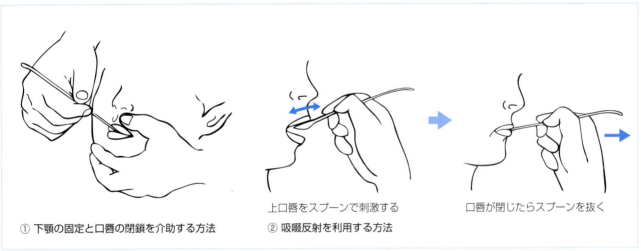

① 下顎の固定と口唇の閉鎖を介助する方法　② 吸啜反射を利用する方法

図2-56 口唇を閉じない患者への対応

(2) 口唇を閉じない患者への対応

　麻痺のため下顎の挙上と口唇閉鎖が困難な患者には，小さくて浅いスプーンを用いる．介助の構えをしてスプーンを舌背の中央に置き，下顎の固定と口唇閉鎖を助ける（図2-56①）．スプーンのへこみ部分を上口唇に沿わせるように，スプーンを上に向かって抜く．介助者はこの構えで患者の喉頭挙上を感じることができるので，嚥下を確認するまで介助を続けることがポイントである．

　偽性球麻痺と認知障害のために口唇閉鎖をしようとしない患者には，吸啜反射を利用する方法がある．吸啜反射が誘発される患者には，スプーンのへこみ部分で上口唇を刺激し，反射によって口唇が閉鎖されたタイミングで徐々にスプーンを抜くようにする（図2-56②）．

② 咀嚼と食塊形成の障害に対して
(1) 小さなスプーンで舌の動きを助ける方法

　舌の動きが悪く食物を臼歯上に運んだり，唾液と混ぜ合わせて食塊に整えたりすることが不十分な場合，小さめのスプーンを用いて，食物を臼歯上に運んだり，口腔底に落ちた食物をすくったり，舌背に食塊としてまとめたりと，舌の動きを補うことができる．

③ 咽頭への送り込み障害に対して
(1) 咽頭への送り込みを助けるスプーンの介助法

　食物を前歯にすりつけたり，口を開けたまま落とし込むと，その後の送り込みがうまくいかず，誤嚥が起

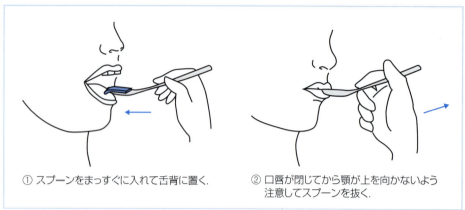

① スプーンをまっすぐに入れて舌背に置く．　② 口唇が閉じてから顎が上を向かないよう注意してスプーンを抜く．

図 2-57　咽頭への送り込み障害に対するスプーンでの介助法
(聖隷三方原病院嚥下チーム, 2003.[2])

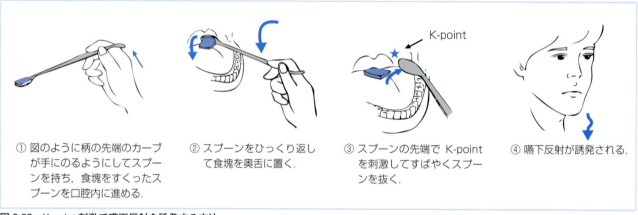

① 図のように柄の先端のカーブが手にのるようにしてスプーンを持ち，食塊をすくったスプーンを口腔内に進める．　② スプーンをひっくり返して食塊を奥舌に置く．　③ スプーンの先端で K-point を刺激してすばやくスプーンを抜く．　④ 嚥下反射が誘発される．

図 2-58　K-point 刺激で嚥下反射を誘発する方法
食塊形成や咽頭への送り込みが悪く，嚥下反射の遅れがある偽性球麻痺の患者に対して，食塊を奥舌に入れて，K-point 刺激で嚥下反射を誘発する．

こりやすくなる．口腔内に入れられた食物が咽頭にスムーズに送られるために，舌背の上にきちんと食物が置かれ，取り込み時に口唇が閉じていることが重要である．そのための介助法を図 2-57 に示す．

(2) 食物を奥舌に置く方法（小さくて浅い形状のスプーンを用いて）

舌の動きが悪くて咽頭への送り込みが困難なときは，リクライニング位，頸部前屈にしたうえで食物を奥舌に入れると重力で咽頭に送り込むことができる．小さくて浅い形状のスプーンを用いる．乾いたスプーンは食物がくっついて奥舌に入れにくいので，コップに水を用意し，一さじごとにぬらしてから食物をすくうと，スプーンから離れやすくなる．口腔内に挿入したスプーンをひっくり返して奥舌に食物を置く．このとき咽頭に直接食物を落とし込まないように注意する．

3) 咽頭期障害への対応（誤嚥させない工夫）

① 嚥下反射誘発法（K スプーンによる K-point 刺激）

食物を口に入れたまま行動が止まってしまう症状のある偽性球麻痺症例に対しては，前述の方法で K-point を刺激すると咀嚼様運動に続き，嚥下反射が誘発されることが多い．また，食塊形成や咽頭への送り込みが悪く，食物がダラダラと咽頭に送り込まれ，梨状窩に達しても嚥下反射が起こらないなどのタイミングのずれがある偽性球麻痺症例に対し，K スプーンを用いて，食塊を奥舌に入れ，K-point 刺激で嚥下反射を誘発する方法が有効である（図 2-58）．

4) 誤嚥防止や自力摂取を助ける食具

① リクライニング位で自力摂取するときの工夫

誤嚥防止のために体幹角度をリクライニング位にして自力摂取する場合，食器の中身がみえにくく，食物をすくってから口に入れるまでの動線が長くなるため，こぼしやすいという問題が生じる．テーブルの上に三

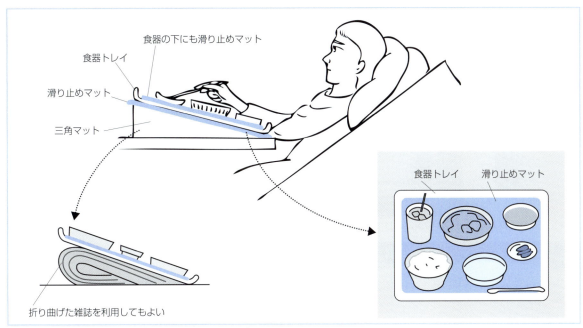

図 2-59 リクライニング位で自力摂取するときの工夫

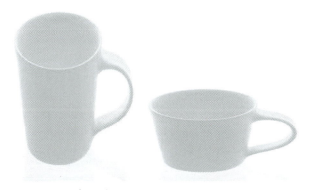

図 2-60 コップの選定
左のカップよりも内径が広く高さの低い右のカップのほうが，鼻が当たらず頸部を伸展せずに飲むことができる．

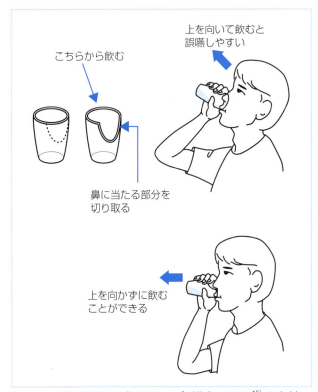

図 2-61 頸部前屈のまま飲めるコップ（藤島，2001.[15]を改変）

角マットを置き，その上にお盆を置いて傾斜をつけると，みやすく食物をすくいやすくなる．また，雑誌を折りたたんで用いるという方法もある．その際，滑り止めマットをお盆の上下に敷いてお盆や食器が滑り落ちないようにするとよい．また，柄の長いスプーンを使うとリクライニング位でも食器に届きやすくなる（図 2-59）．

② 一口量の調整のための工夫

一口量の調整が必要な患者では，スプーンのボール部分が小さいものを使用したり，ゼリーにはあらかじめ切り込みを入れて1回に多くの量をすくえないように配慮する．

③ 食器の工夫

（1）コップの形状の工夫

コップから飲むことができる場合，頸部が過伸展にならずに飲むことができるコップの選定がポイントと

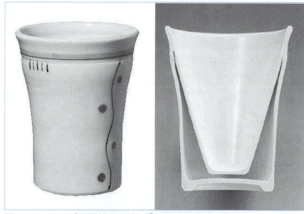

図 2-62 コップの形状の工夫（「ほのぼの湯のみ」）

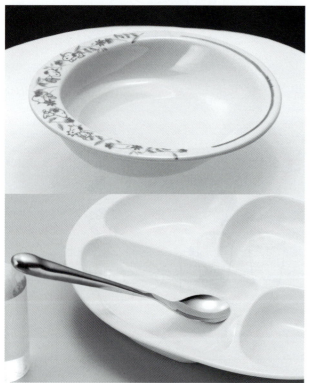

図 2-63 すくいやすい器（(株)コラボ）

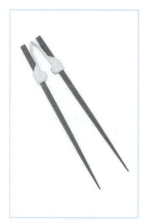

図 2-64 バネ付き箸

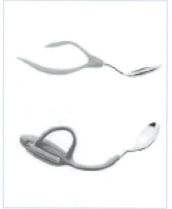

図 2-65 柄の形状が変えられるスプーン（「ウィル」）

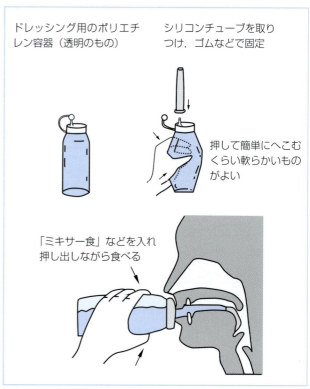

図 2-66 ドレッシング入れを利用した食事介助器
（聖隷三方原病院嚥下チーム，2011.[16]）

なる．内径が大きく高さの低いコップは鼻が当たらず頸部を伸展しなくても飲むことができる（**図 2-60**）．鼻が当たる部分を切ったコップや（**図 2-61**），内側に傾斜をつけて頸部を伸展せずに飲むことができる湯飲みも市販されている（**図 2-62**）．

(2) すくいやすい皿

片手での操作で食物をすくうとき，スプーン上に食物がのりやすいように縁がそり返った器を用いるとよい（**図 2-63**）．

(3) バネつき箸

固形物の摂取が可能な段階で箸を使う場合，**図 2-64**のようなバネ付き箸を用いると簡単につまむことができる．

(4) スプーンの持ち手の工夫

その患者に合った形状に持ち手を変えられるスプーンも市販されている（**図 2-65**）．ラバーを取りつけたり，熱可塑性プラスチックで持ち手の工夫をすることもできる．

(5) 食事介助器

「ミキサー食」を自力摂取するための工夫として，ド

レッシング入れの先端にシリコンチューブを取りつけて押し出しながら食べるという方法もある（図2-66）.

（小島千枝子）

4―姿勢調整
1) 姿勢調整の重要性

安全な摂食のために，姿勢の調整は食物形態の選択や一口量と並んで重要[1]な条件である．基本的に身体内でも働く重力を利用して，運動障害により引き起こされている口腔内の食塊の移送困難を軽減し，気管よりも背側にある食道への飲食物の流入の安全性を向上させる手法である[2]．麻痺や失調症状，あるいは筋力低下による易疲労性がある場合は，体幹保持や頸部の安定が困難となり，嚥下に悪影響を及ぼす．先行期から口腔期を経て咽頭通過に至るまでの障害部位や機能障害の状況に応じて，姿勢調整法（postural procedures）を選択し食事時の問題軽減と機能回復を支えることを狙う．

2) 摂食嚥下障害への適応

これまでに報告されているおもな姿勢調整法は，表2-7[3]のとおりである．これらに加えて椅座位，車椅子座位でのシーティング介入は，現在のところエビデンスは少ないが嚥下に必要な諸筋の緊張を調整する目的で臨床上使用されることがある．安全な嚥下を支える基本は，体幹筋が安定し呼吸路が安全に確保できる姿勢がとられることであり，そのためには足底が支えられ，骨盤が安定して体幹が保持され，股関節が伸展していないことが大切である．股関節が伸展して体幹筋が緊張しすぎると，嚥下関連筋に過緊張が及び，安全な嚥下のコントロールが困難となる．また，頸部も過伸展して気道流入しやすい姿勢とならないよう留意する（図2-67）．咽頭への早期流入や梨状窩の食塊残留などが引き起こす嚥下前，嚥下後誤嚥の症状と対応法の選択は嚥下造影に基づいて判断することが望ましい．左右の残留側は自覚と異なることがあるため注意が必要である．

3) 各障害への対応
① 口腔〜咽頭への送り込み障害への対応

重力を利用して食塊を食道へ移送しやすいように，口腔内移送の障害の重症度により，リクライニング位を選ぶ．図2-68のように，股関節が過伸展せず，体幹の保持が安定した姿勢をとりながら背を起こす．どれくらい起こすかというリクライニング位の角度は，水平線からの角度 $X°$ で表す．最も重度の場合でも効果的なのは30度アップした姿勢である．体幹を後傾させることで食塊を梨状窩にいったん貯留させてから嚥下反射の惹起につなげることになり，喉頭閉鎖と食塊の食道への流入のタイミングをとりやすくし，誤嚥の危険性を下げる効果があるとされている[14]．

喉頭挙上遅延を合併している場合は，頸部が伸展して気道へ流入しやすくならないように後頭部に枕やクッション，タオルなどを入れて頭部を固定し，頸部屈曲姿勢をとる（図2-67）．頭部を前方へ突出すると咽頭腔，喉頭蓋谷，梨状窩が広がり，さらに頸部を前屈することにより咽頭と気管に角度がついて気道の入り口が狭められ，誤嚥しにくくなる[19]．

30度〜50度程度までのリクライニング位では，卓上をみて自身で口へ運ぶことができないため，食事は介助となる．その際は，今，口へ運ぶものが何であるかを患者に伝え，取り込みの準備ができるよう配慮する．

口腔内移送の障害の程度により，30度よりも起こした姿勢を選択する．改善の状況により姿勢を起こし，自食としていくことが望ましいが，体幹保持力，疲労の状況にも留意し，安定した姿勢と介助法を選択していく．70〜80度以上に設定でき，一食をすませる時間の耐久性があれば，車椅子座位や椅座位をとる．その際の留意点は後述する．

咽頭期障害がなく自身で一口ごとに調整ができる場合は，座位で口腔内移送時に頸部を後屈させて重力を利用する方法をとることもある．

② 体幹の保持不良・失調症状への対応

体幹の筋力低下や失調症状がある場合は，姿勢保持が困難となり安全な摂食の継続に影響を及ぼす．障害の状況や股関節の屈曲機能に応じてリクライニング車椅子，ティルト型車椅子，ベッド上リクライニング位を選択する．いずれの場合も体幹の安定を図り，頸部の過伸展を避けることが重要である．また，摂食嚥下は身体の一部の運動であるが，摂食中も働く重力や運動による姿勢の変化に注意し，常にベストポジション

表2-7 姿勢調節法（太田, 2007.[3]）

代表的な姿勢	論文中の姿勢表記	適応となる摂食嚥下障害	期待される姿勢調節の効果	対象疾患・症例	参考文献
頭頸部伸展	head back	咽頭への食塊の送り込み障害	重力を利用し食塊の咽頭への移動を促進（ただし誤嚥の危険が高まる）	舌運動障害患者	Logemann, 2000[1].
	head in extension			摂食嚥下障害患者53名	Ekberg, 1986[4].
頭頸部屈曲	chin down	嚥下反射遅延，喉頭閉鎖遅延	誤嚥の危険を減少させる	神経機能障害による摂食嚥下障害患者30名	Shanahanら, 1993[5].
	chin tuck	嚥下反射遅延，喉頭閉鎖遅延	喉頭入口部狭小化などの形態変化	種々の原因による摂食嚥下障害患者30名	Welch, 1993[6].
	chin down	食塊の咽頭通過遅延	嚥下後咽頭残留の減少	摂食嚥下障害患者	Logemann, 2000[1].
	顎引き頭位（chin-down）		喉頭入口部狭小化，喉頭閉鎖強化，舌根部駆出力増強など	健常成人10名	唐帆, 1999[7].
	head in flexion	喉頭閉鎖遅延	喉頭閉鎖機能の代償（誤嚥の危険を減少させる）	摂食嚥下障害患者53名	Ekberg, 1986[4].
	頸部前屈	嚥下時咽頭通過時間の検討	食塊の咽頭通過時間短縮	健常成人男性30名	紺谷ら, 1991[8].
	頸部前屈と体幹後傾の組み合わせ	嚥下時舌圧の検討	体幹後傾角度によらず，頸部前屈にて舌圧一定	健常成人7名	村山, 1996[9].
頸部回旋（障害側）	head rotated to damaged side	食塊の咽頭通過障害	非障害側の咽頭を通過させ，食塊の移動を促進	健常者9名 延髄外側梗塞患者5名	Logemannら, 1989[10].
	head rotated（その他の手技・姿勢も検討）	食塊の咽頭通過障害	非障害側の咽頭を通過させ，食塊の移動を促進	頭頸部手術患者32名	Logemannら, 1994[11].
	head rotated（その他の手技・姿勢も検討）	嚥下後梨状窩残留	頸部回旋にて回旋側の輪状軟骨と咽頭壁を開大させる	嚥下後咽頭残留患者	Logemannら, 1993[12].
頭頸部側屈（非障害側）	head tilt to stronger side	食塊の咽頭通過障害	非障害側の咽頭を通過させ，食塊の移動を促進	摂食嚥下障害患者	Logemann, 2000[1].
リクライニング位	体幹後屈角度（垂直位を0°とする）	喉頭閉鎖遅延	誤嚥の危険を減少させる	神経機能障害による摂食嚥下障害患者26名	才藤ら, 1986[13].
	side-lying	喉頭閉鎖遅延	誤嚥の危険を減少させる	外傷性脳損傷（症例報告）	Drakeら, 1997[14].
	30° reclined sitting position with the neck flexed	喉頭閉鎖遅延	誤嚥の危険を減少させる	脳性麻痺（3〜10歳）による摂食嚥下障害患者6名	Larnertら, 1995[15].
	30°仰臥位で頸部前屈	球麻痺；咽頭期障害	誤嚥量の減少	脳幹出血球麻痺患者（症例報告）	藤島, 1993[16].
	30°仰臥位	偽性球麻痺；口腔期送り込み障害	重力を利用して食塊を咽頭へ送り込ませる	多発性脳血管障害患者（症例報告）	藤島, 1993[16].
体幹垂直位	upright position		誤嚥の危険を減少させる	摂食嚥下障害患者	Larsen, 1973[17], Steefel, 1981[18].
体幹側傾	lying-down on one side	著明な嚥下後咽頭残留	食塊の咽頭通過を促進し，嚥下後咽頭残留を減少させる	摂食嚥下障害患者	Logemann, 2000[1].

であるよう調整する．

(1) リクライニング車椅子（図2-68）

座位または車椅子座位では姿勢保持が困難だが，70度程度までの少しのリクライニング位で問題が改善する場合はリクライニング車椅子を選ぶ．70度以上倒すと股関節が伸展し，体幹に無理な緊張がかかるので，その際はティルト型車椅子やベッド上リクライニング位を選ぶ．

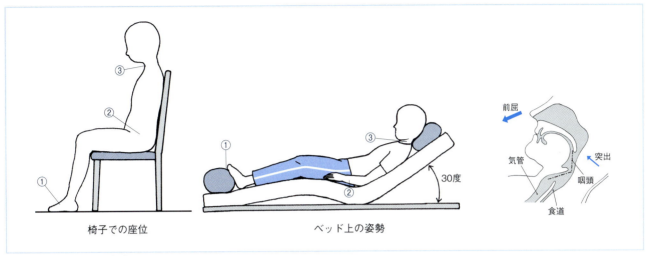

図 2-67　姿勢の工夫の基本
①足底を支える，②骨盤の傾きをなくし姿勢を保持する，③頸部を過伸展させない．

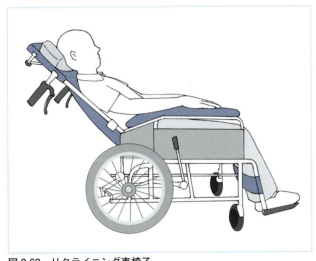

図 2-68　リクライニング車椅子

(2) ティルト型車椅子（図 2-69）

　座面と背もたれが一定の角度を保ったまま倒すことができる車椅子で，体圧が分散され重力を利用して姿勢保持がしやすくなる．頸部が不安定な場合は，ヘッドレストを工夫して安定した姿勢保持ができるよう工夫する．

(3) ベッド上リクライニング位（図 2-70）[20]

　耐久性が低く車椅子では姿勢が崩れやすい場合や適切な車椅子がない場合は，ベッド上リクライニング位をとるとよい．

③ 咽頭残留，咽頭通過の左右差への対応：頸部回旋[21]
　　（図 2-71）

　咽頭残留を防ぐために健側を通過させる方法である．嚥下前に患側へ頸部を回旋させて健側の咽頭を広げるようにして嚥下する．場合によっては，chin downを組み合わせて誤嚥を予防する．

　回旋の角度や度合い，嚥下のタイミングなどは状況によって異なるので，適した方法をVF，VEで評価して導入することが望ましい．

　嚥下後の咽頭残留物を除去するためには，残留側と反対側に頸部を回旋させて嚥下する．

(1) chin down（頭部屈曲位，頸部屈曲位，複合屈曲位）

　上位頸椎（頭部）と下位頸椎（頸部）の屈曲姿位は，図 2-72[22]のとおり異なる屈曲位であり，それぞれを使い分けるとよい．頭部屈曲位はいわゆる顎を引いた姿勢であり，舌根が咽頭後壁に近づき，咽頭腔を狭めるので咽頭残留をさせにくい効果がある．頸部屈曲位は前頸部の筋の過緊張を防ぎ喉頭蓋谷を広げるため，嚥下前誤嚥を防ぐ効果がある[23]．これらは，基本的に座位での効果であり，また実際は適度に組み合わせた複合屈曲位をとることが多い．リクライニング位では，頭頸部の後ろに枕などを入れ複合屈曲位をとり，前頸部がリラックスしかつ咽頭残留をしにくい姿勢をとるとよい．

(2) 一側嚥下（リクライニング側臥位＋頸部回旋）[24]

　咽頭通過不良，咽頭残留による誤嚥予防のために，

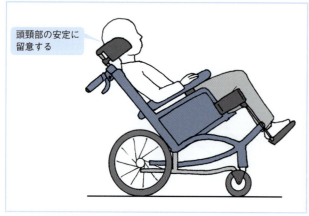

図2-69 ティルト型車椅子

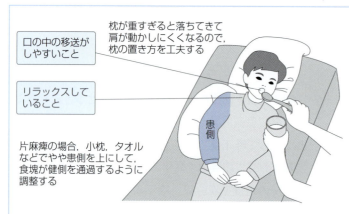

図2-70 ベッド上リクライニング位（図中の説明は清水，2014.[20]より）

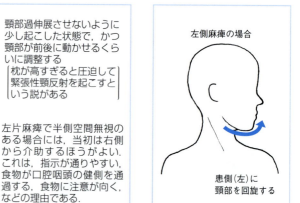

図2-71 頸部回旋

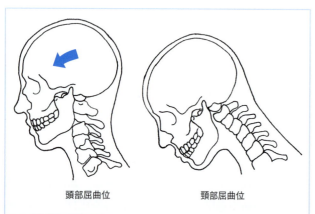

図2-72 chin down

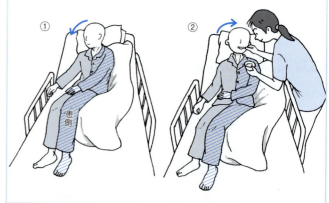

図2-73 一側嚥下
身体は，①健側を下に，②頸部は患側へ向けて，健側を通過させる姿勢をとるとよい．

重力を利用したリクライニング姿勢をとり，さらに安全な通過側を選択するために頸部回旋を組み合わせる方法である（図2-73）．健側，患側の左右差がある場合，リクライニング位をとるだけでは麻痺側が低くなり，重力により食塊が麻痺側を通過しやすくなる．そこで，健側を下側にした側臥位をとり，さらに頸部を麻痺側へ回旋させて，患側の梨状窩を狭く，健側の梨状窩を広くし，より健側の咽頭通過をしやすくする．この姿勢をとった際の介助は，ギャッジアップ可能なベッドを使用し，ベッドの高さを介助者よりも高くし，回旋側の下方から介助すると，双方の姿勢の安定が図

りやすくなってよい.

④ 円背への対応（図 2-74）

円背がある場合は無理に起こすことはできないが，そのままでは頸部が下向きになり誤嚥を招きやすくなる．また不安定なままで摂食を続けると，姿勢が崩れやすくなる，上肢が使いにくくなる，食物への注意がそれるなどの問題を誘発しやすい．また，腹部が圧迫され摂食量が少なくなってしまうことがある．軽度の場合は椅子や車椅子の背もたれの下部にタオルやクッションなどを入れ，骨盤の後傾に合わせてもたれるようにするとよい[25]．自食の場合は，テーブルの高さが適切であることにも留意する．

4）車椅子での摂食の留意点

車椅子は本来移動のための道具として考案され用いられているものであり，摂食に望ましい安定した姿勢を維持できるとは限らない．摂食のためには座面のたわみが下肢の安定を悪くし，骨盤が不安定になり姿勢の崩れを招きやすくなる（図 2-75）.

本来は，姿勢の安定を図ることができる椅子で摂食するほうが望ましいが，実用上車椅子で食事を摂る場合は，個別の条件に合わせて座面のたわみを補正し，足底を床やフットレストに着地させて下肢の安定を図ることが望ましい．

5）テーブルの対応と体幹安定の工夫

① 高さの調整（テーブルの選択）

摂食に望ましいテーブルの高さは，図 2-76 のように体幹と腕の長さで決めるとよい．上肢が支えられることで姿勢が安定し，取り込み動作が滑らかになる．逆に不安定な条件では食べこぼしが多くなるだけでなく，咀嚼，嚥下もしにくい条件となり，誤嚥しやすく疲労を招くという悪循環を起こす．

② 腕の置き方

麻痺や筋力低下，耐久性の低下により姿勢が崩れやすい場合は，膝の上に置いた軽い枕やクッションに腕を乗せる，テーブルの上に両手を乗せる，傾く側にクッションを入れるなどして，体幹が安定するよう工夫する（図 2-77）．上肢が支えられないと肩から頸部の筋の過緊張を招き喉頭の運動にも悪影響を及ぼす．

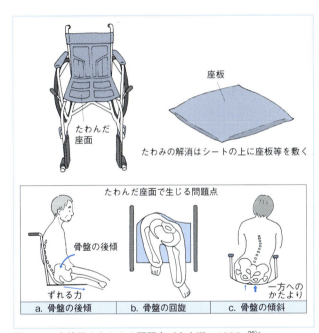

図 2-75　車椅子のたわみの問題点（木之瀬，1998.[26]）

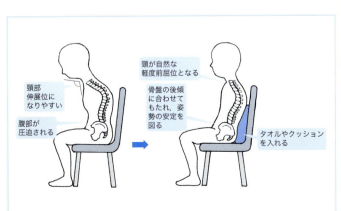

図 2-74　円背への対応

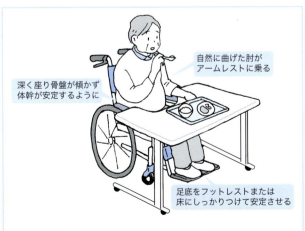

図 2-76　車椅子とテーブルの関係

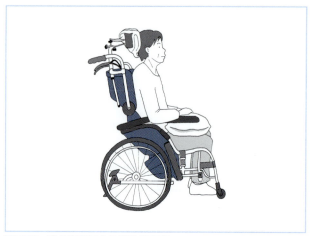

図 2-77　腕の安定による体幹の安定

③ カットテーブル

腕を置き，体幹の安定をよくすることができるカットテーブルを用い，図 2-76 のように安定を図る方法もよい．この際もテーブルの高さが合うように微調整をする．

④ シーティング技術

車椅子座位でも摂食の安全性確保に，理学療法士のシーティング技術が貢献する．今後の研究の成果に期待したい．

（清水充子）

4　呼吸訓練

1―摂食嚥下リハビリテーションにおける呼吸訓練の意義

摂食嚥下障害，特に誤嚥性肺炎の既往のある高齢者や脳血管疾患患者では，咳嗽反射の減弱とともに，廃用性の呼吸機能低下や，誤嚥物や気道分泌物を効果的に排出するための咳嗽機能の低下，すなわち物理的な気道防御機構の障害を認める．呼吸訓練は，摂食嚥下障害に伴う咳嗽を中心とした気道防御機構障害の改善，あるいは代償を目的として，呼吸機能に直接的に働きかけることで，その予備力増大，さらには摂食嚥下機能にも好影響を与えることを期待して行われる．その目標は，呼吸機能向上や呼吸状態の安定化による安全な摂食訓練の支援，誤嚥性肺炎の予防と治療への貢献である．

呼吸訓練の適用にあたっては，対象者の摂食嚥下機能を把握するとともに，呼吸状態を評価し，その目的と適応を明確にすることが必要である．

2―呼吸訓練[1]

呼吸訓練とは，自発的に呼吸パターンを修正あるいは調節する練習方法である．摂食嚥下障害に適用される方法は口すぼめ呼吸と深呼吸であり，その意義は，呼吸運動の調節，呼吸と嚥下の協調性の向上，換気の改善である．呼吸訓練はほとんどの摂食嚥下障害例で適応となるが，呼吸パターンを自発的に調節することが不可能な場合，多大な努力を要する場合は適応外である．

1）口すぼめ呼吸（図 2-78）

口をすぼめてゆっくりと呼気を行う呼吸法であり，呼吸の調整に有用である．この呼吸法によって，軟口蓋が挙上し，鼻咽腔が閉鎖することが確認されている．鼻咽腔の閉鎖機能を強化するとともに，口唇の訓練や呼吸機能強化にも役立ち，特に鼻咽腔閉鎖不全や球麻痺症例などはよい適応となる．また摂食中など，むせて咳嗽が続く場合は，体幹を前傾し，頭を低くした姿勢をとりながら，本呼吸法を行うと咳嗽が治まりやすくなる．

2）深呼吸と横隔膜呼吸

深呼吸は胸郭の十分な拡張とともに，随意的にゆっくりと大きな吸気と呼気を行うものであり，摂食嚥下障害では気道分泌物排出の促進，胸郭拡張の増大，リラクセーションなどが目的となる．深呼吸では呼吸運動の強調部位は限定せずに，鼻からゆっくりと深い吸

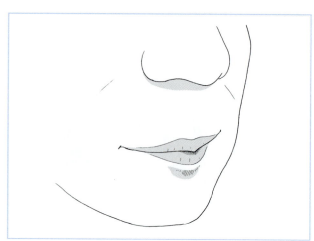

図 2-78　口すぼめ呼吸

嗽能力を高めることは重要であり，呼気筋群の強化，呼気筋トレーニングを適用することで咳嗽力の向上が期待できる．

呼気筋を強化する方法には，呼気時に外部抵抗を加える呼気抵抗負荷法があり，閾値負荷法という方法を用いる．これは，呼気側に閾値弁（threshold valve）を取りつけて，呼気抵抗を付加する方法であり，呼気努力によって設定以上の圧が加わったときに弁が開き，呼気が可能となる．この方法では通常，スプリング負荷バルブ調整方式のTHRESHOLD PEPというトレーニング器具を使用する（**図 2-80**）．

本介入によって，呼気筋力の有意な改善とともに，咳嗽前の圧縮時間およびピークフロー立ち上がり時間の短縮，咳嗽呼出量の増大，さらには誤嚥・侵入スコア（Rosenbek scale）の改善が得られている[3,4]．呼気筋の強化による咳嗽機能の向上にとどまらず，誤嚥・侵入スコアの改善をも認めていることは興味深く，今後の応用が期待できる．

（神津　玲）

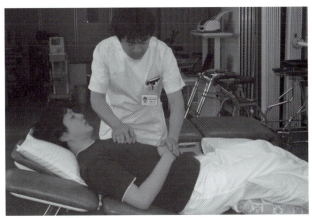

図 2-79　横隔膜呼吸

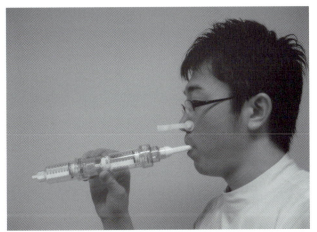

図 2-80　呼気筋トレーニング
THRESHOLD PEPによる呼気筋トレーニング．

気を行い，リラックスした呼気（前述の口すぼめ呼吸を併用してもよい）を意識させる．また，咽頭に唾液などが貯留していると深吸気によって気道に吸引することがあるため，実施前に除去する必要がある．

横隔膜呼吸（**図 2-79**）とは，横隔膜の運動を増大させることで呼吸運動に伴う腹部の動きを強調させる呼吸法であり，効率のよい呼吸法であるとされている．可能であれば指導を試みてよいものと思われるが，臨床現場では実施困難な症例が少なくなく，特に重症例では適応となりにくい．

3─呼気筋トレーニング[2]

唾液や食物の誤嚥をきたしたときには効果的な咳嗽を行い，それを排出する必要がある．しかし，すでに述べたように摂食嚥下障害例では咳嗽能力が低下しており，その効果が期待できないことが少なくない．咳

5　小児における訓練法

1─間接訓練法

1）間接訓練を正しく行うための基本

① 姿　勢

成人の項（p.195以降参照）でも述べられたように，間接訓練は食物を用いずに行う．ただし，食物を用いないとはいえ，どのような姿勢でもよいというわけではない．摂食嚥下機能が生理的正常さをもって働くためには，上体を起こして頸部がやや前屈した姿勢が必要となる．

しかし，摂食嚥下障害児では多くの場合，首が座っていなかったり，緊張のため座位がなかなか取れなかったりして，姿勢を安定させることが困難である．そのため，食物を安全に経口摂取することをゴールとする場合，各種の間接訓練を行う際には，摂食時と同様の姿勢を子どもにとらせることが原則となる[1]．

理想の姿勢は，私たちと同様，90度に起こすことであるが，前述のように首が座っていなかったり，長期

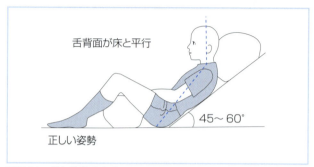

図2-81 首と体幹の角度

間寝たきり状態で循環動態が姿勢変化に対応できない場合などでは，少なくとも急に直角に起こすことは難しい．したがって，発達段階が上がっていれば（首が座るようになっていれば）姿勢を起こすことも訓練の一つとなる．このような場合，目標は対床角度を45～60度くらいにすることになるが，それでも患児にとっては困難であり，ゆっくりとしたペースで少しずつ段階を上げていく．食事時に限らず，食事外の時間帯でもなるべく長時間，必要なリクライニング姿勢を保てるように訓練する．他の摂食訓練のときにも，この姿勢をできるだけとらせることが重要である[1]．

体幹の角度に関しては，対象患児の成育歴や成育環境によっても異なるが，軽く口を開けた状態で，舌背面が床と平行となる角度が基本となる（**図2-81**）．これは，閉口すると食塊がゆっくりと咽頭に向かって移動する角度であり，それよりも起こすと口唇閉鎖や食塊移送力が必要となる．逆に，体幹を寝かすと食塊移送力は少なくてすむが，誤嚥の危険が高まるため食形態の考慮が重要になる．また，姿勢反射を有効に利用すると同時に過度な緊張を誘発することを防ぐうえでも，足底が床に着地していることも重要である．

② 触覚過敏の除去（脱感作）

健常な乳幼児においては，生後の発達過程で指をしゃぶったり顔をこするなど，顔面・口腔領域に対し，さまざまな刺激が自動的，あるいは他動的に与えられている．ところが，重度の障害児の場合，当該領域に対する刺激が少なく，触刺激に対しても感覚-運動系が適切に反応できないために，過敏状態が顔面，口の周囲あるいは口腔内などに存在することがある．本来，

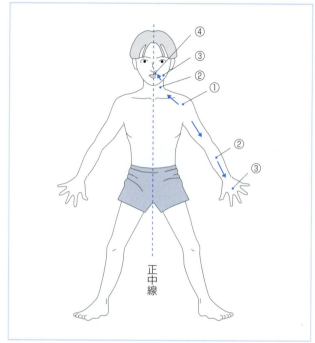

図2-82 脱感作の順序（金子ほか，1987.[2]を改変）

食物によってさまざまな刺激が中枢神経系に伝えられるため，この過敏を取り除くことが摂食訓練で最優先される[1]．

(1) 過敏（hypersensitivity, touch defensiveness）の部位の確認

上述したように，過敏を取り除くために，まず過敏が存在している身体部位を確認する．検査者は手のひらを使い，体幹→肩→首→顔面→口の周囲（特に上・下唇）→口腔内というように触れていく（**図2-82**）．

(2) 脱感作の方法

脱感作は，上記の流れで，順次移行していく．最初は嫌がって逃げようとするが，しばらくそのようにしていると患児は落ち着き，緊張していた力が抜けてくるので，その時点でゆっくりと手を離す．この動作を繰り返し行う．

脱感作は，同部位に対して弱い刺激を一定時間与え続けるのが原則である．皮膚面では介助者の手のひらを当てるようにする（口唇や口腔内では手指）．1日に行われる回数が多ければ多いほど効果があり，脱感作に要する期間は短くなる．この脱感作は患児が嫌がることを行うので，決して食直前に行わないように注

意する．また，口腔内では指を噛まれないよう気をつける必要がある．

③ 鼻呼吸

障害児の場合，鼻腔を通しての呼吸がほとんどできない場合がある．通常，咀嚼中は口唇は閉じられており，呼吸は鼻腔を通して（鼻呼吸）行われているが，このような障害児では口腔内で食物を処理しているときに，同じ口腔を使って呼吸も行われ，摂食機能と呼吸機能がうまく協調せず，むせ，誤嚥などが引き起こされやすくなってしまう．これは，問診（医療面接）でも確認する項目であるが，鼻疾患や呼吸器の障害がないかについて，初めに確認する必要性がある．検査では，鼻息鏡（あるいは手鏡）を用いての確認や，細かく切ったティッシュ片などを用いた確認などが有効である．また，呼吸機能が弱い場合には，理学療法的な呼吸訓練も行う．

訓練法としては，介助下に顎と口唇を閉鎖状態にして，徐々に呼吸の持続時間を長くしていくようにする．これは，食事時間以外のリラックスしている時間帯に行う．プールや風呂などでも訓練できる．たとえば，シャワーの温水を口元に当てて鼻呼吸を促したり，慣れれば口まで体を沈めて鼻呼吸を行わせたりする．この際，誤飲・誤嚥には留意する必要がある．1日に行う回数が多いほど訓練期間は短縮するが，患児が嫌がるほど行ってはならない．

2) 嚥下促通訓練法

① 歯肉マッサージ（ガム・ラビング）

歯肉マッサージ（ガム・ラビング；gum rubbing）には，おもに次の五つの効果がある[2]．
①口腔内の感覚機能を高める．
②唾液の分泌を促す．
③嚥下運動を誘発させる．
④咬反射を軽減させる．
⑤顎のリズミカルな上下運動を誘発することがある．

特に障害児では，口呼吸や薬剤の副作用などで口腔内が乾燥している場合が多い．しかし，歯肉マッサージを実施することにより，マッサージ中に唾液の分泌がみられるようになる．このときに顎と口唇を介助して口唇閉鎖状態で実施すると刺激唾液の分泌が促され，その口腔内に貯留した唾液が嚥下反射を誘発し，それを口唇を閉じたままの状態で嚥下するという最も自然な嚥下促通の訓練となる．口腔前庭部を4区画に分け，その区画ごとに刺激する．第二指（口の大きさと，指の使いやすさによっては他の指でも可）の腹の部分を歯と歯肉との境目に置き，前歯部から臼歯部に向かってすばやくリズミカルに（1秒に2往復程度）こする（図2-83）．ただし，こするのは前から奥に向かうときだけで，戻るときにはこすらないようにする．

② 味覚刺激による嚥下促通

歯肉マッサージは，物理的な刺激入力による唾液分泌の促進であるが，化学的刺激によっても唾液は分泌される．それが，味覚刺激による嚥下促通法である．図2-84のように，下唇の内面にあめ玉などを塗り，下顎を介助して口唇と顎を閉じさせる．下唇の粘膜から口腔内に味物質が溶解して拡散していくことにより，味が刺激となり，刺激唾液（多くは耳下腺唾液）が分泌される．この分泌された刺激唾液を嚥下することによって，自己唾液嚥下の練習となるため，直接訓練より安全である．

なお，歯肉マッサージと味覚刺激両方にいえることであるが，仮に誤嚥しても肺炎の発症につながらないように清潔な唾液で練習することが重要であり，どちらもしっかりとした口腔ケアが必要になる．

3) 筋刺激訓練法

口腔内外の筋刺激訓練法としては，バンゲード法，アイスマッサージ（顔面，口唇，口腔内〈頰，舌，口蓋など〉），バイブレーション（顔面，口唇，舌など）などの方法がある[1]．

①口腔周囲の筋刺激訓練法

主として口腔内外の口唇，頰，舌の筋肉群を刺激することによって，吸啜，嚥下，咀嚼パターンを改善することが目的である．患児の協力度によって，次の四つに分類される．

①受動的刺激法（passive stimulation）：筋肉がまったく動かない場合や患児の協力がまったく得られない場合に，介助者が患児に対して一方的に行う訓練方法である．重度の障害児では高い頻度で用いられる．また，本法はVangede（バンゲード）法として広く知ら

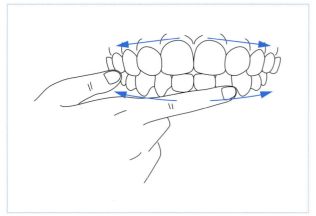

図2-83 歯肉マッサージ（ガム・ラビング）（田角，向井，2006.[3]）
前歯部から臼歯部へ向けてリズミカルにこする．

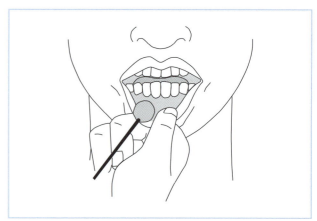

図2-84 味覚刺激による嚥下促通法
下唇の内側粘膜に飴による甘味刺激を塗布する．

れている．各訓練法は食直前に1日2～3回，それぞれ5～10分を超えない程度に行う．なお，各訓練は顎と口唇を閉鎖した状態で行うようにする．

②半能動的刺激法（controlled active stimulation）：介助者が受動的に全部を行ってしまうのではなくて，患児にも積極的に参加してもらい，足りない部分を介助する方法である．

③能動的刺激法（active stimulation）：介助者は手本を示すだけで，すべてを患児自身にやらせる方法である．コミュニケーションがとれる患児には有効である．

④抵抗法（resistance exercise）：患児の筋肉に外力を加えて，患児にそれに対して抵抗させることによって，筋力を一層高めようとする方法である．

以下，部位別に具体的な訓練方法を述べる．

(1) 口唇に対する訓練

1) 口唇訓練（口輪筋への刺激）：受動的刺激法

口唇閉鎖が弱い，あるいは口唇が動かない患児に対して行う訓練法である．

縮める（厚くつまむ）：口輪筋群を軟らかくして緊張をほぐすように，上下口唇をつまんでマッサージする．口唇や介助者の指の大きさによって異なるが，各口唇を2～3等分（多くは3等分）にして硬くなっている口唇を大きく厚めにつまむ（図2-85①）．

膨らます：第二指を口腔前庭部に入れて外側から第一指で軽く挟むようにして膨らます．中にあめ玉が入っているように膨らませるのがポイントである（図2-85②）．口唇の内側に指を入れるので，上下唇小帯を避けるから全部で4カ所になる．

縮める（押し上げ・押し下げ）：第二指を上口唇の赤唇部に置き，鼻のほうへ向かって押し上げる．同様に，下口唇紅唇部をオトガイ部に向かって押し下げる（図2-85③）．この方法も前述の縮める（厚くつまむ）訓練のように各口唇を2～3等分に分けて行う．

伸ばす：第二指を上口唇上に横向きに置き，上顎前歯に対して圧を加えるような気持ちでゆっくり上唇を押し下げる．同様に下口唇も下顎前歯に圧を加えながらゆっくり下唇を押し上げるように伸ばす（図2-85④）．

オトガイ部のタッピング：第二指の指尖部で患児のオトガイ部領域を軽くたたきながらマッサージする（tap and massage）（図2-85⑤）．オトガイ部の筋肉群の活動で，下唇が活発に動き出すのが観察される．

2) 能動的刺激法

介助者がまず手本をみせてから，同じ動作を本人に行わせる．特に口唇はみえやすい部位なので行いやすい．口を開閉する，口唇を強く閉じる，口唇をすぼめる（突出する），口角を左右に引く，などを行う．

3) 抵抗法

患児の積極的な協力が得られないような症例では実

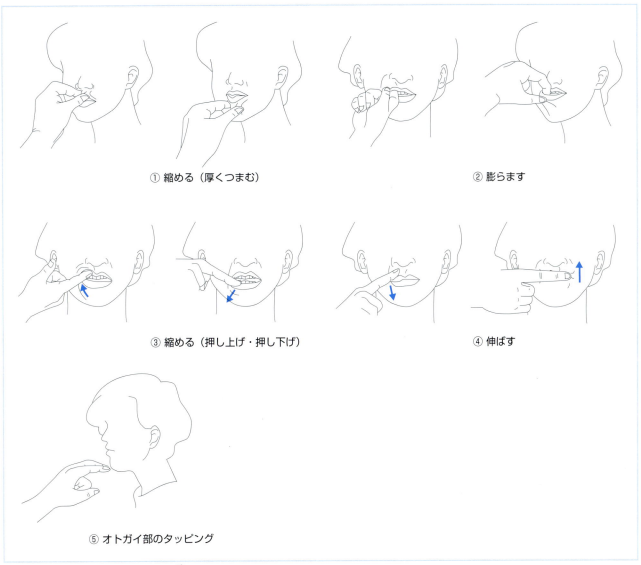

図 2-85 口唇訓練（金子ほか，1987.[2]）

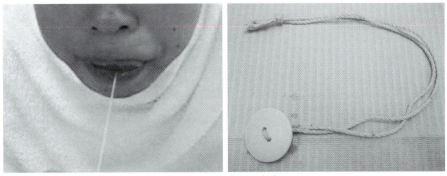

図 2-86 ボタン訓練の実際（左），練習に用いるボタン（右）

施できないが，抵抗法は筋への刺激がより強力で，よりよい結果を生み出すことが多い．抵抗法の一般的な訓練法として，ボタン訓練があげられる．これは，適当な大きさ（直径1〜2 cm）のボタンを丈夫な糸でつなぎ，ボタンを口唇内部（口腔前庭部）に保持させて糸を引っ張り，そのときにボタンが飛び出さないよう

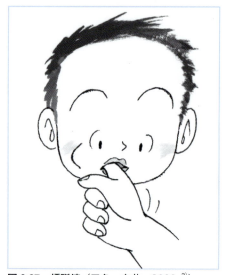

図2-87 頬訓練（田角，向井，2006.[3]）
顎を閉じた状態で外側に膨らませる．

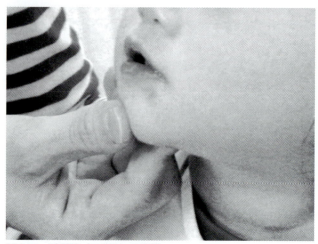

図2-88 舌訓練（口外法）の実際
写真よりも若干顎を引いた角度が適切である．

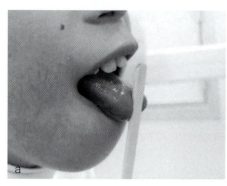
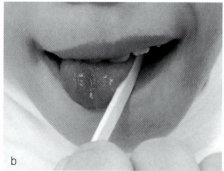

図2-89 舌訓練（口内法）
a：前後運動，b：側方運動．

口唇に力を入れて抵抗させる方法である．ボタンが小さいほど難易度が高くなるので，大きなボタンから始めるとよい（図2-86）．

(2) 頬に対する訓練

1) 頬訓練：受動的刺激法

マッサージ：頬を押して筋肉が硬くなっているか緩んでいるか注意して，第二指と第一指でゆっくりともみほぐす．

膨らませる：顎を閉じた状態で，第二指を口角の内部に入れて，頬を外側に引っ張る．口角を引っ張るのではなく，頬の広い部分をつかんで外に向かって引っ張るように行う（図2-87）．

2) 能動的刺激法

両頬を膨らます，交互に膨らます，などを行う．

(2) 舌に対する訓練

1) 舌訓練：受動的刺激法

口外法：オトガイ部尖端下部のすぐ後ろの部分を上方に押し上げる（図2-88）．首の角度が上向きになると前頸筋が突っ張ってうまく舌を押せないので，姿勢（軽く顎を引いた状態）を安定させることが重要である．

口内法：スパチュラやスプーンを使って，舌尖部を口腔底部に向かって押す方法（前後運動：図2-89a）と，同様にスパチュラ，スプーン，指などを使って舌縁を反対側に向かって圧迫する方法（側方運動；図2-89b）の二つがある．両者ともに開口を保持することが可能でなければ適応とならない．

2) 能動的刺激法

突き出す，舌を左右の口角部に持ってくる，上下口唇や口腔内を舌でなめる，口を開けて上顎前歯部の裏側に舌尖部を持ってくる，などを行う．

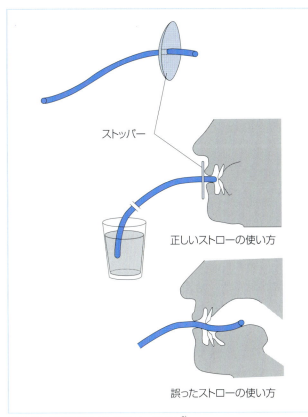

図 2-90 吸う訓練（金子ほか，1987.[2]）

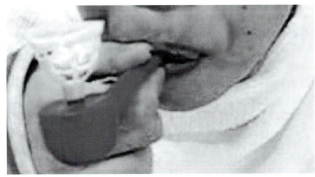

図 2-91 吹く訓練

② 高度な協調運動を必要とする訓練方法[1]

吸う訓練（sucking exercise），吹く訓練（blowing exercise），舌訓練（tongue exercise）からなり，おもに筋肉群の協調運動を誘起させるものである．この訓練は，吸引・嚥下パターン，ひいては咀嚼・言語発声パターンを改善するために行われる．ある程度指示に従える比較的機能がよい患児に用いられる．

(1) 吸う訓練（sucking exercise）

さまざまなサイズの透明なプラスチックチューブ（シリコンチューブのほうがよりよい）を用意し，摂取困難の度合いに応じて違った長さと直径のチューブを選択する．難易度の低い太めのチューブから始め，漸次，細めのものに替えていく．また，長いチューブで吸うことは，短いチューブで吸うことよりも難しく，粘性の高い飲み物も難易度が高い．チューブが歯列より内側に入らないようにすることがポイントである（**図 2-90**）．

(2) 吹く訓練（blowing exercise）

身近な物を利用するほうが患者が興味をもって取り組んでくれるのでよいであろう．ティッシュの小片や羽毛を吹き飛ばす，ローソクの火を吹き消す，シャボン玉を吹く，ハーモニカなどを吹いて遊ぶ，風船を膨らます，などを行う．強く吹く，静かに長く吹く，などは難易度が高い．口唇から息もれしないように吹けることがポイントである（**図 2-91**）．

(3) 舌訓練（tongue exercise）

チョコレート，はちみつ，ジャム，ポップキャンディなどの甘いものを口唇の上に置き，患児に舌の先でなめ取るように指示する．舌の動作を促進するためには，このように甘いものを使うのもやむをえないことがある．甘いものに限らず，患児の好む味で試すことも有効である．

（弘中祥司）

2―直接訓練法

小児の直接訓練法については，まだ国の内外を問わず，スタンダードな方法があるわけではない．本項では筆者の臨床経験に基づいた取り組みについて紹介する．

障害児の摂食機能の発達順序は健常児とは異なることが多いので，定型発達の順番を無理に障害児に当てはめようとするのではなく，個々の障害児の発達特徴に合わせて指導することが望ましいと考えられる．実際には以下の三つの指導を同時に進めていくようにする．①異常パターンなどの動作を抑制していく，②得意な能力があればそれを伸ばしていく，③定型発達で遅れている機能を改善していく．

また，病態が進行性であるか非進行性であるかによっても異なるが，本項では非進行性疾患への対処法

を中心に述べる．進行性疾患では窒息事故を防止するために，体調不良のときや本人の食べる意欲がないときには機能低下を起こしていると考えられるので，食物形態を通常よりもかなり下げるようにし，不足する栄養や水分は経管などから補うようにしたほうがよいと考えられる．その時点では機能低下の原因が病気の進行によるものなのか，それとも一過性の体調不良によるものなのかが判別できないからである．

1）異常パターン動作抑制
① 舌突出

原則として，舌突出している間は食物を口には入れないようにする．舌突出は筋緊張亢進に伴う体の伸展による影響を受けるので，体が伸展するのを防ぐ体位をとらせ，後方から介助をしながらまず頭部を少し前傾させる．捕食時，スプーンの先端で舌尖を繰り返し口腔内に押し込むように刺激し，舌が口腔内に収まるのを待つ．舌が口腔内に入ったら食物を載せたスプーンを挿入し，口唇閉鎖の介助をしながらスプーンをゆっくりと引き抜き，嚥下するまで口唇を閉鎖したままにしておく．

② 緊張性咬反射

金属やプラスチックなどの硬いスプーンは使わず，熱可塑性エラストマー（TPE）などの素材でつくられた軟らかくて平らなスプーンを使うようにする．実際の介助はスプーンを噛んだときに無理に引き抜こうとせず，まず後方介助で口唇をしっかり閉じたままにし，緊張がとれるのを待つ．そしてスプーンを噛む力がゆるんできたら口唇閉鎖させたままゆっくりとスプーンを引き抜く．

③ 丸飲み込み

まず，食形態を咀嚼する必要のない離乳初期～中期食に下げる．早食いを伴っている場合は食物を頬張らないように，児の目の前には一口分の食物だけを置くようにし，嚥下したら次の食物を置くようにする．こうして食事時間を少しずつ延長していく．そして，ある程度空腹が満たされたら咀嚼訓練を実施していく．

2）定型発達の促進
① 捕食・嚥下訓練

食物を載せた平らなスプーンを口腔内に挿入したままにして，児の上唇がどの程度下りてくるかを確かめる．少しでも上唇が下りる場合には，口唇の閉鎖に合わせてゆっくりとスプーンを水平に引き抜くようにする．スプーンを挿入しても捕食ができない場合は，介助者が後方介助などによって補うとよい．また，嚥下時に口唇閉鎖ができない場合は，介助者が手伝ってあげる．

② 咀嚼訓練
（1）スナック菓子による方法

スティック状のスナック菓子などを介助者が必ず手に持って臼歯部（第一乳臼歯ないし第一小臼歯付近）に載せて噛ませてみる．安全性を考えると，噛んだあとの食片がのどにつまらないように唾液ですぐにふやけて軟らかくなるようなスナック菓子（カッパエビセン，赤ちゃんせんべいなど）がよい．スナック菓子は毎日繰り返し訓練する場合，手軽に使えるという利点がある．またエビセンの挿入の方法としては，エビセンを口角部から斜めに入れ，先端部を少しずつ噛ませていくのが最も安全である．エビセンを奥に入れすぎると途中で折れてしまい，大きなかけらをそのまま嚥下すると危険である．

（2）お茶パックと果物による方法

お茶パックはスーパーマーケットなどで手軽に入手でき，ポリエチレンとポリプロピレンの複合繊維であるため，薄いにもかかわらずかなりの強度がある．しかも，ガーゼなどと異なり噛んだときの食感も悪くなく，食物の味を損ねることがない．さらに衛生的で価格も安いので使い捨てができる．このお茶パックに児の好きな果物の小片を入れて，前歯や奥歯で噛ませてみると，噛んだときに果汁が口の中に広がり，おいしくしかも安全に果物を噛むことの楽しみを経験することができる．お茶パックを口に挿入してもすぐに噛まない場合があるが，その場合には介助者が指で果物を押しつぶして，果汁を口の中に少し絞り出してあげるとよい．同一部位を繰り返し噛んでいると穴があいてしまうこともあるので注意が必要であるが，穴があくほど噛んだ状態の果物はそのまま嚥下しても窒息事故を起こす危険性はかなり低いと考えられる．スナック菓子が苦手で果物が好きな児に用いる．

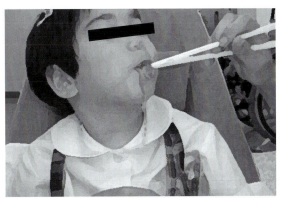

図2-92 麺類の取り込み練習

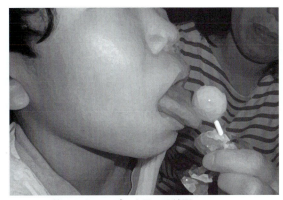

図2-93 棒つきキャンディを用いる練習

3）舌や口唇の随意動作を促す方法

① 麺類の取り込み練習

　麺類の取り込み方法には，吸い込み食べとたぐり込み食べの2通りがある（図2-92）．ラーメンや冷麦などは口唇をすぼめてつるつると吸い込みながら食べることが多いが，スパゲティや焼きそばなどは口唇や舌と前歯を使ってたぐりよせるようにして食べることが多い．どちらにしても口唇や舌の動きを高める効果が期待できる．実際には，麺を少し長めにしておいて箸を使って麺を口腔内に全部入れずに，むしろわざと2〜10cmくらい出したままにしておく．そうすると口腔外に出た麺を何とか食べようとして吸い込んだり，唇を使ってたぐり寄せたりしようとする．嚥下機能に問題がなく麺類が好きな児に応用する．

② 棒つきキャンディなどを用いる練習

　チュパチャプス，ポップキャンディなど，棒についたキャンディを児の口唇や舌にこすりつけて，児がそれをなめようとすることで口唇や舌の動きを促す（図2-93）．ただし，キャンディは口腔内に入れると歯で噛み砕いてしまう危険性があるので，口腔外でのみ用いる．ほかにも，チョコレートやアイスクリームなどをなめさせるのもよい．

4）液体摂取訓練

① スプーン，コップ

　健常者は上唇で液体の温度や性状，量などを感知しながら液体を飲むが，訓練していく場合も上唇が液面に接触しながら口腔内に流れ込むように介助する．液体は口腔に取り込んだあとにそのまま嚥下に移行するので，できるだけ誤嚥を起こさない状態にしておく．

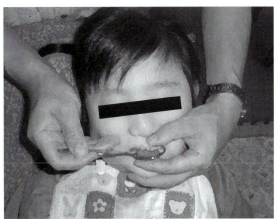

図2-94 スプーンによる液体摂取訓練

すなわちスプーンもコップも基本的な介助法は同じで，以下のような方法がよいと考えられる．後方ないし前方からの介助でまず下顎を閉じた状態にしておき，スプーンないしコップを口唇の間に挿入し，下顎前歯の外側にコップの縁をしっかりと当てたまま上唇を少し降ろして液面と接触させ，スプーンないしコップをゆっくり傾ける（図2-94）．そして嚥下動作が完了するまで口を閉じたままにしておく．スプーンによる一口飲みができるようになったら，中華用のレンゲを用いたり，さらにコップへ移行していく．コップの場合の注意点は，上唇を液面と接触させたところでコップの傾きを止めておくようにしないと，液体が口に入りすぎてしまうことがある．

② ストロー

　ストローは，原則としてスプーンやコップから飲めるようになってから導入していくが，コップよりもストローのほうが上手に飲める場合もあるので，その場合は逆でもかまわないと考えられる．ただし，吸啜動作

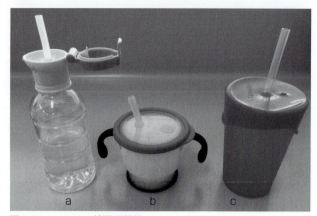

図 2-95　ストロー練習用器具
a：ペットボトルキャップ（ダイソー），b：ラクレ（リッチェル），
c：ビタットマグ（テクセルジャパン）．

が残っている場合にはストローを使わせないほうがよい．ストローの先端の位置はスプーンやコップと同様に前歯の手前がよいが，実際には前歯よりも奥に引き込んで飲んでいることが多い．そこで使うストローの材質は，噛むと容易につぶれるものがよい．噛んでもつぶれない硬いストローは，正常な嚥下動作を妨げることになるからである．

実際の訓練法には以下のような二つの方法がある．

（1）コップを使う方法

児が好む味のジュースなどを入れたコップにストローを垂直に立て，吸い口の部分を指で塞いでストローの先端部分に液体を貯留させる．次いでストローを斜めに傾けて先端部分を児の口唇の隙間に挿入し，吸い口部分の指を離すと液体が口腔に流れていく．まだ自分から吸うことができない間はこれを繰り返し，徐々に吸えるようになってきたらストローを水平ないし下方に向けて吸わせるようにしていく．

（2）紙パック飲料を使う方法

紙パック飲料にストローを挿入し，口唇の間に挿入して，最初のうちは紙パックを少し押しつぶしてあげることで液体がストローの先端まで押し上げられてくる．そして徐々に紙パックを押さずに自力で吸わせるようにしていく．また口唇閉鎖ができないために吸い込めない場合は，口唇閉鎖の介助をする必要がある．ストローを長くしたり，液体の粘稠度を増加させたりすると，それだけ吸引するのに大きな力が必要になるので，児の状態に合わせて徐々に負荷を与えていくとよい．

（3）その他

最近販売されているものでストロー練習に使えるものとしては，ペットボトルキャップ（ダイソー），ラクレ（リッチェル），ビタットマグ（テクセルジャパン）などがある．ペットボトルキャップは，最初はペットボトル内に付属のストローを装着しない状態にすると，ボトルを傾けることでストローから液体が出てくるので，まだ吸えない状態のときはこのようにして使う．自分から吸えるようになったらボトル内にストローを装着してもよい．ビタットマグは黄色いボタンを押すと液体が出てくるので，まだ吸えないときは押してあげるとよい．ビタットマグは全体がシリコン製なので，どこを押しても液体が出てくる（**図 2-95**）．

（尾本和彦）

外科的対応

1　嚥下機能外科とは

1―目的と手技

嚥下治療の選択肢として，嚥下機能外科がある．これは摂食嚥下リハビリテーションで各種機能訓練・代償法・環境調整が奏功せず，患者と家族の希望・QOL向上につながらないときに，または病態・全身状態の悪化を防止するためなどのときに，行われるものである．嚥下障害に対する手術治療は，嚥下機能改善手術と誤嚥防止手術に大別される（**図 2-96**）．

術式の決定には，嚥下動態および口腔咽頭喉頭の解剖学的特性の理解が不可欠である．前者はVF，後者はVEや頸部CTを主軸として双方の特徴を活かして手術戦略を練る．

嚥下障害に対する手術戦略は，①食塊搬送力の強化と，②気道防御力の強化，に大別される（**図 2-97**）．

2―嚥下機能改善手術（総論）

嚥下機能改善手術とは，喉頭の機能的温存により音声機能を温存しつつ嚥下機能を改善させるものをいう[1]．「機能改善」とはいわれているが，本質的には咽頭期嚥下障害の嚥下動態を矯正して嚥下効率を改善さ

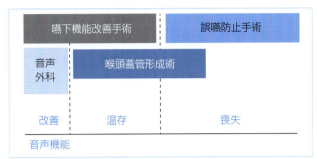

図 2-96　嚥下機能改善手術と誤嚥防止手術の概念

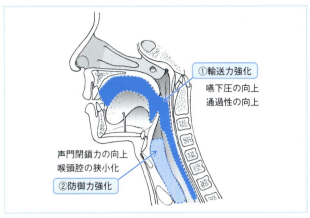

図 2-97

せるための「代償的手段」である．誤嚥という観点からみると，嚥下効率の改善により誤嚥の軽減を期待できるが，誤嚥の完全防止は達成できない．

軽症嚥下障害であれば，術後すぐに患者が改善を実感できる症例もある．しかし「手術をしなければまったく経口摂取不能」という重症嚥下障害であれば，多くの場合，術後すぐに不自由なく経口摂取可能にはならない．手術は，摂食嚥下リハビリテーションができる環境を整え，経口摂取に向けた再出発点に過ぎない．このことについて，事前に患者・家族の理解がきわめて大切となる．

おもな手術適応として，津田[2]は以下をあげている．①経口摂取に対する意欲がある，②意識レベルが安定している，③誤嚥に対してむせがある，④喀出力が保たれている，をあげた．さらに，⑤手術に耐える体力が必要となる．

3 ― 誤嚥防止手術（総論）

誤嚥防止手術は，気道と食道を分離して誤嚥を完全防止できる一方，音声機能を喪失する術式である．音声機能喪失について患者・家族の理解・同意が前提となる．誤嚥防止できると安全な経口摂取が速やかに可能となるが，遷延性意識障害者・嚥下機能廃絶者（神経筋疾患の進行期）・拒食などがあると経口摂取は限定的または不可能である．「誤嚥防止＝経口摂取可能ではない」ことをよく理解してもらい，誤解を招かぬよう注意が必要である．

筆者は，誤嚥防止手術適応患者には原則的に，嚥下機能改善手術を併施（輪状咽頭筋起始部離断術など）している[3]．あくまで誤嚥防止が主目的ではあるが，誤嚥の心配なく口から食べることに再挑戦ができる，

というメリットを最大限に引き出すためである．これは嚥下障害を扱う術者にとって忘れてはならない視点と姿勢であると考えている．

誤嚥防止手術は慢性・持続誤嚥による呼吸器系への負担を軽減でき，肺炎死亡率を著明に抑制できる．特に慢性期医療の現場で誤嚥防止手術のニーズは増えつつある．しかし単に医療者目線で制御不能な誤嚥を防ぐ目的で誤嚥防止手術を行ったり術後の生活・環境支援に関心を払っていない場合は，患者にとって望まざる延命治療になるという重大な倫理的問題になる医療行為であることを，医療者は深く心得ておかねばならない[4,5]．

誤嚥防止手術は重症嚥下障害に対する最終手段・ゴールではない．「誤嚥さえなくなればその後の人生をどう生きられるか・支えるか」，という視点で患者・家族からの主体的な意思を十分に聴取し，実施する場合，医療・介護者は術後の生活支援，環境づくりに努めなければならない．

筆者らの手術適応は，①不顕性誤嚥と喀出不良が著明，②重症かつ持続する嚥下性肺炎，③患者・介助者負担の軽減を希望，④音声機能喪失について納得している，などである[2]．兵頭[6]は誤嚥防止手術の適応を，①嚥下機能改善手術では改善が期待できない，②誤嚥がなくなれば経口摂取が期待できる，③気道管理が楽になれば在宅生活が期待できる，④反復性誤嚥による肺炎に対して救命が必要である，⑤音声機能などの喪失を患者・家族が納得している，としている．これは重症嚥下障害患者がさらに音声機能喪失という障害を

増やしてでも延命する，というネガティブな視点ではなく，制御困難な誤嚥から肺炎死につながる不可逆的・危機的な状況を打開し，ポジティブな人生観（安全な経口摂取，安楽な在宅生活など）につなげることを目指すものである．このような視点での適応事例が増えている．誤嚥防止手術では，他覚的な嚥下機能評価のみに偏重せず，生きる地域での生活環境（リハビリテーションスタッフや家族・介護者のケア充実により，ただちに誤嚥防止手術をしなければならない状況にあるか否か），原疾患の予後，臨床経過や患者意思を存分に重視したうえで検討する．実際の誤嚥防止手術適応患者の多くは，ほかにも重度身体障害や併存症を有していることがほとんどであり，術後も介助者なくしては生きにくい．介護者の想いと現実も考慮することが不可欠である．一般的に手術術式とは，患者の病変・病態を鑑みて臨床的に決定されるものである．しかし，誤嚥防止手術は単に患者の病態のみでは決定できず，本人の人生観・術後生活環境・介助者の存在などリハビリテーションの視点を存分に考慮したうえで適応がみえてくる．

2 手術戦略と術式

1—食塊搬送力強化

1）目的と適応

食塊搬送力強化には咽頭期嚥下駆出力（圧）の強化と食塊通過性の向上があげられる．鼻咽腔閉鎖機能不全・舌根後方運動減弱・咽頭収縮力低下・声門閉鎖不全があれば，それを補完する術式をそれぞれ適用する．

鼻咽腔閉鎖機能不全に対する咽頭弁形成術[7]は，咽頭収縮不良か軟口蓋挙上不全かを考慮し，軟口蓋挙上運動が少しでも保たれている場合は軟口蓋挙上を妨げないような咽頭弁の幅・移植位置を設定する[8]．

咽頭収縮力低下に対する術式は，弛緩した麻痺側咽頭腔を狭小化するように形成する咽頭形成（縫縮）術[9]，甲状軟骨側板切断術[10]があるが，多くは他の嚥下機能改善手術に併施される補助的な術式である．咽頭収縮力低下は全身状態悪化による著明なるい瘦・体力低下時にも認められるが，通常手術適応となるのは，延髄外側症候群（Wallenberg症候群）や迷走神経麻痺による片側咽頭麻痺である．患側咽頭収縮筋を縫縮するか，患側傍咽頭間隙にチタンメッシュ[11]などを挿置して圧排し，患側咽頭腔狭小化を図る．

食塊通過性向上（図2-98）には，解剖学的特性と機能的特性が関与する．前者は腫瘍・炎症・奇形・生理的な構造の左右差（斜位喉頭，変形性頸椎症など）に起因する．これが軽度の場合は口から咽頭への送り込み側（以下，送込側），食道入口部通過側（以下，通過側）の優位側に寄与し，重度の場合は食道入口部通過障害の一因となる[12,13]．器質的（解剖学的・構造上の問題で）通過障害を呈している場合を嚥下障害の静的障害[14]という．後者は舌咽神経麻痺，舌下神経麻痺では送込側が麻痺側に，咽頭麻痺では麻痺側梨状陥凹（梨状窩）に食塊・唾液の咽頭残留が優位，などの傾向を示す．食塊通過路に器質的障害がないにもかかわ

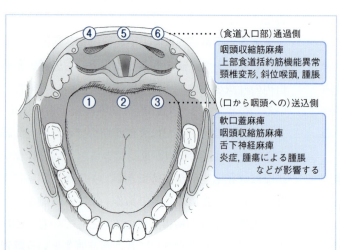

図2-98 送込側と通過側の要素
一般的に，送込側と通過側にそれぞれ偏りがある場合に，①→⑥または③→④のように交叉して食塊移送されると，咽頭残留または誤嚥をきたすリスクが増す．安全に食塊移送させるために頸部回旋や側臥位で姿勢調整をしたり，手術の場合は，この特性を考慮した術式を設計する．

らず機能的に嚥下障害を呈している場合を，嚥下障害の動的障害[14]という．頭頸部癌術後など，静的障害と動的障害が混在した病態を呈していることもある．

2) 輪状咽頭筋切除術について（図 2-99）

輪状咽頭部通過障害の病態には，①解剖学的偏位（斜位喉頭，変形性頸椎症，前縦靭帯骨化症など），②喉頭挙上不全（輪状軟骨−頸椎間が嚥下時に広がらない），③弛緩性麻痺（球麻痺，迷走神経麻痺など），④痙性亢進（球麻痺など），⑤炎症（筋炎など），⑥瘢痕（球麻痺慢性期，筋炎慢性期，術後，放射線治療後など）が想定される．①の頸椎疾患に対しては，骨棘切除術などを考慮する．②に対しては，まずは栄養改善・嚥下筋力増強訓練[16〜19]で経過をみて，改善がなければ喉頭挙上術などで対処する．③と④は病期により変化することがあり[12]，随時再評価をしつつ代償法を実践し，かつバルーン訓練[20,21]で経過をみる．改善がなければ手術の場合は輪状咽頭筋切除（切断）術[22]を行う．両側か片側か，切除か切断のみかは術者により異なっていることが現状である．④のように輪状咽頭筋の痙性が亢進している症例の患側または軽症例なら片側のみ施行するという選択肢がある．重症例では両側輪状咽頭筋切除術が不可欠と筆者は考えている．以前は頸部外切開による術式[22]が主流であったが，近年は経口腔的な輪状咽頭筋切除術[23,24]が報告されている．後者の術式では，輪状咽頭筋弛緩不全で食道入口部通過障害がある状態を明視下におき，器械に伝わる抵抗力で輪状咽頭筋の状態を確認した上で施行できるため，筆者はこちらを第一選択としている．

手術以外の方法として輪状咽頭筋へのボツリヌス毒素注入療法[25]が報告されているが，有効なのは，病態から考えると④に有効と推定される．⑤は原疾患に対する治療（筋炎に対するステロイド療法など）が優先される．また，バルーン訓練法[20,21]は汎用されるが，④では単純引き抜き法は刺激となる懸念があり，間欠拡張法のみとするなど慎重に対応する．③や⑤ではしばしば即時効果が得られ長期的効果が得られやすいが，⑥は即時効果が得られにくく，両側輪状咽頭筋切除術が必要になることが多い．筆者はバルーン訓練法を一定期間集中的に行った効果判定や，バルーン拡張時にシリンジに感じる抵抗の強さおよびその経時的変化も，輪状咽頭筋切除術の適応判断において十分参考にしている．

3) 喉頭挙上術について（図 2-100）

古典的には，顎二腹筋移行術[27]などがあるが，近年は甲状軟骨−舌骨固定術[9]，甲状軟骨−舌骨−下顎骨固定術[28,29]，甲状軟骨−下顎骨固定術[30]が多く行われている．同時に舌骨下筋群切断術[31]が併施されることが多い．術後は喉頭蓋の後方倒れ込みと，一過性喉頭浮腫を生じるため原則的に予防的気管切開術を行う．

甲状軟骨−舌骨固定術[9]は，喉頭挙上を代償する方法である．効果は限定的だが，加齢による喉頭下垂など軽症例に有効と考えられる．気管切開術を施行せずに簡易的・低侵襲に実施できる．

甲状軟骨−下顎骨固定術[30]は喉頭挙上を強力に代償する．

甲状軟骨−舌骨−下顎骨固定術[28,29]は喉頭挙上と舌骨前方移動を強力に代償する．

舌骨を前方に強く牽引する（甲状軟骨−舌骨−下顎骨固定術[28,29]）と，舌根部後方運動が妨げられる．嚥下反射（惹起性）が保たれ，術後も咽頭期嚥下駆出力を用いた嚥下（術前と同様の嚥下法）をする場合は，舌根部後方運動が保たれる甲状軟骨−下顎骨固定術[30]が適する可能性がある．これは食塊搬送力強化をコンセプトとした術式となる．

一方，嚥下反射（惹起性）がまったく消失している場合は，重力による落とし込みで食塊を食道に導くしかない．このような症例は，随意的食道入口部開大術

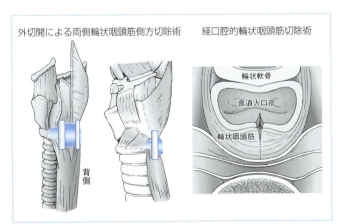

図 2-99 輪状咽頭筋切除術（右図：Pitman, et al., 2009.[15]）

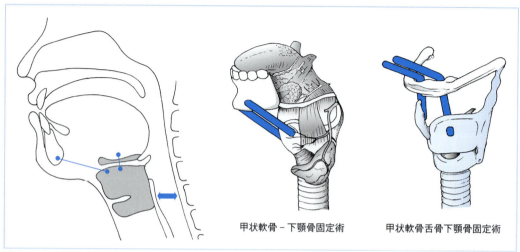
甲状軟骨－下顎骨固定術　　甲状軟骨舌骨下顎骨固定術

図 2-100　喉頭挙上術

(いわゆる棚橋法)[29]の適応となる．術後の嚥下法は，食塊が咽頭に入るタイミングで，肩の力を抜き，下顎を前方に突出させることで受動的に食道入口部を開大させ，その間に緩やかに食道へ食塊を落とし込んでいく．術後，新たな嚥下法について訓練が必須となるため，患者の理解・実践力が不可欠となる．これは食塊通過性向上をおもに狙った術式となる．

このように，喉頭挙上術はそのコンセプトが単一でなく，病態により使い分けた設計が必要である．重症嚥下障害であるほど，食塊通過性向上を加味した対応が必要となることが多い．

2─気道防御力強化

1) 目的と適応

気道防御力強化には，機能訓練として呼吸理学療法があるが，手術としては声門閉鎖力の改善が主体となる．発声・嚥下・咳嗽時には，両側声帯は内転し声門閉鎖した状態が必要である．声帯麻痺で声門閉鎖不全を生じると，発声時には気息性嗄声，嚥下時には咽頭期嚥下圧低下による咽頭残留増加や誤嚥，咳嗽時には声門下圧低下による喀出不良，といった病態を呈する．全身状態良好な患者の片側声帯麻痺(反回神経麻痺など)では嚥下障害は一般的に軽症だが，混合性喉頭麻痺(頭蓋底病変などにより迷走神経のみならず他の下位脳神経麻痺を合併した病態)，中枢性疾患や頭頸部腫瘍治療後の感覚障害や器質的異常，高齢者など他因子の合併により嚥下障害が顕在・重症化する．

2) 声帯へのアプローチ

手術には，片側声帯麻痺に対する喉頭枠組み手術[33]や声帯内注入術がある．音声機能改善とともに，嚥下機能もある程度改善できるため，積極的に検討すべき術式である．

喉頭枠組み手術は声の調律を行う術式で，以下の五つに分けられる．甲状軟骨形成術Ⅰ型(声帯内方移動・声帯質量増加)[34]，Ⅱ型(声帯外方移動)[35]，Ⅲ型(声帯長短縮・弛緩)[36]，Ⅳ型(声帯長伸長，緊張)[37]，披裂軟骨内転術(声帯内転)[38]からなり，これらはすべて局所麻酔下に施行し，術中患者に発声してもらい声を聴きながら声帯の位置・緊張度を微調整する術式である(**図 2-101**)．

声帯に侵襲を加えず，精度の高い音声改善が期待できる一方，その精度を高めるには熟練を要する．声門閉鎖不全改善を目的とする場合は，披裂軟骨内転術，甲状軟骨形成術Ⅰ型，Ⅳ型がおもな術式となる．

声帯内注入術[39]は，声帯内または傍声帯間隙に補填物を注入することにより声帯内方移動・声帯質量増加を図り，声門閉鎖不全を低減させる方法である．補填物としてはシリコン[40]，コラーゲン[41]，自家脂肪[42]，リン酸骨カルシウムペースト[43]，ヒアルロン酸[44]などが用いられているが，一長一短がある．多くは全身麻酔下に行われるが，局所麻酔下に行われることもある[45]．頸部外切開が不要で手技が比較的単純であるため，術式が標準化しやすい．全身麻酔下に施行する場

合は精細な手技は可能だが術中に患者の声を聴きながら微調整を行うことができないため，声質改善の精度には不確実な要素が残る．

3）誤嚥防止手術（図2-102）

重度呼吸機能障害（慢性呼吸不全，呼吸筋麻痺など）により自己喀出不能な状態が不可逆的または進行性であり，完全な気道防御が必要な場合は，誤嚥防止手術を考慮する．

誤嚥防止手術には喉頭全摘出術[47]，声門上喉頭閉鎖術[48]，声門閉鎖術[49,50]，声門下喉頭閉鎖術，喉頭気管分離術[51,52]，気管食道吻合術[53]がある．

喉頭全摘出術[47]は喉頭癌に対する喉頭全摘出術とは異なり，甲状軟骨・輪状軟骨・披裂軟骨の摘出を最小限とする術式が施行されることが多い．通過抵抗となる喉頭の構造がなく，咽頭管を伝うように嚥下が可能となるため，液状食に限れば筋萎縮性側索硬化症などの進行性疾患において最期まで経口摂取が目指しやすいとされる．一方，嚥下時の喉頭挙上能力の喪失により，固形物を中心に咽頭通過がかなり困難となる症例がある．咽頭管を介して電気喉頭からの音波伝導効率がよく，代償コミュニケーションの獲得が比較的容易ともされる．全麻下に施行される．

声門上喉頭閉鎖術[48]，声門閉鎖術[49,50]，声門下喉頭閉鎖術，喉頭気管分離術[51,52]は，気道と食道を分離する位置の違いによる．声門上喉頭閉鎖術[48]，声門下喉頭閉鎖術[51,52]は声帯の構造を残すため，将来的に嚥下機能が回復した場合に音声機能を復元できる余地がある．しかし，実際の音声機能復元例は極めて少数である．全麻下に施行される．声門閉鎖術[49,50]は左右声帯を縫合閉鎖する術式である．声帯の構造を破壊するため音声機能の復元は不可能だが，手技が容易で確実性が高く，局麻下に施行できるため全身状態不良患者で

意義	疾患に対する根治治療ではなく，優れた音声を得るための対症療法 声帯に侵襲を加えず，術中に声を出しながら調整ができる手術				
術式	Ⅰ型	Ⅱ型	Ⅲ型	Ⅳ型	披裂軟骨内転
声帯へのおもな効果	内方移動	外方移動	弛緩	緊張	内転
概論	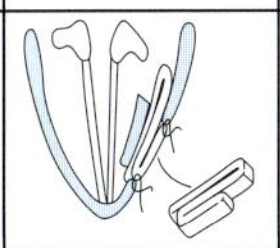	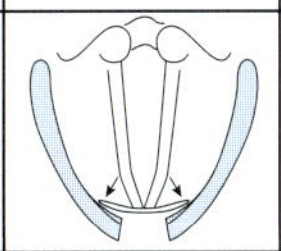	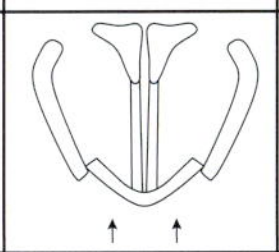	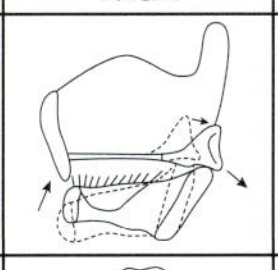	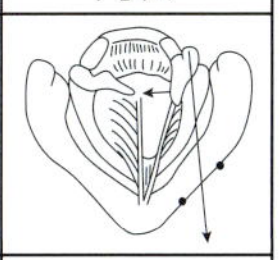
マニュアルテスト	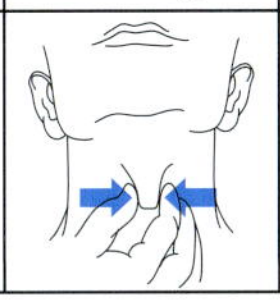	該当なし	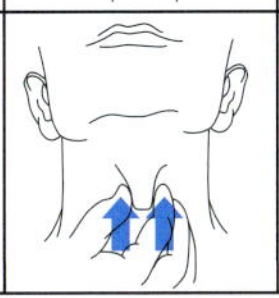	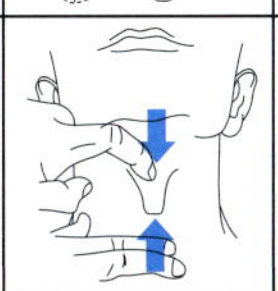	該当なし

図2-101　喉頭枠組み手術（一色, 1977.[33], Isshiki, 1974.[34], 1998.[35], 1977.[36], Tanabe, et al, 1985.[37], Isshiki, 1978.[38]より作成）

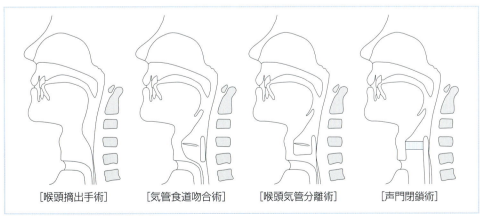

［喉頭摘出手術］　　［気管食道吻合術］　　［喉頭気管分離術］　　［声門閉鎖術］

図2-102　各種誤嚥防止手術（堀口, 2013.[46]）

も施行しやすい．気管孔を高位に大きく造設できるため，気管カニューレフリーにしやすい．喉頭気管分離術は，術後経口摂取を積極的に行う場合は，声門下の盲端に食物が貯留することがしばしば問題となる．

気管食道吻合術[53]は気管を食道に吻合するため，誤嚥しても食道に流れて嚥下が可能となる．食道に空気をためてから呼出すれば肉声での発声ができる症例もある．小児で適応になることが多い．

4）喉頭蓋管形成術[54, 55]について（図2-103）

誤嚥の制御が極めて困難であり誤嚥防止手術が考慮されるが，音声機能温存が必要な症例が適応となる．よい手術適応は，不顕性誤嚥や多量に持続する唾液誤

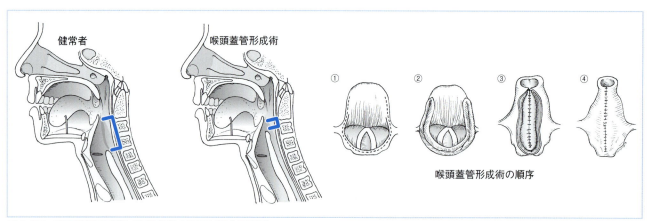

図2-103　喉頭蓋管形成術（施術前後の比較と術式の手順）

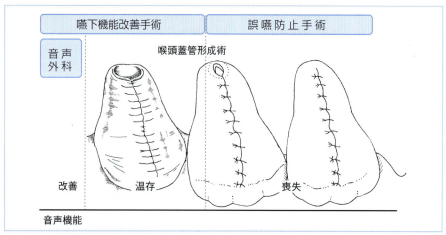

図2-104　喉頭蓋管形成術の位置づけ

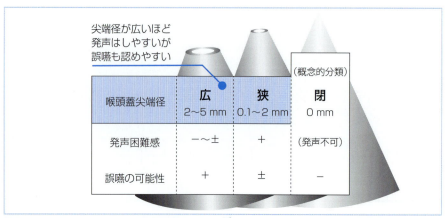

図2-105　喉頭蓋管尖端径の分類（金沢，2014.[57]）

嚥がある，音声機能がある程度保たれている，そして患者自身に発声・経口摂取いずれに対しても高い訓練意欲がある，ことである．さらに，温存した音声機能の恩恵を最も享受できる要素は，高次脳機能障害や認知症がない，著しい構音障害がない，発声時に永久気管孔を用手的に塞ぐことができる程度に上肢の運動機能が保たれている，ことである[56]．

喉頭蓋を筒状に形成することで誤嚥を著明に減ずることができ，かつ肉声での音声機能を温存できる．嚥下機能改善手術に分類されるが，臨床的には誤嚥防止手術との中間的な位置づけとなる（図2-104）．喉頭蓋管尖端のサイズを症例により調整することで，誤嚥制御・実用的な音声機能のバランスをとることが可能である（図2-105）[57]．永久気管孔が必要となる．弾性軟骨からなる喉頭蓋を筒状に形成する手技は高率に離開することが課題[58]でありあまり普及していなかったが，近年では確実性の高い手技が報告[57]されている．潜在的なニーズがあると思われ，今後ある程度普及していく可能性がある．

（金沢英哲）

5 口腔内装置による対応

1 嚥下機能補助装置とは

嚥下機能補助装置とは，摂食嚥下障害の形態的・機能的異常に対して，口腔の形態を補綴装置などで変化させることで，準備期・口腔期・咽頭期障害の改善を図る機能補助装置である．これらの装置は，形態を回復して機能の回復を図る，機能を代償的に回復させる，感覚や運動を賦活させるなどの役割を担っている．

摂食嚥下障害患者の多くは高齢者である．高齢者は喪失歯数が多く，それに対して歯冠補綴物や義歯を製作することは，解剖学的形態の回復，咬合の回復，咀嚼効率の向上，食塊形成の改善，残存歯の保護，下顎の安定による嚥下運動の安定化などの利点があり，摂食嚥下機能に対する影響は非常に大きい．ゆえに，歯冠補綴物や義歯も広義の嚥下機能補助装置ともいえる．

顎顔面領域の腫瘍に対して手術が行われ，口蓋や上

表2-8 摂食嚥下障害に対して用いられる嚥下補助装置

口腔の状態	形態・機能を回復するおもな装置
歯の欠損	歯冠補綴・義歯・インプラント
上顎欠損	顎補綴・舌接触補助床（PAP）
軟口蓋挙上不全	軟口蓋挙上装置（PLP）
軟口蓋欠損	スピーチエイド
下顎欠損	顎補綴
舌欠損	人工舌床（LAP）・舌接触補助床（PAP）
舌運動障害	舌接触補助床（PAP）
顔面欠損	エピテーゼ

顎歯肉に発生した腫瘍を切除すると，口腔から上顎洞への瘻孔が形成され，食物や水分の鼻漏出，開鼻声が生じる．また，下顎歯肉癌に対する下顎区域切除などにより下顎骨が離断され，連続性を失うと，下顎の健側偏位や咀嚼障害が生じる．このような場合には，義歯を応用した「顎義歯（狭義の顎顔面補綴）」が古くより用いられてきた．さらに，舌腫瘍に対する舌の全摘あるいは亜全摘された場合や，脳卒中後遺症や筋萎縮性側索硬化症などにより舌に運動障害をきたした場合には，舌が口蓋に接触することが困難となり，舌と口蓋の間に死腔ができ，食塊の形成や咽頭への送り込み機能が不全となる．それらに対し，舌接触補助床（palatal augmentation prosthesis；PAP），軟口蓋挙上装置（palatal lift prosthesis；PLP），スピーチエイド，人工舌床（lingual augmentation prosthesis；LAP）など，さまざまな装置が考案され，臨床に応用されている．各装置の詳細については，次の各項を参照していただきたい．

重要なのは，摂食嚥下障害の原疾患や障害部位を把握し，何を目的にどの部位にアプローチするのかを十分に考慮したうえで，装置の選択を行う必要があるということである（表2-8）．また，いずれの装置も回復に応じた調整や，定期的な構音・嚥下機能評価が必要であるが，適切な装置を使用することで摂食嚥下リハビリテーションの効率化が得られ，食事や会話といった日常生活を豊かにすることが可能になると考えられる．

（藤井　航）

2 摂食嚥下障害への義歯の使用

1—義歯の役割

従来,義歯は咀嚼機能および審美回復を目的とした装置として扱われているが,ここでは摂食嚥下リハビリテーションの視点から義歯の役割について紹介する.

咬断,臼磨,粉砕,および混合の食塊形成に至る咀嚼過程において,義歯は特に臼磨に限界があることから,義歯装着者は生野菜など繊維性食物を咀嚼するのに困窮しているのが常である.また,総義歯は天然歯と比較すると,咬合力は10%ほどである.すなわち義歯は,リハビリテーション医学の考え方に立つと,義肢装具同様に回復しきれない機能の代償と解釈してもよいだろう.

咀嚼中は,嚥下反射誘発が抑制されることが報告されている[1].咀嚼運動は,嚥下反射惹起の適度なタイミングを提供していると考えられる.咀嚼の過程は嚥下反射を抑制している中枢性の制御が働いている可能性があり,反対に嚥下が惹起されたときには咀嚼は停止していることから,咀嚼中枢と嚥下中枢はお互いが惹起と抑制のバランス機構を働かせていると予想できる.丸飲みで済むゼリーでは誤嚥を認めるが,口腔内圧受容器に働きかけ咀嚼運動を惹起する粉砕された氷塊では誤嚥がないといった事例は,それを証明している.義歯を装着することで熟達随意運動である咀嚼を促せば,食事メニューの拡大のみならず,誤嚥予防にも有利に働くことになる.

2—リハビリテーションの装置としての役割

義歯が食事の際に使用できるようにするためには,以下の条件が揃うことが必要である.
①適合,維持,咬合状態が良好であること.
②口腔諸器官に,義歯を装着し使用できる機能的巧緻性があること.
③義歯への認知機能が確保されていること.

下顎の総義歯は,咀嚼中に顎堤からわずかに浮き上がることがある.その場合には,舌,口唇(口輪筋),頬筋などの適度な緊張を伴った反射的抑制がかかり,義歯の変位を抑えて,上下顎歯の安定した咬合位を反復再現している.しかし,義歯の維持,安定に有利に働くこれら口腔諸筋に麻痺が生じると,一度浮き上がった義歯のコントロールが効かなくなり,咀嚼中に咬合位が復元できなくなってしまう.あるいは口腔内に過敏などの感覚異常があったり,義歯への認知機能が低下していたりということになると,たとえ義歯の適合状態が良好であっても,義歯装着が困難になる.このような場面では,義歯本来の目的が達成できない.

そこで,以下に示すように義歯をリハビリテーションにおける訓練用装置と解釈することで,さらなる応用が可能になる.

1)廃用予防の装置

義歯を装着せずに無歯顎(歯が一歯もない状態)のまま長期間放置されていたり,咬合支持(臼歯の噛み合わせ)がなかったりする場合には,食いしばったり,すりつぶしたりする動作(grinding movement)が疎かになるため,咬合時の咬筋や側頭筋に廃用が生じ,それらの筋を触知できなくなっていることがある.廃用は,上下肢のみならず口腔や顔面にも生じる.

そこで,食事中は使用できない義歯であっても,装着して歯の噛み合わせを繰り返すタッピング(tapping)運動を数十回行う(図2-106).この場合の義歯は,咀嚼筋群を活動させることで,口腔器官・諸筋群の廃用予防を目的とした装置としての役割を担う.

2)意識状態覚醒のための装置

タッピング運動は,脳血流の増加とともに,脳の局所的な賦活化をもたらす.また咬合時振動音の頭部への伝導は,意識状態の覚醒になる.

食事開始時に傾眠状態であったり,直前までベッド

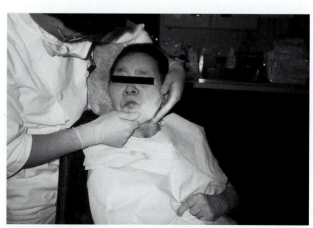

図2-106 義歯装着によるタッピング運動

上で睡眠していたりといった場合は，食思が上がらず，窒息や誤嚥のリスクも高くなる．そこで食事開始直前に義歯を装着し，数十秒間タッピング運動をして，意識状態の覚醒を促す．その後は義歯を外して食事を開始すればよい．

3）嚥下訓練用の装置

嚥下時には口唇閉鎖とともに，上下顎の臼歯が瞬時に噛み合い顎固定を図っている．しかし，噛み合う歯がない状態では，舌が過緊張を伴いながら口蓋を圧したり，上下顎堤が舌を噛んだりして顎の嚥下時固定を図っている．それは歯を喪失したことからくる代償能力の獲得ということでもあるが，嚥下時における口腔諸器官の生理的協調運動とは異なるものである．そこで，たとえば急性期の段階で唾液嚥下や水飲み嚥下の機能訓練を試みているときに，義歯を装着し咬合（噛みしめること）を意識して嚥下を促す．この場合の義歯は，咀嚼ではなく嚥下訓練を目的とした装置になる．

義歯は，たとえ摂食中に装着が不可能であっても，リハビリテーションの装具なり訓練用装置として捉えると，その応用法には広がりがでる．

そのほかに，口腔や食事への関心が薄かったり，全般にわたって認知機能の低下が認められたりするような場合にも，義歯の着脱行為は，手指の巧緻性，義歯への認知，ひいては食事への意欲向上に少なからず影響を与える．このように一人の患者を生活の視点で，義歯の存在を捉えてもよいだろう．

（植田耕一郎）

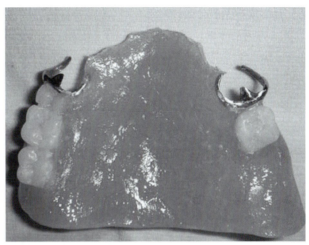

図 2-107　義歯型舌接触補助床

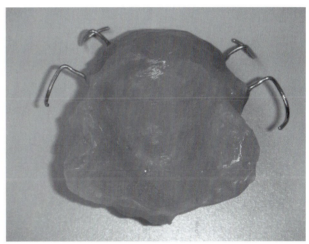

図 2-108　口蓋床型舌接触補助床

3　各種装置による対応

1—舌接触補助床（PAP）による対応

1）舌接触補助床とは

舌接触補助床とは，摂食嚥下障害や構音障害患者に対して用いる口腔内装置の一つである．舌の実質欠損や運動障害が原因で，舌と口蓋の接触が得られない患者に適応することが多い．嚥下時に舌と口蓋の接触が得られないと，口腔から咽頭にかけて適切に圧力を作ることが困難となり，その結果口腔から咽頭への食物の送り込みが困難となる．また構音時には舌音などの構音が不十分となる．舌接触補助床はその名のとおり，舌と口蓋の接触を補助する装置である．つまり，舌の運動不全があって口蓋まで届かないのであれば，舌接触補助床を装着して口蓋の高さを下げ，舌の接触を補助するのである．おもに上顎に装着する装置で，palatal augmentation prosthesis（PAP）ともよばれる．歯の欠損がある場合は義歯型（**図 2-107**），欠損がない場合は口蓋床型（**図 2-108**）の形態をとる．従来は，舌悪性腫瘍術後の器質的摂食嚥下障害患者や構音障害患者に対して用いられていた[1]．しかし，近年では脳血管疾患後遺症や神経筋疾患など機能的摂食嚥下障害患者に対しても適用されてきており，効果を上げている[2]．また保険適応も認められている．

2）舌接触補助床の適応基準

明確な適応基準はないが，①舌の運動不全，②摂食時の口腔内残留所見，③口蓋の形態がドーム状に深い（高口蓋），の3点が認められる患者は舌接触補助床の適応になりやすいと考えられる．また，舌接触補助床の診療ガイドラインも作成されているので，そちらも参照されたい[3]．

3）舌接触補助床製作のポイント

まず，通常の義歯，あるいは口蓋床を製作する．製作後，舌接触補助床の特徴である口蓋部の形態を決定していく．床の口蓋部にソフトワックス，もしくは粘膜調整材（義歯の暫間的修理材料）を用いて形態を決定する方法が一般的である．食物の口腔残留量を評価し，その残留箇所や残留量を目安にして粘膜調整材などを口蓋部に添加する．粘膜調整材などが硬化する前に嚥下運動や構音運動を実施させ，舌の可動域を印記する．1回の印記で形態が決定できることは少なく，粘膜調整材などを削除・添加することで繰り返し調整する．適宜，ゼリーやミキサー食などの食品を実際に摂取してもらいながら，口腔内残留の量が減少するように口蓋部の形態を調整する．

舌接触補助床は口腔内装置であるため，歯科医師しか製作できない．しかし，歯科医師だけで製作しようとせず，他職種と連携して製作する意識をもつことが重要である．舌接触補助床を使用しての摂食場面や直接訓練時の情報は口蓋部の形態修正に有益であり，看護師や言語聴覚士からの情報収集が有用である．また，製作時に言語聴覚士に同席してもらうことで適切な構音評価が可能となり，患者にとってよりよい，嚥下と構音の改善を両立した口蓋形態を追求できる可能性がある．

4）舌接触補助床完成とフォローアップ

舌接触補助床を患者に使用してもらいながら調整を継続し，ある程度形態が決定したところで粘膜調整材等をレジン（歯科用強化プラスチック）に置換するが，その後も適宜形態修正は必要である．舌接触補助床を使用して摂食あるいは発音することが舌運動の賦活化につながる場合があり，舌圧や舌の可動域が改善することがある[4]．したがって，十分なフォローアップを必要とする．

（大野友久）

2 ― 軟口蓋挙上装置（PLP）による対応

1）PLPとは

軟口蓋挙上装置（palatal lift prosthesis; PLP）は，口蓋裂術後や脳血管疾患などに伴う軟口蓋の運動障害による鼻咽腔閉鎖機能不全患者に対して用いられる口腔内装置である[1]．PLPの主目的は開鼻声を伴う構音障害を改善することであるが，摂食嚥下障害に対する有効性についても報告されている[2〜4]．

2）PLPの構造

PLPは，上顎に装着し義歯に準じた構造を持つ．すなわち硬口蓋を覆う床をベースとし，歯を固定源とするためのクラスプ（金属製の留め金）や欠損歯がある場合は人工歯を具備し，軟口蓋を所要の位置に持ち上げるための挙上子をワイヤーで連結した構造となっている（図2-109）．

3）PLPの製作法

PLPを製作する手順もまた，義歯のそれに準ずる．まずはデンタルミラーや舌圧子などで軟口蓋を触れて嘔吐反射がないことを確認後，誤嚥や誤飲に注意しながら印象採得により患者の軟口蓋を含んだ解剖学的形態を印記し，それを石膏模型に再現しPLPを製作する．製作したPLPを患者の口腔内に装着した状態で，挙上子の垂直的位置を設定するが，その際に言語聴覚士による聴覚評価などが重要となる．具体的には破裂音の発声や鼻息鏡を用いて息漏れの確認，ブローイン

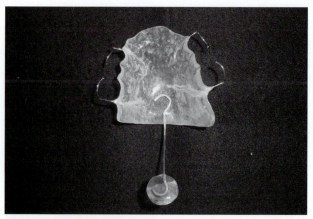

図2-109　軟口蓋挙上装置（PLP）
硬口蓋を覆う床からワイヤーが延長し挙上子と連結している．

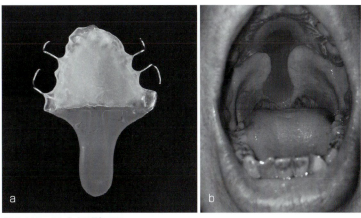

図 2-110 モバイル型 PLP
a：可動性のある軟質シリコン製の挙上子が特徴，b：モバイル型 PLP を口腔内に装着したところ．

グ時間や会話明瞭度の評価を参考にする．また可能であれば嚥下内視鏡検査（VE）や嚥下造影（VF）を実施し，PLP 装着の有無における軟口蓋挙上量と鼻咽腔逆流の評価を行うことが望ましい．

PLP は義歯に準じた構造であるために歯科医師のみが製作できる装置であるが，適応の可否の判断やリハビリテーション実施にあたっての方針決定に関しては，歯科医師だけでなく，言語聴覚士やリハビリテーション科医師など，関連する他職種との緊密な連携が非常に重要となる．

4）従来型 PLP の問題点

従来型 PLP は，ワイヤーで連結された挙上子の固定性が強いため，嚥下運動時の咽頭収縮を阻害しやすい．そのため，嚥下の困難感や違和感が出現することで，長時間の装着に難渋する症例を認めることがある．また，挙上子が軟口蓋を上向きの力で押している反作用として，PLP には下向きの力がかかることから通常の義歯よりも外れやすい装置であり，支えとなる上顎臼歯が残存していないと適応となりにくい．

5）モバイル型 PLP

前述のとおり，従来型 PLP は嚥下運動に対して阻害的に作用するので，摂食嚥下障害患者は適応外となりやすかった．しかし，挙上子を可動性のある軟質シリコンに置換したモバイル型 PLP（図 2-110）を摂食嚥下障害患者に用いることで，咽頭収縮を阻害することなく嚥下機能を保ったまま構音障害改善に効果が得られ，装着時の違和感も軽減し長時間の装着が可能となった報告[5]や，構音障害改善だけでなく食物の咽頭残留が減少し，摂食嚥下障害に対しても好影響がみられたという報告もされている[6]．

また，今まで PLP の適応となりにくかった総義歯装着の摂食嚥下障害患者に対して，モバイル型 PLP を適応させて鼻咽腔逆流防止が認められた報告[7]もあり，構音障害と摂食嚥下障害のある患者にとって有益な装置となり得るため，今後のさらなる普及が望まれる．

6）PLP 装着後の注意点

PLP は口腔内で大きな空間を占拠する装置であり，特に挙上子が咽頭後壁まで達する構造を有しているので，装着当初は違和感や嚥下困難感は相応に生じる．そのため，少しずつ装着時間を延長するようにして，徐々に慣れていくように患者に説明し，経過をみながら食形態も適宜変更する必要がある．また，長期装着に伴い鼻咽腔機能が賦活化し，軟口蓋の動きが改善する報告[8]があり，挙上子の位置設定もその状態に応じて変更する必要があるため，装着後もフォローアップを継続することが重要である．

（鴨田勇司，大野友久）

3―スワロエイドによる対応

1）スワロエイド（Swalloaid）とは

スワロエイドとは，多数歯欠損や無歯顎の症例に対し摂食嚥下機能を補助することを目的として上顎に装着する補綴物である[1,2]．形態は上顎の総義歯に類似しており，前歯部には審美性を考慮し人工歯を排列するが，臼歯部には人工歯は排列せずに，下顎の歯槽堤や

残存歯に疼痛なく接触するような形態を付与することが多い（図2-111）．

2）スワロエイドを装着する目的

多数歯欠損や無歯顎の症例では，嚥下時にバーティカルストップ（臼歯の咬合支持）がないため，下顎が不安定になることがある．加えて，嚥下時の舌尖の位置も上顎前歯がないと不安定になる．その場合は上下義歯の装着が理想であるが，認知症などで指示が通らないと咬合採得（上下義歯の咬合の位置決め）がうまくいかない．また，下顎の義歯は歯槽への吸着効果が少ないため，維持が悪く装着が困難な場合が多い．そのような症例に対して，症状の改善を期待して製作されるのがスワロエイドである．したがって，①下顎位置の安定，②舌尖の安定，が装着の目的である．副次的な目的としては，③S状隆起形成による食塊形成の補助（押しつぶしの補助），④語音明瞭度の改善，などがある．

3）スワロエイドの適応症

上顎の床タイプが基本の形となるため，多数歯欠損や無歯顎ということが適応の必要条件である．そのなかで，上顎義歯の装着は可能であるものの，下顎義歯が何らかの理由で装着できない場合にスワロエイドの適用を試みる．下顎義歯が装着困難な理由としては，咬合採得ができない，下顎義歯が著しく不安定，下顎義歯の拒否，などがある．

4）スワロエイドの製作法

上顎義歯に準じた方法で製作する．まず上顎の印象を採取し，前歯部のみに人工歯を並べ，臼歯部はレジン堤のスワロエイドの原型を製作する．下顎に残存歯がありレジン堤に接する場合は，咬合高径が高くならないように注意しながら，自由に下顎の左右臼磨運動ができるようにレジン堤形態を調整して完成とする．下顎が無歯顎の場合は，レジン堤の咬合面に相当するところに軟性レジンを付与し，形態を下顎歯槽堤に適合するように調整して完成とする．舌運動が障害されている場合は応用型として，床にPAPの形態を付与することもある．

5）スワロエイドの効果

装着することにより下顎や舌尖の安定が得られることで以下のような効果が期待できる[2]．ただし以下の効果は全例に効果があるわけではないので適用するときには十分な説明が必要である．

① 口腔内残留の軽減

スワロエイドにより食塊が口腔前庭に溢れ出なくなるため，嚥下後の残留が減少する．

② 唾液嚥下の改善

舌尖が固定され，舌口蓋接触が容易になることで唾液嚥下が改善する．また，舌尖が固定されることで（アンカー効果）嚥下時の咽頭圧の上昇が期待でき，そのことも唾液嚥下の改善につながると考えられる．

③ 誤嚥の減少

唾液嚥下の改善と同様の機序により，食物や唾液の誤嚥が減少することがある．嚥下時に下顎が安定することも誤嚥の減少につながると考えられる．

④ 食塊形成の改善

舌尖と口蓋の接触が容易になることにより，食塊形成が改善される．

⑤ 食事時間の短縮

上記①～④の効果によって食事時間の短縮が期待できる．

⑥ ジスキネジアの改善

ジスキネジアは，不安定な咬合によって惹起される可能性が指摘されている[3]．スワロエイドを装着することで下顎が固定されて咬合が安定することにより，ジスキネジアが改善すると考えられている．

6）まとめ

スワロエイドはこれまで報告が少なく，本項で適応

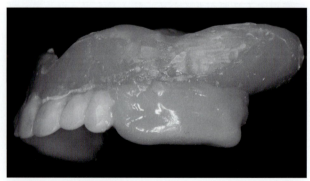

図 2-111　スワロエイド
上下顎とも無歯顎の症例のスワロエイド．下顎歯槽堤と接触しても痛みが出ないように臼歯部はソフトレジン堤で形成されている．

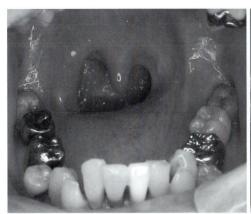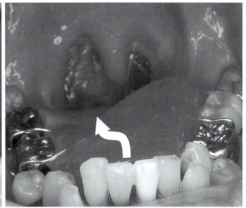

図 2-112　LAP 症例（口腔期の障害の改善）
左：LAP 非装着時．移植された皮弁が萎縮しており，残存舌は舌根部のみである．咽頭への能動的な送り込みは不可能であった．
右：LAP 装着時．LAP が口底を覆うように装着されている．LAP の傾斜が比較的可動性のよい右側に向かっており，受動的な送り込みが可能となった（矢印が食塊の流れ）．

症や効果をあげたが，まだまだ検討・改善の余地がある治療法である．実際に「やってみないと効果がわからない」という面があり，効果の予知性が劣るために臨床で用いにくい治療法である．しかし，症例によっては非常に効果的に作用するのは事実である．今後のさらなる検討が望まれる．

4─その他の装置による対応

1）Lingual augmentation prosthesis（LAP）

舌接触補助床（PAP）は，そのガイドライン（日本老年歯科医学会，日本補綴歯科学会編）にもあるように，基本的には上顎に装着することで舌と口蓋（実際は PAP）の接触を補助する装置である．しかし，口腔腫瘍術後のなかには，舌の可動域が著しく障害されている症例があり，その場合は PAP を装着しても十分な摂食嚥下機能の改善が得られないことがある．そのような症例に対しては，上顎だけでなく下顎にも補綴装置を装着することで機能改善を図ることが可能な場合がある．その下顎に装着する補綴装置は，lingual augmentation prosthesis（LAP）[1]）や人工舌床[2]）とよばれ，いくつかの効果が報告されている．

①口腔期（口腔から咽頭への送り込み）の障害の改善（図 2-112）

舌可動部全摘後の症例．大胸筋皮弁で舌を再建されたが，再建皮弁の萎縮のため舌の形態は認められず口底に陥没が認められた．舌による能動的な食塊移送は困難と判断し，受動的に送り込みを補助する LAP を製作した．LAP を装着することにより咽頭への食塊移送が改善された．

②口底の残留の改善（図 2-113）

舌亜全摘後に遊離前外側大腿皮弁による舌再建が行われた症例．PAP を装着することにより咽頭への送り込みは改善されが，口底の多量の残留は改善されなかったため，口底部を埋めるように LAP を製作した．その結果，残留は著しく減少し，食事にかかる時間も短縮された．

③咀嚼障害の改善（図 2-114）

舌亜全摘後の症例．大胸筋皮弁による再建を受けたが，残存舌がわずかであり咀嚼時に食物を咬合面に載せることが困難であった．咀嚼したものが咬合面から口底に脱落することを防ぐ目的で LAP を製作した結果，固形物の咀嚼が可能となった．

2）Castello-Morales 口蓋床（CM 床）（図 2-115）

床の一部に可動性のビーズなどを付与した床装置である[3]）．ビーズが刺激となり，それに合わせて舌や口唇を動かすことで，運動を促すことを目的とする．おもに小児に対して用いられる．床の装着さえ受容できれば，意思疎通ができる症例だけでなく，意思疎通が困難な精神発達遅滞の症例に対しても適用が可能である．

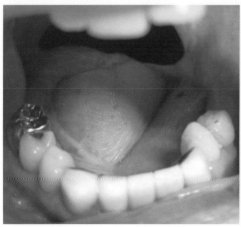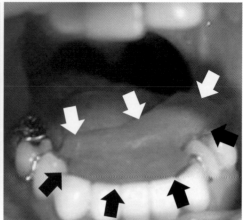

図 2-113　LAP 症例（口底の残留の改善）
左：LAP 非装着時．後方に残存舌がみえるが，前方部は皮弁で覆われており可動性はない．
右：LAP 装着時．LAP が可能性のない口腔前方に装着されている（矢印）．非装着時には認められた口腔前方の残留は改善された．

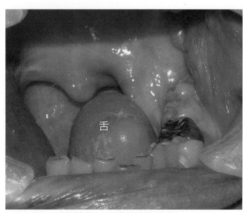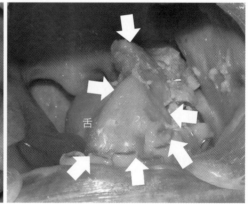

図 2-114　LAP 症例（咀嚼障害の改善）
左：LAP 非装着時．萎縮した残存舌を認める．舌による食塊の咬合面への移送は不可能であった．
右：LAP 装着時（ピーナッツ摂取）．食塊が口底に落ちるのを防止するように LAP が装着されている（白矢印）．ピーナッツが良好に咀嚼・粉砕されているのが観察できる．

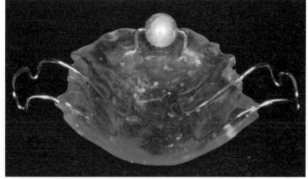

図 2-115　Castello-Morales 口蓋床
舌尖の動きを誘導するために用いられた CM 床．口蓋前方部に可動性のビーズが付けられている．

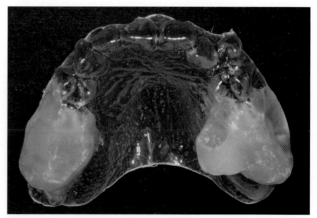

図 2-116　OE 法のチューブガイド用装置
閉口しないように咬合が挙上してある．OE 法のチューブを通す穴（矢印）がつくられており，この穴にチューブを通せば，チューブ先端が咽頭の適切な位置に挿入できるようになっている．

3) 間欠的口腔食道経管栄養法（OE 法）のチューブガイド用装置（図2-116）

OE法はさまざまな点で優れた栄養方法であるが，手技がやや煩雑であるため，認知機能の障害などにより口腔から咽頭，食道へのチューブ挿入が困難となる症例がある．そのような症例に対して，チューブ挿入のガイドとしてのマウスピースが報告されている[4]．上顎に装着したマウスピースにあるトンネル部にチューブを挿入すれば，咽頭の適したところにチューブ先端が到達し，容易にチューブを食道に挿入できる．

4) まとめ

口腔内に装着する装置は，形をさまざまに工夫できるため，ほかにも唾液持続吸引カテーテル保持装置や口唇閉鎖補助装置などバリエーションがある．口腔内装置は既存の装置の固定概念にとらわれずに臨床に応用することで，さらに可能性が広がる治療法である．

（野原幹司）

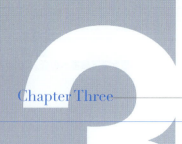

Chapter Three — 摂食嚥下障害への介入 2

1 リスク管理

1 誤嚥性肺炎

1—分類と発症要因

誤嚥性肺炎（aspiration pneumonia）には，嚥下性肺炎ともいわれる通常型（狭義）の誤嚥性肺炎（表3-1）と，びまん性嚥下性細気管支炎，嘔吐に伴うMendelson（メンデルソン）症候群，人工呼吸器関連肺炎がある．びまん性嚥下性細気管支炎[1]は高齢者の剖検での所見から提案された概念で，誤嚥，おもに不顕性誤嚥に感染を伴った細気管支炎であり，高齢者喘息と鑑別を要する症状を示す．

通常型の誤嚥性肺炎は，臨床的に二つのグループに分けられる．一つは，摂食嚥下リハビリテーションの途上で誤嚥性肺炎を引き起こしてしまった場合，すなわち，経口摂取していなければ肺炎を予防できていた症例が，経口摂取に伴う誤嚥をきっかけに肺炎を呈した場合である．一方，おもに高齢者が起こす，不顕性誤嚥の関与が推察される誤嚥性肺炎がある．前者は，いわゆるリハビリテーション期間中の合併症であるため報告は少ないが，藤島らは，2～3割と述べている．後者はより一般的に多数存在し，高齢者肺炎の約7割を占めるとのデータもある．

回復期リハビリテーション病棟などでの経口摂取訓練中の誤嚥性肺炎は，多くの場合，誤嚥性肺炎の発症を常に警戒しつつ治療にあたっているため，早期発見・対応も可能であり，生命予後は一般に良好である．ただし，経口摂取の断念に至る場合はある．基本的には，診療の質の改善，すなわち，適切な嚥下機能の評価，適切な治療プログラムによる予防が期待される．経口摂取を断念すれば，肺炎を予防できる状態がほとんどであるが，禁食を継続しても，さらなる高齢化やADLの低下，臥床傾向，口腔ケアの不良などにより，のちに述べる，唾液誤嚥や逆流性誤嚥による誤嚥性肺炎のリスク症例に移行していく可能性はある．

一方，高齢者の誤嚥性肺炎については，経口摂取している症例の肺炎（市中肺炎における誤嚥性肺炎），経口摂取していない症例の誤嚥性肺炎（院内肺炎における誤嚥性肺炎）とも，より包括的な対応を要する．図3-1に市中高齢者の誤嚥性肺炎のおもな要因をあげたが，気道防御機構および免疫機構（防衛体力）の複数の面での破綻の結果としての肺炎の発症（発見・顕在化）である点が重要である．

日本呼吸器学会でも，従来は肺炎を市中肺炎と院内肺炎の二つに区分し，誤嚥性肺炎を院内肺炎に位置づけていたが，2011年に，高齢虚弱者の肺炎を医療・介護関連肺炎（nursing and healthcare-associated pneumonia；NHCAP）と定義[2]した．NHCAPは誤嚥性肺炎とイコールではないが，NHCAPのリスク因子として，嚥下困難と経口摂取不能があげられており，NHCAPにおける誤嚥性肺炎の治療指針では，嚥下障害への対応の重要性も触れられている（表3-2）．

院内発症での誤嚥性肺炎は，それに加えて，入院理由である疾患や侵襲的治療による体力低下，臥床傾向，ストレス，口腔衛生の悪化があり，さらに経鼻経管栄養チューブや挿管チューブによる口腔咽頭の清潔状態と感覚運動機能の悪化，不適切な経腸栄養スケジュールによる逆流の誘発，などが関与する．Langmoreらによる前方視的検討[3]では，高齢者肺炎の危険因子は，疾患数（全身免疫反応低下），喫煙歴（気道

表 3-1 誤嚥性肺炎の臨床診断基準

分類	診断基準
確実症例	A. 明らかな誤嚥が直接確認され，それに引き続き肺炎を発症した症例 B. 肺炎例で気道より誤嚥内容が吸引などで確認された症例 肺炎の診断は，次の①，②を満たす症例とする ① 胸部X線または胸部CT上で肺胞性陰影（浸潤影）を認める ② 37.5℃以上の発熱，CRPの異常高値，末梢白血球数 9,000/μL以上の増加，喀痰など気道症例のいずれか二つ以上存在する場合
ほぼ確実症例	A. 臨床的に飲食に伴ってむせなどの嚥下障害を反復して認め，上記①および②の肺炎の診断基準を満たす症例 B. 「確実症例」のAまたはBに該当する症例で肺炎の診断基準のいずれか一方のみを満たす症例
疑い症例	A. 臨床的に誤嚥や嚥下機能障害の可能性をもつ以下の基礎病態ないし疾患を有し，肺炎の診断基準①または②を満たす症例 　a. 陳旧性ないし急性の脳血管障害 　b. 嚥下障害をきたしうる変性神経疾患または神経筋疾患 　c. 意識障害や高度の痴呆 　d. 嘔吐や逆流性食道炎をきたしうる消化器疾患（胃切除後も含む） 　e. 口腔咽頭，縦隔腫瘍およびその術後．気管食道瘻 　f. 気管切開 　g. 経鼻管による経管栄養 　h. その他の嚥下障害をきたす基礎疾患

（平成8年長寿科学総合研究事業　嚥下性肺疾患の診断と治療に関する研究班：嚥下性肺疾患の診断と治療）

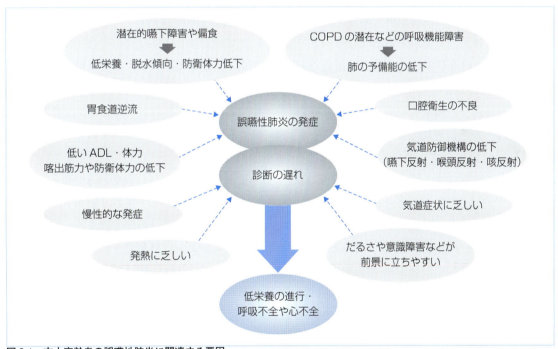

図 3-1　市中高齢者の誤嚥性肺炎に関連する要因

表 3-2　NHCAPにおける誤嚥性肺炎の治療方針（日本呼吸器学会 医療・介護関連肺炎（NHCAP）診療ガイドライン作成委員会，2011.[2]）

1. 抗菌薬治療（口腔内常在菌，嫌気性菌に有効な薬剤を優先する）
2. PPV接種は可能であれば実施（重症化を防ぐためにインフルエンザワクチンの接種が望ましい）
3. 口腔ケアを行う
4. 摂食嚥下リハビリテーションを行う
5. 嚥下機能を改善させる薬物療法を考慮（ACE阻害薬，シロスタゾールなど）
6. 意識レベルを高める努力（鎮静剤，睡眠剤の減量，中止など）
7. 嚥下困難を生じる薬剤の減量，中止
8. 栄養状態の改善を図る（ただし，PEG自体に肺炎予防のエビデンスはない）
9. 就寝時の体位は頭位（上半身）の軽度挙上が望ましい

表3-3 Retrograde aspiration に対する気道防御メカニズム (Shaker, 1995.[4])

Basal mechanisms	Lower esophageal sphincter Upper esophageal sphincter
Response mechanisms	Esophago-UES contractile reflex Esophagoglottal closure reflex Secondary esophageal peristalsis Pharyngeal swallows Pharyngo-UES contractile reflex Pharyngo-glottal adduction reflex

表3-4 誤嚥性肺炎の予防（リスク別）

食事に伴う誤嚥の防止	嚥下機能改善，適切な食形態，代償的テクニック，禁食，食前の口腔ケア
唾液誤嚥によるリスクの軽減	口腔ケア（咽頭ケア）励行，嚥下機能改善
逆流性誤嚥によるリスクの軽減	体位・嚥下機能改善，適切な経腸栄養
咳・喀出能力の改善	咳反射改善，喀出能力の改善，排痰法，内服や吸入による援助
全身体力の改善	ADLや活動性の改善，栄養サポート
早期発見，早期治療	本人・家族指導，看護・介護スタッフ教育，医療機関へのアクセス改善

クリアランス低下），経管栄養，口腔内不衛生，食事要介助などであり，嚥下障害の存在そのものの，肺炎発症への関与は少なかった．

なお，誤嚥に関する用語は，職種によりその使用法に若干の違いがあり，「不顕性誤嚥」が"（何を誤嚥するかにはかかわらず）誤嚥したのにむせのない状態"を示す場合と，"夜間または臥位での唾液の誤嚥"を指す場合がある．前者はむせのある誤嚥である「顕性誤嚥」に対する用法であり，耳鼻咽喉科およびリハビリテーション科などでの利用が多く，また，VF所見などで，顕性誤嚥と比較して用いられることが多い．後者は，内科や老年科などで，肺炎の原因としての誤嚥の一つとして，食物の誤嚥に対比して用いられることが多い用法である．

また，誤嚥にも，嚥下に伴う誤嚥（anterograde aspiration），逆流に伴う誤嚥（retrograde aspiration）があるともいわれている．正常嚥下はそれ自体が気道防御機構（anterograde aspiration 予防）である．retrograde aspiration に対しての気道防御機構として，Shaker[4]は，表3-3に示す複数のメカニズムをあげている．このうち，pharyngeal swallow は舌運動を伴う通常の嚥下と別の概念として，咽頭に直接注入された水や刺激に対して起こる嚥下運動であり，anterograde aspiration，retrograde aspiration 両者に対する気道防御機能と提唱されている．Pharyngeal swallow を惹起するためには高齢者ではより強い（多い）刺激が必要であること，すなわち pharyngeal swallow の加齢による閾値の上昇も報告されている．この pharyngeal swallow は，寺本ら[5]が開発した嚥下誘発テスト（SPT，p.168参照）で惹起される反応と近い．すなわち，SPTは，VFで示される anterograde aspiration 予防機能ではなく，retrograde aspiration に対する気道防御機能の評価に近いために，高齢者の肺炎（retrograde aspiration による頻度が高い可能性がある）のリスク検出に有用である可能性がある．

2 ― 誤嚥性肺炎の予防

誤嚥性肺炎の予防については，包括的な対応が必要である．表3-4に，リスク別の対策をあげた．詳細は本書の各項を参照されたい．また，予防を場面ごとに捉えると，表3-5のようになる．口腔ケアや薬物治療による肺炎予防効果については，わが国でも多くの報告がある．

重要なのは，一つの戦略のみでなく，包括的なアプローチが必要なことである．薬剤を飲めば寝たきりでも肺炎を起こさないわけではなく，訓練を行えばすべての症例が安全に摂食できるようになるわけではない．誤嚥性肺炎リスク症例はさまざまな臨床の場に分布しており（表3-6），多方面からのアプローチを実施することについての，主治医，あるいは看護・介護責任者によるリーダーシップが重要となってくる．

3 ― 誤嚥性肺炎の包括的治療

1）包括的治療の必要性

肺炎は死に至る疾患であると同時に，さまざまな状態悪化へのきっかけ（表3-7）ともなりうる．誤嚥性肺炎発症後の適切な対応とは，単に抗菌薬の選択にとどまらず，栄養サポート，呼吸リハビリテーション，摂食嚥下リハビリテーション，廃用症候群やADL低下，入院による認知症悪化の対策も含めた包括的なもので

3章―摂食嚥下障害への介入2

表3-5 誤嚥性肺炎の予防（場面別）

食　事	嚥下機能・食形態・食べ方・量をチェック
補助栄養 （経腸栄養・経静脈栄養）	水分・栄養サポート，逆流防止と活動性の維持に配慮したスケジュール
薬剤処方時	嚥下機能を悪化させる薬剤はやめる，咳反射・嚥下反射の改善作用のある薬剤の検討
口腔ケア	食前リハ・食後保清，入眠前保清
夜　間	ギャッジアップ
日中の活動性改善，リハビリテーション	口を動かす，呼吸改善，全身運動，体幹機能，口腔咽頭頸部のリハビリテーション

表3-6 誤嚥性肺炎の予防が必要な対象群

高リスク群	・嚥下障害がすでに指摘されている症例 ・要介護高齢者の多い施設の入所者・通所者 ・病院入院中の高齢者，および重症疾患症例 ・自力での経口摂取ができない症例，自力での口腔ケアができない症例，自力での離床・座位がとれない症例
予防的啓蒙活動が必要な対象群	・市中高齢者 ・施設内高齢者

表3-7 誤嚥性肺炎発症によるリスク

・心不全・呼吸不全による死亡，あるいは重症化の可能性
・呼吸機能が回復せず，あるいは潜在的な呼吸器疾患が顕在化して，在宅酸素療法適応などになる可能性
・排痰能力が回復せず，吸引が必要な状態となる可能性
・経口摂取機能が回復せず，経管栄養になる可能性
・運動機能が低下し，寝たきりや要介護になる可能性
・精神機能が低下し，認知症が顕在化・進行する可能性
・上記の結果，自宅に帰れなくなる可能性

あること[6]が望ましい（図3-2）．

つまり，誤嚥性肺炎を発症した場合には，
① 誤嚥性肺炎の治療
② 肺炎による被害を最小限にとどめる配慮
③ 今後の経口摂取を安全に行うための評価と対応
④ 経口摂取以外の肺炎予防手段の導入と定着
が必要ということである．

2）抗菌薬の選択

誤嚥性肺炎の原因菌については，日本呼吸器学会のガイドライン「成人院内肺炎診療の基本的考え方」[7]に，口腔内細菌で嫌気性菌が主と考えられるが，病院や老人施設ではグラム陰性桿菌，MRSAなど院内肺炎の原因菌が関与すると述べられている．よくみられる好気性菌としてStaphylococcus aureus, Streptcoccus pneumoniae, Pseudomonas, 腸内グラム陰性桿菌などがあげられている．

抗菌薬の選択としては，グラム陰性桿菌と嫌気性菌の混合感染を念頭に置くこと，肺炎の重症度を考慮して，βラクタマーゼ阻害ペニシリン系薬，カルバペネム系薬，第三世代セフェム系薬＋カルバペネム系薬のいずれかにクリンダマイシンを組み合わせて用いることが勧められている[7]．慢性呼吸器疾患が基礎に存在する場合には緑膿菌の関与も考慮する．

治療効果は，熱・咳・痰などの症状，白血球数，CRP値，胸部X線像などの改善から判断する．CRP値および胸部X線像の改善は遅いこともしばしばであり，臨床症状の改善と，検査結果の改善の方向性をもって判断する．また，重症肺炎の場合には，ステロイド投与も検討[7]される．

3）補液管理・補助栄養

肺炎発症例では，禁食にすること，および発熱・喀痰などによる水分・エネルギー消費が多いことから，水分および栄養投与が必要である．発症前からの潜在的栄養障害の可能性もあり，また，経口摂取再開後も，必要栄養摂取量の獲得までは時間がかかることを考慮して，補助栄養の導入に遅滞のないようにする．

4）呼吸ケア・呼吸リハビリテーション

看護スタッフ，理学療法士らにより，急性期からの呼吸ケアを積極的に行う（表3-8）．

この際の体位交換は極めて重要である．左右の体位交換は，下側肺症候群（dependent lung disease；DLD）の予防に不可欠であり，最低でも側臥位角度40〜60度が必要である．半腹臥位までの姿勢が可能であればそのほうが望ましい．座位（車椅子）も，生理的な呼吸機能を取り戻すうえでは簡便で効果のある方法である．

従来から呼吸予備能が低い症例における誤嚥性肺炎発症は多く，亜急性期以降も，呼吸リハビリテーションのアプローチが必要となることもある．

5）口腔ケア

具体的には本書他項に譲る．円背の高齢者を仰臥位にすると口が開きやすく，さらに酸素投与などで口腔

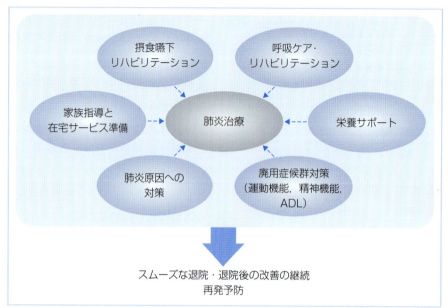

図 3-2　誤嚥性肺炎の包括的治療

表 3-8　急性期の呼吸ケア

体位交換	・下側肺症候群（DLD）の予防，排痰体位
呼吸筋力	・胸郭可動域改善 ・機器・シルベスター法など
排　痰	・ハフィング（huffing），咳 ・吸引，吸入
酸素投与	・心負荷の軽減 ・労作に応じて調節する

内が乾燥しやすく，悪循環となる．姿勢調節による閉口の誘導，マスクや湿潤剤による湿潤環境の維持を工夫する．

6）廃用予防アプローチ

　誤嚥性肺炎急性期は，ベッド上安静，酸素マスク・カニューレ，点滴や尿道カテーテルなどにより活動性が低下することから，廃用症候群をきたしやすい．会話，起座，離床など，口腔周囲および心身の活動性の改善が必要である．また離床に伴い，酸素必要量の増加が予想されるため，呼吸状態や経皮的動脈血酸素飽和度（SpO_2）の観察が必要である．誤嚥性肺炎は高齢者に多く，「自分からどんどん動く」症例は極めて少ないので，廃用症候群の回復のためには，ハード面とソフト面からの環境設定が重要である．

7）経口摂食の再開の検討

　一般に誤嚥性肺炎の急性期には禁食となるが，肺炎の原因が食事に伴わない誤嚥である場合，禁食による廃用の影響のほうが深刻なことから，早期の経口再開が推奨される場合もある．しかし，もちろん適切な評価に基づく摂食嚥下リハビリテーションは必要である．また，悪液質やデス・スパイラルによる食欲の低下，認知症による食事量の減少などもあり，経口摂食の再開後も，栄養サポートの視点は常に持ち続けることが重要である．

8）退院準備・再発予防

　一般病院の入院期間は短縮化の傾向にあり，誤嚥性肺炎症例で入院した症例では，急性期治療と摂食嚥下評価を行う程度で退院となる場合も多く，廃用症候群の改善や摂取量増，再発予防指導の定着などは，地域のスタッフとの連携が必要である．典型的な身体障害をもたらす脳血管障害などの疾患と異なり，介護保険サービス利用率も発症前には低いことが多いので，それらの手配と地域スタッフへの引き継ぎが重要である．

　前項で述べた誤嚥性肺炎予防を，再発予防としてプランニングする．一度誤嚥性肺炎を起こした高齢者は，再発のリスクも高い．早期発見・早期入院・早期からのリハビリテーションにより，年間入院日数やADLの低下を予防することが長期的ゴールとなる．

2 窒息

1―窒息の頻度

厚生労働省の人口動態統計によると，不慮の窒息による死亡者数は2014年では9,806名（**図3-3**）にのぼり，不慮の事故のトップとなっている．80歳以上では6,047名が窒息（うち2,853名が食物の誤嚥による窒息）により死亡している．65歳以上の窒息による死亡のうち，半数以上は施設・病院・外出先などでの発生である．

介護の場面でも窒息事故は少なくなく，介護事故として係争中のものもある．介護事故の実態統計はほとんどないが，「福祉・介護オンブズネットおおさか」が行った調査によると，2004年度に大阪府内の38自治体（府内総自治体数は43）での介護事故のうち，誤嚥による死亡（その多くが窒息と推測される）は13件であった[1]．

老人病院における窒息の分析[2]では，食事時の発生が84％，ベッド上での発生が70％であり，死亡率は19.9％であった．

2―窒息時の応急処置

窒息時の応急処置としては，指でのかき出し（指拭法），背部叩打，Heimelich（ハイムリック）法，吸引（吸引器，掃除機）が知られている．消防庁が関与した窒息事故のデータを解析した研究[3]では，救急車要請された気道異物の死亡率は31.3％，餅は原因の18％で死亡率は51％と有意に深刻な食物であった．市民による応急処置の実施は62％で，その69％で異物除去に成功しており，成功の有無を問わず，市民による異物除去努力の実施は生存率を3倍高める結果となっていた．市民が自発的に応急処置を行った場合と，電話で指導されて行っていた場合があり，実施内容は，背部叩打法，指拭法，ハイムリック法，掃除機による吸引で，前三者の成功率はいずれも6割を超えていた．到着した救急隊員は喉頭鏡またはマギル鉗子による異物除去を6割に施行して成功率は78％，吸引器を21％に施行して成功率71％であった．以上のデータからは，発見者による応急処置の重要性とそのための予防的な指導が重要であること，また，喉頭鏡，鉗子や吸引器などの救急用品の用意の重要性が示唆される．

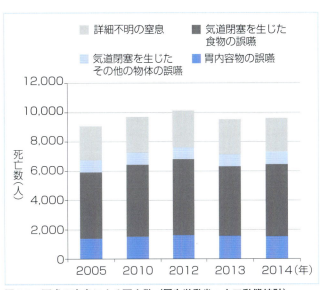

図3-3　不慮の窒息による死亡数（厚生労働省：人口動態統計）

救急隊の統計は小児も含んでおり，背部叩打法は特に乳幼児に著効を示す方法である．高齢者では，明らかな中咽頭以下に原因がある窒息のみならず，口腔から上咽頭にかけての食物の滞留による呼吸困難・準窒息状態も多く，まずは指でかき出すことの重要性が説かれている．

3 排痰

1―排痰の機序

排痰は，末梢から中枢への痰の移動と，中枢気道からの喀出の二つのステップからなる．末梢から中枢の移動は，粘液繊毛輸送系の働きおよび呼気気流によるものであり，中枢気道からは，咳嗽（秒速100mの高流速の気流）によってなされる．

2―排痰を援助する技術

末梢から中枢への痰の移動を援助する代表的な手技は体位ドレナージであり，中枢気道からの喀出の援助は，咳嗽練習や強制呼出手技（forced expiratory technique；FET），あるいはFETの構成要素としてのハフィング（huffing）が代表的である．FETは喉頭閉鎖を伴わない強い呼出である．深吸気運動とリラクセーションとを組み合わせたactive cycle breathing technique（ACBT）（**図3-4**）によって，末梢から中枢までの痰の移動と喀出を促すことが提唱されている．

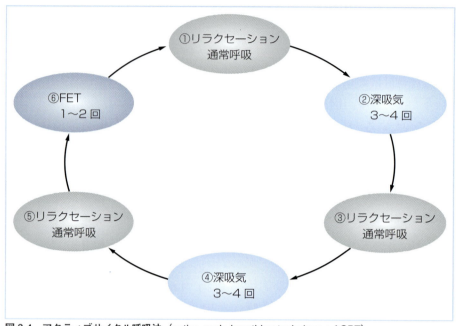

図3-4 アクティブサイクル呼吸法（active cycle breathing technique；ACBT）

体位ドレナージに組み合わせて用いられることの多かった叩打法，振動法は，一部の症例での気道攣縮誘発および効果の実証が得られないことから，あまり利用されない傾向にある．胸部圧迫法も体位ドレナージと併用して用いられているが，呼吸介助，スクイージング（squeezing）などと用語が混乱している．

狭義の呼吸理学療法のみならず，一般的な全身運動も喀痰の排出を促進することが知られており，また，吸入療法，薬物療法も併用されている．

機器を用いた排痰介助としては，気道に陽圧と振動を加える目的のフラッターバルブ，陽圧の後急速に陰圧をかけるカフマシン，また体外式呼吸器（RTX）を用いて胸郭の外側から振動と咳状の圧変化をもたらす方法などがある．カフマシンはおもに呼吸筋麻痺症例で用いられている．

3―基本的な呼吸機能の改善

排痰訓練を直接訓練とするならば，その間接訓練は胸郭可動域の改善である．胸郭は，並んだ肋骨に囲まれた組織であり，肋骨は近接して肋間筋で連結されているので，日頃から胸郭ストレッチを行い，胸郭を動かしやすく，すなわち，最大吸気時と最大呼気時の胸郭の周径の差を大きくしておくことが，効率的な喀出にも寄与する．

また，肺炎を反復している症例では，安全に嚥下するための落ち着いた呼吸機能の獲得自体ができていない場合がある．繰り返し咀嚼し，嚥下することを食事時間中安全に続けるためには，一定の呼吸機能が必要である．誤嚥性肺炎から回復した症例や，重症の肢体不自由の症例では，口呼吸や頻呼吸の症例は少なくない．食事中も口呼吸や頻呼吸であることは，食物を吸い込んでしまうリスク要因である．まずは安静時の呼吸から，口を閉じて行うことができるか練習していく必要がある場合もある．

（藤谷順子）

4 吸引

1―喀痰吸引

喀痰吸引は，カテーテルをつないだ吸引装置を用いて，口腔内，鼻腔内，咽頭，喉頭，気管，気管支などに溜まっている分泌物を直接吸引して体外へ吸い出す医療行為である．

吸引経路は，気管切開または挿管チューブなど人工気道を有する患者に行う気管吸引と，口腔，鼻腔から吸引カテーテルを上気道に挿入して行う，経口吸引，

経鼻吸引がある．

吸引は，機械的刺激により激しい咳反射を生じることもあり，苦痛は大きくなる．また，喉頭や気管を損傷する恐れもあるので鼻腔・咽頭・喉頭などの解剖的位置関係を理解し，愛護的な手技で行う．

吸引器の種類には，病室の壁に備えつけられているタイプとポータブルタイプ（図3-5）などがある．

2―吸引の適応条件

痰の喀出の第一選択は，患者自身の咳嗽によって喀出させることである．侵襲を伴う吸引を，むやみやたらに行うのではなく，適応条件を理解し実施する必要がある．

吸引の適応は，一般的に表3-9の条件が満たされたときになるが，摂食嚥下障害患者へは，誤嚥時，窒息時の緊急時に適応となる．また，不顕性誤嚥の患者に対しては頸部聴診などで唾液や食物の咽頭残留の確認を行いながら吸引を実施する．ただし，この際も吸引だけで痰や残留物を取りきろうとするのではなく，体位排痰，スクイージング，強制呼出手技（ハフィング）などを用いて，痰を気管末梢（肺胞）から気管中枢へ移動させ，気道まで喀出できた状態で吸引することが望ましい．

3―吸引時の注意点

吸引時注意点としては，吸引によって起こりうる合併症の出現に注意が必要である（表3-10）．特に循環動態の変化には注意する．不整脈や徐脈を誘発する原因として重要なものは，低酸素血症，心筋の低酸素症と気道刺激による迷走神経反射である．気道刺激による咳の誘発は気道内圧の上昇をきたし静脈還流の低下，心拍出量の低下をきたすことになる．

口腔や鼻腔から吸引をしなければならないときは，基本的に口腔からの吸引を選択する．しかし，嘔吐反射の強い患者では吸引ができないこともある．その場合は，無理に奥まで挿入せず，鼻腔からの吸引を選択する．鼻腔吸引では，鼻出血のリスクがあり非常に強い痛みを伴うことを念頭に置いて実施する．

なお，口腔・鼻腔からの吸引は，多くの微生物が存在する口腔・鼻腔粘膜に接触しながらカテーテルを挿入することになるため，直接的に下気道へ微生物を押し込み，吸引そのものが感染症を引き起こすリスクがある[1]．したがって，口腔や鼻腔から気管内吸引を行う際には，喉頭および主気管支に痰があり，それによって緊急的に全身状態の悪化が起こりうる場合に行う．

（三鬼達人）

表3-9　吸引の適応条件

・気道が痰によって狭窄・閉鎖している．
・自分で気道内分泌物の喀出ができない．
・痰の貯留部位が吸引できる範囲にある．

（日本呼吸療法医学会コメディカル推進委員会・気管吸引ガイドライン作成ワーキンググループ：気管吸引のガイドライン）

表3-10　吸引のおもな合併症

低酸素血症・高炭酸ガス血症
肺胞虚脱・無気肺
気道粘膜損傷
気道感染
不整脈，徐脈
気管支攣縮
異常血圧
頭蓋内圧上昇
臓器血流低下
冠動脈攣縮

5　気管切開管理

本項では，気管切開管理において重要な3点について述べる．

①気管切開が必要な理由を確認する．
②永久気管孔か，一時的気管切開孔[1]かを確認する．

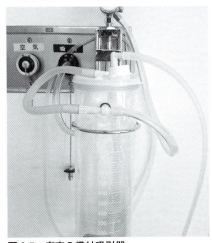

図3-5　病室の備付吸引器

③気管カニューレの種類を確認する．

1 ― 気管切開が必要な理由（図3-6）[2,3]

① 上気道狭窄

両側声帯麻痺（正中位固定），炎症（急性喉頭蓋炎），腫瘍（頭頸部腫瘍），外傷など，上気道狭窄に対する気道確保として施行される．

② 補助換気（人工呼吸器管理）

急性または慢性呼吸不全に対して中長期的な補助換気が必要な状態のときに施行される．

③ 気道分泌物の吸痰

慢性誤嚥と喀出不能で肺炎を反復している場合など，頻回な気道吸引処置を容易かつ確実に行うために施行される．

以上の三つの理由は，単独のことも複合的なこともある．

2 ― 永久気管孔，一時的気管切開孔[5]（図3-7）

一般的な気管切開孔と永久気管孔の区別を認識しておくことが大切である．

気管孔が自然閉鎖しないよう気管孔断端が処理されているものを，永久気管孔（気管皮膚瘻）という．永久気管孔としては喉頭癌に対して喉頭全摘出術，慢性誤嚥に対して誤嚥防止手術（気道と食道を分離する手術）が行われている場合がある．

肉声では発声できず，電気喉頭，食道発声法，T-Eシャント発声法，筆談などの代償コミュニケーションを行っている場合がある．言語コミュニケーションは

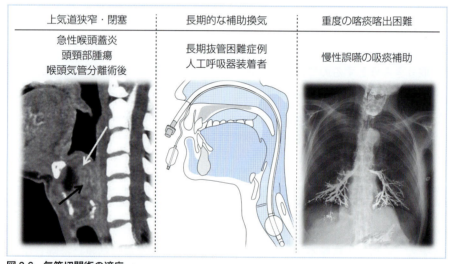

図3-6　気管切開術の適応

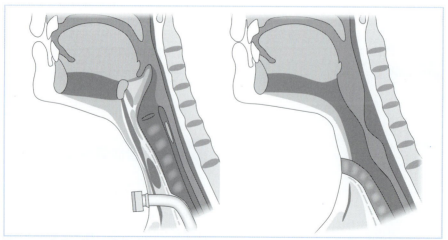

図3-7　一般的な気管切開孔（左）と永久気管孔（右）（アトスメディカルHPを参考に作成）（金沢，2013.[4]）

しばしばとりにくく，患者-スタッフ間で誤解や事故の潜在的リスクとなる．

事故の例として，喉頭全摘出術既往のある患者が入院した際，入浴介助をした看護師が気管孔に水が入らないようにと気管孔にフィルムを貼り密閉してしまったため，患者は窒息死した報告がある．当該看護師は，業務上過失致死に問われた．このほか，類似の事故も発生している．気管孔を体表から観察するのみでは，一般的な気管切開孔と永久気管孔の区別はつきづらいが，まず気管孔には短時間の閉鎖でも危険があることを知識として知っておかねばならない．当院では，A4サイズのパンフレットをベッドサイドに，カードサイズを胸に掲示して事故予防に役立てている（図3-8）．

一方，一時的気管切開では，気管カニューレを抜去すると多くの場合，間もなく自然閉鎖する．つまり，万一誤抜去した際に発見対処が遅れると，気管孔狭窄，閉塞による呼吸トラブルを招く恐れが高い．

3―気管カニューレの種類（図3-9）[3]

理論上は，大きく分けて，①カフの有無，②側孔の有無，③複管式，単管式，④吸引ラインの有無という四つの要素を組み合わせた製品になる．

① カフの意義

カフは補助換気（人工呼吸）の際，気道を陽圧に保つために必要なものである．ときおり見かける誤用として，誤嚥を防ぐためにカフの空気量を過剰に増量している例がある．カフエアを増やしてカフと気道粘膜を密着させても，誤嚥自体は防げない[6,7]．逆に気道刺激で分泌物が増え，嚥下しづらくなることもある（図3-9）．さらに，いったん誤嚥すると咳をしても呼気流は気管孔から抜ける（声門下圧の低下）[8～10]ため，有効に喀出できない（図3-10）．

② カフエアの量とカフ圧[3]

カフエア過剰では，気管粘膜の阻血から気管潰瘍を形成し，気管食道瘻や腕頭動脈瘻（大量喀血により致死的な合併症[11]）をきたしうる．適切なカフ圧は20～

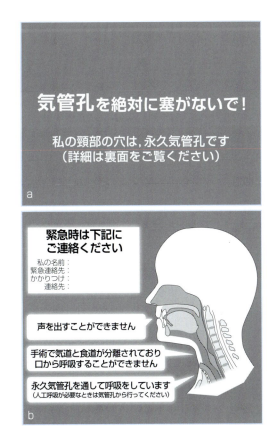

図3-8 永久気管孔患者標識（a：表，b：裏）

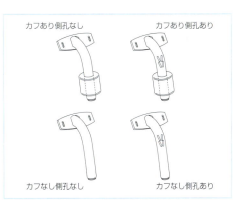

図3-9 気管カニューレの種類

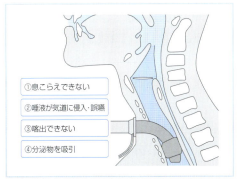

図3-10 カフ付き気管カニューレは誤嚥しやすく喀出しにくい（金沢，2013.[3]）

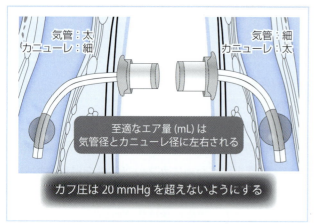

図3-11 カフエアの量とカフ圧（金沢，2013.[3]）

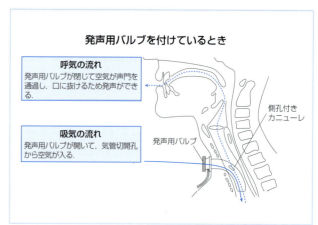

図3-12 スピーチカニューレ発声の仕組み〈高研（http://www.kokenmpc.co.jp）を一部改変〉

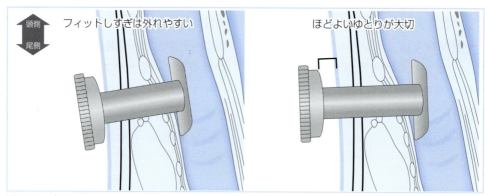

図3-13 適切なボタン型カニューレ長

25 mmHg（25〜35 H_2O）にすべきとされる[12〜14]．カフエア量は，気管直径と挿入されている気管カニューレの径によって異なる（図3-11）．

③ 側孔の意義

側孔は，呼気流を声帯に向けて発声と喀出を可能にするためにある．スピーチカニューレの機構は，呼気時に気管孔が遮断され，呼気流は側孔から喉頭に流れるようにしたものである．

④ 複管式と単管式の意義

通常，複管式の外筒には側孔あり（内筒を外せば発声が可能）となし（発声不能）の製品がある．内筒には側孔がない．痰でカニューレ内腔が汚染しやすい場合，内筒のみの洗浄で対応できるため管理しやすい．

⑤ 吸引ラインの意義

カフ付きカニューレのカフ上に貯留した気道分泌物を吸引除去するための，細いチューブである．カフを入れた状態でここから送気すれば，発声が可能である．

4 ─スピーチカニューレの理解と活用（図3-12）

上気道狭窄に対する気管切開術の場合は，呼気の気道抵抗が強くスピーチバルブを装着できない場合がある．スピーチカニューレ装用により，気管孔からの補助的な吸気と生理的な呼気が可能な状態となるため，患者の呼吸状態が安定したら，できるだけ早期にスピーチカニューレに移行する．ただし，上気道狭窄，持続的な誤嚥，呼吸筋力低下により十分な呼気・喀出ができない場合は呼吸状態が悪化するため，スピーチカニューレに変更するときは，特に慎重な経過観察を要する．SpO_2測定・モニタリングはもちろんのこと，より鋭敏なモニターである呼吸回数の変化にも注意する．

5 ─ボタン型カニューレの活用

最も気道に低刺激なカニューレは，気管内挿入部分が少ないボタン型カニューレである．スピーチバルブ

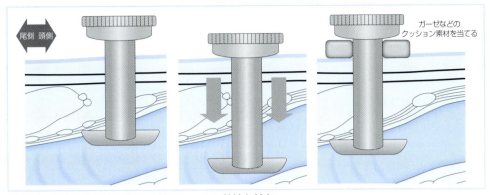

図3-14　仰臥位におけるボタン型カニューレの特性と対応

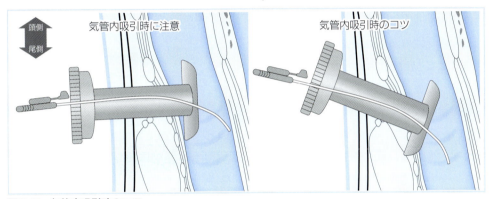

図3-15　気管内吸引時のコツ

も装着が可能な製品もある．管理に注意すべき点は，開口部が気管後壁に向いているため，同部位に乾燥痰が付着しやすく，気管内吸引で気管後壁を傷つけるリスクがあること，強い咳嗽で抜去すること，挿入にやや技術を要することなどである．頸部前屈や頸部過緊張時に気管孔周囲皮下組織が寄って，ボタン型カニューレがくい込み，ときに誤抜去することがあるため，頸部安静位では数mm余裕をもったカニューレ長を筆者らは選択している（図3-13）．

ただし，仰臥位になるとこの余分の長さが後方に偏位し気管後壁を刺激したり，呼吸困難感の一因になったりする．就寝時は気管孔周囲のガーゼなどクッションの厚みを少し増しておくとよい（図3-14）．

気管内吸引するときは，気管後壁を傷つけないよう，ボタン型カニューレを少し上方に持ち上げながら行うとよい（図3-15）．

（金沢英哲）

6　感染防御（尿路感染と褥瘡）

摂食嚥下障害を有する症例は，誤嚥性肺炎をはじめとする種々の感染症の危険に常にさらされているといえる．誤嚥性肺炎と並んで臨床的に注意すべき感染性の病態が，尿路感染と褥瘡である．ここではその二つの病態の発生機序と対策について考察する．

1―尿路感染の病態

脳卒中症例に関する報告[1]では，発症30か月以内に生じる合併症の頻度では，尿路感染（24％），呼吸器感染症（22％），褥瘡（21％），その他の感染症（19％）の順となっている．さらに尿路感染は重症化すると，敗血症に移行したり腎盂腎炎から腎機能低下を招くこともあるため，その予防と早期発見が重要といえる．尿路感染を招く病態としては，神経因性膀胱・糖尿病・尿道カテーテルが重要である．尿路感染の症状としては，排尿障害・尿意切迫・頻尿・恥骨上疼痛・発熱・悪寒などで，検査所見としては細菌尿（尿の定量培養

で 10^5/mL 以上）と膿尿（尿沈渣で10個/HPF以上）で診断する（表3-11）[2]．

2 ― 尿路感染の予防と治療

尿路感染の有効な予防法は，その原因となる病態を改善することである．神経因性膀胱については，残尿量が100 mLを超える例は要注意であり，膀胱収縮力を増加させるコリン類似薬や尿道平滑筋を弛緩させるα遮断薬を投与して，残尿量減少を目指す[3]．糖尿病のある例では，インスリンや経口糖尿病薬を用いて血糖コントロールに努める．カテーテル関連尿路感染症の有効な予防法は表3-12のとおりである．尿路感染の治療の第一選択は抗菌薬投与であり，尿培養検査による起炎菌の同定と，感受性のある抗菌薬の選定が重要である．尿路感染による発熱例では，「水分補給と適度な運動による排尿の促進」が病態の改善に効果的であるので，運動負荷量に配慮したリハビリテーションを実施する．最近の話題として，抗菌薬耐性の大腸菌の増加があげられる．2010年以降の報告において，尿路に基礎疾患を有しない単純性尿路感染症の起因菌は大腸菌が60～80％を占めるとされる[4,5]．この治療として，経口ニューキノロン系抗菌薬3日間か経口セフェム系抗菌薬3～7日間投与などが広く行われている．ところが，大腸菌の約10％が，これら抗菌薬に対する耐性を有するとされており，抗菌薬の選択には注意が必要である．また，膀胱留置カテーテルの使用に関して，アメリカ疾病予防管理センター（CDC）から，『カテーテル関連尿路感染予防のためのガイドライン2009』が発表されており，①カテーテルの留置期間，②カテーテル留置に代わる方法，③カテーテル管理法，④カテーテルの材質などについて詳細に解説されている[6,7]．

3 ― 褥瘡の病態

褥瘡（decubitus, bedsore, pressure ulcer）は，持続的な外力が加わって皮膚および皮下組織の血流が障害され，これによって生じる皮膚潰瘍を表す用語である．脳卒中や肺炎の急性期など，一定期間の安静・臥床を強いられる場合に生じることが多く，摂食嚥下障害の対象症例の多くもその危険にさらされているといえる．褥瘡の好発部位は，仙骨部・大転子部・坐骨結節部などが代表的で，そのほかに肩甲骨部・踵部・後頭部・肘部などにも生じる[8]．

褥瘡の発生に関与する要因は，①生体力学的要因，②生化学的要因，③医療的要因の3種類に大別される[9]．①生体力学的要因では，皮膚に垂直にかかる体圧のほかに，摩擦・ずれが重要な要素とされる．②生化学的要因として，症例の栄養状態や脱水の有無が褥瘡の発生や治癒過程に大きな影響を与える．褥瘡発生の危険が増す検査データの基準として，血清アルブミン 3.0 g/dL・ヘモグロビン 11.0 g/dL・血清コレステロール 160 mg/dL 未満があげられる．③医療的要因では，特にベッドや車椅子での姿勢・角度が重要で，さらに体位交換や清拭の頻度や各種マットの使用状況なども大きく影響する．褥瘡によって二次的に生じる合併症として，感染症と栄養障害があり，後者は瘡からのタンパク・電解質・水分の滲出液の流出による．壊死に陥った皮膚・皮下組織は細菌感染の温床となりやすく，さらに感染は深部の筋・骨に達して骨髄炎に至ることもあり，細菌が循環血液中に入り込んで菌血症・敗血症となり致死的状況になりうる．

4 ― 褥瘡の予防と治療

褥瘡の予防は，上記の3要因を改善させることが基本となる．特にベッドの角度は重要で，ギャッジアップ（背上げ）30～90度の範囲では，仙骨部にかかる体

表3-11 尿路感染の早期発見に必要な症状・検査項目

臨床症状	排尿障害・尿意切迫・頻尿・恥骨上疼痛・発熱・悪寒
炎症・尿所見	白血球数（好中球）増多・CRP上昇・血清鉄低下・尿培養陽性・尿中白血球増多
脱水・低栄養	Ht・BUN・Crn・総タンパク・アルブミン

表3-12 カテーテル関連尿路感染症に対して，有効なものと無効なもの

有　効	無　効
①カテーテル挿入時の清潔操作	①滅菌水や抗菌薬による膀胱洗浄
②閉鎖回路の維持	②カテーテルの定期的交換
③不要となったらただちに抜去	③尿道口の定期的消毒
④コンドーム・カテーテルの使用	④長期間の予防的抗菌薬投与

圧が増加するため，この角度にする時間を極力短縮させるべきとされる[10]．しかし，この角度範囲は摂食嚥下障害症例の摂食訓練と食後の姿勢保持で頻用される角度でもあるため，必要最小限にとどめる意識が必要である．また，ベッド上でのギャッジアップの際には，背部の皮膚にかかる引っ張り力への配慮が必要で，背上げや背下げの操作の際に引っ張り力が加わり，特に背下げの際に大きくなる（**図3-16**）．引っ張り力を軽減させるため，背上げ・背下げの操作の直後には，上体を抱き起こして衣類を整え静かに横臥させることが有効である（**図3-17**）[11]．2001年の厚労省の調査解析では，褥瘡危険・警戒項目として，「意識状態の低下」「病的骨突出」「浮腫」「関節拘縮」「体位維持低下」「皮膚湿潤」「体圧分散マットの不使用」があげられた[12]．これらの各要素を改善する措置をすることによって，褥瘡の多くが予防しうると考えられる．褥瘡が発生した場合の処置・治療法については，新しい外用薬や各種ドレッシング材料の登場によって変化している．最近のおもな外用薬の分類・機能と代表的な製品を**表3-13**[13]に示す．また，数ある褥瘡ドレッシング材に関して，最近，簡潔な解説文献[13,14]が散見されており，機能分類として①創面を閉鎖し創面に湿潤環境を形成する，②乾燥した創を湿潤させる，③滲出液を吸収

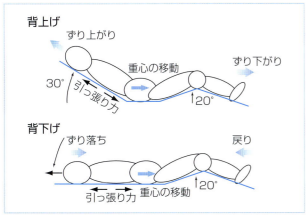

図3-16 ベッドの30度背上げ・背下げ操作と背部皮膚への引っ張り力（小長谷，2001．[11]）
背上げでは「ずり上がり方向」，背下げでは「ずり落ち方向」に引っ張り力が加わり，背下げ時のほうが大きな力となる（約2倍）．

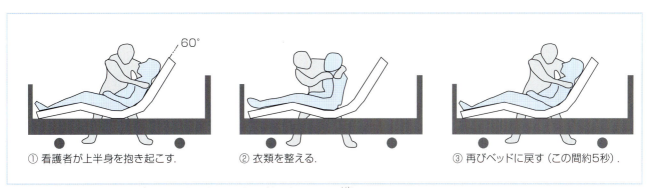

図3-17 ベッドの60度背上げにおける抱き起こし効果（小長谷，2001．[11]）
ベッドの背上げ・背下げ時に抱き起こし操作を行うことにより，背部皮膚にかかる引っ張り力を約半分にすることが可能となる．

表3-13 外用薬の基剤による分類と機能

分類			基剤の機能	基剤の種類	外用薬（代表的な製品）
疎水性基剤	油脂性基剤		保湿	白色軟膏（ワセリンなど） 白色ワセリン，精油ラノリン プラスティベース	亜鉛華軟膏 アズノール軟膏0.003% プロスタンディン軟膏0.003%
親水性基剤	乳剤性基剤	水中油型（O/W）	補水	多種類の添加物による乳剤性軟膏	オルセノン軟膏0.25% ゲーベンクリーム1%
		油中水型（W/O）	保湿	多種類の添加物による乳剤性軟膏	リフラップ軟膏5% ソルコセリル軟膏5%
	水溶性基剤		吸水	マクロゴールなど	アクトシン軟膏3% カデックス軟膏0.9% ブロメライン軟膏 ユーパスタコーワ軟膏

し保持する，④疼痛緩和を目的とした，などに分け解説している．これらドレッシング材料や外用薬・体圧分散マットの選定や適用決定には，一定以上の経験と高い専門性を必要とする．最近，日本看護協会における認定看護師制度が始まっており，褥瘡管理の分野はWOC（wound-ostomy-continence）認定ナースが専門性を発揮しており，今後の発展が待たれる分野である．

（髙橋博達）

栄養管理

1 栄養不良とは

1—栄養状態と栄養不良

栄養状態は，生命活動を営むうえで必要なエネルギーを生み出す栄養素や，そのエネルギーを活用・利用するための代謝関連物質（水分，電解質，各種ホルモン，ペプチド，酵素，ビタミン，微量元素など）の需給・貯蔵状態を主観的および客観的に評価する総合的な指標で示されるものとされている[1]．必要栄養量の摂取が不十分あるいは栄養成分の過不足などにより栄養状態が悪化し，身体機能が損なわれることは栄養不良（malnutrition）といわれ，栄養不良は低栄養（undernutrition）と過栄養（overnutrition）に大別されるが，実際には低栄養を指す言葉として使用されることが多い[2]．本項では，摂食嚥下リハビリテーション領域において問題となる低栄養，筋肉量の減少（サルコペニア）に焦点をあて，栄養不良について概説する．

2—栄養不良のメカニズム

疾患的背景のない健康な人では，低栄養は通常，飢餓に代表される必要栄養量の摂取が不十分，あるいは栄養成分の不足や不均衡によりもたらされる．加齢や疾患の合併により消化・吸収障害や種々の代謝異常が加わると，低栄養は次第に改善が難しくなる．代謝異常によってもたらされる低栄養は，飢餓と異なり，通常の栄養投与を行っても，栄養状態（窒素バランス）の改善に抵抗性があり，この抵抗性はアナボリックレジスタンスとよばれている[3]．手術や外傷などの急性疾患，種々の慢性消耗性疾患，加齢，運動不足，ステロイド投与時など，日常臨床で経験する多くの疾患の栄養療法を行ううえで，アナボリックレジスタンスが問題となる[4]．癌や種々の慢性消耗性疾患に伴う治療抵抗性の栄養不良は「悪液質」とよばれ，筋肉量の著しい減少を特徴とし，炎症性サイトカインが介在する慢性的な炎症状態をベースに，さまざまな代謝異常がみられるアナボリックレジスタンスの代表的な状態である[5]．

3—栄養不良がもたらす臨床的問題とサルコペニア

栄養不良の状態では，小児における成長障害をはじめ，生体にとって種々の不利益な事象を生じる．有病者や高齢者では，臨床経過に悪影響を与え，生活の質（QOL）を低下させ，死のリスクを高める[2]．摂取された栄養素の大部分はタンパク質や脂質として体内にとどまるが，なかでもタンパク質は，ヒトの生命活動において最も多彩な機能をもつ分子であり，生物学的プロセスに重要な役割を果たしている．体タンパクの減少が進むと，筋肉量の減少，免疫能の障害，創傷治癒遅延，さらには臓器障害をもたらし，最終的には生命の維持が困難となる（**図3-18**）[6]．

近年の急速な高齢化により，高齢者の低栄養がクローズアップされるようになり，筋肉量の減少がサルコペニアとして注目されるに至った．サルコペニアは，骨格筋量の減少，機能の低下の原因が加齢によってもたらされる場合のみを指す狭義のサルコペニアと，加齢や慢性消耗性疾患など，さまざまな病因を含める広義の解釈があり[7]，若干の混乱がみられる．一般に，筋肉量が低下すると，歩行困難や活動性の低下をきたし，倦怠感，嗄声や摂食嚥下障害などを生じるが，高齢者では，身体活動性の低下は，社会活動性の低下や種々の社会的の要因が絡み，フレイリティサイクルとよばれる悪循環から，より栄養状態を悪化させ，死を早めることが問題視されるようになっており，その誘因となるサルコペニアの予防が重要視されている[8]．

また従来，体重による栄養評価では，過栄養と考えられていた肥満症例のなかに，体組成評価を行うと，高度に筋肉量の減少した患者が一定数あることが明らかとなり[9]，sarcopenic obesity（以下，サルコペニア

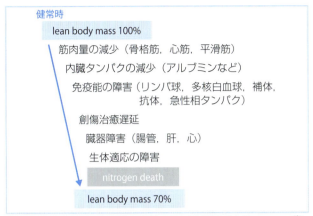

図3-18 体タンパクの減少が生体に及ぼす影響（大柳, 2000.[6]）

肥満）として注目されるようになった[10]. サルコペニア肥満では，心疾患や糖尿病などのリスクファクターである肥満のリスクが，サルコペニアの状態に加わるため，高齢者や慢性消耗性疾患において，非肥満のサルコペニア患者より臨床経過が不良であることが報告されている[10].

4 ─ 栄養評価方法

低栄養の診断は，種々の因子の変動に影響されにくく，測定時付近の平均的栄養状態を反映する静的指標としては血清アルブミン値，尿中クレアチニン，末梢血リンパ球数などの血液・生化学的指標や体重，body mass index（BMI），皮下脂肪厚，上腕筋囲長などの理学的計測指標が用いられてきた[2]. また，短期間，リアルタイムの代謝，栄養状態の評価が可能な動的指標としては血中半減期の短いrapid turnover protein（RTP），アミノ酸動態などが利用されている．わが国の栄養サポートチームが稼働する施設では，信頼性の高い栄養スクリーニングとしてSGA（subjective global assessment；主観的包括的栄養評価）が用いられることが多く[2]，最近では，Mini Nutritional Assessment（MNA）[11]に代表される，栄養リスクを判定し，早期の栄養介入を行うことを目的とした社会的，精神的要因を含有した包括的な栄養スクリーニング方法もよく利用されるようになっている．

近年，より筋肉量を正確に計測できる体組成評価法に注目が集まり，二重エネルギーX線吸収法（DEXA），生体電気インピーダンス法（BIA），CTな どの断層画像を用いた方法などが高い評価を得ている[10,12]. また，最近では，QOLをはじめとする実質的なアウトカムが重視されるようになり，筋力や筋機能を計測する評価法が脚光を浴びつつある[8].

5 ─ 栄養不良に対する栄養サポート

栄養不良の原因が飢餓，不適切な栄養摂取によるものであれば，リフィーディング症候群に注意しつつ，適切な栄養投与を行い，摂取栄養量に呼応した適切なリハビリテーションを併用し筋肉量の増大を図る．しかし，臨床現場で問題となるアナボリックレジスタンスの存在下では，栄養状態の改善は容易でないことも多い[4,5,7]. 悪液質や高齢者の栄養サポートでは，一度栄養状態が悪化すると回復は困難で，種々の余病を併発することが多いため，予防的に十分な栄養投与を心がけ，また，運動不足による筋タンパクの減少を防ぐことが重要である[7,10]. アナボリックレジスタンスが想定される病態下では，運動不足，栄養投与の不足など，回避可能な低栄養の原因を是正することも基本原則であり，加齢や慢性消耗性疾患に対する栄養サポートでは，運動とともに栄養不足，タンパク不足を補う経口栄養補助食品の摂取が推奨される[10]. 近年，ロイシンに代表される分岐鎖アミノ酸（BCAA）の投与，ω3系脂肪酸の投与が有用との報告もされるようになり，吸収障害や代謝障害が想定される状態では，従来より多いタンパク投与量が推奨されるようになっている[10].

〈森　直治，東口髙志，伊藤彰博〉

2 栄養管理プランニング

1 ─ 栄養管理プランニングとは

栄養管理を行うためには，栄養管理のプロセス（図3-19）をきちんと把握しなければならない．まず患者に栄養のスクリーニングを行い，栄養不良が疑われた場合はより詳細な栄養アセスメントを行う．その結果に基づき，患者個々に栄養管理プランニング，管理計画を作成し，栄養療法を実施する．栄養療法が終了するまでは，必ず治療効果と合併症のモニタリングを行い，必要に応じてプランニングを繰り返し行う．再評価までの期間は通常1週間程度であるが，患者の病

態によって異なり，ICUなど急性期では毎日実施し，介護施設など慢性期では，月単位でもよいと考える．

適切な栄養管理プランニングを行うためには，栄養療法の種類と特徴を十分に理解し，病態に応じて正しく選択することが重要である．

2―エネルギー投与量の設定

エネルギー投与量は，個々の症例のエネルギー必要量によって決定する．エネルギー必要量は，基礎代謝量，活動状態，ストレスの程度によって変化する．現在，さまざまな算出方法が用いられているが，患者の状態や施設の医療状況などにより算出法を選択する．

1）総エネルギー必要量（表3-14）

①体重当たり25～30 kcalを基準としてストレスの程度に応じて増減する．

②間接熱量計により安静時エネルギー消費量を測定し算出する．

③Harris-Benedictの式[1]から基礎エネルギー消費量を予測し，活動量や病態によるエネルギー代謝の変化，ストレスの程度[2]を考慮して算出する．

上記の方法のうち，間接熱量計を用いた値が最も誤差が少ないが，間接熱量計のある施設は限られており，また手間や費用の面から全患者に施行することは困難である．予測値から求めたエネルギー必要量は大きな誤差が生じる[3]ことを理解したうえで，患者個々に定期的な再評価を行い，その結果，再度プランニングすることが重要である．

2）水分投与量

①体重当たり30～40 mL/日を基準とし，病態や室温などの環境も考慮し増減する．

②1.0 mL×投与エネルギー（kcal/日）として算出する．

3）各栄養素の投与量

① タンパク質

体重当たり0.8～1.0 g/日を基準とし，病態およびストレス程度に応じて増減する．通常の入院患者では，非タンパクカロリー（non-protein calorie）/窒素比（NPC/N比）は150前後に設定するが，侵襲によりタンパク質の必要量は大きく変化するため，侵襲時には100前後とするなどの調整が必要である．また，肝疾患や腎疾患例では，厳密なタンパク質の管理が必要である．

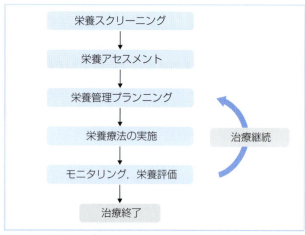

図3-19　栄養管理プロセス

表3-14　総エネルギー必要量の算出法（Harrisら，1918.[1]，岩佐，2001.[2]）

総エネルギー必要量＝BEE×活動係数×ストレス係数
BEEの算出法（Harris-Benedictの式） 　男性＝66.47＋（13.75×体重kg）＋（5.00×身長cm）－（6.76×年齢） 　女性＝655.10＋（9.56×体重kg）＋（1.85×身長cm）－（4.68×年齢）
活動係数 　寝たきり，ベッド上…1.0～1.2　　ベッド以外で活動…1.2～1.3
ストレス係数 　・手術後（合併症なし）　　　　　　1.0 　・長管骨骨折　　　　　　　　　　　1.15～1.30 　・癌，腹膜炎/敗血症　　　　　　　 1.10～1.30 　・重症感染症/多発外傷，MOF　　　 1.20～1.40 　・熱傷　　　　　　　　　　　　　　1.20～2.00

・BEE：basal energy expenditure（基礎エネルギー消費量）

② 脂　肪

総エネルギー投与量の20〜40％を基準とし，病態に応じて増減する．脂肪燃焼の呼吸商（respiratory quotient；RQ）は0.7で，糖質に比べCO_2産生が少ないため，COPDなどの呼吸不全例には有利である．しかし，敗血症などの重症感染症例での投与には感染症を悪化させるとの報告もあり，投与には慎重を要する．静脈栄養時での投与速度は0.1 g/kg/時以下とする[4]．

③ 炭水化物（糖質）

総エネルギー投与量の50〜60％を基準とし，病態により増減する．一般的には，総エネルギー投与量からタンパク質と脂肪のエネルギー量を減じて求める．静脈栄養時の投与速度は5 mg/kg/分以下とする．

4）微量栄養素の投与量

ビタミン，ミネラル，微量元素も必ず投与する．一般的な投与量は「日本人の栄養摂取基準[5]」による1日推奨量をもとに算出するが，長期間の中心静脈栄養施行例はもとより，経腸栄養施行例でも栄養剤に含まれる微量栄養素の種類と量を確認し，過剰または不足に注意する．必要により血中濃度をモニターする．

3 ― 投与ルートの選択

最も望ましい投与ルートは経口である．経口摂取が不可能または不十分な場合には，腸が機能している場合は経腸栄養を優先的に考え，経腸栄養が不可能または不十分な場合は静脈栄養を行う．静脈栄養と比較した経腸栄養の利点は，代謝が生理的であり，消化管本来の機能である消化吸収や腸管免疫系の機能が維持されることである[6]．消化管を使用しなければ，腸管粘膜が萎縮し，bacterial translocationを合併するなど感染性合併症のリスクが増加する．現在，日本で広く活用されている投与ルート選択のアルゴリズム[7〜9]を図3-20に示す．

経腸栄養の経路は，おもに留置期間により選択するが，その利点と合併症には十分留意する．また中心静脈栄養は，静脈栄養の長期化が予想される場合に用いるが，穿刺時の安全性の面からは，PICC（peripheral inserted central catheter；末梢挿入式中心静脈カテーテル）の使用が推奨される[10]．

摂食嚥下障害患者では，嚥下評価や訓練に要する期

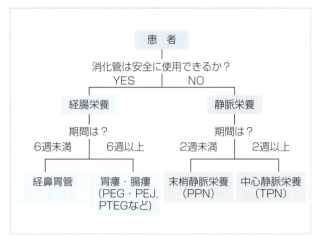

図3-20　栄養療法選択のアルゴリズム（ASPEN Broad of Directors and The Clinical Guidlines Task Force, 1993.[7]，2002.[8]；東口，2001.[9]）

間，つまり経口のみでは栄養摂取が不十分な期間を想定し，PEGも含めた適切な栄養療法を行うことが重要である[11]．近年，胃瘻に対する否定的な意見が多くみられるが，胃瘻は経腸栄養療法を行うための有用なルート，道具である．胃瘻造設後も経口訓練を継続し，経口摂取が自立した際には胃瘻を抜去するなど，柔軟に適応を考え，上手に使いこなすことが大切と考える．

参考文献として，エビデンスに基づいた栄養管理を実践するため，『静脈経腸栄養ガイドライン　第3版[12]』を読者にお勧めしたい．

（小川哲史）

3　絶食の害と経腸栄養

1 ― 絶食による弊害

消化器疾患では，ときに治療方針として絶食を指示することがある．絶食が必要とされる代表疾患の一つに，重症急性膵炎があげられるが，これは消化管ホルモン分泌の抑制，消化管運動の停止を目的に，いわゆる「腸管の安静」が治療法として選択される．一方，脳血管疾患の急性期においては，意識レベルの低下や脳圧亢進による悪心・嘔吐，摂食嚥下障害などが原因で経口摂取が困難となる場合や，消化管の機能低下による胃食道逆流や消化管出血，誤嚥性肺炎などを予防する目的から絶食とし，静脈栄養単独の栄養管理が行われることも多い．しかし，このような「腸管の安静」

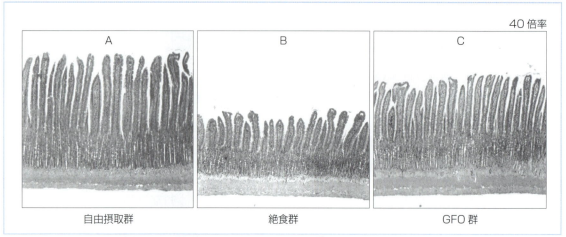

図3-21 絶食による小腸絨毛上皮の組織学的変化（東口ほか, 2009.[7]）
A（自由摂取群）：固形食を自由摂取したラットの十二指腸．
B（絶食群）：TPNのみで1週間の絶食状態で管理したラットの十二指腸．
C（GFO群）：TPNで1週間管理＋胃瘻よりGFOを投与したラットの十二指腸．

- 腸管粘膜の萎縮
- 腸管由来ペプチド・ホルモンの分泌低下
- 肝内胆汁うっ滞，胆嚢炎
- 腸管由来免疫能低下
- 腸管細菌叢の変化（細菌異常増殖）

↓

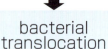

図3-22 絶食による消化管機能の破綻

を必要としない患者に対する安易な絶食は，生体の生理的な消化・吸収行為を中断するだけではなく，消化管粘膜の萎縮，腸管免疫機能の低下など，さまざまな不利益をもたらす．すなわち，腸管容積の約25％は免疫組織で占められ，全身の免疫組織の50％以上が腸管に存在するといわれている[1]．さらに，腸管粘膜の重量は，3日間の絶食で約30％減少するとの報告もある[2]．ラットを1週間絶食状態で管理したあとの腸管粘膜の変化を検討した結果から，通常の固形食を自由摂取した群（A）と比較して，絶食にした群（B）では十二指腸粘膜が著しく萎縮しているのが参照される（図3-21）．十二指腸の絨毛高が明らかに低下し，腸管壁が薄くなっている．経腸的な栄養投与が欠如すると，腸管の透過性亢進・バリア機能の破綻により腸管内の細菌・毒素が腸管壁を超えて移行する，いわゆる"bacterial translocation"発生のリスクが高まる．さらに，その病態が進行すると容易に敗血症や多臓器不全へ移行する危険性が以前より指摘されている[3,4]．一方，胆汁うっ滞による肝機能障害や腸管由来ペプチド・ホルモンの分泌低下などの恒常性が崩壊することも古くから知られている[5]（図3-22）．

2─腸管機能を維持することの重要性

消化管が機能していない場合には，経静脈栄養を単独で行わざるをえない．その場合，絶食による消化管機能の破綻をできる限り回避する方策が必要である．この課題に，東口は，グルタミン3～9g（glutamine），水溶性食物繊維15g（fiber），オリゴ糖7.5g（oligosaccharide）を混合したGFO療法（図3-23）を考案し，これらを経口・経腸的に投与することにより，腸炎を中心とするMRSA感染症発生率を約1/3以下に低下させたことを報告している（図3-24）[7]．このときのGFO投与群のDAO（diamine oxydase）活性（腸管粘膜細胞機能の指標）は，GFO非投与群に比して約2倍と有意に高く，免疫機能も同様に有意に高い値を示していた（図3-25）．また，静脈栄養施行時におけるGFOのラットを用いた実験的検討においても，DAO活性と糖負荷試験から腸管粘膜萎縮の抑制，腸管機能維持の効果が示されている[8]．さらに，絶食下にGFOのみを長期投与した重症膵炎患者の剖検例において

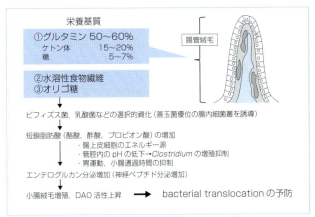
図3-23 腸管粘膜の栄養基質（二村ほか，2012.[6]）

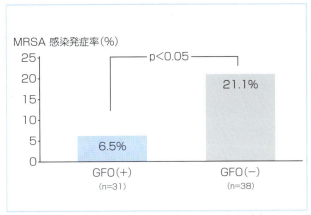
図3-24 GFO療法による院内感染撲滅の試み（東口ほか，2000.[7]）

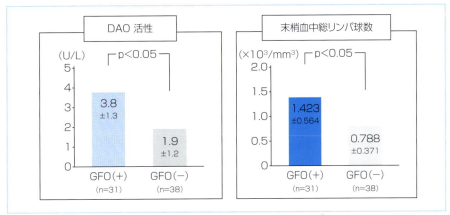
図3-25 GFOの腸管粘膜・免疫能に及ぼす効果（東口ほか，2000.[7]）
DAO：diamine oxydase（腸管粘膜細胞機能の指標）

も，腸管粘膜の萎縮や炎症が認められなかったとし，GFOの腸管保護作用に関する報告も散見される[9]．これらの報告より，絶食を余儀なくされ静脈栄養管理を行っている場合においても，たとえ少量であっても腸管の栄養基質を投与することによって，消化管機能は維持され，経口・経腸栄養への移行を円滑に進めることが可能であると考えられる．

3 ― 早期経口・経腸栄養のメリット

Enhanced recovery after surgery（ERAS）プロトコールの基本概念に代表されるように，術後の回復力に影響する最も重要な因子は，腸管機能の回復である．早期経口・経腸栄養は術後の消化管に対して腸管運動回復促進効果を促し，術後麻痺性イレウスの期間短縮や消化管吻合部の創傷治癒促進に効果的であることが判明している[10,11]．その結果，絶食期間は最短となり，すなわち術後早期経口摂取の開始が促進され，

表3-15 早期経口・経腸栄養のメリット

患者満足度の向上
腸管粘膜の形態と機能の維持
腸管免疫能の維持
早期リハビリテーションによる身体機能の回復
侵襲の軽減（代謝亢進・異化亢進の制御）
カテーテル敗血症，院内感染症の減少
医療費抑制による経済効果
平均在院日数の短縮

常食への早期移行も実現できることとなる．さらに，静脈栄養からの早期離脱とともに，リハビリテーションの本格的な介入が早まることとなる．

このように，早期経口・経腸栄養は，無駄な絶飲食による口渇感，空腹感などの患者側のストレスを回避するのみならず，消化管機能を含めた身体機能の回復が効率よく促進され，医療費の抑制や在院日数の短縮など多くのメリットが得られる（表3-15）．

（二村昭彦，東口髙志，伊藤彰博）

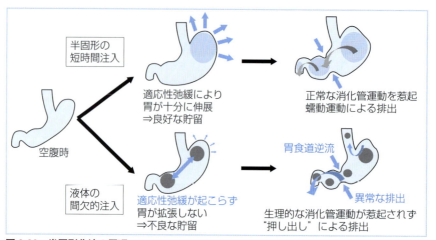

図3-26　半固形化法の原理
短時間に十分な量の高粘度栄養材が胃内に入ることにより正常な胃の貯留能と排出能が発揮できる．この生理的な機序に着目して考案されたのが半固形化法である．

4　胃瘻からの半固形化栄養材短時間注入法

1 ― 半固形化栄養材短時間注入法の概念と原理

半固形化栄養材短時間注入法（以下，半固形化法）は，口から胃に至る過程で何らかの障害がある患者に対し，できるだけ生理的な状態で胃内へ食塊や栄養材を入れる機能的バイパス術である．生理的な食物（半固形栄養材）の摂取により胃本来の運動を発揮し，生理的な消化吸収が得られる方法である．その結果，本来起こることのない液体栄養剤でみられた合併症（液体栄養剤症候群＊：liquid formula syndrome）を防ぐことができる新しい胃瘻栄養法である．

健常者が1回で食べる量を，口の中で噛み砕いてできるような半固形の食塊にして，短時間で摂取することにより，胃の適応性弛緩を惹起し，正常な胃貯留能と胃排出能が得られる消化管生理学に基づいた方法である（図3-26）．

＊液体栄養剤症候群：胃瘻栄養患者において，液体栄養剤の注入に起因するさまざまな合併症や精神的・肉体的な苦痛のことで，半固形化法で合併せず，液体栄養剤の注入により生じる医原性の症候群である．一次性として瘻孔周囲への漏れなど皮膚症状，胃食道逆流に伴う誤嚥性肺炎などの呼吸器症状，下痢などの消化管症状，耐糖能異常（経腸栄養時の過血糖）など内分泌異常がある．二次性として，液体栄養合併症対策を厳格にすることによる廃用性萎縮，褥瘡，ADL・QOLの低下，精神的，霊的な苦痛などがある．

2 ― 半固形化栄養材とは

半固形（semi-solid）とは，液体と固体の両方の属性をもつ物質で，液体より固体に近い半流動体と定義され，粘性があり自由に変形することを特徴とする．

半固形化栄養材の種類には，市販の半固形化栄養材，液体栄養剤に半固形化材を添加するもの，食事をミキサー化するミキサー食がある．

3 ― 遵守すべき粘度，注入量，注入時間

本法のポイントは，胃が十分に拡張（適応性弛緩）し，正常な消化管運動，消化吸収を得ることにより合併症を予防することである．半固形化栄養材は，胃内ですべることなく蠕動運動にのることができる十分な粘度（20,000 mPa・s；B型粘度計20℃，3〜6回転/分）が必要である．低い粘度では十分な効果が得られないばかりでなくトラブルの原因となる．したがって自然滴下するものは，液体栄養剤として扱い，持続あるいは間欠的注入法を用いる．1回の注入量を減らしたり，注入をゆっくりしたりすると胃の適応性弛緩が得られずトラブルの原因となる．十分な量（300〜800 mL）を短時間（5〜15分）で注入することが肝要である．

また，水分を補給する際は粘度をつけた水ゼリーを用いる．液体の水を用いる際は，栄養剤の粘度の低下がないように栄養剤注入前後2時間以上あける必要がある．

表3-16 胃瘻からの注入法とその特徴

胃瘻からの注入法	持続注入法	間欠的注入法	半固形化短時間注入法
栄養材	液体栄養剤	液体栄養剤	市販の半固形化栄養材 液体栄養剤＋半固形化材 ミキサー食
生理的	△	○	◎
注入時間	×	○	◎
誤嚥性肺炎の予防	○	△	◎
スキントラブル	○	△	◎
下痢	○	△	◎
簡便性	○	○	◎

◎ 特に有利　○ 有利　△ どちらともいえない　× 不利

4―半固形化法の適応

正常な胃の機能をもち，消化管運動消化吸収能をもつ患者が適応である．器質的に胃に異常のある患者や機能的に胃に異常がある患者（機能性ジスペプティア），また，消化吸収障害のある患者は適応外である．

摂食嚥下障害に対し食べるためのリハビリテーション中の患者は特に有用で，そのほか，リハビリテーションの時間確保のため注入時間を短縮したい患者，誤嚥や嘔吐を繰り返す患者，吸収障害を伴わない下痢を繰り返す患者，瘻孔への漏れがある患者，頭頸部領域癌などによる閉塞のために胃瘻となった患者，安静が保てず注入時間を短くしたい患者はよい適応である．

5―胃瘻からの半固形化法の臨床効果

半固形化法は，液体栄養剤症候群を防ぐことができるため，他の注入法と比べ安全性，有効性，簡便性で優れた方法で，患者のQOLの向上と尊厳が得られるばかりでなく，以下のような効果がある（**表3-16**）．
①胃食道逆流による誤嚥性肺炎やスキントラブルが防止できる．
②下痢，ダンピング症状が防止できる．
③高血糖や消化管ホルモン分泌異常が予防できる．
④リハビリテーションやADLの時間が十分確保できる．
⑤体位保持時間が短くなり褥瘡が予防できる．
⑥介護者の負担が軽減する．
⑦介護者の労働時間短縮やミキサー食導入による経済効果が得られる．
⑧在宅への移行が容易になる．

6―半固形化法における日常のケア（液体栄養剤との相違点）

口腔ケア，スキンケア，胃瘻カテーテルの管理および細菌感染防止のための栄養材の管理は，液体栄養剤使用時と同様である．また，経口摂取および入浴，運動・リハビリテーションは積極的に行うべきで制限はない．

半固形化法で異なる点は，十分粘度がある栄養材を短時間で十分量注入することで，減量することにより合併症を併発する．また，注入時の体位は，腹部を圧迫しない体位であれば30度の仰臥位でも90度の座位でもよく，注入後の安静も不要で体位の制限はない．さらに胃酸分泌の制限や消化管運動促進剤の使用も必要としない．

（合田文則）

5　栄養管理とリハビリテーション

1―リハビリテーション栄養の考え方

摂食嚥下障害では，低栄養を認めることが多い[1]．低栄養は，摂食嚥下障害による食事摂取量減少や誤嚥性肺炎の結果として生じる．さらに低栄養は，二次性サルコペニアを介して摂食嚥下障害の原因となる[2,3]．そのため，摂食嚥下リハビリテーションにおける栄養

表3-17 リハビリテーション栄養評価のポイント

項　目	内　容
栄養障害	栄養障害を認めるか評価する．何が原因か評価する．
サルコペニア	サルコペニアを認めるか評価する．何が原因か評価する．
摂食嚥下障害	摂食嚥下障害を認めるか評価する．
予後予測	現在の栄養管理は適切か，今後の栄養状態はどうなりそうか判断する．
訓練内容判断	機能改善を目標としたリハビリテーションを実施できる栄養状態か評価する．

表3-18 低栄養の原因と予後予測

予後予測	低栄養の原因
改　善	飢餓なし，侵襲なし・同化期（CRP 3 mg/dL以下），前悪液質
維　持	軽中度の飢餓，軽中度の侵襲，悪液質
悪　化	高度の飢餓，高度の侵襲（CRP 10 mg/dL以上），不応性悪液質

管理は，全身状態や機能訓練内容だけでなく，栄養改善による摂食嚥下障害改善の考慮が重要である．

摂食嚥下リハビリテーションを行っている入院患者には，低栄養を認めることが多い．施設別に低栄養の高齢者の割合を簡易栄養状態評価法で調査したところ，リハビリテーション施設では低栄養50.5％，低栄養の恐れあり41.2％，栄養状態良好8.5％であった[4]．回復期リハビリテーション病棟協会の栄養委員会の調査では，回復期リハビリテーション病棟の入院患者の38％に低栄養を認めた．摂食嚥下リハビリテーションを行っている入院患者に低栄養が多い理由として，疾患発症前からの低栄養の可能性，疾患発症時の栄養状態悪化，疾患発症後の不適切な栄養管理の三つが考えられる．

リハビリテーション栄養とは，栄養状態も含めて国際生活機能分類で評価を行ったうえで，障害者や高齢者の機能，活動，参加を最大限発揮できるような栄養管理を行うことである[3]．国際生活機能分類の心身機能には，栄養関連の項目が含まれている．つまり，栄養障害は摂食嚥下障害や片麻痺などと同様に機能障害の一つである．

リハビリテーション栄養管理のおもな内容は，低栄養や不適切な栄養管理下における摂食嚥下リハビリテーションのリスク管理，時間と負荷が増加した状況での適切な栄養管理，筋力・持久力などのさらなる改善の三つである．

リハビリテーション栄養評価のポイントを**表3-17**に示す[4]．今後の栄養状態を低栄養の原因で改善，維持，悪化のいずれかと予測することが必要である（**表3-18**）．今後，栄養状態が悪化すると予測される場合，体重，筋肉量，持久力は低下する可能性が高い．この状況で筋肉量増加目的のレジスタンストレーニングや持久力改善目的の持久性トレーニングを行うと，かえって栄養状態が悪化して筋肉量や持久力が低下するので禁忌である．

栄養状態が悪化する場合には，機能維持目的の訓練を行う．具体的には，関節可動域訓練，ポジショニング，ストレッチ，物理療法，呼吸訓練の一部，座位訓練，ADL訓練などがある．ADL訓練は，患者の現在の筋力と持久力で実施可能な範囲内で行い，2～3メッツ（次項参照）以下を目安とする．

2—機能訓練と栄養管理

身体活動や運動によるエネルギー消費量の計算には，身体活動の代謝当量（metabolic equivalent；メッツ）が有用である．メッツとは安静臥床時の酸素消費量を1メッツとして，活動時の酸素摂取量が何倍かを示す数値で活動強度の指標である．国立健康・栄養研究所のホームページ：改訂版『身体活動のメッツ（METs）表』にメッツの日本語版が掲載されている（http://www0.nih.go.jp/eiken/programs/2011mets.pdf）．活動によるエネルギー消費量は下記の式で計算できる．

・1.05×体重（kg）×メッツ×時間（h）

たとえば体重40 kgの患者が1日3時間，3メッツ程度の活動を行う場合，活動によるエネルギー消費量は，

・1.05×40（kg）×3（メッツ）×3（時間）＝378 kcal

となる．理論的には約7,000 kcalで1 kgの体重増減が得られる．身体活動によるエネルギー消費量を考慮しないと，常食を3食全量経口摂取していても体重が減

表3-19 活動係数とストレス係数の例

活動係数	ストレス係数
寝たきり（意識障害，JCS 2〜3桁）：1.0 寝たきり（覚醒，JCS 1桁）：1.1 ベッド上安静：1.2 ベッドサイドでのリハビリテーション：1.2〜1.4 軽労働：1.5 中〜重労働：1.7〜2.0 機能訓練室でのリハビリテーション：1.3〜2.0	術後3日間：手術の侵襲度によって1.1〜1.6 骨折：1.1〜1.3 褥瘡：1.1〜1.6 感染症：1.1〜1.5 臓器不全：1臓器につき0.2追加（上限2.0） 熱傷：深達度と面積によって1.2〜2.0

少することがある．自施設の常食のエネルギー量とタンパク質量を把握することが必要である．

1日エネルギー必要量は下記の式で計算する．

・基礎エネルギー消費量×活動係数×ストレス係数±エネルギー蓄積量（200〜750kcal）

活動係数とストレス係数の例を表3-19に示す．回復期脳卒中患者で良好な栄養状態を維持するために必要な平均の活動係数は，やせ群1.7，標準群1.4，肥満群1.2という報告がある[5]．たとえば基礎エネルギー消費量1,000 kcalのやせ型の摂食嚥下障害患者が，1日3時間の機能訓練を行っていて，1か月に2kgの体重増加を目標とする場合の1日エネルギー必要量は，

・$1{,}000 \times 1.7 \times 1.0 + 500 = 2{,}200$ kcal

となる．痙縮や固縮といった筋緊張亢進，振戦やアテトーゼなどの不随意運動を認める場合には，エネルギー消費量が増加するため，活動係数をさらに0.1〜0.2程度高くする．

低栄養患者では，機能訓練直後にタンパク質と糖質を含んだ栄養剤を摂取することで，筋肉量や筋力がより増加して摂食嚥下機能が改善する可能性がある．機能訓練室での栄養剤摂取には，1日の総エネルギー摂取量を増加できるメリットもある．高齢者では食事摂取量低下を認めることが多く，栄養剤を食事のときに飲んでもらうと，食事摂取量がさらに低下しやすい．この点でも食事時ではなく，機能訓練中から直後に栄養剤を飲むことが望ましい．

（若林秀隆）

6 嚥下調整食の分類

日本における摂食嚥下障害患者の割合は，一般病院13.6％，回復期病院31.6％，医療療養施設58.7％，介護療養施設73.7％，老健45.3％，特養59.7％と，高齢者福祉施設の入所者で多い[1]．また，病院や高齢者施設では，平均すると35％に形態調整食を提案しているとの報告もある[2]．

咀嚼機能や嚥下機能が低下した場合，食事はその患者の機能に適合した形態で提供する必要がある．一般的に嚥下しにくい食物として，液体，硬いもの（肉類，種子類など），パサつくもの（食パンなど）がよく知られている．タンパク質やエネルギーを豊富に含む肉類などの摂取が困難になると，低栄養に陥りやすくなる．食材の硬さや形態を軟らかく調整した食事を提供する際には，水を添加して形態調整することが多いため，食事のかさが増加し，必要な栄養が補給できなくなる可能性が高くなる．たとえば，米飯100gには，エネルギー168kcal，タンパク質2.5gを含むが，全粥100gではエネルギー71kcal，タンパク質1.1gとエネルギーやタンパク質は米飯の半分以下になる．このように，咀嚼機能や嚥下機能が低下した者では低栄養になるリスクが上がるため，体重測定などを定期的に行い，体重が低下する場合には栄養補助食品などを利用して栄養補給量を増加する必要がある．エネルギーやタンパク質などの不足が続くと体重が減少し，さらに栄養不良から免疫機能が低下する可能性が高くなる．免疫機能が低下した場合には，少量の誤嚥物で重篤な状態になる可能性が高くなり，誤嚥性肺炎の治療に使用する抗菌薬が期待どおりの機能を発揮しないこともある．『日本人の食事摂取基準2015版』では，死亡率の低いBMIについて，70歳以上は22.5〜27.4 kg/m^{2}と18〜49歳の18.5〜24.9 kg/m^{2}に比べて高い値が示されている[3]．つまり高齢者では，若年者に比べやや高めのBMIを維持するほうが長生きできることが示さ

れた．摂取したタンパク質は吸収され，体内で筋タンパク質に合成されるが，この合成能が高齢者では若年者に比べ低下しているため，サルコペニアに陥りやすい状態になることが報告されている[4]．このため，『日本人の食事摂取基準2015版』では，タンパク質の推奨量が69歳以下の0.9 g/kgに比べ，70歳以上は1.1 g〜1.2 g/kgと高く設定されている．

つまり，高齢者ではエネルギーやタンパク質などをしっかり摂取する必要があるが，咀嚼機能や嚥下機能が低下した場合には摂取不足には十分な注意を払う必要がある．その一例として，病院でペースト状の食品を提供している患者では喫食率が低く，その結果，エネルギー，タンパク質，脂質，炭水化物，ビタミン，ミネラルのすべての栄養素において食事摂取基準を下回り，特にビタミンやミネラルは基準の半分程度しか摂取できていないことや，BMIおよび血清アルブミンが常食摂取高齢患者に比較し，有意に低いという報告もある[5]．

日本における医療は，急性期病院，慢性期病院，高齢者福祉施設，在宅の連携が重要視されている．食形態においても，この連携をスムーズにするために嚥下調整食に関する食事分類が提案されている．ここでは五つの食事分類を紹介する．前述した形態調整を行うほど単位重量当たりの栄養価が低下することも踏まえて読んでいただきたい．

1 ― 食事の分類

1) ユニバーサルデザインフード

2002年に民間企業が集まって日本介護食品協議会を設立し，おもに咀嚼困難な者に向けた食品分類を行なった．その分類表を図3-27に示す．

物性規格により，区分1：容易にかめる，区分2：歯ぐきでつぶせる，区分3：舌でつぶせる，区分4：かまなくてよいの4区分され，約1,200アイテムの製品が市販されている．物性測定はメーカー各社で行っていることには注意する必要がある．

また，日本介護食品協議会では，区分選択のフローチャート（図3-28）を示している．

2 ― 嚥下食ピラミッド

急性期病院である聖隷三方原病院で臨床的に約20年間かけ確立された5段階（L0〜L4）の嚥下食基準をもとに，硬さ，付着性，凝集性の数値を付与し客観性をもたせた段階食（表3-20）で，嚥下食ピラミッド（図3-29）とよばれている．物性数値は坂井らにより2006年に報告された[6,7]．この分類は，おもに脳血管障害の患者を対象としており，急性期病院では広く使用されている．

- L0：お茶ゼリー，果汁ゼリー（重度の嚥下機能障害者に提供する嚥下訓練食）
- L1：ムース状の食品（タンパク質の多い肉や魚を除く）
- L2：ムース状の食品（肉や魚も可）
- L3：ペースト，ピューレ状食品
- L4：軟らかい食品，形のある食品も多い

嚥下食ピラミッドについては関連書籍も出版されており，メーカーの製品開発の際にはこの物性範囲が参考にされていることも多い．

3 ― 特別用途食品　えん下困難者用食品許可基準

2009年，厚生労働省は特別用途食品の見直しを行った．特別用途食品制度は，1952年に栄養不足の改善を目的に作成された制度である．特別用途食品とは，乳児用，幼児用，妊産婦用，病者用などの特別の用途に適する食品のことであり，その旨の表示をしようとする場合は国の許可が必要となる．環境の変化により，対象となる食品も変化している．2009年に特別用途食品制度の見直しにより「えん下困難者用食品」が制定された[8]．この制定では，嚥下食ピラミッドを参考にしているため，硬さ，付着性，凝集性の3項目で評価するなどの類似点を有するが，物性測定方法が若干異なるため数値が異なる（表3-21）．

4 ― 日本摂食・嚥下リハビリテーション学会嚥下調整食分類2013

日本摂食嚥下リハビリテーション学会では，嚥下調整食特別委員会をつくり，嚥下調整食学会分類2013（以下，学会分類2013）を作成し公表した（表3-22，図3-30）[5]．学会分類2013のおもな作成目的は，嚥下調整食の臨床での共通理解の促進である．この分類は，急性期病院のみならず，慢性期病院や高齢者福祉施設にも考慮された段階食である．嚥下食ピラミッド，特別用途食品えん下困難者用食品，ユニ

3章—摂食嚥下障害への介入2

区　分	区分1 容易にかめる	区分2 歯ぐきでつぶせる	区分3 舌でつぶせる	区分4 かまなくてよい
かむ力の目安	かたいものや大きいものはやや食べづらい	かたいものや大きいものは食べづらい	細かくてやわらかければ食べられる	固形物は小さくても食べづらい
飲み込む力の目安	普通に飲み込める	ものによっては飲み込みづらいことがある	水やお茶が飲み込みづらいことがある	水やお茶が飲み込みづらい
かたさの目安　ごはん	ごはん〜やわらかごはん	やわらかごはん〜全がゆ	全がゆ	ペーストがゆ
さかな	焼き魚	煮魚	魚のほぐし煮（とろみあんかけ）	白身魚のうらごし
たまご	厚焼き卵	だし巻き卵	スクランブルエッグ	やわらかい茶わん蒸し（具なし）
調理例（ごはん）	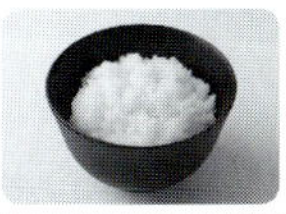	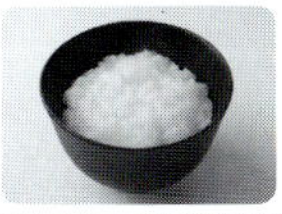	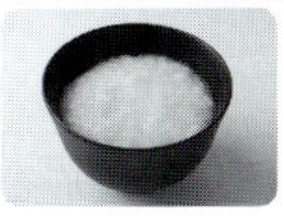	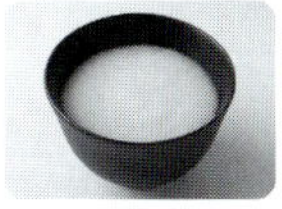
物性規格　かたさ上限値 N/m²	5×10⁵	5×10⁴	ゾル：1×10⁴ ゲル：2×10⁴	ゾル：3×10³ ゲル：5×10³
粘度下限値 mPa·s			ゾル：1500	ゾル：1500

※「ゾル」とは，液体，もしくは固形物が液体中に分散しており，流動性を有する状態をいう．「ゲル」とは，ゾルが流動性を失いゼリー状に固まった状態をいう．

図 3-27　ユニバーサルデザインフード区分表（日本介護食品協議会，http://www.udf.jp/）

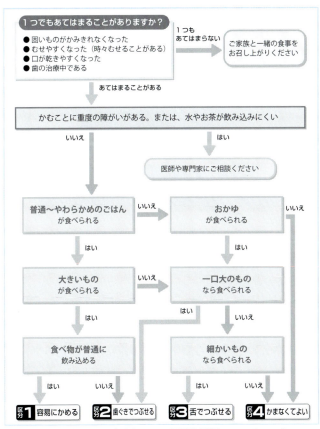

図 3-28　ユニバーサルデザインフード区分選択フローチャート
（日本介護食品協議会，http://www.udf.jp/）

バーサルデザインフードなど，他の分類との対応も考慮されている．学会分類 2013 は食事だけでなく，とろみの程度の分類も行っている．詳細は，日本摂食嚥下リハビリテーション学会HP（http://www.jsdr.or.jp/wp-content/uploads/file/doc/classification2013-manual.pdf）を参照のこと．

5―スマイルケア食

農林水産省は，介護食品をスマイルケア食と名称をつけ分類している．ユニバーサルデザインフード，嚥下食ピラミッド，特別用途食品えん下困難者用食品許可基準，学会分類 2013 を包括した食品の分類である．スマイルケア食選択のフローチャートを，**図 3-31** に示す．また，スマイルケア食と他の分類との対応を**表 3-23**に示す．

6―まとめ

嚥下調整食の五つの分類を紹介したが，ユニバーサルデザインフードとスマイルケア食は市販製品の分類であり，おもに在宅を意識した分類ともいえる．嚥下食ピラミッドは，おもに急性期の医療機関を対象とした分類である．学会分類 2013 は，医療機関および高齢者福祉施設がおもな対象になると考えられる．食事分類については，さまざまな分類が作成されており，対象患者から質問を受けることも予想されるので，医療関係者はその関連について知っておく必要がある．どの食形態が適切なのかを判断するには，適切な物性の検査食を用いた画像診断を行うことが望ましい．形態調整した食事やとろみが適応となった場合は，栄養

表 3-20 嚥下食ピラミッドの物性（坂井ほか，2006.[6]，坂井ほか，2007.[7]）

	L0	L1	L2	L3	L4
硬さ	2,000〜7,000 N/m²	1,000〜10,000 N/m²	12,000 N/m² 以下	15,000 N/m² 以下	40,000 N/m² 以下
凝集性	0.2〜0.5	0.2〜0.7	0.2〜0.7	0.2〜0.9	0〜1.0
付着性	200 J/m³ 以下	200 J/m³ 以下 200〜500 J/m³ の場合は，凝集性を 0.4 前後	300 J/m³ 以下 300〜800 J/m³ の場合は，凝集性を 0.4 前後	1,000 J/m³ 以下	1,000 J/m³ 以下

表 3-21 特別用途食品 えん下困難者食品許可基準（厚生労働省，2009.[8]）

規　格	許可基準Ⅰ	許可基準Ⅱ	許可基準Ⅲ
硬さ（10³ N/m²）	2.5〜10	1〜15	0.3〜20
付着性（J/m³）	400 以下	1,000 以下	1,500 以下
凝集性	0.2〜0.6	0.2〜0.9	―
	均質なもの（たとえばゼリー状の食品）	均質なもの（たとえば，ゼリー状またはムース状などの食品）	不均質なものも含む（たとえば，まとまりのよいお粥，軟らかいペースト状またはゼリー寄せなどの食品）

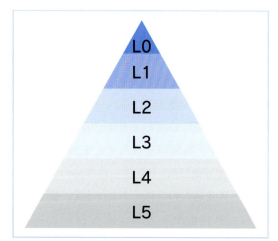

図 3-29 嚥下食ピラミッド（イメージ図）

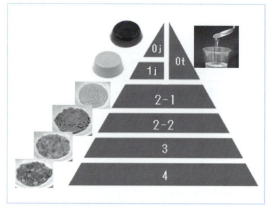

図 3-30 学会分類 2013（イメージ図）

不足に留意し，摂食嚥下リハビリテーションを行うことでより常食に近い食事が摂れるようになることも多い．そのため，対象者の状態により順次適切な形態の食事を提案できることが望まれる．

（栢下　淳）

7　とろみ調整食品の分類

とろみ調整食品（増粘剤）とは，飲食物に加えて混ぜるだけで適度なとろみをつけることができる食品のことである．

とろみをつける目的は，飲食物の咽頭通過速度を調節することで，誤嚥のリスクを低減させることである．しかし，単にとろみがつけばよいというものではない．とろみがつきながら誤嚥リスク者でも飲み込みやすい性状となり，飲食物の味や風味，外観を損なわないことが求められる．そのほか，操作性もポイントとなる（**表 3-24**）．

とろみ調整食品の主原料は，デンプンや増粘多糖類である．デンプンは，米やパン，麺などの主成分であるが，天然デンプンは加熱しないと溶解しない．そのため，とろみ調整食品ではアルファ化デンプンなど，加工されたデンプンが利用されている．一方，増粘多糖類は水に溶けて高い粘性を示す多糖類の総称であ

3章―摂食嚥下障害への介入2

表3-22 嚥下調整食学会分類2013（食事）早見表（日本摂食・嚥下リハビリテーション学会医療検討委員会嚥下調整食特別委員会, 2013.[9]）

コード[I-8項]		名称	形態	目的・特色	主食の例	必要な咀嚼能力[I-10項]	他の分類との対応[I-7項]
0	j	嚥下訓練食品0j	均質で、付着性・凝集性・かたさに配慮したゼリー離水が少なく、スライス状にすくうことが可能なもの	重度の症例に対する評価・訓練用少量をすくってそのまま丸呑み可能残留した場合にも吸引が容易たんぱく質含有量が少ない		（若干の送り込み能力）	嚥下食ピラミッドL0えん下困難者用食品許可基準I
	t	嚥下訓練食品0t	均質で、付着性・凝集性に配慮したとろみ水（原則的には、中間のとろみあるいは濃いとろみ*のどちらかが適している）	重度の症例に対する評価・訓練用少量ずつ飲むことを想定ゼリー丸呑みで誤嚥したりゼリーが口中で溶けてしまう場合たんぱく質含有量が少ない		（若干の送り込み能力）	嚥下食ピラミッドL3の一部（とろみ水）
1	j	嚥下調整食1j	均質で、付着性、凝集性、かたさ、離水に配慮したゼリー・プリン・ムース状のもの	口腔外で既に適切な食塊状となっている（少量をすくってそのまま丸呑み可能）送り込む際に多少意識して口蓋に舌を押しつける必要がある0jに比し表面のざらつきあり	おもゆゼリー、ミキサー粥のゼリー　など	（若干の食塊保持と送り込み能力）	嚥下食ピラミッドL1・L2えん下困難者用食品許可基準IIUDF区分4（ゼリー状）（UDF：ユニバーサルデザインフード）
2	1	嚥下調整食2-1	ピューレ・ペースト・ミキサー食など、均質でなめらかで、べたつかず、まとまりやすいものスプーンですくって食べることが可能なもの	口腔内の簡単な操作で食塊状となるもの（咽頭では残留、誤嚥をしにくいように配慮したもの）	粒がなく、付着性の低いペースト状のおもゆや粥	（下顎と舌の運動による食塊形成能力および食塊保持能力）	嚥下食ピラミッドL3えん下困難者用食品許可基準II・IIIUDF区分4
	2	嚥下調整食2-2	ピューレ・ペースト・ミキサー食などで、べたつかず、まとまりやすいもので不均質なものも含むスプーンですくって食べることが可能なもの		やや不均質（粒がある）でもやわらか、離水もなく付着性も低い粥類	（下顎と舌の運動による食塊形成能力および食塊保持能力）	嚥下食ピラミッドL3えん下困難者用食品許可基準II・IIIUDF区分4
3		嚥下調整食3	形はあるが、押しつぶしが容易、食塊形成や移送が容易、咽頭でばらけず嚥下しやすいように配慮されたもの多量の離水がない	舌と口蓋間で押しつぶしが可能なもの押しつぶしや送り込みの口腔操作を要し（あるいはそれらの機能を賦活し）、かつ誤嚥のリスク軽減に配慮がなされているもの	離水に配慮した粥　など	舌と口蓋間の押しつぶし能力以上	嚥下食ピラミッドL4高齢者用ソフト食UDF区分3
4		嚥下調整食4	かたさ・ばらけやすさ・貼りつきやすさなどのないもの箸やスプーンで切れるやわらかさ	誤嚥と窒息のリスクを考慮して素材と調理方法を選んだもの歯がなくても対応可能だが、上下の歯槽堤間で押しつぶすあるいはすりつぶすことが必要で舌と口蓋間で押しつぶすことは困難	軟飯・全粥　など	上下の歯槽堤間の押しつぶし能力以上	嚥下食ピラミッドL4高齢者用ソフト食UDF区分2およびUDF区分1の一部

注：『「日摂食嚥下リハ会誌17 (3)：255-267, 2013」または日本摂食嚥下リハ学会HPホームページ：http://www.jsdr.or.jp/doc/doc_manual1.html「嚥下調整食学会分類2013」を必ずご参照ください。』

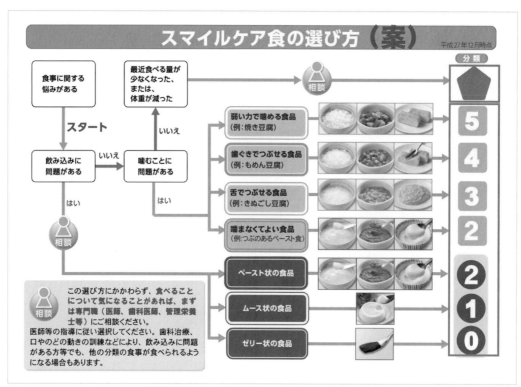

図 3-31 スマイルケア食と他の分類との対応（農林水産省）（平成27年12月時点）

表 3-23 スマイルケア食と他の分類との対応（「ヘルシーネットワーク通信販売カタログ・はつらつ食品」より作成）

スマイルケア食	学会分類2013	他の分類との対応
—	嚥下調整食4	嚥下食ピラミッドL4 UDF区分1
歯ぐきでつぶせる食品 4	嚥下調整食4	嚥下食ピラミッドL4 UDF区分2
舌でつぶせる 3	嚥下調整食3	嚥下食ピラミッドL4 UDF区分3
噛まなくてよい 2	嚥下調整食2-2	嚥下食ピラミッドL3 特別用途食品許可基準II・III UDF区分4
ペースト状 2	嚥下調整食2-1	嚥下食ピラミッドL3 特別用途食品許可基準II・III UDF区分4
ムース状 1	嚥下調整食1j	嚥下食ピラミッドL1・L2 特別用途食品許可基準II UDF区分4
ゼリー状 0	嚥下調整食0t	嚥下食ピラミッドL3の一部（とろみ水）
ゼリー状 0	嚥下調整食0j	嚥下食ピラミッドL0 特別用途食品許可基準I

る．さまざまな種類があるが，とろみ調整食品に利用されているおもなものは，グアーガム，キサンタンガム，カラギーナンである．グアーガムはマメ科植物の種子から，カラギーナンは紅藻類から得られる．キサンタンガムは微生物が産生する多糖類である．それぞれ性質が異なるため，これらを単独あるいは組み合わせることで，各商品に特徴的な増粘効果を発揮している．したがって，とろみ調整食品を利用するにあたっては，原材料を確認し，その特徴を把握しておく必要がある．

しかし，原材料の表示をみても，増粘多糖類の種類までは記載されていないことが多い．食品衛生法上，増粘安定の用途で増粘多糖類を複数使用した場合には，個々の物質名の表示は略すことができ，単に増粘多糖類とのみ記載されるためである．もっとも，表示された原材料から主原料をある程度予測することはできる．デンプン（あるいは加工デンプン）と増粘多糖類の両方が記載されている場合は，グアーガム系が多い．記載が増粘多糖類のみの場合は，一般にキサンタンガム系が多いが，牛乳や濃厚流動食へのとろみづけ

表3-24 とろみ調整食品に求められる点

誤嚥リスクの低減に対して
・付着性（べたつき）が小さい． ・凝集性（まとまり感）が高い． ・とろみの経時変化が小さい．
食品として
・食べ物・飲み物の味や風味，外観を損なわない． ・食べ物・飲み物の種類・温度にかかわらず，安定してとろみを発現する． ・安価である．
操作性
・スプーンやフォーク，泡立て器などによる撹拌で，容易に溶解し，だまにならない． ・加熱の必要がない． ・短時間でとろみを発現する．

に適する商品はカラギーナン系が多い．ただし，この限りではないことに留意されたい．一方，デンプン（あるいは加工デンプン）のみの記載はデンプン系である．なお，多くの商品で原材料として記載のあるデキストリンは，溶解性や粘性を向上させる目的で添加されているものである．

開発の歴史から，デンプン系は第一世代，グアーガム系は第二世代，キサンタンガム系は第三世代のとろみ調整食品といわれ，近年の主流はキサンタンガム系である．前述のとおり，主材料により特徴は異なるが，同じ主材料であれば類似した製品が多い．とろみのつき方には，とろみをつけたい飲食物の温度のほか，含まれている糖，酸，タンパク質成分なども影響するが[1]，以降で，一般的なそれぞれの特徴について記す．これらの特徴に対し，近年では増粘多糖類などの併用により，短所を補い長所を生かした商品もみられる．

1―とろみ調整食品の種類

1）デンプン系

溶けやすく，食べ物や飲み物の種類にかかわらず安定したとろみがつく．しかし，一定のとろみの発現に添加量が多く必要となる（図3-32）．そのため，飲食物の味や外観に影響を及ぼしやすい．一方で，エネルギー量も高いことと併せ，エネルギー補給の一助となる利点がある．また，付着性が強く，濃いとろみでは口腔内でべたつき，かえって飲み込みづらくなることもある．形成して食べるものに向く．

なお，デンプン分解酵素であるα-アミラーゼの作用を受けることで増粘作用は失われる．つまり，食具を介した唾液の混入によりとろみが弱くなる．少量ずつ取り分けて食べるなど工夫が必要となる．

2）グアーガム系

少量で糸を引くようなとろみがつき，コストパフォーマンスがよい．しかし，安定した粘度が得られるまでに時間がかかる．そのため，デンプンなど安定したとろみのつくものを添加している商品が多い．

素材としては，とろみは白っぽく不透明になることが多い．また，若干，原材料（マメ科の種子）由来のにおいがある．商品はそれぞれ改善する工夫が施されている．

3）キサンタンガム系

透明性が高く，無味無臭のため，飲食物の味・外観への影響が少ない．クリア系ともいわれる．少量でとろみがつき，付着性が低く，するっとしたとろみとなる．そのため，とろみの程度によってはスプーンですくいにくい場合もある．一般に飲み物へのとろみづけに向くが，種類によりとろみのつき方が変わる．たとえば，塩分を含むものはとろみの安定まで時間を要する．

素材としては溶けにくく，とろみがつくまで時間がかかり，さらに「だま」になりやすい．そのため，顆粒状にしたり，デキストリンを添加したりして溶けやすくなるよう工夫されている．ただし，「だま」がいったん生じると，それを溶解するのは難しい．また，とろみがついたものに，さらに添加をすると「だま」を生じやすい．「だま」が生じた場合には必ず「だま」を取り除く．また，とろみを強くしたい場合には，別に濃くとろみをつけたものを混合し，調整する．

4）カラギーナン系

タンパク質と分子的に相互作用し，増粘作用が増強されるため，タンパク質成分を含むもの（乳製品，濃厚流動食）へのとろみづけに向く．そのため，それらへのとろみづけに特化した商品が目立っていたが，近年ではタンパク質成分を含まない水や茶にも対応できる商品もみられるようになってきた．べたつきが少な

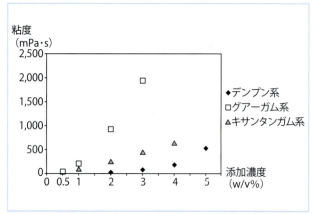

図 3-32 とろみ調整食品の添加濃度と粘度（主原料別）（宇山ら，2014.[2]を改変）

表 3-25 日本摂食・嚥下リハビリテーション学会嚥下調整食分類2013（とろみ）における参考値（日本摂食・嚥下リハビリテーション学会医療検討委員会嚥下調整食特別委員会，2013.[3]）

	段階 1 薄いとろみ	段階 2 中間のとろみ	段階 3 濃いとろみ
粘度 (mPa·s)	50〜150	150〜300	300〜500
LST 値 (mm)	36〜43	32〜36	30〜32

粘度：コーンプレート型回転粘度計を用い，測定温度20℃，ずり速度 $50\,s^{-1}$ における1分後の粘度測定結果．
LST 値：ラインスプレッドテスト用プラスチック測定板を用いて内径 30 mm の金属製リングに試料を 20 mL 注入し，30 秒後にリングを持ち上げ，30 秒後に試料の広がり距離を 6 点測定したその平均値．

2 ─ とろみ程度の評価

とろみの程度の評価は，粘度やラインスプレッドテスト（LST）値が用いられることが多い．日本摂食嚥下リハビリテーション学会の嚥下調整食分類においても，それらの値が参考値として掲載されている（表 3-25）[3]．掲載された粘度はずり速度 $50\,s^{-1}$ での測定値である．ヒトがとろみを飲んだ際に感じる速度と同等の速度であるという報告があることと[4]，National Dysphagia Diet（NDD）をはじめとする諸外国の嚥下食の分類はずり速度 $50\,s^{-1}$ で測定された粘度が採用されていることから[5]，当該学会の分類においてもこのずり速度が選択された．ずり速度が異なると値は違ってくるので，参考値と比較する際は留意が必要である．LST は，高価な測定機器が必要な粘度に対し，プラスチックの測定板と金属製リングなどがあれば測定できる簡易な方法である．現場におけるとろみの程度の確認に活用されたい．

なお，官能評価の結果と粘度，LST 値との関係は，とろみ調整食品の主原料やそのほかに添加されている物質により多少差異がある（図 3-33）[2]．実際の使用においては，粘度や LST 値のみでなく，官能評価も行う必要がある．日本摂食嚥下リハビリテーション学会の嚥下調整食分類における参考値は，キサンタンガム系のとろみ調整食品で20℃の水にとろみづけした際のものである．この場合，官能評価と LST 値とはよく相関

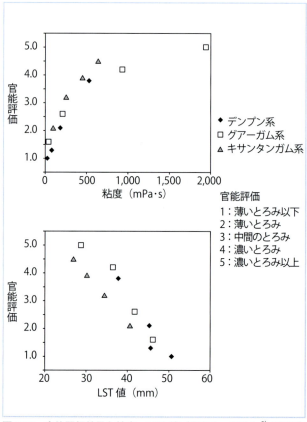

図 3-33 官能評価結果と粘度，LST 値（宇山ら，2014.[2]を改変）

する．

（小城明子）

3 薬剤管理

1 摂食嚥下障害時の服薬方法と問題点

服薬する際，薬剤をゼラチンゼリーやプリンに入れ

たり，粥に混ぜたり，粉状にして水に入れてとろみをつけるなどの工夫がなされている．形態の異なる錠剤やカプセル剤とゼリーを同時に飲み込むのは難しいことから，錠剤を粉砕したり，カプセルを開封して粉末状にしてしまうことが多い．また，経管投与（経鼻胃管や胃瘻など）の場合も，錠剤をつぶしたりカプセルの中身を出したりすることが一般的になっている．しかし，錠剤は長時間作用するようにするために，たとえば，図3-34のように構造上の工夫がなされたものが多い．このように工夫された錠剤を粉砕することは血中濃度に影響し，副作用が出やすくなるなどの危険性が高まる．また細粒剤は，水に混ざらないことが多く，全量が投薬できなかったりチューブを閉塞させたりすることがある．

ここでは，今まで慣習で行ってきた摂食嚥下障害患者への投薬方法を全面的に見直した服薬の工夫について，経口投与と経管投与に分けて紹介する．

1 ― 経口投与の場合

薬剤をとろみ水や食物に混ぜて服用する場合に最も注意すべきことは，薬剤の味，におい，刺激性などである．多くの薬剤に耐えがたい苦味や強い刺激があるが，その味が誰にも確認されないまま患者に投与されている．最も適した剤形は口腔内崩壊錠である．口腔内崩壊錠は口腔内で崩壊させるため，味，においがマスクされている．なければ同じ効果の細粒剤に変更する．また，オブラートを使って図3-35のようにし，できるだけ水気を切って服薬すると，味がマスクでき，表面も滑らかになって嚥下しやすくなることもある．

2 ― 経管投与の場合

チューブ閉塞などの問題点を解決する経管投薬法である簡易懸濁法を推奨する[1]．

簡易懸濁法とは，錠剤を粉砕したりカプセルを開封したりしないで，投与時に錠剤やカプセル剤をそのまま約55℃の温湯に入れて撹拌し，最長10分間放置して薬を崩壊・懸濁させ，経鼻チューブまたは胃瘻・腸瘻から薬を投与する方法である．一部，表面に亀裂を入れて使用する錠剤もあり，薬品ごとの情報は内服薬経管投与ハンドブックにまとめられている[1]．

簡易懸濁法の手順を図3-36に示す．従来の手順と異なるのは，以下の3点である．

①粉薬の代わりに錠剤やカプセル剤をそのまま使用する．
②水ではなく約55℃の温湯で懸濁する（ポットのお湯：水を2：1にすると約55℃になる）．
③懸濁後10分程度置いてから投与する（手順を少し変更すると待ち時間が気にならない）．

簡易懸濁法の最大のメリットは，高い品質を保つ仕組みでつくられた錠剤を粉砕するなどの加工をせずに，投与直前まで錠剤のままでおけることである．錠剤をつぶしたときの医薬品としての品質は，保証できない．その他のメリットを表3-26に示す．また，簡易懸濁法の普及によって，今まで無視されていた粉砕調剤の問題点，たとえば配合変化，温湯に入れたときの安定性の問題，徐放性の崩壊などが注目されるようになったことも，簡易懸濁法のメリットの一つである．

2 おわりに

摂食嚥下障害時の服薬方法として，何十年間も錠剤の粉砕が行われてきた．創意工夫された徐放錠などの錠剤を粉砕することは治療効果を低減させ，副作用を発現させる原因になりうる．また，保存期間の安定性

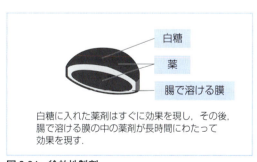

図3-34　徐放性製剤

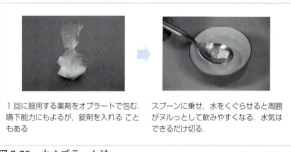

図3-35　水オブラート法

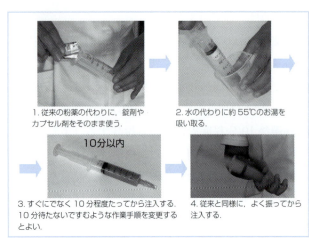

図 3-36　簡易懸濁法の手順

表 3-26　簡易懸濁法のメリット

1. 調剤時問題点の解決
2. 投与時の問題，経管栄養チューブ閉塞の回避
3. 配合変化の危険性の減少
   粉砕法：粉砕して混合したあと投与日数期間，配合変化の危険性がある．
   簡易懸濁法：投与前水に入れる 10 分間のみ．
4. 投与可能薬品の増加
   ・錠剤・カプセル剤ハンドブック掲載の錠剤 3,686 薬品中
   　粉砕法：2,100 薬品（57％）
   　簡易懸濁法：3,206 薬品（87％）
   ・粉砕法で投与できない細胞毒性を有する薬品が投与可能となった．
5. 投与時に再確認ができる⇒ リスクの回避
6. 錠剤は安い，中止・変更の対応が容易⇒ 経済的効果
7. 細いチューブを安心して使用できる⇒ 患者 QOL の向上

の問題も有する．危険な錠剤粉砕をやめ，簡易懸濁法での投与を推奨する．

（倉田なおみ）

4　薬物療法

1　はじめに

摂食嚥下障害とは実にさまざまな要因の帰結であり，その薬物療法を考えるときに摂食嚥下障害を起こすどの要因に対する薬物治療なのかを考える必要がある．現在のところ，さまざまな摂食嚥下障害のなかでも嚥下反射惹起障害（遅延）に対する薬物療法が多く考案され，筆者らはそれを抗誤嚥薬とよんでいる．それぞれの抗誤嚥薬はそれぞれ違った作用機序をもち，嚥下制御の神経系の違った部位に作用する．いろいろな抗誤嚥薬を組み合わせることにより，摂食嚥下障害の治療や誤嚥性肺炎の予防にかなりの効果が期待できるものと思われる．

2　抗誤嚥薬理解に必要な嚥下の神経性調節知識

正常嚥下（自発）は，末梢感覚入力からの信号が嚥下パターンジェネレーター（嚥下中枢）が存在する脳幹に伝わり，そこから嚥下関連筋群を秩序だって動かす信号を送ることにより成立するが，嚥下中枢はさらに上位の大脳基底核や大脳皮質の働きによっても制御されている．抗誤嚥薬はこの嚥下の神経性制御に作用し，嚥下機能を改善する作用がある一連の薬である（図 3-36）[1]．

嚥下反射が惹起されるときに，末梢知覚神経上のどのような受容体が関与しているのかはまだはっきりとわかっていない．ただ，同じ食物でも，その温度が体温付近の温度であるときに最も嚥下反射が遅延し，温度が体温から離れれば離れるほど嚥下反射が改善することがわかっている[2]（図 3-37）．

外界の温度受容にかかわる分子として，哺乳類では末梢神経上に六つの TRP 受容体；TRPV1，TRPV2，TRPV3，TRPV4，TRPM8，TRPA1 が知られており，それぞれに活性化温度閾値が存在する（TRPV1 > 43℃，TRPV2 > 52℃，TRPV3 > 32〜39℃，TRPV4 > 27〜35℃，TRPM8 < 25〜28℃，TRPA1 < 17℃）．図 3-37 の中段に示すように，嚥下反射を活性化する温度領域よりこれまで同定されている 6 個の温度感受性 TRP チャネルのうち，TRPV1，TRPV2，TRPM8，TRPA1 が嚥下反射の活性化に関与する可能性が示唆されている．また，温度感受性受容体は自然界の食品とりわけ香辛料の中にそのアゴニストが存在する．それらの関係を図 3-37 最下段に示す[3]．

3　抗誤嚥薬の種類とその機序

1 ―温度感受性 TRP 受容体作動薬

知覚神経上の温度感受性受容体である TRP 受容体を活性化することが，温度刺激と同じように高齢者の遅延した嚥下反射を改善することがわかってきた．し

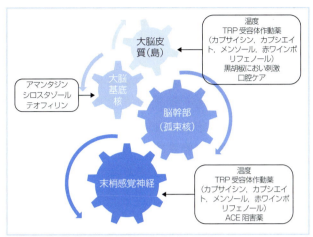

図3-36 嚥下の神経制御機構と抗誤嚥薬（Ebihara, et al., 2014.[1]）を改変）

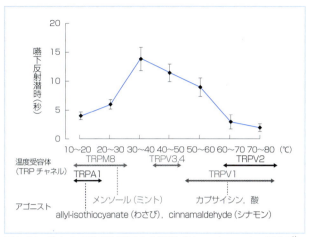

図3-37 飲む水の温度と嚥下力の関係（Watando, et al., 2004[2]., Ebihara, et al., 2011.[3]）を改変）

たがって，高温度の受容体であるTRPV1のアゴニストであるカプサイシン，カプシエイト[4〜6]，TRPV1修飾薬である赤ワインポリフェノールが高齢者の嚥下反射を改善する[7]．また，冷温度受容体であるTRPM8のアゴニストであるメンソールも嚥下反射を改善する[8]．さらに，これらのTRP受容体作動薬は知覚神経に直接作用するだけでなく，慢性的に嚥下に関与する島皮質を活性化し，低下した嚥下機能を改善する可能性も示唆されている．

2 ― 黒胡椒精油

黒胡椒精油のにおい刺激は，嚥下の皮質制御に重要な島皮質を活性化することにより嚥下反射を改善する．嚥下の神経伝達物質であるサブスタンスPも増加させる作用をもつ[9]．このにおい刺激によるアロマセラピーは，意識レベルやADLの低い高齢者にも行うことができ適応範囲が広い．

3 ― シロスタゾール

フォスフォジエステラーゼⅢ阻害薬であるシロスタゾールは，抗血小板薬であるとともに脳血流を増やすことが知られ，脳梗塞の治療に用いられる．シロスタゾールはサブスタンスPを増加させるとともに，嚥下反射を改善することが知られている[10]．末梢知覚神経においてサブスタンスPは，嚥下反射の神経伝達物質なので嚥下反射を改善する

4 ― アマンタジン

ドパミンの遊離促進作用をもつアマンタジンは，大脳基底核においてその作用を発揮することにより下位の嚥下反射にかかわる神経を活性化し，嚥下反射を改善すると考えられている．長期投与により肺炎の発症を抑えている報告もある[11]．

5 ― テオフィリン

気管支拡張薬であるテオフィリンは，それより低い濃度で抑制性神経伝達物質であるアデノシンがそのA2受容体につくのを阻害する．A2受容体は基底核のドパミン作動性神経上に存在し，テオフィリンはこの阻害作用によりドパミン神経の脱抑制を引き起こし，基底核などのドパミン神経を活性化し，嚥下反射を改善すると考えられている[12]．

6 ― Angiotensin converting enzyme（ACE）阻害薬

降圧剤であるACE阻害薬は，アンギオテンシン変換酵素を阻害する．アンギオテンシン変換酵素はアンギオテンシンⅠの切断のみならず，類似ペプチドであるサブスタンスPも切断する．したがって，ACE阻害薬は活性体アンギオテンシンⅡの生成を阻害するだけでなく，サブスタンスPの分解を防ぎ，嚥下に重要なサブスタンスPの活性を上げることとなる[13]．

（海老原　覚）

5 看護支援

1 看護の役割

摂食嚥下障害は，それを引き起こす原疾患が急性期にあるのか，回復期にあるのか，それとも慢性期にあるのかによって，障害に対する取り組みの様相が変化する．それに伴い，患者は病院の急性期病棟から回復期病棟へ，在宅へ，施設へと移動し，看護・介護を受ける場は変化する[1]．これらのすべての場に看護師が存在するため，患者の摂食嚥下障害に関する援助の役割が期待される．さらに，摂食・嚥下障害看護認定看護師が看護チームを指導して，当該領域の看護の質を向上させることが期待されている[2]．

看護の役割の特徴は，まず，急性期から介入できることであり，主治医と協働して生命維持を最優先した医療を提供する．また，意識レベルの低下が著しい脳卒中急性期，口腔咽頭癌術後急性期などの急性期には，唾液などの誤嚥による誤嚥性肺炎を予防することが，全身状態を安定させることにつながる[3]．そのため，口腔内を清潔に維持できるよう，歯科と連携しながら患者の口腔管理を徹底することが望ましい[4]．

次に，回復期へ向けて患者を経時的に観察して記録するとともに，身体の清潔・栄養補給・排泄・活動などへの援助を通して，摂食嚥下障害を発見する役割を担う．いい換えれば，看護師は患者の摂食嚥下障害の第一発見者となりうる専門職であり，観察結果を主治医に報告することが，多職種によるチームアプローチへの端緒となる．慢性期病棟の場面でも，訪問看護の場面においても，生活の援助を通して患者の摂食嚥下機能を観察し，障害を発見することができる．このように，患者の摂食嚥下障害をスクリーニングして，専門職チームへと橋渡しをすることが，看護師にとって重要な役割である．

さらに，摂食嚥下リハビリテーションチームにおける看護の役割を図3-38に示した．個々の患者の訓練プログラムが確定されるために，チームでは，原疾患の病態，嚥下造影（VF），嚥下内視鏡検査（VE），摂食嚥下機能評価などの情報から摂食嚥下機能をアセスメントする．看護師がチームに提供できる情報は，脳神経系フィジカル・アセスメント，日常生活場面の観察結果である．そして，アセスメントに基づき最適の訓練法が選択される．チームで決定された訓練を実行するとき，病棟で患者が自律的に繰り返して練習し，自らの生活に定着させることができるように，援助を提供することも看護の役割である．

一方，患者が訓練や食物・水分摂取を安全に行うことが必要でありリスク管理の視点が重要である．訓練実施時のリスク管理に加えて，誤嚥・肺炎に関するリスク管理，脱水・低栄養に関するリスク管理，窒息に関するリスク管理があげられる．これらを安全に行うためには，①必要時にはすぐに吸引できるように吸引装置と必要物品を準備し，安全な訓練環境を設定する，②検温時には呼吸音を聴診して，誤嚥・肺炎の状態を確認する，③水分出納，栄養摂取量の観察，BMIの確認を行う，などが必要となる．

また，在宅ケアでは訪問看護師による家族への指導，施設では介護職員への指導も看護の重要な役割である．

（鎌倉やよい）

2 生活支援のコーディネート

1―生活への訓練の定着

摂食嚥下リハビリテーションチームにより決定された嚥下訓練は，患者の生活に組み入れて繰り返し行うことが重要である．これにより訓練の実施回数が増え，訓練効果を高めることが期待される．また，嚥下訓練を生活に組み入れるためには，患者の療養生活を支援する立場にある看護師が訓練実施のタイミングや環境などを考慮していく必要がある．チームで決定された訓練方法を患者の生活に定着させることは，看護の役割の一つである[1]．

1）間接訓練の生活への定着

間接訓練は，食物を用いずに障害された摂食嚥下器官へ働きかけることにより，各器官の機能や運動の協調性を改善させる[2]．機能低下をきたした器官を特定し働きかけることが重要であり，標的器官と訓練方法

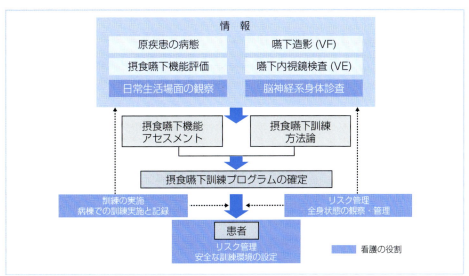

図3-38 摂食嚥下リハビリテーションチームにおける看護の役割

については，摂食嚥下リハビリテーションチームの決定に基づく．看護師は，言語聴覚士らが行う訓練内容・方法を確認し，生活援助の場面を通して訓練を提供することになる．

自己で訓練実施が可能な患者では，訓練方法に関するパンフレットなどを活用する．看護師は，検温時などに訓練の実施状況を確認し，積極的な取り組み姿勢や機能改善の徴候があれば患者にフィードバックし，訓練継続へのモチベーションを高めるよう支援する．

一方，自己で訓練実施が困難な患者へは，生活支援の場面を捉えて訓練を行う．例として，脳出血発症後で再出血の徴候がないJCS（Japan coma scale）Ⅱ-10の患者を考えてみる．看護師は，口腔ケアの機会に口腔内の保清のみならず，機能低下のみられる口唇・頬・舌へのマッサージや他動運動を行う．また，意識レベル改善後には，他動運動だけでなく言語や模倣により可能な範囲で自動運動を促す．生活支援時に発語を促すことも構音訓練へとつながり，口唇・舌・軟口蓋などの機能改善を促進する．さらに，歯ブラシや髭剃り，ヘアブラシなどを手渡してセルフケアを促すことは，摂食動作に必要な体幹姿勢の保持や上肢の運動訓練の機会となる．このように看護師は，工夫により生活支援場面が摂食嚥下の機能改善に向けた訓練場面へ変化しうることを考慮し，訓練の生活への定着を図る．

2）直接訓練の生活への定着

誤嚥リスクのある患者への飲食物提供は直接訓練として捉え，慎重に対応する必要がある．テレビなどは消し，カーテンなどを用いて視野を制限することにより，食事への集中を高める環境を整える．そのうえで，摂食嚥下リハビリテーションチームで決定された摂食姿勢や代償法を遵守する．これらの摂食条件を確実に提供するためには，なぜその摂食条件が必要なのかを看護チームのメンバー間で共通理解したうえで，看護計画へ反映させることが重要である．直接訓練方法の生活への定着は，誤嚥・窒息のリスクマネジメントにおいて非常に重要となることを忘れてはならない．

（浅田美江）

2―食事の介助

食事介助とは，自力で安全に食事を摂ることができない人に対して不足を助け，食事を通してQOL向上を支援していくことである．食事介助を行う者は，誤嚥性肺炎，脱水，窒息，食べる楽しみの低下，廃用症候群などのリスク管理を行いながら，対象者の自立を支援し，満足感や幸福感が得られるような介助を行うことが大切である．

1）食事介助に関連した援助の要素

(1) 安全で食欲を増す食事介助の基本

愛護的で対象者の安全・安楽・自立性を意図した食事介助を行う[1]．

食事介助に関連した援助の要素と，安全で食欲を増

す食事介助の基本を図3-39, 40に示す.
① 個別に応じた食事場所の選定を行う（訓練レベルなどの特別な場合を除いてできるだけ離床をした状態での食事環境を設定する）.
② 対象者と介助者双方がリラックスできる温かな雰囲気での食事介助を行う.
③ 食前の口腔・咽頭，手，顔などの清潔や排泄を済ませるなどの準備をする.
④ 食事に集中できる静かな環境設定を行う（テレビやラジオを消して食事に集中できるようにする）.
⑤ 安全で疲労しない安定した姿勢調整に留意する.
⑥ 食物の視覚情報を確実に提供し，認知機能を高める（食べ物の配置や介助方法に留意）.
⑦ 個別に応じたテーブル・摂食用具などを用いてセルフケア能力を高める.
⑧ 食器からすくう，取り出すことが困難な場合は，肘関節をテーブルにつける.
⑨ 両手を使用した摂食動作を補助し，セルフケア能力を高められるよう留意する.
⑩ 食物形態や量の選択を行い，安全でおいしく食べられるための調整を行う.
⑪ 安全で効率的な介助法に留意する．一部介助ではスプーンを持つ指を包み込むように補助する．その際，過度に肘関節を挙上し，肩関節での粗大動作とならないよう注意する.
⑫ 個別に応じて吸引器・カテーテル・グローブ・動脈血酸素飽和度測定器などの安全面に留意した環境を整える.

2) 困難場面での食事介助

(1) 先行期に困難がある場合
① 覚醒を促し視覚，嗅覚，触覚，聴覚，味覚などの五感を活用した介助に留意する.
② 摂食嚥下機能や能力に応じた姿勢，食事内容，介助方法に留意する.
③ 両上肢の安定を図り，頭頸部・体幹・上肢・下肢・足底などの部分と全体を総合的にみたうえで，安定した姿勢を保つよう留意する.
④ 食膳全体がみえ，介助者の手の働きも患者の視覚情報に入るような配置とする.
⑤ 正面から捕食できるような介助に留意する.
⑥ 患者に疲労を与えない効率的な介助を行う．疲労度を勘案して，適度な時間での摂取ができるような介助の配分も考慮する.
⑦ 自力で摂食する場合は，上肢の操作性を高めるために，安全性に留意したテーブルや摂食用具を選定する.
⑧ おいしそうな色合いや食品を提供し，嗜好品を考慮する.

(2) 口唇での捕食が困難な場合
① スプーンは，小さめで，スプーンホールが浅く，全体が舌背中央に入るようなサイズのものを用いる.
② 口唇の筋緊張が高く，スプーンをはねのけようと

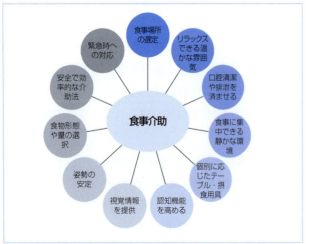

図3-39　食事介助に関連した援助の要素

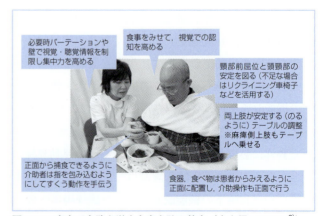

図3-40　安全で食欲を増す食事介助の基本（小山編, 2012.[2]）
愛護的で対象者の安全・安楽・自立性を意図した食事介助.
（写真の掲載については本人，関係者の同意を得ている）

するような場合は，視覚情報を確実に提供したうえで，スプーンを下口唇に軽くのせ，強い抵抗を与えないで，口唇の抵抗が緩むのを待ってスプーンを口腔内に進めていく（スプーンを歯に当てない）．
③口唇閉鎖が困難な場合は，介助者の第2指（人差し指）を軽く上口唇に当て，用手的に補助することで捕食を誘導する．
④捕食介助時のスプーンをのせる位置は，舌の中央とし，軽く圧刺激する．その際，スプーンホール全体を舌に密着させるようする（咀嚼品は舌の手前にのせる）．
⑤スプーンを口腔内から取り出すときは，スプーンホール全体を上口唇に滑らせるようにし，やや上に向けて引き出し，顎が上がらないように注意する．

(3) 準備期（咀嚼や食塊形成）に困難がある場合
①困難の程度に応じた食品の硬さ，形態，粘性などを調整する．
②咀嚼が有効にできるような歯や義歯など口腔環境整備に留意する．
③咀嚼の意識化を誘導する（口を閉じてよく噛んでくださいと声をかける）．

(4) 口腔期（送り込み）に困難がある場合
①ゼリーなど付着性が低く，送り込みや嚥下しやすいものから開始する．
②ゼリーは基本的にスライス法を用いる．
③座位での送り込みに時間を要する場合は，リクライニング位による重力を利用した姿勢を検討する．
④左右どちらかの舌に運動麻痺や機能低下がある場合は，非麻痺側の舌にスプーンをのせ，送り込みを助ける．
⑤口唇閉鎖の意識化，舌の圧刺激，他動的な閉鎖の補助などの刺激を与えながら，舌の随意運動を引き出すようにする．

(5) 咽頭期（嚥下運動）に困難がある場合
①咽頭残留が疑われるときは口唇閉鎖，嚥下の意識化，複数回嚥下，追加嚥下，交互嚥下，横向き嚥下などの残留除去法をふまえた食事介助を行う[2,3]．
②嚥下反射（喉頭挙上）を確認したら，次の一口をタイミングよく介助し，呼吸の間隔を短くする．
③困難の程度に応じた食物形態，水分調整を行う．
④食後すぐに仰臥位での臥床を避ける．（胃食道逆流や嘔吐による誤嚥を予防するために，30分～1時間程度は座位もしくは45度以上のリクライニング姿勢を保つ）などに留意する．

(小山珠美)

3―家族，介護職への食事介助指導
1) はじめに

摂食嚥下障害により食事介助を必要とする療養者を支える家族や介護職は，「とにかく食べて，健康になってほしい」という想いを抱きながら食事介助を行うのが通例である．その想いを実現可能なものにするためには，適切な食事介助方法を習得し介助を行うことが肝要である．逆に，想いが先に立った不適切な食事介助は，療養者の生命を危険にさらすことがある．食事介助者に大切なことは，介助を必要とする療養者が，食事を安全に楽しくできるように介助することである．そのためには，食事介助者は療養者の摂食嚥下機能や健康状態などを勘案して，安全で楽しい食事を保証できるよう，適切な食事介助技術を身につけることが大切である．本項では，家族，介護職に求められる適切な食事介助技術の指導方法について述べる．

2) 指導の要点

家族，介護職への食事介助指導の前に，介助者が行っている食事介助方法に誤嚥につながる危険性が潜んでいないか，実際に介助方法を観察・評価し，それに基づいて適切な方法を指導することが大切である．食事介助の指導方法のポイントとして，①食事姿勢，②食事介助の方法，③食事介助中の注意点，④介助の困難な事例への対応方法，⑤食事介助中の緊急時の対応，などがある．

まず，食事姿勢では，不適切な姿勢で食事をしていないか評価する．骨盤が前傾した不良姿勢では全身の筋緊張を高めて，嚥下関連諸筋の円滑な活動を阻害し，嚥下機能に悪影響を及ぼすことを説明する．また，床面や車椅子のフットプレートへの足底の不十分な接

地も同様に，全身に不要な筋緊張を生じさせることを説明する．肘の位置や体幹を適切に保持することも，安全な食事につながることを具体的に説明する．

食事介助の方法は，無意識のうちに介助者主体の食事介助になりがちである．たとえば，食事介助の際，介助者の多くが自分の目の前で器を持ち，療養者の視線から離れたところで食物をすくっている．このような食事介助では介助される療養者にとって，これから何を食べるかという先行期にとって大切な情報が遮断された食事介助となっている．療養者の視線の先で皿から食べ物をすくい，これから何を食べるか療養者が食べるものを認識できるようにして食べ物を口中に運ぶことが食事介助として大切であることを説明する．療養者の目線を考慮し食事介助しているのか，療養者が食物をうまく取り込めるようにスプーンの挿入角度は適切かなど，介助を受ける立場になって食事介助方法を見直していくために，介助者に療養者疑似体験をしてもらうよう提案し，体験してもらうことも指導方法としては大変有効である．食事介助指導として，介助方法が適切であるか否かを適宜評価し，適切にできていれば，称賛することも介助者の自己効力感の向上につながることになる．また，療養者の摂食嚥下機能に合った摂食条件を介助者に提示し，それによって食事介助が円滑になった経験を積むことで，食事介助方法の統一・継続へとつながっていきやすい．写真や動画などで，実際に食事介助の改善効果を可視化して客観的に評価できるような指導方法の工夫も大変重要である．

食事介助中の注意点としては，介助者が摂食中に「不用意な声かけ」をしないように指導することも大切である．摂食嚥下障害や注意障害がある療養者は食事に集中する必要があり，食事中に返事を求めるような声掛けは，嚥下と呼吸の協調性を乱し，誤嚥につながることを指導することも大切である．

介助の困難事例の対応法でよく聞かれることは，「開口しない」「口の中に食べ物を溜め込む」「拒食がある」などである．開口困難に関しては，K-point 刺激法が有効な療養者には，介助指導として介助者へ手を添えて K-point 刺激部位を刺激し，開口するタイミングを実感させるように指導すると効果が得やすい．

そのほか，認知症などにより「開口困難」「口腔内の食べ物の溜め込み」のある療養者に対して，情報を視覚的にしっかり与えることで，開口することがあることを説明する．口腔内の食物の溜め込みは，頸部前屈を遵守し姿勢調整を適切に行うこと，味覚刺激や舌・咽頭などへの物理的刺激，食物の視覚・嗅覚刺激などでも嚥下反射が促されることがあることを説明する．しかし，常に困難事例に関しては困難となっている原因は何かを個別的に探索することの大切さや，療養者にとって，最善な方法は何かを考えて工夫していくことが大切であることを指導する．

緊急時の対応方法については，吸引器の準備，大声を出して応援を呼ぶことの大切さや，ハイムリック (Heimlich) 法，背部叩打法の方法等，緊急時の対処方法をわかりやすく指導する．

〔金城利雄，加藤節子〕

Dysphagia Rehabilitation

臨床編 II

原疾患と評価・対処

成人期・老年期の疾患と摂食嚥下障害の評価・対処法と対応例

1 脳血管疾患

1 はじめに

　脳血管疾患は摂食嚥下障害を起こす代表的な疾患であり，この理解は他の摂食嚥下障害を扱ううえで非常に大切である．脳血管疾患では急性期に摂食嚥下障害の頻度が高く，症状が変化するので注意が必要である．延髄の嚥下中枢に病変があると球麻痺，延髄より上部の両側性障害では偽性球麻痺が起こり，それぞれ特徴的な症状を呈する．近年，一側性病変でも摂食嚥下障害が起こることが知られている．症状は一般に軽度であるが，脳血管疾患は高齢者に多く，種々の併存症があると重症化するなど病態が複雑になる．

2 頻度など

　厚生労働省による「平成26年　我が国の人口動態」によると2012（平成24）年の死亡数は，1位「悪性新生物（がん）」（36万963人・28.7%），2位「心疾患」（19万8,836人・15.8%），3位「肺炎」（12万3,925・9.9%），4位「脳血管疾患」（12万1,602人・9.7%）の順である[1]．脳血管疾患は1970年頃までは死亡率が高かったが，人口の高齢化とともに現在は肺炎に抜かれている．しかし，高齢者肺炎の原因として脳血管疾患に起因する摂食嚥下障害の存在を想定すると，脳血管疾患は極めて重要な疾患であることに異論はない．

　脳血管疾患における摂食嚥下障害の頻度は，摂食嚥下障害の定義や病状，疾患の時期によって異なる．脳梗塞急性期（発症から5日未満）の患者では摂食嚥下障害の有病率は30〜81%（病変部位や，評価時期，報告による[2,3]）と高いが，梗塞後2週間経過した患者の場合，有病率はわずか10〜20%となる．Smithardら[4]は脳梗塞急性期の患者（未治療）121人を対象に，摂食嚥下障害を発見するための臨床検査と嚥下造影を実施して6か月間追跡した．脳梗塞発生直後，誤嚥のリスクがあると思われた患者は51%であった．7日後，依然としてリスクがあるとみなされた患者はわずか27%となった．6か月後，摂食嚥下障害が持続していた患者は5%であったが，それまで摂食嚥下障害がなく，6か月後にリスクがあるとみなされた患者が3%いた．

　成書によれば米国成人の摂食嚥下障害罹患率は6%といわれている[5]．日本における頻度を質問紙[6]を用いて調査したところ，65歳以上の健常高齢者1,313人（男性575人，女性738人）で13.8%に嚥下の問題があった[7]．

3 脳血管疾患の分類

　脳血管疾患には，大きく分けて血管が切れる脳出血と，血管が詰まる脳梗塞がある（**表1-1**）．脳出血には脳の実質内に出血する脳内出血と脳の表面に出血するくも膜下出血がある．脳梗塞には動脈硬化に伴う脳血栓（比較的太い血管が詰まるものはアテローム血栓性

表1-1　脳血管疾患の分類

脳出血	脳内出血 くも膜下出血
脳梗塞	アテローム血栓性脳梗塞（BADを含む） ラクナ梗塞 脳塞栓 静脈梗塞 出血性脳梗塞

BAD：branch atheromatous disease，分枝粥型梗塞

梗塞，細い血管が詰まるものはラクナ梗塞）と心臓（心原性）や頸動脈（動脈原性）などにできた血栓が血流に乗って流れてきて詰まる脳塞栓（症）に分けられる．静脈（特に静脈洞）に血栓ができる場合もあり，静脈梗塞とよぶ．また，大きな脳梗塞で閉塞した血管が破綻したり再開通して出血したり，静脈梗塞でうっ血して出血する場合があり，これは出血性脳梗塞とよばれる．動脈瘤や動脈硬化で蛇行したり肥大した血管が脳を圧迫する場合や，脳動静脈奇形などは脳を圧迫して嚥下障害をきたすことがあるが，脳血管疾患としてより，腫瘍性病変として扱われることが多い（**図 1-1**）．病態によって，治療法や再発予防の薬剤などが異なる．

4　脳血管疾患の症状

脳血管疾患は前述のように分類されるが，症状は「脳のどの部分が損傷されるか（病巣）」で決まる．脳梗塞であっても脳出血であっても，同じ脳の場所が損傷されれば似たような症状を呈する．逆に同じ脳梗塞であっても損傷される脳の部位が異なれば症状も異なる．

また，急性期の症状は「経時的に変化する」ことに特に注意しなければならない．これは病変部位が広がったり，脳浮腫が生じたりするためである．また，同じ病変部位であっても，症状は年齢や基礎疾患などとともに全身の血圧や呼吸状態，電解質などの影響を受ける．

脳血管疾患で生じる摂食嚥下障害の病態は，球麻痺と偽性球麻痺（仮性球麻痺）に分けられる．球麻痺は延髄の嚥下中枢が損傷されて生じるが，偽性球麻痺は嚥下中枢に対する上位運動ニューロンの両側性損傷により起こる．ただ，近年一側性の大脳病変でも偽性球麻痺タイプの摂食嚥下障害が生じることが報告されている（後述）．以下，偽性球麻痺と球麻痺について解説する．欧米では球麻痺，偽性球麻痺という分類を用いない文献もある．たとえば有名な Logemann の本[8]や最近の Daniels と Huckabee の本[9]にも球麻痺や偽性球麻痺という言葉さえ出てこない．ただ脳幹部の病変であっても，延髄とそれ以外の病変ではまったく病

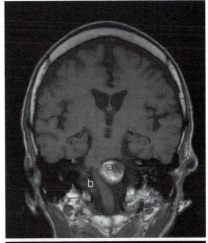
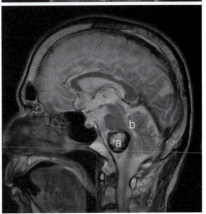

図 1-1　巨大な椎骨動脈瘤
内部は血栓化しており，延髄を圧迫して患者は球麻痺の症状を呈した．a：血栓化した巨大脳動脈瘤，b：圧迫された延髄．

態が異なり，治療法や管理が異なるので球麻痺，偽性球麻痺という分類は理解のうえで大変有用である．

5　偽性球麻痺

図 1-2 に，両側多発性脳梗塞による典型的な偽性球麻痺（peseudobulbar palsy）を示した症例の CT を示した．偽性球麻痺の主症状は摂食嚥下障害と構音障害[10]である．摂食嚥下障害の特徴は，嚥下に関係する筋肉の運動の協調性の低下と，筋力の低下である．具体的には，口唇での食物の取り込みが悪い，食物が口唇からぽろぽろこぼれる，咀嚼と食塊形成が不十分，食塊を奥舌に送り込めない，咽頭へ食物が入ってから遅れて嚥下反射が起こる，などである．従来摂食嚥下障害は運動障害として捉えられてきたが，感覚も障害されていることが知られている．残留，嚥下反射の遅

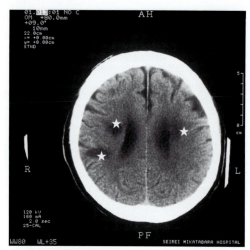

図1-2　両側多発性脳梗塞（CT）
典型的な偽性球麻痺を呈した症例．★：両側多発性脳梗塞．

延やsilent aspiration（むせない誤嚥）などの理解や対策には感覚障害を念頭に置かなければならない[11〜16]．

また，嚥下失行[17,18]といって舌や咬筋の動きはよいのに，口の中に食物を頬張ってしまい飲み込めない症状も認められることがある．

流涎が目立つことがある．これは，①実際に唾液の分泌が亢進している，②口唇の閉鎖が不十分なために流れ出る，③両者の合併の場合，があると思われるが正確な病態はいまだ不明である．

球麻痺との違いは嚥下反射が保たれている点である．しかし，嚥下反射は随意的に誘発しにくく，また起こっても嚥下圧は低く，口腔期や喉頭閉鎖（声門防御）との協調性に欠けている．

嚥下造影を行うと，口の中から食物がだらりと咽頭に流れ込んだり（stage II transport[19]とは異なり咀嚼とは無関係），咽頭に食物が入っても嚥下反射がなかなか始まらない状態がよく観察される．これは口腔や咽頭の感覚が低下していて嚥下反射の誘発を遅らせていることも関与している．感覚のフィードバックによる嚥下反射の強化が妨げられるため，弱い嚥下反射しか起こらず，食塊が1回でクリアできずに咽頭に残留してしまうことも多い．

偽性球麻痺が軽い場合は，粘性の低い水や汁物がときどきむせる程度の症状を呈するだけで，ほとんど摂食嚥下障害に気づかれない．延髄の嚥下中枢が働いているためである．軽い偽性球麻痺があるかないかのスクリーニングには，詳しい問診と水飲みテスト，反復唾液嚥下テストなどが役立つ．しかし，上位運動ニューロンの障害が高度になると，嚥下中枢単独では十分な嚥下動作が続けられなくなり障害が目立ってくる．

偽性球麻痺は摂食嚥下障害とともに構音障害が重要な症状で，しかもこちらのほうが初期から明瞭に認められることが多い．自覚的には「呂律が回らない」「何となくしゃべりにくい」と訴えることが多く，家族や周囲の人からは「しゃべり方がおかしい」「言葉が聞き取りにくい」「酔っぱらったときのようなしゃべり方になった」などと表現される．これらの構音は単独で発音したときには障害がはっきり認められなくても，連続した語として発音しようとすると非常に不明瞭になることがある．

6　病変部位

病理学的には，延髄嚥下中枢に対する上位運動ニューロンである両側の皮質延髄路がどこかで障害された場合に，偽性球麻痺が起こると考えられている．

一般的に偽性球麻痺は病変部位によって，①皮質・皮質下病変型，②内包・大脳基底核病変型，③脳幹部（橋，中脳）病変型，に分けられている[20]（図1-3）．

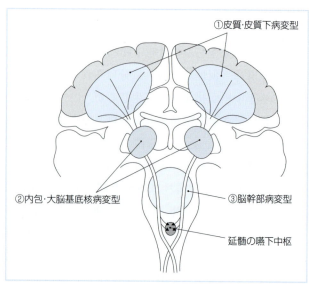

図1-3　偽性球麻痺の病変部位による三つの型（平山, 1971.[21]を一部改変）

同じ偽性球麻痺でも，病変部位の違いにより随伴症状に違いを生じる．脳幹（部）型の偽性球麻痺では，発症初期に球麻痺を呈することがある．橋や中脳の大きい出血や梗塞の初期に，隣接する延髄の機能が落ちるため，呼吸が停止し，嚥下反射もまったく消失して，まさに球麻痺と同じ状態になるのである．急性期を乗り切ると，呼吸とともに嚥下反射も回復してくる．このように，当初は球麻痺と思われたものが，偽性球麻痺に移行することがあるので注意深い観察が必要である．

7 一側性の脳血管疾患

意識障害を伴わない一側性の大脳病変でも，急性期に摂食嚥下障害を呈する報告がある[22～26]．この場合，摂食嚥下障害のタイプは偽性球麻痺を呈するが，障害は比較的軽く，数か月もの長期に及ぶことはない．病変部位など議論も多い．摂食嚥下障害については，わずかなむせでも障害ありとする（米国を中心とした論文に多い）など判断基準を厳しくとれば，一側性病変で摂食嚥下障害を示す患者の数（特に脳卒中急性期）は飛躍的に多くなる．発症後3，4日の脳浮腫が原因で摂食嚥下障害が顕在化する場合も多い．急性期に誤嚥性肺炎を併発すると，その後のリハビリテーションが遅延する．特に高齢者ではわずかな誤嚥が致命傷になることもあるので管理，指導をおろそかにできない．Robbinsら[17]は大脳半球の損傷の左右差に着目し，右半球損傷では咽頭反射時間が遅れ，水分の誤嚥・侵入が多いと述べている．またDanielsら[18]は大脳一側性病変による摂食嚥下障害は島前部が大切な役割を果たしていると述べている．Hamdyら[27]は急性期脳卒中の1/3に摂食嚥下障害があり，摂食嚥下障害があると死亡率も高いが，多くの摂食嚥下障害は1週間以内に改善すると述べている．彼らは嚥下に関して大脳半球の優位側を想定し，一側性の大脳病変でも優位半球が損傷されると摂食嚥下障害が長期化すると述べている．ただし，一側性の大脳病変では遠隔効果（diaschisis）により対側大脳の脳機能が低下している可能性があり，この機序を想定すると通常の偽性球麻痺の病態として摂食嚥下障害が起こると考えることもできる．

8 球麻痺

球麻痺とは延髄から出ている脳神経の障害による運動麻痺を指しているが，臨床的には顔面神経や三叉神経支配の筋も同時に侵されていることが多い．Wallenberg（ワレンベルグ）症候群（図1-4，5）が有名だが，延髄の脳血管疾患では生命の危険が高く重症例が多いので，リハビリテーションの現場で実際に遭遇する患者の数はそれほど多いものではない．偽性球麻痺との違いは表1-2に示した．

球麻痺では輪状咽頭部が特に開きにくいなどの要素的な障害がみられるのが特徴である[28]．重症例では舌，軟口蓋，咽頭の筋肉が弛緩性の麻痺となり，嚥下するためには流動物を重力で流し込む以外に方法がなく誤嚥は必発である．教科書などでは，しばしば「球麻痺は流動物が飲みやすく」「偽性球麻痺では固形物が飲みやすい」と書かれているが，例外が多く決めつけることはできない．

代表的なWallenberg（ワレンベルグ）症候群は延髄外側症候群ともよばれ，後下小脳動脈や椎骨動脈の閉塞によって起こる．

9 評価と検査

摂食嚥下障害の評価では，実際の摂食場面を観察することが大変重要である．患者や家族から得た情報と実際が大きく違うことも多い．しばしばみられるのは一口量が非常に多かったり，摂食のペースが極端に速く，これがむせの原因となっているケースである．脳卒中嚥下障害の臨床評価としてはMann Assessment of Swallowing Ability（MASA）が優れている[29,30]．これは，そもそも脳卒中の急性期用に開発された臨床評価法であり，心理測定的な要件を満たし，信頼性と妥当性の高さが報告されている．評価についてはMASAの項（p.131）を参照されたい．そのほか，スクリーニングテスト，モニターについては本書の該当箇所をご参照願いたい．

検査では嚥下造影（VF）と嚥下内視鏡検査（VE）が重要である．目的・特徴は，診断的検査と治療的検査という二つの視点で行うことが大切である．「何がみ

表 1-2 偽性球麻痺と球麻痺

	偽性球麻痺	球麻痺
病巣	延髄の両側上位運動ニューロン	延髄
嚥下反射	誘発されにくい	起こらないか弱い
パターン	正常	異常，要素的障害
左右差	なし	あり
喉頭挙上	十分	不十分
嚥下圧	わずかに低下	低下
高次脳機能障害	しばしばあり	ない
構音障害	痙性	弛緩性

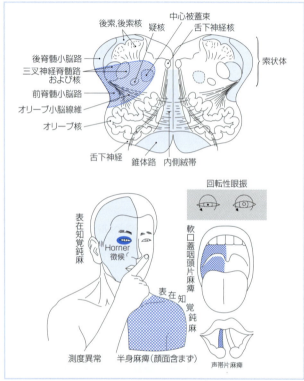

図 1-4　Wallenberg 症候群（平山，1971.[21]）

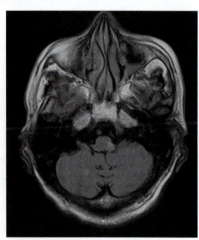

図 1-5　左 Wallenberg 症候群
MRI．T2 強調画像にて左延髄外側が白くみえる．この部分が脳梗塞となっている．

たいのか？ 何を確認したいのか？」などその検査の目的を明確にして実施する．

10　治療とリハビリテーション

　摂食嚥下障害の治療として，第一に原疾患の治療，全身管理が重要である．脳卒中急性期の摂食嚥下障害は一過性であることが多く，急性期に誤嚥性肺炎などのトラブルを起こさなければ早期に改善する．

　急性期脳卒中治療における肺炎予防として，口腔ケアの重要性は非常に高い．原疾患の治療，肺炎予防，栄養・水分管理を行ったうえで，嚥下機能改善に対するアプローチも重要である．

　亜急性期から回復期にかけての治療は，大きく分けて直接訓練（食品を用いて実施する訓練）と間接訓練（食品を用いずに実施する訓練）に分けられる．直接訓練は実際に食品を食べることで，摂食嚥下機能（食べる機能）を改善させる運動学習の手法である．直接訓練（食べる訓練）自体が機能訓練に属するが，嚥下機能に合わせた姿勢の調整や食品の調整は「代償法」的要素が強い．この際には，安全に訓練を実施するために，実際に難易度の低い食品・体位（誤嚥しにくい，残留しにくい，咀嚼しやすいなど）から，徐々に難易度を高くし，通常の食品・体位へと段階的に進める．誤嚥が多く，意識状態・全身状態の安定しない患者には，食べることにより全身状態が悪化するリスクがあるため実施できない．

　間接訓練は食品を用いない訓練法で，機能訓練的要素が強いものが多い．誤嚥や窒息のリスクがないため，ほとんどすべての摂食嚥下障害に適応がある．さまざまな訓練法が開発されており，摂食嚥下障害の症状に合わせて使い分ける必要がある．軽症例では嚥下体操や頭部挙上訓練といった口腔～咽頭の運動機能を改善する訓練，直接訓練を実施可能な中等症例では，直接訓練時に息こらえ嚥下やアイスマッサージ[31]などの間接訓練を組み合わせて施行することで，より効果が期待できる．また，直接訓練の実施できない重症例では，口腔・咽頭への感覚入力の強化，嚥下関連筋を強化する間接訓練が主体となる．球麻痺においてはバルーン拡張法が有効である[32,33]．近年では，非侵襲的に口腔・

咽頭領域の大脳皮質を刺激する治療法の報告があり，脳可塑性を利用した摂食嚥下障害の治療法として，反復経頭蓋磁気刺激（rTMS）[34]や経頭蓋直流電気刺激（tDCS）[35]が脳卒中後の摂食嚥下障害を改善したとの報告があり，今後の臨床応用が期待される．

なお訓練法の詳細については，本書の該当箇所および日本摂食嚥下リハビリテーション学会医療検討委員会作成の「訓練法のまとめ（2014版）」をご覧いただければ幸いである[36]．

（藤島一郎）

2 外傷性脳損傷

1 疾患の概要

外傷性脳損傷（traumatic brain injury）は，頭部外傷（head injury）のなかで脳に損傷が及んだ場合を指し，脳外傷（brain injury）と表記されることもある．狭義の外傷性脳損傷としては脳実質が損傷する脳挫傷やびまん性軸索損傷があり，広義の外傷性脳損傷としては頭蓋内病変としての急性硬膜下・外血腫などがある（図1-6）．急性硬膜下血腫がしばしば脳挫傷を伴うなど，頭部外傷の多くは何らかの脳損傷を併発している可能性が高いため，厳密に区別することは難しいことがある．

受傷の原因として，若年者では交通事故やスポーツ外傷，高齢者では転落，転倒が多く，そのため受傷のピークは若年層と高齢者層の2峰性を示し，性別では男性に多く認める[1]．この傾向は，脊髄損傷に類似している．

外傷性脳損傷で生じる摂食嚥下障害は重症頭部外傷ほど多く，症状も遷延する傾向がある[2,3]．障害像を理解するうえでは，臨床場面でよくみかける脳血管疾患と比べてさまざまな面で異なることにも留意する必要がある（表1-3）[4,5]．また脳損傷とともに脳神経損傷（cranial nerve injury）により摂食嚥下障害を生じる可能性や（表1-4）[6,7]，多発外傷のなかで外傷性脳損傷を認める場合などは，他の外傷の影響による問題を考慮する必要がある（表1-5）．

ここでは，外傷性脳損傷に伴う摂食嚥下障害を中心に説明する．

2 外傷性脳損傷の特徴

脳が損傷された場合，その部位や程度により摂食嚥下障害の症状や程度もさまざまである．脳の損傷のされ方には，外傷に伴い直接脳が損傷を受ける一次損傷と，一次損傷や多発外傷による全身状態の悪化が引き金となって生じる低酸素状態や脳虚血，脳浮腫などに伴う二次損傷がある．一次損傷の分類についてはGennarelliの分類（表1-6）[8]が一般的であるが，臨床的・病理学的にも局所脳損傷（focal brain injury）とびまん性脳損傷（diffuse brain injury）が混在していることもしばしば認められる．脳挫傷（brain contusion）では前頭葉底部や側頭葉前部など（図1-7）[9]に，

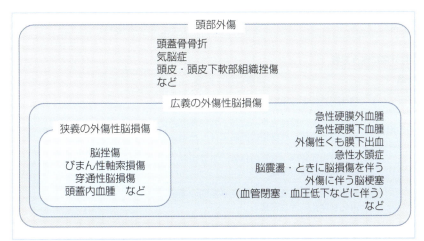

図1-6 頭部外傷と外傷性脳損傷の大まかな分類

表1-3 外傷性脳損傷と脳血管疾患の相違点

	外傷性脳損傷	脳血管疾患
好発年齢	若年者＞高齢者	中高齢者＞若年者
性別	男性＞女性	性差ほぼなし
危険因子	なし	高血圧, 糖尿病, 高脂血症, 心疾患など
メカニズム	外力による損傷	血管の狭窄・閉塞・血流障害, 血管の破綻など
脳損傷の特徴	びまん性＞局所 (外力に一致した局所損傷以外にびまん性変化を合併)	局所＞びまん性 (くも膜下出血など) (血管系に一致した部位や領域に限局されることが多い)
脳神経損傷	ときに末梢神経損傷併発あり	脳神経核および核上性の損傷
高次脳機能障害	記憶・注意・遂行機能・社会的行動などが障害されやすい	失語・失行・失認などが多い
運動障害	失調・不随意運動が多い	損傷される部位により運動麻痺, 失調など多彩
意識障害	重症例で遷延することがある	比較的短期間だが脳幹や大病変で遷延あり
気管切開	意識障害や合併症などで実施	脳幹部損傷や重症呼吸不全, 摂食嚥下障害合併例で実施
福祉制度	介護保険は65歳〜	介護保険は40歳〜

表1-4 外傷性脳神経損傷に伴う摂食嚥下への影響

脳神経	特徴	損傷に伴う症状
嗅神経（Ⅰ）	最も多い（顔面外傷, 頭蓋底骨折合併例など）	嗅覚低下・消失
視神経（Ⅱ）	多い（特に視神経管骨折で） 身体障害の対象となりうる	視力低下・消失, 視野障害
動眼神経（Ⅲ） 滑車神経（Ⅳ） 外転神経（Ⅵ）	頭部外傷の3〜4％（特に外転神経麻痺） （前頭部外傷, 眼窩骨折など）	眼球運動障害（複視）
三叉神経（Ⅴ）	感覚枝が損傷されやすい	顔面の感覚障害・疼痛 咬筋の脱力
顔面神経（Ⅶ）	嗅神経に次いで多い（側頭骨骨折で）	顔面表情筋の麻痺, 味覚障害
内耳神経（Ⅷ）	顔面神経損傷と合併しやすい 身体障害の対象となりうる	難聴・耳鳴り めまい・眼振・平衡障害
舌咽神経（Ⅸ） 迷走神経（Ⅹ） 副神経（Ⅺ）	脳幹部挫傷に合併（後頭蓋窩骨折→頸静脈孔） 身体障害の対象となりうる	咽頭・喉頭の運動筋群麻痺・感覚障害に伴う摂食嚥下障害, 味覚障害
舌下神経（Ⅻ）	まれ	舌の運動障害

表1-5 多発外傷に伴う影響

外傷	治療に伴う影響
顔面外傷	顎間固定による咀嚼等の制限
頸髄・頸椎損傷	頸椎固定術, 頸椎カラーに伴い頸部伸展位になりやすい 前方固定術後の軟部組織腫脹に伴う通過障害
胸部外傷	人工呼吸器管理（気管内挿管, 気管切開） 疼痛による喀出困難
腹部外傷	イレウスに伴う通過障害・絶食期間の遷延 消化管穿孔に伴う絶食
四肢外傷	下肢牽引固定による体位設定困難 上肢固定に伴う自力摂取困難

表1-6　頭部外傷の分類（Gennarelli, 1984.[8]）

1. 骨傷
  1) 円蓋部骨折
    ・線状骨折
    ・陥没骨折
  2) 頭蓋底骨折

2. 局所脳損傷
  1) 硬膜下血腫
  2) 硬膜外血腫
  3) 脳挫傷
  4) 頭蓋内血腫

3. びまん性脳損傷
  1) 軽度脳震盪
    （一時的な神経学的機能障害を認めることはあるが，意識消失は認めないもの）
  2) 古典的脳震盪
    （一時的な神経学的機能障害を認めることがあり，また6時間以内の意識消失を認めるもの）
  3) 持続性昏睡（びまん性軸索損傷）
    ・軽度びまん性軸索損傷
    （6〜24時間の昏睡と長期ないしは永続的な神経学的ないしは認知的機能障害を認めるもの）
    ・中等度びまん性軸索損傷
    （24時間以上の昏睡を認めるが，脳幹機能障害を認めないもの）
    ・重度びまん性軸索損傷
    （24時間以上の昏睡および脳幹機能障害を認めるもの）

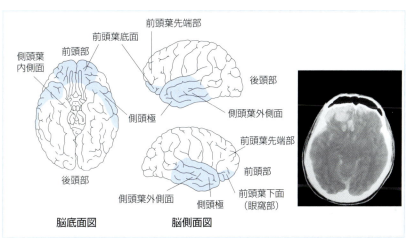

図1-7　脳挫傷の好発部位

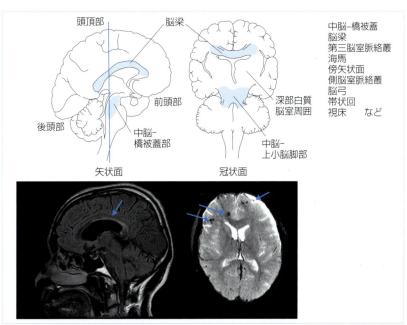

図1-8　びまん性軸索損傷好発部位

びまん性軸索損傷（diffuse axonal injury）では中脳-橋被蓋，脳梁，第三脳室脈絡叢，傍矢状面，海馬，脳室周囲など（図2-8）に病変を認めることが多い[10]．

症状の出現は，単に脳の損傷部位とその機能局在との関係のみならず，びまん性軸索損傷のようにMRIなどの画像診断でも損傷部位や程度が厳密に評価できない場合もあり，障害の出現や重症度などは受傷時の意識障害などとの関係が考えられる．

3 外傷性脳損傷に伴う摂食嚥下障害の評価

急性期の外傷性脳損傷患者に対しては，まず外傷や治療場面での全身状態，意識状態を含めた神経学的所見，薬物による影響などを評価し，その結果に準じて適宜対応を検討する必要がある．

1―意識障害のある場合

意識障害は，頭部外傷の重症度のみならず摂食嚥下障害合併を判断するうえでも重要となる（表1-7）[11]．重度の意識障害を認める場合は，摂食嚥下訓練の対象とはならないが，この時期には次の3点を考慮した対応が求められる．

1）低栄養の予防

急性期では合併症による消耗を含め，ストレス度が高い状態であるため低栄養に傾きやすい．さらに栄養価・微量元素などに対し適切な栄養管理が実施されなければ，感染症管理や廃用症候群の合併など二次的障害併発にもつながる．意識障害が遷延する場合の栄養管理は主として中心静脈栄養や経管栄養が用いられるが，最近のnutrition support team（NST）の普及から，腸管の廃絶予防や安全な栄養管理に向けて，可能な限り腸管を利用する（use the gut）ことが推奨されている．

2）口腔ケア

意識障害が遷延した場合に，誤嚥性肺炎は感染症としては尿路感染とともに発症頻度は高く，栄養管理とともに予防に配慮することが必要となる．その際，口腔ケアも基礎的嚥下訓練（間接訓練）として重要であるが，出血傾向のある場合や顔面外傷に伴う開口制限がある場合などでは，歯科衛生士による専門的口腔ケアの実施が求められる[12]．

3）体位維持困難の予防

運動障害を伴う場合，適切なリハビリテーションの介入がない状況での，筋緊張亢進や不良肢位による管理が原因で，関節可動域の制限をきたすことがある．頸部や体幹が伸展位になると，安全な嚥下に必要な頸部前屈位やリクライニング座位保持が制限され，摂食嚥下訓練の阻害因子となる．また合併症として褥瘡も発症しやすく，低栄養を助長させる原因にもなりうる．血圧などが落ち着いている場合には，体幹角度などを上げることで抗重力位による廃用性変化予防や刺激入力，経管注入時での胃食道逆流の予防などの効果も期待される．

2―気管切開術や気管内挿管を認める場合

重度外傷性脳損傷では，意識障害が遷延した状態で気道確保が困難な場合や胸部外傷を併発し，人工呼吸器管理などが長期必要な場合などでは気管切開による管理を行うことがある（p.260以降参照）．

また，人工呼吸器管理が続いている状態では，呼吸

表1-7　Glasgow coma scale（GCS）による重症度

E (eye opening)	M (motor response)
4　自発的開眼	6　命令に従う
3　音声により開眼	5　疼痛部位認識可能
2　疼痛により開眼	4　四肢屈曲（逃避）
1　開眼せず	3　四肢屈曲（除皮質硬直）
V (verbal response)	2　四肢伸展（除脳硬直）
5　指南力良好	1　まったく動かず
4　会話混乱	
3　言語混乱	3〜8　　　重症頭部外傷
2　理解不明の声	8〜13　　中等症頭部外傷
1　発語せず	14〜15　　軽症頭部外傷
（A：失語，T：挿管など）	

筋の廃用に伴う筋力低下や胸郭の可動域制限などを生じる可能性があり，その後随意的な喀出が不十分となる可能性がある．高い圧力（＞150 mmHg）での吸引による気道粘膜損傷も留意が必要である．肺理学療法や口腔ケアを中心とした，基礎訓練による廃用予防が重要となる．意識障害が改善し唾液誤嚥やそれに伴う吸引回数が減少してくれば，スピーチカニューレに変更し，嚥下のみならずコミュニケーションにも配慮することが求められる．なお，摂食嚥下訓練開始に際しては，声帯麻痺や不顕性誤嚥，唾液や痰，血液の貯留や誤嚥とそれに伴う汚染状況を確認するうえでも，嚥下内視鏡による精査を行うことが望ましい．

3 ― 高次脳機能障害を認める場合

摂食嚥下障害を有する外傷性脳損傷患者では，嚥下反射惹起遅延や舌運動不良に伴う食塊のコントロール困難などの先行期・口腔期を中心とした障害をしばしば認める[13]．外傷性脳損傷に伴う高次脳機能障害は，従来の失語・失行・失認に加え，記憶障害，注意障害，遂行機能障害，社会的行動障害などさまざまな障害を呈する[14]．このような障害が併発することで，先行期を中心に問題が生じやすくなる（**表1-8**）．特に一口量や複数回嚥下，頸部回旋（横向き嚥下）といったリハビリテーションテクニックを必要とする場合には，十分な条件設定ができないことで，誤嚥や窒息の原因となりうる．そのため，対応には本人の認知機能を高め，学習を促すと同時に，安全な摂食条件の設定などの環境整備が有効である．また状況判断で理解されていると思われる場合でも，記憶障害による学習困難などがあることも考慮して，実施に際してはその都度注意点なども確認しながら行うことも考慮すべきである．

4 ― 各種薬物療法が行われている場合

外傷性脳損傷に対しては，急性期から慢性期に至るまで，さまざまな薬物療法が行われる（**表1-9**）．代表的なものとして，外傷性てんかんに対しての抗てんかん薬や，感情のコントロール障害などの高次脳機能障害に対する抗精神病薬，不安・不眠などに対する向精神薬や各種睡眠導入薬などがある[15,16]．そのなかには嚥下機能に対して不利に働くものもあり[17,18]，漫然と処方されてきた薬物については，減量・中止を含めその適応や管理を慎重に行うことが望まれる．

外傷性脳損傷に伴う摂食嚥下障害では，意識障害が原因となり，急性期早期の摂食嚥下訓練の実施が困難な場合も多いが，他の疾患同様に基礎的嚥下訓練など適切な管理が行われなければ，意識障害改善後にさま

表1-8 高次脳機能障害による摂食嚥下への影響

障害の種類	症　状	摂食嚥下への影響
失　語	言語理解困難，言語表出困難	摂食条件指示を理解することが困難
失　行	道具の使用が困難	自力摂取が困難 嚥下失行による嚥下困難
失　認	視覚・聴覚・触覚などの理解ができない	自力摂取が困難
半側空間無視	一側（おもに左）の物や人を無視する	食べ残ししやすい
記憶障害	新しいことを覚えられない 何度も聞き返す	摂食条件が覚えられない 食べたことすら忘れる
注意障害	気が散る，同時に二つのことができない	think swallow が困難
遂行機能障害	計画を立てて行動できない，いきあたりばったり	適切な食事の摂取への影響 一点食い
感情コントロール障害	場違いに怒ったり笑ったりする	think swallow が困難
固執性	一つのことにこだわって，変えることができない	一点食いを起こしやすい，食形態へのこだわりから拒食
意欲・発動性低下	自分で何もしようとしない ボーっとしている	食事を食べようとしない
易疲労性	疲れやすい	自力摂取での耐久性が低い

表1-9 外傷性脳損傷で用いられる薬物

	一般名
抗てんかん薬	カルバマゼピン，バルプロ酸，フェノバルビタール，フェニトインなど
向精神薬	ハロペリドール，クロルプロマジンなど
抗不安薬	エチゾラム，ジアゼパムなど
睡眠導入薬	ゾルピデム，ブロチゾラム，トリアゾラムなど
抗うつ薬	デュロキセチン，セルトラリン，パロキセチン，ミルナシプランなど
抗精神病薬	リスペリドンなど

カルバマゼピン，バルプロ酸は感情のコントロールに使用される場合がある．
カルバマゼピン，クロナゼパム，デュロキセチンなどは疼痛コントロールに使用される場合がある．

ざまな二次的合併症による訓練の阻害因子につながる可能性がある．急性期から全身管理を含めて，摂食嚥下リハビリテーションチームのtransdisciplinary team approachが期待される疾患の一つといえよう．

（片桐伯真）

3 神経疾患

1 筋萎縮性側索硬化症（ALS）の摂食嚥下障害

1—疾患の概要

ALSは運動ニューロンが選択的に侵される変性疾患で，古典型，認知症を伴うALS，家族性ALS（ALS全体の5〜10%），若年性ALS（10歳代に発症し急速に進行）などがある．発病率は人口10万人当たり1.1〜2.5人である．一般的には感覚障害や排尿障害などの自律神経障害，眼球運動障害，褥瘡はみられないといわれている（陰性徴候）が，人工呼吸療法による長期生存例などでは，これらが認められることもある．

臨床病像としては，①比較的急速に筋萎縮と筋力低下が進行する古典型，②進行性球麻痺型，③上位運動ニューロン徴候または下位運動ニューロン徴候優位型，④呼吸筋麻痺型．認知症を伴うものも約20%存在する．症状の進行は比較的急速で，呼吸管理をしなければ，発症から死亡までの平均期間は約3.5年（20〜48か月）であるが，非常に個人差があり，球麻痺型では発症から3か月以内に死亡する例もある一方，呼吸補助なしで10数年の経過をとる例もある．

治療薬として生命予後が数か月短縮させるものはあるが，運動機能や筋力に対する改善や進行抑制が認められたものはない．二次的症状へは，不安や抑うつには安定剤や抗うつ薬，痙縮には抗痙縮薬，痙縮痛や有痛性けいれんには，筋弛緩薬や鎮痛薬，マッサージや物理療法，湿布薬，関節拘縮の予防，呼吸筋のストレッチには適度なリハビリテーションを行う．呼吸障害に対しては，患者の意思に配慮しながら呼吸管理の適用を考える．構音障害にはコミュニケーション手段を早期に導入する．

2—摂食嚥下障害の特徴

摂食嚥下障害はALSの経過中ほぼ必発であり，その早期発見と一歩先を見越した対策が重要である．適切な栄養管理により体重減少を抑えることが生命予後延長に寄与する．疾患受容と食への思いを受け止め，多職種によりチームでアプローチをする．

VFでは口腔期では食塊形成不全，奥舌への移動不良など，咽頭期では喉頭挙上不全，鼻咽腔閉鎖不全，梨状窩の残留，食道入口部開大不全などを認める．食道期は比較的末期まで保たれる．知覚については，55%の患者に低下がみられたとの報告がある．上肢運動機能障害による摂食時の障害もみられる．

経過として，咽頭期障害先行と口腔期障害先行があるが，病状が進行するとともに重度の障害を負い，不顕性誤嚥も少なくない．呼吸不全と摂食嚥下障害は並行して進行し[2]（図1-9）[3]，相互に悪化要因となる．呼吸不全が存在すれば摂食嚥下障害は必発であり，誤嚥

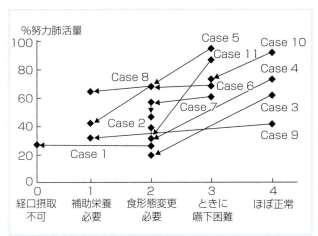

図1-9 嚥下重症度と呼吸機能の経時的変化（野﨑ら，2003.[3]）

性肺炎と栄養障害は生命予後決定因子である．

3—摂食嚥下障害への対策

日本神経学会ALS診療ガイドライン2013[2]に沿って，摂食嚥下障害への対策について述べる．

1）摂食嚥下障害への対応

① ALS FRS swallowing part[4]（以下，FRSsw）の各重症度における対応（リハビリテーション）

・**FRSsw 4（普通の食生活）**

摂食嚥下障害の病識がない場合や，障害を受容できない場合もある．定期的評価により，障害の早期発見と早期介入に努める．

・**FRSsw 3（摂食嚥下障害の症候または自覚）**

残存機能を生かすリハビリテーションや代償的テクニックなどの指導を行う．定期的に摂食嚥下機能・栄養状態・呼吸機能の評価と介入を行う．

・**FRSsw 2（食形態変更が必要）**

摂食嚥下機能に見合った嚥下調整食を指導する．この時期には食に対する思いが強く，食事時間が延長して疲労感が増してくることがある．摂食嚥下機能の悪化や体重減少が進めば，呼吸機能悪化の前に経腸栄養などの補助栄養について説明する．

・**FRSsw 1（摂食嚥下障害が強く，補助栄養が必要）**

病期により必要な栄養が異なるため，定期的な栄養評価を行いながら，経腸栄養剤の選択と調整をする．ALSでは必要エネルギーが一般的な計算式で正確に算出できない．経腸栄養剤の管理・注意事項は別項に譲る．

① カロリー：ADLの保たれている病初期には，著明な代謝亢進がみられ[2]，進行期にはエネルギー消費は徐々に減少していく（1,200～1,500 kcal/日程度必要）．特に経口摂取から経腸栄養への移行時期には消費エネルギーが減るため（800～1,000 kcal/日程度），投与過多により脂質異常症・糖尿病・胆石症の誘因とならないよう注意する．

② 電解質・微量元素・ビタミン：長期投与を視野に入れた管理が必要である．

・**FRSsw 0（経口摂取不能）**

経口摂取のみでは体重減少（発症前体重の10％以上）やBMIの減少がみられる場合，食事による疲労感・食事時間の延長・誤嚥のリスクが高いなどの場合は，重篤な栄養障害や誤嚥を発症する前に経口摂取を中止，または楽しみ程度とし，経腸栄養・経静脈栄養を主栄養とする．誤嚥が重症である場合にも，味わうだけ，または，噛むだけで飲み込まない（吸引する）など食の楽しみに配慮する．

① 胃瘻：安全に造設するためには，％FVCが50％以上（SNIPが40 mmHg以上）の時期を選ぶのが望ましい[5,6]（詳細は胃瘻の項参照）．患者・家族へは，胃瘻造設後も経口摂取可能な場合があることや，造設時期が遅くなると造設時の合併症リスクが高くなることを十分に説明する．

② 間欠的経口経管栄養：呼吸機能・呼吸管理方法によらず，幅広い時期での導入が可能である[7]．

③ 高カロリー輸液：腸管機能の低下時でも十分な栄養投与が可能である．しかし，体内で最大の免疫組織である腸管を使用しないために生体防御に不利であり，カテーテル感染，血栓形成などの合併症がある．

2）誤嚥防止術（詳細は別項）

重度の誤嚥がある場合や誤嚥があっても経口摂取を強く希望する場合には，耳鼻咽喉科医と連携して，誤嚥防止術を考慮する．誤嚥防止術は誤嚥性肺炎を減らし，喀痰吸引の減少，夜間の良眠など患者と介助者の満足度が高い[8]．一方で，重症期の患者では術後経口摂取が可能になるとは限らないことも説明する．

3）その他

① 口腔装置（軟口蓋挙上装置など）：舌運動障害や

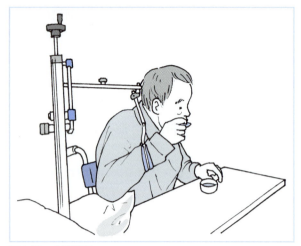
図1-10　上肢装具

舌萎縮における口腔内移送障害に対して有効との症例報告が散見される．

②上肢装具（**図1-10**）：上肢筋力低下に対する摂食動作の補助に有用で，自食のQOLが維持される．

2　Parkinson（パーキンソン）病（PD）の摂食嚥下障害

1─疾患の概要

PDは，中脳の黒質のドパミン神経細胞変性を主体とする進行性変性疾患である．わが国の有病率は人口10万人当たり100～150人と推定されている．発症年齢は50～65歳に多いが，高齢になるほど発病率が増加する．40歳以下で発症する若年性PDでは家族性が30％である．

四大症状として，①安静時振戦，②筋強剛（筋固縮），③無動・寡動，④姿勢反射障害を特徴とする．このほか，⑤同時に二つの動作をする能力の低下，⑥自由にリズムをつくる能力の低下などの運動症状がある．適切な治療を行えば，予後は一般の平均余命の95％以上といわれている．

症状は片側の上肢または下肢から発症し，病気の進行とともに症状は対側にも及ぶ．進行は緩徐である．主症状の種類や症状の程度によって，適切な薬物療法や手術療法を選択する．進行期には，以下の運動合併症と非運動合併症がみられる．

運動合併症としては，on-off現象，no on/delayed on現象，すくみ現象，ジスキネジア，ジストニア，姿勢異常，構音障害，摂食嚥下障害，流涎などがあり，非運動合併症としては睡眠障害・覚醒障害，うつ症状・アパシー（無気力），疲労感，幻覚・妄想，衝動抑制障害，認知障害，起立性低血圧，食事性低血圧，排尿障害，消化管運動障害，性機能障害，発汗発作，感覚障害・痛みなどがある．急性増悪として悪性症候群がある．

PD治療は，L-ドパまたはドパミンアゴニストで開始することが原則である．いずれから始めるかは，年齢，運動症状の程度，合併症などの患者背景による．PD早期の治療は，患者のQOLを尊重して，投薬を調整する[1]．

L-ドパの長期使用に伴う副作用として，DOPAなどの血中濃度に依存して運動障害が変動するwearing off現象，突然スイッチを切ったように動きが止まり，また，急に動くようになるon-off現象がある．Offを回避するためにL-ドパを追加すると，ドパミン受容体が過剰に刺激されてジスキネジアが出現することがある．ドパミンアゴニストの副作用として突発性睡眠・心弁膜症・浮腫などがある．

手術療法は，薬物治療にて効果が不十分な主要運動症状および運動症状の日内変動とジスキネジアに対して行う．両側視床下核脳深部刺激法（STN-DBS）の運動症状に対する有効性は，ほぼ確立している．

類縁疾患としてParkinson症状を呈する疾患は，びまん性Lewy（レビー）小体病，進行性核上性麻痺，多系統萎縮症，大脳皮質基底核変性症，血管障害性パーキンソニズム，薬物性パーキンソニズム，中毒性パーキンソニズムなどがあるが，病初期には鑑別診断が難しいこともある．血管性パーキンソニズムと合併している場合もある．

2─摂食嚥下障害の特徴

日本におけるPD患者の死因の上位は，肺炎・気管支炎，窒息，栄養障害であり，これらは摂食嚥下障害との関連が示唆され，PDの摂食嚥下障害は重大な予後決定因子である[1]．また，PD患者のQOLを著しく障害している．

嚥下運動のプロセスである随意運動，反射運動，自

律運動のすべてが（先行期から食道期まで）障害される．先行期・認知期ではうつ症状，認知障害による摂食障害，摂食障害としての頸下がり，上肢の振戦・強剛，斜め徴候（図 1-11），口腔期では舌運動や咀嚼運動の障害，顎の強剛，流涎，口渇，咽頭期では嚥下反射の遅延，誤嚥，咽頭蠕動の減弱，喉頭挙上の減弱，喉頭蓋谷や梨状窩への食物貯留，食道期では上部食道括約筋の機能不全，食道蠕動の減弱，胃食道逆流症，などがみられる．

頻度は報告により差があるが，少なくとも 50％ 以上に発症する．病初期から存在することもあり，Hoehn-Yahr 重症度など身体的運動障害とは必ずしも関連しない．摂食嚥下障害の病識に乏しく，不顕性誤嚥が多い[3,4]．抗 Parkinson 病薬の副作用としてのジスキネジア，口腔乾燥，off 症状が摂食嚥下機能に影響する．舌根・咽頭・気道の感覚低下がみられる．また，自律神経障害による食事性低血圧があり，失神時に食物を窒息するリスクがある．

3―摂食嚥下障害への対策

1）原疾患の治療

投薬調整や四肢体幹のリハビリテーションにより，摂食姿勢や動作の改善を図る．

2）悪性症候群（急性増悪意識障害など）

摂食嚥下機能も悪化するので，急性期に無理に経口摂取させず，一時的には経管栄養で乗り切る．回復後に摂食嚥下障害の再評価と介入を行う．

3）投　薬

Wearing-off 現象が強いときは，on 時に経口摂取ができるように食前に Parkinson 病治療薬を服用する（図 1-12）．最近，非経口薬のロチゴチン貼付薬で嚥下障害の改善を認めた報告があり[5]，また，off 症状が強い場合はアポモルフィン注射薬もレスキューとして試みることができる[6]．

また，服薬困難により，治療薬が咽頭などに残留し，十分な薬効が得られていないこともあるので，注意が必要である（図 1-13）[7]．

L-ドパによる摂食嚥下障害全般への改善効果については，一定の見解は得られていない[8]．

4）嚥下リハビリテーションの効果（最近の報告）

廃用症候群を予防し，その時点で最良の摂食嚥下状態に維持することが可能である．患者側の病識が乏しいことが多い点に留意する．

（1）食形態調整・姿勢調整の介入における randomized controlled trial（RCT）では肺炎予防は蜂蜜＞ネクター＞顎引きの順であった．

（2）PD のメトロノーム訓練について，短期効果と在宅における継続性と長期効果も認められた[9]．

（3）Lee Silverman Voice Treatment（LSVT）について，嚥下障害への効果が期待されている（p.198 参照）．

（4）ビデオを用いた嚥下訓練，舌強化訓練や声門訓練，感覚刺激や代償法などの有用性が報告されている．

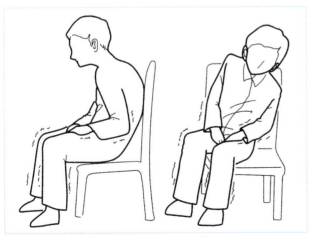

図 1-11　姿勢異常（湯浅，野﨑編，2007.[2]）

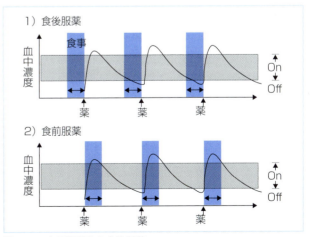

図 1-12　食後服薬から食前服薬へ

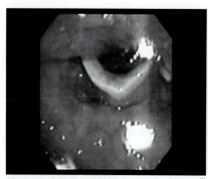
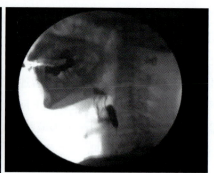

図1-13　内服薬の咽頭残留（野﨑, 2016.[7]）

5）手術療法（機能的外科手術）

視床下核脳深部脳刺激法（STN-DBS）では，誤嚥や喉頭侵入が減少するとの報告がある一方，嚥下機能は改善しない，合併症として嚥下障害が出現するとの報告もある[10]．

6）呼吸との関連

随意咳の呼気加速とVF上の誤嚥は関連があり，呼気筋力訓練（EMST）は喉頭侵入・誤嚥を有意に改善させる[11]．

7）流涎対策

PDでは唾液嚥下回数が少なく，流涎は摂食嚥下障害の重症度と関連する．Botulinum toxin Bの唾液腺への注射により流涎を改善させるが，保険請求は現時点では認められていない（保険適応外）．

（野﨑園子）

3　多系統萎縮症

1―多系統萎縮症の概要

多系統萎縮症（multiple system atrophy；MSA）は成年期に発症し，小脳系，錐体外路系，自律神経系の三系統が変性萎縮する疾患である．初発症状が小脳性運動失調であるものはオリーブ橋小脳萎縮症（olivopontocerebellar atrophy；OPCA），パーキンソニズムであるものは線条体黒質変性症，そして特に起立性低血圧など自律神経障害が顕著であるものはShy-Drager（シャイ・ドレガー）症候群と称されてきた．いずれも進行するとこれら三系統の症候は重複してくること，画像診断でも脳幹と小脳の萎縮や線条体の異常などの所見が認められ，かつ組織病理も共通していることから，上記疾患は多系統萎縮症と総称されるようになり，現在では小脳性運動失調が前面に出るタイプをMSA-C，パーキンソニズムが前面に出るタイプをMSA-Pとし，Shy-Drager症候群はこのいずれかに分類することとなっている[1]．

神経疾患は神経系の系統（system）を理解しながら考えるとわかりやすい．神経系は機能的に大きく分類して，運動系（錐体路系），錐体外路系，小脳系，感覚系，自律神経系，高次脳機能系がある．これらの系統は解剖学的に，また臨床的にそれぞれ特徴的な症状をきたす（図1-14）．神経変性疾患では，これらの系が単独あるいは複合して障害を受ける．たとえばParkinson（パーキンソン）病では錐体外路系が障害されるので，筋力自体の低下はないが，固縮・motor blockにより運動障害が出現する．また，多系統萎縮症は錐体外路系，小脳系，自律神経系の三系統の組み合わせで臨床症状が出現する．

病理学的には小脳皮質，橋核，オリーブ核，線条体，黒質，脳幹や脊髄の自律神経核，大脳皮質運動野などの神経細胞の変性，オリゴデンドログリア細胞質内の不溶化したαシヌクレインからなる封入体（グリア細胞質内封入体；GCI）を特徴とする．多くの例は孤発例であるが，ごくまれに家族内発症がみられる．原因について十分には解明されていない．わが国で頻度の高い病型はMSA-Cで，中年以降に起立歩行時のふらつきなどの小脳性運動失調が主要症候となる．MSA-Pは筋固縮，無動，姿勢反射障害などの症状が病初期よりみられ，Parkinson病との鑑別を要する．MSA-PはParkinson病と比べて，安静時振戦が少な

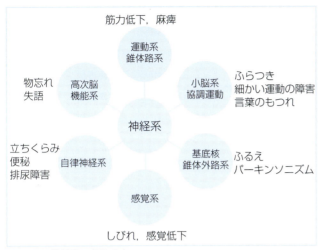
図1-14 神経系の成り立ち

く，進行が急速で，抗Parkinson病薬の反応に乏しい．自律神経症状としては，起立性低血圧，排尿障害，勃起障害（男性），呼吸障害，発汗障害などがある．いずれの病型においても，経過とともに小脳症候，パーキンソニズム，自律神経障害は重複し，さらに錐体路徴候を伴うことが多い．

多系統萎縮症は頭部のX線CTやMRIで，小脳，橋底部の萎縮を比較的早期から認める．この変化を捉えるにはT1強調画像矢状断が有用である．また，T2強調画像水平断にて，比較的早期から橋中部に十字状の高信号（十字サイン），中小脳脚の高信号化が認められる．これらの所見は診断的価値が高い．被殻の萎縮や鉄沈着による被殻外側部の直線状のT2高信号，被殻後部の低信号化などもよく認められる．

パーキンソニズムがあった場合は，抗Parkinson病薬が初期には治療効果がある場合がある．自律神経症状や小脳失調症に対しては，それぞれの対症療法を行う．呼吸障害には非侵襲性陽圧換気法などの補助呼吸，気管切開の適応となることもある．嚥下障害が高度なときは胃瘻が必要となることが多い．リハビリテーションは残っている運動機能の活用，維持，固縮予防に有効であり積極的に勧め，日常生活も工夫してADLをできるだけ確保することが大切である．

多系統萎縮症では線条体が変性しParkinson病に比べて抗Parkinson病薬は効果が悪い．また，小脳症状や自律神経障害も加わってくるため，全体として進行性に増悪することが多い．わが国での230人の患者を対象とした研究結果では，それぞれ中央値として発症後平均約5年で車椅子使用，約8年で臥床状態となり，罹病期間は9年程度と報告されている．最近の報告では自律神経障害の出現が遅い例で，生命予後も長いことが報告されている．

2—多系統萎縮症での摂食嚥下障害

多系統萎縮症の摂食嚥下障害については，タイプにより特徴・予後が異なることが報告されているが，摂食嚥下障害パターンの詳細についての報告は少ない．

多系統萎縮症ではその進行とともに声帯の外転障害をきたすことが多く，この場合は睡眠時の喘鳴や無呼吸などの呼吸障害を呈し，突然死の原因となることがある．また，呼吸中枢の障害も報告されており，気管切開・呼吸管理をしていても突然死がありうる．

MSA-Cの患者21例の嚥下造影（VF）による検討では，罹病期間が長くなるにつれて，口腔内移送の遅延，口腔保持能力の低下がみられ，パーキンソニズム以外による嚥下障害の要素としては「口腔相への影響が大きい」という結果であった[2]．

食道期については，ALSを疾患対象とした群に比べて食道の拡張および食塊の停滞を認め，誤嚥性肺炎のリスクを上昇させるという報告がある[3]．

3—多系統萎縮症の摂食嚥下障害への対応

MSA-CおよびMSA-Pの病型によりその対応が異なるので，まず初期診断を正確に行うことが重要である．一般にMSA-PはMSA-Cに比べて進行が速く，より早期に歩行が不可能になることが多く，摂食嚥下障害も目立つことが多い．自律神経機能については生命予後を左右する因子であり，心機能，循環動態，呼吸機能については慎重な評価と経過観察が必要である．また，呼吸時の喘鳴，嗄声が新たに出現してきた場合は，声帯外転障害を考慮に入れてすみやかに対応すべきである．現時点で多系統萎縮症に対する薬物療法は困難であるが，パーキンソニズムに対して抗Parkinson病薬が奏功することもあるので，症状に応じてトライすることも考慮すべきである．

摂食嚥下障害への対応としては，小脳症状，パーキンソニズムに対する対症療法が主体となる．パーキン

ソニズムに対しては，頸部も含めた姿勢の調整，流涎の対策，上肢のアシストなどが必要で，口腔内保持への対応，食塊移送と咽頭残留への対応が必要となる．食塊の粘度については，嚥下造影，嚥下内視鏡検査によるモニタリングを行い，食塊移送のスピードと残留の兼ね合いで調整する必要がある．MSA-Pについては比較的速く進行するため，経管栄養の適応についての判断を迅速に行う必要がある．

(山脇正永)

4 Guillain-Barré 症候群

1—疾患の概念

1) 頻度

Guillain-Barré（ギラン・バレー）症候群（GBS）の発症頻度は10万人当たり年間0.6～1.9人とされている．男女比は1.1～1.7：1と，やや男性に多い[1]．発症頻度に大きな地域差はない．

2) 病態機序

先行感染を認めることが多いが，病原体の神経への直接障害でなく，免疫を介した機序が想定されている．末梢神経の髄鞘成分に対する抗体（糖脂質抗体）をしばしば認め，特に液性免疫の関与が示唆される．

3) 臨床症状

約2/3の症例で発症前4週間以内に上気道や消化器の先行感染を認める．予防接種や妊娠が契機になることもある．典型例では四肢筋力低下が左右対称に急激に進行する．腱反射は低下し，軽度の感覚障害を伴う．脳神経麻痺，呼吸筋麻痺，自律神経障害を呈することもある．多くは2週間以内，遅くとも4週間以内に症状のピークに至る．その後，2～4週間してから改善に向かう．

4) 検査所見

髄液はタンパク細胞解離を示す．約2/3の症例は血清中に糖脂質抗体を認める．臨床症状や先行感染の病原体と糖脂質抗体には関連がある（表1-10）．神経伝導検査では脱髄性変化や軸索障害を認める．ただし，髄液検査や神経伝導検査が，発症直後は正常なこともあるので注意する．

表1-10 各種糖脂質抗体の陽性例における特徴

糖脂質抗体	先行感染	臨床症状
GM1抗体	C.jejuni	軸索障害型
GM1b抗体	C.jejuni	軸索障害型
GD1a抗体	C.jejuni	軸索障害型
GalNAc-GD1a抗体	C.jejuni	軸索障害型
GM2抗体（IgM）	CMV	感覚障害，顔面神経麻痺
GD1b抗体		脱髄型，感覚障害（失調）
GQ1b抗体	C.jejuni	外眼筋麻痺，MFS，AOP
GT1a抗体		PCB，AOP

GM2抗体以外の糖脂質抗体はIgGクラスである．
MFS: Miller Fisher症候群，PCB: pharyngeal-cervical-brachial weakness，AOP: acute oropharyngeal palsy.

5) 治療

副腎皮質ステロイドは無効である．血漿浄化療法と経静脈的免疫グロブリン療法の有効性が示されている．後者は簡便で，高齢者や循環動態が不安定な例でも使いやすく，第一選択薬とされることが多い．

6) 予後

予後は一般的に良好といわれているが，英国の調査では発症1年後に8%が死亡し，介助なしで歩行不能な例も9%存在した[2]．治療の遅れは予後不良因子であり，早期の診断と治療が重要である．

2—摂食嚥下障害の特徴

1) 脳神経麻痺

GBSは，しばしば摂食嚥下障害を呈する．三叉神経，顔面神経，舌咽迷走神経，舌下神経のいずれも障害されることがあり，さまざまな摂食嚥下障害のパターンを呈する．各脳神経の障害される頻度は，三叉神経が0～7%，顔面神経が24～46%，舌咽迷走神経が13～23%，舌下神経が0～5%であり[3-5]，特に顔面神経と舌咽迷走神経が障害されやすい．

2) 呼吸筋麻痺

呼吸筋麻痺もよくある症状で，不安定な呼吸や誤嚥物の喀出力低下は嚥下に悪影響を与える．Chengらは，GBS 77例中25人で人工呼吸器管理を要したと報告している[6]．GBSの摂食嚥下障害を診ていくうえで，呼吸筋麻痺の存在は常に意識すべきである．

3) 嚥下造影（VF）の所見

GBSの重症例では，移動が困難なことや呼吸筋麻痺

を合併するためか，VF を多数例で検討した報告はほとんどない．Chen らは 14 例の嚥下障害をきたした GBS を VF で検討した．中等から重度の障害を口腔期に 36％，咽頭期に 71％ 認めたが，多くの例は 4～8 週間で改善した[7]．

4）摂食嚥下障害をきたしやすい亜型

摂食嚥下障害を特徴とする GBS の亜型に pharyngeal-cervical-brachial weakness（PCB）と acute oropharyngeal palsy（AOP）がある．PCB は咽頭，頸部，上肢近位部の筋力低下を示すが，下肢の筋力や腱反射は保たれる．AOP は口咽頭筋麻痺，失調，腱反射消失を示すが，四肢筋力低下を欠く．PCB や AOP は典型的な GBS と症状が異なり，これらの存在を知らないと診断に難渋する．いずれも GQ1b 抗体と GT1a 抗体の陽性率が高い．

GQ1b 抗体は外眼筋麻痺，失調，腱反射低下を三徴とする Miller Fisher 症候群（MFS）でも陽性になることが多い．MFS の 24.2％ は咽頭筋麻痺を呈する[8]．谷口らは 4 例の MFS に嚥下内視鏡検査を施行し，いずれも声帯麻痺はなく軟口蓋麻痺が特徴的だったと報告している[9]．PCB, AOP, MFS は症状の相同性が高く，これらの亜型がオーバーラップすることも多い．

3—摂食嚥下障害への対策

1）病気に応じた訓練

嚥下訓練のポイントは，病期に応じて訓練することである．発症から 2 週間は症状が進行するので，中等から重症例では無理な直接訓練はせず，口腔ケアや肺理学療法にとどめる．症状がピークを越えて安定したら直接訓練を開始する．GBS の予後は必ずしも良好でないが，時間をかけて機能が改善することがある．あきらめずに根気強く訓練を継続する．

中等から重症例では，症状の進行が止まってから嚥下機能検査を行う．早期に検査してもよいが，症状が増悪することを念頭に置いて，経時的に検査しなければならない．嚥下内視鏡検査は簡便にベッドサイドで施行でき，移動困難な症例や呼吸や循環が不安定な症例で有用である．

2）呼吸筋麻痺への対応

呼吸筋麻痺も嚥下訓練をするうえで大事なポイントである．GBS で人工呼吸器管理を要した場合，すぐに呼吸器を離脱できる可能性は低い[10]．人工呼吸器関連肺炎や鎮静剤投与の点から，早期に気管切開を施行する．不安定な呼吸は嚥下に不利であり，安定するまで間接訓練にとどめる．

気管切開例ではカニューレの選択が重要である．カニューレのカフは唾液や食塊の誤嚥を完全に防げず，過信は禁物である．むしろカフは嚥下運動にさまざまな悪影響を及ぼす．われわれの施設ではカフ付きカニューレをカフなしカニューレやボタン型カニューレに変更し，唾液誤嚥による肺炎に罹患しないのを確認してから，直接訓練を開始している．その際にはスピーチバルブを装着し，呼気を喉頭へ誘導することで，侵入・誤嚥の予防，喉頭感覚の改善，喀出力の強化を図る．

（谷口　洋）

5　その他の神経疾患

1—帯状疱疹ウイルス感染症

1）概　要

DNA ウイルスによるヘルペス族の帯状疱疹ウイルス（VZV）の感染により発症するもので，通常，小児期の水疱として初感染する．ウイルスは神経細胞内（多くは三叉神経節，後根神経節）に持続感染しているが，このウイルスが再活性化して神経支配領域の疼痛と発疹をきたすものが帯状疱疹である．発疹を認めないタイプの発症形式もあり，zoster sine herpete（無疱疹性帯状疱疹）といわれる．脳神経系では三叉神経節（V1 で herpes zoster ophthalmicus），顔面膝神経節（herpes zoster oticus, Rumsy-Hunt 症候群）が障害を負うことが多いが，舌咽神経，迷走神経など他の脳神経が障害を負うこともある．

治療は抗ウイルス薬を主体とした治療となる．VZV の再活性化による発疹，疼痛は通常 2～3 週で回復するが，同部位の神経痛が持続するものがヘルペス後神経痛である．

2）摂食嚥下障害

VZV による咽頭喉頭領域の障害はまれであるが，① V, Ⅶ の帯状疱疹を合併することが多い，② 嚥下時

痛，嗄声が初発症状となることが多い，③典型的な水疱ではなく咽頭喉頭の発赤・びらんの所見が多い（身体診察でみえないことが多い），④片側の喉頭麻痺，咽頭麻痺が多い，⑤74%に何らかの障害を残す，という特徴をもっている．咽喉頭の障害側としては左側であることが多い[1]．

典型的な帯状疱疹の身体所見に乏しいため，診断はVZVのPCRあるいは血清抗体価によることが多い．脳神経MRIにて造影効果が1/3にみられる．嚥下造影・嚥下内視鏡検査では片側の咽喉頭筋麻痺を認める．

摂食嚥下障害の治療は，急性期には抗ウイルス薬を主体とした治療となる．慢性期（後遺症）については，痛みのコントロールおよび摂食嚥下障害に応じたリハビリテーションとなることが多い．

2—反回神経麻痺
1）概　要

反回神経は，胸腔内で迷走神経から分岐した神経で，右は鎖骨下動脈の下端を通過し，左は大動脈肺動脈窓の大動脈弓を前方から後方へ通過し気管と食道の間を上向する．反回神経の終枝は下喉頭神経とよばれることもある．それぞれ左右の喉頭食道窩，喉頭を支配する．反回神経麻痺は，反回神経の圧迫および伸展による障害と考えられている．原因としては，甲状腺腫瘍およびその術後が多い．まれに，以下の①，②が知られている．

① Ortner 症候群

通常心肺疾患が原因で，大動脈と肺動脈の間での左反回神経障害による声帯麻痺と摂食嚥下障害をきたすものである．原因としては，大動脈解離，左心房拡大，肺動脈拡大，食道癌および転移性腫瘍，外科的侵襲，サルコイドーシス，結核，外傷などが原因となる．

② Tapia 症候群

同側の舌下神経と反回神経（反回喉頭神経）の障害により，声帯，軟口蓋，舌の片側性障害をきたすものである．頭蓋外で二つの神経が並走する部分は解剖学的に舌根側面と梨状窩上部であり，原因としては耳下腺腫瘍および上頸部の腫瘍や外傷によるものが多い[2]．副神経が障害を負っていない点が重要であり，頸静脈洞症候群（Vernet症候群，Collet-Sicard症候群，Villaret症候群）との鑑別となる．

2）摂食嚥下障害

症状としては，持続する咳，摂食嚥下障害，嗄声，声帯麻痺を認める．嚥下造影・嚥下内視鏡検査では，末梢性の咽頭壁の片側性麻痺を認め，喉頭前庭の閉鎖不全，輪状披裂筋麻痺，披裂間筋麻痺，喉頭蓋の反転不全を認める．

摂食嚥下障害への対応は原因疾患の治療が第一となる．反回神経自体の障害では回復が困難となることが多く，この場合は対症療法およびリハビリテーション，さらに手術治療となる．

3—ポリオ後症候群
1）概　要

ポリオ脊髄炎はポリオウイルスが原因で，感染神経領域の急性弛緩性麻痺（いわゆる小児麻痺）を生じる疾患で，球麻痺も3〜35%に出現する．ポリオ後症候群はポリオ感染後10年以上経過して，筋力低下，筋萎縮，易疲労性，痛みなどの症状の増悪および新規発現をきたすものである．原因としては，ポリオウイルスの神経細胞への持続感染あるいは，自己免疫機序による，運動ニューロン変性と神経筋ユニットの減少が考えられている．

ポリオ後症候群の診断は，①ポリオ感染の確実な既往，②初回感染後の部分的または完全な神経学的・機能的回復，③感染後15年以上神経学的・機能的に安定した時期がある，④安定期間を経過した後に以下の健康問題（新たな筋萎縮，麻痺側または非麻痺側の新たな筋力低下・機能低下，普通でない疲労，筋肉痛，関節痛，寒冷に対する耐性の低下，息切れ）が二つ以上出現する，⑤明らかな他の疾患を除外できる，を満たすことが必要である．

2）摂食嚥下障害

ポリオ後症候群の約1/3に摂食嚥下障害を認める[3]．偽性球麻痺，球麻痺の両方のタイプが起こりうる．咽頭壁の筋力低下，舌根部の後退筋力の低下，喉頭挙上筋力の低下を認める．急性期の呼吸筋障害（呼吸器装着の有無）とは関連がないことが報告されている．

ポリオ後症候群の一部の症例では，亜急性の摂食嚥下障害と呼吸障害をきたし，ALSとの鑑別が必要とな

る症例もある．摂食嚥下障害は進行性となる可能性が高く，運動ニューロン疾患に準じた対応が必要となる．

4 ― 多発脳神経障害

1）概　要

脳幹から頭蓋底の病変で，一側性または両側性で多発性に脳神経が障害されるものである．原因としては，外傷，腫瘍，髄膜炎，肉芽腫性疾患（サルコイドーシスなど），炎症性疾患（多発脳神経炎）があげられる．頭蓋底部の腫瘍性病変によるものは Garcin 症候群といわれる．

2）摂食嚥下障害

摂食嚥下障害をきたす多発脳神経障害について，表1-12にまとめた．摂食嚥下障害は末梢性である．原因疾患の治療が第一となるが，後遺症への対処が主となることが多い．

5 ― 放射線後摂食嚥下障害

1）概　要

頭頸部癌などの放射線治療後に発症する嚥下障害で，急性のものと遅発性のものがある．急性の場合は放射線量依存性で，照射後数週間持続して軽快することもあるが，障害が持続することもある．

遅発性放射線障害は治療終了後数年経過してから再度症状が進行するものである．Ⅸ，Ⅹ，Ⅻが障害を負うことが多い（図1-15）．多くの症例で線維化に加えて多発脳神経障害をきたしており，特に後者が遅発性放射線障害の原因と考えられている．急性期と同様に咽頭食道の狭窄がみられる場合もあるが，咽頭筋の筋力低下が起こることが多く，誤嚥も誘発しやすいのが特徴である．嚥下造影では，食塊の移送不良，咽頭残留，嚥下後誤嚥がみられる．誤嚥性肺炎は85％に発症したとの報告もある．

照射部位としては上咽頭部の照射が脳幹部や脳神経直接の照射よりもリスクが高いことが報告されている．また，遅発性放射線障害も放射線量依存性で，62.9 Gy 以上であるとリスクが上がると考えられている[4]．

治療方法は確立されておらず，対症療法となるのが

表1-11　摂食嚥下障害に関連する脳神経とその診察

脳神経	運　動	感　覚	反　射	診察項目
Ⅴ	咬筋，側頭筋，外側翼突筋，内側翼突筋，口蓋帆張筋	口腔感覚	下顎反射（入出力） 軟口蓋反射（出力）	口腔内感覚 咬筋・側頭筋の収縮
Ⅶ	口輪筋	舌前2/3の味覚		口すぼめ，口唇の筋力
Ⅸ	軟口蓋挙上（+Ⅹ） 上咽頭収縮筋，茎突咽頭筋	咽頭後壁の感覚 軟口蓋の感覚 舌後2/3の味覚	咽頭反射（入力および出力） 軟口蓋反射（入力）	発声，口蓋垂，カーテン徴候 WST，RSST
Ⅹ	軟口蓋挙上（+Ⅸ） 咽頭筋群，喉頭筋群	舌根部の感覚 咽頭部の感覚 喉頭部の感覚	咽頭反射（出力） 軟口蓋反射（出力）	発声，口蓋垂，カーテン徴候 WST，RSST
Ⅺ	軟口蓋挙上（+Ⅸ）		咽頭反射（出力）	
Ⅻ	舌内筋 舌外筋			舌運動，舌筋力，舌萎縮，fasciculation

表1-12　摂食嚥下障害をきたす多発脳神経障害

症候群	障害部位	障害される脳神経	原　因
小脳橋角症候群	小脳橋角部	Ⅴ，Ⅶ，Ⅷ，ときにⅨ，Ⅹ	聴神経鞘腫，髄膜腫
Vernet 症候群	頸静脈孔	Ⅸ，Ⅹ，Ⅺ	頭蓋底骨折，腫瘍，静脈瘤
Collet-Sicard 症候群	後頭顆・頸静脈孔	Ⅸ，Ⅹ，Ⅺ，Ⅻ	頭蓋外および当該底の腫瘍，転移性腫瘍，外傷
Villaret 症候群	耳下腺後部	Ⅸ，Ⅹ，Ⅺ，Ⅻ	耳下腺付近の腫瘍

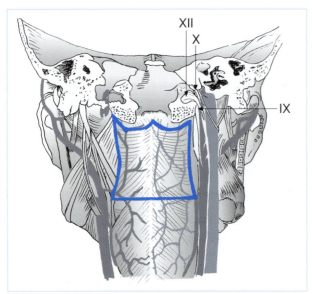

図 1-15 放射線障害による嚥下障害を発症しやすい部位

現状である．

（山脇正永）

 4 筋炎・筋疾患

1 炎症性筋疾患

1―疾患の概要

炎症性筋疾患では多発筋炎と皮膚筋炎が多く，それ以外に封入体筋炎，自己免疫性壊死性ミオパチーなどがある．いずれも孤発性の疾患で，何らかの自己免疫学的な機序により筋線維が崩壊し，筋力低下が出現する．しゃがみ立ち困難など，近位筋の障害を初発症状とし，やがて階段を昇ったり，歩いたりすることが困難になる．未治療のまま長く経過すると，筋の短縮のため関節可動域が制限される．発症早期から摂食嚥下障害を認めることがあり，病歴聴取では食事中のむせや咽頭での食物の詰まり感など，注意深く聴くようにする．

血液検査では筋原性酵素の上昇を認め，特に CK 値は筋線維の崩壊の程度や治療効果を判定する指標となる．筋電図では，筋原性の変化を認める．骨格筋のCT や MRI は障害されている筋肉の同定に有用で，特に近位筋において，筋肉内にまばらに異常所見を認める（図 1-16）．これは，障害がある筋線維と障害がな

い筋線維が筋肉内に混在していることを示唆する所見である．神経原性の筋力低下・筋萎縮ではこのような所見は少ない．

多発筋炎や皮膚筋炎は，しばしば自己抗体を認め，多発筋炎では抗 Jo-1 抗体陽性のことが多い．経過中に発熱を認めることがあるが，原疾患によることも，摂食嚥下障害による気道の炎症のこともあり，鑑別を要する．また，悪性腫瘍や間質性肺炎を合併している場合もあり，全身の精査を怠らないようにする．皮膚筋炎はヘリオトロープ疹やゴットロン徴候，皮疹など皮膚症状を認め，それらを認めない多発筋炎と分類する．筋生検による病理では，炎症性細胞浸潤を特徴とし，散在的に壊死・再生線維を認める．筋線維は大小不同になり，特に皮膚筋炎では筋維束周囲の筋線維が萎縮する．経過が長い患者では結合組織の増加がみられる．治療は副腎皮質ステロイドや免疫抑制剤を長期高用量投与する．重症例では大量免疫グロブリン静注療法（IVIg）が有効である．

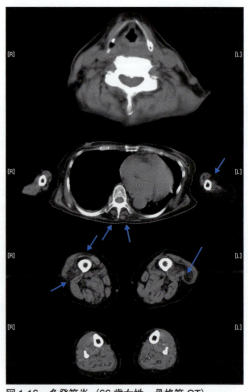

図 1-16 多発筋炎（66 歳女性，骨格筋 CT）
大腿四頭筋の外側広筋の萎縮と脂肪置換，大腿直筋の萎縮が著明である．脊柱起立筋は右優位に両側で脂肪置換と筋萎縮を認める．

封入体筋炎は50歳代以降に下肢の筋力低下で発症することが多く，しばしば摂食嚥下障害を合併する．病理学的には炎症細胞の浸潤と縁どり空胞とよばれる組織変化を認める．治療には副腎皮質ステロイドの内服やIVIgを行うが，治療抵抗性である．副作用や合併症を考慮した治療選択が必要である．

抗SRP（signal recognition particle）抗体陽性壊死性ミオパチーは，自己免疫性壊死性ミオパチーの一つである．病理では炎症細胞浸潤に乏しいが，壊死性筋炎像を認める．臨床的には上肢帯の筋力低下と筋萎縮が目立ち，翼状肩甲がみられることがある（図1-17）[1]．比較的短期間に重度の摂食嚥下障害を合併する例もある．治療として副腎皮質ステロイドや免疫抑制剤の長期高用量投与，そしてIVIgが有効である．

2─摂食嚥下障害の特徴

いずれの炎症性筋疾患も，経過中に摂食嚥下障害を合併しうる．一般には，多発筋炎は進行してから摂食嚥下障害を合併することが多いが，摂食嚥下障害を合併する時期は四肢体幹の筋力低下の程度と相関しないことが多い[2]．近位筋の筋力低下がごく軽度なうちから，摂食嚥下障害を主訴に受診する炎症性筋疾患患者がいることを留意する．

炎症性筋疾患では嚥下関連筋の筋力低下による摂食嚥下障害を特徴とし，咽頭収縮や喉頭挙上の障害のため，食物移送が障害される．嚥下造影（VF）では，能動的な食物移送を必要とする固形物の嚥下で咽頭に残留を認める（図1-18）．咽頭での食物の詰まり感を自覚し，その解消のために嚥下を繰り返す．また，VFでは安静時に咽頭腔の拡大を認めることがある．これは咽頭収縮筋の筋萎縮が原因と考えられ，比較的，経過の長い患者に多い所見である．嚥下中の食道入口部の開大の障害もしばしば認められる[3]．食道入口部の開大が悪い患者は梨状窩に食物が残留し，咽頭収縮によって液体が喉頭に溢れ，誤嚥する．また，嚥下時に咽頭部や食道入口部の後壁に隆起が現れることがある（図1-19）．輪状咽頭筋でみられる隆起はcricopharyngeal barといわれ，咽頭部でみられる隆起はpharyngeal muscle propulsionやcephalad prominenceなどといわれる[4]．これらの所見の発生機序はわかっていないが，嚥下時に隆起性の病変を確認されることから，一部の筋線維の機能が不十分なため，収縮，もしくは弛緩しきれなかった部位が隆起のようにみえると推察される．この所見は健常者でもみられることがあり，炎症性筋疾患に特異的な所見ではない．しかし，咽頭収縮が悪く，かつ隆起性病変を認めた場合には筋疾患を鑑別すべきである．

3─摂食嚥下障害への対策

炎症性筋疾患では，嚥下関連筋群と四肢体幹筋の治療に対する反応性は異なる[5]．そのため，四肢体幹筋の筋力低下が軽度でも，摂食嚥下障害が進行している炎症性筋疾患患者には，まず原疾患の治療を行う必要がある．CK値が高い炎症性筋疾患患者は，筋線維の炎症が続いていると考え，CK値を正常化させることを目標に高用量の副腎皮質ステロイドや免疫抑制剤を投与する．それでもCK値が正常化せず，摂食嚥下障害が進行する場合は，治療期間を短縮することを目的にステロイドパルス治療も検討する．治療抵抗性で，摂食嚥下障害が強い皮膚筋炎や多発筋炎患者にはIVIgが有効である[6,7]．抗SRP抗体陽性壊死性ミオパチー患者も，原疾患の治療によって嚥下障害が改善することが多く，積極的に治療を行う（図1-20）[1]．炎症性筋疾患の治療では，長期間，副腎皮質ステロイドや免疫抑制剤を内服するため，治療中に誤嚥性肺炎を発症し，重症化しないように注意深く観察する必要がある．

原疾患の治療は嚥下関連筋群の筋力の改善や筋萎縮

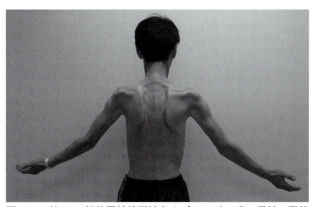

図1-17　抗SRP抗体陽性壊死性ミオパチー（46歳，男性．翼状肩甲）
顔面肩甲上腕型筋ジストロフィーと異なり，顔面筋の罹患はない．

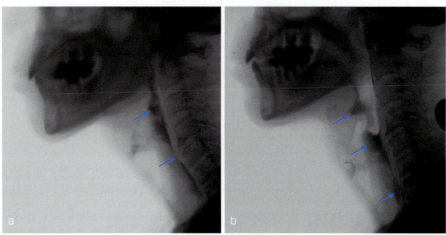

図 1-18　多発筋炎（69 歳，男性）
固形物の嚥下．
a：最大咽頭収縮時．咽頭壁が密着せず，食道入口部の開大も悪い．
b：嚥下後．喉頭蓋谷と梨状窩，食道上部にも残留を認める．

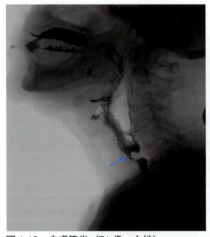 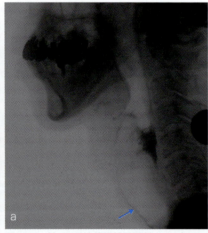 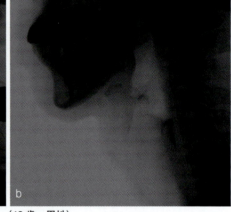

図 1-19　皮膚筋炎（71 歳，女性）
咽頭腔は拡大し，咽頭収縮は悪い．食道入口部に cricopharyngeal bar を認める．

図 1-20　抗 SRP 抗体陽性壊死性ミオパチー（46 歳，男性）
液体の嚥下．
a：免疫グロブリン療法前．誤嚥と梨状窩の残留を認める．
b：免疫グロブリン治療 3 か月後．誤嚥を認めず，咽頭残留は減っている．

の予防を期待できるが，摂食嚥下障害そのものをターゲットとした治療も考慮する必要がある．食道入口部の開大を目的とした治療には，バルーン拡張法が有効である[8]．バルーン拡張法で効果がない場合は，輪状咽頭筋切断術を検討する[9]．封入体筋炎では，咽頭収縮が相当に障害されていても，バルーン拡張法を行うことで嚥下困難感が改善することがある．

治療中に誤嚥性肺炎を発症すると重症化するリスクがあるため，直接訓練を開始するタイミングは VF などの他覚的な所見を参考に，慎重に決定しなければならない．食物の形態調整において，咽頭収縮が弱かったり，食道入口部の開大が悪かったりする患者には，とろみは必ずしも有効ではなく，通過の障害のため咽頭残留が多くなることに留意する．また，梨状窩に食物の残留を認める患者では，その後に液体を嚥下すると，残留が通過の障害になり誤嚥することがある．そのため，液体で流して詰まり感をとる患者では，液体の追加嚥下でむせが出ないかどうかを確認する．

2　重症筋無力症

1—疾患の概要

重症筋無力症は自己抗体が原因で神経筋接合部が障

害され，筋力低下が現れる．重症筋無力症の約8割は，抗アセチルコリン受容体（AChR）抗体陽性重症筋無力症である．眼瞼下垂や複視，四肢の脱力，開鼻声，摂食嚥下障害などが現れ，運動を繰り返すと筋力低下が悪化する．そのため，夕方以降に症状が増悪するが，重症例では日内変動が目立たず，1日中筋力低下が続く．診断には血液中の自己抗体を確認するほか，エドロフォニウム検査や反復電気刺激検査が有用である．

抗AChR抗体は胸腺腫から産生されることが多く，胸腺腫を伴う重症筋無力症の治療では胸腺摘除を考慮する．また，副腎皮質ステロイドの長期間大量投与や免疫抑制剤による免疫抑制治療と，症状の改善を目的に抗コリンエステラーゼ薬を使用する．重症例では血漿吸着や血漿交換を考慮する．対症療法として呼吸筋の障害が大きければ人工呼吸器管理とする．摂食嚥下障害が強ければ経管栄養にする．

重症筋無力症は，経過中にクリーゼを起こすことがある．クリーゼとは，全身の筋力低下と摂食嚥下障害，構音障害，呼吸不全が急激に増悪した状態で，気道確保など緊急処置が必要になる．

2—摂食嚥下障害の特徴

重症筋無力症の摂食嚥下障害は，嚥下の繰り返しによって嚥下関連筋群の筋力が低下し，増悪することが特徴である．食事を開始したときには普通に食べられていても，食事の後半には飲み込みづらさを感じることがある．また，咽頭に食物の詰まり感があり，それを解消するため嚥下を繰り返し，嚥下関連筋の筋力低下が増悪する．重症筋無力症の摂食嚥下障害は咽頭移送に筋力が必要な固形物の嚥下で現れやすく，咽頭での食物残留が目立つ[10]．開鼻声が目立つ患者では，嚥下中も軟口蓋の挙上が悪く，上咽頭に逆流することがある．

抗AChR抗体陽性重症筋無力症は，初発症状として摂食嚥下障害が現れることも，治療中に現れることもある．経過中の摂食嚥下障害は，四肢の筋力低下は必ずしも一致しない[10]．摂食嚥下障害の原因が重症筋無力症であると診断するには，嚥下造影中にエドロフォニウムを静注し，嚥下機能の改善を診ることが有用である（**図1-21**）[11]．

抗MuSK抗体陽性重症筋無力症は，発症早期から顔面筋の筋力低下と摂食嚥下障害をきたすことが特徴である．VFでは抗AChR抗体陽性重症筋無力症と同様に嚥下関連筋群の筋力低下がみられるほか，咽頭腔は拡張し，咽頭筋群の筋萎縮を疑わせる所見を伴うことがある[12]．エドロフォニウム試験で症状が悪化することがあるため，慎重に行う．

3—摂食嚥下障害への対策

重症筋無力症の摂食嚥下障害への対処は，まず疾患の治療を優先させる．積極的なリハビリテーションは

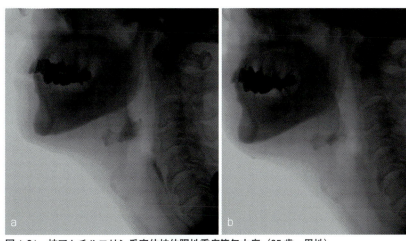

図1-21 抗アセチルコリン受容体抗体陽性重症筋無力症（65歳，男性）
a：エドロフォニウム静注前．喉頭蓋谷，食道入口部に残留を認める．
b：エドロフォニウム静注後．咽頭残留は改善している．

筋力低下を増悪させるため，症状が安定するまでは行わないようにする．咳やむせの繰り返しは呼吸筋の疲労を招き，呼吸不全の原因になりうる．また，疾患の治療ではステロイドや免疫抑制剤を使用するため，誤嚥性肺炎を発症すると重症化するリスクがある．重度の摂食嚥下障害があるときは経口摂取を中止し，嚥下機能の改善を確認してから，食事を再開する．

　誤嚥の危険性がある抗AChR抗体陽性重症筋無力症患者には，食前（1時間前）にピリドスチグミン臭化物を内服することで，誤嚥を予防できることがある[13]．抗MuSK抗体陽性重症筋無力症はクリーゼを起こしやすく，抗コリンエステラーゼ薬の使用で症状が悪化する例もあるため，少量から慎重に投与する．

（巨島文子，山本敏之）

5　認知症

1　疾患の概要

　認知症は一度獲得した知能が後天的に低下し，そのために発症前に比べて社会的な機能が著しく低下する症状で，その原因となる疾患はさまざまである（表1-13）．疾患によっては高次脳機能障害に運動機能障害を合併するため，原因となっている疾患を知ることは重要である．

　Alzheimer（アルツハイマー）病（Alzheimer's disease；AD）は近時記憶およびその他の認知機能の進行性の障害を認める神経変性疾患で，認知症の原因疾患としては，日本において最も多く，発症は65歳以後が多い．Mini-mental state examinationなどの神経心理検査で異常を認める．意識障害は認めない[1]．画像検査では，発症早期から海馬の萎縮が目立ち，側脳室の拡大などが進行性に悪化する．治療にはコリンエステラーゼ阻害薬やNMDA受容体拮抗薬が使われるが，根治的な治療は困難で，これらの治療は認知症の進行を遅らせることが目的である．

　血管性認知症（VaD）は脳血管疾患に関連して出現した認知症の総称で，認知症と脳血管疾患に因果関係があると判断されたときに診断される[2]．脳血管疾患の程度によって高次脳機能障害や運動症状は多様である．

　Lewy（レビー）小体型認知症（dementia with Lewy bodies；DLB）は，中年期以降に発症し，認知症とパーキンソニズムを特徴とする神経変性疾患である．病理学的には，Parkinson（パーキンソン）病（PD）と同様に，神経細胞封入体であるLewy小体を認めるが，DLBは大脳皮質を含め，広い範囲にLewy小体を認めるため，認知症とパーキンソニズムの両方が現れうる．早期には記銘力障害は目立たず，覚醒レベルの変動を認める．覚醒レベルの変動とは，意識がはっきりしているときとそうでないときとが，1日の中でも，日によっても変動することである．また，繰り返し出

表1-13　おもな認知症の特徴

認知症の種類	原因	経過	認知症	運動障害	特徴的な画像所見	治療
Alzheimer病	神経変性疾患（老人斑と神経原線維変化の出現）	緩徐進行性	記憶障害や見当識障害など	初期には障害されない	頭部MRI，およびCTで海馬の萎縮，側脳室の拡大	進行抑制としてコリンエステラーゼ阻害薬，NMDA受容体拮抗薬
血管性認知症	脳血管疾患	突然発症，脳血管疾患の再発による段階的な増悪	記憶障害に加えて，失語，失行，失認が一つ，またはそれ以上ある	局所的神経徴候	頭部MRI，およびCTで脳血管疾患	脳血管疾患の再発予防
Lewy小体型認知症	神経変性疾患（Lewy小体の出現）	緩徐進行性	発症早期には記銘力障害は目立たず，覚醒レベルの変動，幻視がみられる	パーキンソニズム	脳ドパミントランスポーターシンチグラフィで線条体黒質の変性．脳血流SPECTで後頭葉の血流低下．MIBG心交感神経シンチグラフィで心/縦隔比（後期像）の低下	認知症に対して塩酸ドネペジル．パーキンソニズムに対して抗Parkinson病薬

現する幻視も特徴である[3]．頭部MRIでは，ADに比べて海馬の萎縮は軽度である．脳幹の萎縮は認められない．脳血流SPECTでは後頭葉の血流低下を認めることが多い．MIBG心交感神経シンチグラフィでは，PDと同様にしばしば発症早期から心/縦隔比（H/M比）の後期像が低下する．脳ドパミントランスポーター（DaT）シンチグラフィでも，被殻および尾状核での放射線集積低下が認められる．なお，ADはMIBG心交感神経シンチグラフィとDaTシンチグラフィの異常を認めない．パーキンソニズムに対しては抗Parkinson病薬が有効である．抗精神病薬はパーキンソニズムを急激に悪化させることがあり，慎重に投与する．認知症には塩酸ドネペジルや抑肝散が有効な場合がある．

　前頭側頭葉変性症（FTLD）は前頭葉と側頭葉前方部に病変を認める非Alzheimer型変性疾患をまとめた概念である．FTLDは，下位分類として前頭側頭型認知症（FTD），進行性非流暢性失語，意味性認知症の三つの亜型に分類されていた[4]．最近では進行性核上性麻痺（PSP），大脳皮質基底核変性症などのタウオパチーをFTLDに含めた分類もある[5]．FTLDは分子病理学的な共通性で分類する方向にあり，今後の研究によって，新たに分類・定義される可能性がある．

　FTDは，65歳以前に発症し，発症早期から人格障害，性格変化が現れ，社会的人間関係の維持が困難になる．保続や常同的行動，道具の強迫的使用などの症状がみられる．神経心理検査では，高度な記銘力障害や見当識障害はなく，前頭葉機能の障害を認める．頭部MRIでは，前頭葉や側頭葉前方部の萎縮が顕著である[4]．運動ニューロン疾患型FTD（FTD-MND）は，球麻痺や筋力低下，筋萎縮など，筋萎縮性側索硬化症（ALS）に類似した運動機能の障害を認める．FTDの行動異常は選択的セロトニン再取り込み阻害薬の使用で改善することがある．

　PSPは，40歳以降に発症する神経変性疾患で，病理学的には神経細胞に神経原線維変化が出現するタウオパチーの一つである．臨床像によっていくつかの臨床型に分けられ，そのなかでもRichardson症候群（PSP-RS）が全体の54%を占め，最も多い[6]．PSP-RSは発症早期から転倒を繰り返し，経過とともに核上性の眼球運動麻痺や頸部後屈が出現する．進行期には無動寡動が強くなり，歩行困難，構音障害や摂食嚥下障害が出現する．記銘力障害や見当識障害は軽度で，動作の繰り返しや脱抑制行為，集中力の低下など，前頭葉徴候による認知障害が目立つ．頭部MRIでは中脳被蓋の萎縮を特徴とし，前頭葉萎縮，軽度の小脳萎縮なども認められる．脳血流SPECTでは前頭葉の血流低下を認めることが多い．L-ドパ治療の効果は不良で，転倒の繰り返しを減らすには至らない．運動機能の改善に抗うつ薬が有効な場合があるが，十分な効果が得られないことが多い．

2　摂食嚥下障害の特徴

　認知症患者の摂食嚥下障害では，先行期の障害が重要である．そして，疾患によっては認知症とは別に，運動障害が出現し，摂食嚥下機能が障害される場合があることに留意する．

　ADでは発症早期には摂食嚥下機能の障害はあまり問題にならないが，食具の使い方を忘れたり，食物を認識できなかったり，先行期の障害を認めることが多い．また，これから食事すること，すでに食事したことを忘れてしまうこともある．失行を認めるAD患者は，食具を使えず，食べることができなくなる．進行期には覚醒レベルが低下し，食事に対しても無関心になる．嚥下造影（VF）によるADの嚥下機能の検討では，73%の患者に食物を口腔に入れたまま，5秒以上，飲み込めない所見があり，口腔期が悪いことが示唆される．咽頭期も障害されうるが，誤嚥は13%で，不顕性誤嚥は少ないとされる[8]．

　VaDは脳血管障害の部位と程度によって摂食嚥下障害の程度が異なる．しばしば咽頭期に異常が現れ，誤嚥は47%と，ADと比べて有意に多い．そして，不顕性誤嚥が多いことが特徴とされる[8]．

　DLBでは食事中に急に覚醒レベルが低くなり，食べられなくなることがある．また，幻視のため食物に虫が入っていると訴えたり，妄想のため食物に毒が入っていると思い込んだりし，食べられなくなることもある．VFによるDLBの摂食嚥下機能の検討では，口腔期の異常は50%，咽頭期の異常が85%に認められ，

患者の45%は口腔期と咽頭期の両方に異常が認められるとされる[9]．DLB患者の口腔期の動きは認知機能と相関がある一方で，咽頭期の異常は認知機能と相関しない[10]．誤嚥しているDLB患者の多くが不顕性誤嚥であり，そのために肺炎を発症するリスクが高いとされる．VFで誤嚥を認めなかったDLB患者の検査後2年以内の肺炎発症率は4%であるのに対し，誤嚥を認めた患者の肺炎発症率は83%と有意に高いとされる[11]．

FTLDは大きな疾患概念であるため，摂食嚥下障害の特徴は一様ではない．前頭葉徴候が現れる疾患では，患者は黙々と食物を口に運び続け，嚥下のスピードよりも捕食のスピードが速いために口腔に食物を詰め込んだり，窒息しかけたりする．また，激しくむせ，口腔に詰め込んだ食物を吹き出すことがある．過食や常同的食行動異常で同じものを食べ続けることもある．嚥下内視鏡によるFTLDの摂食嚥下機能の検討では，健常者に比べてFTLDでは咀嚼中に咽頭へ垂れ込み，嚥下反射惹起の遅れ，咽頭残留が有意に多く，誤嚥は有意差がなかったとされる[12]．また，FTD-MNDではALSと同じように摂食嚥下障害が現れる．しかし，ALSと異なり自覚に乏しく，激しくむせながらも食事を続ける．やがて肺炎で死亡することが多い．

PSPでは経過中に80%に摂食嚥下障害を認め，進行期には無動寡動のため口腔期の障害が強くなり，食物の送り込みが困難になる．嚥下反射の惹起が遅くなり，誤嚥するようになる．死因は肺炎が最も多い[13,14]．

3　摂食嚥下障害への対策

認知症患者に摂食嚥下障害が現れた早期には，自覚の欠如や症状の理解が不十分なために摂食嚥下リハビリテーションの導入が困難である．そして，前頭葉徴候がある患者では食物形態の調整を受け入れられないこともある．進行期になると自力で摂取することは難しく，覚醒レベルの低下や食に対する意欲の低下からまったく食事を摂らなくなることがある．いずれにしても，摂食嚥下障害への対処は，介護者に依存するところが大きい．

前頭葉徴候がある患者の早食いには，介護者は声かけし，口の中に食物を詰め込まないようにペーシングする．注意が散漫な患者は窒息を起こしうるため，食事以外に気を惹くものを避け，声かけするなどして食事に集中させる．

食事中に覚醒レベルが低い患者は，誤嚥や窒息を起こす可能性がある．覚醒レベルが変動する患者がボーっとしているときには無理に食べさせず，ある程度，覚醒してから食べさせるとよい．覚醒する時間帯がバラバラであったり，一度に食べられる量が少なかったりする場合は，食事の回数を多くして対応する．なお，日本医療機能評価機構が公開する医療事故情報収集等事業のデータベースでは，病棟における窒息事故全体の約12%が認知症患者であった（2015年調査時）．食事介助では窒息に十分に注意する必要がある．

幻視や妄想がある場合，錐体外路症状が出にくい非定型抗精神病薬を試す．薬剤によって錐体外路症状が現れたり，過鎮静になったりしないように注意する必要がある．

咀嚼に時間がかかり，口腔から咽頭への食物の送り込みが悪くなる場合には，食物のサイズを小さくし，まとまりをもたせると食べやすいことがある．また，DLBやFTD-MNDでは口腔での液体の保持が悪く，口唇から食物が洩れたり，不用意に咽頭に送られた液体が誤嚥の原因になったりすることがある．そのような症状を認めたら，とろみをつけて対応する．PSPでは頸部後屈位のため，口腔に入れた液体が意図せずして咽頭に流れ込み，誤嚥の原因になることがある．このような場合にもとろみで対応する．

誤嚥性肺炎の予防として，口腔の知覚神経刺激のための口腔ケア，アンジオテンシン変換酵素阻害薬やアマンタジンの投与，食事中の顎引き嚥下，食後1時間は座位を保つことなどが有効である[2]．進行期の認知症患者に経管栄養や胃瘻を導入しても，唾液の誤嚥や胃食道逆流による誤嚥を防ぐことはできず，誤嚥性肺炎の予防や栄養状態の改善を期待できない[15,16]．まずは介護者による経口摂取の可能性を追求すべきである[2]．

6 統合失調症など精神疾患

1 疾患の概要

　精神疾患には，統合失調症や双極性障害，うつ病など，さまざまなものが存在する．本節では，統合失調症を中心に疾患の特徴を述べたい．統合失調症は，思考や感情がまとまりにくくなり，幻覚（実際には存在しないものを感覚として感じられること）や妄想（明らかに間違った内容を信じ，周囲が訂正しようとしても受け入れられないこと）などの陽性症状，感情の平板化や意欲の欠如をきたす陰性症状などが現れる精神疾患である．統合失調症は，100人に1人程度の有病率と考えられている．原因は不明で，統合失調症と診断するには，薬物による精神症状や身体疾患に伴う精神症状を除外する必要がある．発症には患者自身の素因のほかに，何らかの環境因子が関与していると考えられている．統合失調症を発症後は，大部分の期間で，仕事，対人関係，自己管理などの面で一つ以上の機能が病前に獲得していた水準より著しく低下する．治療には抗精神病薬が用いられ，おもにドパミンD_2受容体を遮断し症状を改善する．また，修正型電気けいれん療法（mECT）も行われている．

2 摂食嚥下障害の特徴

　統合失調症を含む精神疾患患者においても，脳血管障害などの身体疾患を原因とした摂食嚥下障害を合併しうる．また，口腔ケアの悪さから，歯の欠損などの歯科的な問題が摂食嚥下障害の原因になることは多い．そして，抗精神病薬の副作用によって錐体外路症状が出現し，薬剤性摂食嚥下障害を合併することもある．これらについては，本書の他項を参照していただきたい．ここでは，統合失調症を含む精神疾患の，精神症状が原因と考えられる摂食嚥下障害について取り上げる．

　精神疾患患者は約32％が摂食嚥下障害を合併しており，一般人口の「嚥下障害有病率」6％よりも高い[1]．精神疾患患者が嚥下できない原因には，食事に対する意欲の減退，被害妄想のための食事の拒絶，食べることへの不安感などがあるため，食べられない理由について患者本人に聴いてみる必要がある．また，統合失調症患者では幻聴や妄想に支配され，しばしば異食がみられる．異食するものはさまざまであり，食べられない物質を食べることによって健康を害するだけでなく，食べられないサイズや量を口に入れることによる窒息のリスクもあるため注意が必要である．

　統合失調症を含む精神疾患患者は，思考の浅薄化，認知機能障害，連合弛緩などから疎通に障害があることが多く，なおかつ身体症状についての自覚に乏しい．このため，問診では嚥下に関連した具体的な質問から患者の摂食嚥下機能を推定する必要がある．精神疾患患者においても，食事中のむせ，飲水でのむせ，食後の咳や痰がらみは，誤嚥を示唆する所見である．また，摂食嚥下障害の原因となる身体合併症の既往についても十分に確認しておく．

　精神疾患患者は窒息事故も多く，一般人口の窒息事故発生率が0.66/100,000であるのに対し，精神疾患患者では0.85/1,000の頻度で窒息事故が起こる[3]．日本医療機能評価機構が公開する医療事故情報収集等事業のデータベースでは，日本の病棟での窒息事故の約20％を統合失調症患者が占め，疾患別では最も多い（2015年調査時）．統合失調症を含めた精神疾患患者は，ときに他人の食物を盗んで食べる行為や隠れて食べる行為があり，食事以外の時間で窒息するリスクが高い[4]．また，食事においても，精神疾患患者は食事時間が短く，一口量が多い患者や食物をほとんど噛まずに丸飲みする患者が多い[5,6]．窒息は常に起こりうると考えて，十分に注意する．窒息のリスクマネージメントには，統合失調症患者の窒息のスクリーニングのために開発した「窒息リスク評価表」などが参考になる（**表1-14**）．

3 摂食嚥下障害への対策

　精神疾患患者の摂食嚥下障害の治療は難渋する．治療に拒否的で形態調整食に変更することを受け入れられない患者だけではなく，治療介入がストレスとなり，精神症状が不安定になったり，衝動行為に出たりする

患者がいるためである．精神疾患患者の摂食嚥下障害に対する治療介入は精神科医とよく相談し，原疾患の治療を優先させ，患者と医療従事者の両方に安全な方法を考えなければならない．

歯科治療においても，治療への意思が不明で，義歯の装着に拒否的である患者が多い[7]．形態調整食を開始した患者のなかには，他人の食物を食べてしまったり，人目のつかないところで食物を食べたり，外出時に食品を購入して食べたりするなどの問題行動を繰り返すことがある．本人の嗜好に合わせた食品を許可し，必要に応じて声かけや吸引などの処置をとるほうが安全な場合がある．また，他人への過干渉がある患者が，摂食嚥下障害がある患者に勝手に食物を渡すことがあり，病棟では注意が必要である．

精神症状が原因と考えられる摂食嚥下障害は，抗精神病薬による薬物治療やmECTで精神症状が改善すると摂食嚥下障害も改善することがある．昏迷は，意識障害と異なり，周囲で起きていることを理解はしているが，呼びかけに対する反応が鈍くなる症状で，昏迷状態にある患者は摂食嚥下機能が悪化し，昏迷が改善すると摂食嚥下機能も改善することがある．昏迷状態の患者や意識変容が強い患者は，精神症状が改善してから摂食嚥下障害の治療介入を始める必要がある．精神症状の悪化によって経口摂取できなくなった患者には，経口摂取を再開後に摂食行動の異常が顕在化する患者がいる．誤嚥や窒息は経口摂取を始めたときに起こりやすいので注意して観察する．

摂食嚥下障害のために経口摂取を中止する場合，経鼻胃管や中心静脈栄養のチューブを自己抜去するリスクから，身体拘束が必要になる．身体拘束は廃用症候群や肺炎発症の原因になることがあるため，経口摂取の継続による肺炎発症のリスクと経管栄養導入によって廃用症候群になるリスクとどちらが患者にとって不利益になるか，十分に検討し治療方針を立てる．

（山本敏之）

表1-14 統合失調症の窒息リスクの評価表（山本ら，2009.[4] を一部改変）

質問1．義歯の使用状況は？
(1) 義歯の必要なく，使用していない
(2) 義歯を使用している
(3) 義歯の必要があるが使用していない

質問2．今までに他人の食べ物を盗んで食べる行為や隠れて食べる行為がありましたか？
(1) なし
(2) あり（評価得点＋1点）

質問3．現在の食物の飲み込みは？
(1) 特に異常ない
(2) 口にためたまま，なかなか飲み込めない
(3) ほとんど咀嚼せず，丸飲み（評価得点＋1点）

質問4．現在の食物形態は？
(1) 飲み込みに問題がなく，一般食を選択
(2) 飲み込みに問題があり，形態調整食を選択
(3) 飲み込みに問題があるが，本人の嗜好などの理由で一般食を選択

質問5．最近，食物の飲み込みは変化しましたか？
(1) 変化なし
(2) 以前より食べにくそうである
(3) 以前より食べやすそうである（評価得点＋2点）

質問6．最近の精神症状は変化しましたか？
(1) 精神症状は改善した
(2) 精神症状の変化なし
(3) 精神症状は悪化した

統合失調症患者の摂食嚥下機能を評価するツール．おおむね各質問の回答が下がるほど悪く，特に評価得点の合計が2点以上の患者は窒息のリスクが高い．統合失調症患者は嚥下機能が改善し，食べやすくなったときに窒息事故が起こることが多く，質問5は(3)のほうがハイリスクである．

7 慢性閉塞性肺疾患などの呼吸器疾患

咽頭において，呼吸と嚥下の経路は交差する（図1-22）．したがって，摂食嚥下障害は呼吸に影響を及ぼし，呼吸器疾患も摂食嚥下障害とのかかわりは大きい．嚥下時に呼吸は停止するので（嚥下性無呼吸），呼吸器疾患患者では摂食嚥下という行為自体が息切れなどを悪化させてしまう可能性があり，そのことが原因で低栄養状態をきたす呼吸器疾患患者も少なくない．摂食嚥下障害に最もかかわりが深い呼吸器疾患は誤嚥性肺炎であるが，その他の呼吸器疾患にも注意を払う必要がある．

慢性閉塞性肺疾患（chronic obstructive pulmonary disease；COPD）は，タバコ煙を主とする有害物質を長期に吸入曝露することで生じた肺の炎症性疾患である．呼吸機能検査で正常に復すことのない気流閉塞を示し，気流閉塞は末梢気道病変と気腫性病変がさまざまな割合で複合的に作用することにより起こり，通常は進行性である．臨床的には徐々に生じる労作時の呼吸困難や慢性の咳，痰を特徴とするが，これらの症状に乏しいこともある[1]．COPDの20～30%以上が摂食嚥下障害をもつという報告や，増悪を繰り返す中程度から重度のCOPDでは8割以上が摂食嚥下障害をもつという報告もある[2~4]．日本においてCOPD患者は約530万人存在すると試算されており[5]，COPDを併存している摂食嚥下障害患者は多数存在すると推測される（表1-15）．

COPD増悪とは，息切れの増加，咳や喀痰の増加，膿性痰の出現，胸部不快感・違和感の出現あるいは増強などを認め，安定期の治療の変更あるいは追加が必要となる状態である[1]．その原因としては呼吸器感染症と大気汚染が多いが，約1/3は原因が明らではない．最近，増悪の原因の一つとして摂食嚥下障害の関与が指摘されるようになった．嚥下反射異常が増悪と関係しているという報告[6]や，反復唾液嚥下テスト（RSST）が30秒間に3回未満または，cough peak flow（CPF）が270 L/min 未満の患者では有意に増悪の頻度が高くなることも明らかになった[7]．

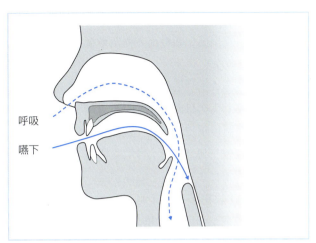

図1-22 呼吸と嚥下
咽頭において呼吸と嚥下の経路は交差するため，両機能の巧妙な協調が必要である．

表1-15 COPD患者の摂食嚥下障害

報告者（年）	COPD	摂食嚥下障害
Stein（1990）	中～重度*	84%
Mokhlesi（2002）	中～重度	20%
松田（2004）	軽～中度	33%

*増悪を繰り返す症例

また，COPDに限らず呼吸器疾患では，胃食道逆流症（gastroesophageal reflux disease；GERD）を生じる割合が高い[8,9]．気管支喘息ではGERDの合併頻度が高く，GERDは気管支喘息コントロールの悪化因子である．特発性間質性肺炎においてもGERDの合併頻度が高いことが指摘されており，COPDにおいてもGERDの合併頻度は健常者よりも高く，増悪のリスクの一つと考えられている．

以上から，スクリーニングテストで異常を示す場合や，摂食嚥下障害を訴える呼吸器疾患患者では，積極的に摂食嚥下障害の精査を行うことが望ましいといえる．

（加賀谷 斉）

8 頸椎疾患に伴う嚥下障害

嚥下で重要な働きをする咽頭・喉頭のすぐ後ろには頸椎がある（図1-23）．頸椎の疾患や加齢変化で骨棘や前縦靱帯の骨化（図1-24）が生じたり，頸椎のアラ

イメントが崩れたりすると，嚥下障害をきたすことがある．また頸髄損傷や頸椎前方固定術後に嚥下障害をきたすこともある．

嚥下障害をきたしうる頸椎疾患を表1-16にあげた．最も報告が多いものは，強直性脊椎骨増殖症によるものである．頸髄損傷では，急性期は頸椎前面に血腫を生じ器質的に嚥下障害をきたすこともあるが，そのほかに呼吸筋麻痺により嚥下と関連が深い呼吸機能低下をきたし，嚥下に影響を及ぼすこともある．

聖隷三方原病院で，2014年の1年間にSTへ嚥下リハビリテーションの依頼のあった876件のうち，頸椎疾患に伴うものは17件で，全体の2％であり，嚥下障害の原因としては少ない．

1 強直性脊椎骨増殖症（ankylosing spinal hyperostosis；ASH）

1—疾患の概要

脊椎の数椎体に及ぶ連続した前縦靱帯の高度の石灰化，または骨化を認める（図1-24参照）．原因は不明であるが，骨化発生の原因として年齢，糖尿病，脊椎へのストレスが重視されている．

疫学的には40歳以上の男性で3.8％，女性で2.6％にみられるが，80歳以上ではその頻度がそれぞれ28％および26％に増加するとの報告がある[8]．嚥下障害の発生頻度は17〜28％と報告がある[17]．

一般的な症状は脊椎の可動制限や背部痛などであり，頸椎で骨増殖が進むと喉頭違和感，嚥下障害，嗄声，呼吸困難などを呈する．無症状である場合も多い．

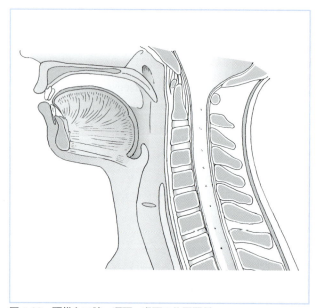

図1-23 頸椎と口腔・咽頭・喉頭の位置関係

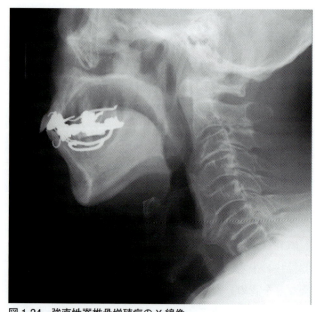

図1-24 強直性脊椎骨増殖症のX線像

表1-16 嚥下障害をきたしうる疾患

a）強直性脊椎骨増殖症（ankylosing spinal hyperostosis；ASH）
　Forestier病，全身性特発性骨増殖症（diffuse idiopathic skeletal hyperostosis；DISH），頸椎前縦靱帯骨化症（ossification of the anterior longitudinal ligament；OALL）
b）変形性脊椎症
c）頸髄損傷，頸椎骨折
d）頸椎前方固定術後
e）強直性脊椎炎
f）先天異常：頭蓋底陥入症，Kippel-Feil症候群，Chiari奇形

三井らは，診断基準を，①X線写真で椎体前面の連続した骨化が2椎間以上あること，②脊椎炎の原因になる疾患がないこと，③圧迫骨折などの外傷によらないこと，④仙腸関節炎がないこと，⑤全身の異常な骨化傾向がみられること，としている[1,2]．

2—嚥下障害の特徴

嚥下障害の発生のメカニズムとしては，①骨棘の直接の機械的圧迫，②二次的に生じる喉頭や食道の炎症・浮腫，③輪状咽頭筋の機能障害，④骨棘突出部による喉頭蓋の嚥下時の反転を阻害，⑤喉頭・咽頭・食道に分布する神経の変性，などが考えられている．

3—嚥下障害への対策

まずは保存的療法が行われる．骨棘の圧迫により固形物が通過困難な場合にはミキサー食や液体などへ食形態を変更したり，CTでどの部位で食物の通過を阻害しているかを確認し，一側嚥下や頸部回旋などのリハビリテーション手技が有効なことがある．嚥下内視鏡検査では，咽頭後壁の膨隆を認め，左右差がある場合は膨隆のない側方経路へ食塊を誘導すると通過しやすくなる．

そのほか，内服で筋弛緩薬や炎症をとるために消炎鎮痛薬やステロイド薬が投与される．また，抗うつ薬の投与により改善がみられたという報告もある[3〜5]．

症状が進行し誤嚥性肺炎を繰り返したり十分な食事量が摂れず体重減少がある場合は，骨棘切除の手術療法の適応となる．発症から長期間経過していると輪状咽頭筋の瘢痕化を認め，骨棘切除の圧迫解除のみでは嚥下障害が残存する場合があり，嚥下造影で骨棘の機械的圧迫以外にも二次的な障害を認めていないかを評価し，場合によっては輪状咽頭筋切除術なども併せて行う必要がある．手術の際には骨棘の機械的な刺激により菲薄化した咽頭粘膜や食道粘膜の穿孔に注意し，術後は気道浮腫を合併することがあり，注意を要する．術後可動性が残存しているレベルでの骨棘は増大することもあり，骨棘の再増殖がないか長期的な経過観察が必要である．

2　頸髄損傷・頸椎骨折

交通事故や転倒などにより頸髄損傷や頸椎骨折を受傷した際に，嚥下障害を合併することがある．その要因としては，①頸椎固定術後の術創部痛，②呼吸機能の低下，③気管内挿管，気管カニューレの装用，④頸部の筋緊張の異常，などがあげられる．

頸髄損傷では，腹筋群や肋間筋群などの麻痺により，咳嗽による喀出能力が障害されるため，気道防御機能が低下している．肺炎・無気肺発症のリスクが高いため，呼吸理学療法が大切である．また，気管カニューレの装用者ではカフ付きカニューレでは誤嚥物の咳嗽による喀出が困難で，カニューレ自体も喉頭挙上の阻害となる．可能であれば，スピーチカニューレへ変更し発声や咳嗽の訓練をし，気道防御機能を高めていくことが有効である．

また，頸髄損傷者では外頸筋群が過度に緊張状態となっていることがあり，その場合，頸部や喉頭の過緊張状態を招き嚥下機能を低下させ，声門の開大も制限することがある．理学療法で頸部のリラクセーションを行っていく．

加齢や多発性脳梗塞，そのほか，嚥下障害をきたす基礎疾患があり，受傷前から嚥下機能低下がある場合，頸椎カラー装着によって頸部の可動域が制限されたりハローベストによって頸部過伸展で固定されたりすると，頸部前屈ができず嚥下障害が増悪する[6]．急性期に経口摂取での誤嚥リスクが高い場合は経管栄養管理とし低栄養の予防に努め，座位の耐久性向上や頸部の抗重力活動などの身体機能訓練と嚥下の基礎訓練を行い，適宜嚥下機能検査を行いながら，経口摂取訓練へ移行していく．

3　変形性脊椎症

加齢や外傷などにより，椎間板の退行変性に伴い起こる．高齢者では高頻度にみられる疾患であり，脳卒中などによる嚥下障害の増悪因子として重要である．特徴的なX線所見として，椎間板腔の狭小化，骨棘，椎体辺縁や終板の骨硬化像がみられる．脊椎症では生理的可動域の大きい箇所に生じやすく，頸椎症と腰椎症がよくみられる．頸椎症はC5〜C6頸椎が生理的可動性が大きいため，症状も出やすい．

頸椎症の椎体前方の骨棘により，嚥下障害を合併す

ることがある．原因や対処法は強直性脊椎骨増殖症に準じる．

4　頸椎前方固定術後

頸椎・頸髄疾患に対して前方より進入し，必要に応じて病巣除去，神経除圧のあとに移植骨や金属プレートなどを用いて固定する術式である．その術後に嚥下障害を合併することがある．発生頻度は術後早期を含めると11〜57％といわれており，予後は良好で6か月以内にはほとんどの症例で軽快する．

原因としては，graft・implantの突出，術後浮腫・血腫，瘢痕，反回神経麻痺，術後固定（特に伸展位固定），頸椎可動域制限があげられる．まれに挿入固定材料が前方へ脱転し，頸椎前方にある食道・気管を圧迫し，呼吸困難や嚥下障害など出現することがある．

頸椎が伸展位に固定されたり，頸椎の可動域制限があると，高齢者や神経変性疾患などで嚥下障害を術前から認める場合は，術後に嚥下障害が悪化する．頸椎伸展位では喉頭挙上筋群が伸張位となり，嚥下時の喉頭挙上が困難となる．また，気道確保のポジションであり極めて誤嚥しやすい．頸部のリラクセーションや可動域訓練，また体位の調整などによって安全な摂食条件の設定が必要である．

（八木友里）

9　器質的障害

1　口腔領域の腫瘍および術後

1―疾患の概要

口腔癌は，全癌のおよそ1％を占める．好発年齢は50〜70歳代で，男女比は3：2である[1]．口腔癌に含まれるものは上下歯肉，頬粘膜，舌前方2/3，口底，口蓋の各部位（図1-25，26）に発生する癌である．発癌のリスクとして喫煙，飲酒，口腔衛生の不良などがあげられている．口腔癌の治療は，早期癌では主として手術療法や放射線療法が単独で用いられる．進行癌では手術を先行させ，術後に放射線と化学療法の併用を行うのがスタンダードとなっている．近年，動注化学放射線併用療法の組織学的効果には目を見張るものがあるが，いまだ臓器温存には至っていない．口腔癌全体の5年生存率はおよそ60％である．

2―摂食嚥下障害の特徴

口腔癌患者の術後機能障害は，準備期，口腔期が中心となる．ただし，口腔期の障害が嚥下反射のスムーズな惹起を妨げている場合もあり[2]，両側の頸部郭清術や頸部の放射線治療を伴う場合には当然咽頭期の障害も出現する．しかし，咽頭や喉頭に直接的な手術侵襲が及ぶことは少ないことから，口腔期の確立が摂食嚥下リハビリテーションの中心になる．

3―摂食嚥下障害への対策

口腔癌患者の術後の摂食嚥下機能は切除された組織の量により決まる．つまり，術前の腫瘍の進展範囲から術後の咀嚼・嚥下障害の内容や程度を予測することが可能である．術前からの摂食嚥下リハビリテーションは予測される障害に対する患者の受容，訓練への明確なイメージづくり，実効的な訓練の早期開始という観点から不可欠である．

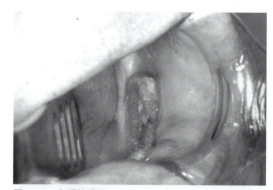

図1-25　左頬粘膜癌

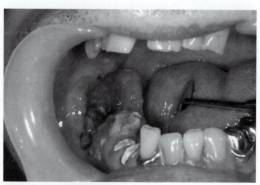

図1-26　右下顎歯肉癌

術後の機能障害の程度，回復過程を予測し，術前・術後の一連の流れとしての摂食嚥下リハビリテーションプログラムを進めることが重要である．口腔癌患者の摂食嚥下訓練の流れを図1-27に示した．

術前オリエンテーションでは，嚥下造影や嚥下内視鏡検査のビデオとともに，患者自身の切除範囲に類似した他の患者の術後の摂食嚥下障害の状況や訓練の内容などを記録したビデオを用い，予想される摂食嚥下障害の程度，そしてそのために必要な訓練を説明する．これにより患者は術後の障害に対して明確なイメージをもつことが可能となり，訓練へのモチベーションが形成される．術前訓練は舌のrange of motion exerciseや息こらえ嚥下，排痰訓練などを基本とするが，どの訓練に重きを置くかは予測される患者の摂食嚥下障害の程度により異なる．

術後の摂食嚥下リハビリテーションを早期に開始することの最大の障害は，全身ならび局所の感染である．全身的には誤嚥性肺炎，局所的には縫合不全や瘻孔形成などに起因する創部感染である．これらを最小限にするためには適切な手術術式と同時に術前の口腔ケアが重要である．

術後の口腔ケアは口腔内の清拭と口腔の刺激という二つの意味をもつ．なお，誤嚥性肺炎防止のため，術後の口腔ケアは術創，特に皮弁や残存舌，口蓋に重点を置く．また，気管チューブを早期に抜去することが重要である．気管チューブが抜去された時点で嚥下造影ならびに嚥下内視鏡検査を施行し，どの程度の機能障害があり，どのような訓練法が有効かを明らかにしたうえで，訓練方法を確定する．また，多くの患者は頸部郭清術を同時に施行されているため，頸部ならびに上肢帯のリハビリテーションも並行して進めることがポイントである．

口腔期の訓練では歯科の特殊性を活用して，さまざまな訓練器具を製作することが可能である（図1-28）．また，送り込み障害のある患者に対しては訓練開始時より舌接触口蓋補助床[3]を用いている．口腔期が確立され，咽頭期に大きな問題がなければ直接訓練へと移行する．直接訓練は空腹時に患者が好む味つけで段階的に食形態をアップしていくことが重要である．このようなステップで訓練を行ってもどうしても経口摂取ができないケースでは，間欠的経口食道栄養法（OE法）[4]を用いた代償的栄養法が必要となる．

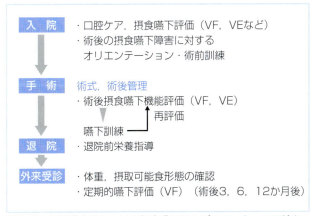

図1-27　口腔癌患者における摂食嚥下リハビリテーションの流れ

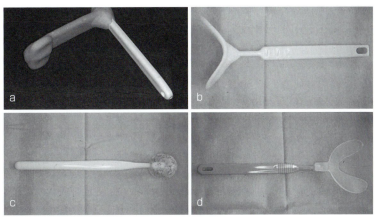

図1-28　患者ごとに製作する各種口腔機能訓練用具
a：舌根部訓練用，b：口輪筋訓練用，c：頰筋のストレッチ用，d：咀嚼訓練用．

退院後の外来診察では口腔癌の再発，転移の有無を確認すると同時に体重の変動，肺炎の有無と摂取可能な食形態の変化について詳しく聴取する．体重は栄養状態の最も簡便な指標であると同時に，口腔再建に用いた腹直筋皮弁の経時的な容積減少とも関連する[5]．摂取可能な食形態は患者の摂食嚥下機能を間接的に反映し，肺炎の発症は誤嚥の存在を疑わせる．さらに術後3，6，12か月後には定期的な嚥下造影を行う．

（鄭　漢忠）

2　咽頭領域の腫瘍および術後

1―嚥下障害の特徴

頭頸部癌に関連した嚥下障害は，①腫瘍による障害，②放射線治療による障害，③手術による障害，に分類される．嚥下機能に関連する多彩な筋群，神経の機能を解剖に即して理解すると，腫瘍によって，あるいは切除や放射線治療によって障害を受けた臓器が担当していた機能の喪失，として考えれば理解が早い．本項では放射線治療による障害と手術による障害に分けて解説する．

2―放射線治療による嚥下障害

1）化学療法同時併用の影響

進行癌では，化学療法と放射線治療を同時併用する（化学放射線治療 chemoradiotherapy；CRT）ことが推奨されるが，化学療法による放射線治療の増感効果（効き目が強くなる）の一方で，嚥下障害や粘膜炎などの有害事象も重症化する[1]．

2）急性期

治療開始後数日で味覚障害，唾液分泌障害，粘膜炎，疼痛が始まり，放射線治療中は増悪する．照射野内の粘膜は白苔が付着し，ときに出血を伴う（図1-29）．喉頭への照射は喉頭感覚低下[2]をきたし，不顕性誤嚥の原因となる．栄養摂取不良は骨髄抑制を増悪させ，治療完遂率も落とす．胃瘻造設による栄養摂取維持が標準とされる．

3）慢性期

治療終了後数週は嚥下障害が遷延する．経時的には自然に咽頭粘膜炎は回復するが，血流障害による披裂部や喉頭蓋の浮腫，感覚低下などが遷延する．

4）晩期

治療後数年を経て，照射野内組織の血流低下，脱神経などを伴って fibrosis syndrome が進行する．喉頭周辺の粘膜の知覚・感覚障害，嚥下関連筋群の萎縮・線維化による筋力低下が嚥下障害の原因となる[3]（図1-30）．

3―CRTによる嚥下障害への対応

1）食べ続けること

廃用予防が第一である．胃瘻を前提としたCRTの弊害として嚥下障害がクローズアップされているが，米国からの報告では30～40％の胃瘻依存率の報告[4]が多い一方，かつて胃瘻を前提とすることが少数であった日本では，それほど経口摂取不能例がみられなかった．米国からも胃瘻造設に疑問を呈する報告[5]がみられるようになり，また，治療前からの言語聴覚士の介入効果が報告された．最も単純な対策は「口から食べ続けること」である．急性期では，嚥下障害の最大の原因は痛みである．麻薬性鎮痛剤も積極的に使用する[6]．

2）照射野の確認

照射野は，病変の広がりによって異なる．近年のIMRT（強度変調放射線治療）では，唾液腺や咽頭後壁への照射線量軽減の工夫が可能となった．

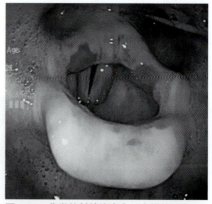

図1-29　化学放射線治療中の内視鏡所見
[下咽頭癌〈梨状陥凹（梨状窩），T3N2cM0〉，67歳，男性]
シスプラチン80 mg/m² を3週間に一度併用しながら放射線治療を施行中，50 Gy照射終了時の所見である．まだこれから16 Gy（66 Gyまで），3回目の化学療法が予定されているが，粘膜炎が強く，経口摂取できず経鼻胃管からの栄養に頼っている．鎮痛は塩酸モルヒネを40 mg/日使用している．

3) 支持療法の徹底[5]（口腔衛生，咽頭衛生，栄養管理）

治療中の誤嚥性肺炎予防が肝心である．治療終了後も指導継続する．

栄養摂取量のチェックと，指導などを総合的に管理する．NSTなどのチームアプローチが有用である．

4) 胃瘻の功罪，経鼻胃管の功罪

胃瘻普及前には，経鼻胃管の功罪が論じられた．胃瘻の利点は「経鼻胃管の欠点の解消」である．また，経鼻胃管の利点は「必要になるまでは入れないで済み，不要になればすぐに抜ける」ことである．患者の状況をきちんとみることが肝要である．

4—喉頭温存手術後の嚥下障害

音声温存を目的として喉頭半切術，喉頭亜全摘術などが選択されるときは嚥下障害への対応が必要である．以下に，五つの特徴を示す．障害のメカニズムを理解して，リハビリテーションを立案する．

1) 声門閉鎖不全

喉頭閉鎖機能の劣化/喪失による障害で，ほぼすべての喉頭部分切除後にみられる．基本的な対応は，①息こらえ嚥下法の指導，②食事形態の工夫，である．

2) 喉頭挙上障害

瘢痕によって，舌骨—甲状軟骨—輪状軟骨が連動して挙上できなくなる．喉頭癌，下咽頭癌では多くの場合，舌骨上筋群温存が可能であり，喉頭挙上を促す訓練としてShaker（シャキア）exercise，徒手的頸部筋力増強訓練[7]がよい．

3) 下気道防御機能低下

上喉頭神経や喉頭・下咽頭粘膜の切除，術前の放射線治療の影響，加齢などによる咽頭期惹起遅延[8]による．

4) 食塊通過路の変形

食塊通過路が変形し，機能しなくなることによる障害である．

頸部回旋法によって対側の下咽頭へ食塊を導く工夫や，息こらえ嚥下法により嚥下前に声門を閉じておくような訓練が推奨される．

5) 気管切開

上気道狭窄の有無，痰の喀出力，痰の経口排出力などを総合的に判断してできるだけ早くカニューレ抜去ができるように努力する．

5—治療前から対応

手術，あるいは放射線治療による障害は，治療前から予測できるので治療前から訓練計画を立てる．実際に放射線治療開始前からの訓練[9]，手術前からの訓練[10]の開始が効果を上げることが実証されている．リハビリテーションは術前から始まっている．

（藤本保志）

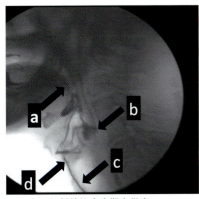

図1-30 放射線治療晩期合併症
中咽頭癌（側壁，T2N1M0）のため，10年前に放射線治療を受けた．ときどき熱があったが，胃癌術後に誤嚥性肺炎を繰り返すようになった．舌根萎縮と後方運動減弱（矢印a），咽頭クリアランス低下（矢印b），不顕性誤嚥（矢印c），喉頭挙上不全（矢印d）を認める．

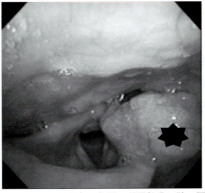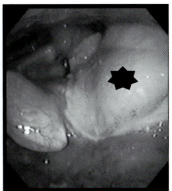

図1-31 下咽頭癌，喉頭下咽頭部分切除・再建術
下咽頭癌〈梨状陥凹（梨状窩）T2N2aM0〉のため左梨状陥凹，左披裂喉頭蓋襞から披裂部を切除し，遊離前腕皮弁により再建した．左図が腫瘍を示し，右図は切除・再建後の咽頭所見を示している．本症例は誤嚥なく常食摂取可能である．

10 胃食道逆流症

1 疾患の概要

　胃食道逆流症（gastroesophageal reflux disease；GERD）は，胃内容物が食道内へ逆流することにより生じる食道の炎症性疾患で，内視鏡的に食道炎を認める逆流性食道炎と，内視鏡的には食道炎がないのに逆流症状のある非びらん性胃食道逆流症（NERD）がある．近年，日本ではGERD患者の増加が報告されており，食生活の欧米化による胃酸分泌亢進や，胃内のヘリコバクター・ピロリの除菌療法の普及による胃酸分泌低下例の減少などが関係していると考えられている．

　定型的には，食道内への酸逆流により胸やけを訴え，下部食道粘膜の炎症性変化が認められる．さらに食道咽頭逆流に至り，かつ喉頭閉鎖機構が障害を負っている場合には，咽頭喉頭逆流となり不顕性誤嚥を介して慢性的な呼吸器の炎症性疾患を起こしうる．そのため，摂食嚥下障害患者に接するとき，GERDの潜在は常に念頭に置かなければならない[1]．

1 — GERDの発生機序（表1-17）

　胃内容は，下部食道括約筋（LES）による作用に加え，食道が横隔膜を貫くところで受ける外部からの圧迫，食道と胃底部との鋭角（His角）的位置関係によって逆流を防止する仕組みが生理的および解剖学的に備わっている．

　しかし，食後に胃壁が伸展すると一過性にLESが弛緩[2]し，おくびや吐出とともに胃酸が逆流することがあり，GERDの最大の原因と考えられている．また，怒責や咳嗽，姿勢，肥満などの影響で胃内圧が上昇し，LES圧が抵抗しきれなくなった場合にも逆流が起こる．さらに胃酸分泌の亢進や食道過敏があれば，少量の逆流でも症状が起きることになる．逆流した胃酸は食道蠕動運動で再び胃内に戻すことができるが，この機能が低下していれば症状は起きやすくなる．

2 診断

1 — 問診

　GERDの診断を目的とした問診票には，QUEST問診票[3]，GerdQ問診票[3]，Fスケール問診票[4]などがある．表1-18に，GERDの定型症状と非定型症状を示した．胸骨後面に感じる灼熱感を「胸やけ」，喉や口に酸味や苦味を感じるのを「呑酸（どんさん）」とよぶ．胸やけはGERDの診断目的のすべての問診票に含まれる中核症状ではあるが，嘔気やもたれ感を胸やけと表現する一般人も多く，問診時には注意が必要である．

　また，慢性的な咳嗽など非定型症状のみで定型症状を欠く症例も存在するので，診断は必ずしも容易ではない．

2 — 内視鏡診断

　上部消化管内視鏡検査は，逆流性食道炎の診断には不可欠な検査で，粘膜障害の重症度はロサンゼルス分類にて表記されることが多い．しかし，日本におけるGERDは，粘膜障害が明らかでないNERDが約60%を占めると報告されており[5]，GERD全体の診断法と

表1-17　GERDの発生機序

逆流防止機構の障害
一過性LES弛緩（transient LES relaxation；TLESR）
一過性胃内圧上昇
食道裂孔ヘルニア
食道蠕動運動機能の低下
胃酸過多
食道過敏

表1-18　GERDの定型症状と非定型症状

定型的症状	非定形的症状
胸やけ 呑酸 嚥下困難 嚥下痛	消化器症状 　早期満腹感 　おくび（ゲップ） 循環器症状 　胸痛 耳鼻咽喉症状 　咽喉頭異常感 　嗄声 　耳痛 呼吸器症状 　喘鳴 　持続性咳嗽

して内視鏡は感度が高い検査法ではない.

3 ― 24時間pHモニタリング

pHセンサーを経鼻的にLES上5cmに透視下で留置し,食道内pHを24時間にわたり測定する検査である.

4 ― PPIテスト

プロトンポンプ阻害薬（PPI）を試験的に約2週間程度投与して,症状の改善を判定する方法で,診断的治療となる.

5 ― 機能性ディスペプシア（FD）との判別

症状の原因となるような器質的,全身性,代謝性の疾患がないにもかかわらず,胃・十二指腸由来と思われる慢性症状があるものをFDという（日本消化器病学会ガイドライン）.疾患概念としては,食道由来の症状を起こすGERDとは異なるものであるが,食後膨満感や心窩部灼熱感などの症状はGERD症状とも似ており,特にNERDとの判別は容易なものではない.

3 対処法

1 ― 生活習慣の改善

GERDに対する治療の目的の第一はQOL向上であるが,食道粘膜に対して繰り返される胃酸の曝露によって起こる,狭窄や癌化（バレット腺癌）といった合併症を予防することも大切な治療目的である.

表1-19に,指導の要点をまとめた.厳格に指導を守らせ症状が緩和すれば,QOLを向上させることになるが,いたずらに生活に制限を加えることによるQOLへの影響も考慮する必要がある.エビデンスとして有効性が証明されている生活指導は,体重を減らすことと,ベッドの頭側を上げることぐらいで,他は有効な可能性があるが,十分なエビデンスとまではいえない[6].

2 ― 薬物治療

薬物療法の主役はPPIである.初期治療で症状を改善させたあと,ただちにPPIを中止してしまうと高率にGERDが再燃してしまう[7]ため,維持療法としてもPPIを用いることが症状再燃を抑え,費用対効果および安全性の面でもよいと報告されている.

3 ― 外科的治療

PPIに抵抗する難治例,食道裂孔ヘルニアなどにより逆流防止機構が構造的に破綻している例,GERDに起因する呼吸器症状を有する例などでは,外科的手術が検討される.日本でも腹腔鏡下逆流防止術が標準的な術式となった[8].

4 ― 経管栄養とGERD

胃管留置にかかわりなくGERDが存在する場合は,胃瘻造設で逆流を防止することはできない.1回注入量を減らす,注入速度を落とす,水平臥位で注入しない,腹圧が上昇しやすい体位を避ける,胃内空気を定期的に吸引するなどが対策となる.しかし,経腸栄養剤は,チューブが詰まらないように流動性を高めているため,元来逆流しやすい食品といえる.逆流を防止する方法としては,経腸栄養剤の粘度を高める[9],空

表1-19 GERDにおける一般的注意事項

	控えたほうがよい	勧める
食事	過食,高脂肪食,香辛料,コーヒー,チョコレート,炭酸飲料,夜遅い食事	少食
嗜好品	タバコ,アルコール類	
体重	肥満（特に内臓脂肪による）	減量
便通	便秘	毎日排便
姿勢・作業・衣服	前かがみの姿勢（草取りなど） 食事直後の臥位 重いものを持ち上げる 腹部をしめつける衣服	ベッドの頭側を上げる 食後の座位
薬剤	抗コリン薬,カルシウム拮抗薬,テオフィリン,モルヒネ,ジアゼパムなど	

4 摂食嚥下障害がある場合の対応

摂食嚥下障害があり，GERDによる呼吸器合併症を繰り返す場合，胃食道逆流を減少させるとともに，逆流してきた胃内容の気道流入を少しでも減少させることを試みる．

胃管はHis角を鈍角化させ，LES圧維持を障害する[1]ため，胃管の留置は極力避けるべきである．摂食嚥下障害者は高血圧や肺疾患を合併している者が多いため，しばしばCa拮抗薬や抗コリン薬が投与されているが，可能な限り他剤へ変更する．特に高血圧治療薬については，ACE阻害薬は咳反射を高める作用もあるので，積極的な変更が勧められる．

逆流してきた胃内容の気道流入を減少させるには，口腔および咽頭環境の清浄化が重要である．咽頭を清浄化するには，食事の有無にかかわらず，嚥下回数を維持することが大切で，口腔・咽頭を湿潤させ，嚥下反射が惹起しやすい姿勢に普段から体位を整える必要がある．摂食嚥下リハビリテーションによって，口腔・咽頭の清浄化，嚥下回数の増加を図ることができれば，GERDに伴う呼吸器合併症の軽減にも貢献できる可能性がある．

（瀬田　拓）

11 薬剤性摂食嚥下障害

1 薬剤性摂食嚥下障害の特徴

高齢者は加齢に伴い発症するさまざまな疾患の治療目的で，多くの内服薬を服用している場合が少なくない．内服薬が摂食嚥下にかかわる運動機能を低下させ摂食嚥下障害をもたらす可能性がある．

薬剤性摂食嚥下障害により引き起こされるような誤嚥性肺炎は避けなければならない．したがって，薬剤が摂食嚥下に与える影響を理解し，摂食嚥下障害が疑われたら服用薬を確認することが重要である．

1―薬剤性摂食嚥下障害の実態調査

野崎および桂木[1]は，摂食嚥下障害を専門としている医療職231名に，薬剤性摂食嚥下障害についてアンケートによる後ろ向き調査の結果を報告している．

薬剤性摂食嚥下障害の発症は，70歳以上の患者が80％を占め，薬剤は抗精神病薬（リスペリドン，ハロペリドール，クエチアピン，チアプリド），抗不安薬（アルプラゾラム，ジアゼパム），睡眠薬，抗けいれん薬，抗うつ薬，認知症薬であった．そのうち多いのは，抗精神病薬，抗不安薬で，特にリスペリドンは最も多く発症していた．投与量はほぼ常用量．発症までの日数は7日以内が多く，症状は，食事中の眠気が最も多く，動作緩慢，誤嚥，むせ，流涎，口腔内残薬，薬の嚥下動作ができない，であった．高齢者は，常用量の抗精神病薬服用でも摂食嚥下障害を引き起こすことから，服薬期間中の慎重投与と臨床的観察が予防に寄与すると考察している．

さらに，杉下ら[2]は，リスペリドン投与の患者69名中13名（18.8％）にドパミンD_2受容体拮抗作用による錐体外路症状に関連して嚥下障害が発症することを報告している．しかも，低用量で発症し，初回投与において最も多くの患者が発症していた．高率での発症は，併用の薬剤や潜在的な疾患などを考慮しなければならないが，リスペリドンの投与では，嚥下障害が出現する可能性も念頭に置くべきものと結論づけている．

2 薬剤性摂食嚥下障害の原因と薬剤の影響

嚥下障害の原因は，①器質的原因，②機能的原因，③心理的要因，の三つに分けられている．薬剤による副作用で発症する摂食嚥下障害について，①～③の原因ごとに，薬剤および症状と関連する重篤な副作用を**表1-20～22**に示す．

次に，摂食嚥下の各期に影響を及ぼす薬剤を**表1-23**に示す．いずれの過程においても薬剤の影響を受ける可能性がある．薬剤により中枢や末梢の神経伝達物質の活性を変化させることで，認知障害，睡眠障害，錯乱，口腔乾燥，食道損傷などの副作用を起こし，摂食嚥下障害の原因となったり，症状の悪化をもたらすこ

表 1-20 器質的に影響する薬剤

薬剤	重篤な副作用	摂食嚥下にかかわる副作用
ビスフォスフォネート系薬剤	顎骨壊死	口の中の痛み，特に抜歯後の痛みがなかなか治らない，歯肉に白色あるいは灰色の硬いものが出る，あごが腫れる
抗菌薬，解熱鎮痛消炎薬，抗てんかん薬，抗癌剤など広範囲の薬剤でみられ，また，総合感冒薬（かぜ薬）のような市販の薬剤でみられることがある	薬剤性口内炎	口の中やくちびるのただれ，のどの痛み
降圧薬，消化性潰瘍治療薬，抗うつ薬，抗菌薬，抗癌剤などがあり，また，亜鉛キレート作用を有する薬や唾液分泌を抑制する薬に味覚障害が起こりやすい	薬剤性味覚障害	服薬後，多くは2〜6週間で味を感じにくい，嫌な味がする，食物の味が変わったなどの症状
抗てんかん薬，免疫抑制薬，抗原虫薬（トリコモナス症治療薬）	薬剤性膵炎	腹部上部に強い痛みを生じ，悪心，嘔吐を伴う
解熱鎮痛消炎薬など	消化性潰瘍	服用中2週間以内に，胃のもたれ，食欲低下，胸やけ，吐き気，胃の痛み

表 1-21 機能的に影響する薬剤

薬剤	重篤な副作用	摂食嚥下にかかわる副作用
鼻炎薬，あへん系鎮痛薬，免疫抑制剤，抗精神病薬，鎮痙薬，頻尿・尿失禁治療薬，抗癌剤（ビンカアルカロイド系）	麻痺性イレウス	自律神経系を介して腸管の運動機能を抑制
α-グルコシダーゼ阻害薬（糖尿病治療薬）		腹部膨満感（お腹の張り），著しい便秘，腹痛，吐き気，嘔吐
インフルエンザやポリオなどのワクチン，インターフェロン製剤，ペニシラミン，ニューキノロン系抗菌薬，抗ウイルス薬，抗癌剤など	Guillain-Barré（ギラン・バレー）症候群	両側の手や足に力が入らない，顔の筋肉が麻痺する，食物がのみ込みにくくなる
精神神経用薬（おもに抗精神病薬）を服用していて（特に増量，変更，中止時）	悪性症候群	身体のこわばり，よだれが出る，飲み込みにくくなる

表 1-22 心理的に影響する薬剤

薬剤	重篤な副作用	摂食嚥下にかかわる副作用
インターフェロン製剤（1か月以内）や副腎皮質ステロイド薬（数日〜1，2週間）が起こしやすく，降圧薬や，抗ヒスタミン薬，経口避妊薬などでも報告がある	薬剤惹起性うつ病	気分が落ち込んだ，食欲がなくなった

ともある．

1—誤嚥リスクを低下させる薬剤

脳梗塞などで大脳基底核が障害を受けると，この部位にある黒質線状体から産生されるドパミンが減少し，サブスタンスP量を減少させ，咳反射・嚥下反射が低下する．脳内のドパミン濃度や，サブスタンスPの濃度を薬剤により上昇させることで嚥下反射を引き起こし，嚥下障害を予防できることが報告されている[3]．代表的な薬剤および食品を**表 1-24** に示す．

表1-23 摂食嚥下の各期に影響する薬剤

摂食嚥下期	薬剤	摂食嚥下にかかわる副作用
先行期	抗けいれん薬，抗精神病薬，抗不安薬などの中枢神経系の活動を抑制する薬剤	神経状態の変化に影響し，認知能力を障害し，随意的な筋運動のコントロールを弱め患者を鎮静化することで，この先行期に悪影響を及ぼす可能性がある
準備期	抗コリン作動薬	唾液液量が減少することで，口腔乾燥症（ドライマウス）となり，嚥下の開始と食塊の形成に影響する
	苦味，刺激のある薬剤	食塊の大きさや形態を決めるうえで必要な口腔の活動に影響する
口腔期	覚醒状態や認知機能を障害する薬剤，抗コリン作動薬など	唾液の分泌に悪影響を及ぼし，準備期とこの口腔期に不利な影響を与えることがある
咽頭期	ベンゾジアゼピン系薬剤の長期使用	輪状咽頭部協調不能，下咽頭部協調不能，誤嚥などの大な咽頭期嚥下障害を引き起こすことがあるが，薬剤の投与中止により軽減されることが多い
食道期	平滑筋や神経伝達物質に影響する薬剤	下食道括約筋圧を改善/悪化させたりすることがある．また，薬剤は，食道損傷，胸痛，食道炎の原因になったり，胃食道逆流を引き起こし，逆流性食道炎を発症する場合もある

表1-24 誤嚥リスクを低下させる薬剤

薬剤・食品	作用機序
アンジオテンシン変換酵素（ACE）阻害薬	カリクレイン—キニン系においてブラジキニンやサブスタンスPの分解を阻害することで咳反射・嚥下反射を亢進させ，不顕性誤嚥および誤嚥性肺炎を予防
アマンタジン（商品名：シンメトレル），レボドパ（商品名：メネシットなど）	体内ドパミン濃度の上昇によりサブスタンスPの濃度を上昇
モサプリドクエン酸塩（商品名：ガスモチン）	胃排出促進作用により胃食道逆流を予防し，胃瘻患者の肺炎発症率を低下
クラリスロマイシン（商品名：クラリシッド）	胃排出促進作用により胃食道逆流を減少させ，夜間誤嚥を減少
シロスタゾール（商品名：プレタール）	脳卒中既往患者の肺炎発生率を低下
半夏厚朴湯	口腔内のサブスタンスP濃度を上昇し嚥下反射を改善
カプサイシン（トウガラシエキス，商品名：カプフィルム），生姜	知覚神経末端に作用してサブスタンスPを放出

ただし，これらの薬剤を誤嚥性肺炎予防の目的として投与しても，保険適応にはならない．

（倉田なおみ，石田志朗）

Chapter Two

小児期の疾患と摂食嚥下障害の評価・対処法

1 脳性麻痺

1 病態

　脳性麻痺は，「受胎から新生児期までの間に生じた脳の非進行性病変に基づく，永続的なしかし変化しうる運動および姿勢の異常である」（「厚生省脳性麻痺研究班会議」1968年）とされるが，異なる定義もある．病型は，痙直型，アテトーゼ型，低緊張型，失調型などに分けられ，運動機能からみると歩行可能な軽度から全介助の必要な重度まで，その障害に大きな幅がある．ここでは摂食嚥下障害につながることの多い中等度から重度の脳性麻痺の病態を中心に説明する．

1―摂食嚥下障害の特徴（表2-1）

　摂食嚥下機能は，大脳，小脳，脳幹部の障害により，口唇，舌，顎，咽頭・喉頭の運動機能が低下するために起こる．障害部位と程度で症状が異なり，痙直，不随意運動，失調，弛緩，協調運動障害などによる摂食嚥下障害としてみられる．

　脳性麻痺はさまざまな原因で起こるために，基礎疾患とその合併症についての理解も必要である．合併症には，摂食嚥下障害のほかに，呼吸障害，姿勢の異常，筋緊張の亢進・低下，胸郭の変形や側彎，不随意運動，けいれん，知的障害，消化器障害，栄養障害な

表2-1　重度の脳性麻痺の摂食嚥下障害の特徴

呼吸障害，誤嚥性肺炎の合併
咽頭・喉頭に唾液や食物の滞留
不顕性誤嚥
筋緊張の亢進や低下による姿勢の影響
消化管機能障害（GERDなど）
年齢による改善や悪化

どがある．これらの複合的な関与で摂食嚥下機能が低下し，咽頭・喉頭に唾液や食物の滞留が多くなり，誤嚥にもつながる．さらに加齢や経験による症状の改善や悪化を認める．

1）呼吸障害と誤嚥

　嚥下と呼吸は咽頭において共通の通路であるため，密接に関係する．呼吸と嚥下は協調のもとに成り立ち，そのコントロールは脳幹と上位中枢でなされる．嚥下障害に伴う誤嚥を予防することは呼吸器感染症などの合併を減らすことにつながり，呼吸が安定することは摂食嚥下機能を向上させる．

　重度の脳性麻痺においては，扁桃肥大（アデノイド，口蓋扁桃），舌根沈下，喉頭軟化，胸郭の変形などを合併し，症状としては喘鳴や努力性呼吸などがみられる．そして誤嚥からの誤嚥性肺炎や無気肺も多い．気道分泌物の増加や気管支喘息も伴うこともある．分泌物の増加に対しては吸引を必要とするが，吸引することによる緊張の増加や粘膜の損傷にも注意する．重症児では日常的に加湿，排痰，吸引，吸入が必要なことも多くみられる．排痰は呼吸器合併症を防ぐために大切である．排痰や吸引は嘔吐を誘発することがあるので，原則として食事の時間を避けて行う．

2）姿勢と筋緊張の変化

　姿勢と筋緊張のコントロールは，摂食嚥下機能に極めて重要である．体幹と頭部の位置による頸部の角度，体幹の傾斜角度，安定性が重要であるが，児の状態により適切な姿勢が異なる．摂食嚥下機能を十分に引き出すには理学運動療法士，作業療法士とともに適切な姿勢をとるために筋緊張をコントロールする．筋緊張の亢進から胸郭の変形や側彎が起こり，呼吸障害や消化管の通過障害につながることもある．筋緊張亢

表 2-2 摂食嚥下障害の重症度を考えるための目安（田角，2013.[1]を一部改変）

	所見		対応	目標
	口唇閉鎖 唾液の飲み込み	指しゃぶり おもちゃなめ		
軽症～ 中等症	○	○	手づかみ食べの促進※	自分で食べる
中等症 ～重症	△	×	上手な介助で食べる意欲を引き出す	介助による食事
重症	×～△	×	経口摂取困難 胃瘻などを考慮	栄養管理と健康維持，味を楽しむ

※ 手づかみできるような食物（固形物）を与えることが必要．
○はできる，△はある程度できる，×はできない．

進のために筋弛緩薬の投与は，適切な緊張が得られれば，摂食嚥下機能の改善につながるが，筋緊張の低下や催眠作用が強く出る場合には摂食嚥下機能を落とす．また頸部の筋緊張の亢進を抑えるためにボツリヌス毒素（ボトックス）を用いたときに，過剰効果による嚥下障害が起こることがあるので注意が必要である．

筋緊張が低下している場合では姿勢が不安定になるため，体幹や頸部の支えが必要になる．

3）消化管障害

胃食道逆流症は，胃内容物が逆流することにより嘔吐，喘鳴，逆流性食道炎，誤嚥性肺炎などを繰り返し起こすことである．重症心身障害児は，筋緊張や呼吸障害のために腹圧がかかることや胸郭の変形や側彎などの要因により，胃食道逆流症を起こす頻度が高い．

痩せや側彎などにより，大動脈と上腸間膜動脈の間で腸管が圧迫される上腸間膜動脈症候群による食物の通過障害が起こることもある．

重症児は消化管の活動の低下により慢性の便秘を合併し，食欲の低下や嘔吐にもつながる．さらに便秘により腸閉塞を起こすこともある．水分や乳酸菌製品，食物繊維を多く摂るなど食物内容にも注意する．

4）栄養障害

栄養障害は貧血，易感染性，骨折，褥瘡などを起こしやすくするので，全身状態の管理においても重要である．

重症児での栄養必要量を推定することは簡単ではない．エネルギー，水分，栄養バランス，ビタミン，微量元素などの適切な摂取が必要である．体調の維持に必要な栄養を経口摂取できない場合は，経管栄養や胃瘻などからの経腸栄養を考慮する．

5）けいれんとてんかん

神経系合併症としては，てんかん，運動発達遅滞，知的障害などがある．てんかん発作があると，発作後に睡眠や意識障害がみられることがあり摂食嚥下機能に影響する．そのため，けいれん発作後は，意識が十分に回復したあとで経口摂取を開始する．てんかん治療に用いられる抗けいれん薬の多くは副作用として眠気などがあり，摂食嚥下機能を悪化させることがある．また一部薬剤は，分泌物を増やし呼吸障害や嚥下障害を増強することがある．

2 ─ 病態からみた対応の基本

脳性麻痺に限られることではないが，摂食嚥下障害への対応を考えるには，重症度と治療目標をしっかりと考える必要がある．大きく軽度，中等度，重度に分けられ，その評価と状況に応じた対応を行う必要がある（表 2-2）[1]．

（田角　勝）

2　摂食嚥下障害への対策

1 ─ 病態別に考える

まず，脳性麻痺の一般的な対応について述べる．脳性麻痺児は，重度であるほど体幹の姿勢コントロールが不十分である．また，頸部が不安定なことも多く，頸部の安定性も重要となる．姿勢が不安定であると摂食困難をきたし，誤嚥を誘発しやすい．一般にはリクライニング位がよい．一方，リクライニングにより頸部が反り返りやすくなるので注意が必要である．また，下顎と舌の分離運動困難，送り込み，嚥下などの協調

運動困難を認めるときは，咀嚼の必要のない，送り込みや嚥下しやすい食形態がよい．顔面筋が廃用性萎縮のため硬くなっているときは，ストレッチなどが必要となる．

次に，脳性麻痺の病態別に分けて考えてみる．

痙直型脳性麻痺はおおむね上記の対応を基本とする．アテトーゼ型脳性麻痺は筋緊張の変動が大きく，リクライニング位により伸展パターンが誘発され，かえって摂食困難になることがあるので注意が必要である．精神的緊張を避け，上肢などを抑制することにより安定する．屈曲位姿勢が有効なこともある．過緊張により姿勢制御困難に陥った場合は，誤嚥や窒息のリスクが高まるので無理をせず，落ち着くまで待つ必要がある．

低緊張型（失調型）脳性麻痺では，頸部，体幹を支えなしで保持できないことが多い．座位保持装置などにて，それらをしっかり支持し安定させる必要がある．

実際にはこれらのタイプの混合型も多く，それぞれの特徴を考え合わせながらの対応が必要となる．

2―重症度別に考える

幼児期～学童期以降に座位安定または立位も可，上肢使用可の軽度脳性麻痺では，発達に合わせて食形態のステップアップを進め，自食を開始する．咀嚼良好で普通食に近い食形態が可能な場合も多い．ただし，自食により丸飲み，早食いのパターンをとることが多く注意が必要である．これは，将来の肥満，高齢時の重症誤嚥につながる．小児期からゆっくりとしたペースで，バランスのよい食事を摂れるように指導していく必要がある．

幼児期～学童期以降に座位安定，上肢は使用不可の中等度脳性麻痺でも食形態のステップアップは可能であるが，分離運動困難であれば，要咀嚼形態への変更は慎重にすべきである．40～50歳代の頃に座位困難となって摂食嚥下機能も低下する人が多い．そうなれば，姿勢や食形態変更などの早期対応が必要となる．

幼児期～学童期になっても座位がとれない，頸部不安定などの重度脳性麻痺は摂食嚥下障害も重度のことが多い．無理にステップアップせず，食形態はペースト状にとどめ，必要な水分，栄養を摂取することを第一の目標とする．合併症（胃食道逆流などの消化管障害，呼吸障害，身体の変形，筋緊張亢進，てんかんなど）により，重度の摂食嚥下障害をきたしていることが多く，これらへの対応も大切である．もし経口摂取困難，または誤嚥の許容範囲を超えている場合（誤嚥性肺炎や食後の喘息様呼吸悪化を繰り返す，胸部CTで慢性肺病変を認める，VFにて少量でも誤嚥，中等量の誤嚥でむせがない，食形態や姿勢などの工夫を行っても改善が得られない）は，早期に経管栄養を検討すべきである．一方，低栄養や脱水の場合，胃食道逆流などの合併症の影響が大きい場合などは誤嚥の許容範囲にかかわらず，さらに早期に経管栄養を検討する必要がある．特に，思春期には成長とともに咽頭部が縦に増大し，解剖学的に誤嚥しやすくなる．また，身体の急激な成長とともに側彎などの変形の増悪，筋緊張亢進，胃食道逆流の増悪などにより誤嚥が増加し，悪循環に陥りやすい．誤嚥を繰り返すため，誤嚥してもむせを認めなくなる．むせのない誤嚥は，重度であるほど高率に発症するといわれている．気づいたときには膿胸などの重篤な症状で発症し，肺のダメージも大きくなっていて，不可逆的な呼吸状態に進んでしまうこともある．経管栄養に変更しても改善がみられないときは，早期に喉頭気管分離を検討する必要がある．

重度脳性麻痺，中等度脳性麻痺での長期経過の一例を図2-1に示す．

3―歯科的アプローチ

脳性麻痺の口腔内の特徴として，「高口蓋」「狭口蓋」

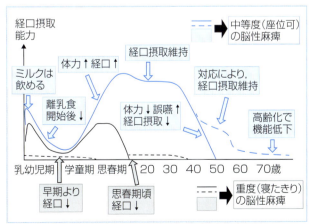

図2-1　加齢による摂食嚥下の経過

「開咬」などの形態異常がみられることが多い．乳児の口蓋は吸啜窩というくぼみがあり高く狭くなっているが，通常は成長とともに歯列弓が広がり，口蓋も拡大していく．しかし，口輪筋の力が弱いことや，あるいは口唇や顎が開けっ放しになること，さらにほとんど寝たきりで顔を枕に押しつけた状態で過ごしていることにより，歯列弓は側方（頰側）からの圧迫を受け続けてしまう．そうすると，口蓋の側方への拡大成長が阻害され，後天的に高口蓋や狭口蓋になると考えられる．一方，開咬があるとその部分に舌を介在させ，さらに開咬が進むこともある．その場合，開咬部に口腔内装置を装着し，舌突出を抑制することで口唇閉鎖を促進させる試みも行われている（図2-2）．

また，抗てんかん薬を服用していると，歯肉増殖をきたす場合もある（図2-3）．歯肉増殖は口腔ケアにより予防することができるが，すでに増殖してしまった場合は歯肉切除を行うことがある．

4 — QOLのための経口摂取

脳性麻痺児は，重度であるほど幼少期から生活上の楽しみが制限されている．家族や本人にとって経口摂取を維持していく意味合いは大きい．多少誤嚥を認めても，経口摂取を続けたいという気持ちも強いことが多い．さらに，手術に対しては，さまざまな理由により望まない場合もある．医療者側は，そのような気持ちにも寄り添いながら，対応を考えていくことも大切である．

（渥美　聡，田村文誉）

2　唇顎口蓋裂

唇顎口蓋裂（cleft lip and palate）は，人種間で発現頻度が大きく異なることが知られている先天性疾患である．Vanderas[1]は，人種と発現頻度に関する60以上の論文を検討している．それによると，日本人では297〜1,170人に1人との結果が報告されているが，大まかには「500〜750人に1人，アジア系，ネイティヴアメリカンではいくぶん高い」というのが臨床上の一般的認識である．

本疾患には，症候群の一徴候として出現する場合（症候性；syndromic cleft）と，裂だけが単独で発症する場合（非症候性；nonsyndromic cleft）がある．口唇から歯槽，硬軟口蓋に裂を有することや，1〜1.5歳時に行う口蓋形成術後の合併症としての咬合の問題により，生後直後から成人に至るまで摂食嚥下機能に多様な問題をもつことが多く，そのことが親にとっての大きな心の悩みとなる．医療職，看護・介護職が，唇顎口蓋裂に伴う摂食嚥下機能の特性を知ることは重要である．

1　裂型と摂食嚥下障害

唇顎口蓋裂に伴う摂食嚥下障害は，主として，生後直後の哺乳障害と，口蓋形成術後の顎発育への影響による混合歯列期以降における咀嚼障害であるが，裂型によって生じる摂食嚥下障害の程度は多様である（表2-3）．

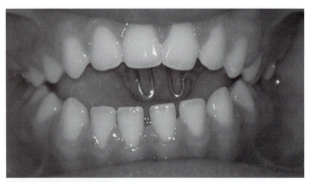

図2-2　舌突出防止装置
（日本歯科大学附属病院小児歯科ハイリスク歯科診療センター　センター長　楊秀慶先生提供）

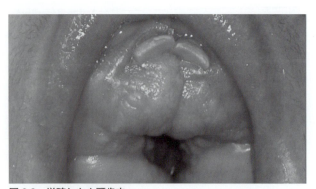

図2-3　増殖した上顎歯肉
（日本歯科大学附属病院小児歯科ハイリスク歯科診療センター　センター長　楊秀慶先生提供）

表 2-3 裂型による哺乳障害と咀嚼障害の多様性

裂型の相違			哺乳障害	咀嚼障害
唇裂	顎裂なし	片側性	−	−
		両側性	−/+	−
	顎裂あり	片側性	−/+	−/+
		両側性	+	+
唇顎口蓋裂		片側性	++	+++
		両側性	+++	+++
口蓋裂単独			++	+

−；ない，−/+；ほとんどない，+；軽度，++；中等度，+++；重度

2　生後からの時系列でみる摂食嚥下障害とその対応

1──生後直後からの哺乳障害

　片側性・両側性唇顎口蓋裂（図 2-4）では，哺乳時に乳首が裂内に逃げることで舌による圧迫力が乳首に伝達されず，また乳汁を摂り込むのに必要な陰圧が形成されないため，哺乳に必要な吸啜力・圧迫力のいずれもが低下する．乳首が裂に常時入り込んでいる場合は，鼻腔粘膜に潰瘍が生じ，疼痛のために摂取量が低下することもある．

　現在の対応法の主たるものは，口蓋裂児用乳首あるいは床（哺乳床，Hotz 床など）の単独使用，もしくは併用である．口蓋裂児用乳首は，複数の製品が市販されている．共通するのは，乳首のゴム厚を裂側で厚くすることで，裂隙に入り込まないようにしていることである．床は，上顎の印象に基づいて歯科用レジン（樹脂）で製作される．裂を覆い乳首が入り込むのを防止することで，通常の乳首でも哺乳できるようになる．また，栄養チューブを接着した床が使われることもある．最近は，唇裂手術（体重 5,000 g 以上，生後 3 か月程度）までの間に，患側と健側の口蓋歯槽部を本来の歯槽弓形態に誘導し，裂幅を小さくすることで，唇裂手術の成績を向上させることを同時に期待する Hotz 床などの床装置も用いられるようになっている．

　口蓋裂治療の経験の乏しい医師が，裂により誤嚥があると誤解し，胃瘻を造設したり，経鼻経管栄養とすることが過去にはよく報告された．しかしながら，嚥下や呼吸機能にかかわる神経筋機能に問題を有さない

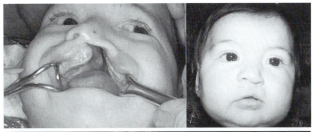
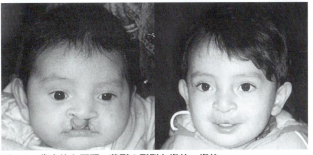

図 2-4　代表的な唇顎口蓋裂の裂型と術前・術後
(Peterson-Falzoe, Hardin-Jones, Karnell, 2001.[2])
上段；左側唇顎口蓋裂，下段；両側性唇顎口蓋裂．

非症候性口蓋裂児においては，経口摂取させないことで吸啜–嚥下の哺乳運動や舌の運動機能の発達を阻害したり，咽頭での違和感のために流涎が顕著になること，長期的には咽頭感覚の閾値の上昇による唾液誤嚥を惹起することもあり，経管栄養の適用には慎重さが要求される．

　一般的には，哺乳時に，
①乳児を仰向けでなく，少し抱き上げる
②弾性のある哺乳瓶の使用
③舌，片側の口蓋に適合する乳首の使用
などの方法で，いったん患児が哺乳の仕方を獲得すると，良好に哺乳するようになる．また，唇裂手術後の哺乳について，Peterson-Falzone ら[3]は Boekelheide らの発表を引用して，唇裂手術後には，それまで考えられていたような，乳首を用いずにスプーンを用いるなどの特別の方法は必要ないと述べている．

2──永久歯列完成後の咀嚼障害

　口蓋形成術は，裂を閉鎖したうえで軟口蓋を後方へ伸展させることで，良好な鼻咽腔（口蓋帆咽頭）閉鎖機能（以下，鼻咽腔閉鎖機能）を付与することを目的とする．これにより，口腔と鼻腔を分離し，子音産生のエネルギーである口腔内圧の形成を容易にし，母音の共鳴腔を確保できる．したがって，手術時期は，言

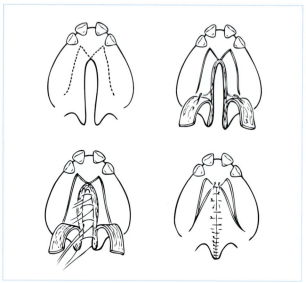

図2-5 軟口蓋裂での粘膜骨膜弁後方移動術（いわゆるpushback法）(Peterson-Falzoe, Hardin-Jones, Karnell, 2001.[2])
硬口蓋上で粘膜骨膜弁を挙上する（左上）．大口蓋神経血管束をEdgerton氏法により骨膜より剥離し，口蓋弁の後方への移動を容易にする．軟口蓋においては硬口蓋後縁に異常走行により付着する口蓋帆挙筋を剥離したあと，左右の筋束を縫合することにより口蓋帆挙筋束（muscle sling）を形成する．鼻腔側粘膜にZ形成を行って軟口蓋鼻腔側の後方への移動を容易にする（右上）．鼻腔側粘膜の縫合を行い（左下），口腔側粘膜の縫合を行う（右下）．

葉の表出開始前に行うことが合理的であり，生後1〜1.5歳頃に行われる．一方，現在一般に広く用いられている粘膜骨膜弁後方移動術（図2-5）では，鋤骨や硬口蓋に，粘膜骨膜弁挙上に伴う骨露出面が生じ，長期的には上顎骨は劣成長となり，歯列狭窄や偽性下顎前突症が生じる．その結果，咀嚼機能障害を有するようになる．

顎発育への影響を軽減するためには，手術時期を遅くする必要があるが，その場合には音声言語機能が犠牲になる．そこで，近年では音声言語にかかわる軟口蓋の閉鎖を従来よりいくぶん早期に行い，前方の裂は床を使って暫間的に閉鎖しておき，その後に硬口蓋の閉鎖術を行う二段階手術法（図2-6）がとられることもある．しかしながら，その効果については検討段階にあり，現在でも口蓋裂術後例での顎発育障害と歯列不正に基づく咀嚼障害には，歯科矯正治療ならびに外科的矯正治療が必要である．これらの治療には保険が適用され，また自立支援医療（育成医療）による公費支援があるので，唇顎口蓋裂例にかかわる医療者は，患者・保護者などへの公費支援についての情報の開示が必要である．

3 成長に伴う鼻咽腔閉鎖機能の変化と嚥下機能

音声言語活動における鼻咽腔閉鎖の強度は，アデノイドの退縮によって10歳頃に低下するといわれており，嚥下時の咽頭陰圧の形成不全が予測される．しかしながら，呼吸活動の変形である発音行動での鼻咽腔閉鎖機能と栄養摂取のための消化活動としての鼻咽腔閉鎖機能は，基本的に異なった神経筋機構で営まれる．また，喉頭蓋による気管口の閉鎖がない点でも，発音活動での鼻咽腔閉鎖機能の低下は，嚥下時の鼻咽腔閉鎖機能の指標にはならない．

一部の成書に，発声時の鼻咽腔閉鎖機能をもって，嚥下時の鼻咽腔閉鎖機能を推しはかることが可能であ

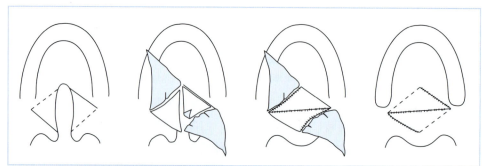

図2-6 Double opposing Z-plasty（いわゆるFurlow法）(Furlow, 1986.[4])
硬口蓋後縁に異常走行により付着する口蓋帆挙筋を，その走行に沿って口腔側と鼻腔側に三角弁を作成する．三角弁の辺は口腔側と鼻腔側で対向するように作成し，口腔側，鼻腔側とも前方に切開線のある三角弁側に口蓋帆挙筋筋腹を含ませる．三角弁を入れ替えることにより，左右の口蓋帆挙筋により筋束がつくられる．口蓋垂筋や口蓋咽頭筋の走行が正常でなくなるため，長期的には鼻咽腔閉鎖機能に問題が生じる可能性があるとの意見もある．

るかのような記載が散見されるが，鼻咽腔閉鎖機能の生理からは誤りである．一般的に唇顎口蓋裂例では，発音活動やblowingにおいては鼻咽腔閉鎖不全症であっても，嚥下時には完全閉鎖を示すため，咽頭での陰圧形成については問題なく，唇顎口蓋裂の問題だけで成長後に摂食嚥下障害が発症することはない．

3 Pierre Robin（ピエール・ロバン）症候群
（Pierre Robin syndrome〈Robin sequence〉）

1923年，Pierre Robinが小顎症，舌根沈下，呼吸障害を有する小児症例を報告し，その後1930年に軟口蓋裂が合併することを報告したため，彼の名前を冠して称されるようになった．しかしながら，同様の所見を有する症例については他にも多く報告されている．従来，「Pierre Robin症候群」といわれてきたが，非特異的所見が同時に生じ，胎生期の下顎の形成不全を引き金として，他の症候が連鎖的に続発することから「Robin sequence」とよばれることもある．

1 疾患の概要

1—主症状
Pierre Robin症候群の主徴は，研究者によって異なるが，症候群についての専門的研究者たち[1]によると，小顎症＋舌の咽頭沈下＋口蓋裂が必須の症候であるとしている（図2-7）．

2—連鎖（sequence）の発症
Pierre Robin症候群成立の最初の原因である，小顎症の発症原因についても多様な意見があり，Shprintzenら[3]は，物理的原因と他の因子とに分けている．物理的原因として考えられているのは，胎生期の胎児の子宮内での運動抑制である．母胎側の因子として，極端に小さい子宮や不足した羊水量などの問題，胎児側の因子として筋の低緊張や神経筋障害がある場合，胎児は子宮内で正常に移動できない．その結果，胎児の頭部が胸部から離れることができず，下顎は低形成となる．小顎症のために咽頭方向に沈下した舌は，左右の外側口蓋突起の間に入り，口蓋突起の癒合を阻害すると考えられている．そのため，口蓋裂は，硬軟口蓋裂か軟口蓋裂であり，その形状はU字型が多い．

2 臨床像と摂食嚥下障害

一般に，他の症候群と合併していないPierre Robin症候群単独例での小顎症は，成長に応じて遅れを取り戻すことが多いが，他の遺伝的要因や症候群の一症候として生じた場合には，この限りではない．

1—（硬）軟口蓋裂
（硬）軟口蓋裂による問題は，前述した唇顎口蓋裂に準じているが，Pierre Robin症候群での問題を重篤化しているのは，次に述べる小顎症と呼吸障害である．

2—呼吸障害と生後直後の哺乳障害
Pierre Robin症候群では，小顎症のために乳首に圧迫圧が伝わりにくく，舌の沈下により気道閉塞が生じることで，乳首の圧迫吸啜運動と呼吸運動の調律がうまくいかない．すなわち，Pierre Robin症候群での哺

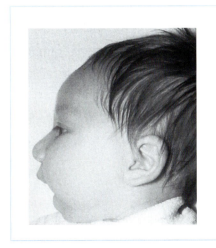
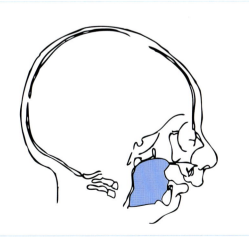

図2-7 Pierre Robin症候群
(Peterson-Falzoe, et al., 2005.[2])
左；重度の小顎症例．
右；生後11日目での側方頭部X線規格写真からのトレース．舌（青色部分）が咽頭に沈下し，呼吸路を閉塞しているのがわかる．

乳障害は，小顎症に伴う舌の位置の問題によって生じる呼吸障害が原因といえ，小顎症，舌の沈下，呼吸障害への対応ということになる．

① 小顎症

小顎症への対応として，最近は下顎骨の仮骨延長術（distraction osteogenesis）を用いる方法がとられるようになっている[4,5]．しかしながら，仮骨延長術では術野に歯胚が重なる場合もあるため，この方法を採用するか否かは，仮骨延長術と他の方法との利得の長期的比較に立った検討が必要である．

② 舌の沈下

舌尖を下口唇粘膜に縫合する「舌固定術（glossopexy）」は以前から行われていた方法であるが，近年になって改良された術式になっている[6]．

③ 呼吸障害

Shprintzenら[3]によると，Pierre Robin症候群での気道閉塞は，

1) 沈下した舌と咽頭後壁との間で軟口蓋が挟まれて閉塞する
2) 咽頭側壁が内側に膨隆して，正中で狭窄する
3) 咽頭自体が絞扼する

場合である．舌の前方牽引固定が有効であるのは1）の場合だけであり，他の原因では多くの方法が同時に用いられ，姿勢制御，経鼻エアウェイ，気管カニューレの留置などがとられることが多い．このような侵襲的な介入を行った場合には，経鼻経管栄養チューブの留置や胃瘻が造設されることが一般的である．しかしながら，生後直後からの非経口摂取により，正常な哺乳運動や摂食嚥下機能の発達が阻害されることで，呼吸と摂食嚥下機能の問題は長期間に難治性となる．また，チューブの留置と不適切な口腔ケアによって，口腔内細菌を含んだ唾液の喉頭侵入（laryngeal penetration）に続発する肺炎によりさらに問題は複雑になる．

3 摂食嚥下障害への対策

呼吸障害への対応と同時に非経口的栄養法が選択される場合には，健常児が経時的にたどる摂食嚥下機能の発達過程を学習させる必要がある．すなわち，経口摂取が困難な患児への口腔機能発達支援としては，おしゃぶりの使用や，口腔周囲のマッサージ，口腔ケアを取り入れるなどが有効である．また，頸部聴診法による評価や嚥下内視鏡検査（VE）による喉頭侵入の有無についての評価を行う．脱感作が達成されたならば，口腔機能の発達を促す意味でも，経口摂取に向けた取り組みを計画する．この際，訓練前後の口腔清掃は，誤嚥性肺炎の予防のためにも必須である．

（舘村　卓）

4 食道閉鎖症

1 疾患の概要

食道閉鎖症（esophageal atresia）は，妊娠初期の器官形成の異常により，食道が途中で離断される先天性の疾患である．五つの病型があり（図2-8），最も多いのは上部食道が完全に離断し，下部食道が気管とつながるC型で，約8割を占める．A型は1割を占め，上下の食道の間隔が大きいため，しばしば長期の治療が必要となる．

食道閉鎖症では，胎児超音波検査で羊水過多や食道の拡張を認めることがあり，出生前診断が可能な場合がある．治療は出生後すぐに開始される．症状は，唾液が胃に流れないために，泡沫状嘔吐がみられる．食道盲端の上部に貯留した唾液の誤嚥や気管食道瘻を通して胃液が逆流することにより，肺炎を起こす可能性がある．また心疾患や尿路の異常，肛門奇形，骨の奇形などを合併することがある．

外科的手術は，一期的に根治できる場合と，口側端と腹側端の距離が長いため，一期的には根治が困難な場合がある．一期的に根治手術ができない場合には二期的手術が必要となり，胃瘻が造設される．そして，成長とともに口側と腹側の食道が吻合可能となる時期を待つ．治療成績はよくなっているが，のちに食道狭窄や摂食嚥下障害を残すことがあり，その対応が必要である．

食道閉鎖症の長期の合併症[1〜3]には，摂食嚥下障害，呼吸障害，胸郭変形，発育障害，精神運動発達遅滞な

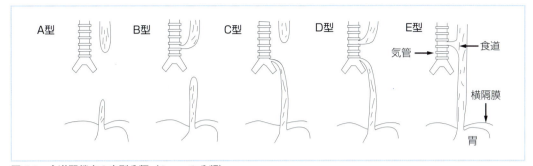

図 2-8　食道閉鎖症の病型分類（Grossの分類）
最も頻度が高いC型は，上部食道が盲端に終わり，下部食道が気管につながる（気管食道瘻）．

どがある．長期間にわたる摂食嚥下障害は，30～40%程度とされる．術後の吻合部の狭窄や先天性狭窄などによる食道狭窄は，20～50%にみられる．胃食道逆流症（現象）も20～70%程度に起こる．胃食道逆流症は頻度の高い合併症であり，姿勢，薬物，外科的治療法（噴門形成術）などの対処が必要となる．また，食道の運動機能障害もみられる．気管・気管支軟化症による呼吸障害や胸郭の変形の頻度も高い．

2　摂食嚥下障害

食道閉鎖症術後の摂食嚥下機能に影響する要因には，食道狭窄と食道機能障害がある．それらは病型や手術の経過にも密接に関係する．そして呼吸障害や心疾患や精神運動発達遅滞などの合併症による影響にも注意が必要である．

さらに食道閉鎖症は，手術や術後の処置が多く，長期にわたり経口摂取ができず長期の入院や加療が必要になる．経口摂取を長期間できないために食事の経験不足や，口腔周囲の苦痛を伴う経験のために拒食が加わることがある．

食道狭窄がある場合は，固形物の摂取は難しいことがある．無理に固形物を食べると狭窄部に食物が詰まり嘔吐につながる．その苦しい経験を繰り返すことで摂食拒否を強くする可能性がある．食道狭窄への対応は，食道ブジーやバルーンカテーテルを用いた拡張術，内視鏡による切開，再吻合術などがある．食道ブジーの苦しい経験を重ねることが拒食につながる可能性を考え，全身麻酔にて透視下でバルーンカテーテルを用いて拡張術を行うこともある．

このような経口摂取が困難な状況においても大切なことは，早期から食べることを楽しむ気持ちを育てることである．口腔機能に異常のないことが多いので，指しゃぶりや味覚刺激など口腔周辺への苦痛のない触覚刺激を乳児期から与え，口からの経験を積むことが必要である．無理に経口摂取量を増やそうとせず，子どもが食事を楽しめることである．食事を楽しむ気持ちが育っていれば，消化管の問題が改善すれば食べることにつながる．摂食嚥下リハビリテーションは小児外科や小児科と連携をとりながら，食道閉鎖症の全体の治療計画に組み込んで進める必要がある．

食道機能障害のために長期間経口摂取ができず，摂食行動が遅れることへの，家族の不安に対する配慮も必要である．摂食嚥下障害は5歳くらいまで高頻度にみられるが，その後は改善に向かう傾向がある．一部ではあるが機能的な問題がないにもかかわらず，摂食拒否により苦労することもある．また幼児期になり，多少大きな固形物を食べるときに，狭窄症状を呈することがある．学童期にも狭窄のために朝食が食べにくいことや，食事中に水分を多く必要とすることなどの症状があるので，食物形態などへの配慮が必要になる．

（田角　勝）

5　Down（ダウン）症

Down症は，1886年にLangdon Haydon Down[1]）によって最初に報告された．おもに身体的特徴や骨格などについて報告されたが，遺伝的要素の記載はなく，

この疾患が遺伝的疾患であることは，それからおよそ70年後の1959年，フランスのLejeuneら[2]によって21番染色体の過剰による疾患であることが立証されるまで明らかにされなかった．

1 疾患の概要

1 — Down症と染色体核型分類

① 標準型トリソミー（トリソミー21型）

ヒトの正常な細胞核は46本の染色体をもち，1対の性染色体と22対の常染色体から成り立っている．しかしDown症の多くは，21番染色体を1本過剰にもち，1個の核内染色体の総数が47本となっている（**図2-9**）．このタイプは標準型トリソミー（トリソミー21型）といい，Down症全体の約90〜92％を占めている[4]．

② 転座型トリソミー

21番染色体に過剰に存在する染色体の1本が他の染色体に転座している場合を，転座型トリソミーという．転座は14番染色体との間で生じることが最も多く，次いで15番および13番との転座が多いとされている．転座型Down症は全体の約8％とされている[4]．

③ モザイク型

受精卵の段階では1個の核型であったものが，細胞分裂を繰り返すうちに核型の変化を生じた細胞群が混在するようになった状態をモザイクという．Down症においては，正常核型の細胞と21番トリソミーまたは転座型トリソミーの細胞の混在を意味する．モザイク型Down症は，全体の1〜2％[4]とされている．

2 — Down症の発生頻度

Down症児の出生率は1,000人に対して1人といわれている．母親の高齢出産によりリスクが高くなるとの報告がある．

3 — Down症の身体的特徴

Down症のおもな外表奇形のうち，50％以上の者に認められる症状は短頭，扁平な後頭部，内眼角贅皮（**図2-10**），小さな耳，落ち込んだ平坦な鼻骨，短く太い指，筋緊張低下，先天性心疾患である．斜視や消化管奇形の報告もあるが，10％程度といわれている．

口腔内の特徴としては，永久歯の先天欠如が多く，狭口蓋，高口蓋，反対咬合，開咬（**図2-11**），交叉咬合が多いのが特徴である．また，巨舌，舌突出（筋緊張低下による），溝状舌が高頻度にみられる．

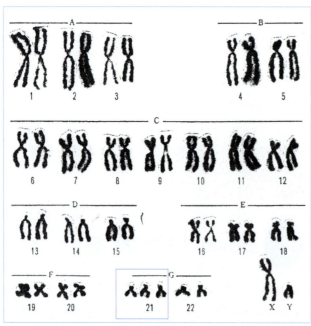

図2-9　Down症候群の染色体（一色ほか，1990.[3]）

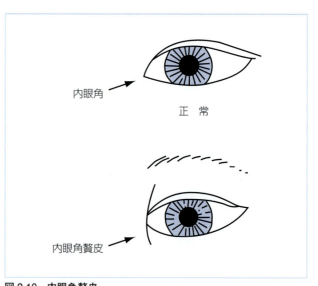

図2-10　内眼角贅皮
眼瞼皮膚の半月状皺襞が，鼻梁に向けて内眼角を被覆して縦に走っている．

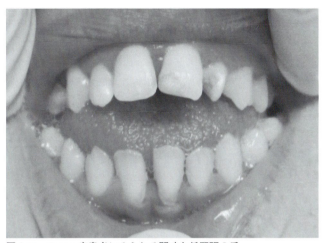

図2-11 Down症患者にみられる開咬と低緊張の舌

2 摂食嚥下障害への対策

Down症患者に対する摂食嚥下機能療法は，知的障害に伴う精神遅滞に対する配慮と，筋緊張低下への対応を行わなければならない．大多数が中等度から重度の精神遅滞を生じるが，まれにIQ 50以上となることもある．性格は一般的に人なつっこく，温和で協調的であるといわれるが，頑固な面もあり，しばしば偏食や拒食の原因となっていることがある．Down症患者は，以下の特徴的な症状を呈する．

①知的障害に伴う症状：早食い，丸飲み，いわゆる犬食い，拒食（摂食拒否），偏食など
②筋緊張低下に伴う症状：丸飲み，舌突出，押しつぶし機能不全，咀嚼機能不全など

対処法は，知的障害を伴う摂食嚥下機能障害児に対する一般的なアプローチと同様に，早期に療育することが大切になる．特にDown症児の場合，出生後すぐに診断されることが多く，現在では比較的早期から食べる機能に対する取り組みがなされるため，予後は良好であるといえる．ただし，筋緊張が著しく低下しているケースや，心疾患などの合併症を併発する場合には，食べる機能の発達が遅れたり，停止したりするので特に注意を要する．

離乳期〜幼児期で特に注意したいのは，摂食機能の発達段階をよく観察・評価することである．筋の低緊張や高口蓋，または乳歯の萌出遅延があるため，「押しつぶし」機能が十分に獲得できていなかったり，前歯（乳前歯）のストップがないため，舌が突出してしまったりすることもある．さらに，乳臼歯の萌出が遅れると「すりつぶし」機能の獲得にも影響を及ぼすため，口腔内の変化にも注意を向けて発達段階に沿った食内容を選択し，保護者があわてて離乳食のステップを進めないよう留意しなければならない．

（石﨑晶子，弘中祥司）

染色体異常，先天異常

1 病態

染色体異常や先天異常は，特異顔貌，形態異常（外表，骨格，内臓の奇形），発達遅滞，知的障害などの症状を認める．染色体異常は，染色体の数的異常（Down症候群，18トリソミー，13トリソミー）や構造異常（染色体の一部が欠失，重複．22q11.2欠失，1p36欠失，5p−症候群，4p−症候群など），その他の異常（片親由来の染色体微細欠失が認められる．または片親から2本，同じ染色体の成分を受け継いでいる．Prader-Willi症候群など）がある．先天異常（Cornelia de Lange症候群など）の原因は，遺伝子異常などだが原因不明の場合も多い．これらの疾患は摂食嚥下障害をしばしば合併する．

これらの疾患群の摂食嚥下障害は原因がさまざまであり，同じ疾患でもその障害には幅がある．そのため，摂食嚥下障害の特徴をひとくくりにして述べることは難しいが，おおよそ以下のようにまとめることが可能ではないかと思われる．

1—身体的，機能的問題

脳性麻痺を伴い機能的異常を認める場合，または寝たきりなど身体的に重度の場合は，摂食嚥下障害も重度であり，早期に経管栄養に移行することが多い．

1）筋緊張低下，筋力低下

乳児期に筋緊張の低下を認め，呼吸障害や哺乳，嚥下障害をきたすことが多い．脳性麻痺の要素がなければ，多くは成長とともに軽減していく．しかし，一部の疾患では，乳児期に筋緊張低下が著明で，経管栄養

2）顎，口腔の異常

上顎や下顎の低形成，口唇口蓋裂，狭口蓋，巨舌などの先天奇形を認めることがある．これらの病態により，咀嚼・押しつぶし機能不全，送り込み不全，誤嚥などの原因となる．

3）消化管障害

胃食道逆流は多くの疾患に認められ，誤嚥性肺炎を引き起こす．一方反芻は，胃食道逆流と異なり，一度嚥下したものを意識的に口腔内へ戻す行為である．心理的ストレスなどが誘因となり，しばしばみられる症状である．誤嚥を引き起こしにくいといわれていたが，反芻と思われていた症状に胃ヘルニアや胃食道逆流を合併し，誤嚥を繰り返すようになったという報告もある．また，先天奇形として腸回転異常を認めることがあり，イレウスを繰り返す．

4）先天性心疾患

多くの疾患に先天性心疾患を認める．コントロールが不十分な場合には，心不全などによる呼吸障害，易疲労性のため，摂食嚥下に影響を及ぼすことが多い．

5）摂食意欲，感覚的問題，心理的問題

機能的異常や器質的異常がないにもかかわらず，摂食が進まない場合がある．食欲中枢の問題や感覚的問題，心理的問題があると推定される．

6）丸飲み，早食いの問題

知的障害を認めるため，一口量やペースをコントロールできず，丸飲み，早食いが多くなる．また，咀嚼・押しつぶし機能不全などにより，口腔内処理が不十分なまま，嚥下してしまうからとも考えられる．将来の肥満や誤嚥につながる．

7）成人期以降の重度誤嚥

口蓋裂などの解剖学的異常を認めないにもかかわらず，比較的早期（30〜40歳代）に重度の誤嚥を認める例を経験する．幼少期から丸飲み，早食いを続けていると，加齢による咽頭機能の低下により，重度の誤嚥をきたす．胃食道逆流の悪化なども考えられる．その際，運動機能の低下は認めないケースもあり，対応が遅くなることがあるので注意が必要である．

最近の報告では，歩行可，きざみ食を経口で摂取していたが19歳時に突然重症肺炎をきたした13q－症候群の例，きざみ食を経口していたが10歳以降に肺炎を認めVFにて著明な誤嚥が判明した18q－症候群，Angelman症候群の例などがある．肺炎を生じる前からむせを認めていることも多く，嚥下機能低下を認めはじめたら早期対応が必要である．

2　（Down症を除く）おもな疾患

Down症はp.341参照．

1 — Prader-Willi症候群

1歳くらいまでは筋緊張低下のため，哺乳・嚥下障害，呼吸障害などを認め，経管栄養を必要とする場合がある．1歳を過ぎると次第に過食となり，代謝が低いため肥満となる．食事指導を行わないと，糖尿病，高度肥満による呼吸障害をきたす．

2 — Cornelia de Lange症候群

新生児期から，哺乳困難や体重増加不良のため経管栄養になるケースも多い．口腔機能の未熟性や摂食嚥下機能の協調障害が関係するといわれ，成長とともに次第に経口摂取できることもある．一方，年長になっても経口摂取が進まない場合もある．この原因としては，心理・行動の問題，内臓疾患（消化管や先天性心疾患）の問題がある．自閉傾向，多動，興奮性，感覚過敏などがあると摂食障害につながる．胃食道逆流，腸回転異常や先天性心疾患が重度の誤嚥や摂食嚥下障害につながることもある．

3 — 18トリソミー

乳児期の経口哺乳は40％が可能だが，その後経口摂取可能となる児は少ないといわれている．その理由として生命予後がよくないこと，呼吸循環，消化器系の合併症が多いことなどがあげられる．一方，日本での18トリソミーの家族会におけるアンケート調査によると，76人中12人が全量経口摂取によりミルクや食事を摂ることができ，16人が一部経口摂取できるとの回答であった．

4 — 13トリソミー

乳児期の経口哺乳は60％近くが可能だが，その後は18トリソミーと同様の理由で経口摂取可能になる児は少ないといわれている．しかし，なかには通常の食事

を経口で摂取できているケースもある．口唇口蓋裂があれば摂食嚥下障害をきたしやすく，それ以外でも重度の摂食嚥下障害をきたす例も多く，経口摂取には慎重な対応が必要である．

5 ― 22q11.2 欠失

50％に摂食嚥下障害を認め，その主原因は輪状咽頭筋が突出しているため食道入口部も早期に閉鎖してしまい，咽頭残留が増加し誤嚥をきたすという報告がある．口蓋裂や心疾患，消化器合併症も嚥下障害を引き起こす誘因になる．

6 ― 1p36 欠失

この疾患の2/3に摂食嚥下障害を認め，その原因は筋緊張低下や口唇口蓋裂などであり，これにより嚥下の協調運動に障害をきたし誤嚥するといわれている．消化器合併症があれば摂食嚥下は困難になるが，その頻度は1/3以下ともいわれている．また，摂食嚥下障害は乳幼児期に認めても年長になると改善することが多いともいわれている．しかし，経口摂取が進むとかえって将来肥満になってしまうケースもあり，注意が必要である．

7 ― 5p－症候群

多くのケースで乳児期に哺乳不良を認める．しかし，経管栄養に至るケースは比較的少なく，離乳以降の食物摂取は良好で，およそ50％のケースで幼児期〜学童期までに自力でスプーンを使い経口摂取可能となるという報告がある．経口摂取不良となるケースは口唇口蓋裂や重度の心疾患，呼吸障害があるケースなどである．家族会を通したアンケート調査（6〜16歳，11人）は以下のとおりである．乳幼児期には経口摂取に苦労したが，現在はほとんどが3食経口摂取できている．しかし，その多くは丸飲み，早食いのパターンであり，約半分はむせや発熱を繰り返しているということだった．このような場合，心疾患や呼吸障害を認めなくても成人期以降の重度誤嚥につながるケースもあり，注意が必要である．

8 ― 4p－症候群

75％以上に摂食障害を認めるといわれている．その原因は筋緊張低下，嚥下機能の協調不全などであり，口唇口蓋裂や消化管障害（胃食道逆流など），心疾患

があれば誘因となっている．乳幼児期に経口摂取が可能となればその後将来にわたって経口摂取を継続できるといわれている．しかし，経口摂取が順調に進んでいても，成人期以降嚥下機能低下を急速に認めるケースもある．一方，学齢期以降まで経管栄養を続けている場合には，たとえ誤嚥や嚥下障害がほとんど認められないケースでも，経管からの離脱が困難になることが多いともいわれている．

（渥美 聡）

3 摂食嚥下障害への対策

染色体異常に起因する先天性疾患を伴う児では，多くの場合にさまざまな摂食嚥下障害を呈する．そのなかには，明らかな機能障害ではないものの，経口摂取への拒否や食欲の問題から食事が進まない場合もある[1]．

拒食や摂食障害を示すことがある疾患を表2-4に示す．これらは小児期，特に就学前の時期には強い拒食や口腔周囲への接触拒否を示すことがあり，経口摂取による栄養が確保できず，経鼻経管や胃瘻による栄養管理が必要なことがある．しかし，就学時期以降には経口摂取や口腔周囲への刺激に対する拒否反応が低下し，通常の食事を摂取できることが多くなる（図2-12）．Prader-Willi症候群では後述の全身的な筋緊張の低下が生じることも多く，乳児期から幼児期には哺乳障害を併発することもある．一方で，年齢とともに嚥下機能の向上や経口摂取量の増加が著しくみられることも多く，学齢期以降では過食や体重増加が問題となりやすい．

このような場合は摂食嚥下機能の評価が困難である

表2-4 経口摂取困難を示す疾患の例（田角，2014.[1]を改変）

疾患名	おもな症状
CHARGE症候群	拒食，胃食道逆流
Costello症候群	拒食
Cornelia de Lange症候群	拒食，胃食道逆流
Prader-Willi症候群	食欲不振または過食
Russell-Silver症候群	拒食，胃食道逆流
4p－症候群	拒食
18トリソミー	拒食，胃食道逆流
22q11.2欠失症候群	拒食，胃食道逆流

臨床編Ⅱ—原疾患と評価・対処

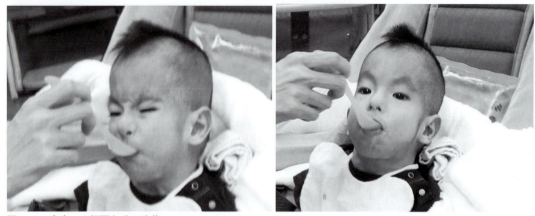

図2-12　食事への拒否とその改善

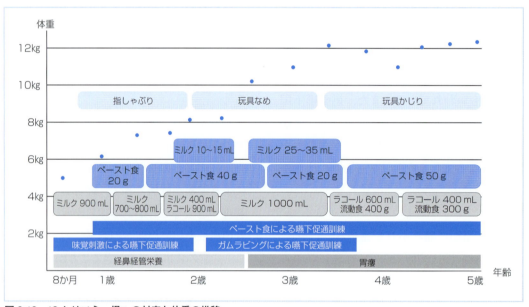

図2-13　18トリソミー児への対応と体重の推移

が，その機能発達に大きな問題はないことが多い．そのため，対応すべき点は食物や食具，接触への拒否である．その改善には時間がかかることが多いため，急いで食事を進めることはかえって拒否を強くすることもある．対応としては指しゃぶりやスプーンを口に入れることができるように促し，数口であれば食べられるといった変化が得られることが第一である．経口摂取量の増加を短期間で得ることを目標とせず，食事以外の時間でも口腔内や口腔周囲への刺激に慣れることが大切である．そのため，主治医や栄養関係の職種と連携を取り，体重増加や栄養状態を考慮した長期的な対応が必要となる場合もある（図2-13）[2]．この例では，体重に配慮した経管栄養を中心としながら，味覚刺激やガムラビング訓練を用いて少量ずつ経口摂取量を増加させた．食事の内容は粒のないなめらかなペースト食を用い，短時間で嚥下が行えるようにした．

また，出生時からの粗大運動発達の遅れや全身的な筋緊張の低下（フロッピーインファント）を原因として，哺乳や摂食の機能障害が生じるものもある．染色体異常による疾患も筋緊張の低下を引き起こすものがあり，先天性ミオパチーや筋ジストロフィー，Cohen症候群，Möbius症候群，Sotos症候群，Werdnig-Hoffmann病などがある．これらの疾患では，摂食機能の評価以外にも呼吸や姿勢などの全身的な発達評価が重要とな

る．全身的な発達（粗大運動）は摂食嚥下機能発達と深く関連があるため，頸定や座位の安定性などは理学療法士をはじめとした職種の評価も必要なる．特に，進行性の神経筋疾患などでは年齢とともに筋力がさらに低下することがあるため，定期的な評価を行うことが望ましい．

　哺乳や摂食機能評価については脳性麻痺やDown症などと同様に行うが，特に哺乳や経口摂取量に問題が生じる場合には，体重変化や食事に要する時間などにも注意する必要がある．栄養面や発達に問題がある場合には，一時的な経管栄養が必要になることもあるため，主治医との意見交換が重要となる．神経筋疾患の例では，顔面や頸部，呼吸筋の筋力低下が著しく，小児期からすでに嚥下反射の減弱によって経口摂取困難であった（**図2-14**）[3]．機能評価のために嚥下造影（VF）を行ったところ，舌骨挙上や食道入口部開大が

表2-5　VFのおもな所見

項目	おもな所見
誤嚥	なし
嚥下反射	惹起までに時間を要する
舌骨挙上	挙上距離は少ない
軟口蓋挙上	ほとんどなく，鼻咽腔逆流あり
食道入口部開大	少ない
喉頭蓋反転	ほとんどなし

不十分であり，経口摂取による栄養確保は困難であると判断された（**図2-15**, **表2-5**）．そのため，積極的な直接訓練は行わず，口唇訓練などの間接訓練および少量の経口摂取を持続して行った．

　このように，染色体異常では基礎疾患の特徴によって多様な摂食場面での問題を生じることがあるため，その対応には基礎疾患の理解や定期的な全身状態の評価，摂食機能評価を行ったうえで，直接訓練の可否や食環境への支援，食内容の指導などが必要となる．

（大岡貴史）

7　筋ジストロフィー

1　Duchenne（デュシェンヌ）型筋ジストロフィー

1―疾患の概要

　Duchenne型筋ジストロフィー（DMD）はX染色体劣性の遺伝性疾患である．小児期に発症する筋ジストロフィーでは最も頻度が高く，男児10万出生当たり3～13人，人口10万人当たり1.9～3.4人の有病率とされる[1]．その病態は，ジストロフィン欠損による細胞膜の異常のため，筋線維が壊死・再生することを繰り返し，やがて壊死を代償しきれず，筋線維が消失する．筋線維は結合組織と脂肪に置換される．

　臨床的には，3～5歳で転びやすい，走れないなどの症状が現れる．床からの立ち上がりでは，殿部を上げてから両手で自分の足につかまりながら上体を起こしていく「登攀性起立」を認める．ふくらはぎの肥大を特徴とし，そのボリュームに比して筋力が弱いことから偽性肥大といわれる．巨舌も認め，しばしば舌尖部が前歯切端部咬合より突出する（**図2-16**）．10歳代で

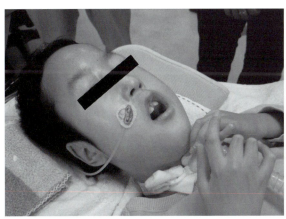

図2-14　先天性ミオパチー児の顔貌

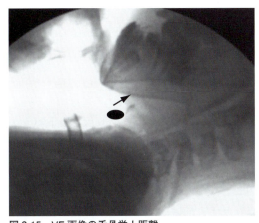

図2-15　VF画像の舌骨挙上距離
（黒点は安静時の位置）

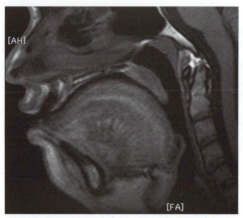

図 2-16 Duchenne（デュシェンヌ）型筋ジストロフィー（20 歳，男性）
MRI T1 強調画像 正中位矢状断．巨舌と開咬があり，前歯切端部咬合から舌尖部が突出している．舌に満たされ口腔に空間が少ない．

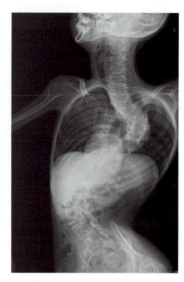

図 2-17 Duchenne（デュシェンヌ）型筋ジストロフィー（20 歳，男性）
高度の脊柱側彎を認める．座位保持できる姿勢に制限がある．

歩行不能になり，移動には電動車椅子が必要になる．成長期には，脊柱の変形や四肢の関節拘縮がみられる（図 2-17）．10 歳代後半になると呼吸筋の筋力低下による呼吸不全のため，非侵襲的陽圧換気療法を導入する患者が多くなる．また，この頃には心筋の障害のため心不全も現れる．いまだ根治的な治療法はないが，人工呼吸器の普及と心筋保護治療によって，DMD 患者の平均寿命は 30 歳以上にまで伸びた．

2―摂食嚥下障害の特徴

DMD 患者は 10 歳代半ばには咽頭での食物の詰まり感を自覚し，10 歳代後半に食事摂取量の減少から体重減少が現れる[2,3]．そして，20 歳以上になると，飲み込みづらさの自覚から食物形態の調整が必要になる[2〜4]．摂食嚥下機能の評価として，摂食嚥下機能障害にかかわる具体的な症状を問診することは有用である[5]．問診では障害が嚥下の経路のどの部位で起こっているか，そしてその程度はどのくらいかを把握する（表 2-6）．また，本人が訴えなくても，飲み込みづらそうにしている患者は摂食嚥下機能の異常を合併していることがあるので注意する．

DMD 患者は開咬の頻度が高く，しばしば開咬は臼歯部まで及ぶ（図 2-18）．永久歯列が完成する時期には，歯列不正や下顎の解剖学的な形態の異常，咀嚼筋の筋力低下などが原因で咀嚼の障害が現れる．開咬による咬合面積の減少と咬筋の筋力低下のため，咀嚼能力は相当に低い[6]．また，咽頭期の評価には，スクリーニング検査が有用である．反復唾液嚥下テストで異常と判定された DMD 患者は，嚥下造影（VF）で咽頭残留を認める．また喉頭挙上時に喉頭隆起が検者の 1 横指を越えない DMD 患者は，嚥下を繰り返しても咽頭残留が解消しないことが多い[7]．

VF による検討では，DMD 患者は年齢が上がるほど咽頭での食物移送に時間がかかるようになり，喉頭蓋谷や梨状窩に残留を認めることが多くなる[4]（図 2-19）．咀嚼能力の低下による食物粉砕が不十分であるほかに，咽頭筋群の収縮力低下のため食物移送に必要な咽頭内圧をつくれないこと[8]や頸椎の可動域制限も咽頭残留の一因と考えられる．DMD では嚥下反射中の喉頭挙上が小さく，挙上時間も短い[4,9]．食道入口部の開大が不十分で，咽頭収縮力の低下もあるため，食物は咽頭に残留する．ただし，VF における DMD 患者の誤嚥の頻度は高くない[3,5,7]．

3―摂食嚥下障害への対策

咀嚼の改善には，ホットパックを併用したリハビリテーションが有効である[10]．これはホットパックで 15 分間，DMD 患者の咬筋を温めたあと，療法士が患者の咬筋を 1 分間に 24 回，痛みを感じない程度に上から下へとマッサージし，続いて 5 分間，最大開口と閉口を繰り返す可動域訓練である．開口時には療法士が顎の下に軽く手を添えて抵抗を加えるようにする．療

表2-6 嚥下に関する問診票（Hanayama, et al., 2008.[5]）

1. 話をするときに鼻に空気が抜ける感じがする．
2. 食事中に食物が鼻に逆流する．
3. 食事のとき，口の中にいつまでも食物が残っている，あるいは口から漏れる．
4. 食事のとき，咳込んだりむせたりする．
5. 食事のとき，食物がのどにつまる感じがする．
6. 食事のあと，食物がのどに残っている感じがする．
7. しわがれ声である．
8. 夜中，臥床時に咳込む．
9. 食事のあと，胸やけがする．
10. 食事のとき，またはあとに，胃酸が口に上がってくる感じがする（口の中が苦い，または酸っぱい）．
11. 食事中または食後の嘔吐．

回答：1. なし，まれ，2. たまに（週1回以下），3. しばしば（週2回以上）

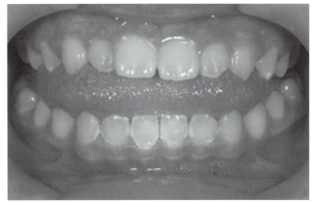

図2-18 Duchenne（デュシェンヌ）型筋ジストロフィー患者の開咬
上下顎の歯を噛み合わせたときに対合する前歯に隙間ができる．この患者は臼歯部に及ぶ開咬がある．

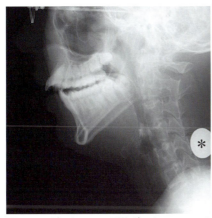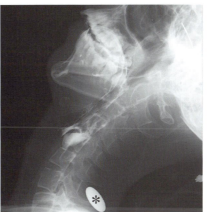

図2-19 デュシェンヌ型筋ジストロフィーのVF
a：16歳時．座位で頸部の保持は可能．液体バリウム5 mL 嚥下．咽頭残留は目立たない．
b：同じ患者の20歳時．座位では頸部後屈し，矯正不能であった．咽頭残留感を自覚し，食事では固形物の摂取を避けるようになった．液体バリウム5 mLを嚥下後，梨状窩に残留を認める．＊：マーカー．

法士による訓練と毎食前の自主訓練で，咬合力は有意に増加する．

飲み込みづらさの自覚があるDMD患者に適した食物形態は，①密度が均一，②適度に粘度があり，食塊形成しやすい，③変形しやすく，口腔や咽頭を滑らかに通過する，④べたつかずのど越しがよいものである．また，多くのDMD患者は飲み込みづらくなった時期には，サイズの大きい食物を口に入れることを嫌がるようになる．介護者には，大きすぎる食物や噛み切れない食物，そして，咽頭で凝集しやすい食品（餅，パン，かぼちゃ類など）を与えないように教育する．DMD患者が食べづらい食物は，弾力性のある肉類，繊維質の多い野菜，汁物の中の具，水分が少なく凝集性が強い食品などで，このような物性は避けるようにする[11]．

呼吸不全のあるDMD患者は，食物を複数回に分けて口腔から咽頭へ送り込む分割嚥下が多く，食物を嚥下し終わるまでにかかる時間も延長する[12]．また，舟こぎ呼吸や舌咽頭呼吸がある患者は，口腔に食物を入れることも嚥下することも断続的にならざるをえず，食事時間が長くなる．食事時間が長くなると，疲労し，食事摂取量が減るため，栄養障害に注意する．食事摂取量の減少のため体重減少が進行するDMD患者には，経管栄養（胃瘻または経鼻胃管）や中心静脈栄養療法の導入を考慮する．胃瘻造設したDMD患者は栄養状態が改善し，経口摂取を再開できる場合がある[13]．

（山本敏之）

8 自閉スペクトラム症

1 疾患の概要

　自閉症とは，脳の機能異常によって起こる発達障害の一つである．自閉症には，1943年にKannerが「情緒的接触の自閉的障害」と記載した古典的な自閉症から，言語発達に遅れのないAsperger（アスペルガー）障害に至るまで，さまざまな病像が連続的にみられる．そのため，米国精神医学会の最新の診断基準（DSM-5）では，細かな分類がなくなり「自閉スペクトラム症（ASD）」という一つの診断名に統合された[1]．「社会的コミュニケーションと社会的相互作用の持続的な障害」と「行動・関心・活動における固定的・反復的パターン」を主徴とするが，その程度は個人差が大きく，連続した症状と捉えられている．発達障害は機能障害，能力障害，社会的不利益の観点から考えられ，社会的なサポートが必要である．その一つに食事に関する問題への対応がある（図2-20）．

2 摂食嚥下障害の特徴とその対策

　偏食はASDの食事の問題において大きなウエイトを占める．好き嫌いは定型発達している小児においても自我の芽生える2歳前後から増えてくるが，ASDでは嫌いな食材の数が多いという特徴があり[2]（図2-21），野菜全般，果物全般を食べないというケースも少なくない．偏食には「同一性のこだわり」や「感覚偏倚」などのASDの特徴が関係することも多く，対応には配慮が必要である．他のものに混ぜる，みた目を変える，食感を変えるなどの対応は有効である．食べない食材を食べるように促す場合，無理強いにならないように十分注意する．年齢が上がると食べられる食材が増える傾向があり，消長現象がみられることから，「待つ」ということも選択肢の一つである[2]．

　摂食機能や食べ方に問題がある場合も少なくない[3]（図2-22, 23）．咀嚼機能の未熟さが摂取しない食材と関連している場合もあり，摂食嚥下機能評価は必要である．捕食，前歯咬断においては，ASDの感覚偏倚が機能獲得の妨げになる場合もある（図2-24）．その場合は機能の獲得を目標とするのではなく，代替の方法を検討するべきである．また，食具がうまく使えないという訴えも多い[4]．食具操作の未熟さは詰め込み，かき込みの原因となり，その結果，よく噛まずに丸飲みし，窒息の危険性が増すことが考えられる．食具や食器を工夫することで手指の運動機能の遅れを補い，食具の使用方法などの具体的な動作を支援する．パターン化や絵カードの利用なども理解を高めるうえで有効である．

　食事中に立ち歩く，人のものを取る，食器や食べ物を投げるなどの問題も多くみられる[4]．困った行動にみえることが，子どもの好奇心からくる探索行動であったり，状況がわからないため，あるいは要求を伝えられないための場合もある．叱ったり制止したりす

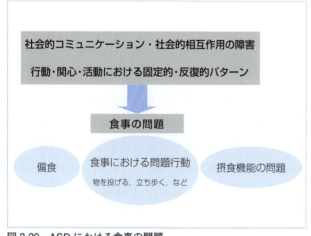

図2-20　ASDにおける食事の問題

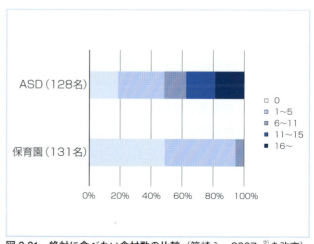

図2-21　絶対に食べない食材数の比較（篠崎ら，2007.[2]を改変）

2章—小児期の疾患と摂食嚥下障害の評価・対処法

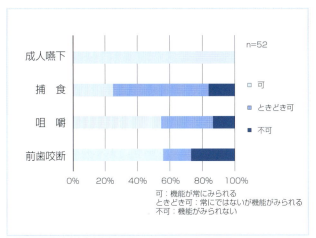

図2-22 ASDの摂食嚥下機能（髙橋ら，2010.[3]）

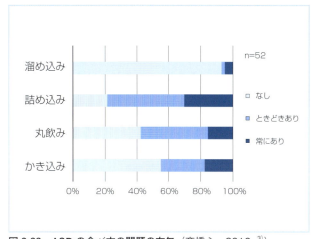

図2-23 ASDの食べ方の問題の有無（髙橋ら，2010.[3]）

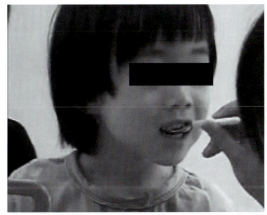
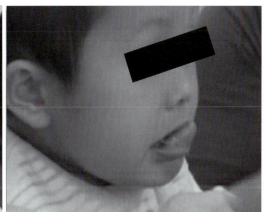

図2-24 感覚偏倚が摂食機能に及ぼす影響
左：上唇がスプーンに触れられず反り返っている．
右：前歯咬断後，緊張が入り咀嚼ができなくなっている．

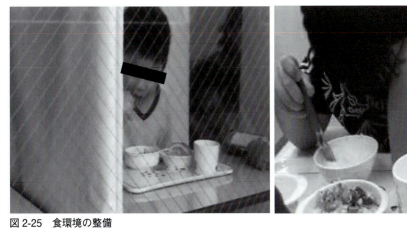

図2-25 食環境の整備
左：周囲が気になるため，パーテーションを利用し落ち着いて食事に集中できるように配慮している．
右：立ち歩くため，テーブル付き椅子を使用し動きにくくしている．

る対応だけではうまく伝わらないことも多く，問題となる行動を起こしにくいよう環境を整備し（図2-25），わかりやすい指示，見通しを立つようにするという対応が必要である．

ASD児の特性が食事に関するさまざまな問題に関係している．生活のリズムを整え，生活全般を通し全体的な発達を促すとともに，保護者の不安や困惑感が子どもにも伝わることから，保護者に対する支援も重要である．

（髙橋摩理）

9 乳幼児摂食障害

1 乳幼児の摂食障害とは

摂食嚥下にかかわる構造や機能に大きな障害を認めないにもかかわらず，心理・行動的要因などによる乳幼児の摂食障害がみられる．問題の大きさは症例により大きく異なり，好き嫌いや咀嚼しないなどのことから，必要な栄養を摂れないために経管栄養となる場合まである．DSM-5では幼児期の栄養補給・摂食に関する精神疾患が一つのカテゴリーにまとめられ，大きな枠組みで「保育と摂食の障害」となり「回避/制限性食物摂取障害」とされるが，乳幼児摂食障害のすべてが当てはまるわけではない．ここでは，経管栄養を必要とする乳幼児摂食障害を中心に説明する．

2 乳幼児摂食障害の特徴

乳幼児摂食障害は，思春期や成人期の摂食障害とは大きく異なる．その特徴は，心理・行動的側面だけでは考えることができず，その背景にある育児や基礎疾患・栄養・全身状態などの，身体的な側面を同時にもつことである．

典型例では，摂食機能の発達時期にあたる新生児・乳児期に基礎疾患や合併症のために，経口での栄養摂取が不十分であると判断され経管栄養が開始される．その後，摂食嚥下機能に障害がないにもかかわらず経口摂取量が増えないために栄養カテーテルを抜去できず，経管栄養を必要とする状態である．多くの子どもは自分で座位や立位をとれ，全身状態や知能・運動機能に大きな障害がない．一部では空腹時に栄養カテーテルからの注入を要求する子どももいる．基礎疾患は低出生体重児，奇形症候群，低身長・低体重を伴う疾患，先天性心疾患などであるが，ない場合もある[1,2]．

3 乳幼児摂食障害の病態

乳幼児摂食障害の病態はそれぞれで異なるが，食事恐怖，経験不足，栄養過剰，基礎疾患との関係などがある（表2-7）．

食事恐怖：過去に吐気・嘔吐，窒息あるいは無理強いされたなどの嫌な体験から食べることに恐怖を感じる状態である．何らかの器質的・機能的な原因による摂食嚥下障害が存在する場合にも，食事の無理強いや頻回の吐き気やむせにより食事恐怖による拒食が加わることもある．

経験不足：基礎疾患による体調や病態により，乳児期に長期に経口摂取ができない状況が持続し，食事経験の不足が起こり経口摂取が進まない状況である．また，一定の食物が長期にわたると，新しい食物への警戒が増し摂取する食物の種類が広がらない．たとえば軟らかいものばかり食べているために，固形物に進めないことがある．

栄養過剰：経管栄養により十分な栄養が入り，空腹にならないために経口摂取が進まない状況である．適切な注入量の設定が難しいことや，栄養不足を心配するために栄養が入ることを優先されることなどによる．そして空腹にならないときに食べさせられるので，食べることに不快を感じて食べることの拒否につながる．

基礎疾患と関連した拒否：Cornelia de Lange症候群，Costello症候群，4p−症候群，18トリソミー，21トリソミーなどの疾患において，食事への拒否が起こる頻度が高い．合併する摂食嚥下機能障害や胃食道逆流症や心疾患などの要因とも重なる．

表2-7 心理・行動の問題による摂食嚥下障害

1. 幼児期の行動的問題：好き嫌い
2. 食事恐怖：吐気・嘔吐，窒息などの経験により食べることへの恐怖が起こる
3. 経験不足：長期に経口摂食できない状況で，新しいものへの拒否
4. 栄養過剰：経管栄養による栄養過剰のため食欲の減退
5. 基礎疾患と関連した拒否
6. 自閉スペクトラム症に伴う拒食
7. 長期の経管栄養による依存状態：本人が栄養カテーテルからの注入を要求する

自閉スペクトラム症では，食物に対するこだわりや著しい偏食がみられることがある．反対に乳幼児摂食障害があることにより，誤って自閉スペクトラム症とされることもある．

4 乳幼児摂食障害の対応における子どもの理解

さまざまな原因が複合しているため，基礎疾患や子どもの生活全般を含めた相談が必要である．全身状態，基礎疾患，栄養管理を理解したうえで摂食嚥下機能を評価し，栄養カテーテルの抜去を適切に行うことが重要である．長期に経管栄養を必要とする子どもが経験している対応の問題点を表2-8に示す．

乳児や障害児は食欲の有無がわかりにくく，また食べたくないことを十分に表現できないことが多い．そして子どもが食べることを嫌がっている状況を「過敏」と判断し，過敏の除去の訓練をすることにより「拒否」が強くなることがある．指やおもちゃを自ら口に入れるが，食物を嫌がる場合は，食べさせられることを拒否しているといえる．拒否の理由はそれぞれで異なるが，過去の経験からの拒否が多い．特に食べる量が少ないために，頑張って食べさせようとすることが拒否を強くする．そのようにならないためには，食事は楽しいことであるという感覚を乳児期から引き出すことである．

経管栄養を施行しているときは，食欲を考慮に入れた注入量や注入間隔など，それぞれの状況に応じた栄養管理が不可欠である．栄養カテーテルを抜去するときは，体重減少をきたすことがあるので，全身状態を把握しながら慎重に判断する．可能ならば2歳未満のできるだけ早い時期に抜くのがよいが，個々の摂食機能や基礎疾患を考慮して最適な時期を決める．経口摂取量が十分に増えてからカテーテルの抜去を考えると，経管栄養が長期にわたり，注入されることへの依存を強くしてしまうことがある．

5 摂食行動と機能発達の促進のための対応

子どもの要求を感じる：乳幼児の摂食障害への対応は，子どもの要求を感じることである．それは自らの表現が少ない離乳期において特に重要になる．食事を子どもに食べさせるときに，介助者が食べさせねばならないという気持ちを優先しないようにする．

自分で食べる：子どもが自分で食べること，あるいは食べようとする意欲を育てることが重要である．乳幼児では誤嚥や誤飲に注意を払わねばならないが，用心しすぎることは子どもが食べることに消極的になることにつながる．離乳期につまずくことの原因の一つに，自分で食べる気持ちが育っていないことがある．

離乳期において自分で食べることは，固形物を手づかみで食べることであり，その経験が重要である[1]．手づかみは，自分で食べる最も簡単な方法であり，難しい道具を用いて食べる前に経験していくべきことである．子どもでは口で受け取ることが難しいスプーンから食べさせてもらうことにストレスを感じ，さらに食べること自体にストレスが広がることがある．また手づかみ食べを行うことは，スプーンからの受け入れが上手になることにつながる[1]．

適切な食物形態や味：なめらかにすりつぶした均質な性状の食物は，処理しやすく飲み込みやすい形態である．しかしながらこのような食物形態は手づかみすることができず，自分で口に持っていきにくいものである．また，なめらかにすりつぶした食物形態は，口腔への刺激の少ないものであり，そのような食物形態の食事が長期に継続されることは，発達期の小児において必要な刺激が入らないことにつながる．味覚についても同様のことがいえる．そして，あまりに一定の食物に慣れると，新しい食物を警戒し嫌うことや拒否することまで起こる．そして乳幼児の摂食障害の症例では，経管栄養から脱却したあとも受け入れる味や形

表2-8 長期に経管栄養を必要とする子どもが経験してきた対応の問題点

①摂食嚥下機能が注目され，食べる意欲を引き出せていない
②食べる量を増やそうとする努力が食事の強要につながる
③親子で食事を楽しむことができず，コミュニケーションがとれない
④ペースト状の食物形態が中心で固形物の経験がほとんどない
⑤固形物を食べさせようとしないことで手づかみ食べをしない
⑥基礎疾患，合併症，子育て，心理・行動的対応などを総合的に考えた対応がとられていない

表 2-9 経管栄養を必要とする乳幼児摂食障害に対するステップ治療（田角,2013.[3], 2013.[4] を一部改変）

1st ステップ：現状の問題点の把握と今後の計画作成
    摂食嚥下機能障害のないことの確認（多くの場合は嚥下造影による評価は不必要）
    基礎疾患・全身状態の把握（摂食嚥下障害への影響の評価）
    食事の時間における介助者と子どもの信頼関係の構築
2nd ステップ：自分で食べる意欲を育てる
    摂食指導や日常生活での問題点の改善（楽しく食べる，生活のリズム，食べることを強制しないなど）
    自分で食べることを育てる（手づかみで食べるなど）
    スプーンは嫌がらないときに用いる
3rd ステップ：好きなものを探し，楽しく自由に食べることを勧める
    好きな飲み物や食物を探す（量を増やす必要はなく，形態も安全な範囲で何でもよい）
    自分で使いやすく，持ちやすい道具を探す（ストロー，ペットボトル，スパウト付きパウチパックなど）
    コップは自分で持って飲めれば使用するが，難しいことが多い
4th ステップ：経管栄養の注入量の減量
    体重減少も起こりうるので，全身状態を確認しながら進める
    ビタミンなどの不足に注意，栄養補助食品などでの補給の必要なこともある
5th ステップ：カテーテルの抜去
    自分で食べることや飲むことに意欲がみられれば，食べる量は必要と思われる量の1/5〜1/4 程度でも抜去を試みる
    栄養カテーテルの交換時に，抜去したままで様子をみる
    体力や体調の維持ができないときは再挿入し，状況をみながら再度試みる
    体重減少はしばしばみられるが，体調が維持できれば経過をみる
6th ステップ：経管栄養終了後のフォロー
    食べられるようになっても，食事の偏りをすぐには解消できないことが多い
    偏りが強い場合には，ビタミンなどの補給が必要
    食事の偏りは長期に続くこともあるが，食事を楽しむことを維持して経過をみる

態に偏りがみられることも多い[1].

摂食指導の方法：乳児期の摂食障害への指導が，嫌な経験なってはならない．このようなことを避けるためには，表2-9 に示す段階を踏まえた対応が必要である[3,4].

（田角　勝）

Dysphagia Rehabilitation

実践編

チームアプローチの実践

Chapter One 摂食嚥下障害へのチームアプローチ

1 チームアプローチの実際

1 摂食嚥下障害患者のニーズ

　摂食嚥下リハビリテーションは，摂食嚥下機能の障害を有する人を対象とする．摂食嚥下は，「口から食べる」という栄養を補給して生命を維持する基本的な行動であるため，その守備範囲は非常に広い．

　摂食嚥下障害を引き起こす原疾患について考えると[1)]，機能的障害をきたす病態として，脳血管障害，神経・筋疾患，認知症，高次脳機能障害があげられる．摂食嚥下の器質的障害をきたす病態として，頭頸部癌に対する手術療法による口腔・咽頭の構造的変化，あるいは化学・放射線療法に伴う組織の変化があげられる．

　次に，発達段階に関係した摂食嚥下障害として，小児領域では重症心身障害，口腔咽頭の先天的形態異常があげられる．また，老年領域では加齢現象やサルコペニアに起因する機能低下，随伴する誤嚥性肺炎が問題となる．一方，精神疾患の薬物治療に伴い，抗精神病薬による摂食嚥下障害が問題となり，錐体外路症状の出現，ドパミン受容体遮断による不顕性誤嚥のリスクがあり，窒息や誤嚥性肺炎が臨床上の問題となる[2)]．

　このように，摂食嚥下障害は小児期，成人期，老年期，すべての発達段階に認められること，それに伴い原疾患も多岐の医療分野に広がることがわかる．さらに，脳卒中による摂食嚥下障害や口腔咽頭癌術後摂食嚥下障害では，発症後の急性期から回復期，さらには生活期へと推移する．それに伴い，医療が提供される場も変わり，脳卒中患者を例にあげれば，脳卒中ケアユニット（stroke care unit；SCU）から，脳神経病棟，回復期リハビリテーション病棟，退院調整を経て施設や在宅療養へと移行する（図 1-1）．

　このように，摂食嚥下障害患者のニーズは，病態，病期，医療の場によっても変化し，発達段階によっても変化する．また，1人の患者が複数の医療・療養ニーズを内包しているのであり，摂食嚥下リハビリテーションとして専門職の協働が求められる．

2 Transdisciplinary チームアプローチと専門職

　チームアプローチの形態は，multidisciplinary team, interdisciplinary team, transdisciplinary team に大別される．Multidisciplinary team はチームメンバーの役割は独立して機能するが，メンバー間相互の連絡はなく，階層性を有する．たとえば，主治医が患者の歯科受診あるいは理学療法を依頼すると，依頼を受けた歯科医師や理学療法士はおのおのの専門性によって医療を提供して，その結果は主治医に報告され，主治医がチームリーダーとして明確な責任を有する形態である．Interdisciplinary team では，multidisciplinary

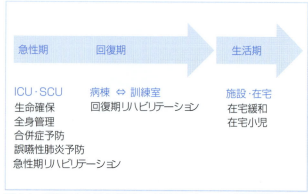

図 1-1　病期による摂食嚥下リハビリテーションの場の推移

teamと比較して階層性がなくなり，各専門職間の相互の連携によって機能する形態である[3,4]．

一方，摂食嚥下リハビリテーションでは，前項で述べたように，摂食嚥下障害患者のニーズ，必要性がまず存在し，それを満たすように医療を提供することが必要であり，それがリハビリテーション医療の本質に合致することになる．その場合，チームメンバー相互の役割を開放するtransdisciplinary teamが適している．つまり，摂食嚥下障害患者の医療の必要性に対し，その場に存在する医療者が相互の役割を越えて担うことによって完遂するアプローチである[3]．

摂食嚥下リハビリテーションチームにかかわる専門職種は，医師，歯科医師，看護師，歯科衛生士，理学療法士，作業療法士，言語聴覚士，管理栄養士に代表される．一方，摂食嚥下障害患者のニーズは，急性期病院，回復期病院，施設，在宅にまで広がっているが，このあらゆる場面に，必要なすべての専門職が存在することは期待できない．そのため，摂食嚥下障害患者のニーズが存在する場にいる専門職が専門性を越えて分担して，必要とされる医療を提供することが重要である．ただし，各専門職は法的に業務が規定され，特に医療行為は診療の補助として，その範囲も規定されることに留意して分担する必要がある．専門職のなかでも看護師は，診療の補助として医師または歯科医師の指示のもとに，最も広範囲に医療行為を行うことができるため，transdisciplinary teamにおける役割が期待される．

3 摂食嚥下リハビリテーションに関する認定制度

ここまで述べてきたように，摂食嚥下リハビリテーションにはチームアプローチとして多くの専門職がその役割を担う．日本摂食嚥下リハビリテーション学会は，日本摂食嚥下リハビリテーション学会認定士制度規約[5]を定め，毎年認定試験を実施して，日本摂食嚥下リハビリテーション学会認定士（略称；嚥下リハ学会認定士）を認定している．専門職種ごとに法的制約が存在することから，認定水準としてインターネット学習プログラムの修了を義務づけ，摂食嚥下リハビリテーションの臨床経験について専門職種別に基礎的要件を定め，認定試験合格者には嚥下リハ学会認定士として専門職名を記した認定証を発行している．第1回認定試験は2010年に実施され，5年ごとの認定更新審査もあり，嚥下リハ学会認定士の数は確実に増加し，摂食嚥下リハビリテーションに貢献している．

この認定士制度に先立ち，看護領域では日本看護協会の認定看護師制度に則り，2006年に摂食・嚥下障害看護認定看護師が誕生した．これは，当該分野の臨床経験を有し，6か月（600時間）以上の教育を受け，認定審査に合格した看護師に対し，認定看護師（certified nurse；CN）認定証が交付され，登録される制度である．摂食・嚥下障害看護認定看護師は，熟練した技術と知識を提供して摂食嚥下リハビリテーションを遂行する役割を担う[1]．脳神経系のフィジカル・アセスメントによる摂食嚥下機能の評価，呼吸状態・栄養状態・体液平衡状態の評価，リスク管理，病棟での訓練実施などが専門技術を用い実施される．さらに，認定看護師はその専門知識と技術を看護師に対して教育・指導し，相談を受ける役割を有し，この領域に関する看護チームの代表として認定看護師が機能することによって，多くの専門職と看護チームとの協働が容易となった．

次に，言語聴覚士の領域では，摂食嚥下障害の専門資格が日本言語聴覚士協会認定言語聴覚士（摂食・嚥下障害領域）として，2008年から日本言語聴覚士協会の認定資格制度に位置づけられた．「摂食・嚥下に関する臨床経験6年目以上」「協会が定める生涯学習プログラム（基礎・専門）を修了」という条件を満たした者は，認定言語聴覚士講習会登録が認められ，講習会修了者は認定試験を受験することができる．合格すると，認定言語聴覚士（摂食・嚥下障害領域）として認定される．

このように，日本摂食嚥下リハビリテーション学会認定士制度を基礎として，さらに看護師領域と言語聴覚士領域において，認定制度が機能している．両領域の認定資格を有する者は，嚥下リハ学会認定士として登録することができる．

一方，日本歯科衛生士会では，認定歯科衛生士制度

を平成28年から開始した．認定研修として摂食嚥下リハビリテーションコースが準備され，審査を経て日本歯科衛生士会の認定証が交付される．日本栄養士会では，生涯教育制度が整備されて，摂食嚥下リハビリテーション栄養専門管理栄養士が検討されている．これらの資格は，日本摂食嚥下リハビリテーション学会の認定制度との連携が検討されている．

4 チームアプローチとチームワーク

摂食嚥下リハビリテーションにおいて，チームアプローチが不可欠であることは，誰もが認めるところである．摂食嚥下リハビリテーションに関する認定制度も軌道に乗り，知識も普及されてきた．患者の急性期から回復期における摂食嚥下障害への診療体制を組織化して，チームアプローチとしての効果が報告されてきた[6,7]．摂食嚥下障害患者への医療を提供する目的で，横断的に必要とされる専門職種を結集して，transdisciplinary team として機能する環境が構築されてきている．

病棟において医療を提供する看護チームとの協働が重要であることが述べられ[7]，SCUにおいて摂食機能療法を実施するシステムを構築し，看護師が各専門職種との連携を調整する役割を果たしてチームを機能させた成果も報告されている[8]．摂食嚥下専門職チームと看護チームを連携させて，継続性のある医療を提供できることが重要であり，両チームをつなぐのは摂食嚥下障害看護認定看護師の役割であるといえる[9]．

一方，チームアプローチの現状に関する調査[10]によれば，チームアプローチを行っている病院は65％にとどまり，そのうち嚥下造影を実施しているのは77.6％であった．かかわる専門職種として看護師が多く，医師，言語聴覚士，栄養士が中心であった[10,11]．チームの中心的役割を看護師や言語聴覚士が担っていたことから，transdisciplinary team として機能していることが推測された．現在，生活期の患者に対して在宅療養，あるいは施設での療養が勧められていることから，介護職もメンバーに加わる transdisciplinary team として，摂食嚥下障害のある患者の生活を支援することが求められる．

チームアプローチを成功させるためには，効果的なチームワークが重要であり，必要な知識技術の修得，病態やリスクの共通理解，ゴールと方針の明確化と共有，相互の十分なコミュニケーションが重要であること[12]，リーダシップの重要性など[13]が述べられている．摂食嚥下にかかわる専門職は，摂食嚥下障害患者のニーズに基づき，transdisciplinary team のメンバーとして，必要な医療を提供する努力を続けたい．

(鎌倉やよい)

2 急性期でのアプローチ

1 はじめに

急性期においては，原因疾患の治療，生命維持を最優先とした医療が提供されるため，口腔ケアや摂食嚥下リハビリテーションへのアプローチは後手にまわることが多くある．しかし，急性期においても口腔ケアを徹底し，人工呼吸器関連肺炎（VAP）や誤嚥性肺炎の合併症予防を行い，絶食による嚥下関連筋群の廃用を予防するかかわりが重要となる．また，患者の病態で絶食を強いた例に，どのタイミングで経口摂食あるいは，摂食嚥下リハビリテーションを開始するかも重要である．訓練を開始するときには，誤嚥や窒息などのリスク管理に留意し，全身状態や栄養状態，脱水に注意しながらチームアプローチで訓練を進めていく必要がある．

2 急性期でのチームアプローチの実際

当院（藤田保健衛生大学病院）では，摂食嚥下障害患者へのより早期の対応として，リハビリテーション科専門医（以下，リハ医），歯科医師，摂食・嚥下障害看護認定看護師，言語聴覚士，歯科衛生士，管理栄養士からなる嚥下専門チームを構成し，週に2～3回摂食嚥下機能外来（以下，嚥下外来）と称して，病棟回診を中心にカウンセリング業務を行っている．

従来の摂食嚥下障害患者へのアプローチは，主科主治医からのリハビリテーション科依頼により開始され，リハ医による評価と療法士による訓練と指導が通常で

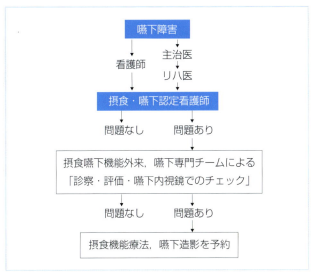

図1-2 摂食嚥下リハビリテーションの流れ

あるが，当院では，療法士だけでなく看護師や歯科衛生士も摂食嚥下訓練を積極的に行っている．

3 摂食嚥下リハビリテーションの流れ

嚥下外来の様子を，図1-2に示す．回診時には，嚥下専門チームが各病棟を訪問し，各科嚥下担当看護師らと対象例について直接協議する．そして，ただちに対象例を診察し，必要に応じて嚥下内視鏡検査をリハ医が行い，その場で経口摂食や摂食機能療法に関する指示が提示される．この方法では，摂食嚥下障害例が確定的な指示を得るまでに，最短で1日，最長でも4日で可能であり迅速に対応できている．嚥下専門チームでの回診以外の日は，摂食・嚥下障害看護認定看護師がラウンドや指導を行い，各病棟に嚥下担当看護師をおいて摂食嚥下障害患者へ対応している．

4 実際の対応例

症例

63歳，女性．

診断：右中大脳動脈領域の脳梗塞（図1-3），左下肢深部静脈血栓症，肥満

主症状：左半身麻痺，左半側空間無視，嚥下障害，構音障害，喘鳴

既往：10年前に心筋梗塞，心房細動，慢性心不全，高血圧，糖尿病

現病歴：意識障害と失禁で当院に救急搬送された．

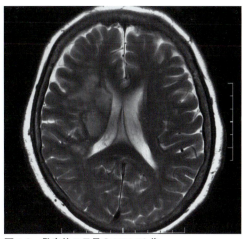

図1-3 発症後5日目のMRI T2像
右中大脳動脈領域の脳梗塞のみの所見．ラクナ梗塞の所見や脳萎縮の所見はない．

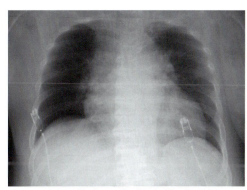

図1-4 胸部X線ポータブル撮影画像（仰臥位）
心拡大はあるが，肺炎所見はない．

頭部CTの結果，右中大脳動脈領域梗塞と診断され緊急入院した．入院時，GCS (Glasgow coma scale) 13 (E3, V5, M5)，右共同偏視，左上下肢弛緩性麻痺を認めた．

t-PAの適応はなく，中心静脈栄養を確保し保存治療となった．入院11日目に経口摂食の可否の評価を依頼されて，嚥下チームで訪室した．経過中に左下肢深部静脈血栓症を併発していた．

① 初診時所見

リクライニング位30度でのベッド上臥床状態．経鼻酸素投与．末梢持続点滴．摂食状況は経鼻経管栄養のみ．GCS14 (E4, V4, M6)．見当識障害軽度．構音障害軽度．体温36.7度．血圧122/106 mmHg．身長158 cm，体重90.9 kg，BMI 36.4．口腔内状態は歯肉の炎症と義歯の不適合を認めた．呼吸音良好でラ音な

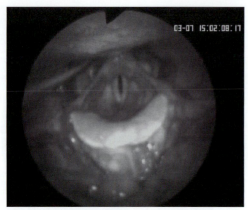

図 1-5　初診時の VE 所見
チューブの走行は適切である．咽頭内，喉頭前庭に唾液の貯留はほとんどなく，著しい嚥下障害がないことがわかる．

し．軽度左顔面神経麻痺あり．舌運動は左右差なく良好．RSST：1，MWST：3．左下肢の発赤と疼痛あり．

胸部 X 線所見（図 1-4）：肺炎所見なし．

おもな血液データ：CRP：4.1，WBC：12,200，Alb：3.0，TP：6.7．

以上より，炎症反応の上昇は左下肢深部静脈血栓症と考えられ，その他の全身状態は安定し，直接訓練あるいは経口摂食へのアプローチは可能と判断し，ただちに嚥下内視鏡検査（VE）を試行した．

VE 所見（図 1-5）：リクライニング 30 度で試行．咽頭・喉頭の形態，運動は良好．咽頭の唾液貯留少ない．喉頭前庭の唾液貯留はない．ゼリー，1％とろみ水 3 mL は誤嚥なし．咽頭残留なし．水 3 mL では，誤嚥のためのむせがみられた．よって，才藤の「摂食・嚥下障害臨床的重症度分類（以下，DSS 分類）」は水分誤嚥となる．

以上より安定した直接訓練可能とリハ医が判断し，病棟看護師による摂食機能療法と言語聴覚士による嚥下訓練も指示された．病棟看護師には，以下の訓練を昼食時に実施するよう指示あり．言語聴覚士には，間接訓練を中心に実施するよう指示あり．歯肉の炎症と義歯の不適合に対して歯科医師と歯科衛生士の介入を依頼した．

② 患者への対応

以下の訓練内容がリハ医より病棟看護師，ST に指示される．

① 間接訓練：口腔ケア・頸部・肩，顎，頬，口唇，舌の自動運動 10 回，ブローイング 10 回，息こらえ空嚥下 5 回．

② 直接訓練：リクライニング位 30 度で「ペースト食」．一口量は中さじ一杯（約 4 cc）で全介助．直接訓練は 15〜30 分程度とする．訓練は昼食時のみで経鼻経管栄養と併用．

訓練施行時の注意指示：経管チューブは 8.0Fr 以下を使用しその走行を確認する．SpO_2 の確認，姿勢の確認，反復嚥下 2 回の徹底．中止基準；発熱，炎症反応の上昇，摂食時の激しいむせや持続する湿性嗄声，SpO_2；90％以下，呼吸困難感．

昼食 15 分程度で問題なく食べられたら，摂食・嚥下障害認定看護師の確認のもと，朝食，夕食も開始．

③ 経過・評価

訓練開始 5 日目：1 日 3 食可能となり，経鼻経管栄養中止とする．

訓練開始 7 日目：嚥下回診にて診察．昼食観察．聴診で wheezing あり．息こらえ嚥下で SpO_2 の低下を認める．呼吸困難はない．心不全の疑いありとして，主治医に報告．間接訓練のブローイング・息こらえ嚥下は中止する．食形態は現状維持で wheezing があるときは摂取量を減らし，SpO_2 低下に注意するように指示を受ける．

訓練開始 14 日目：嚥下回診にて診察．食事観察で SpO_2 の低下はなし．Wheezing なし．リクライニング位 30 度で摂食良好．座位機能改善し食事動作が可能となる．リクライニング位 45 度で食事観察．湿性嗄声なく，他に問題がないため，摂食姿勢をリクライニング位 45 度とし，食形態を半固形物が含まれた嚥下調整食へ変更する．食事動作訓練も開始．

訓練開始 21 日目：嚥下回診にて診察．経鼻酸素継続中．末梢の点滴は中止．嚥下調整食を自己摂取可能となる．呼吸音良好．発熱なし．DSS 分類は「機会誤嚥」へ修正となる．咀嚼の評価と液体嚥下の評価のため嚥下造影が指示される．

嚥下造影の所見：液体命令嚥下から固形物，混合物の咀嚼嚥下まで施行．液体のコップからの嚥下で少量の誤嚥あり．咳あり．その他は問題なし．食形態は咀嚼を要するものへの変更が可能とリハ医より指示を受

ける．

訓練開始28日目：嚥下回診にて診察．全身状態は安定し経鼻酸素は中止とする．

訓練開始35日目：嚥下回診での診察．食形態を軟飯食一口大へ変更し，水分は一口量に注意するよう指示を受ける．

訓練開始42日目：嚥下回診での診察．軟飯食は問題なく摂取可能．DSS分類は「軽度問題」へ修正となる．

訓練開始49日目：普通食を自己摂取可能となり近医へ転院となる．なお，食事以外の日常生活活動は全介助にとどまった．

　この症例は，心不全傾向がありやや慎重な対応が必要であったが，片側大脳半球脳梗塞の典型例である．この症例の嚥下の改善については，自然経過によるところが大きいと考えられる．しかし，急性期からリスク管理を徹底し心不全症状に対応しながら比較的早期に経口摂取を開始し，継続的に医師は診断評価，訓練指示，歯科医師は口腔管理，義歯調整，看護師は食事時間を中心に間接訓練と直接訓練，STは間接訓練を中心に，歯科衛生士は口腔ケアを行ったことに意義がある．訓練開始後14日目の時点で，誤嚥のリスクは非常に低下した．これはリスクある2週間を嚥下回診のシステムとして重点的に対応し，合併症の予防や妥当な食事形態の設定に努めた結果であろう．さらに，経過において律速段階となりがちなVFの施行が1回のみで最良の結果に到達できたことは早期対処の要点であり，VEの適切な使用と専門家による経過観察の成果であろう．

（三鬼達人）

3　回復期でのアプローチ

1　はじめに

　回復期で対応する摂食嚥下障害患者は，まったく経口摂取が行われていない重度な者から，3食経口摂取が行われているものの水分の粘度調整のみが必要といった軽度な者まで幅広い．また回復期は，摂食嚥下機能の改善が期待される重要な時期である．そのため，適切な病態診断と十分量の訓練を行うことが求められる．

　また，口腔ケアや訓練方法および栄養管理方法の検討，摂食体位の設定，介助指導など非常に多くのことを考える必要があり，多職種によるチーム医療によって成し遂げられる．横断的な医療チームは，縦割り組織のもつ弊害を是正し，スタッフ資源の有効活用につながると期待されている[1]．さらに，チームアプローチは摂食嚥下障害患者の機能改善に合わせて常に変化させなければいけない．最後は在宅や施設などへ退院するにあたり，栄養管理や介助方法の指導，摂食時の注意点などを家族や地域医療者，施設職員などへ伝達する．ここでは，回復期でのアプローチを時系列で考えていく（図1-5）．

2　入院初期

1—初期評価

　意識レベル，身体所見，脳神経所見，麻痺の有無や程度，基本動作，ADL，家屋環境などの診察および情報収集を行う．また開口の程度や舌の動き，義歯の有無，軟口蓋の動きなどの口腔機能を評価する．前医の急性期病院での食事内容，食形態などを確認し現在の患者の状態に適しているのかを考慮し食事を選択する．その際，嚥下機能評価として反復唾液嚥下テストや改訂水飲みテストなどのスクリーニング検査を行う．身体所見や採血などのデータより栄養状態や脱水の有無を評価し，適時補助栄養を検討する．

2—チームアプローチ

　評価に基づき，各種リハビリテーションの介入や病棟でのアプローチが開始される．入院後1〜2週間程度で初期カンファレンスを開催し，各部門の評価やリハビリテーションの状況，病棟ADLなどが報告され，今後のリハビリテーション方法や方向性，病棟でのアプローチなどの方針を決定する（図1-6）．摂食嚥下障害に対し，食形態の妥当性や摂食量について再度確認する．嚥下造影や嚥下内視鏡検査は，必要に応じ初期カンファレンスの前後で行われる．摂食嚥下障害へのアプローチ方法は，障害の重症度によりさまざまであ

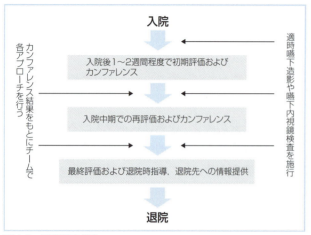

図 1-5　回復期の流れ

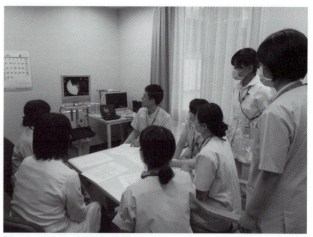

図 1-6　カンファレンス風景

るが，重症であれば言語聴覚士による訓練から開始すると同時に，理学療法士や作業療法士により座位耐久性や座位バランスの向上，呼吸機能の向上を図る．看護師や歯科衛生士による口腔ケアは，重症度にかかわらず必要である．義歯の有無を確認し義歯不適合があれば歯科医師による調整を行う．新しく義歯を製作する場合は，ある程度長い期間を要するため，早めに義歯製作の必要性を検討するべきである．

3　入院中期

1—再評価

しばらく入院リハビリテーションを行ったのち，患者の変化を再評価する．脳出血や脳挫傷では血腫吸収による変化，くも膜下出血では水頭症の有無など，疾患自体の変化を画像所見や採血データなどから評価する．身体機能は，耐久性や筋力，基本動作，ADL能力などが改善されており，それらを評価して退院時のゴール設定や入院期間などを再度検討する．摂食嚥下機能は，身体機能の改善に伴い改善していくことが多い．現在行っている栄養管理方法や嚥下調整食，摂食訓練方法などが適切であるのかを再確認すべきである．そのため，必要に応じ嚥下造影や嚥下内視鏡検査を行い，摂食嚥下障害の病態変化の有無や特徴を再評価することも少なくない．3食嚥下調整食を経口摂取できている場合でも，実際の摂食量が十分であるかを確認し，体重や採血データで栄養状態を把握することも重要である．

2—チームアプローチ

重度の摂食嚥下障害患者の場合，意識障害や体幹機能障害，呼吸機能低下，易疲労などの症状を呈していることがある．刺激を多く与えること，座位耐久性を向上させるためにも，積極的に車椅子に乗せる必要がある．臥床による廃用予防には，リハビリテーションスタッフによるアプローチだけでは不十分であり，病棟看護師と協力して入院生活のなかで離床スケジュールを作成する必要がある．

低栄養の場合は，栄養士と相談し補助栄養食品の追加も検討する．近年，栄養サポートチーム（NST）が積極的に活動している病院も多く，NSTと相談し，嗜好に合わせた食事内容の設定や補助栄養食品の種類を検討することで，栄養状態の改善を図る．

摂食訓練を行っている場合は，言語聴覚士と看護師が協力して摂食方法や注意点の情報を共有することが大切である．ベッドサイドなどに写真や図とともに掲示し，安全に摂食訓練が行われるようにする（図1-7）．

また，この時期には経口摂取だけで必要な栄養や水分を摂取することが可能なのか，胃瘻造設や皮下埋め込み型中心静脈アクセスポート（CVポート）の留置が必要なのかなど今後の栄養摂取方法を検討する必要がある．この決定は非常に重要であり，医師，看護師，言語聴覚士，栄養士など多職種で話し合うことが大切である．なぜなら，それにより方向性が在宅あるいは病院や施設と退院先に大きく影響を及ぼすからである．

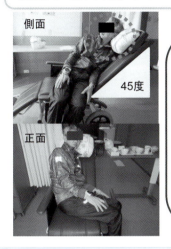
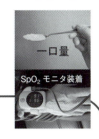

図1-7 摂食訓練方法と注意点

4　入院後期

1―最終評価

　必要十分なリハビリテーションが行われたのち，最終評価を行う．実際の摂食状況や嚥下機能，嚥下調整食の内容，摂食姿勢，摂食方法，栄養状態などを各評価方法で評価する．この最終評価は非常に重要であり，将来何らかの疾患により再度入院した際，前回退院時はどの程度の障害であり，再入院時との比較を行ううえで重要な情報となる．

2―チームアプローチ

　在宅へ退院する場合には，家族への介助方法や注意点などの説明が中心となる．理学療法士による歩行などの身体的介助方法や，作業療法士による日常生活介助方法などと同時に，摂食嚥下障害に対しても説明を行う必要がある．摂食時の注意点や摂食方法，食事内容など多岐にわたる．さらに患者に適した市販の嚥下調整食品の種類や，購入方法など退院後の患者の生活を見据えた安全で長期的に継続可能な方法を情報提供する必要がある．看護師とともに，言語聴覚士が行うと効率的である．退院後の生活により，摂食嚥下機能は改善もするし低下することもある．そのため，退院後も定期的に摂食嚥下機能を確認できるとよい．また，介護保険を利用しデイサービスやデイケア，ショートステイなどを利用することもあるため，情報提供書には摂食時の注意点などはもちろん，提供される食事が患者に適したものであるように食形態の情報は必ず記載する．同様に施設や病院に転院する場合にも，長期的に摂食嚥下機能が改善することを期待して回復期で行った内容を記載する．

5　最後に

　摂食嚥下障害患者に対する治療・リハビリテーションにおいて，回復期の果たすべき役割は非常に大きい．この時期に，適切な病態診断とリハビリテーションが行われず，簡単に経口摂取を諦めてしまうことは決してあってはならない．たしかに，徐々に栄養状態が改善し，長期的に摂食嚥下機能が改善する場合もあるが，生活期になって今まで経口摂取がまったくできなかった患者が経口摂取まで改善する場合は，急性期や回復期での病態診断やリハビリテーションが不十分であった可能性が高いとも考えられる．現行の医療制度において，回復期はリハビリテーションを集中的に行うことができ，チームアプローチが最も発揮しやすい環境にある．しかし，チームアプローチは万能ではなく，チームを構成するスタッフの能力以上の結果は得

られない[2]．そのため，各スタッフの能力向上は必須である．摂食嚥下障害における回復期の担う役割は大きく，そのためにも常に知識技術の向上を図る必要がある．

（武原　格）

4 生活期（施設）でのアプローチ

1 老人保健施設におけるチームアプローチ

1―施設における摂食嚥下リハビリテーション
1）施設入居高齢者の摂食嚥下障害の特徴

施設入居中の高齢者において，摂食嚥下障害は，発生頻度の高い一般的な病気（common disease）といってよい．一方で，その原因や病態は，高齢者の特徴である多病や廃用，低栄養や多剤服用などの影響を受けて，複雑化している．すなわち，摂食嚥下障害の原因が既往歴などでは説明できない場合が多く，施設で流行した感染症の罹患や薬剤の変更，増量などで障害が一気に顕在化する場合も多い．

さらに，介護保険施設の性格上，認知症をもつ入居者も多い．認知症は，口腔期や咽頭期の問題ばかりでなく先行期（認知期）の問題も複雑に絡み，摂食嚥下障害の病態を形づくる．

2）施設の特性を知る

介護保険における規定により，施設の属性により医療的ケアの質と量に大きな相違があることを理解して取り組まなければならない．たとえば，介護老人福祉施設（特別養護老人ホーム），介護老人保健施設においては，胃瘻にて栄養管理をされている利用者は多くはない．社団法人日本病院協会の調べによると，介護老人福祉施設においては，入居者の8.8％，介護老人保健施設においては，7.2％であると報告されている．胃瘻を用いた栄養管理は医療行為であり，施設における実施は困難な場合が多い．さらに，摂食嚥下障害に基づく脱水などに対して，経静脈的または経皮的に脱水を補正するなどの対応も困難な場合が多く，低栄養や脱水を示した場合には，施設から病院などの医療機関に移して対応せざるをえない場合が多い．このように，在宅では，比較的一般的にみられる摂食嚥下障害患者に対する医療行為が介護保険施設においては困難な場合があることを知っておかなければならない．

さらに，人員配置についても理解が必要である．介護老人福祉施設において，歯科医師や歯科衛生士の人員基準はなく，外部からの訪問に頼らざるをえない．リハビリテーション関連職種（PT，OT，ST）は，看護師や准看護師，柔道整復師，あんまマッサージ指圧師のうちいずれかの配置とする配置基準はあるが，リハビリテーション関連職種が配置されている場合は多くない．介護老人保健施設においても，歯科関連職種は同様で，外部からの訪問に頼らざるをえない．リハビリテーション関連職種についても，いずれかの職種の配置はあるが十分ではない．

3）施設における制度を知る

平成27年度の介護報酬改定に伴い，介護保険施設（介護老人福祉施設，介護老人保健施設，療養型病床）における経口維持加算の見直しが行われた．その算定要件のなかには，多職種と協働して食事の観察を行い，カンファレンスを実施することが要件となった．食事の観察は，ミールラウンドを行うことで対応する（図1-8，表1-1）．施設入居高齢者では，認知機能の低下した者も多く，通常に行われる水飲みテストや反復唾液嚥下テスト，口腔機能の運動テストなどの実施が困難であることが多い．摂食嚥下機能の観察には食事場面の観察は有効で，口腔機能や咽頭機能の評価にとどまらず，先行期の評価も同時に行える．併せて，介護者の食事援助技術や姿勢の問題，食事の環境全般が把握できるために有効である．施設入居高齢者への摂食嚥下リハビリテーションの場合は，本人に働きかけることより環境整備や代償法の提案が重要になるが，その意味でも，多職種による食事観察を通じた摂食機能の評価，環境把握はその後のケアプランやリハビリテーションプランの提案の際に有効となる（図1-9）．

この制度は，施設内における多職種の連携に加えて，施設職員以外の歯科医師，歯科衛生士，言語聴覚士との連携を求めており，多職種による摂食嚥下リハビリテーションを推進している．

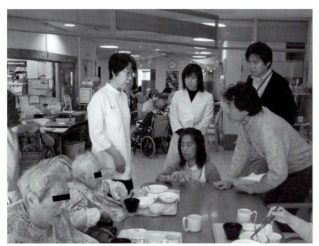

図1-8 施設職員と行うミールラウンド
食事観察によって，得られる情報は多い（写真は，PT，管理栄養士，相談員，看護師，歯科医師によるもの）．

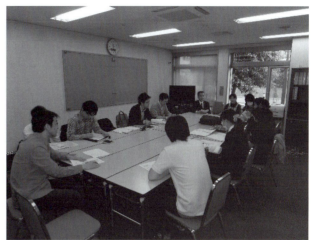

図1-9 施設職員と行うカンファレンス
食事観察によって得られた情報や栄養摂取状況，栄養状態をもとに，必要な摂食嚥下リハビリテーションプランや摂食支援にかかわるプランが話し合われる．施設の事情に応じた実現可能な内容でなければならない（写真は，施設のST，管理栄養士，相談員，看護師，ケアワーカーと訪問の歯科医師によるもの）．

表1-1 ミールラウンドで観察する項目

食欲（食思）
食事姿勢
食事動作，食具の適否
食行動（食べるペース，食物に対する認知など）
喫食率
摂食機能（食べこぼし，ため込み，咀嚼運動，むせなどの症状）

4）まとめ

施設における摂食嚥下リハビリテーションは，施設の属性を知ることで病院や在宅とは違った事情がみえてくる．そのなかで，生活の場であるという視点に基づき，リハビリテーションの目標設定を行う．さらに，目標達成のためのリハビリテーションプランは施設の事情やスタッフの人的，質的状況を鑑みながら実現可能なものでなければならない．

（菊谷　武）

5 生活期（在宅）でのアプローチ

1 はじめに

超高齢社会を迎えた日本では，在宅医療の重要性については再考するまでもないであろう．施設なども含めて，従来より訪問診療を行っていた読者諸氏にとっては，おそらく訪問すること自体へのハードルは高くはない．ただし過去に経験がない場合には，在宅では機材やリスク管理の面で限界がある，かかわる専門職が少ない，もしくは患家に訪問すること自体に抵抗があるなどを理由として，訪問でのアプローチ自体を困難なものと捉えることがあるかもしれない．しかし，患者の実際の生活の場をみられること，嚥下内視鏡検査など訪問診療場面でも専門的な検査を導入すること，摂食嚥下に関する教育をしていくこと，介入内容の専門性が低くなったとしても家族の協力を得ることで介入の頻度を増やすことができること，さらには数週間や数か月といった単位ではなく，それこそ10年を超えるような単位で患者にかかわり続けることができることなどから，患者を支えるという視点での訪問診療の優位性はかなり高い．ここでは介入の方法ではなく，その考え方を示したい．

2 背景

過去の調査から，訪問診療の場面では摂食嚥下機能と栄養摂取方法が乖離していることが多い[1]（図1-10），胃瘻患者のなかに経口摂取開始可能な患者が多数存在する[2]，経管栄養のまま退院しても経口摂取可能となるケースが多い[3]，胃瘻交換時の嚥下のスクリーニングを行うと1割から2割の患者が誤嚥しない[2]，胃瘻

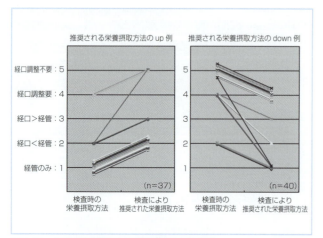

図1-10 摂食嚥下機能と栄養摂取方法の乖離

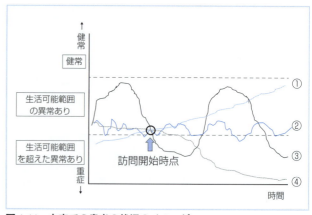

図1-11 在宅での患者の状況のイメージ
総合的に考えて，①状態が改善する過程にある，②体調のぶれはあるが小さい，③大きな体調のぶれはあるが急激な低下ではない，④状態が低下している過程にある，のいずれにあるのかを意識するようにする．

造設後に回復期病院に移る患者は少なく，在宅，療養型病院，施設へ移る患者が多い[2]．在宅や施設入居者が入院して胃瘻造設後，退院後の経口摂取再開の可能性について情報提供されることはほとんどない[2]．慢性期の患者に対しても訓練を行うとスクリーニングテストや嚥下内視鏡検査の結果は改善する[2]．胃瘻の患者でも約8割に誤嚥を防ぐことができる[2,4]，ことなどが明らかになった．また，摂食嚥下障害の最たる原因疾患の脳血管障害後に早期の摂食嚥下障害は多いが，半年後はほぼ残存しないことも示されている[5,6]．つまり，現在の栄養摂取方法にかかわらず患者の摂食嚥下機能を正しく評価して必要な訓練やケアを行うことが重要であるといえる．

3　患者の状況の考え方

　原因疾患や栄養状態，全身の状況と生活の仕方など患者の状況はさまざまであるためにまとめて表現することは困難ではあるが，訪問した日の状態のみを横断で捉えるのではなく，大まかにどのような状況にあるのかを意識して，かかわりのあり方を考えることが重要である．
　仮に，訪問開始日の患者の状況が同じであった場合を想定する（図1-11）．経口摂取をしているかどうかという摂食嚥下の状況によらず，患者が現在大まかにどのような状況のなかにあるのかという視点で考えてもらいたい．
　たとえば，脳卒中や骨折など何らかの原因により入院していたが退院してきた場合で，進行性の疾患などの悪条件に修飾されていなければ安定した生活をしているだけで患者の状況が改善してくるケースは多い（図1-11-①）．このような場合であればケアという視点のみならず，訓練的な意味合いを多分にもたせた生活を送ることができるような環境設定をしていくのが望ましい．大まかには廃用の予防という意味だけではなく，改善を目的とするのがよい．なお，このような患者が入院していて退院時に状況の申し送りをする側の注意点としては，入院中の摂食嚥下障害が遷延するものであるかという点を踏まえた情報提供である．何らかの不調があって入院生活を送り，安静加療の経過で生じた摂食嚥下障害が現存していたとしても退院後の改善が望める場合にはその旨を伝えることで退院後のリハビリテーションが開始しやすくなる．
　図1-11-②に示すイメージは，要介護度は5で認知症も進んでおり栄養状態もあまりよくはないケースである．訪問開始時点の状況もよいとはいえず，ときどき体調も崩すが大きく崩れることはないので，何とか生活の場で過ごすことができているような状況を想定してほしい．このような場合には，患者本人を訓練していこうというよりも，メリハリのある日常を過ごせるようにする．寝たままにしておかないで日中はなるべく座位を保つ，社会資源が十分に活用できていなければデイサービスに通ってもらうなど，環境を整えるこ

とを考えるのがよい．もちろん必要に応じた専門職の介入により想定よりも改善がみられる場合もあるが，このようなケースでは支えるという視点が特に大切である．

それに対し，ときどき体調を大きく崩して入退院を繰り返す，もしくは認知症の状態が急性的に悪化して生活が困難となるケースもある（図1-11-③）．その場合には，たとえば誤嚥を防ぐ，栄養状態を改善する，投薬内容を調整するなど大崩れを防ぐことを考えることが当然となるが，たとえば毎年1月には原因不明だが必ず調子が悪くなるなど，崩れを防ぐことが困難なサイクルに陥っているという場合もある．このような場合の重要な視点は，大崩れ後にまた元に近い状態に戻ることができるのかを考えるということになる．状態が大きく崩れたとしても，すべての患者が一方向に悪くなるものではないので，元に戻ることができると予測される場合には，再度以前のような生活を送ることを想定して，家族や関係職種と情報交換をすることが大切である．また，落ち方の速さが緩やかな場合，速い場合などさまざまであるが，状態が低下している最中にある患者ももちろん多い（図1-11-④）．どの程度の落ち方が想定されるのか，その低下は食い止めることができるのか，また現在より落ちていった場合に入院や施設の入居，または胃瘻や気管切開などの処置を希望するのかなどを踏まえて方針を考えることが重要である．患者が最終的なステージに差しかかっていると考えられる場合には，最期の迎え方を考えたうえでの情報交換が必要となる．そのほか，③，④の場合には訪問日当日に緊急性のある対応が必要な状況になっている場合もあることも付け加えておきたい．

4 留意点

最後に，訪問での対応をこれから始める場合にあたっての一般的な留意点を紹介したい．まずは服装であるが，医療処置を行う場合でなければ必ずしも白衣を着衣しなくてもよい．ジーンズなどの極めてカジュアルな服装も不向きであるが，逆にフォーマルすぎる格好もなじみが悪いことが多いので，大まかには「比較的フォーマル」という程度がよい．想定はしづらいが，あまりに多人数で訪問することも望ましくない．また，さまざまな介護サービスを受けていたり，胃瘻からの栄養や吸引，またはおむつの交換など，患者や家族は忙しい時間を過ごしていることも意識しなければならない．そのため訪問のアポイントをあまりに流動的にせず，予定よりも到着時間が大幅に遅れるような場合には必ず事前に連絡を入れる．

そのほか，初回訪問して診察を終了したあとに，「今は食事をしているけれども，危険だから食べてはいけないといわれたらどうしようと思って緊張していました」などということを，患者や家族からよく聞く．つまり，何をいわれるのかと少なからず患者や家族は緊張して待っているので，なるべく会話をしやすい雰囲気をつくることはとても大事である．普通に話すだけで現病歴や生活歴についての情報がうまく得られる場合にはその限りではないが，たとえば部屋に飾ってある表彰状や写真にコメントなどをしてアイスブレイクをしてあげることで会話がしやすくなることはよく経験する．

患者宅に訪問して診察したあとにその結果を伝えることになるが，伝える情報量にも注意する．患者や家族がもつ知識の程度，理解力などにもよるが，必要であろうという指導内容をすべてあげると，おそらくほとんどの患者に対して膨大な量の情報を渡さなければならなくなる．そのため，十分とはいえないまでも必要な情報を最低限伝えることができれば，その当日の訪問は終了としてもよいだろう．その後，かかわりながら情報量を追加していけばよい．また，訪問の場面に限ったことではないが，患者や家族は嚥下の状態をよくすることによってより安全，もしくは安心して，または希望をもって生活できるようになることを望んでいる．そのために，「嚥下を気にしています」というスタンスではなく，「あなたたちを気にしています」というスタンスで患者と家族にかかわることが何より重要である．

（戸原　玄）

6 在宅緩和でのアプローチ

1 はじめに

在宅で人生の最終段階を迎え，看取るという選択肢を選んだ患者と家族に対して支援することの重要性が高まってきている．緩和ケアでは，終末期を迎えた患者と家族が残された時間を有意義に生きることができたのか，また尊厳をもった生き方ができたかどうかが大切である．緩和ケアに問われるのはケアの結果ではなく，ケアを行う際にどのようにかかわっていったかという過程である．終末期における摂食嚥下障害に対するかかわり方として，いくつかのアプローチの方法を紹介していく．

2 経口摂取に対する想いの傾聴

山岸らの研究によると，終末期がん患者において水分・栄養摂取低下が認められた場合，家族の70％がそれに伴う苦痛を経験している[1]．さらに，60％の遺族がその際に受けたケアに改善の必要性があると評価していた．気持ちのつらさとケアの改善の必要性に関与する因子として，「何もしてあげられない」という無力感や自責感，「脱水状態で死を迎えることはとても苦しい」という認識，家族の気持ちや心配を十分に傾聴されない経験，患者の苦痛の不十分な緩和が同定されている．終末期を迎えた患者と家族が経口摂取に対してどのような希望をもっているのか傾聴し，少しでも希望を叶えることができるよう積極的にかかわっていく必要がある．

3 口腔ケア

終末期の患者は全身状態が悪化するにつれてセルフケアが難しくなるため，口腔衛生状態が不良となりやすく，歯周病やう蝕，義歯不適合などの問題が起こりやすい．また全身状態が悪化してくるとそちらの対応に追われ，口腔内のケアはあとまわしにされてしまうことも少なくない．その結果として口腔乾燥や痰の増加，口内炎が発生することにより，苦痛や不快感が生じ，それが食欲不振や摂食困難の原因となることもある．また口腔衛生状態が悪いと誤嚥性肺炎を発症するリスクも高くなってしまう．在宅緩和ケアを行っている患者における口腔内の一例を図1-12に示す．口唇および口蓋，舌上に乾燥した痰が付着しており，口腔衛生状態は不良であった．患者は経口摂取を拒否し，しきりに口腔内の不快感を訴えていたが，口腔ケアを実施し保湿剤の塗布を行うことにより，口腔内の不快感を訴えることが少なくなった．口腔内を清潔にした状態であれば，拒否することなく数口程度のゼリーを摂取することが可能となった．適切な口腔ケアを行うことにより，口の中の清潔感が生まれ，食べる意欲が出てくる場合もある．口腔ケア時に水の代わりにお茶を使用してみる，ケア後の保湿剤には好みの味のものを使用するなども味を楽しむという面では有効である．現在，はちみつ，ライム，フルーツティー味などさまざまな味の保湿剤が販売されており，患者の嗜好に合わせて保湿剤を選択するとよい（図1-13）．

4 楽しみとしての経口摂取

終末期では嚥下機能の低下や誤嚥性肺炎のリスクがある場合には安全を考慮し，経口摂取の中止を検討することが多い．しかし，安全のみを考え経口摂取を中止することは，患者に残された食事の美味しさを感じ，食事を楽しむという想いを奪うことになる．全身状態の低下に伴い，少しずつ食べられなくなるからこそ，美味しく食べられる一口の価値が高まるのである．大塚らは，終末期の患者にとって経口摂取を行うことの

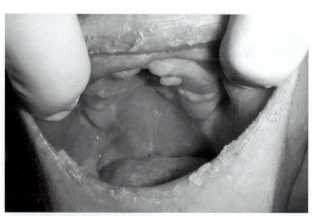

図1-12　終末期における口腔内

1章—摂食嚥下障害へのチームアプローチ

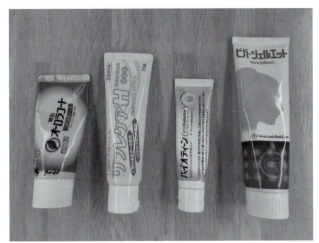

図1-13　保湿剤
左からフルーツティー味，はちみつ味，ほのかな甘み2種類．

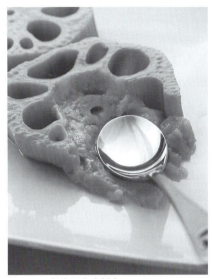

図1-14　摂食回復支援食
スプーンで容易につぶせる硬さのため口腔内でペースト状になりやすい．

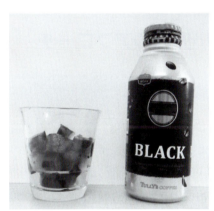

図1-15　コーヒーの氷片
好きな飲み物で小粒の氷片をつくる．

意味は「食べることで，生きている自分を支える」「深く味わい，心地よい思いに浸る」「食を通して最後に向けて準備をする」ことであると報告している[2]．たとえ一口であったとしても，口から食事を食べることができた，食べさせることができたという実感は患者と家族の心の支えとなる．

安全に経口摂取を続けるには症状の進行とともに変化する嚥下機能に合わせ，食事形態や姿勢，一口量，食べ方などを指導することが重要である．咀嚼機能，嚥下機能の低下により常食では誤嚥・窒息のリスクが高いときには，きざみあんかけ食やミキサー食に変更せざるをえない場合もある．しかし，食事形態を下げると「美味しくない」「何を食べているかわからない」「味がわからない」などの意見が多く聞かれ，経口摂取に対する満足度が下がることが多い．そのような場合には，酵素を用いることにより食事の外観を損ねることなく，軟らかく口腔内で容易にペーストになる食品として開発された摂食回復支援食（図1-14）を試みてみるのもよい．

5　口渇に対するケア

終末期では食欲の減退とともに空腹を訴えることは少なくなるが，口渇を訴えることはしばしばある．終末期がん患者では56～95％に口渇が認められると報告[3]されており，非がん患者においても対応が必要となる症状である．終末期の口渇に対して輸液は有効でないことが多く，McCannらは輸液を行わずに患者の好みに応じた食事，口腔ケア，氷片を口に含むなどの看護ケアを行ったところ，34％の患者では最後まで口渇を感じず，他の患者では初期のみ，あるいは断続的に口渇を経験することはあったが看護ケアを行うことにより全例において緩和したと報告している[4]．口腔ケアは家族が参加しやすく，一緒になって実践することにより患者の口渇を和らげるとともに家族が患者に対してケアを行っているという実感を得ることができる．さらに口腔ケア後に患者の好きな味の飲料を凍らせた氷片（図1-15）を提供することにより，少量でさっぱりした感じと好みの味を楽しむことができる．

6　緩和ケアでのチームアプローチ

　終末期における患者の苦痛は身体的苦痛や精神的苦痛，社会的苦痛，霊的苦痛（スピリチュアルペイン）などさまざまであるが，往々にして割合の大きい身体的苦痛に覆い隠されてしまい，他の苦痛に対して目が行き届かなくなりがちである．特に在宅終末期における経口摂取については患者と家族の想いも強く，全身状態や介護力，環境要因などさまざまな因子が関係しているため，単一職種での対応は困難である．1人の患者をみる際には多職種がそれぞれの立場から患者のケアを行うとともに，多職種間での情報共有を行い，家族と一緒になって患者を包括的にケアすることが必要である．

（佐藤光保）

7　小児へのアプローチ

1　はじめに

　小児へのアプローチでは，患児がどの社会に属しているかによって，その場にかかわるチームのメンバーは異なる（表1-2）．当事者である小児とその家族に加えて，主治医となる小児科の医師のほか，言語聴覚士・作業療法士・理学療法士のリハビリテーションの専門職種，リハビリテーション科の医師は多くの場合でかかわることとなるが，そのほか，歯科医師，歯科衛生士，看護師，保健所の保健師，在宅の訪問リハビリテーションを受ける場合はそのスタッフ（多くはリハビリテーション専門職種，訪問看護師など），さらに管理栄養士や薬剤師の支援を受けることもある．哺乳や離乳食，幼児食と食形態に合わせた指導が必要で，一貫したかかわりを行うためには，専門職種同士の情報交換が必須である．

　保育所や幼稚園，学校に通っている小児の場合，給食の問題があることから，これらの基本的なメンバーに加えて，保育士，幼稚園教諭，学校教諭などの教育分野の専門家もチームの構成要員として考える必要がある．この分野の専門家は多くの場合，医学的な情報が不足していることもあり，また教育分野にはほかの分野の専門家が入りにくいこれまでの歴史もあることから，互いの立場を尊重した十分な情報提供が必要である．

2　家族への支援

　障害のある人の支援には，家族の支援が必須であることはすでにいわれているが，小児の場合，親の支援が特に重要である．親自身の個人差も当然あるが，育児の経験のあるなし，障害のある小児以外の家族のメンバーの有無，などによっても支援の内容は異なる．先天性，後天性に限らず，摂食嚥下障害のある小児を育てる親の負担感は多いといわれている．栄養を摂取することが成長につながり，また，ほかの機能と同様，「だんだんできるようになる」という期待感があること，どうしても暦年齢と比較して考えてしまうことなどから，その小児の現在の状況をわかりやすく説明して同意を得ることも必要だが，親のそういった気持ちを無視してプログラムを組むべきではない．

　さらに，小児の発達の段階によって，さまざまな形態の食物を用意する必要がある．成人の場合は近年，摂食嚥下障害のある人のための市販の食品が数々販売されているが，何か特別な事情や信念がない限り市販のものをまったく使わず，すべて手づくりという家庭はわが国ではあまりいないだろう．小児の場合も，市

表1-2　チームの構成

乳児期	保護者・保護者の親など，小児科主治医，専門科の医師，歯科医師，看護師，保健師，栄養士，リハビリテーション専門職，歯科衛生士，薬剤師
未就学児	保護者・保護者の親など，小児科主治医，専門科の医師，歯科医師，看護師，保健師，栄養士，リハビリテーション専門職，歯科衛生士，薬剤師，保育士・幼稚園教諭
小学生以上	保護者・保護者の親など，小児科主治医，専門科の医師，歯科医師，看護師，保健師，栄養士，リハビリテーション専門職，歯科衛生士，薬剤師，学校教諭（担任・学年主幹・校長）

販されている小児用の嚥下調整食もある．親の経済的な負担を考えるうえでは医療保険で処方できるものも加えながら，無理のない食生活を送れるように支援する．

3 チームでのアプローチの実践例

1―経管栄養離脱に向けた試み

症例：そろそろ経口で何か食べられないかと診断された，在宅にいる重症心身障害のある未就学児（初診時2歳5か月，男児．先天性肺気腫，肺高血圧症，胃食道逆流）

嚥下機能の評価を依頼された初診時には，気管切開して24時間呼吸管理，経管栄養にて栄養摂取を行っている状態だった．主治医は，将来は経口摂取できると判断し，訪問によるリハビリテーションを行っている歯科附属病院に評価と訓練を依頼した．その時点では，主治医の訪問診療，訪問看護ステーションの看護師訪問を利用していた．

嚥下機能評価は，主治医と訪問看護ステーションの看護師の同席のもと，行われた．地域の訪問リハビリテーション機関の理学療法士による呼吸訓練，姿勢保持訓練をセッティングし，歯科医師，歯科衛生士による摂食訓練を開始した．多くの職種がかかわることとなったが，訪問の日程を少なくとも二つの職種が同日になるように設定することで情報が共有できるように工夫した．さらに，半年に1回の地域ケア会議を患児宅で家族も交えて開催し，リハビリテーションの目標や内容を確認することとした．

2―学校での環境調整への試み

症例：普通小学校に復学した高次脳機能障害のある小学生（6歳男児．交通事故による脳挫傷，高次脳機能障害）

事故後，もともと通っていた学校に復学したが，後遺症の一つとしてかなり強い偏食があり，家ではおにぎりしか口にしない．学校給食では担任の先生が皿に少量ずつだがすべてのものを入れてしまうので，いつも給食の最後の時間まで残されており，ときどきパニックになることがある．

通学する学校では，給食の量や種類を自分で選択できるような仕組みができている．そこで，リハビリテーション専門職種が学校を訪問し，担任の教諭，学年主任，養護教諭に本児の偏食は通常の好き嫌いとは意味合いが異なること，興味の幅が狭いことからくる高次脳機能障害の症状の一つであることを説明し，適切なアプローチについて紹介し，学級で対応可能かどうかの検討を行った．さらに，クラスの児童に本児の症状を伝え，担当言語聴覚士がコミュニケーションも含めて担当した．食べることだけでなく，コミュニケーション全般の説明を受けたことで，同級生たちは本児の障害をある程度理解した．また，給食でパニックを起こすことも少なくなった．

3―調理実習会の試み

目的：通常の形態でない嚥下調整食は，毎日の調理を担当している家族にとって頭を悩ますところである．障害のある小児が初めての子育てとなっていることも多く，さらに困難に感じることも予測される．そこで，地域の療育機関でリハビリテーションを担当している専門家を集めて調理実習会を企画し実施した．

スタッフ：管理栄養士，言語聴覚士，作業療法士，理学療法士，リハビリテーション科医師，小児科医師，看護師，地域の小児科医師，訪問看護ステーションの看護師

対象：在宅で嚥下障害のある小児を育てている家族

方法：小児の発達段階に応じた離乳食のメニューを以下の基準で用意した．①同じ食材を使って初期食と中期食をつくる，②家族と同じメニューを利用する，③調理実習のあとは試食会を行い，家族同士の話し合いの場も設定するといった方法である．企画はスタッフ全員で行い，レシピ作成，当日の調理指導は管理栄養士を中心に実施した．

結果：比較的簡単な離乳食を学ぶことで，家族の心理的な安定をもたらし，さらに障害のある小児を育てている家族同士のつながりができたこともピアカウンセリング的な効果ももたらした．摂食嚥下障害へのアプローチも，小児に対する直接的な対応だけでなく，生活を念頭に置いた視点も必要である．

〔西脇恵子〕

総論編

1章 リハビリテーション医学・医療総論

1) 才藤栄一：リハビリテーション医学・医療総論．日摂食嚥下リハ会誌，5（2）：105-112, 2001.
2) 千野直一 監訳：FIM；医学的リハビリテーションのための統一的データセット利用の手引き．医学書センター，東京，1991.
3) World Health Organization：International Classification of Impairments, Disabilities, and Handicaps. WHO, Genova, 1980.
4) 厚生労働省：国際生活機能分類 国際障害分類改訂版（日本語版）の厚生労働省ホームページ掲載について．http://www.mhlw.go.jp/houdou/2002/08/h0805-1.html
5) 才藤栄一：リハビリテーション医学総論．日本摂食・嚥下リハビリテーション学会eラーニング対応 第1分野 摂食・嚥下リハビリテーションの全体像，医歯薬出版，東京，2010.
6) Schmidt RA, Wrisberg CA：Motor Learning and Performance. 4th ed, Human Kinetics, Champaign, IL, 2008.

2章 摂食嚥下リハビリテーション総論

1. 小児の摂食嚥下リハビリテーション

1) 田角 勝：小児期の摂食嚥下障害のさまざまな基礎疾患．田角 勝，向井美惠編，小児の摂食・嚥下リハビリテーション，医歯薬出版，東京，pp.70-73, 2006.
2) 向井美惠：摂食・嚥下機能の発達と減退．日摂食嚥下リハ会誌，3(2)：3-9, 1999.
3) Leopold NA, Kagel M: Swallowing, ingestion and dysphagia: A reappraisal. Arch Phys Med Rehabil, 64: 371-373, 1983.
4) Prechtl HFR: Assessment of fetal neurological function and development. In: Fetal and Neonatal Neurology and Neurology. Leven ML, Bennet MJ, and Pout J（ed）. Churchill Livingston, Edinburgh, 1988, p.33-40.
5) Golubeva EL, Shuleikina KV, Vainstein II: The development of reflex and spontaneous activity of the human fetus during embryogenesis. Obstet Gynecol（USSR）, 3: 59-62, 1959.
6) Widstrom AM, Marchini G, Matthiesen AS, et al.: Non-nutritive suckling in tube fed pattern infants; effect on gastric motility and gastric contents of somatostain. J Pediatr Gastroenterol Nutr, 8: 517-523, 1988.
7) Reilly S, et al.: Prevalence of feeding problems and oral motor dysfunction in children with cerebral palsy: a community survey. J Psdiatr, 129: 877-882, 1997.
8) 川崎葉子：食べる機能の障害と関連する原疾患．向井美惠編，食べる機能を促す食事，医歯薬出版，pp.15-21, 1994.
9) 大岡貴文，石川健太郎，田角 勝，向井美惠：障害児の摂食機能障害と粗大運動発達との関連性について．障歯誌，26（4）：648-657, 2006.
10) 筋ジストロフィー患者のケアシステムに関する総合的研究班報告書：筋ジストロフィーと摂食・嚥下障害，2001.
11) 大岡貴史，弘中祥司，向井美惠：ネマリンミオパチーに伴う摂食・嚥下障害の一例．第11回日本摂食・嚥下リハビリテーション学会抄録集，p.194, 2005.
12) 田角 勝，他：幼児経管依存症について．第2回摂食・嚥下リハビリテーション研究会抄録集，p.56, 1996.
13) 村田尚道，石川健太郎，向井美惠：先天性食道閉鎖症患児の摂食・嚥下障害への対応—3症例の経過を通して—．第11回日本摂食・嚥下リハビリテーション学会抄録集，p.142, 2005.

2. 成人の摂食嚥下リハビリテーション

1) 才藤栄一：摂食・嚥下リハビリテーションのめざすもの．日摂食嚥下リハ会誌，1：9-14, 1997.
2) Tsuji T, Sonoda S, Domen K, Saitoh E, Liu M, Chino N: ADL structure for stroke patients in Japan based on the Functional Independence Measure. Am J Phys Med Rehabil, 74: 432-438, 1995.
3) Cabre M, Serra-Prat M, Palomera E, Almirall J, Pallares R, Clave P: Prevalence and prognostic implications of dysphagia in elderly patients with pneumonia. Age Ageing, 39（1）: 39-45, 2010.
4) Wirth R, Dziewas R, Beck AM, Clavé P, et al.: Oropharyngeal dysphagia in older persons–from pathophysiology to adequate intervention: a review and summary of an international expert meeting. Clin Interv Aging, 11: 189-208, 2016.
5) Toda F, Kagaya H, Baba M, Shibata S, Ozeki Y, et al.: Effect of swallowing rounds on the outcome of dysphagic patients. Jpn J Compr Rehabil Sci, 6: 50-55, 2015.
6) Nishimura K, Kagaya H, Shibata S, Onogi K, et al.: Accuracy of Dysphagia Severity Scale rating without using videoendoscopic evaluation of swallowing. Jpn J Compr Rehabil Sci, 6: 124-128, 2015.
7) 日本摂食嚥下リハビリテーション学会医療検討委員会：嚥下造影の検査法（詳細版）2014年度版．日摂食嚥下リハ会誌，18（2）：166-186, 2014.
8) 稲本陽子，才藤栄一：嚥下CTを用いた新しい嚥下機能評価．Jpn J Rehabil Med, 52（1）: 36-41, 2015.
9) 米山武義：誤嚥性肺炎予防における口腔ケアの効果．日老会誌，38: 476-477, 2001.
10) Finucane TE, Bynum JP: Use of tube feeding to prevent aspiration pneumonia. Lancet, 348: 1421-1424, 1996.

3. 摂食嚥下障害への多角的アプローチの考え方

1) 才藤栄一：摂食・嚥下リハビリテーションのめざすもの．日摂食嚥下リハ会誌，1: 9-14, 1997.

3章 摂食嚥下リハビリテーションの歴史

1. 日本における摂食嚥下リハビリテーションの歴史

1) 才藤栄一：摂食・嚥下リハビリテーションのめざすもの．日摂食嚥下リハ会誌，1: 9-14, 1997.
2) 堀口利之：ヒストリカルレビュー 耳鼻咽喉科・気管食道科領域．日摂食嚥下リハ会誌，9: 12-16, 2005.
3) 窪田俊夫，三島博信，花田 実，他：脳血管障害における麻痺性嚥下障害—スクリーニングテストとその臨床応用について．総合リハ，10: 271-276, 1982.
4) 向井美惠，金子芳洋：ヒストリカルレビュー 歯科領域．日摂食嚥下リハ会誌，9: 17-22, 2005.
5) 舟橋満寿子，中島末美，石原 昂，他：嚥下障害児に対する口腔ネラトン法の試み．脳と発達，17: 3-9, 1985.
6) 木佐俊郎，冨永積生，深田倍行，他：脳卒中に伴う嚥下障害に対する"口腔ネラトン法"を応用した治療と管理．総合リハ，20: 235-239, 1992.
7) 矢守 茂，永田雅章，野町昭三郎，他：嚥下障害のリハビリテーション．総合リハ，14: 45-48, 1986.
8) 才藤栄一，木村彰男，矢守 茂，他：嚥下障害のリハビリテーションにおけるvideofluorographyの応用．リハ医学，23: 121-124, 1986.
9) 角谷直彦，石田 暉，豊倉 穣，他：第2相嚥下障害のリハビリテーション．バルーンカテーテルによる間欠的空気拡張法．総合リハ，20: 513-516, 1992.
10) 馬場 尊：オーバービュー．摂食機能療法のいま—標準化を目指

し実態に学ぶ．臨床リハ，20: 114-120, 2011.
11) 才藤栄一：ヒストリカルレビュー リハビリテーション医学領域．日摂食嚥下リハ会誌，9: 3-11, 2005.
12) 熊倉勇美：ヒストリカルレビュー言語聴覚士（ST）領域．日摂食嚥下リハ会誌，9: 36-39, 2005.
13) 東口髙志："栄養サポートチーム加算新設に至った経緯とその意味するもの"．静脈経腸栄養，25: 1167-1170, 2010.
14) 加賀谷斉，才藤栄一：摂食・嚥下障害のリハビリテーション．リハビリテーション医学白書．公益社団法人日本リハビリテーション医学会監修，リハビリテーション医学白書委員会編，医歯薬出版，東京，pp. 262-268, 2013.

2. 米国における摂食嚥下リハビリテーションの歴史

1) Bobath B: The treatment of neuromuscular disorders by improving patterns of coordination. Physiotherapy, 55 (1): 18-22, 1969.
2) Bobath K: A Neurophysiological Basis for the Treatement of Cerebral Palsy. William Heinemann Medical Books, London, England, 1980.
3) Larnert G, Ekberg O: Positioning improves the oral and pharyngeal swallowing function in children with cerebral palsy. Acta Paediatr, 84 (6): 689-92, 1995.
4) Miller RM, Groher ME: Speech-language pathology and dysphagia: a brief historical perspective. Dysphagia, 8 (3): 180-184, 1993.
5) Patten J: Neurological Differential Diagnosis. Harold Starke Publishers, London, 1977.
6) Walton JN: Brain's Disease of the Nervous System. Oxford University Press, Oxford, England, 1985.
7) Larsen GL: Rehabilitation for dysphagia paralytica. J Speech Hear Disord, 37 (2): 184-194, 1972.
8) Donner MW: Swallowing mechanism and neuromuscular disorders. Semin Roentgenol, 9 (4): 273-282, 1974.
9) Logemann JA: Evaluation and Treatment of Swallowing Disorders. College Hill Press, San Diego, CA, 1983.
10) ECRI Report: Diagnosis and treatment of swallowing disorders (dysphagia) in acute-care stroke patients: Evidence Report/Technical Assessment No.8 (Publication No. 99-E024). MD Agency for Health Care Policy and Research, Rockville, 1999.
11) Kahrilas PJ, Dodds WJ, Dent J, Logemann JA, Shaker R: Upper esophageal sphincter function during deglutition. Gastroenterology, 95 (1): 52-62, 1988.
12) Robbins J: Normal swallowing and aging. Semin Neurol, 16 (4): 309-317, 1996.
13) Robbins J, Butler SG, Daniels SK, et al.: Swallowing and dysphagia rehabilitation: translating principles of neural plasticity into clinically oriented evidence. J Speech, Lang Hear Res, 51 (1): S276-S300, 2008.
14) Ding R, Larson CR, Rademaker AW: Surface electromyographic and electroglottographic studies in normal subjects under two swallow conditions: normal and during the Mendelsohn maneuver. Dysphagia, 17 (1): 1-12, 2002.
15) Kahrilas PJ, Logemann JA, Krugler C, Flanagan E: Volitional augmentaion of upper esophageal sphincter during swallow. Am J Physiol, 260 (3 Pt 1): G450-G456, 1991.
16) Pouderoux P, Kahrilas PJ: Deglutitive tongue force modulation by volition, volume and viscosity in humans. Gastroenterology, 108 (5): 1418-1426, 1995.
17) Perlman AL, Luschei ES, Du Mond CE: Electrical activity from the superior pharyngeal constrictor during reflexive and nonreflexive tasks. J Speech Hear Res, 32 (4): 749-754, 1989.
18) Robbins J, Gangnon R, Theis S, Kays SA, Hind J: The effects of lingual exercise on swallowing in older adults. J Am Geriatr Soc, 53: 1483-1489, 2005.
19) Robbins J, Kays SA, Gangnon R, Hewitt A, Hind J: The effects of lingual exercise in stroke patients with dysphagia. Arch Phys Med Rehab, 88: 150-158, 2007.
20) Robbins JA, Hamilton JW, Lof GL, Kempster G: Oropharyngeal swallowing in normal adults of different ages. Gastroenterology, 103: 823-829, 1992.
21) Tracy MA, Logemann JA, Kahrilas PJ, Jacob P, Kobara M, Krugler C: Preliminary observations on the effects of age on oropharyngeal deglutition. Dysphagia, 4: 90-94, 1989.
22) Shaw DW, Cook IJ, Gabb M, Holloway RH, Simula ME, Panagopoulos V, Dent J: Influence of normal aging on oral-pharyngeal and upper esophageal sphincter function during swallowing. Am J Physiol, 268 (3 Pt 1): G389-396, 1995.
23) Ryall JG, Schertzer JD, Lynch GS: Cellular and molecular mechanisms underlying age-related skeletal muscle wasting and weakness. Biogerontology, 9 (4): 213-228, 2008.
24) Evans WJ: What is sarcopenia? J Gerontol A Biol Sci Med Sci, 50: 5-8, 1995.
25) Robbins JA, Levine R, Wood J, Roecker EB, Luschei E: Age effects on lingual pressure generation as a risk factor for dysphagia. J Gerontol A Biol Sci Med Sci, 50A: M257-M262, 1995.
26) Fiatarone MA, Marks EC, Ryan ND, Meredith CN, Lipsitz LA, Evans WJ: High-intensity strength training in nonagenarians: effects on skeletal muscle. JAMA, 263 (22): 3029-3034, 1990.
27) Somodi LB, Robin DA, Luschei ES: A model of "sense of effort" during maximal and submaximal contractions of the tongue. Brain Lang, 51 (3): 371-382, 1995.

基礎編

1章　摂食嚥下器官の解剖

1) Nanci A 編（川崎堅三監訳）：Ten Cate 口腔組織学．第5版，医歯薬出版，東京，2001.
2) 高橋和人，野坂洋一郎編：口腔解剖学ノート．学建書院，東京，2003.
3) 阿部伸一：基本のきほん 摂食嚥下の機能解剖．医歯薬出版，東京，pp.14, 70, 71, 2014.
4) 堺　章：新訂 目でみるからだのメカニズム．医学書院，東京，p.65, 2000.

2章　摂食嚥下の生理

1. 摂食嚥下の概要

1) Arai E, Yamada Y: Effect of the texture of food on the masticatory process. Jpn J Oral Biol, 35: 312-322, 1993.
2) Jean A: Brain stem control of swallowing: Neuronal network and cellular mechanisms. Physiol Rev, 81: 929-969, 2001.
3) Kitagawa J, Shingai T, Takahashi Y, Yamada Y: Pharyngeal branch of the glossopharyngeal nerve plays a major role in reflex swallowing from the pharynx. Am J Physiol Regul Integr Comp Physiol, 282 (5): R1342-1347, 2002.
4) Okada A, Honma M, Nomura S, Yamada Y: Oral behavior from food intake until terminal swallow. Physiology & Behavior, 90: 172-179, 2007.
5) Ootaki S, Yamamura K, Inoue M, Amarasena JK, Kurose M, Yamada Y: Activity of peri-oral facial muscles and its coordination with jaw muscles during ingestive behavior in awake rabbits. Brain Res, 1001: 22-36. 2004.
6) Peyron MA, Gierczynski I, Hartmann C, Loret C, Dardevet D, Martin N, Woda A: Role of physical bolus properties as sensory

inputs in the trigger of swallowing. PLoS One, 6: e21167, 2011.
7) Takatsuji H, Zakir HM, Mostafeezur RM, Saito I, Yamada Y, Yamamura K, Kitagawa J: Induction of the swallowing reflex by electrical stimulation of the posterior oropharyngeal region in awake humans. Dysphagia, 27: 473-480, 2012.
8) Yamada Y, Yamamura K, Inoue M: Coordination of cranial motoneurons during mastication. Respir Physiol Neurobiol, 147: 177-189, 2005.
9) Watanabe Y, Abe S, Ishikawa T, Yamada Y, Yamane GY: Cortical regulation during the early stage of initiation of voluntary swallowing in humans. Dysphagia, 19: 100-108, 2004.

2. 3D-CT による嚥下生理のアップデート

1) Fujii N, Inamoto Y, Saitoh E, et al.: Evaluation of swallowing using 320-detector-row multislice CT. Part I: single- and multiphase volume scanning for three-dimensional morphological and kinematic analysis. Dysphagia, 26 (2): 99-107, 2011.
2) Inamoto Y, Fujii N, Saitoh E, et al.: Evaluation of swallowing using 320-detector-row multislice CT. Part II: kinematic analysis of laryngeal closure during normal swallowing. Dysphagia, 26(3): 209-217, 2011.
3) 稲本陽子，才藤栄一，藤井直子，他：嚥下CT　320列面検出器型CTを用いた嚥下研究と臨床応用．臨床放射線，59（12）：1732-1742, 2014.
4) Inamoto Y, Saitoh E, Okada S, et al.: The effect of bolus viscosity on laryngeal closure in swallowing: kinematic analysis using 320-row area detector CT. Dysphagia, 28 (1): 33-42, 2013.
5) Kendall KA, Leonard RJ: Pharyngeal constriction in elderly dysphagic patients compared with young and elderly nondysphagic controls. Dysphagia, 16 (4): 272-278, 2001.
6) 稲本陽子：【マルチモダリティによる Head & Neck Imaging 2014 臨床編　最新技術が臨床にもたらす変革とベネフィット】CTのストラテジー＆アウトカム　臨床施設からの報告　嚥下障害　嚥下CTがもたらした嚥下動態・嚥下障害の運動学的理解．Innervision, 29（5）：73-76, 2014.
7) Okada T, Aoyagi Y, Inamoto Y, et al.: Dynamic change in hyoid muscle length associated with trajectory of hyoid bone during swallowing: analysis using 320-row area detector computed tomography. J Appl Physiol (1985), 115 (8): 1138-1145, 2013.

3. ヒトの脳画像・脳マッピング・嚥下のニューロサイエンス

1) Cohen D: Magnetoencephalography: detection of the brain's electrical activity with a superconducting magnetometer. Science, 175 (4022): 664-666, 1972.
2) Ogawa S, et al.: Intrinsic signal changes accompanying sensory stimulation: functional brain mapping with magnetic resonance imaging. Proc Natl Acad Sci USA, 89 (13): 5951-5955, 1992.
3) Hamdy S, et al.: Does dysphagia in unilateral hemispheric stroke depend on cerebral asymmetry of swallowing motor function?. J Physiol, 491: 118-119, 1996.
4) Birn RM, Bandettini PA, Cox RW, et al.: Event-related fMRI of tasks involving brief motion. Human Brain Mapp, 7 (2): 106-114, 1999.
5) Hamdy S, et al.: Cortical activation during human volitional swallowing: an event-related fMRI study. Am J Physiol Gastrointest Liver Physiol, 277 (1): G219-G225, 1999b.
6) Martin RE, Goodyear BG, Gati JS, et al.: Cerebral cortical representation of automatic and volitional swallowing in humans. J Neurophysiol, 85 (2): 938-950, 2001.
7) Martin RE, et al.: Cerebral areas processing swallowing and tongue movement are overlapping but distinct: a functional magnetic resonance imaging study. J Neurophysiol, 92 (4): 2428-2493, 2004.
8) Kern M, et al.: Swallow-related cerebral cortical activity maps are not specific to deglutition. Am J Physiol Gastrointest Liver Physiol, 280 (4): G531-G538, 2001b.
9) Menon RS: Postacquisition suppression of large-vessel BOLD signals in high-resolution fMRI. Magn Reson Med, 47 (1): 1-9, 2002.
10) Hamdy S, et al.: Identification of the cerebral loci processing human swallowing with H2 15O PET activation. J Neurophysiol, 81 (4): 1917-1926, 1999a.
11) Mosier KM, Liu WC, Maldjian JA, et al.: Lateralization of cortical function in swallowing: a functional MR imaging study. Am J Neuroradiol, 20 (8): 1520-1526, 1999.
12) Zald DH, Pardo JV: The functional neuroanatomy of voluntary swallowing. Ann Neurol, 46 (3): 281-286, 1999.
13) Suzuki M, et al.: Activation of cerebellum and basal ganglia on volitional swallowing detected by functional magnetic resonance imaging. Dysphagia, 18 (2): 71-77, 2003.
14) Kern MK, Jaradeh S, Arndorfer RC, et al.: Cerebral cortical representation of reflexive and volitional swallowing in humans. Am J Physiol Gastrointest Liver Physiol, 280 (3): G354-G360, 2001a.
15) Dziewas R, et al.: Neuroimaging evidence for cortical involvement in the preparation and in the act of swallowing. Neuroimage, 20: 135-144, 2003.
16) Harris ML, et al.: Mapping metabolic brain activation during human volitional swallowing: a positron emission tomography study using [^{18}F] fluorodeoxyglucose. J Cereb Blood Flow Metab, 25 (4): 520-526, 2005.
17) Humbert IA, et al.: Neurophysiology of swallowing: effects of age and bolus type. Neuroimage, 44 (3): 982- 991, 2009.
18) Teismann IK, et al.: Age-related changes in cortical swallowing processing. Neurobiol Aging, 31 (6): 1044-1050, 2010.
19) Malandraki GA, Sutton BP, Perlman AL, et al.: Neural activation of swallowing and swallowing-related tasks in healthy young adults: an attempt to separate the components of deglutition. Human Brain Mapp, 30 (10): 3209-3226, 2009.
20) Sörös P, et al.: Functional MRI of oropharyngeal air-pulse stimulation. Neuroscience, 153 (4): 1300-1308, 2008.
21) Lowell SY, Reynolds RC, Chen G, et al.: Functional connectivity and laterality of the motor and sensory components in the volitional swallowing network. Exp Brain Res, 219 (1): 85-96, 2012.
22) Babaei A, et al.: Functional connectivity of the cortical swallowing network in humans. Neuroimage, 76, 33-44, 2013.
23) Mosier K, Bereznaya I: Parallel cortical networks for volitional control of swallowing in humans. Exp Brain Res, 140 (3): 280-289, 2001.
24) Furlong PL, et al.: Dissociating the spatio-temporal characteristics of cortical neuronal activity associated with human volitional swallowing in the healthy adult brain. Neuroimage, 22 (4): 1447-1455, 2004.
25) Teismann IK, et al.: Functional oropharyngeal sensory disruption interferes with the cortical control of swallowing. BMC Neurosci, 8 (1): 62, 2007.
26) Malandraki GA, Johnson S, Robbins J: Functional MRI of swallowing: from neurophysiology to neuroplasticity. Head Neck, 33 (S1): S14-S20, 2011.
27) Cohen D, Halgren E: Magnetoencephalography. Encyclopedia of Neuroscience, Volume 5, Academic Press, Oxford, pp.615-622, 2009.
28) Hamdy S, et al.: Recovery of swallowing after dysphagic stroke relates to functional reorganization in the intact motor cortex.

Gastroenterology, 115 (5): 1104-1112, 1998.
29) Teismann IK, et al.: Cortical swallowing processing in early subacute stroke. BMC Neurol, 11 (1): 34, 2011.
30) Li S, et al.: Functional magnetic resonance imaging study on dysphagia after unilateral hemispheric stroke: a preliminary study. J Neurol Neurosurg Psychiatry, 80 (12): 1320-1329, 2009.
31) Humbert IA, et al.: Early deficits in cortical control of swallowing in Alzheimer's disease. J Alzheimers Dis, 19 (4): 1185, 2010.
32) Teismann IK, et al.: Cortical recovery of swallowing function in wound botulism. BMC Neurol, 8 (1): 13, 2008.
33) Fraser C, et al.: Driving plasticity in human adult motor cortex is associated with improved motor function after brain injury. Neuron, 34 (5): 831-840, 2002.
34) Jayasekeran V, et al.: Adjunctive functional pharyngeal electrical stimulation reverses swallowing disability after brain lesions. Gastroenterology, 138 (5): 1737-1746, 2010.
35) Fraser C, et al.: Differential changes in human pharyngoesophageal motor excitability induced by swallowing, pharyngeal stimulation, and anesthesia. Am J Physiol Gastrointest Liver Physiol, 285(1): G137- G144, 2003.
36) Mistry S, Rothwell JC, Thompson DG, et al.: Modulation of human cortical swallowing motor pathways after pleasant and aversive taste stimuli. Am J Physiol Gastrointest Liver Physiol, 291 (4): G666-G671, 2006.
37) Teismann, IK, et al.: Tactile thermal oral stimulation increases the cortical representation of swallowing. BMC Neurosci, 10(1): 71, 2009.
38) Humbert IA, Joel S: Tactile, gustatory, and visual biofeedback stimuli modulate neural substrates of deglutition. Neuroimage, 59 (2): 1485-1490, 2012.
39) Kern MK, et al.: Identification and characterization of cerebral cortical response to esophageal mucosal acid exposure and distention. Gastroenterology, 115 (6): 1353-1362, 1998.
40) Hojo M, et al.: Analysis of brain activity during visceral stimulation. J Gastroenterol Hepatol, 27 (s3): 49-52, 2012.
41) Paine TL, Conway CA, Malandraki GA, et al.: Simultaneous dynamic and functional MRI scanning (SimulScan) of natural swallows. Magn Reson Med, 65 (5): 1247-1252, 2011.
42) Kern M, Hofmann C, Hyde J, et al.: Characterization of the cerebral cortical representation of heartburn in GERD patients. Am J Physiol Gastrointest Liver Physiol, 286 (1): G174-G181, 2004.
43) Siwiec RM, et al.: Esophageal acid stimulation alters insular cortex functional connectivity in gastroesophageal reflux disease. Neurogastroenterol Motil, 27 (2): 201-211, 2015.
44) Gow D, Rothwell J, Hobson A, et al.: Induction of long-term plasticity in human swallowing motor cortex following repetitive cortical stimulation. Clin Neurophysiol, 115 (5): 1044-1051, 2004.
45) Mistry S, et al.: Unilateral suppression of pharyngeal motor cortex to repetitive transcranial magnetic stimulation reveals functional asymmetry in the hemispheric projections to human swallowing. J Physiol, 585 (2): 525-538, 2007.
46) Jefferson S, et al.: Reversal of a virtual lesion in human pharyngeal motor cortex by high frequency contralesional brain stimulation. Gastroenterology, 137 (3): 841-849, 2009.
47) Michou E, et al.: Targeting unlesioned pharyngeal motor cortex improves swallowing in healthy individuals and after dysphagic stroke. Gastroenterology, 142 (1): 29-38, 2012.
48) Michou E, Mistry S, Jefferson S, et al.: Characterizing the mechanisms of central and peripheral forms of neurostimulation in chronic dysphagic stroke patients. Brain Stimulation, 7 (1): 66-73, 2014.
49) Barker AT, Jalinous R, Freeston IL: Non-invasive magnetic stimulation of human motor cortex. Lancet, 325 (8437): 1106-1107, 1985.
50) Fox P, et al.: Nonoxidative glucose consumption during focal physiologic neural activity. Science, 241 (4864): 462-464, 1988.
51) Hari R, et al.: Magnetoencephalography: From SQUIDs to neuroscience. Neuroimage, 61: 386-396, 2012.
52) Huettel SA, Song AW, McCarthy G: Functional magnetic resonance imaging, Volume 1, Sinauer Associates, Sunderland, pp.2-26, 2004.
53) Humbert IA, McLaren DG, Malandraki G, et al.: Swallowing intentional off-state in aging and Alzheimer's disease: preliminary study. J Alzheimers Dis, 26 (2): 347, 2011.
54) Jayasekeran V, et al.: Val66Met in brain-derived neurotrophic factor affects stimulus-induced plasticity in the human pharyngeal motor cortex. Gastroenterology, 141 (3): 827-836, 2011.
55) Martin RE: Neuroplasticity and swallowing. Dysphagia, 24 (2): 218-229, 2008.
56) Martin R, et al.: Cerebral cortical processing of swallowing in older adults. Exp Brain Res, 176 (1): 12-22, 2007.
57) Michou E, Mistry S, Rothwell J, et al.: Priming pharyngeal motor cortex by repeated paired associative stimulation: Implications for dysphagia neurorehabilitation. Neurorehabil Neural Repair, 27 (4): 355-362, 2013.
58) Paine PA, et al.: Modulation of activity in swallowing motor cortex following esophageal acidification: a functional magnetic resonance imaging study. Dysphagia, 23 (2): 146-154, 2008.
59) Reti IM: How Does Electroconvulsive Therapy Work?. Brain Stimulation: Methodologies and Interventions, Wiley-Blackwell, p.107, 2015.
60) Suntrup S, et al.: Altered cortical swallowing processing in patients with functional dysphagia: a preliminary study. PloS one, 9 (2): e89665, 2014.

3章　摂食嚥下と呼吸・発声

1．呼吸と摂食嚥下

1) McFarland DH, Lund JP: An investigation of the coupling between respiration, mastication, and swallowing in the awake rabbit. J Neurophysiol, 69: 95-108, 1993.
2) Shaker R, Li Q, Ren J, Townsend WF, Dodds WJ, Martin BJ, Kern MK, Rynders A : Coordination of deglutition and phases of respiration: effect of aging, tachypnea, bolus volume, and chronic obstructive pulmonary disease. Am J Physiol, 263: G750-755, 1992.
3) Paydarfar D, Gilbert RJ, Poppel CS, Nassab PF: Respiratory phase resetting and airflow changes induced by swallowing in humans. J Physiol, 483: 273-288, 1995.
4) Laitman JT, Reidenberg JS: Specializations of the human upper respiratory and upper digestive systems as seen through comparative and developmental anatomy. Dysphagia, 8: 318-325, 1993.
5) McFarland DH, Lund JP: Modification of mastication and respiration during swallowing in the adult human. J Neurophysiol, 74: 1509-1517, 1995.
6) Shiino Y, Sakai S, Takeishi R, Hayashi H, Watanabe M, Tsujimura T, Magara J, Ito K, Tsukada T, Inoue M: Effect of body posture on involuntary swallow in healthy volunteers. Physiol Behav, 155: 250-259, 2016.
7) Prechtl HFR: Assessment of fetal neurological function and development. In: Fetal and Neonatal Neurology and

Neurosurgery, Levene MI, Bennett MJ, Punt J eds., Churchhill Livingstone, Edinburgh, 1988.
8) Ebihara S, Ebihara T: Cough in the elderly: a novel strategy for preventing aspiration pneumonia. Pulm Pharmacol Ther, 24: 318-323, 2011.

2. 発声発語と摂食嚥下
1) 斎藤純男：日本語音声学入門，三省堂，東京，pp.7-9, 1997.
2) 苅安 誠：嚥下・構音機能の改善のための相互乗り入れリハビリテーション訓練変法．音声言語学，50 (3): 201-210, 2009.
3) 伊藤元信：発声・構音と摂食・嚥下．第5章—摂食・嚥下に関与する諸因子．摂食・嚥下リハビリテーション，第2版，才藤栄一，向井美惠 監修，医歯薬出版，東京，pp.111-112, 2007.
4) 橋本美穂，岡田澄子，伊藤理恵，他：ST訓練における失語症患者の特徴と帰結—リハビリテーション部門共有データベースを用いた検討—．第32回日本高次脳機能障害学会, p.181, 2008.
5) Dworkin JP, Aronson AE: Tongue strength and alternate motion rates in normal and dysarthric subjects. J Commun Disord, 19 (2): 115-132, 1986.
6) Robbins J, Kays SA, Gangnon RE, et al: The effects of lingual exercise in stroke patients with dysphagia. Arch Phys Med Rehabili, 88 (2): 150-158, 2007
7) Yeates EM, Molfenter SM, Steele CM, et al.: Improvements in tongue strength and pressure-generation precision following a tongue-pressure training protocol in older individuals with dysphagia. Clin Interv Aging, 3 (4): 735-747, 2008.
8) Steele CM, Bailey GL, Polacco RE, et al.: Outcomes of tongue-pressure strength and accuracy training for dysphagia following acquired brain injury. Int J Speech Lang Pathol, 15 (5): 492-502, 2013.
9) Steele CM, Bayley MA, Péladeau-Pigeon M, et al.: Tongue pressure profile training for dysphagia post stroke (TPPT): study protocol for randomized controlled trial. Trials, 14: 126, 2013.
10) 武内和弘，小澤由嗣，長谷川純，他：嚥下障害または構音障害を有する患者における最大舌圧測定の有用性—新たに開発した舌圧測定器を用いて—．日本摂食嚥下リハ会誌, 16 (2): 165-174, 2012.
11) 西尾正輝，阿部弘子，渡邊大介：言語病理学的疾患を有する患者における舌圧と発話および非発話機能との関連性に関する検討．ディサースリア臨床研究, 3 (1): 10-15, 2013.
12) Yano J, Kumakura I, Hori K, et al.: Differences in biomechanical features of tongue pressure production between articulation and swallow. J Oral Rehabil, 39 (2): 118-125, 2012.

4章 摂食嚥下のモデル
1) Leopold NA, Kagel MC: Dysphagia--ingestion or deglutition?: a proposed paradigm. Dysphagia, 12: 202-206, 1997.
2) Dodds WJ, Stewart ET, Logemann JA: Physiology and radiology of the normal oral and pharyngeal phases of swallowing. Am J Roentgenol, 154: 953-963, 1990.
3) Logemann JA. Evaluation and treatment of swallowing disorders. 2nd ed. Pro-Ed, Austin, Texas, 1998.
4) Chi-Fishman G, Stone M, McCall GN: Lingual action in normal sequential swallowing. J Speech Lang Hear Res, 41: 771-785, 1998.
5) Aydogdu I, Tanriverdi Z, Ertekin C: Dysfunction of bulbar central pattern generator in ALS patients with dysphagia during sequential deglutition. Clin Neurophysiol, 122: 1219-1228, 2011.
6) Murguia M, Corey DM, Daniels SK: Comparison of sequential swallowing in patients with acute stroke and healthy adults. Arch Phys Med Rehabil, 90: 1860-1865, 2009.
7) Tsushima C, Saitoh E, Baba M, et al.: Hyoid movement and laryngeal penetration during sequential swallowing. J Med Dent Sci, 56: 113-121, 2009.
8) Wheeler Hegland K, Huber JE, Pitts T, et al.: Lung volume measured during sequential swallowing in healthy young adults. J Speech Lang Hear Res, 54: 777-786, 2011.
9) Susa C, Kagaya H, Saitoh E, et al.: Classification of sequential swallowing types using videoendoscopy with high reproducibility and reliability. Am J Phys Med Rehabil, 94: 38-43, 2015.
10) German RZ, Crompton AW, Owerkowicz T, et al.: Volume and rate of milk delivery as determinants of swallowing in an infant model animal (Sus scrofia). Dysphagia, 19: 147-154, 2004.
11) Daniels SK, Corey DM, Hadskey LD, et al.: Mechanism of sequential swallowing during straw drinking in healthy young and older adults. J Speech Lang Hear Res, 47: 33-45, 2004.
12) Chi-Fishman G, Sonies BC: Kinematic strategies for hyoid movement in rapid sequential swallowing. J Speech Lang Hear Res, 45: 457-468, 2002.
13) Martin-Harris B, Brodsky MB, Michel Y, et al.: Breathing and swallowing dynamics across the adult lifespan. Arch Otolaryngol Head Neck Surg, 131: 762-770, 2005.
14) Smith J, Wolkove N, Colacone A, et al.: Coordination of eating, drinking and breathing in adults. Chest, 96: 578-582, 1989.
15) Dozier TS, Brodsky MB, Michel Y, et al.: Coordination of swallowing and respiration in normal sequential cup swallows. Laryngoscope, 116: 1489-1493, 2006.
16) Palmer JB, Rudin NJ, Lara G, et al.: Coordination of mastication and swallowing. Dysphagia, 7: 187-200, 1992.
17) Hiiemae K, Heath MR, Heath G, et al.: Natural bites, food consistency and feeding behaviour in man. Arch Oral Biol, 41: 175-189, 1996.
18) Mikushi S, Seki S, Brodsky MB, et al.: Stage I intraoral food transport: Effects of food consistency and initial bolus size. Arch Oral Biol, 59: 379-385, 2014.
19) Fontijn-Tekamp FA, van der Bilt A, Abbink JH, et al.: Swallowing threshold and masticatory performance in dentate adults. Physiol Behav, 83: 431-436, 2004.
20) van der Bilt A, Olthoff LW, Bosman F, et al.: The effect of missing postcanine teeth on chewing performance in man. Arch Oral Biol, 38: 423-429, 1993.
21) Hatch JP, Shinkai RS, Sakai S, et al.: Determinants of masticatory performance in dentate adults. Arch Oral Biol, 46: 641-648, 2001.
22) Wayler AH, Muench ME, Kapur KK, et al.: Masticatory performance and food acceptability in persons with removable partial dentures, full dentures and intact natural dentition. J Gerontol, 39: 284-289, 1984.
23) Carlsson GE: Masticatory efficiency: the effect of age, the loss of teeth and prosthetic rehabilitation. Int Dent J, 34: 93-97, 1984.
24) Bourdiol P, Mioche L: Correlations between functional and occlusal tooth-surface areas and food texture during natural chewing sequences in humans. Arch Oral Biol, 45: 691-699, 2000.
25) Yven C, Bonnet L, Cormier D, et al.: Impaired mastication modifies the dynamics of bolus formation. Eur J Oral Sci, 114: 184-190, 2006.
26) Karlsson S, Carlsson GE: Characteristics of mandibular masticatory movement in young and elderly dentate subjects. J Dent Res, 69: 473-476, 1990.
27) Hiiemae KM, Palmer JB: Food transport and bolus formation during complete feeding sequences on foods of different initial consistency. Dysphagia, 14: 31-42, 1999.
28) Engelen L, van den Keybus PA, de Wijk RA, et al.: The effect

of saliva composition on texture perception of semi-solids. Arch Oral Biol, 52: 518-525, 2007.
29) Watanabe S, Dawes C: A comparison of the effects of tasting and chewing foods on the flow rate of whole saliva in man. Arch Oral Biol, 33: 761-764, 1988.
30) Palmer JB, Hiiemae KM, Liu J: Tongue-jaw linkages in human feeding: a preliminary videofluorographic study. Arch Oral Biol, 42: 429-441, 1997.
31) Mioche L, Hiiemae KM, Palmer JB: A postero-anterior videofluorographic study of the intra-oral management of food in man. Arch Oral Biol, 47: 267-280, 2002.
32) Taniguchi H, Matsuo K, Okazaki H, et al.: Fluoroscopic evaluation of tongue and jaw movements during mastication in healthy humans. Dysphagia, 28: 419-427, 2013.
33) Matsuo K, Hiiemae KM, Palmer JB: Cyclic motion of the soft palate in feeding. J Dent Res, 84: 39-42, 2005.
34) Matsuo K, Metani H, Mays KA, et al.: Effects of respiration on soft palate movement in feeding. J Dent Res, 89: 1401-1406, 2010.
35) Buettner A, Beer A, Hannig C, et al.: Observation of the swallowing process by application of videofluoroscopy and real-time magnetic resonance imaging-consequences for retronasal aroma stimulation. Chem Senses, 26: 1211-1219, 2001.
36) Hodgson M, Linforth RS, Taylor AJ: Simultaneous real-time measurements of mastication, swallowing, nasal airflow, and aroma release. J Agric Food Chem, 51: 5052-5057, 2003.
37) Palmer JB, Hiiemae KM: Eating and breathing: interactions between respiration and feeding on solid food. Dysphagia, 18: 169-178, 2003.
38) Matsuo K, Palmer JB: Anatomy and physiology of feeding and swallowing: normal and abnormal. Phys Med Rehabil Clin N Am, 19: 691-707, 2008.
39) Palmer JB: Bolus aggregation in the oropharynx does not depend on gravity. Arch Phys Med Rehabil, 79: 691-696, 1998.
40) Saitoh E, Shibata S, Matsuo K, et al.: Chewing and food consistency: effects on bolus transport and swallow initiation. Dysphagia, 22: 100-107, 2007.
41) Inokuchi H, Brodsky MB, Gonzalez-Fernandez M, et al.: Frequency of stage II oral transport cycles in healthy human. Dysphagia, 29: 685-691, 2014.
42) Dantas RO, Kern MK, Massey BT, et al.: Effect of swallowed bolus variables on oral and pharyngeal phases of swallowing. Am J Physiol, 258: G675-681, 1990.
43) Hiss SG, Strauss M, Treole K, et al.: Effects of age, gender, bolus volume, bolus viscosity, and gustation on swallowing apnea onset relative to lingual bolus propulsion onset in normal adults. J Speech Lang Hear Res, 47: 572-583, 2004.
44) Robbins J, Gensler G, Hind J, et al.: Comparison of 2 interventions for liquid aspiration on pneumonia incidence: a randomized trial. Ann Intern Med, 148: 509-518, 2008.
45) Lazarus CL, Logemann JA, Rademaker AW, et al.: Effects of bolus volume, viscosity, and repeated swallows in nonstroke subjects and stroke patients. Arch Phys Med Rehabil, 74: 1066-1070, 1993.
46) Clave P, de Kraa M, Arreola V, et al.: The effect of bolus viscosity on swallowing function in neurogenic dysphagia. Aliment Pharmacol Ther, 24: 1385-1394, 2006.
47) Logemann JA, Pauloski BR, Colangelo L, et al.: Effects of a sour bolus on oropharyngeal swallowing measures in patients with neurogenic dysphagia. J Speech Hear Res, 38: 556-563, 1995.
48) Pelletier CA, Lawless HT: Effect of citric acid and citric acid-sucrose mixtures on swallowing in neurogenic oropharyngeal dysphagia. Dysphagia, 18: 231-241, 2003.
49) Leow LP, Huckabee ML, Sharma S, et al.: The influence of taste on swallowing apnea, oral preparation time, and duration and amplitude of submental muscle contraction. Chem Senses, 32: 119-128, 2007.
50) Dessirier JM, Simons CT, Carstens MI, et al.: Psychophysical and neurobiological evidence that the oral sensation elicited by carbonated water is of chemogenic origin. Chem Senses, 25: 277-284, 2000.
51) Green BG, Alvarez-Reeves M, George P, et al.: Chemesthesis and taste: evidence of independent processing of sensation intensity. Physiol Behav, 86: 526-537, 2005.
52) Ebihara T, Ebihara S, Watando A, et al.: Effects of menthol on the triggering of the swallowing reflex in elderly patients with dysphagia. Br J Clin Pharmacol, 62: 369-371, 2006.
53) Yamasaki M, Ebihara S, Ebihara T, et al.: Effects of capsiate on the triggering of the swallowing reflex in elderly patients with aspiration pneumonia. Geriatr Gerontol Int, 10: 107-109, 2010.
54) Matsuo K, Yokoyama M, Gonzalez-Fernandez M, et al.: Effects of Food Consistencies and Mastication on Bolus Transport and Swallow Initiation in Individuals with Hemispheric Stroke. J Neurol Neurophysiol, 6: 1-8, 2015.
55) Matsuo K, Kawase S, Wakimoto N, et al.: Effect of viscosity on food transport and swallow initiation during eating of two-phase food in normal young adults: a pilot study. Dysphagia, 28: 63-68, 2013.
56) Thexton AJ, Crompton AW, German RZ: Electromyographic activity during the reflex pharyngeal swallow in the pig: Doty and Bosma (1956) revisited. J Appl Physiol, 102 (2): 587-600, 2007.
57) Cook IJ, Dodds WJ, Dantas RO, et al.: Opening mechanisms of the human upper esophageal sphincter. Am J Physiol, 257: G748-759, 1989.
58) Shaker R, Kern M, Bardan E, et al.: Augmentation of deglutitive upper esophageal sphincter opening in the elderly by exercise. Am J Physiol, 272: G1518-1522, 1997.

5章　摂食嚥下機能と発達，加齢

1. 発達と摂食嚥下機能

1) 向井美惠編：乳幼児の摂食指導．医歯薬出版，東京，2000．
2) 向井美惠：母乳哺育と歯科．周産期医学，34（9）：1422-1424，2004．
3) Tamura Y, et al.: Development of perioral muscle activity during breast feeding infants: follow-up study. Pediatr Dent J, 6: 101-106, 1996.
4) 田角　勝，奥山和彦，他：超音波検査方における口腔機能評価の試み—Mモードの有用性について—．脳と発達，19：70-72，1987．
5) 水野克己，他：乳児期における哺乳行動の発達．小児科，41（10）：1750-1756，2000．
6) 尾本和彦：咬反射，吸啜および咀嚼の筋電図学的検討．乳幼児の摂食機能発達　第2報．小児歯誌，31：657-668，1993．
7) 金子芳洋編著，向井美惠，尾本和彦著：食べる機能の障害—その考え方とリハビリテーション．医歯薬出版，東京，1987．
8) 向井美惠，尾本和彦，他：咀嚼機能の発達に関する研究—離乳期における口唇・顎の動きの推移について．乳児発達研究会発表論文集，7：24-31，1985．
9) 湖城明久：乳児の歯列の発育に関する研究—上・下顎歯槽部および口蓋部の三次元的計測．小児歯誌，26：112-130，1988．
10) 向井美惠：摂食機能の発達．小児保健研究，48：309-313，1989．
11) 千木良あき子：捕食時口唇圧の発達変化．昭歯誌，11：38-46，

文 献

1991.
12) 大塚義顕, 他:嚥下時舌運動の経時的発達変化―超音波前額断における舌背面について―. 小児歯誌, 36: 867-876, 1998.
13) 大河内昌子, 向井美惠:乳児用食品の物性基準の適正評価―第1報 固形物の固さについて―. 小児歯誌, 41: 224-231, 2003.
14) 千木良あき子, 他:手づかみ食べにおける手と口の協調発達 その2捕食時の動作観察と評価法の検討. 障歯誌, 19: 177-183, 1998.
15) 田村文誉, 他:スプーン食べにおける「手と口の協調運動」の発達 その1捕食時の動作観察と評価法の検討. 障歯誌, 19: 256-273, 1998.
16) 向井美惠:口腔・舌機能の評価と対応―発達と障害―. 総合リハ, 32 (4): 355-360, 2004.

2. 摂食嚥下機能の加齢変化

1) 竹村佳代子, 吉牟田陽子, 小野高裕, 他:咀嚼能力関連因子と食行動との関係 吹田研究. 日咀嚼会誌, 23 (2): 81-89, 2013.
2) Mishellany-Dutour A, Renaud L, Peyron MA, et al.: Is the goal of mastication reached in young dentates, aged dentates and aged denture wearers? Br J Nutr, 99: 121-128, 2008.
3) 田村文誉, 水上美樹, 綾野里加, 他:要介護高齢者における摂食・嚥下機能減退に関わる要因;安定した顎位と嚥下機能との関連. 口腔衛生学雑誌, 50: 69-77, 2000.
4) 服部史子:高齢者における総義歯装着と嚥下機能の関連 Videofluorographyによる検討. 口腔病会誌, 71 (2): 102-111, 2004.
5) Sato, I, Sunohara, M, Takahashi, H, et al.: Distributions of adipocyte, blood vessel, and muscle fiber in human lateral petrygoid muscle during ageing. Okajimas Folia Anat Jpn, 76 (2-3): 101-106, 1999.
6) Galo R, Vitti M, Mattos Mda G, et al.: Masticatory muscular activation in elderly individuals during chewing. Gerodontology, 24 (4): 244-248, 2007.
7) Nowjack-Raymer RE, Sheiham A: Association of edentulism and diet and nutrition in US adults. J Dent Res, 82: 123-126, 2003.
8) Youmans SR, Stierwalt JA: Measures of tongue function related to normal swallowing. Dysphagia, 21 (2): 102-111, 2006.
9) Nicosia, MA, Hind JA, Roecker EB, et al.: Age effects on the temporal evolution of isometric and swallowing pressure. J Gerontol A Biol Sci Med Sci, 55 (11): 634-640, 2000.
10) 岡山浩美, 田村文誉, 戸原雄, 他:要介護高齢者の舌の厚みに関する研究. 障歯誌, 31: 723-729, 2010.
11) Robbins J, Levine R, Wood J, et al.: Age effects on lingual pressure generation as a risk factor for dysphagia. J Gerontol A Biol Sci Med Sci, 50: M257-262, 1995.
12) Kikutani T, Tamura F, Nishiwaki K, et al.: The degree of tongue-coating reflects lingual motor function in the elderly. Gerodontology, 26 (4): 291-629, 2009.
13) 中山明仁:ヒト舌の組織学的基礎研究 加齢変化を中心に. 日本耳鼻咽喉科学会会報, 94 (4): 541-555, 1991.
14) 大西晃生, 大石智也, 村井由之, 他:舌の正中矢状断磁気共鳴画像による舌萎縮の定量的評価. 臨床神経学, 32 (3): 317-320, 1992.
15) Ship, JA: Xerostomia and the geriatric patient. J Am Geriatr Soc, 50: 535-543, 2002.
16) Satoh-Kuriwada S, Iikubo M, Shoji N, et al.: Diagnostic performance of labial minor salivary gland flow measurement for assessment of xerostomia. Arch Oral Biol, 57 (8): 1121-1126, 2012.
17) Sheiham A, Steele JG, Marcenes W, et al.: The relationship among dental status, nutrient intake, and nutritional status in older people. J Dent Res, 80: 408-413, 2001..
18) Mistretta CM, Baum BJ: Quantitative study of taste buds in fungiform and circumvallate papillae of young and aged rats. J Anat, 138: 323-332, 1984.
19) 岡秀樹, 任智美, 梅本匡則, 他:高齢者における味覚障害の検討. 口咽科, 23: 2, 147-150, 2010.
20) 大木光義, 安田正秀, 冨田寛:亜鉛欠乏性味覚障害ラットにおける味蕾細胞の新生・交代 (turn over) について. Biomed Res Trace Elements, 2: 249-250, 1991.
21) Ding R, Logemann JA, Larson CR, et al.: The effects of taste and consistency on swallow physiology in younger and older healthy individuals: a surface electromyographic study. J Speech Lang Hear Res, 46: 977-989, 2003.
22) Murphy C: Nutrition and chemosensory perception in the elderly. Crit Rev Food Sci Nutr, 33: 3-15, 1993.
23) 寺本信嗣:嚥下反射の加齢変化の検討. 日本胸部臨床, 61: 58-62, 2002.
24) Shaker R, Ren J, Zamir Z, et al.: Effect of aging, position, and temperature on the threshold volume triggering pharyngeal swallows. Gastroenterology, 107: 396-402, 1994.
25) Kobayashi H, Sekizawa K, Sasaki H: Aging effects on swallowing reflex. Chest, 111 (5): 1466, 1997.
26) Fujii W, Kondo I, Baba M, et al.: Examination of chew swallow in healthy elderly persons: Does the position of the leading edge of the bolus in the pharynx change with increasing age?. Jpn J Compr Rehabil Sci, 2: 48-53, 2011.
27) Robbins J, Hamilton J, Lof, G, et al.: Oropharyngeal swallowing in normal adults of different ages. Gastroenterology, 103: 823-829, 1992.
28) Tracy JF, Logemann JA, Kahrilas PJ, et al.: Preliminary observations on the effect of age on oropharyngeal deglutition. Dysphagia, 4: 90-94, 1989.
29) Taniguchi H, Tsukada T, Ootaki S, et al.: Correspondence between food consistency and suprahyoid muscle activity, tongue pressure, and bolus transit times during the oropharyngeal phase of swallowing. J Appl Physiol (1985), 105 (3): 791-799, 2008.
30) Kendall KA, Leonard RJ, McKenzie S: Common medical conditions in the elderly: impact on pharyngeal bolus transit. Dysphagia, 19 (2): 71-77, 2004.
31) Tallgren A, Solow B: Hyoid bone position, facial morphology and head posture in adults, European Journal of Orthodontis, 9: 1-8, 1987.
32) Logeman, JA, Rademaker, AW, Kahrias, PJ, et al.: Tenporal and biomechanical characteristics of oropharyngeal swallow in younger and older men. J Speech Hear Res, 43: 1264-1274, 2000.
33) 古川浩三:嚥下における喉頭運動のX線学的解析, 特に年齢変化について. 日耳鼻, 87: 169-181, 1984.
34) Leonard R, Kendall KA, McKenzie S: Structural displacements affecting pharyngeal constriction in nondysphagic elderly and nonelderly adults. Dysphagia, 19 (2): 133-141, 2004.
35) 大前由紀雄, 杉浦むつみ, 茂木立学:超高齢者の嚥下機能 加齢に伴う嚥下機能の変化. 日本気管食道科学会会報, 54: 1-7, 2003.
36) Ekberg O, Feinberg MJ: Altered swallowing function in elderly patients without dysphagia: radiologic findings in 56 cases. Am J Roentgenol, 156 (6): 1181-1184, 1991.
37) Wilson JA, Pryde A, Cecilia A, et al.: Normal pharyngoesophageal motility: a study of 50 healthy subjects. Dig Dis Sci, 34 (10): 1590-1599, 1989.
38) Wang, CM, Chen, JY, Chuang CC, et al.: Aging-related changes in swallowing, and in the coordination of swallowing and respiration determined by novel non-invasive measurement

techniques. Geriatr Gerontol Int, 26, doi: 10.1111/ggi.12343. in print, 2014.
39) Hiss, SG, Treole K, Stuart, A, et al.: Effects of age, gender, bolus volume, and trial om swallowing apnea duration and swallow/respiratory phase relationships of normal adults. Dysphagia, 16: 128-135, 2001.
40) 鎌倉やよい,杉本助男,深田順子:加齢に伴う嚥下時の呼吸の変化.日摂食嚥下リハ会誌,2: 13-22, 1998.
41) Katsumata U, Sekizawa K, Ebihara T, et al.: Aging effects on cough reflex. Chest, 107: 290-291, 1995.
42) Ebihara S, Ebihara T, Kanezaki M, et al.: Aging deteriorated perception of urge-to-cough without changing cough reflex threshold to citric acid in female never-smokers. Cough, 7: 2-6, 2011.
43) Newnham DM, Hamilton SJ: Sensitivity of the cough reflex in young and elderly subjects. Age Ageing, 26: 185-188, 1997.
44) Niimi A, Matsumoto H, Ueda T, et al.: Impaired cough reflex in patient with recurrent pneumonia. Thorax, 58: 152-153, 2003.

3. フレイルと栄養障害

1) Fried LP, Ferrucci L, Darer J, Williamson JD, Anderson G: Untangling the concepts of disability, frailty, and comorbidity: implications for improved targeting and care. J Gerontol A Biol Sci Med Sci, 59 (3): 255-263, 2004.
2) Fried LP, Tangen CM, Walston J, Newman AB, Hirsch C, Gottdiener J, Seeman T, Tracy R, Kop WJ, Burke G, McBurnie MA: Cardiovascular Health Study Collaborative Research Group. Frailty in older adults: evidence for a phenotype. J Gerontol A Biol Sci Med Sci, 56 (3): M146-156, 2001.
3) Abellan van Kan G, Rolland Y, Andrieu S, Bauer J, Beauchet O, Bonnefoy M, Cesari M, Donini LM, Gillette Guyonnet S, Inzitari M, Nourhashemi F, Onder G, Ritz P, Salva A, Visser M, Vellas B: Gait speed at usual pace as a predictor of adverse outcomes in community-dwelling older people an International Academy on Nutrition and Aging (IANA) Task Force. Nutr Health Aging, 13 (10): 881-889, 2009.
4) Mitnitski AB, Graham JE, Mogilner AJ, Rockwood K: Frailty, fitness and late-life mortality in relation to chronological and biological age. BMC Geriatr, 2: 1, 2002.
5) Ferrucci L, Guralnik JM, Studenski S, Fried LP, Cutler GB Jr, Walston JD: Interventions on Frailty Working Group. Designing randomized, controlled trials aimed at preventing or delaying functional decline and disability in frail, older persons: a consensus report. J Am Geriatr Soc, A52 (4): 625-634, 2004.
6) Morley JE, Haren MT, Rolland Y, Kim MJ: Frailty. Med Clin North Am, 90 (5): 837-847, 2006.
7) Puts MT, Visser M, Twisk JW, Deeg DJ, Lips P: Endocrine and inflammatory markers as predictors of frailty. Clin Endocrinol (Oxf), 63 (4): 403-11, 2005.
8) Walston J, Hadley EC, Ferrucci L, Guralnik JM, Newman AB, Studenski SA, Ershler WB, Harris T, Fried LP: Research agenda for frailty in older adults: toward a better understanding of physiology and etiology: summary from the American Geriatrics Society/National Institute on Aging Research Conference on Frailty in Older Adults. J Am Geriatr Soc, 54 (6): 991-1001, 2006.
9) Topinkova E: Aging, disability and frailty. Ann Nutr Metab, 52 (Suppl 1): 6-11. doi: 10.1159/000115340, 2008.
10) Shore WS, DeLateur BJ: Prevention and treatment of frailty in the postmenopausal woman. Phys Med Rehabil Clin N Am, 18 (3): 609-621, 2007.
11) Flicker L, McCaul KA, Hankey GJ, Jamrozik K, Brown WJ, Byles JE, Almeida OP: Body mass index and survival in men and women aged 70 to 75. J Am Geriatr Soc, 58 (2): 234-241, 2010.
12) Currie CJ, Peters JR, Tynan A, Evans M, Heine RJ, Bracco OL, Zagar T, Poole CD: Survival as a function of HbA(1c) in people with type 2 diabetes: a retrospective cohort study. Lancet, 375 (9713): 481-489, 2010.
13) 若林宏行:主に筋肉源となるサプリメントについて.リハビリテーション栄養ハンドブック,医歯薬出版,東京,pp.109-116, 2010.

臨床編Ⅰ 評価・対応の基本

1章 摂食嚥下障害の評価・検査・診断

1. 診察

1) 医療・介護関連肺炎(NHCAP)診療ガイドライン作成委員会編:医療・介護関連肺炎(NHCAP)診療ガイドライン.日本呼吸器学会,2011.
2) 太田喜久夫,柴田斉子:誤嚥性肺炎の治療と予防.臨床リハ,22: 877-885, 2013.

2. 生活場面における観察

1) Logemann JA: Logemann 摂食・嚥下.道 健一,道脇幸博 監訳,医歯薬出版,東京,pp.66-92, 2000.
2) 鎌倉やよい,藤本保志,深田順子:嚥下障害ナーシング-フィジカルアセスメントから嚥下訓練へ.医学書院,東京,2000.
3) 鎌倉やよい監修:実践するヘルスアセスメント-身体の構造と機能からアセスメントを導く.学研メディカル秀潤社,東京,2012.
4) 能登真一編:標準作業療法学専門分野 高次脳機能作業療法学.医学書院,東京,2012.

3. スクリーニング

(1) スクリーニングの意義・検査の意義

1 ―はじめに

1) Wright RER, et al.: Radiation doses to patients during pharyngeal videofluorography. Dysphagia, 13: 113-115, 1998.
2) 戸原 玄,他:VF検査後の肺炎・発熱について(会議録).摂食・嚥下リハ学会誌,4 (2): 130, 2000.
3) Langmore SE, et al.: Fiberoptic endoscopic examination of swallowing safety: a new procedure, Dysphagia, 2: 216-219, 1988.

2 ―感度,特異度

1) Bours GJ1, Speyer R, Lemmens J, et al.: Bedside screening tests vs videofluoroscopy or fibreoptic endoscopic evaluation of swallowing to detect dysphagia in patients with neurological disorders: systematic review. J Adv Nurs, 65 (3): 477-493, 2009.

(2) スクリーニング質問紙

1 ―聖隷式嚥下質問紙

1) 大熊るり,藤島一郎,小島千枝子,他:摂食・嚥下障害スクリーニングのための質問紙の開発.日摂食嚥下リハ会誌,6: 3-8, 2002.
2) 窪田俊夫,三島博信,花田 実,他:脳血管障害における麻痺性嚥下障害―スクリーニングテストとその臨床応用について―.総合リハ,10: 271-276, 1982.
3) 大熊るり,藤島一郎:摂食・嚥下障害スクリーニングのための聖隷式嚥下質問紙と30ml水飲みテストの関連.日摂食嚥下リハ会誌,16 (2): 192-197, 2012.

2 ―嚥下障害リスク評価尺度改訂版

1) 深田順子,鎌倉やよい,万歳登茂子,他:高齢者における嚥下障害リスクに対するスクリーニングシステムに関する研究.日摂食嚥下リハ会誌,10 (1): 31-42, 2006.
2) 深田順子,鎌倉やよい,万歳登茂子,他:高齢者における嚥下障

文献

害リスクに対する他者評価尺度に関する研究．日摂食嚥下リハ会誌，10（3）：220-230，2006．

3—EAT-10

1) Belafsky PC, Mouadeb DA, Rees CJ, et al.: Validity and reliability of the Eating Assessment Tool (EAT-10). Ann Otol Rhinol Laryngol, 117: 919-924, 2008.
2) 若林秀隆，栢下 淳：摂食嚥下障害スクリーニング質問紙票 EAT-10 の日本語版作成と信頼性・妥当性の検証．静脈経腸栄養，29: 871-876, 2014.
3) Wakabayashi H, Matsushima M: Dysphagia assessed by the 10-item Eating Assessment Tool is associated with nutritional status and activities of daily living in elderly individuals requiring long-term care. J Nutr Health Aging, 20: 22-27, 2016.

（3） スクリーニング検査

1—反復唾液嚥下テスト～4—舌圧や開口力の測定

1) 小口和代，才藤栄一，水野雅康，他：機能的嚥下障害スクリーニングテスト「反復唾液嚥下テスト」（the Repetitive Saliva Swallowing Test: RSST）の検討（1）正常値の検討．リハ医学，37（6）：375-382，2000．
2) 小口和代，才藤栄一，馬場 尊，他：機能的嚥下障害スクリーニングテスト「反復唾液嚥下テスト」（the Repetitive Saliva Swallowing Test: RSST）の検討（2）妥当性の検討．リハ医学，37（6）：383-388，2000．
3) 池野雅裕，熊倉勇美：反復唾液嚥下テストにおける舌骨上筋群触診併用の有用性について．日摂食嚥下リハ会誌，16（2）：148-154，2012．
4) DePippo KL, Holas MA, Reding MJ: Validation of the 3-oz water swallow test for aspiration following stroke. Arch Neurol, 49(12): 1259-1261, 1992.
5) Garon BR, Engle M, Ormiston C: Reliability of the 3-Oz Water Swallow Test utilizing cough reflex as sole indicator of aspiration. Neurorehabil Neural Repair, 9: 139-143, 1995.
6) Mari F, Matei M, Ceravolo MG, et al: Predictive value of clinical indices in detecting aspiration in patients with neurological disorders. J Neurol Neurosurg Psychiatry, 63:456-460, 1997.
7) Suiter DM, Leder SB: Clinical utility of the 3-ounce Water Swallow Test. Dysphagia, 23（3）：244-250, 2008.
8) Wu MC, Chang YC, Wang TG, et al.: Evaluating swallowing dysfunction using a 100-ml water swallowing test. Dysphagia, 19（1）：43-47, 2004.
9) 才藤栄一：平成11年度長寿科学総合研究事業報告書．pp.1-7, 2000．
10) Tohara H, Saitoh E, Mays KA, et al.: Three tests for predicting aspiration without videofluorography. Dysphagia, 18（2）：126-134, 2003.
11) Nishiwaki K, Tsuji T, Liu M, et al.: Identification of a simple screening tool for dysphagia in patients with stroke using factor analysis of multiple dysphagia variables. J Rehabil Med, 37: 247-251, 2005.
12) Daniels SK, McAdam CP, Brailey K, et al.: Clinical assessment of swallowing and prediction of dysphagia severity. American Journal of Speech-Language Pathology, 6: 17-24, 1997.
13) Osawa A, Maeshima S, Tanahashi N: Water-swallowing test: screening for aspiration in stroke patients. Cerebrovasc Dis, 35（3）：276-281, 2013.
14) Warms T, Richards J: "Wet Voice" as a predictor of penetration and aspiration in oropharyngeal dysphagia. Dysphagia, 15（2）：84-88, 2000.
15) Sampaio M, Argolo N, Melo A, et al.: Wet voice as a sign of penetration/aspiration in Parkinson's disease: does testing material matter?. Dysphagia, 29（5）：610-615, 2014.
16) Smith HA, Lee SH, O'Neill PA, et al.: The combination of bedside swallowing assessment and oxygen saturation monitoring of swallowing in acute stroke: a safe and humane screening tool. Age Ageing, 29（6）：495-499, 2000.
17) Lim SH, Lieu PK, Phua SY, et al.: Accuracy of bedside clinical methods compared with fiberoptic endoscopic examination of swallowing (FEES) in determining the risk of aspiration in acute stroke patients. Dysphagia, 16（1）：1-6, 2001.
18) Chong MS, Lieu PK, Sitoh YY, et al.: Bedside clinical methods useful as screening test for aspiration in elderly patients with recent and previous strokes. Ann Acad Med Singapore, 32（6）：790-794, 2003.
19) Collins MJ, Bakheit AM: Does pulse oximetry reliably detect aspiration in dysphagic stroke patients?. Stroke, 28（9）：1773-1775, 1997.
20) Wang TG, Chang YC, Chen SY, et al.: Pulse oximetry does not reliably detect aspiration on videofluoroscopic swallowing study. Arch Phys Med Rehabil, 86（4）：730-734, 2005.
21) Leder SB: Use of arterial oxygen saturation, heart rate, and blood pressure as indirect objective physiologic markers to predict aspiration. Dysphagia, 15（4）：201-205, 2000.
22) 向井美惠：フードテストおよび咬合状態とVF検査結果との関連（才藤栄一主任研究者）．平成10年度厚生省・老人福祉に関する調査研究等事業報告書，pp.66-76, 1999．
23) 向井美惠：非VF系評価法（フードテスト）の基準化（才藤栄一主任研究者）．平成11年度長寿科学総合研究事業報告書，pp.43-50, 2000．
24) 石田 瞭，向井美惠：嚥下障害の診断Update 新しい検査法Ⅱ段階的フードテスト．臨床リハ，11（9）：820-824, 2002．
25) 大沢愛子，前島伸一郎，棚橋紀夫：脳卒中患者における食物嚥下と液体嚥下—フードテストと改訂水飲みテストを用いた臨床所見と嚥下造影検査の検討．リハビリテーション医学，49（11）：838-845, 2012．
26) Hirota N, Konaka K, Ono T, et al.: Reduced tongue pressure against the hard palate on the paralyzed side during swallowing predicts dysphagia in patients with acute stroke. Stroke, 41: 2982-2984, 2010.
27) Hara K, Tohara H, Wada S, et al: Jaw-opening force test to screen for Dysphagia: preliminary results. Arch Phys Med Rehabil, 95（5）：867-874, 2014.

5—MASA

1) Mann G: The Mann assessment of swallowing ability. Delmar Cengage Learning, NY, 2002.
2) 藤島一郎監訳：MASA 日本語版 嚥下障害アセスメント．医歯薬出版，東京，2014．
3) Antonios N, Carnaby-Mann G, Crary M, Miller L, Hubbard H, Hood K, Sambandam R, Xavier A, Silliman S: Analysis of a physician tool for evaluating dysphagia on an inpatient stroke unit: the modified Mann Assessment of Swallowing Ability. J Stroke Cerebrovasc Dis, 19（1）：49-57, 2010.

6—TOR-BSST

1) Martino R, Pron G, Diamant NE: Screening for oropharyngeal dysphagia in stroke: insufficient evidence for guidelines. Dysphagia, 15: 19-30, 2000.
2) Martino R, Silver F, Teasell R, et al.: The Toronto Bedside Swallowing Screening Test (TOR-BSST): development and validation of a dysphagia screening tool for patients with stroke. Stroke, 40: 555-561, 2009.
3) Schepp SK, Tirschwell DL, Miller RM, et al.: Swallowing screens after acute stroke: a systematic review. Stroke, 43: 869-871, 2012.

4) Jauch EC, Saver JL, Adams HP Jr., et al.: Guidelines for the early management of patients with acute ischemic stroke: a guideline for healthcare professionals from the American Heart Association/American Stroke Association. Stroke, 44: 870-947, 2013.
5) Casaubon LK, Suddes M, Acute Stroke Best Practices Working Group 2013: Acute inpatient stroke care, in Canadian best practice recommendations for stroke care. Lindsay MP et al. eds, Heart and Stroke Foundation of Canada, Ottawa, 2013.
6) Martino R, Maki E, Diamant N: Identification of dysphagia using the Toronto Bedside Swallowing Screeing Test (TOR-BSST): are 10 teaspoons of water necessary? International Journal of Speech-Language Pathology, 16: 193-198, 2014.

4．嚥下内視鏡検査（VE）

1) Langmore SE, et al.: Fiberoptic endoscopic examination of swallowing safety: a new procedure. Dysphagia, 2 (4): 216-219, 1988.
2) Langmore SE: Endoscopic Evaluation and Treatment of Swallowing Disorders. Thieme Med Pub, New York, 2001.
3) Bastian RW: Videoendoscopic evaluation of patients with dysphagia: an adjunct to the modified barium swallow. Otolaryngol Head Neck Surg, 104: 339-349, 1991.
4) 太田喜久夫，柴田斉子　宮野左年，他編：症例から学ぶ実践脳卒中リハビリテーション　脳卒中に合併した摂食・嚥下障害：発症1年経過後にPEGによる栄養管理から経口摂取に移行できた症例．全日本病院出版会，東京，pp.63-69, 2011.
5) 日本摂食・嚥下リハビリテーション学会医療検討委員会：嚥下内視鏡検査の手順2012改訂（修正版）．日摂食嚥下リハ会誌, 17 (1): 87-99, 2013.
6) Leder SB: Aspiration risk after acute stroke: comparison of clinical examination and fiberoptic endoscopic evaluation of swallowing. Dysphagia, 17 (3): 214-218, 2002.
7) Lim SHB, et al.: Accuracy of bedside clinical methods compared with Fiberoptic Endoscopic Examination of Swallowing (FEES) in determining the risk of aspiration in acute stroke patients. Dysphagia, 16 (1): 1-6, 2001.
8) Langmore SE: Endoscopic and videofluoroscopic evaluations of swallowing and aspiration. Ann Otol Rhinol Laryngol, 100: 678-681,1991.
9) Leder SB: Fiberoptic endoscopic evaluation of swallowing in the pediatric population. Laryngoscope, 110: 1132-1136, 2000.
10) Singh V: Multidiciplinary management of dysphagia: the first 100 cases. J Laryngol Otol, 109: 419-424,1995.
11) Wu CH: Evaluation of swallowing safety with fiberoptic endoscope: comparison with videofluoroscopic technique. Laryngoscope, 107: 396-401, 1997.
12) 日本摂食・嚥下リハビリテーション学会編：日本摂食・嚥下リハビリテーション学会eラーニング対応　第3分野摂食・嚥下障害の評価，医歯薬出版，東京，pp.32-54, 2011.
13) Murray J, Langmore SE, et al.: The significance of accumulated oropharyngeal secretions and swallowing frequency in predicting aspiration. Dysphagia, 11: 99-103, 1996.
14) Ota K, Saitoh E, Baba M, et al.: The secretion severity rating scale: a potentially useful tool for management of acute-phase fasting stroke patients. J Stroke Cerebrovasc Dis, 20 (3): 183-187, 2011.
15) Ota K, Saitoh E, Kagaya H, et al.: Effect of postural combinations –the reclined seated position combined with head rotation- on the transport of boluses and aspiration. Jpn J Compr Rehabil, 2:36-41. 2011.
16) Aviv JE, Kim T, Sacco RL, et al.: FEEST: a new bedside endoscopic test of the motor and sensory components of swallowing. Ann Otol Rhinol Laryngol, 107: 378-387, 1998.

5．嚥下造影（VF），6．胃瘻造設前の嚥下機能評価

1) Inamoto Y, Saitoh E, Shibata S, et al.: Effectiveness and applicability of a specialized evaluation exercise-chair in posture adjustment for swallowing. Jpn J Compr Rehabil Sci, 5: 33-39, 2013.
2) Fite F: Granuloma of lung due to radiographic contrast medium. Arch Path, 59: 673-676, 1955.
3) 山縣誉志江，栢下　淳：段階的な嚥下食の物性に適した嚥下造影検査食の検討．日摂食嚥下リハ会誌, 12 (1): 31-39, 2008.
4) 山縣誉志江，栢下　淳：【高齢者と食事／嚥下機能】段階的な嚥下機能評価のための検査食の検討．栄養-評価と治療, 25 (6): 519-523, 2008.
5) 馬場　尊：嚥下造影（VF）．摂食嚥下リハビリテーション　第2版，才藤栄一，向井美惠監修，医歯薬出版，東京，pp.143-152, 2007.
6) Saitoh E, Shibata S, Matsuo K, et al.: Chewing and food consistency: effects on bolus transport and swallow initiation. Dysphagia, 22(2): 100-107. 2007.
7) Hiiemae KM, Palmer JB: Food transport and bolus formation during complete feeding sequences on foods of different initial consistency. Dysphagia, 14(1): 31-42, 1999.
8) 武田斉子，才藤栄一，松尾浩一郎，他：咀嚼が食塊の咽頭進入に及ぼす影響．リハ医学, 39(6): 322-330, 2002.
9) 松尾浩一郎，才藤栄一，武田斉子，他：咀嚼及び重力が嚥下反射開始時の食塊の位置に及ぼす影響．日摂食嚥下リハ会誌, 6(2): 179-186, 2002.
10) Susa C, Kagaya H, Saitoh E, et al.: Classification of sequential swallowing types using videoendoscopy with high reproducibility and reliability. Am J Phys Med Rehabil, 94(1): 38-43, 2015.
11) Logemann JA: Evaluation and Treatment of Swallowing Disorders. 2nd ed., PRO-ED, Texas, p.96, 1998.
12) Perlman A, et al.: Videofluoroscopic predictors of aspiration in patients with oropharyngeal dysphagia. Dysphagia, 9: 90-95, 1994.
13) 日本摂食嚥下リハビリテーション学会医療検討委員会：嚥下造影の検査法（詳細版）日本摂食嚥下リハビリテーション学会医療検討委員会2014年度版．日摂食嚥下リハ会誌, 18(2): 166-186, 2014.

7．小児の嚥下造影・嚥下内視鏡・呼吸動態（上気道）検査

（1）精密検査（VE・VF）の前に，（2）嚥下造影

1) 日本摂食嚥下リハビリテーション学会医療検討委員会：嚥下造影検査の標準的検査報（詳細版）2011版．日摂食嚥下リハ会誌, 15(1): 76-95, 2011（日本摂食嚥下リハビリテーション学会ホームページ，医療検討委員会作成マニュアル）.
2) Arvedson JC, Lefton-Greif MA: Pediatric Videofluoroscopic Swallow Studies: A Professional Manual with Caregiver Guidelines. Communication Skill Builders, San Antonio, 1998.
3) 尾本和彦：VF検査．障害児者の摂食・嚥下・呼吸リハビリテーション．金子芳洋監修，尾本和彦編，医歯薬出版，東京，pp.153-177, 2005.

（3）小児の内視鏡検査

1) 日本摂食・嚥下リハビリテーション学会医療検討委員会：10．小児での検査のポイント（担当：北住映二）．嚥下内視鏡検査の標準的手順．

（4）呼吸動態（上気道）検査

1) 北住映二：呼吸障害．子どもの摂食・嚥下障害－その理解と援助の実際，北住映二，尾本和彦，藤島一郎編著，永井書店，大阪，pp.75-85, 2007.
2) 北住映二：上気道狭窄．重症心身障害／医療的ケア児者診療・看

護実践マニュアル，北住映二，口分田政夫，逸見聡子編著，診断と治療社，東京，pp.25-31, 2022.
3) Van Daele DJ, et al.: 耳鼻咽喉科的にみた胃食道逆流症. 嚥下障害の内視鏡検査と治療, Langmore SE 編著（藤島一郎監訳），医歯薬出版，東京，pp.179-185, 2002.
4) 北住映二，鈴木康之（制作担当）：ビデオ「重症児とともに応用編・呼吸障害への取り組み」. 全国重症心身障害児を守る会，東京. 2001.

8. 3D-CT による評価
(1) 概要〜(7) 今後の臨床応用
1) Fujii N, Inamoto Y, Saitoh E, et al.: Evaluation of swallowing using 320-detector-row multislice CT. Part I: single- and multiphase volume scanning for three-dimensional morphological and kinematic analysis. Dysphagia, 26 (2): 99-107, 2011.
2) Inamoto Y, Fujii N, Saitoh E, et al.: Evaluation of swallowing using 320-detector-row multislice CT. Part II: kinematic analysis of laryngeal closure during normal swallowing. Dysphagia, 26(3): 209-217, 2011.
3) Inamoto Y, Saitoh E, Okada S, et al.: Anatomy of the larynx and pharynx: effects of age, gender and height revealed by multidetector computed tomography. J Oral Rehabil, 42(9): 670-677, 2015.
4) Nakayama E, Kagaya H, Saitoh E, et al.: Changes in pyriform sinus morphology in the head rotated position as assessed by 320-row area detector CT. Dysphagia, 28(2): 199-204, 2013.
5) 稲本陽子：3D-CT を用いた最新の嚥下機能評価. プロセスモデルで考える摂食・嚥下リハビリテーションの臨床，才藤栄一監修，医歯薬出版，東京，pp.116-124, 2013.
6) 稲本陽子，加賀谷斉，才藤栄一，他：320 列面検出器型 CT (320-ADCT) による嚥下動態評価の信頼性の検討. Jpn J Compr Rehabil Sci, 3: 1/6-6/6, 2012.
7) Okada T, Aoyagi Y, Inamoto Y, et al.: Dynamic change in hyoid muscle length associated with trajectory of hyoid bone during swallowing: analysis using 320-row area detector computed tomography. J Appl Physiol (1985), 115 (8): 1138-1145, 2013.

(補) CT の被曝線量
1) Kanamori D, Kagaya H, Fujii N, Inamoto Y, et al.: Examination of the distance measurement error and exposed dose when using a 320-row area detector CT: a comparison with videofluoroscopic examination of swallowing. Jpn J Compr Rehabil Sci, 2: 18-23, 2011.

9. その他の検査
(1) 簡易型検査
1―咳テスト
1) Lim HB, Lieu PK, Phua SY, et al.: Accuracy of bedside clinical methods compared with fiberoptic endoscopic examination of swallowing (FEES) in deterrnining the risk of aspiration in acute stroke patients. Dysphagia, 16: 1-6, 2001.
2) 吉原重美：小児の咳嗽診療ガイドライン. 呼吸, 32 (8): 762-777, 2014.
3) 工藤英明，佐々木英忠：咳嗽のメカニズム. 総合臨床, 58 (10): 2048-2051, 2009.
4) Brigita Sitkaukiene, Peter V: Dicpinigaitis: effect of smoking on cough reflex sensitivity in humans. Lung, 188 (suppl 1): S29-S32, 2010.
5) 坂本さゆり：咳受容体感受性に関する研究—咳誘発試験による研究—. 金沢大学十全医学会雑誌, 101 (1): 163-175, 1992.
6) Lee KK, Birring SS: Cough and sleep. Lung, 188(suppl 1): S91-S94, 2010.
7) 関沢清久，氏家祐子，中沢秀喜：生理的老化と病的老化 呼吸器系の側面から 咳反射とその異常. 日老医誌, 28 (3): 308-310, 1991.
8) 藤島一郎：誤嚥と呼吸器疾患. 脳卒中の摂食・嚥下障害，第2版，医歯薬出版，pp.50-51, 東京, 2010.
9) 矢内 勝，佐々木英忠：不顕性誤嚥. 呼吸, 20 (10): 997-1002, 2001.
10) Addmgton WR, Stephens RE, Katherine AG: Assesing the laryngeal cough reflex and the risk of developing pneumonia after stroke. an interhospital comparison. Stroke, 30: 1203-1207, 1999.
11) Sekizawa K, Ujlie Y, Itabashi S, et al.: Lack of cough reflex in aspiration pneumonia. Lancet, 335: 1228-1229, 1990.
12) Nakazawa H, Sekizawa K, Ujlie Y, et al.: Risk of aspiration pneumonia in the elderly. Chest, 103: 1636-1637, 1993.
13) Wakasugi Y, Tohara H, et al.: Screening test for silent aspiration at the bedside. Dysphagia, 3 (4): 364-370, 2008.
14) Wakasugi Y, Tohara H, et al.: Usefulness of a handheld nebulizer in cough test to screen for silent aspiration. Odontology, 102(1): 76-80, 2014.
15) Sato M, Tohara H, et al.: Simplified cough test for screening silent aspiration. Arch Phys Med Rehabil, 93 (11): 1982-1986, 2012.

2―頸部聴診法
1) 高橋浩二，宇山理紗，平野 薫，他：口腔癌術後機能障害の評価と治療―評価：嚥下障害―. 口腔腫瘍, 11 (4): 326-332, 1999.
2) 高橋浩二 企画・監修：ビデオ版 頸部聴診による嚥下障害診断法. 医歯薬出版，東京, 2002.
3) 高橋浩二：頸部聴診法による摂食・嚥下障害のスクリーニング法. セミナーわかる 摂食・嚥下リハビリテーションⅠ評価法と対処法，植松 宏監修，医歯薬出版，東京, pp.72-87, 2005.
4) Groher ME, Crary MA: Dysphagia: Clinical Management in Adults and Children. Mosby, Elsevier, Missouri, pp.178-182, 2009.
5) 高橋浩二 監訳：Groher & Crary の嚥下障害の臨床マネジメント. 医歯薬出版，東京, pp.176-180, 2011.
6) Takahashi K, Groher ME, Michi K: Methodology for detecting swallowing sounds. Dysphagia, 9: 54-62, 1994.
7) Takahashi K, Groher ME, Michi K: Symmetry and reproducibility of swallowing sounds. Dysphagia, 9: 168-173, 1994.
8) Takahashi K, Groher ME, Michi K, et al.: Acoustic Characteristics of Swallowing Sounds. Minute 2nd Workshop on Cervical Auscultation of Feeding, pp.40-44, 1994.
9) 平野 薫，高橋浩二，宇山理紗，他：嚥下障害判定のための頸部聴診法の診断精度の検討. 口外誌, 47 (2): 93-100, 2001.
10) 平野 薫，高橋浩二，道 健一，他：頸部聴診法による嚥下障害の判定に関与する聴覚心理因子の検討. 口科誌, 50 (4): 242-248, 2001.
11) 高橋浩二，宇山理紗，平野 薫，他：頭頸部腫瘍患者の嚥下障害に対する頸部聴診法の判定精度の検討. 頭頸部腫瘍, 27 (1): 198-203, 2001.
12) Takahashi K, Takada Y: Differentiation of dysphagic swallow from safe swallow using acoustic characteristics of swallowing and expiratory sounds. Abstract 14th Annual Dysphagia Research Society Meeting, 2006.
13) Yamashita M, Yokoyama K, Takei Y, et al.: Acoustic characteristics of voluntary expiratory sounds after swallow for detecting dysphagia. J Oral Rehabil, 41 (9): 667-674, 2014.
14) Truby HM, Lind J: Cry sounds of newborn infants. Acta Paediatr Scand, 163(Suppl): 7-60, 1965.
15) Bosma JF, Truby HM, Lind J: Cry motions of the newborn infant.

Acta Paediatr Scand, 163(Suppl): 61-92, 1965.
16) Bosma JF, Truby HM, Lind J: Studies of neonatal transition correlated cineradiographic and visual-acoustic observations. Acta Paediatr Scand, 163(Suppl): 93-109, 1965.
17) Bosma JF, Truby HM, Lind J: Distortion of upper respiratory and swallow motions in infants having anomalies of the upperpharynx. Acta Paediatr Scand, 163(Suppl): 111-128, 1965.
18) Soentgen ML, Pierce HS, Brenman HS: Mouthing activities in the human neonatal sucking act. Arch Oral Biol, 14: 1159-1167, 1969.
19) Vice FL, Heinz JM, Giuriati G, et al.: Cervical auscultation of suckle feeding in newborn infants. Dev Med Child Neurol, 32: 760-768, 1990.
20) Gewolb IH, Bosma JF, Reynolds EW, et al.: Integration of suck and swallow rhythms during feeding in preterm infants with and without bronchopulmonary dysplasia. Dev Med Child Neurol, 44: 344-348, 2002.
21) Reynolds EW, Vice FL, Bosma JF, et al.: Cervical accelerometry in preterm infants with and without bronchopulmonary dysplasia. Dev Med Child Neurol, 45: 442-446, 2003.

3―嚥下誘発試験

1) Nishino T, Takizawa K, Yokokawa N, et al.: Depression of the swallowing reflex during sedation and/or relative analgesia produced by inhalation of 50% nitrous oxide in oxygen. Anesthesiology, 67: 995-998, 1987.
2) 須藤英一, 福地義之助, 寺本信嗣, 他：嚥下誘発テストによる睡眠時呼吸障害の臨床的検討. 臨床呼吸生理, 26: 87-91, 1994.
3) Marumo K, Homma S, Fukuchi Y: Postgastrectomy aspiration pneumonia. Chest, 107: 453-456, 1995.
4) Teramoto S, Sudo E, Matsuse T, et al.: Impaired swallowing reflex in patients with obstructive sleep apnea syndrome. Chest, 116: 17-21, 1999.
5) 山口泰弘, 須藤栄一, 他：Videofluorography (VF), 嚥下誘発テスト (SPT) にて嚥下障害を評価した Wallenberg 症候群の1例. 日老医誌, 34: 331-336, 1997.
6) Teramoto S, Matsuse T, Fukuchi Y, et al.: Simple two-step swallowing provocation test for elderly patients with aspiration pneumonia. Lancet, 353: 1243, 1999.

(2) 機器による検査

1―超音波診断装置（US）

1) Sonies BC, Shawker TH, Hall TE, et al.: Ultrasonic visualization of tongue motion during speech. J Acoust Soc Am, 70 (3): 683-686, 1981.
2) Shawker TH, Sonies B, Stone M, et al.: Real-time ultrasound visualization of tongue movement during swallowing. J Clin Ultrasound, 11 (9): 485-490, 1983.
3) Stone M: A guide to analysing tongue motion from ultrasound images. Clin Linguist Phon, 19 (6-7): 455-501, 2005.
4) Stone M, Shawker TH: An ultrasound examination of tongue movement during swallowing. Dysphagia, 1 (2): 78-83, 1986.
5) 大塚義顕：超音波断層法による舌矢状断描出法の検討. 障歯誌, 15: 3-12, 1995.
6) 渡辺聡, 綾野理加, 大塚義顕, 他：超音波断層法による舌の動態解析―Mモード法前額断面における検討―. 障歯誌, 16: 24-37, 1996.
7) 村田尚道, 蓜島弘之, 向井美惠：三次元超音波画像診断装置を用いた食塊保持時における舌形態の観察―描出方法の検討および食塊量の変化に伴う舌形態における対応―. 日摂食嚥下リハ会誌, 8: 26-38, 2004.
8) Sonies BC, Wang C, Sapper DJ: Evaluation of normal and abnormal hyoid bone movement during swallowing by use of ultrasound duplex-Doppler imaging. Ultrasound Med Biol, 22 (9): 1169-1175, 1996.
9) Stone M, Davis EP: A head and transducer support system for making ultrasound images of tongue/jaw movement. J Acoust Soc Am, 98 (6): 3107-3112. 1995.
10) Peng CL, Jost-Brinkmann PG, Miethke RR, et al.: Ultrasonographic measurement of tongue movement during swallowing. J Ultrasound Med, 19: 15-20, 2000.
11) 村田尚道：超音波エコー検査評価の要点. 摂食・嚥下リハビリテーション 第2版, 才藤栄一, 向井美惠監修, 医歯薬出版, 東京, pp.166-167, 2007.

2―マノメトリー

1) 青柳陽一郎：摂食・嚥下の運動学 筋電図と嚥下圧からみた摂食・嚥下の運動学. Jpn J Rehabil Med, 47: 703-707, 2010.
2) Yano J, Aoyagi Y, Ono T, Hori K, Yamaguchi W, Fujiwara S, Kumakura I, Minagi S, Tsubahara A: Sequential coordination between lingual and pharyngeal pressures produced during dry swallowing. Biomed Res Int, Article ID 691352, 2014.
3) McCulloch TM, Hoffman MR, Ciucci MR: High-resolution manometry of pharyngeal swallow pressure events associated with head turn and chin tuck. Ann Otol Rhinol Laryngol, 119: 369-376, 2010.
4) Takasaki K, Umeki H, Enatsu K, Tanaka F, Sakihama N, Kumagami H, Takahashi H: Investigation of pharyngeal swallowing function using high-resolution manometry. Laryngoscope, 118: 1729-1732, 2008.
5) Matsubara K, Kumai Y, Samejima Y, Yumoto E: Swallowing pressure and pressure profiles in young healthy adults. Laryngoscope, 124: 711-717, 2014.

3―筋電図検査

1) Rebecca Z German, AW Crompton, AJ Thexton：Variation in EMG activity: a hierarchical approach. Integr Comp Biol, 48(2): 283-293, 2008.
2) Inokuchi H, González-Fernández M, Matsuo K, et al.：Electromyography of swallowing with fine wire intramuscular electrodes in healthy human: activation sequence of selected hyoid muscles. Dysphagia, 29(6): 713-721, 2014.

4― MRI, シンチグラフィー

1) 道脇幸博, 横山美加, 衣松令恵, 他：高速シネMRIによる嚥下運動の描出. 口科誌, 51 (4): 237-243, 2002.
2) Amin MR, Lazarus CL, Pai VM, et al.: 3 Tesla turbo-FLASH magnetic resonance imaging of deglutition. Laryngoscope, 122 (4): 860-864, 2012.
3) Olthoff A, Zhang S, Schweizer R, et al.: On the physiology of normal swallowing as revealed by magnetic resonance imaging in real time. Gastroenterol Res Pract, 493174, 2014.
4) Honda Y, Hata N：Dynamic imaging of swallowing in a seated position using open-configuration MRI. J Magn Reson Imaging, 26 (1): 172-176, 2007.
5) Kazem I: A new scintigraphic technique for the study of the esophagus. Am J Roentgenol Radium Ther Nucl Med, 115 (4): 681-688, 1972.
6) Klein HA, Wald A：Computer analysis of radionuclide esophageal transit studies. J Nucl Med, 25 (9): 957-964, 1984.
7) Heyman S：Esophageal scintigraphy (milk scans) in infants and children with gastroesophageal reflux. Radiology, 144 (4): 891-893, 1982.
8) Heyman S, Kirkpatrick JA, Winter HS, et al.：An improved radionuclide method for the diagnosis of gastroesophageal reflux

and aspiration in children (milk scan). Radiology, 131 (2): 479-482, 1979.
9) Muz J, Mathog RH, Miller PR, et al.: Detection and quantification of laryngotracheopulmonary aspiration with scintigraphy. Laryngoscope, 97 (10):1180-1185, 1987.
10) McVeagh P, Howman-Giles R, Kemp A: Pulmonary aspiration studied by radionuclide milk scanning and barium swallow roentgenography. Am J Dis Child, 141 (8): 917-921, 1987.
11) Hamlet SL, Muz J, Patterson R, et al.: Pharyngeal transit time: assessment with videofluoroscopic and scintigraphic techniques. Dysphagia, 4 (1): 4-7, 1989.
12) Silver KH, Van Nostrand D: The use of scintigraphy in the management of patients with pulmonary aspiration. Dysphagia, 9 (2): 107-115, 1994.
13) Huang YH, Chang SC, Kao PF, et al.: The value of pharyngeal scintigraphy in predicting videofluoroscopic findings. Am J Phys Med Rehabil, 92 (12): 1075-1083, 2013.
14) Cook SP, Lawless S, Mandell GA, et al.: The use of the salivagram in the evaluation of severe and chronic aspiration. Int J Pediatr Otorhinolaryngol, 41 (3): 353-361, 1997.
15) Jang DH, Choi KH, Kim DH, et al.: Comparison between the radionuclide and videofluoroscopic swallowing study methods for evaluating patients with aspiration pneumonia. Ann Nucl Med, 27 (3): 247-252, 2013.
16) 川本定紀, 椿原彰夫, 明石 謙：嚥下シンチグラフィを用いた不顕性誤嚥の診断. 総合リハ, 27 (4): 373-376, 1998.

10. 重症度分類
1) 才藤栄一：平成11年度厚生科学研究費補助金（長寿科学総合研究事業）「摂食・嚥下障害の治療・対応に関する統合的研究」総括研究報告書. 摂食・嚥下障害の治療・対応に関する統合的研究. 平成11年度厚生科学研究費補助金研究報告書, pp.1-17, 1999.
2) 才藤栄一：摂食・嚥下障害の治療戦略. リハ医学, 41: 404-408, 2004.
3) 藤島一郎：脳卒中の摂食・嚥下障害. 医歯薬出版, 東京, p.72, 1993.
4) 藤島一郎, 高橋博達：摂食訓練の展開. 総合リハ, 32: 257-260, 2004.
5) 藤島一郎, 大野友久, 高橋博達, 他：「摂食・嚥下状況のレベル評価」簡単な摂食・嚥下評価尺度の開発. リハ医学, 43: S249, 2006.
6) Kunieda K, Ohno T, Fujishima I, et al.: Reliability and validity of a tool to measure the severity of dysphagia: the Food Intake LEVEL Scale. J Pain Symptom Manage, 46: 201-206, 2013.
7) Crary MA, Mann GD, Groher ME: Initial psychometric assessment of a functional oral intake scale for dysphagia in stroke patients. Arch Phys Med Rehabil, 86: 1516-1520, 2005.
8) 松尾浩一郎, 望月千穂, 並河健一, 他：摂食・嚥下障害を合併して入院した神経筋疾患患者における栄養摂取レベルの推移—Functional Oral Intake Scale（FOIS）を用いた検討—. 日摂食嚥下リハ会誌, 16: 3-12, 2012.
9) Rosenbek JC, Robbins JA, Roecker EB, et al.: A penetration-aspiration scale. Dysphagia, 11: 93-98, 1996.

2章 摂食嚥下障害への介入1
1. 介入の概要
1) Meng NH, Wang TG, Lien IN: Dysphagia in patients with brainstem stroke: incidence and outcome. Am J Phys Med Rehabil, 79: 170-175, 2000.
2) Sun SF, Hsu CW, Lin HS, Sun HP, Chang PH, Hsieh WL, Wang JL: Combined neuromuscular electrical stimulation (NMES) with fiberoptic endoscopic evaluation of swallowing (FEES) and traditional swallowing rehabilitation in the treatment of stroke-related dysphagia. Dysphagia, 28: 557-566, 2013.
3) 尾関保則, 馬場 尊, 才藤栄一, 加賀谷斉, 三串伸哉, 横山通夫, 岡田澄子, 重田律子：脳幹病変による慢性期摂食・嚥下障害の治療成績. 総合リハ, 36 (6): 573-577, 2008.

2. 口腔衛生管理
(1) 小児期における口腔衛生管理
1) Mossier M, Schour I: Studies in tooth development: the growth pattern of human teeth, 2. J Am Dent Assoc, 27: 1918-1931, 1940.
2) 小坂美樹：重症心身障害児（者）のケアの実際. 写真でわかる重症心身障害児（者）のケア, 鈴木康之, 舟橋満寿子編, 第1版, インターメディカ, 東京, p.142, 2015.
3) 内藤浩美, 大橋一元, 神部芳則, 草間幹夫：長期経管栄養者における口腔環境に関する検討—唾液pHと歯周疾患罹患状況, 咽頭細菌について—. J JPn Stomatol Soc, 52: 181-187, 2003.

(2) 成人・老年期における口腔衛生管理
1) Sumi Y, Ozawa N, Miura H, Michiwaki Y, Umemura O: Oral care help to maintain nutritional status in frail older people. Arch Gerontol Geriatr, 51 (2): 125-128, 2010.
2) 角 保徳編：新編5分でできる口腔ケア 介護のための普及型口腔ケアシステム, 医歯薬出版, 東京, 2012.
3) 角 保徳：口腔ケア中の死亡事例への訴訟判決—口腔ケアとリスク管理—. デンタルハイジーン, 31 (8): 900-903, 2011.
4) 平識善大, 近藤菜穂子, 角 保徳：続・私たちが担う「専門的口腔ケア」実際編③ 水を使わない専門的口腔ケアの実践. デンタルハイジーン, 34 (9): 990-993, 2014.

(3) 口腔ケアの基本的な手技
1) Ames NJ, Sulima P, Yates JM, et al.: Effects of systematic oral care in critically ill patients: a multicenter study. Am J Crit Care, 20: e103-114, 2011.
2) Eilers J, Berger AM, Petersen MC: Development, testing, and application of the oral assessment guide. Oncol Nurs Forum, 15: 325-330, 1988.
3) 村松真澄：Eilers 口腔アセスメントガイドと口腔ケアプロトコール, 看護技術, 58 (1): 12-16, 2012.
4) Andersson P, Hallberg IR, Renvert S, et al.: Inter-rater reliability of an oral assessment guide for elderly patients residing in a rehabilitation ward. SpecCare Dentist, 22 (5): 181-186, 2002.
5) Chalmers JM, King PL, Spencer AJ, et al.: The oral health assessment tool--validity and reliability. Aust Dent J, 50: 191-199, 2005.
6) 松尾浩一郎, 中川量晴：口腔アセスメントシート Oral Health Assessment Tool 日本語版（OHAT-J）の作成と信頼性, 妥当性の検討. 障歯誌, 37: 1-7, 2016.
7) Ikeda M, Miki T, Atsumi M, et al.: Effective elimination of contaminants after oral care in elderly institutionalized individuals. Geriatr Nurs, 35: 295-299, 2014.

3. 訓練
(1) 摂食嚥下障害に対する直接訓練と間接訓練の考え方
1) 山脇正永：摂食・嚥下に関する神経メカニズム—最新の知見を中心に—. MB Med Reha, 136: 1-5, 2011.
2) 重松 孝, 藤島一郎：摂食訓練update. MB Med Reha, 136: 31-37, 2011.
3) 岡田澄子：1. 成人の間接訓練法の基本. 才藤栄一, 向井美惠監修, 摂食・嚥下リハビリテーション, 第2版, 医歯薬出版, 東京, pp.180-184, 2007.
4) 清水充子：2. 成人の直接訓練法の基本. 才藤栄一, 向井美惠監修, 摂食・嚥下リハビリテーション, 第2版, 医歯薬出版, 東京, pp.184-189, 2007.
5) 岡田澄子, 稲本陽子：摂食・嚥下リハビリテーションの効果的な実践法—言語聴覚士の立場から. MB Med Reha, 116: 35-42,

(2) 成人の間接訓練法

1―嚥下促通法

1) 日本摂食・嚥下リハビリテーション学会医療検討委員会：訓練法のまとめ（2014版）．日摂食嚥下リハ会誌，18（1）：55-89，2014.
2) Logemann JA: Evaluation and Treatment of Swallowing Disorders, 2nd ed, Pro-ed, Texas, pp.201-214, 1998.
3) Steele MC, Miller JA: Sensory input pathways and mechanisms in swallowing: a review. Dysphagia, 25: 323-333, 2010.
4) 藤島一郎：脳卒中の摂食・嚥下障害．第2版，医歯薬出版，東京，pp.105-124, 1998.
5) 倉智雅子：Thermal stimulation の意義と方法，アイスマッサージとの違いは？．吉田哲二編，嚥下障害Q&A，医薬ジャーナル，大阪，pp.178-179, 2001.
6) 長谷川和子：嚥下反射促通手技の効果：健常者の場合．言語聴覚研究，17：65-71, 2000.
7) 小島義次，植村研一：麻痺性嚥下障害に対する嚥下反射促通手技の臨床応用．音声言語医学，36（3）：360-364, 1995.
8) Steefel JS: Dysphagia Rehabilitation for Neurologically Impaired Adult. Springfield, Charles C. Thomas, 1981（柴田貞雄監訳：嚥下障害のリハビリテーション．協同医書出版，東京，pp.48-49, 1988）.
9) 藤島一郎，柴本勇監修：動画でわかる摂食・嚥下障害患者のリスクマネジメント．中山書店，東京，pp.53-54, 2009.
10) 三枝英人，新美誠二，八木聰明："直接的"間接的嚥下訓練：フィーディングチューブを用いた嚥下のリハビリテーション．日耳鼻，101：1012-1021, 1998.
11) Ebihara T, Ebihara S, Murayama M, et al.: A randomized trial of olfactory stimulation using black pepper oil in older people with swallowing dysfunction. J Am Geriatr Soc, 54: 1401-1406, 2006.
12) 小島千枝子：K-point 刺激法．嚥下医学，4（1）：53-57, 2015.
13) Carter J: Point/counterpoint: electrical stimulation for dysphagia: the argument for electrical stimulation for dysphagia. Perspectives on Swallowing and Swallowing Disorders (Dysphagia), 20: 96-101, 2011.
14) Gallas S, Marie PJ, Leroi MA, et al.: Sensory transcutaneous electrical stimulation improves post-stroke dysphagic patients. Dysphagia, 25: 291-297, 2010.
15) El Sharkawi A, Ramig L, Logemann JA, et al.: Swallowing and voice effects of Lee Silverman Voice Treatment (LSVT®): a pilot study. J Neurol, Neurosurg Psychiatry, 72: 31-36, 2002.
16) Narayana S, Fox PT, Zhang W, et al.: Neural correlates of efficacy of voice therapy in Parkinson's disease identified by performance-correlation analysis. Human Brain Map, 31:222-236, 2010.
17) 島野嵩也：慢性期摂食機能障害に対するカプサイシン含有フィルムの効果（博士論文）．日本大学リポジトリ，2014. http://repository.nihon-u.ac.jp/xmlui/handle/11263/201（参照 2015-04-08）

2―筋力増強

1) 稲本陽子：咀嚼嚥下に対する訓練．プロセスモデルで考える摂食・嚥下リハビリテーションの臨床，才藤栄一監修，第1版，医歯薬出版，東京，pp.142-146, 2013.
2) 岡田澄子：摂食・嚥下障害に対する訓練法．摂食・嚥下リハビリテーション，才藤栄一，向井美惠監修，第2版，医歯薬出版，東京，pp.180-184, 2007.
3) Logemann JA: Evaluation and Treatment of Swallowing Disorders. 2nd ed, PRO-ED, Austin, pp.205-210, 1998.
4) 岡田澄子：嚥下訓練の EBM 精度の高い嚥下訓練を目指して．言語聴覚研究，7: 25-30, 2010.
5) 岡田澄子，稲本陽子：摂食・嚥下リハビリテーションの効果的な実践法―言語聴覚士の立場から．Med Rehabil, 116: 35-42, 2010.
6) 冨田昌夫，佐藤房郎，北村哲：各種の運動療法．理学療法士のための運動療法，岩倉博光監修，金原出版，東京，pp.64-82, 1991.
7) Robbins J, Gangnon RE, Theis SM, et al.: The effects of lingual exercise on swallowing in older adults. J Am Geriatr Soc, 53: 1483-1489, 2005.
8) Sapienza C, Troche M, Pitts T, et al.: Respiratory strength training: concept and intervention outcomes. Semin Speech Lang, 32: 21-30, 2011.
9) Pollock M, Gaesser G, Butcher J, et al.: ACSM position stand: the recommended quantity and quality of exercise for developing and maintaining cardiorespiratory and muscular fitness, and flexibility in healthy adults. Med Sci Sports Exerc, 30: 975-999, 1998.
10) Lazarus C, Logemann JA, Huang CF, et al.: Effects of two types of tongue strengthening exercises in young normal. Folia Phoniatr Logop, 55: 199-205, 2003.
11) Robbins J, Kays SA, Gangnon RE, et al.: The effects of lingual exercise in stroke patients with dysphagia. Arch Phys Med Rehabil, 88: 150-158, 2007.
12) Juan J, Hind J, Jones C, et al.: Case study: application of isometric progressive resistance oropharyngeal therapy using the Madison Oral Strengthening Therapeutic device. Top Stroke Rehabil, 20: 450-470, 2013.
13) Shaker R, Kern M, Bardan E, et al.: Augmentation of deglutitive upper esophageal sphincter opening in the elderly by exercise. Am J Physiol, 272: G1518-G1522, 1997.
14) Shaker R, Easterling C, Kern C, et al.: Rehabilitation of swallowing by exercise in tube-fed patients with pharyngeal dysphagia secondary to abnormal UES opening. Gastroenterology, 122: 1314-1321, 2002.
15) Maeda H, Fujishima I: Optimal load of head-raising exercise-sustained head-lift time and number of head-lift repetitions in Japanese healthy adults. Deglutition, 2: 82-88, 2013.
16) 岩田義弘，寺島万成，長島圭士郎，他：高齢者に対する頸部等尺性収縮手技（chin push-pull maneuver）による嚥下訓練―自己実施訓練の効果．耳鼻，56: 195-201, 2010.
17) 杉浦淳子，藤本保志，安藤篤，他：頭頸部腫瘍術後の喉頭挙上不良を伴う嚥下障害例に対する徒手的頸部筋力増強訓練の効果．日摂食嚥下リハ会誌，12: 69-74, 2008.
18) Wada S, et al.: Jaw opening exercise for insufficient opening of upper esophageal sphincter. Arch Phys Med Rehabil, 93: 1995-1999, 2012.
19) Fujiu M, Logemann JA: Effect of a tongue-holding maneuver on posterior pharyngeal wall movement during deglutition, Am J Speech Lang Pathol, 5: 23-30, 1996.
20) 倉智雅子：嚥下訓練の EBM―前舌保持嚥下法の EBM．聴覚言語研究，7: 31-38, 2010.
21) 高橋圭三，倉智雅子，浅海岩生：表面筋電図の筋電量の解析による健常若年者の舌骨上・下筋群活動に及ぼす前舌保持嚥下法の影響．新潟リハビリテーション大学紀要，1: 51-60, 2012.
22) 小島千枝子，他：摂食訓練（直接訓練）法．倉智雅子編著，言語聴覚士のための摂食・嚥下障害学，医歯薬出版，東京，pp.139-143, 2013.

3―嚥下手技

1) Bartolome G, Neumann S: Swallowing therapy in patients with neurological disorders causing cricopharyngeal dysfunction.

文献

2) Kahrilas PJ, Logemann JA, Krugler C, et al.: Volitional augmentation of upper esophageal sphincter opening during swallowing. Am J Physiol, 260 (3 Pt 1): G450-456, 1991.
3) Lazarus C, Logemann JA, Gibbons P: Effects of maneuvers on swallowing function in a dysphagic oral cancer patient. Head Neck, 15 (5): 419-424, 1993.
4) Neumann S: Swallowing therapy with neurologic patients: results of direct and indirect therapy methods in 66 patients suffering from neurological disorders. Dysphagia, 8 (2): 150-153, 1993.
5) Logemann JA: Evaluation and Treatment of Swallowing Disorders. 2nd ed, PRO-ED, Austin, 1998.
6) Cook IJ, Dodds WJ, Dantas RO, et al.: Opening mechanisms of the human upper esophageal sphincter. Am J Physiol, 257 (5 Pt 1): G748-759, 1989.
7) Jacob P, Kahrilas PJ, Logemann JA, et al.: Upper esophageal sphincter opening and modulation during swallowing. Gastroenterology, 97 (6): 1469-1478, 1989.
8) Kahrilas PJ, Dodds WJ, Dent J, et al.: Upper esophageal sphincter function during deglutition. Gastroenterology, 95 (1): 52-62, 1988.
9) Boden K, Hallgren A, Witt Hedstrom H: Effects of three different swallow maneuvers analyzed by videomanometry. Acta Radiol, 47 (7): 628-633, 2006.
10) Ding R, Larson CR, Logemann JA, et al.: Surface electromyographic and electroglottographic studies in normal subjects under two swallow conditions: normal and during the Mendelsohn manuever. Dysphagia, 17 (1): 1-12, 2002.
11) Hoffman MR, Mielens JD, Ciucci MR, et al.: High-resolution manometry of pharyngeal swallow pressure events associated with effortful swallow and the Mendelsohn maneuver. Dysphagia, 27 (3): 418-426, 2012.
12) Lazarus C, Logemann JA, Song CW, et al.: Effects of voluntary maneuvers on tongue base function for swallowing. Folia Phoniatr Logop, 54 (4): 171-176, 2002.
13) Ohmae Y, Logemann JA, Kaiser P, et al.: Effects of two breath-holding maneuvers on oropharyngeal swallow. Ann Otol Rhinol Laryngol, 105 (2): 123-131, 1996.
14) Donzelli J, Brady S: The effects of breath-holding on vocal fold adduction: implications for safe swallowing. Arch Otolaryngol Head Neck Surg, 130 (2): 208-210, 2004.
15) Logemann JA, Pauloski BR, Rademaker AW, et al.: Super-supraglottic swallow in irradiated head and neck cancer patients. Head Neck, 19 (6): 535-540, 1997.
16) Logemann JA: Evaluation and Treatment of Swallowing Disorders. PRO-ED, Austin, 1998.
17) Huckabee ML, Steele CM: An analysis of lingual contribution to submental surface electromyographic measures and pharyngeal pressure during effortful swallow. Arch Phys Med Rehabil, 87(8): 1067-1072, 2006.
18) Steele CM, Huckabee ML: The influence of orolingual pressure on the timing of pharyngeal pressure events. Dysphagia, 22 (1): 30-36, 2007.
19) Hind JA, Nicosia MA, Roecker EB, et al.: Comparison of effortful and noneffortful swallows in healthy middle-aged and older adults. Arch Phys Med Rehabil, 82 (12): 1661-1665, 2001.
20) Huckabee ML, Butler SG, Barclay M, et al.: Submental surface electromyographic measurement and pharyngeal pressures during normal and effortful swallowing. Arch Phys Med Rehabil, 86 (11): 2144-2149, 2005.
21) Yeates EM, Steele CM, Pelletier CA: Tongue pressure and submental surface electromyography measures during noneffortful and effortful saliva swallows in healthy women. Am J Speech Lang Pathol, 19 (3): 274-281, 2010.
22) Bülow M, Olsson R, Ekberg O: Videomanometric analysis of supraglottic swallow, effortful swallow and chin tuck in healthy volunteers. Dysphagia, 14 :16-72, 1999.

4 ―バルーン拡張法

1) 北條京子, 藤島一郎, 大熊るり, 他：輪状咽頭嚥下障害に対するバルーンカテーテル訓練法―4 種類のバルーン法と臨床成績. 日摂食嚥下リハ会誌, 1: 45-56, 1997.
2) 角谷直彦, 石田 暉, 豊倉 穣, 他：第Ⅱ相嚥下障害のリハビリテーション. 総合リハ, 20: 513-516, 1992.
3) 三枝英人, 新見誠二, 八木聰明："直接的"間接的嚥下訓練：フィーディングチューブを用いた嚥下のリハビリテーション. 日耳鼻, 101: 1012-1021, 1998.
4) 藤谷順子：間接訓練. 本多知行, 溝尻源太郎編：医師・歯科医師のための摂食・嚥下ハンドブック, 医歯薬出版, 東京, pp.116-121, 2000.
5) 藤島一郎：5. 摂食・嚥下障害のリハビリテーションアプローチ. 脳卒中の摂食・嚥下障害, 第 2 版, 医歯薬出版, 東京, pp.122-124, 1998.
6) 大熊るり, 藤島一郎, 稲生 綾：摂食・嚥下障害者に対する代替栄養―間欠的経管栄養法 (intermittent tube feeding) の利点と適応. Medicina, 38: 692-698, 2001.
7) Marks RD, et al.: Diagnosis and manegemant of peptic esophageal strictures. Gastroenterologist, 4 (4): 223-237, 1996.
8) 藤島一郎, 北條京子：知っておきたいリハビリテーション訓練「バルーン訓練法」. 嚥下医学, 3 (1): 40-48, 2014.
9) Hojo K, Fujishima I, Ohno T, et al.: Research into the effectiveness how well the balloon dilatation method causes the desired outcome for cricopharyngeal dysphagia at the chronic stage in cerebrovascular disease. Jpn J Speech Lang Heari Res (言語聴覚研), 3 (3): 106-115, 2006.

5 ―電気刺激法

1) Kagaya H, Baba M, Saitoh E, et al.: Hyoid bone and larynx movements during electrical stimulation of motor points in laryngeal elevation muscles: a preliminary study. Neuromodulation, 14: 278-283, 2011.
2) Freed ML, Freed L, Chatburn RL, et al.: Electrical stimulation for swallowing disorders caused by stroke. Respir Care, 46: 466-474, 2001.
3) Leelamanit V, Limsakul C, Geater A：Synchronized electrical stimulation in treating pharyngeal dysphagia. Laryngoscope, 112: 2204-2210, 2002.
4) Ludlow CL, Humbert I, Saxon K, et al.: Effects of surface electrical stimulation both at rest and during swallowing in chronic pharyngeal dysphagia. Dysphagia, 22: 1-10, 2007.
5) Burnett TA, Mann EA, Cornell SA, et al.: Laryngeal elevation achieved by neuromuscular stimulation at rest. J Appl Physiol, 94: 128-134, 2003.
6) Tsukano H, Taniguchi H, Hori K, et al.: Individual-dependent effects of pharyngeal electrical stimulation on swallowing in healthy humans. Physiol Behav, 106: 218-223, 2012.

6 ―非侵襲的脳刺激による嚥下障害の治療

1) Takeuchi N, Izumi S: Maladaptive plasticity for motor recovery after stroke: mechanisms and approaches. Neural Plast, 359728, 2012. doi: 10.1155/2012/359728
2) Takeuchi N, Izumi S: Noninvasive brain stimulation for motor recovery after stroke: mechanisms and future review. Stroke Res Treat, 584727, 2012. doi: 10.1155/2012/584727
3) Hamdy S, Aziz Q, Rothwell J, et al.: The cortical topography of

human swallowing musculature in health and disease. Nat Med, 2: 1217-1224, 1996.
4) Fraser C, Power M, Hamdy S, et al.: Driving plasticity in human adult motor cortex is associated with improved motor function after brain injury. Neuron, 34: 831-840, 2002.
5) Jefferson S, Mistry S, Singh S, et al.: Characterizing the application of transcranial direct current stimulation in human pharyngeal motor cortex. Am J Physiol Gastrointest Liver Physiol, 297: G1035-G1040, 2009.
6) Khedr E, Abo-Elfetoh N: Therapeutic role of rTMS on recovery of dysphagia in patients with lateral medullary syndrome and brain infarction. J Neurol Neurosurg Psychiatry, 81: 495-499, 2010.
7) Koyama Y, Kodama M, Shimoda N, et al.: Suprahyoid muscles motor evoked potentials in response to transcranial magnetic stimulation. Tokai J Exp Clin Med, 35: 70-77, 2010.
8) Kumar S, Wagner CW, Frayne C, et al.: Noninvasive brain stimulation may improve stroke-related dysphagia: a pilot study. Stroke, 42: 1035-1040, 2011.
9) Park JW, Oh JC, Lee JW, et al.: The effect of 5 Hz high-frequency rTMS over contralesional pharyngeal motor cortex in post-stroke oropharyngeal dysphagia: a randomized controlled study. Neurogastroenterol Motil, 25: 324-e250, 2013.
10) Shigematsu T, Fujishima I, Ohno K: Transcranial direct current stimulation improves swallowing function in stroke patients. Neurorehabil Neural Repair, 27: 363-369, 2013.
11) Khedr EM, Abo-Elfetoh N, Rothwell JC: Treatment of post-stroke dysphagia with repetitive transcranial magnetic stimulation. Acta Neurol Scand, 119: 155-161, 2009.
12) Yang EJ, Baek S-R, Shin J, et al.: Effects of transcranial direct current stimulation (tDCS) on post-stroke dydphagia. Restor Neurol Neurosci, 30: 303-311, 2012.
13) Lim KB, Lee HJ, Yoo J, et al.: Effect of low-frequency rTMS and NMES on subacute unilateral hemispheric stroke with dysphagia. Ann Rehabil Med, 38: 592-602, 2014.
14) Kim L, Chun MH, Kim BR, et al.: Effect of repetitive transcranial magnetic stimulation on patients with brain injury and dysphagia. Ann Rehabil Med, 35: 765-771, 2011.

(3) 成人の直接訓練法

1—直接訓練の目的と意義～3—食具を用いた直接訓練

1) Kojima C, Fujishima I, Ohkuma R, et al.: Jaw opening and swallow triggering method for bilateral-brain-damaged patients, K-point stimulation. Dysphagia, 17: 273-277, 2002.
2) 小島義次, 植村研一：麻痺性嚥下障害に対する嚥下反射促通手技の臨床的応用. 音声言語医学, 36：360-364, 1995.
3) 前田広士, 小島千枝子, 柴本 勇, 他：ゼラチンゼリーのスライス型食塊を用いる摂食訓練. 日摂食嚥下リハ会誌, 3 (2): 94, 1999.
4) 小島千枝子, 北條京子, 前田広士, 他：摂食・嚥下訓練の実際. 嚥下障害ポケットマニュアル, 第3版, 医歯薬出版, 東京, pp.95-151, 2011.
5) 河崎寛孝, 本村千春, 山田理恵子, 他：市販の嚥下困難者用ゼリーを用いた交互嚥下による咽頭残留除去効果の検討. 日摂食嚥下リハ会誌, 12 (3): 223-232, 2008.
6) Logemann JA：訓練法. 道 健一, 道脇幸博訳, Logemann 摂食・嚥下障害学, 医歯薬出版, 東京, pp.170-176, 2000.
7) Martin BJW, Logemann JA, Shaker R, et al.: Normal laryngeal valving patterns during three breath-hold maneuvers: a pilot investigation. Dysphagia, 8: 1-20, 1993.
8) Crary MA, Groher ME: Introduction to Adult Swallowing Disorders. Butterworth/Heinemann, 2003.
9) Margareta B, Rolf O, Olle E: Videomanometric analysis of supraglottic swallow, effortful swallow, and chin tuck in healthy volunteers. Dysphagia, 14: 67-72, 1999.
10) Steele CM, Huckabee ML: The influence of orolingual pressure on the timing of pharyngeal pressure events. Dysphagia, 22: 30-36, 2007.
11) 小島千枝子：綿チップ押しつぶし訓練. 聖隷三方原病院嚥下チーム編, 嚥下障害ポケットマニュアル, 第3版, 医歯薬出版, 東京, p.136, 2011.
12) 才藤栄一, 向井美惠監修：摂食・嚥下リハビリテーション. 第2版, 医歯薬出版, 東京, 2007.
13) 藤島一郎編著：ナースのための摂食・嚥下障害ガイドブック. 中央法規出版, 東京, 2005.
14) 日本嚥下障害臨床研究会編：嚥下障害の臨床 第2版—リハビリテーションの考え方と実際. 医歯薬出版, 東京, 2008.
15) 藤島一郎編著：よくわかる嚥下障害. 永井書店, 大阪, 2001.
16) 聖隷三方原病院嚥下チーム：嚥下障害ポケットマニュアル. 第3版, 医歯薬出版, 東京, 2011.
17) 才藤栄一, 向井美惠監修：摂食・嚥下リハビリテーション. 第2版, 医歯薬出版, 東京, 2007.
18) 藤島一郎 編著：ナースのための摂食・嚥下障害ガイドブック. 中央法規出版, 東京, 2005.
19) 日本嚥下障害臨床研究会編：嚥下障害の臨床 第2版—リハビリテーションの考え方と実際. 医歯薬出版, 東京, 2008.

4—姿勢調整

1) Logemann J A（道 健一, 道脇幸博監訳）：Logemann 摂食・嚥下障害. 医歯薬出版, 東京, 2000.
2) 北條京子：代償法. 倉智雅子編, 言語聴覚士のための摂食・嚥下障害学, 医歯薬出版, 東京, p.147, 2013.
3) 太田喜久夫：姿勢と摂食嚥下. 才藤栄一, 向井美惠監修, 摂食・嚥下リハビリテーション, 第2版, 医歯薬出版, 東京, p.105, 2007
4) Ekberg O: Posture of the head and pharyngeal swallowing. Acta Radiol Diagn, 12: 691-697, 1986.
5) Shanahan T K, et al.: Chin-down posture effect on aspiration in dysphagic patients. Arch Phys Med Rehabil, 74: 736-739, 1993.
6) Welch M: Changes in pharyngeal dimensions effected by chin tuck. Arch Phys Med Rehabil, 74: 178-181, 1993.
7) 唐帆健浩：顎引き頭位の嚥下機能に及ぼす影響. 日気食会法, 50 (3): 396-409, 1999.
8) 紺谷桂子, 他：頭部の位置によるバリウム嚥下時の咽頭期通過時間と通過方向の変化. 総合リハ, 19 (5): 537-542, 1991.
9) 村山美紀, 他：体幹および頸部の角度が嚥下時舌圧に及ぼす影響. 障歯誌, 17: 134-148, 1996.
10) Logemann J, et al.: The benefit of head rotation on pharyngoesophageal dysphagia. Arch Phys Med Rehabil, 70: 767-771, 1989.
11) Logemann J, et al.: Effects of postural change on aspiration in head and neck surgical patients. Otolaryngol Head Neck Surg, 110: 222-227, 1994.
12) Logemann J, et al.: The dysphagia diagnostic procedure as a treatment efficacy trial. Clin Comm Disord, 3 (4): 1-10, 1993.
13) 才藤栄一, 他：嚥下障害のリハビリテーションにおける videofluorography の応用. リハビリテーション医学, 23 (3): 121-124, 1986.
14) Drake W, et al.: Case study Eating in side-lying facilitates rehabilitation in neurogenic dysphagia. Brain Injury, 11 (2): 137-142, 1997.
15) Larnert G, Ekberg O: Positioning improves the oral and pharyngeal swallowing function in children with cerebral palsy.

文献

Acta Paediatr, 84: 689-692, 1995.
16) 藤島一郎, 他：脳卒中後嚥下障害の摂食訓練に体位の選択がきわめて有用であった症例. 臨床リハ, 2（7）：593-597, 1993.
17) Larsen G.: Conservative management for incomplete dysphagia paralytica. Arch Phys Med Rehabil, 54: 180-185, 1973.
18) Steefel JS: Dysphagia rehabilitation for neurologically impaired adults. Charles C. Thomas publisher, Illinois, 1981.
19) 藤島一郎：口から食べるQ＆A. 第3版, 中央法規, 東京, pp.102-105, 2002.
20) 清水充子：摂食・嚥下障害（成人系）の障害別訓練法. 深浦順一他, 図解言語聴覚療法技術ガイド, 文光堂, 東京, p.561, 2014.
21) 北條京子：代償法. 倉智雅子編, 言語聴覚士のための摂食・嚥下障害学, 医歯薬出版, 東京, pp.148-149, 2013.
22) 日本摂食嚥下リハビリテーション学会医療検討委員会：訓練法のまとめ（改訂2010）. 日摂食嚥下リハ学会誌, 14（3）, pp644-663, 2010.
23) 岡田澄子, 他：Chin down肢位とは何か―言語聴覚士に対するアンケート調査―. 日摂食嚥下リハ会誌, 9（2）：148-158, 1973.
24) 聖隷三方原病院嚥下チーム：嚥下障害ポケットマニュアル. 第3版, 医歯薬出版, 東京, p.101, 2011.
25) 浅田美江：高齢者への食事介助Q＆A. 月刊ナーシング, 27（8）：11, 2007.
26) 木之瀬隆, 他：高齢者の車いす座位能力分類と座位保持装置. Rehabilitation Engineering, 13（2）：4-12, 1998.

(4) 呼吸訓練
1) 聖隷三方原病院嚥下チーム：嚥下障害ポケットマニュアル. 第3版, 医歯薬出版, 東京, 2011.
2) 神津玲, 俵祐一：嚥下障害に対する理学療法. Monthly Book ENTONI, 150: 30-35, 2013.
3) Pitts T, Bolser D, Rosenbek J, et al: Impact of expiratory muscle strength training on voluntary cough and swallow function in Parkinson disease. Chest, 135: 1301-1308, 2009.
4) Troche MS, Okun MS, Rosenbek JC, et al: Aspiration and swallowing in Parkinson disease and rehabilitation with EMST: a randomized trial. Neurology, 75: 1912-1919, 2010.

(5) 小児における訓練法
1―間接訓練法
1) 金子芳洋：間接訓練法. 摂食・嚥下リハビリテーション, 金子芳洋, 千野直一監修, 第1版, 医歯薬出版, 東京, p.p.125-132, 1998.
2) 金子芳洋編著：食べる機能の障害―その考え方とリハビリテーション. 医歯薬出版, 東京, 1987.
3) 田角勝, 向井美惠編著：小児の摂食・嚥下リハビリテーション. 医歯薬出版, 東京, 2006.
4) 金子芳洋, 向井美惠：心身障害（児）者の摂食困難をいかにして直すか―バンゲード法の紹介. 歯界展望, 59（2）：329-343, 1982.
5) 向井美惠編著：食べる機能をうながす食事―障害児のための栄養・調理・介助. 医歯薬出版, 東京, 1994.
6) 才藤栄一, 向井美惠, 半田幸代, 藤島一郎編：JJNスペシャルNo.52 摂食・嚥下リハビリテーションマニュアル. 医学書院, 東京, 1996.
7) 向井美惠：摂食機能療法―診断と治療法. 障歯誌, 16：145-155, 1995.
8) 向井美惠：乳幼児における摂食機能の獲得過程. The Quintessence, 4：35-42, 1985.
9) 向井美惠：摂食機能の発達. 小児保健研究, 48：309-313, 1989.
10) 金子芳洋：摂食機能障害とその訓練. 理学療法, 6：357-367, 1989.

4. 外科的対応
1) 津田豪太：嚥下機能改善手術にはどのような術式があるのか. 吉田哲二責任編集, 嚥下障害Q&A, 第1版, 医薬ジャーナル社, 大阪, pp.204-205, 2001.
2) 津田豪太：嚥下障害の管理と手術時期. 耳喉頭頸, 80: 547-551, 2008.
3) 金沢英哲：声門閉鎖術時に輪状咽頭筋起始部離断術を併施する新たな術式と効果. 嚥下医学, 1: 374-378, 2012.
4) 金沢英哲：終末期の嚥下障害に抗う―手術療法―. MB Med Reha, 186: 51-57, 2015.
5) 箕岡真子, 藤島一郎, 稲葉一人：摂食嚥下障害の倫理. ワールドプランニング, 東京, pp.145-153, 2014.
6) 兵藤政光：嚥下障害の評価と治療. 日本耳鼻咽喉科学会総会, 2011.
7) 平野実, 三橋重信, 国武博道：麻痺性嚥下障害に対する手術的療法―輪状咽頭筋切断術および咽頭弁形成術. 日耳鼻, 76: 1067-1072, 1973.
8) 角谷徳芳：咽頭弁形成術. 嚥下医学, 4: 28-32, 2015.
9) Denecke HJ: Korrektur des Schluckaktes bei einseitiger Pharynx - und Larynxlähmung. HNO, 9: 351-353, 1961.
10) 広戸幾一郎, 小宮山荘太郎, 渡部宏：誤嚥の手術的治療. 耳鼻, 27: 365-371, 1981.
11) 安達一雄, 梅崎俊郎, 小宗静男：一側性咽頭筋麻痺の背景およびそれらに対する咽頭形成術の意義についての検討. 口腔・咽頭科, 26: 300-308, 2013.
12) 谷口洋, 藤島一郎, 大野友久, 他：ワレンベルグ症候群における食塊の下咽頭への送り込み側と食道入口部の通過側の検討. 日摂食嚥下リハ会誌, 10: 249-256, 2006.
13) 藤島一郎, 大熊るり, 小島千枝子, 他：Wallenberg症候群における食塊の輪状咽頭部通過側. 神経内科, 52: 309-315, 2000.
14) 吉田義一, 平野実, 進武幹, 他：嚥下障害の原因とその分類―主として病的障害の原因について―. 耳喉, 48: 79-82, 1976.
15) Pitman MJ, Weissbrod P: Endoscopic CO_2 lasercricopharyngeal myotomy. Laryngoscope, 119: 45-53, 2009.
16) Shaker R, Kern M, Bardan E, et al.: Augmentation of deglutitive upper esophageal sphincter opening in elderly by exercise. Am J Physiol, 272: G1518-1522, 1997.
17) 岩田義弘, 長島圭士郎, 服部忠夫, 他：軽症嚥下障害に対する訓練法の検討. 耳鼻, 53（補2）：S128-S135, 2007.
18) 杉浦淳子, 藤本保志, 安藤篤, 他：頭頸部腫瘍術後の喉頭挙上不良を伴う嚥下障害例に対する徒手的頸部筋力増強訓練の効果. 日摂食嚥下リハ会誌, 12: 69-74, 2008.
19) 小島千枝子, 北條京子, 前田広士, 他：訓練法. 嚥下障害ポケットマニュアル, 第3版, 医歯薬出版, 東京, pp.127-128, 2011.
20) 北條京子, 藤島一郎, 大熊るり, 他：輪状咽頭嚥下障害に対するバルーンカテーテル訓練法―4種類のバルーン法と臨床成績―. 日摂食嚥下リハ会誌, 1: 45-56, 1997.
21) Hojo K, Fujishima I, Ohno T, et al.: Research into the effectiveness how well the balloon dilatation method causes the desired outcome for cricopharyngeal dysphagia at the chronic stage in cerebrovascular disease. Jpn J Speech Lang Heari Res, 3: 105-115, 2006.
22) Kaplan S: Paralysis of deglutition: a post-poliomyelitis complication treated by section of the cricopharyngeal muscle. Ann Surg, 133: 572-573, 1951.
23) Halvorson DJ, Kuhn FA: Transmucosal cricopharyngeal myotomy with the potassium-titanyl-phosphate laser in the treatment of cricopharyngeal dysmotility. Ann Otol Rhinol Laryngol, 103: 173-177, 1994.
24) Chitose S, Sato K, Hamakawa S, et al.: A new paradigm of endoscopic cricopharyngeal myotomy with CO_2 Laser. Laryngoscope, 121: 567-570, 2011.
25) Ho AS, Morzaria S, Damrose EJ: Carbon dioxide laser-assisted endoscopic cricopharyngeal myotomy with primary muscle closure. Ann Otol Rhinol Laryngol, 120: 33-39, 2011.

26) Schneider I, Thumfart WF, Pototschnig C, et al. : Treatment of dysfunction of the cricopharyngeal muscle with botulinum A toxin : introduction of a new, noninvasive method. Ann Otol Rhinol Laryngol, 103: 31-35, 1994.
27) Naffziger HC, Davis C, Bell HG : Paralysis of deglutition: surgical correction. Ann Surg, 128: 732-742, 1948.
28) 平野 実：嚥下障害の治療―嚥下の動的障害に対する手術的治療―. 耳鼻臨床, 73（増3）: 34, 1976.
29) 棚橋汀路：嚥下不能症に対する機能回復手術. 名大分院年報, 9: 391-398, 1976.
30) Goode RL : Laryngeal suspension in head and neck surgery. Laryngoscope, 86: 349-355, 1976.
31) Hillel AD, Goode RL : Lateral laryngeal suspension: a new procedure to minimize swallowing disorders following tongue base resection. Laryngoscope, 93: 349-355, 1983.
32) 平野 実, 進武 幹, 吉田義一, 他：舌骨下筋群切断術―嚥下障害, 言語障害に対する治療法―. 日耳鼻, 79: 988-992, 1976.
33) 一色信彦：喉頭機能外科―とくに経皮的アプローチ―. 京都大学医学部耳鼻科同窓会, 京都, 1977.
34) Isshiki N : Thyroplasty as a new phonosurgical technique. Acta Otolaryngol（Stockh）, 78: 451-457, 1974.
35) Isshiki N : Vocal mechanics as the basis for phonosurgery. Laryngoscope, 108: 1761-1766, 1998.
36) Isshiki N, Tanabe M, Ishizaka K, et al. : Clinical significance of asymmetrical vocal cord tension. Ann Otol Rhinol Laryngol, 86: 58-66, 1977.
37) Tanabe M, Haji T, Honjo I, et al. : Surgical treatment for androphonia. Folia Phoniat, 37: 15-21, 1985.
38) Isshiki N, Tanabe M, Sawada M : Arytenoid adduction for unilateral vocal cord paralysis. Arch Otolaryngol, 104: 555-558, 1978.
39) Brünings W : Uber eine neue Behandlungsmethode der Rekurrenslahmung Verhandl ver Deutsch. Laryngol, 18: 93-98, 1911.
40) Rubin HJ : Intracordal injection of silicone in selected dysphonias. Arch Otolaryng, 81: 604-607, 1965.
41) Ford CN, Bless DM : A preliminary study of injectable collagen in human vocal fold augmentation. Otolaryngol Head Neck Surg, 94: 104-112, 1986.
42) Mikaelian DO, Lowry LD, Sataloff RT : Lipoinjection for unilateral vocal fold cord paralysis. Laryngoscope, 101: 465-468, 1991.
43) 塩谷彰浩, 池田麻子, 冨藤雅之, 他：リン酸カルシウム骨ペースト（BIOPEX）を用いた声帯内注入術. 喉頭, 16: 127-130, 2004.
44) Hallén L, Johansson C, Laurent C : Cross-linked Hyaluronan（Hylan B Gel）: a new injectable remedy for treatment of vocal fold insufficiency―an animal study. Acta Otolaryngol, 119: 107-111, 1999.
45) 大久保啓介, 齋藤康一郎, 藤峰武克, 他：声帯内注入術の現状と将来―声帯内 BIOPEX 注入術―. 音声言語医学, 48: 171-177, 2007.
46) 堀口利之：摂食・嚥下障害の手術（気管切開を除く）を知る. ナースのための摂食・嚥下障害ガイドブック, 藤島一郎, 藤森まり子, 北條京子編著, 第3版, 中央法規出版, 東京, pp.337-352, 2013.
47) Cannon CR, McLean WC : Laryngectomy for chronic aspiration. Am J Otolaryngol, 3: 145-149, 1982.
48) Habel MA, Murray JE : Surgical treatment of life-endangering chronic aspiration pneumonia. J Plast Reconstr Surg, 49: 305-311, 1972.
49) Montgomery WW : Surgery to prevent aspiration. Arch Otolaryngol, 101: 679-682, 1975.
50) 鹿野真人, 桑畑直史, 高取 隆, 他：長期臥床症例に対する輪状軟骨鉗除を併用する声門閉鎖術. 喉頭, 20: 5-12, 2008.
51) Baron BC, Dedo HH : Separation of the larynx and trachea for intractable aspiration. Laryngoscope, 90: 1927-1932, 1980.
52) Krespi YP, Quatela VC, Sisson GA, et al. : Modified tracheoesophageal diversion for chronic aspiration. Laryngoscope, 94: 1298-1301, 1984.
53) Lindeman RC : Diverting the paralyzed larynx. Laryngoscope, 85: 157-180, 1975.
54) Biller HF : Total glossectomy: a technique of reconstruction eliminating laryngectomy. Arch Otolaryngol, 109: 69-73, 1983.
55) 田辺正博, 勝見容子, 大西かよ子, 他：発声可能な誤嚥防止手術. 日気食会報, 43: 348-352, 1992.
56) 金沢英哲：喉頭蓋管形成術. 嚥下障害ポケットマニュアル 聖隷嚥下チーム 執筆, 第3版, 医歯薬出版, 東京, pp.264-266, 2011.
57) 金沢英哲：種々の誤嚥防止手術. 嚥下医学, 3: 223-228, 2014.
58) 横山秀二, 鹿野真人, 渡邉 睦：喉頭蓋管形成術（Biller法）の術後離開に関する研究―喉頭蓋の形態, 組織学的検討および復元力の測定. 日耳鼻, 107: 1045-1052, 2004.

5. 口腔内装置による対応
（2）摂食嚥下障害への義歯の使用

1) Tsujimura T, Tsuji K, Ariyasinghe S, et al.: Differential involvement of two cortical masticatory areas in modulation of the swallowing reflex in rats. Neurosci Lett, 528（2）: 159-164, 2012.

（3）各種装置による対応
1―舌接触補助床（PAP）による対応

1) Cantor R, Curtis TA, Shipp T, et al.: Maxillary speech prostheses for mandibular surgical defects. J Prosthet Dent, 22（2）: 253-260, 1969.
2) 植田耕一郎, 向井美惠, 森田学, 他：摂食・嚥下障害に対する舌接触補助床の有効性. 日摂食嚥下リハ会誌, 16（1）: 32-41, 2012.
3) 日本老年歯科医学会, 日本補綴歯科学会編：摂食・嚥下障害, 構音障害に対する舌接触補助床（PAP）の診療ガイドライン. 2011.
4) 大野友久, 小島千枝子, 藤島一郎, 他：舌接触補助床を使用して訓練を行った重度摂食・嚥下障害の一症例. 日摂食嚥下リハ会誌, 9（3）: 283-290, 2005.

2―軟口蓋補助装置（PLP）による対応

1) Gibbons P, Bloomer H: A supportive-type prosthetic speech aid. J Pros Dent, 8: 363-369, 1958.
2) Selley WG, Roche MT, Pearce VE, et al.: Dysphagia following strokes: Clinical observations of swallowing rehabilitation employing palatal training appliances. Dysphagia, 10: 32-35, 1995.
3) 植田耕一郎, 向井美惠, 森田学, 他：摂食・嚥下障害に対する軟口蓋挙上装置の有効性. 日摂食嚥下リハ会誌, 17（1）: 13-24, 2013.
4) 大野友久：多職種連携下での口腔内装置作製. 日摂食嚥下リハ会誌, 13（3）: 271, 2009.
5) 片桐伯真, 藤島一郎, 小島千枝子, 他：弾力のある可動域をもった軟口蓋挙上装置（モバイル軟口蓋挙上装置 Fujishima type）の考案と使用経験. 日摂食嚥下リハ会誌, 7（1）: 34-40, 2003.
6) 佐藤友里, 藤島一郎, 片桐伯真, 他：上咽頭癌の化学放射線治療後に晩発性舌咽迷走神経障害による開鼻声・嚥下障害をきたした1例. 嚥下医学, 1（1）: 84-89, 2012.
7) 鴨田勇司, 大野友久, 片桐伯真：鼻咽腔逆流を伴う摂食・嚥下障害患者に対して総義歯着脱式の軟口蓋挙上装置を適応した1例. リハビリテーション・ケア合同研究大会2012抄録集, p.77, 2012.

8) 浜村康司, 西尾順太郎, 松矢篤三, 他：Palatal lift prosthesis による鼻咽腔閉鎖運動の賦活化について. 日口腔外会誌, 24（2）: 253-260, 1978.

3──スワロエイドによる対応
1) 向井美惠, 水上美樹, 稲垣明弘, 他：嚥下障害のある高齢者に対する嚥下補助装置の試み. 老年歯学, 12: 143-144, 1997.
2) 細野　純, 稲垣明弘, 田村文誉, 他：嚥下補助装置（Swalloaid）を適応した4症例について. 日摂食嚥下リハ会誌, 5: 150-156, 2001.
3) 増田裕治, 日高　修, 森本俊文：大脳基底核と口腔異常運動―口舌ディスキネジア. 歯界展望, 93: 234-235, 1999.

4──その他の装置による対応
1) Okuno K, Nohara K, Sasao Y, et al.: The efficacy of lingual augmentation prosthesis for swallowing after a glossectomy: a clinical report. J Prosthet Dent, 111: 342-345, 2014.
2) 衣松令恵：歯科補綴物の適用. 道　健一, 黒澤崇四監修, 道脇幸博編, 摂食機能療法マニュアル, 医歯薬出版, 東京, pp.196-201, 2002.
3) 広西真弓, 大黒博司, 福井夏子, 他：障害者歯科における Castillo-Morales 口蓋床の応用と臨床評価. 障歯誌, 19: 227-235, 1998.
4) 大野友久, 藤島一郎, 西村立, 他：間欠的口腔食道経管栄養法（OE法）用口腔内装置の考案. 日摂食嚥下リハ会誌, 13: 20-25, 2009.

3章　摂食嚥下障害への介入2

1. リスク管理

(1) 誤嚥性肺炎
1) Matsuse T, et al.: Importance of diffuse aspiration bronchiolitis caused by chronic occult aspiration in the elderly. Chest, 110: 1289-1293, 1996.
2) 社団法人日本呼吸器学会 医療・介護関連肺炎（NHCAP）診療ガイドライン作成委員会編：医療・介護関連肺炎診療ガイドライン 2011. 社団法人日本呼吸器学会, 2011.
3) Langmore SE, Terpenning MS, Schork A, Chen Y, Murray JT, Lopatin D, Loesche WJ: Predictors of aspiration pneumonia: How important is dysphagia? Dysphagia, 13: 69-81, 1998.
4) Shaker R: Airway protective mechanisms: Current concepts. Dysphagia, 10: 216-227, 1995.
5) Teramoto S, et al.: Simple two-step swallowing provocation test for elderly patients with aspiration pneumonia. Lancet, 353: 1243, 1999.
6) 藤谷順子：摂食・嚥下リハビリテーションの実践例　③誤嚥性肺炎患者の場合. 嚥下リハビリテーションと口腔ケア（藤島一郎, 藤谷順子編著）, メヂカルフレンド社, 東京, pp.172-182, 2006.
7) 日本呼吸器学会呼吸器感染症に関するガイドライン作成委員会編：成人院内肺炎診療の基本的考え方. 呼吸器感染症に関するガイドライン, 日本呼吸器学会, 2002.

(2) 窒息～(3) 排痰
1) 福祉・介護オンブズネットおおさか：http://www.eonet.ne.jp/~ombudsman/onnbuzuoosaka.htm
2) 目黒和子, 他：老年者の誤嚥に関する研究―第一報 窒息事故アンケートより（会議録）. 日老医誌, 33（4）: 293, 1996.
3) 竹田　豊, 他：気道異物に対する救急隊員並びに市民による異物除去の検討. 平成11年度自治省消防庁委託研究報告書. http://plaza.umin.ac.jp/~GHDNet/00/kaijiti.htm

(4) 吸引
1) APIC: APIC text of infection control and epidemiology, 2000.
2) 日本看護協会教育委員会監修：看護場面における感染防止, インターメディカ, 東京, 2007.

3) 丸川征四郎編：ICUのための新しい肺理学療法. メディカ出版, 大阪, 1997.
4) 神津　玲：2章・3呼吸訓練 ③排痰法. 才藤栄一, 向井美惠監修, 摂食・嚥下リハビリテーション, 第2版, 医歯薬出版, 東京, pp.196-199, 2007.
5) 塩谷隆信, 高橋仁美 編：リハ実践テクニック・呼吸ケア. 第3版, メジカルビュー, 東京, 2011.
6) 千住秀明, 眞渕　敏, 宮川哲夫 監修：呼吸理学療法標準手技. 医学書院, 東京, 2008. 日本呼吸療法医学会コメディカル推進委員会・気管吸引ガイドライン作成ワーキンググループ：気管吸引のガイドライン.

(5) 気管切開管理
1) Borman J, Davidson JT: A history of tracheostomy: si spiritum ducit vivit（Cicero）. Br J Anaesth, 35: 388-390, 1963.
2) Archer SM, Baugh RF, Nelms CR, et al.: Clinical indicators compendium. Am Aca Otolaryngol Head Neck Surg, 45, 2000.
3) 金沢英哲：気管切開. Q&Aと症例でわかる！摂食・嚥下障害ケア, 藤島一郎, 矢口洋, 藤森まり子, 他編, 羊土社, 東京, pp.311-316, 2013.
4) 金沢英哲：閉鎖してはいけない気管孔について. 新版 ナースのための摂食・嚥下障害ガイドブック, 藤島一郎, 藤森まり子, 北條京子編著, 中央法規, 東京, p.177, 2013.
5) Brook I: http://www.entnet.org/content/laryngectomee-guide
6) Körte W: Über einige seltenere Nachkrankheiten, nach der Tracheotomie wegen Diphtheritis. Arch Klin Chir, 24: 238, 1879.
7) Bone DK, Davis JL, Zuidema GD, et al.: Aspiration pneumonia: prevention of aspiration in patients with tracheostomies. Ann Thorac Surg, 18: 30-37, 1974.
8) Dettelbach M, Gross R, Mahlmann J, et al.: Effect of the Passy-Muir Valve on aspiration in patients with tracheostomy. Head Neck, 17: 297-302, 1995.
9) Betts RH: Post-tracheostomy aspiration. N Engl J Med, 273: 155, 1965.
10) Feldman S, Deal C, Urquhart W: Disturbance of swallowing after tracheostomy. Lancet, 1: 954-955, 1966.
11) Groher ME：Respiratory and Iattrogenic Disorders. Dysphagia: Clinical management in adults and children. Groher ME and Crary MA ed, 1st ed, Mosby Elsevier, Middouri, pp.146-151, 2010.
12) Cooper JD, Grillo HC: The evolution of tracheal injury due to ventilator assistance through cuffed tubes: a pathologic study. Ann Surg, 169: 334-348, 1969.
13) Nordin U: The trachea and cuff-induced tracheal injury. Acta Otolaryngol（Stockh）, Suppl 345: 7-56, 1977.
14) Bernhard WN, Cottrell JE, Sivakumaran C, et al.: Adjustment of intracuff pressure to prevent aspiration. Anesthesiology, 50: 363-366, 1979.

(6) 感染防御（尿路感染と褥瘡）
1) Davenport RJ, et al.: Complications after acute stroke. Stroke, 27: 415-420, 1996.
2) 橋本洋一郎, 他：尿路感染症. 脳卒中急性期治療とリハビリテーション, 南江堂, 東京, pp.123-124, 2006.
3) 千野直一, 他：排泄障害の評価とリハビリテーション. 現代リハビリテーション医学, 金原出版, 東京, pp.189-196, 2004.
4) 高橋 聡：泌尿器病原菌の耐性菌激増の現状と背景について. 化学療法の領域, 27（11）: 68-71, 2011.
5) 奥村太輔, 他：急性単純性膀胱炎, 急性精巣上体炎, 急性細菌性前立腺炎. 臨床泌尿器科, 67（10）: 767-773, 2013.
6) 満田年宏：正しい尿路感染の予防策. Expert Nurse, 26（9）: 73-84, 2010.

7) 兒玉弥生, 他：28年ぶりに改訂されたCDC『カテーテル関連尿路感染予防のためのガイドライン2009』何が，どこが新しいのか？. 月刊ナーシング, 30（4）: 76-84, 2010.
8) 千野直一, 他：褥瘡. 現代リハビリテーション医学, 金原出版, 東京, pp.517-521, 2004.
9) 中村隆一, 他：褥瘡. 入門リハビリテーション医学, 医歯薬出版, 東京, pp.217-212, 2005.
10) 須釜淳子：褥瘡の予防方法 ①適切な体位と寝具. 最新褥瘡ケア, 照林社, 東京, pp.22-27, 2001.
11) 小長谷百絵：摩擦・ずれ防止. EB Nursing, 1（3）: 258-264, 2001.
12) 大森麻由美, 他：褥瘡アセスメントの進め方. 最新褥瘡ケア, 照林社, 東京, pp.12-21, 2001.
13) 高橋慎一：ドレッシング材・外用薬・その他の選択と使い方『外用薬—"これだけ知って"選択の基準』. Expert Nurse, 31（6）臨時増刊号：18-26, 2015.
14) 溝上祐子：ドレッシング材・外用薬・その他の選択と使い方『ますます必要とされるドレッシング材 選択の知識』. Expert Nurse, 31（6）臨時増刊号：6-12, 2015.

2. 栄養管理
(1) 栄養不良とは
1) 東口髙志：低栄養. MEDICAMENT NEWS, (2041): 1-3, 2011.
2) 東口髙志：「治る力」を引き出す 実践！臨床栄養. JJNスペシャル, 87: 227-231, 2010.
3) Rennie MJ: Anabolic resistance: the effects of aging, sexual dimorphism, and immobilization on human muscle protein turnover. This paper is one of a selection of papers published in this Special Issue, entitled 14th International Biochemistry of Exercise Conference- Muscles as Molecular and Metabolic Machines, and has undergone the Journal's usual peer review process. Appl Physiol Nutr Metab, 34（3）: 377-381, 2009.
4) Haran PH, Rivas DA, Fielding RA: Role and potential mechanisms of anabolic resistance in sarcopenia. J Cachex Sarcopenia Muscle, 3（3）: 157-162, 2012.
5) Evans WJ, Morley JE, Argilés J, et al.: Cachexia: a new definition. Clin Nutr, 27（6）: 793-799, 2008.
6) 大柳治正：栄養状態と生理機能.「コメディカルのための静脈・経腸栄養ガイドライン」（日本静脈経腸栄養学会）, 南江堂, 東京, p.5, 2000.
7) Muscaritoli M, Anker SD, Argiles J, et al.: Consensus definition of sarcopenia, cachexia and pre-cachexia: joint document by Special Interest Groups (SIG) "cachexia-anorexia in chronic wasting diseases" and "nutrition in geriatrics". pp.154-159, 2010.
8) Correia MI, Hegazi RA, Higashiguchi T, et al.: Evidence-based recommendations for addressing malnutrition in health care: an updated strategy from the feed M.E. Global Study Group. J Am Med Dir Assoc, 15（8）: 544-550, 2014.
9) Heber D, Ingles S, Ashley JM, et al.: Clinical detection of sarcopenic obesity by bioelectrical impedance analysis. Am J Clin Nutr, 64（3 Suppl）: 472S-477S, 1996.
10) Biolo G, Cederholm T, Muscaritoli M: Muscle contractile and metabolic dysfunction is a common feature of sarcopenia of aging and chronic diseases: from sarcopenic obesity to cachexia. Clin Nutr, 33（5）: 737-748, 2014.
11) Guigoz Y, Vellas B, Garry PJ: Assessing the nutritional status of the elderly: The Mini Nutritional Assessment as part of the geriatric evaluation. Nutr Rev, 54（1 Pt 2）: S59-65, 1996.
12) Prado CMM, Heymsfield SB: Lean tissue imaging: a new era for nutritional assessment and intervention. J Parenter Enteral Nutr, 38（8）: 940-953, 2014.

(2) 栄養管理プランニング
1) Harris JA, Benedict FG: A biometric study of human basal metabolism. Proc Natl Acad Sci USA, 4: 370-373, 1918.
2) 岩佐正人：栄養評価. コメディカルのための静脈経腸栄養ガイドライン, 日本静脈経腸栄養学会編, 南江堂, 東京, pp.9-15, 2001.
3) Frankenfield DC, Muth ER, Rowe WA: The Harris Benedict studies of human basal metabolism: history and limitation. J Am Diet Assoc, 98: 439-445, 1998.
4) Iriyama K, Tsuchibashi T, Miki C, et al.: Elimination rate of fat emulsion particles from plasma in Japanese subjects as determined by a triglyceride clamp technique. Nutrition, 12: 79-82, 1996.
5) 厚生労働省：日本人の栄養摂取基準 2010年度版. 第一出版, 東京, 2009.
6) 馬場忠雄, 佐々木雅也：Bacterial translocationの基礎と臨床. 日消病会誌, 100: 957-964, 2003.
7) ASPEN Broad of Directors and The Clinical Guidelines Task Force: Guidelines for the use of parenteral and enteral nutrition in adult and pediatric patients. J Parenter Enteral Nutr, 17: 1SA-52SA, 1993.
8) ASPEN Broad of Directors and The Clinical Guidelines Task Force: Guidelines for the use of parenteral and enteral nutrition in adult and pediatric patients. J Parenter Enteral Nutr, 26: 1SA-138SA, 2002.
9) 東口髙志：NSTプロジェクトガイドライン. 日本静脈経腸栄養学会NSTプロジェクト実行委員会編, 医歯薬出版, 東京, p.49, 2001.
10) 井上善文, 阪尾 淳, 柴北宗顕, 他：上腕PICC568本の管理成績—延べ留置日数21,062日間—. 消化器の臨床, 18: 107-118, 2015.
11) 三原千恵：摂食嚥下訓練から見たPEG. 静脈経腸栄養, 29: 995-1001, 2014.
12) 日本静脈経腸栄養学会編：静脈経腸栄養ガイドライン. 第3版, 照林社, 東京, 2013.

(3) 絶食の害と経腸栄養
1) 福島亮治：生体における腸管免疫の重要性. 臨床外科, 64（10）: 1333-1338, 2009.
2) Owen RL, Gones AL: Epithelial cell specialization within human Peyer's patches: an ultrastructural study of intestinal lymphoid follicles. Gastroenterology, 66: 189-203, 1974.
3) 東口髙志, 野口 孝, 川原田嘉文, 他：敗血症時の肝，骨格筋, 腸管の蛋白・アミノ酸代謝—肝硬変における侵襲時のmetabolic responseと栄養管理—. 日消外会誌, 26: 1157-1162, 1993.
4) Alverdy JC, Aoys E, Moss GS: Total parenteral nutrition promotes bacterial translocation from the gut. Surgery, 104: 185-190, 1988.
5) Johnson LR, Copeland EM, Dudrick SJ: Structure and hormonal alteration in the gastrointestinal tract of parenteral fed rats. Gastroenterology, 68: 1177-1183, 1975.
6) 二村昭彦, 東口髙志：GFO療法はなぜ効くの？ 重症患者と栄養管理Q&A, 第3版, 総合医学社, 東京, p.76, 2012.
7) 東口髙志, 谷川健次, 安井美和：Glutamine+Fiber+Oligosaccharide-enteral formulaによる院内感染（特にMRSA）撲滅の試み. 静脈経腸栄養, 15（1）: 67, 2000.
8) 東口髙志, 伊藤彰博, 二村昭彦, 他: Glutamine-Fiber-Oligosaccharide (GFO) enteral formulaの経静脈栄養実施時における腸粘膜の形態的・機能的変化に対する効果の実験的研究. 外科と代謝・栄養, 43（4）: 51-60, 2009.
9) 谷口浩也, 泰井敦子, 辻 俊史, 他：絶食下にGFOを長期投与した重症急性膵炎の1剖検例. 膵臓, 23: 411, 2008.
10) Suehiro T, Matsumata T, Shikada Y, et al.: Accelerated

rehabilitation with early postoperative oral feeding following gastrectomy. Hepatogastroenterology, 51: 1852-1855, 2004.
11) Fukuzawa J, Terashima H, Ohkohchi N, et al.: Early postoperative oral feeding accelerates upper gastrointestinal anastomotic healing in the rat model. World J Surg, 31: 1234-1239, 2007.

(4) 胃瘻からの半固形化栄養材短時間注入法
1) 合田文則：胃瘻からの半固形短時間摂取法ガイドブック　胃瘻患者のQOL向上をめざして．医歯薬出版，東京，2006.
2) 合田文則：胃瘻からの半固形栄養材をめぐる問題点とその解決法．静脈経腸栄養，23: 235-241, 2008.
3) 合田文則：経腸栄養時の液体栄養剤症候群．ニュートリションケア，3: 516-522, 2010.
4) 合田文則：胃ろう（PEG）管理のすべて．医歯薬出版，東京，2010.
5) 合田文則：胃ろう（PEG）ケアのすべて．医歯薬出版，東京，2011.

(5) 栄養管理とリハビリテーション
1) Wakabayashi H, Matsushima M: Dysphagia assessed by the 10-item Eating Assessment Tool is associated with nutritional status and activities of daily living in elderly individuals requiring long-term care. J Nutr Health Aging, 20: 22-27, 2016.
2) Wakabayashi H: Presbyphagia and sarcopenic dysphagia: association between aging, sarcopenia, and deglutition disorders. J Frailty Aging, 3: 97-103, 2014.
3) Wakabayashi H, Sakuma K: Rehabilitation nutrition for sarcopenia with disability: a combination of both rehabilitation and nutrition care management. J Cachexia Sarcopenia Muscle, 5: 269-277, 2014.
4) Kaiser MJ, Bauer JM, Rämsch C, et al.: Frequency of malnutrition in older adults: a multinational perspective using the Mini Nutritional Assessment. J Am Geriatr Soc, 58: 1734-1738, 2010.
5) 和田彩子，川上途行，堀江温子，他：脳卒中回復期患者の栄養療法—活動係数の目安．JJRN, 49: S214. 2012.

(6) 嚥下調整食の分類
1) 独立行政法人国立長寿医療研究センター：摂食嚥下障害に係る調査研究事業報告書 2011.
2) 栢下淳，大越ひろ，前田広士，他：嚥下調整食の作製にかかる費用の調査．日摂食嚥下リハ会誌，15: 209-213, 2011.
3) 厚生労働省：日本人の食事摂取基準 2015, 2014.
4) Breen L, Philips SM: Skeletal muscle protein metabolism in the elderly: interventions to counteract the 'anabolic resistance' of ageing. Nutr Metab (Lond), 8: 68, 2011.
5) 徳永佐枝子，蛭田範子：嚥下調整食2（ミキサー食）改善の取り組み．ヒューマンニュートリション，6（2）：84-85, 2014.
6) 坂井真奈美，江頭文江，金谷節子，他：臨床的成果のある段階的嚥下食に関する食品物性比較．日摂食嚥下リハ会誌，10（3）：239-248, 2006.
7) 坂井真奈美，江頭文江，金谷節子，他：嚥下食の段階的な物性評価について．日本病態栄養学会誌，10（3）：269-279, 2007.
8) 厚生労働省：特別用途食品の表示許可等について．食安発第0212001号，2009.
9) 日本摂食・嚥下リハビリテーション学会医療検討委員会嚥下調整食特別委員会：日本摂食・嚥下リハビリテーション学会嚥下調整食分類 2013．日摂食嚥下リハ会誌，17（3）：255-267, 2013.

(7) とろみ調整食品の分類
1) 高橋智子，丸山彰уг，大越ひろ：嚥下補助食品としての増粘剤の利便性について　テクスチャー特性及び官能評価からの検討．栄養学雑誌，55（5）：253-262, 1997.
2) 宇山理紗，藤谷順子，大越ひろ，他：とろみ液の官能評価による分類—粘度および Line Spread Test 値の範囲設定—．日摂食嚥下リハ会誌，18（1）：13-21, 2014.
3) 日本摂食・嚥下リハビリテーション学会医療検討委員会嚥下調整食特別委員会：日本摂食・嚥下リハビリテーション学会嚥下調整食分類 2013．日摂食嚥下リハ会誌，17（3）：255-267, 2013.
4) 藤谷順子，飯島正平：Shear-thinning rate の差を利用した官能試験によるとろみ液粘度測定条件の検討—健常者での検討—．嚥下医学，2: 75-81, 2013.
5) National Dysphagia Diet Task Force ADA: National Dysphagia Diet: Standardization for Optimal Care. Clayton J, ed, Faulhaber D, Chicago, 2002
6) 大越ひろ，品川喜代美，高橋智子，他：とろみ調整剤ハンドブック．東京堂出版，東京，2012.

3. 薬剤管理
1) 倉田なおみ，藤島一郎監修：内服薬．経管投与ハンドブック，第3版，じほう，東京，2015.

4. 薬物療法
1) Ebihara S, Ebihara T, Gui P, et al.: Thermal taste and anti-aspiration drugs: a novel drug discovery against pneumonia. Curr Pharm Des, 20 (16): 2755-2759, 2014.
2) Watando A, Ebihara S, Ebihara T, et al.: Effect of temperature on swallowing reflex in elderly patients with aspiration pneumonia. J Am Geriatr Soc, 52: 2143-2144, 2004.
3) Ebihara S, Ebihara T: Cough in the elderly: a novel strategy for preventing aspiration pneumonia. Pulm Pharmacol Ther, 24: 318-323, 2011.
4) Ebihara T, Sekizawa K, Nakazawa H, et al.: Capsaicin and swallowing reflex. Lancet, 341: 432, 1993.
5) Ebihara T, Takahashi H, Ebihara S, et al.: Capsaicin troche for swallowing dysfunction in older people. J Am Geriatr Soc, 53: 824-828, 2005.
6) Yamasaki M, Ebihara S, Ebihara T, et al.: Effects of capsiate on the triggering of the swallowing reflex in elderly patients with aspiration pneumonia. Geriatr Gerontol Int, 10 (1): 107-109, 2010.
7) Ebihara S, Maruyama Y, Ebihara T, et al.: Red wine polyphenols and swallowing reflex in dysphagia. Geriatr Gerontol Int, 10 (4): 329-330, 2010.
8) Ebihara T, Ebihara S, Watando A, et al.: Effects of menthol on the triggering of the swallowing reflex in elderly patients with dysphagia. Br J Clin Pharmacol, 62: 369-371, 2006.
9) Ebihara T, Ebihara S, Maruyama M, et al.: A randomized trial of olfactory stimulation using black pepoer oil in older people with swallowing dysfunction. J Am Geriatr Soc, 54: 1401-1406, 2006.
10) Teramoto S, Yamamoto H, Yamaguchi Y, et al.: Antiplatelet cilostazol, an inhibitor of type III phosphodiesterase, improves swallowing function in patients with a history of stroke. J Am Geriatr Soc, 56: 1153-1154, 2008.
11) Nakagawa T, Wada H, Sekizawa K, et al.: Amantadine and pneumonia. Lancet, 353 (9159): 1157, 1999.
12) Ebihara T, Ebihara S, Okazaki T, et al.: Theophylline-improved swallowing reflex in elderly nursing home patients. J Am Geriatr Soc, 52: 1787-1788, 2004.
13) Nakayama K, Sekizawa K, Sasaki H: ACE inhibitor and swallowing reflex. Chest, 113 (5): 1425, 1998.

5. 看護支援
(1) 看護の役割
1) 鎌倉やよい：リハビリテーションのチームアプローチ．向井美惠，鎌倉やよい編，摂食・嚥下障害ベストナーシング，学研メディカル秀潤社，東京，pp.57-60, 2010.
2) 浅田美江：摂食・嚥下障害看護．からだの科学増刊／これからの認定看護師：58-59, 2010.

3) 熊澤友紀, 鎌倉やよい, 米田雅彦, 他：脳卒中急性期患者における誤嚥性肺炎発症と唾液中 sIgA および細菌 DNA 量との関係. 日摂食嚥下リハ会誌, 17（2）: 134-144, 2013.
4) 足立忠文, 三木仁美, 松澤恵梨子, 他：食道癌周術期における術後肺炎に対する口腔ケアの効用について. 日摂食嚥下リハ会誌, 12（1）: 40-48, 2008.

(2) 生活支援のコーディネート

1 ─ 生活への訓練の定着

1) 鎌倉やよい編：嚥下障害ナーシング─フィジカルアセスメントから嚥下訓練へ. 医学書院, 東京, pp.1-5, 2000.
2) 岡田澄子：成人の間接訓練の基本. 才藤栄一, 向井美惠監修, 摂食・嚥下リハビリテーション, 第2版, 医歯薬出版, 東京, pp.180-184, 2007.

2 ─ 食事の介助

1) 日本摂食嚥下リハビリテーション学会編：摂食・嚥下リハビリテーションの介入Ⅱ直接訓練・食事介助・外科治療. 日本摂食嚥下リハビリテーション学会eラーニング対応第4分野, 医歯薬出版, 東京, pp.72-81, 2011.
2) 小山珠美編：口から食べる幸せをサポートする包括的スキル KT バランスチャートの活用と支援. 医学書院, 東京, pp.91-106, 2015.
3) 日本摂食嚥下リハビリテーション学会医療検討委員会：訓練法のまとめ（2014版）. 日摂食嚥下リハ会誌, 18（1）: 55-89, 2014.

臨床編Ⅱ　原疾患と評価・対処

1章　成人期・老年期の疾患と摂食嚥下障害の評価・対処法と対応例

1. 脳血管疾患

1) 厚生労働省平成23年人口動態統計月報年計（概数）の概況 http://www.mhlw.go.jp/toukei/saikin/hw/jinkou/geppo/nengai11/kekka03.html
2) Barer DH: The natural history and functional consequences of dysphagia after hemispheric stroke. J Neurol Neurosurg Psychiatry, 52（2）: 236-241, 1989.
3) Meng NH, Wang TG, Lien IN: Dysphagia in patients with brainstem stroke: incidence and outcome. Am J Phys Med Rehabil, 79（2）: 170-175, 2000.
4) Smithard DG, O'Neill PA, England RE, et al.: The natural history of dysphagia following a stroke. Dysphagia, 12（4）: 188-193, 1997.
5) Crary M, Groher M 著, 藤島一郎訳：嚥下障害入門. 医歯薬出版, 東京, p.3, 2007
6) 大熊るり, 他：摂食・嚥下障害スクリーニングのための質問紙の開発. 日摂食嚥下リハ会誌, 6（1）: 3-8, 2002.
7) Kawashima K, Motohashi Y, Fujishima I: Prevalence of dysphagia among community-dwelling elderly individuals as estimated using a questionnaire for dysphagia screening. Dysphagia, 19（4）: 266-271. 2004.
8) Logemann JA: Evaluation and Treatment of Swallowing Disorders. 2nd ed, PRO-ED, Austin, 1998.
9) Daniels SK, Huckabee M: Dysphagia Following Stroke. 2nd ed, Plural Publishing, San Diego, 2014.
10) 山脇正永：構音障害の病巣と経過：嚥下障害との比較. 高次脳機能研究, 30（3）: 413-417, 2010.
11) Aviv JE, et al.: Air pulse quantification of supraglottic pharyngeal sensation: a new technique. Ann Otol Rhinol Laryngol, 102: 777-780, 1991.
12) Aviv JE: Clinical assessment of pharyngolaryngeal sensitivity. Am J Med, 108（Suppl 4a）: 68S-72S, 2000.
13) 佐藤新介, 藤島一郎, 他：喉頭ファイバーを用いた喉頭感覚検査による嚥下障害評価. 日摂食嚥下リハ会誌, 6（2）: 44-52, 2002.
14) 谷口洋, 藤島一郎, 他：内視鏡による探索子を用いた咽喉頭感覚の検査法の開発. 耳鼻と臨床, 52（補4）: S256-S262, 2006.
15) 石橋敦子, 藤島一郎, 他：咽喉頭の感覚検査─摂食・嚥下障害の評価法として. 臨床リハ, 16: 738-742, 2007.
16) Onofri SM, Cola PC, Berti LC, da Silva RG, Dantas RO: Correlation between laryngeal sensitivity and penetration/aspiration after stroke. Dysphagia, 29（2）: 256-261, 2014.
17) 藤島一郎：脳卒中の嚥下障害. 第2版, 医歯薬出版, 東京, p.61, 178, 1998.
18) Daniels SK: Swallowing apraxia: a disorder of the Praxis system?. Dysphagia, 15（3）: 159-166, 2000.
19) Palmer JB: Integration of oral and pharyngeal bolus propulsion: a new model for the physiology of swallowing. 日摂食嚥下リハ会誌, 1: 15-30, 1997.
20) 谷口洋：脳梗塞における病巣部位と嚥下障害の検討. 高次脳機能研究, 30（3）: 407-412, 2010.
21) 平山惠造：神経症候学. 文光堂, 東京, p.1002, 1971.
22) 東儀英夫, 他：核上性構音障害および嚥下障害における問題点・とくに両者の解離および一側性大脳半球障害による構音障害について. 神経内科, 12: 277-286, 1980.
23) Rousseux M, et al.: Unilateral pseudobulbar syndrome with limited capsulothalamic infarction. Eur Neurol, 27: 227-230, 1987.
24) Robbins J, Levine RL, Maser A et al.: Swallowing after unilateral stroke of the cerebral cortex. Arch Phys Med Rehabil, 74: 1295-1300, 1993.
25) Daniels SK, Foudas AL: The role of the insular cortex in dysphagia. Dysphagia, 12: 146-156, 1997.
26) Ohshima F: Dysphagia caused by solitary lesion in hemispher. 12th Annual Dysphagia Research Meeting Proceeding, p.231, 2003.
27) Hamdy S, et al.: Organization and reorganization of human swallowing motor cortex: implications for recovery after stroke. Clin Sci（Lond）, 99（2）: 151-157, 2000.
28) 藤島一郎：Wallenberg 症候群における嚥下障害と付随する症候. 耳鼻, 55（補2）: S129-S141, 2009.
29) Mann G: The Mann Assesment of Swallowing Ability. Delmar Cengage Learning, New York, 2002.
30) 藤島一郎監訳：MASA 日本語版 嚥下障害アセスメント. 医歯薬出版, 東京, 2014.
31) Nakamura T, Fujishima I: Usefulness of Ice Massage in Triggering the Swallow Reflex. Journal of Stroke and Cerebrovascular Diseases, 22（4）: 378-382, 2013.
32) 北條京子, 藤島一郎, 大熊るり, 小島千枝子, 武原格, 柴本勇, 田中里美：輪状咽頭嚥下障害に対するバルーンカテーテル訓練法─4種類のバルーン法と臨床成績. 日摂食嚥下リハ会誌, 1: 45-56, 1997.
33) Hojo K, Fujishima I, Ohno T, Uematsu H: Research into the effectiveness how well the balloon dilation method causes the desired outcome for cricopharyngeal dysphagia at the chronic stage in cerebrovascular disease. Jpn J Speech Lang Hear Res, 3（3）: 106-115, 2006.
34) Khedr EM, Abo-Elfetoh N: Therapeutic role of rTMS on recovery of dysphagia in patients with lateral medullary syndrome and brainstem infarction. J Neurol Neurosurg Psychiatry, 81（5）: 495-499, 2010.
35) Shigematsu T, Fujishima I, Ohno K: Transcranial direct current stimulation improves swallowing function in stroke patients. Neurorehabil Neural Repair, 27: 363-369, 2013.
36) 日本摂食嚥下リハビリテーション学会医療検討委員会：訓練法

のまとめ（2014 版）．日摂食嚥下リハ会誌，18（1）：55-89, 2014.

2. 外傷性脳損傷

1) 小野純一，山浦 晶，中村紀夫，他：交通事故で受傷した重症頭部外傷の検討：頭部外傷データバンクに登録された 254 例の分析．交通科学研究資料第 42 集，pp.58-61, 2001.
2) Mackay LE, Morgan AS, Bernstein BA: Swallowing disorders in severe brain injury: risk factors affecting return to oral intake. Arch Phys Med Rehabil, 80（4）: 365-371, 1999.
3) Cherney LR, Halper AS : Recovery of oral nutrition after head injury in adult. J Head Trauma Rehabil, 4: 42-50, 1989.
4) 栢森良二：頭部外傷と脳卒中の比較障害学．リハ医学，32: 502-505, 1995.
5) 片桐伯真，宮野佐年：頭部外傷による障害とメカニズム．臨床リハ，7（2）: 125-132, 1998.
6) 聖隷三方原病院嚥下チーム：嚥下障害ポケットマニュアル．第 2 版，医歯薬出版，東京，p.4, 2003.
7) 野手洋治，他：臨床解剖と神経症状；外傷性脳神経損傷．救急医学，20（6）: 631-637, 1996.
8) Gennarelli TA: Emergency department management of head injuries. Emergency Medicine Clinics of North America, 2: 749-760, 1984.
9) Mendelow AD, Teasdale GM, et al.: Pathophysiology of head injuries. Br J Surg, 70: 641-650, 1983.
10) Gennarelli TA: Cerebral concussion and diffuse brain injuries. Head Injury, 3rd ed, Cooper PR（ed）, Williams & Wilkins, Baltimore, pp.137-158, 1993.
11) Janett B, et al.: Glasgow Coma Sacle（GCS）: aspects of coma after severe head injury. Lancet, 1: 878-881, 1977.
12) 大野友久：口腔ケア．藤島一郎他編，動画でわかる摂食・嚥下リハビリテーション，中山書店，東京，pp.103-116, 2004.
13) Lazarus CI, Logemann JA: Swallowing disorders in closed head trauma patients. Arch Phys Med Rehabil, 68: 79-84, 1987.
14) 高次脳機能障害支援モデル事業報告書―平成 13 年度～平成 15 年度のまとめ―，国立身体障害者リハビリテーションセンター，2004.
15) 薛克良他：症状と薬物療法 嚥下障害．CLINICAL NEUROSCIENCE, 19（2）: 210-211, 2001.
16) 生駒一憲：外傷性脳損傷薬物療法の有用性―高次脳機能障害に対する薬物―．神経内科，77（6）: 653-657, 2012.
17) 中村智之，藤島一郎，片桐伯真，他：精神疾患を持つ患者における向精神薬の内服種類数・総量と摂食・嚥下障害の帰結との関係―高齢者を主な対象とした事後的検証―．Jpn J Rehabil Med, 50: 743-750, 2013.
18) 野崎園子，桂木聡子：薬剤による摂食嚥下障害の実態調査と危険因子の分析―摂食嚥下認定看護師・臨床薬剤師と介護者の連携による早期発見と対応マニュアルに向けて―．Journal of Sugiura Foundation for Development of Community Care, 3: 30-33, 2014.

3. 神経疾患

(1) 筋萎縮性側索硬化症（ALS）の摂食嚥下障害

1) Wills AM, Hubbard J, Macklin EA, et al.: Hypercaloric enteral nutrition in amyotrophic lateral sclerosis: a randomized double-blind placebo-controlled trial. Lancet, 383: 2065-2072, 2014.
2) 日本神経学会監修：筋萎縮性側索硬化症 診療ガイドライン 2013. 南江堂，東京，pp.104-117, 2013.（改訂作業中）
3) 野崎園子，国富厚宏，斉藤利雄，他：筋萎縮性側索硬化症患者の摂食・嚥下障害―嚥下造影と呼吸機能の経時的変化の検討．臨神経，43: 77-83, 2003.
4) ALS CNTF Treatment Study（ACTS）Phase Ⅰ-Ⅱ Study Group: The amyotrophic lateral sclerosis functional rating scale. Arch Neurol, 53: 141-145, 1996.
5) Miller RG, et al.: Practice parameter update: The care of the patient with amyotrophic lateral sclerosis: drug, nutritional, and respiratory therapies（an evidence-based review）: report of the Quality Standards Subcommittee of the American Academy of Neurology. Neurology, 73: 1218-1226, 2009.
6) Kasarskis EJ, Scarlata D, Hill R, et al.: A retrospective study of percutaneous endoscopic gastrostomy in ALS patients during the BDNF and CNTF trials. J Neurol Sci, 169: 118-125, 1999.
7) 野崎園子，斉藤利雄，松村 剛，他：筋萎縮性側索硬化症患者に対する間欠的経口経管栄養法．神経内科，60: 543-548, 2004.
8) 箕田修治：「ALS- 研究と診療の進歩」ALS の嚥下障害対策 喉頭気管分離術／気管食道吻合術の有用性と適応基準．神経研究の進歩，59: 1149-1154, 2007.

参考図書

野崎園子，市原典子編著：DVD で学ぶ神経内科の摂食嚥下障害．医歯薬出版，東京，2014.

(2) Parkinson（パーキンソン）病（PD）の摂食嚥下障害

1) Nakashima K, et al.: Prognosis of Parkinson's disease in Japan. Tottori University Parkinson's Disease Epidemiology（TUPDE）Study Group. Eur Neurol, 38（Suppl 2）: 60-63, 1997.
2) 湯浅龍彦，野崎園子編：神経・筋疾患 摂食・嚥下とのおつきあい．全日本病院出版会．東京，2007.
3) 日本神経学会監修：パーキンソン病診療ガイドライン．南江堂，東京，pp.126-129, 2011.
4) Bird MR, et al.: Asymptomatic swallowing disorders in elderly patients with Parkinson's disease: a description of findings on clinical examination and videofluoroscopy in sixteen patients. Age Ageing, 23: 251-254, 1994.
5) Hirano M, et al.: Rotigotine transdermal patch improves swallowing in dysphagic patients with Parkinson's disease. Dysphagia, DOI 10.1007/s00455-015-9622-5, 2015.
6) Tison F, et al.: Effects of central dopaminergic stimulation by apomorphine on swallowing disorders in Parkinson's disease. Mov Disord, 11: 729-732, 1996.
7) 野崎園子：薬剤と嚥下障害．日静脈経腸栄養誌，31（2）: 699-704, 2016.
8) Menezes C, et al.: Does levodopa improve swallowing dysfunction in Parkinson's disease patients?. J Clin Pharm Ther, 34: 673-676, 2009.
9) Nozaki S, et al.: Rhythm therapy with a metronome to treat dysphagia in patients with Parkinson's disease. Deglutition, 1: 400-408, 2012.
10) Troche MS, et al.: Swallowing and deep brain stimulation in Parkinson's disease: a systematic review. Parkinsonism Relat Disord, 19: 783-788, 2013.
11) Troche MS, et al.: Aspiration and swallowing in Parkinson disease and rehabilitation with EMST A randomized trial. Neurolog, 75: 1912-1919, 2010.

参考図書

野崎園子，市原典子編著：DVD で学ぶ神経内科の摂食嚥下障害．医歯薬出版，東京，2014.

(3) 多系統萎縮症

1) Fanciulli A, GK Wenning: Multiple-system atrophy. N Engl J Med, 372（3）: 249-263, 2015.
2) Higo R, et al.: Swallowing function in patients with multiple-system atrophy with a clinical predominance of cerebellar symptoms（MSA-C）. Eur Arch Otorhinolaryngol, 262（8）: 646-650, 2005.
3) Taniguchi H, et al.: Esophageal involvement in multiple system atrophy. Dysphagia, 30（6）: 669-673, 2015.

(4) Guillain-Barré 症候群

1) 千葉厚郎：ギラン・バレー症候群の疾患概念と疫学・診断．医学

のあゆみ，226（2）：125-128, 2008.
2) Rees JH, Thompson RD, Smeeton NC, et al.: Epidemiological study of Guillain-Barré syndrome in south east England. J Neurol Neurosurg Psychiatry, 64 (1): 74-77, 1998.
3) Löffel NB, Rossi LN, Mumenthaler M, et al.: The Landry-Guillain-Barré syndrome: complications, prognosis and natural history in 123 cases. J Neurol Sci, 33 (1-2): 71-79, 1977.
4) Soffer D, Feldman S, Alter M: Clinical features of the Guillain-Barré syndrome. J Neurol Sci, 37 (1-2): 135-143, 1978.
5) Samantray SK, Johnson SC, Mathai KV, et al.: Landry-Guillain-Barré-Strohl syndrome: a study of 302 cases. Med J Aust, 2 (3): 84-91, 1977.
6) Cheng BC, Chang WN, Chang CS, et al.: Predictive factors and long-term outcome of respiratory failure after Guillain-Barré syndrome. Am J Med Sci, 327 (6): 336-340, 2004.
7) Chen MY, Donofrio PD, Frederick MG, et al.: Videofluoroscopic evaluation of patients with Guillain-Barré syndrome. Dysphagia, 11 (1): 11-13, 1996.
8) Kusunoki S, Chiba A, Kanazawa I: Anti-GQ1b IgG antibody is associated with ataxia as well as ophthalmoplegia. Muscle Nerve, 22 (8): 1071-1074, 1999.
9) 谷口　洋，井上聖啓，楠　進：フィッシャー症候群における球麻痺の検討．嚥下医学，3 (1): 75-78, 2014.
10) Lawn ND, Wijdicks EF: Tracheostmy in Guillain-Barré syndrome. Muscle Nerve, 22 (8): 1058-1062, 1999.

(5) その他の神経疾患
1) Nisa L, Landies BN, et al.: Pharyngolaryngeal involvement by varicella-zoster virus. J Voice, 27: 636-641, 2013.
2) Gevorgyan A, Nedzelski JM: A late regognition of Tapia syndrome. Laryngoscope, 123: 2423-2427, 2013.
3) Soderholm S, Lehtinen A, et al.: Dysphagia and dysphonia among persons with post-polio syndrome. Acta Neurol Scand, 122: 343-349, 2010.
4) Awan MJ, Mohamed ASR, et al.: Late radiation-associated (late-RAD) with lower cranial neuropathy after oropharyngeal radiotherapy. Oral Oncol, 50: 746-752, 2014.

4．筋炎・筋疾患
1) Ikeda K, Mori-Yoshimura M, Yamamoto T, et al.: Chronic myopathy associated with anti-signal recognition particle antibodies can be misdiagnosed as facioscapulohumeral muscular dystrophy. J Clin Neuromuscul Dis, 17 (4): 197-206, 2016. PubMed PMID: 27224434.
2) Kim SJ, Han TR, Jeong SJ, et al.: Comparison between swallowing-related and limb muscle involvement in dermatomyositis patients. Scand J Rheumatol, 39 (4): 336-340, 2010. PubMed PMID: 20476862. Epub 2010/05/19. eng.
3) Porubsky ES, Murray JP, Pratt LL: Cricopharyngeal achalasia in dermatomyositis. Arch Otolaryngol, 98 (6): 428-429, 1973. PubMed PMID: 4757278. Epub 1973/12/01. eng.
4) Murata KY, Kouda K, Tajima F, et al.: A dysphagia study in patients with sporadic inclusion body myositis (s-IBM). Neurol Sci, 33 (4): 765-770, 2012. PubMed PMID: 21993833.
5) de Merieux P, Verity MA, Clements PJ, et al.: Esophageal abnormalities and dysphagia in polymyositis and dermatomyositis. Arthritis Rheum, 26 (8): 961-968, 1983. PubMed PMID: 6882490. Epub 1983/08/01. eng.
6) 清水　潤：多発筋炎・皮膚筋炎の臨床　治療の進歩．Clin Neurosci, 30 (3): 292-295, 2012.
7) Marie I, Menard JF, Hatron PY, et al.: Intravenous immunoglobulins for steroid-refractory esophageal involvement related to polymyositis and dermatomyositis: a series of 73 patients. Arthritis Care Res (Hoboken), 62 (12): 1748-1755, 2010. PubMed PMID: 20722047. Epub 2010/08/20. eng.
8) 柳　輝希，有田　賢，浦上祐司，他：嚥下障害に対し嚥下リハビリテーションを施した皮膚筋炎の2例．皮膚臨床，47 (2): 157-161, 2005.
9) Vencovsky J, Rehak F, Pafko P, et al.: Acute cricopharyngeal obstruction in dermatomyositis. J Rheumatol, 15 (6): 1016-1018, 1988. PubMed PMID: 3418623. Epub 1988/06/01. eng.
10) 青木吉嗣，山本敏之，尾方克久，他：嚥下造影検査が重症筋無力症増悪の評価に有効であった1例．臨床神経学，47 (10): 669-671, 2007. PubMed PMID: 18095502. Epub 2007/12/22. jpn.
11) Schwartz DC, Waclawik AJ, Ringwala SN, et al.: Clinical utility of videofluorography with concomitant Tensilon administration in the diagnosis of bulbar myasthenia gravis. Dig Dis Sci, 50 (5): 858-861, 2005. PubMed PMID: 15906757. Epub 2005/05/24. eng.
12) Yamamoto T, Chihara N, Mori-Yoshimura M, et al.: Videofluorographic detection of anti-muscle-specific kinase-positive myasthenia gravis. Am J Otolaryngol, 33 (6): 758-761, 2012. PubMed PMID: 22673097. Epub 2012/06/08. eng.
13)「重症筋無力症診療ガイドライン」作成委員会：重症筋無力症診療ガイドライン2014．南江堂，東京，pp.27-28, 2014.

5．認知症
1) McKhann G, Drachman D, Folstein M, et al.: Clinical diagnosis of Alzheimer's disease: report of the NINCDS-ADRDA Work Group under the auspices of Department of Health and Human Services Task Force on Alzheimer's Disease. Neurology, 34(7): 939-944, 1984. PubMed PMID: 6610841.
2)「認知症疾患治療ガイドライン」作成合同委員会：認知症疾患治療ガイドライン2010．日本神経学会編，医学書院，東京，2010.
3) McKeith IG, Dickson DW, Lowe J, et al.: Diagnosis and management of dementia with Lewy bodies: third report of the DLB consortium. Neurology, 65 (12): 1863-1872, 2005. PubMed PMID: 16237129. Epub 2005/10/21. eng.
4) Neary D, Snowden JS, Gustafson L, et al.: Frontotemporal lobar degeneration: a consensus on clinical diagnostic criteria. Neurology, 51 (6): 1546-1554, 1998. PubMed PMID: 9855500.
5) Cairns NJ, Ghoshal N. FUS: A new actor on the frontotemporal lobar degeneration stage. Neurology, 74 (5): 354-356, 2010. PubMed PMID: 20124200.
6) Williams DR, de Silva R, Paviour DC, et al.: Characteristics of two distinct clinical phenotypes in pathologically proven progressive supranuclear palsy: Richardson's syndrome and PSP-parkinsonism. Brain : a Journal of Neurology, 128 (Pt 6): 1247-1258, 2005. PubMed PMID: 15788542.
7) Steele JC, Richardson JC, Olszewski J, et al.: Progressive supranuclear palsy: a heterogeneous degeneration involving the brain stem, basal ganglia and cerebellum with vertical gaze and pseudobulbar palsy, nuchal dystonia and dementia. Arch Neurol, 10: 333-359, 1964. PubMed PMID: 14107684. Epub 1964/04/01. eng.
8) Suh MK, Kim H, Na DL: Dysphagia in patients with dementia: Alzheimer versus vascular. Alzheimer Dis Assoc Disord, 23 (2): 178-184, 2009. PubMed PMID: 19474573.
9) Londos E, Hanxsson O, Alm Hirsch I, et al.: Dysphagia in Lewy body dementia: a clinical observational study of swallowing function by videofluoroscopic examination. BMC Neurology, 13:140, 2013. PubMed PMID: 24099488. Pubmed Central PMCID: 4126015.

10) 梅本丈二, 坪井義夫, 古谷博和, 他：レビー小体型認知症患者の摂食・嚥下障害―改訂版長谷川式簡易知能評価スケールとの関連について―. 老年歯学, 26 (3): 339-345, 2011.
11) Yamamoto T, Kobayashi Y, Murata M: Risk of pneumonia onset and discontinuation of oral intake following videofluorography in patients with Lewy body disease. Parkinsonism Relat Disord, 16 (8): 503-506, 2010. PubMed PMID: 20584622. Epub 2010/06/30. eng.
12) Langmore SE, Olney RK, Lomen-Hoerth C, et al.: Dysphagia in patients with frontotemporal lobar dementia. Archives of Neurology, 64 (1): 58-62, 2007. PubMed PMID: 17210809.
13) Nath U, Ben-Shlomo Y, Thomson RG, et al.: Clinical features and natural history of progressive supranuclear palsy: a clinical cohort study. Neurology, 60 (6): 910-916, 2003. PubMed PMID: 12654952. Epub 2003/03/26. eng.
14) Litvan I, Mangone CA, McKee A, et al.: Natural history of progressive supranuclear palsy (Steele-Richardson-Olszewski syndrome) and clinical predictors of survival: a clinicopathological study. J Neurol Neurosurg Psychiatry, 60 (6): 615-620, 1996. PubMed PMID: 8648326. Epub 1996/06/01. eng.
15) Cervo FA, Bryan L, Farber S: To PEG or not to PEG: a review of evidence for placing feeding tubes in advanced dementia and the decision-making process. Geriatrics, 61 (6): 30-35, 2006. PubMed PMID: 16768542.
16) Goldberg LS, Altman KW: The role of gastrostomy tube placement in advanced dementia with dysphagia: a critical review. Clin Interv Aging, 9: 1733-1739, 2014. PubMed PMID: 25342891. Pubmed Central PMCID: 4205113.

6. 統合失調症など精神疾患

1) Regan J, Sowman R, Walsh I: Prevalence of dysphagia in acute and community mental health settings. Dysphagia, 21 (2): 95-101, 2006. PubMed PMID: 16763936. Epub 2006/06/10. eng.
2) 興梠裕樹, 辻井理恵：精神疾患患者における嚥下機能アセスメントシートの作成. 精神看護, 37: 190-192, 2006.
3) Craig TJ: Medication use and deaths attributed to asphyxia among psychiatric patients. Am J Psychiatry, 137 (11): 1366-1373, 1980. PubMed PMID: 7435669. Epub 1980/11/01. eng.
4) 山本敏之, 濱田康平, 清水加奈子, 他. 摂食・嚥下評価表による統合失調症患者の窒息リスクのスクリーニング. 日摂食嚥下リハ会誌, 13: 207-214, 2009.
5) 井上幸恵：誤嚥事故のリスクを把握するための実態調査 嚥下リスク表を作成して. 日精看会誌, 48 (1): 228-229, 2005.
6) 飯塚桃子, 田村祐子, 間 絵里, 他：慢性期の統合失調症患者にみられる食事時間が短い患者のパターンと要因. 日看会論集 精看, 37: 160-162, 2006.
7) 中村広一：統合失調症患者と歯科診療―第1報 診療場面における問題点. 精神科治療学. 21 (7)：765-769, 2006.

7. 慢性閉塞性肺疾患などの呼吸器疾患

1) 日本呼吸器学会：COPD（慢性閉塞性肺疾患）診断と治療のためのガイドライン. 第4版, メディカルレビュー社, 東京, 2013.
2) Stein M, Williams AJ, Grossman F, et al.: Cricopharyngeal dysfunction in chronic obstructive pulmonary disease. Chest, 97: 347-352, 1990.
3) Mokhles B, Logemann JA, Rademake AW, et al.: Oropharyngeal deglutition in stable COPD. Chest, 121: 361-369, 2002.
4) 松田政朗, 寺本信嗣, 大賀栄次郎, 他：慢性閉塞性肺疾患患者の嚥下機能障害の検討. 日胸, 63: 465-471, 2004.
5) Fukuchi Y, Nishimura M, Ichinose M, et al.: COPD in Japan: the Nippon COPD Epidemiology study. Respirology, 9: 458-465, 2004.
6) Terada K, Muro S, Ohara T, et al.: Abnormal swallowing reflex and COPD exacerbations. Chest, 137: 326-332, 2010.
7) Tsuzuki A, Kagaya H, Takahashi H, et al.: Dysphagia causes exacerbations in individuals with chronic obstructive pulmonary disease. J Am Geriatr Soc, 60: 1580-1582, 2012.
8) 新実彰男：呼吸器疾患・症状でGERDの関与を考えるべき病態は？. 治療, 92: 460-464, 2010.
9) 室 繁郎, 寺田邦彦, 三嶋理晃：胃食道逆流症（GERD）症状が慢性閉塞性肺疾患（COPD）増悪に及ぼす影響. Therapeutic Research, 31: 507-512, 2010.

8. 頸椎疾患に伴う嚥下障害

1) 古山健蔵, 阪本厚人, 伊藤晃嗣, 他：頸椎に生じた強直性脊椎骨増殖症に対する骨化巣切除の工夫. 松仁会医学誌, 48 (2): 129-134, 2009.
2) 三井 弘, 加幡一彦, 園崎秀吉, 他：Ankylosing spinal hyperostosisについて. 整形外科, 29 (4): 335-338, 1978.
3) 田中優司, 米田行広, 喜多也寸志, 他：頸椎骨棘により嚥下障害を生じた1例. 脳神経, 54 (10): 908-911, 2002.
4) 杉山誠一, 清水克時, 宮本 敬, 他：嚥下障害を来したdiffuse idiopathic skeletal hyperostosisに対する手術治療. 臨整外, 36 (10): 1149-1154, 2001.
5) 田原正道, 大木健資, 林 謙二, 他：抗うつ薬が奏功した強直性脊椎骨増殖症による嚥下障害の2例. 整形外科, 49 (10): 1221-1224, 1998.
6) 有嶋拓郎, 太田清人, 田中靖代：ハローベスト装着が摂食・嚥下障害に影響を及ぼした外傷性脊髄損傷の1例. 日摂食嚥下リハ会誌, 4 (2): 64-68, 2000
7) 阪中淳也, 中川幸洋, 檀上茂人, 他：嚥下障害をきたした頸椎前縦靭帯骨化症の3例. 中部整災誌, 47 (5): 967-968, 2004.
8) 秋定 健：Forestier病. 日気食会報, 64 (3): 231-233, 2013.
9) 兵頭政光, 西窪加緒里, 宋 碩柱, 他：Forestier病（強直性脊椎骨増殖症）による嚥下障害に対する外科的治療. 耳鼻臨床, 103 (2)：155-161, 2010.
10) 関 俊隆：強直性脊椎骨増殖症と嚥下障害. 脊椎脊髄, 27 (11): 999-1003, 2014.
11) 伊藤 学, 須藤英毅, 鐙 邦芳, 他：頸椎部強直性脊椎骨増殖症における嚥下障害の病態とその対処. 脊椎脊髄, 24 (3): 191-196, 2011.
12) 藤縄光留, 伊藤裕之, 小泉千秋, 他：頸髄損傷者にみられた嚥下障害の予後に影響する因子. 耳鼻, 52 (補1): S66-S70, 2006.
13) 伊藤裕之, 金子浩ünd, 冨田昌夫, 他：急性期頸髄損傷例における嚥下障害の発症機序と機能訓練. 耳喉頭頸, 75 (1): 58-62, 2003.
14) 林 寿光, 水田啓介, 青木光広, 他：頸椎手術後に悪化した嚥下障害に対する手術治療経験. 耳鼻, 54 (補2): S152-S156, 2008.
15) 神前英明, 柴山将之, 大脇成広, 他：頸椎前方固定術後に咽頭穿孔と嚥下障害を来した1例. 耳鼻, 53 (補2): S162-S166, 2007.
16) 青山 剛, 飛騨一利：1) 頸椎症手術の合併症 前方手術 頻度と内容, 予防法. 脊椎脊髄, 22 (12): 1270-1274, 2009.
17) 犬房秋彦, 三河義弘, 今井義之, 他：頸椎前縦靭帯骨化による嚥下障害の3手術例. 中四整会誌, 13 (2): 163-166, 2001.

9. 器質的障害

(1) 口腔領域の腫瘍および術後

1) 富永祐民, 大島 明, 他編：がん・統計白書―罹患・死亡・予後. pp.159-170, 篠原出版, 東京, 1999.
2) Tei K, Yamazaki Y, Kobayashi M, et al.: Effects of bilateral lingual and inferior alveolar nerve anesthesia affects on masticatory function and early swallowing. OS OM OP, 97 (5): 553-558, 2004.
3) 有岡享子, 石田 瞭, 森 貴幸, 他：口腔腫瘍術後の摂食・嚥下障害に対し舌摂食補助床（PAP）を適応した5症例. 日摂食嚥下リハ会誌, 9 (1): 76-82, 2005.
4) 野原幹司, 舘村 卓, 和田 健：下顎歯肉癌術後に嚥下障害を呈

した症例に対する嚥下補助装置と間欠的経口食道経管栄養法．日摂食嚥下リハ会誌，5（2）：42-47, 2001.
5) 山崎　裕, 鄭　漢忠, 他：舌亜全摘術後に再建皮弁容積の減少により嚥下機能が悪化した舌癌の1例. 日摂食嚥下リハ会誌, 7（2）：159-165, 2003.

(2) 咽頭領域の腫瘍および術後

1) Salama JK, Stenson KM, List MA, et al.: Characteristics associated with swallowing changes after concurrent chemotherapy and radiotherapy in patients with head and neck cancer. Arch Otolaryngol Head Neck Surg, 134 (10): 1060-1065, 2008.
2) Ozawa K, Fujimoto Y, Nakashima T: Changes in laryngeal sensation evaluated with a new method before and after radiotherapy. Eur Arch Otorhinolaryngol, 267: 811-816, 2010.
3) Awan MJ, Mohamed ASR, Lewin JS, et al.: Late radiation-associated dysphagia (late-RAD) with lower cranial neuropathy after oropharyngeal radiotherapy: a preliminary dosimetric comparison. Oral Oncology, 50: 746–752, 2014.
4) Machtay M, MOughan J, Trotti A, et al.: Factors associated with severe late toxicity after concurrent chemoradiation for locally advanced head and neck cancer: an RTOG analysis. J Clin Oncol, 26: 3582-3589, 2008.
5) Langmore S, Krisciunas GP, Miloro KV, et al.: Does PEG use cause dysphagia in head and neck cancer patients?. Dysphagia, 27 (2): 251-259, 2012.
6) 浅井昌大, 全田貞幹, 大田洋二郎, 他：頭頸部がん化学放射線療法をサポートする口腔ケアと嚥下リハビリテーション. オーラルケア, 東京, 2009.
7) 杉浦淳子, 藤本保志, 安藤　篤, 他：頭頸頭頸部腫瘍術後の喉頭挙上不良を伴う嚥下障害例に対する徒手的頸部筋力増強訓練の効果. 日摂食嚥下リハ会誌, 2（1）：69-74, 2008.
8) Fujimoto Y, Hasegawa Y, Yamada H, et al.: Swallowing function following extensive resection of oral or oropharyngeal cancer with laryngeal suspension and cricopharyngeal myotomy. Laryngoscope, 117: 1343-1348, 2007.
9) Carnaby-Mann G, Crary MA, Schmalfuss I, et al.: "Pharyngocise": randomized controlled trial of preventative exercises to maintain muscle structure and swallowing function during head-and-neck chemoradiotherapy. Int J Radiat Oncol Biol Phys, 83 (1): 210-219, 2012.
10) Kulbersh BD, Rosenthal, EL.McGrew, BM, et al.: Pretreatment, preoperative swallowing exercises may improve dysphagia quality of life. Laryngoscope, 116: 883-886, 2006.

10. 胃食道逆流症

1) 稲田晴生：胃食道逆流症. MB Med Reha, 57: 172-177, 2005.
2) Dent J, Dodds WJ, Friedman RH, et al.: Mechanism of gastroesophageal reflux in recumbent asymptomatic human subjects. J Clin Invest, 65: 256-267, 1980.
3) Kikkawa N, Inamori M, Inoue S, et al.: Comparative study of the QUEST questionnaire and GerdQ questionnaire for Japanese students. Hepatogastroenterology, 61: 1605-1610, 2014.
4) 高田和外, 松本修一, 平松哲夫, 他：Fスケール質問票を用いた胃食道逆流症の評価とCOPDとの関連性の検討. 日呼吸会誌, 48: 644-648, 2010.
5) 古田賢司, 木下芳一：非びらん性胃食道逆流症（NERD）の病態・診断・治療. 日内科学会誌, 102: 55-62, 2013.
6) Kaltenbach T, Crockett S, Gerson LB: Are lifestyle measures effective in patients with gastroesophageal reflux disease? An evidence-based approach. Arch Intern Med, 166: 965-971, 2006.
7) Robinson M, Lanza F, Avner D, et al.: Effective maintenance treatment of reflux esophagitis with low-dose lansoprazole: a randomized double-blind placebo controlled trial. Ann Int Med, 124: 859-867, 1996.
8) 柏木秀幸：胃食道逆流症（GERD）の診断と治療. 慈恵医大誌, 124: 135-145, 2009.
9) 稲田晴生, 金田一彦, 山形徳光：胃食道逆流による誤嚥性肺炎に対する粘度調整食品REF-P1の予防効果. JJPEN, 20: 1031-1036, 1998.

11. 薬剤性摂食嚥下障害

1) 野﨑園子, 桂木聡子：薬剤による摂食・嚥下障害の実態調査と危険因子の分析―摂食・嚥下認定看護師・臨床薬剤師と介護者の連携による早期発見と対応マニュアルに向けて―杉浦地域医療振興助成　第2回助成活動報告. Journal of Sugiura Foundation for Development of Community Care, 3: 30-33, 2014.
2) 杉下周平, 今井教仁, 藤原隆博, 他：非定型抗精神病薬が嚥下機能に与える影響. 日摂食嚥下リハ会誌, 18（3）：249-256, 2014.
3) 長谷川　浩, 井上慎一郎：摂食・嚥下障害の薬物療法. Geriatr Med, 45（10）：1313-1316, 2007.
4) Carl LL, Johnson PR（金子芳洋, 土肥敏博訳）：薬と摂食・嚥下障害　作用機序と臨床応用ガイド. 医歯薬出版, 東京, 2007.
5) 池川登紀子：嚥下障害患者における薬剤投与. TOMITA NEWS あじさい, 16（2）：1-9, 2007.

2章　小児期の疾患と摂食嚥下障害の評価・対処法

1. 脳性麻痺
(1) 病態

1) 田角　勝：子どもの摂食嚥下リハビリテーション―トータルケアで理解する　食べる機能を支援する40のポイント―. 診断と治療社, 東京, p.149, 2013.

(2) 摂食嚥下障害の対策

1) 北住映二：第3章小児疾患 脳性麻痺. 疾患別に診る嚥下障害, 藤島一郎監修, 医歯薬出版, 東京, pp.102-109, 2012.
2) 椎名英貴：CHAPTER 8 (2) 摂食指導訓練の基本, 脳性麻痺児への神経学的アプローチの立場から. 子どもの摂食・嚥下障害, 北住映二, 尾本和彦, 藤島一郎編著, 永井書店, 東京, pp.130-150, 2007.
3) 渥美　聡：メディカルスタッフのための疾患講座, 脳性麻痺の概念と特徴. 嚥下医学, 日本嚥下医学会学会誌, 3（1）：5-13, 2014.
4) 渥美　聡：第2章おもな障害に対する診療と看護ケア　C.嚥下障害, 経管栄養, 栄養水分管理　1. 重症児者の嚥下障害・誤嚥の特徴. 重症心身障害児・者　診療・看護ケア実践マニュアル, 北住英二, 口分田政夫, 西藤武美編, 診断と治療社, 東京, pp.98-102, 2015.
5) 金子芳洋：第3章 心身障害児における摂食機能の異常　7）悪循環　機能と形態の悪循環. 食べる機能の障害　その考え方とリハビリテーション, 金子芳洋編, 医歯薬出版, 東京, pp.59-60, 1987.

2. 唇顎口蓋裂

1) Vanderas AP: Incidence of cleft lip, cleft palate, and cleft lip and palate among reces: a review. Cleft Palate J, 25: 171-173, 1988.
2) Peterson-Falzoe SJ, Hardin-Jones MA, Karnell MP, ed.: Cleft Palate Speech. 3rd ed., Mosby, St. Louis, 2001.
3) Peterson-Falzone SJ, et al.: Dental management of Cleft Lip and Palate. Cleft Palate Speech (Peterson-Falzone SJ, Hardin-Jones MA, Karnell MP, ed.), 3rd ed., Mosby, St. Louis, pp.131-132, 2001.
4) Furlow LT: Cleft palate repair by double opposing Z-plasty. Plast Reconst Sug, 78: 724-736, 1986.

3. Pierre Robin症候群

1) Gorlin RJ, Cohen MM Jr, Levin LS: Syndromes of the head and neck. Oxford University Press, pp.700-704, 1990.

2) Peterson-Falzoe SJ, Hardin-Jones MA, Karnell MP, ed.: Cleft Palate Speech. 3rd ed., Mosby, St. Louis, 2001.
3) Shprintzen RJ: The implication of the diagnosis of Robin sequence. Cleft Palate Craniofac J, 29: 205-209, 1992.
4) Denny A, Amm C: New technique for airway correction in neonates with severe Pierre Robin sequence. J Pediatr, 147 (1): 97-101, 2005.
5) Burstein FD, Williams JK: Mandibular distraction osteogenesis in Pierre Robin sequence: application of a new internal single-stage resorbable device. Plast Reconstr Surg, 115 (1): 61-69, 2005.
6) Argamaso RV: Glossopexy for upper airway obstruction in Robin sequence. Cleft Palate Craniofac J, 29: 232-238, 1992.

4. 食道閉鎖症

1) 大浜用克, 他：先天性食道閉鎖症（C型）治療の変遷と成績. 小児外科, 32：889-903, 2000.
2) 鎌田振吉, 他：先天性食道閉鎖症の長期予後. 小児外科, 32：1143-1147, 2000.
3) 長屋昌宏, 他：先天性食道閉鎖症後の胃食道逆流現象の発生機序. 小児外科, 32：974-979, 2000.

5. Down症

1) Down JLH: Observations on an ethnic classification of idiots. London Hospital Reports, 3: 259-262, 1866.
2) Lejeune J, Turpin R, Gautier M: Mongolism: a chromosomal disease (trisomy). Bull Acad Natl Med, 143 (11-12): 256-265, 1959.
3) 一色 玄, 安藤 忠：ダウン症児の発達医学. 医歯薬出版, 東京, 1990.
4) Higurashi M, et al.: The birth prevalence of malformation syndromes in Tokyo infants: a survey of 14,430 newborn infants. Am J Med Genet, 6: 189-194, 1980.
5) Stafstrom CE, Gilmore HE, Ehrenberg BL: Seizures in persons with Down's syndrome: cause and prognosis. Ann Neurol, 24: 308, 1988.
6) 伴場せつゑ, 眞木吉信, 池田正一：Down症の歯科的所見2 永久歯先天性欠如歯の発現状況. 障歯誌, 15：230-237, 1994.
7) 弘中祥司, 木下憲治, 横山理恵子, 服部佳子, 阿部倫子, 小口春久：本学摂食指導外来における初診時の実態調査—平成3年5月〜平成10年12月の患者統計—. 小児歯誌, 38 (3): 589-594, 2000.
8) 田村文誉, 弘中祥司, 島 弘之, 綾野理加, 石田 瞭, 水上美樹, 向井美惠：大学附属病院言語・摂食・嚥下リハビリテーション診療室の摂食・嚥下障害患者に関する臨床統計学的観察—1999年度から2001年度までの実態—. 障歯誌, 24 (2): 117-123, 2003.

6. 染色体異常, 先天異常

(1) 病態〜(2)（Down症を除く）おもな疾患

1) 北住映二：総論 小児における摂食・嚥下障害の特徴・問題点. 疾患別に診る嚥下障害, 医歯薬出版, 東京, pp.96-101, 2013.
2) 高木晶子：加齢に伴う知的障害者の摂食・嚥下障害の特徴. 障害児者の摂食嚥下・呼吸リハビリテーション, 医歯薬出版, 東京, pp.212-226, 2007.
3) 渥美 聡：その他の染色体異常. 疾患別に診る嚥下障害, 医歯薬出版, 東京, pp.120-127, 2013.
4) 田角 勝：フロッピーインファントと摂食嚥下障害. 小児の摂食嚥下リハビリテーション, 田角 勝, 向井美惠編, 医歯薬出版, 第2版, 東京, pp.252-255, 2014.
5) 田角 勝：Cornelia de Lange症候群などの拒食のみられる障害. 小児の摂食嚥下リハビリテーション, 田角 勝, 向井美惠編, 第2版, 医歯薬出版, 東京, pp.256-259, 2014.
6) 古庄知己：18トリソミーの自然歴およびマネジメントの確立をめざして. 日本小児科学会雑誌, 114: 637-645, 2010.
7) 18トリソミーの会（http://18trisomy.com）：18トリソミーをもつ子どもたちの現状—18トリソミーの会 実態調査概要版—. 2005.
8) 西恵理子, 川目 裕：22q11.2欠失症候群. 小児内科, 41: 298-300, 2009.
9) Eicher PS, et al.: Dysphagia in children with a 22q11.2 deletion unusual pattern found on modified barium swallow. J Pediatr, 137: 158-164, 2000.
10) Battaglia A: Deletion 1p36 syndrome. Management of Genetic Syndromes, 3rd ed, Wiley-Blackwell, pp.239-247, 2010.
11) 大橋博文：5番染色体異常. 小児内科増刊／小児疾患診療のための病態生理, 41: 226-227, 2009.
12) 尾本和彦, 北住映二：4p−症候群. 子供の摂食嚥下障害, 永井書店, 大阪. pp.358-362, 2007.
13) 虫明千恵子：青年期に摂食嚥下機能低下を呈した染色体異常症（13q−症候群）の一例. 第21回日本摂食嚥下リハビリテーション学会学術大会ポスター発表. 2015.
14) 早川美佳：当院にて嚥下造影検査を実施した先天奇形症候群の摂食予後について. 第58回日本小児神経学会学術集会ポスター発表. 2016.

(3) 摂食嚥下障害への対策

1) 田角 勝：小児期の摂食嚥下障害のさまざまな基礎疾患. 小児の摂食嚥下リハビリテーション, 田角 勝, 向井美惠編, 第2版, 医歯薬出版, 東京, pp.60-63, 2014.
2) 大岡貴史, 弘中祥司, 田角 勝, 他：18トリソミー児への摂食・嚥下リハビリテーションの一例. 障歯誌, 28: 476, 2007.
3) 大岡貴史, 弘中祥司, 向井美惠：ネマリンミオパチーに伴う摂食・嚥下障害の一例. 第11回日本摂食・嚥下リハビリテーション学会抄録集, p.194, 2005.

7. 筋ジストロフィー

1) 埜中征哉：臨床のための筋病理, 第4版, 日本医事新報社, 東京, pp.46-59, 2014.
2) Pane M, Vasta I, Messina S, et al.: Feeding problems and weight gain in Duchenne muscular dystrophy. Eur J Paediatr Neurol, 10: 231-236, 2006.
3) Aloysius A, Born P, Kinali M, et al.: Swallowing difficulties in Duchenne muscular dystrophy: indications for feeding assessment and outcome of videofluroscopic swallow studies. Eur J Paediatr Neurol, 12: 239-245, 2008.
4) Nozaki S, Umaki Y, Sugishita S, et al.: Videofluorographic assessment of swallowing function in patients with Duchenne muscular dystrophy. 臨床神経, 47: 407-412, 2007.
5) Hanayama K, Liu M, Higuchi Y, et al.: Dysphagia in patients with Duchenne muscular dystrophy evaluated with a questionnaire and videofluorography. Disabil Rehabil, 30 (7): 517-522, 2008.
6) 佐々木俊明：筋ジストロフィーの口腔・顔面領域の機能について. 医療, 61: 652-657, 2007.
7) 池澤真紀, 川上途行, 千葉康弘, 他：Duchenne型筋ジストロフィーにおける反復唾液嚥下テストの有用性に関する検討. 総合リハビリテーション, 40: 157-161, 2012.
8) Matsuyuki T, Kitahara T, Nakashima A: Developmental changes in craniofacial morphology in subjects with Duchenne muscular dystrophy. Eur J Orthod, 28: 42-50, 2006.
9) Umemoto G, Furuya H, Kitashima A, et al.: Dysphagia in Duchenne muscular dystrophy versus myotonic dystrophy type 1. Muscle Nerve, 46 (4): 490-495, 2012.
10) Nozaki S, Kawai M, Shimoyama R, et al.: Range of motion exercise of temporo-mandibular joint with hot pack increases occlusal force in patients with Duchenne muscular dystrophy. Acta Myol, 29 (3): 392-397, 2010.
11) 「デュシェンヌ型筋ジストロフィー診療ガイドライン」作成委員会：デュシェンヌ型筋ジストロフィー診療ガイドライン2014. 南江

堂，東京，pp.156-171, 2014.
12) Soudon P, Steens M, Toussaint M: A comparison of invasive versus noninvasive full-time mechanical ventilation in Duchenne muscular dystrophy. Chron Respir Dis, 5: 87-93, 2008.
13) Mizuno T, Komaki H, Sasaki M, et al.: Efficacy and tolerance of gastrostomy feeding in Japanese muscular dystrophy patients. Brain Dev, 34: 756-762, 2012.

8. 自閉スペクトラム症
1) Guthrie W, Swineford LB, Wetherby AM, et al.: Comparison of DSM-IV and DSM-5 factor structure models for toddlers with autism spectrum disorder. J Am Acad Child Adolesc Psychiatry, 52: 797-805, 2013.
2) 篠崎昌子，髙橋摩理，向井美惠，他：自閉症スペクトラム児の幼児期における摂食・嚥下の問題 第2報 食材（品）の偏りについて．日摂食嚥下リハ会誌，11：52-59, 2007.
3) 髙橋摩理，大岡貴史，内海明美，他：自閉症スペクトラム児における摂食機能の問題についての検討．日摂食嚥下リハ会誌，14：273-278, 2010.
4) 篠崎昌子，髙橋摩理，向井美惠，他：自閉症スペクトラム児の幼児期における摂食・嚥下の問題 第1報 食べ方の問題．日摂食嚥下リハ会誌，11：42-51, 2007.

9. 乳幼児摂食障害
1) 田角 勝：乳幼児の摂食行動と障害．ベビーサイエンス，14：8-13, 2014.
2) Ishizaki A, Hironaka S, Tatsuno M, et al.: Characteristics of weaning strategies in tube-dependent children. Pediatr Int, 55: 208-213, 2013.
3) 田角 勝：小児における経管栄養への依存の予防と対応．小児看護，36: 1178-1184, 2013.
4) 田角 勝：子どもの摂食嚥下リハビリテーション―トータルケアで理解する 食べる機能を支援する40のポイント―．診断と治療社，東京，2013.

実践編 チームアプローチの実践

1章 摂食嚥下障害へのチームアプローチ

1. チームアプローチの実際
1) 日本看護協会：認定看護師教育基準カリキュラム（摂食・嚥下障害看護分野）．
http://nintei.nurse.or.jp/nursing/qualification/educ_inst_approval_cn#cn_curriculum
2) 三鬼達人：抗精神病薬内服時の嚥下障害への対応．向井美惠，鎌倉やよい編，摂食・嚥下障害ベストナーシング，学研メディカル秀潤社，東京，pp.166-168, 2010.
3) 才藤栄一：リハビリテーション医学・医療総論．日摂食嚥下リハ会誌，5（2）：3-10, 2001.
4) 菊地和則：多職種チームの構造と機能―多職種チーム研究の基本的枠組み―．社会福祉学，41（1）：13-25, 2000.
5) 日本摂食嚥下リハビリテーション学会：日本摂食嚥下リハビリテーション学会認定士制度規約．http://www.jsdr.or.jp/license/license_rules.html
6) 佐藤哲也，唐帆健浩，中山剛志，他：杏林大学病院における摂食嚥下診療体制．耳鼻，55（補2）：S164-S170, 2009.
7) 鈴木康司，上杉由美：当院（河北総合病院）における嚥下障害の取り組み．耳展，46（5）：386-391, 2003.
8) 新名由利子，山田 深，岡崎雅代，他：脳卒中ユニットにおける看護師を中心とした摂食機能療法．脳卒中，31（1）：23-28, 2009.
9) 鎌倉やよい：チームワークの鍵は摂食・嚥下障害看護認定看護師．Jpn J Rehabil Med, 52: 414-416, 2015.
10) 深田順子，鎌倉やよい：愛知県内病院の摂食・嚥下リハビリテーションにおけるチームアプローチの現状．愛知県立大学看護学部紀要，15: 55-61, 2009.
11) 宮本恵美，大塚裕一，久保高明，他：摂食・嚥下リハビリテーションチームアプローチの現状について―熊本県内の言語聴覚士が所属する病院・施設を中心に―．保健科学研究誌，10: 43-50, 2013.
12) 藤島一郎：摂食・嚥下リハビリテーションのチームアプローチにおいて言語聴覚士に望むこと―リハビリテーション医の立場から．言語聴覚研究，1（1）：39-45, 2004.
13) 北島茂樹：効果的なチームアプローチの視点．日摂食嚥下リハ会誌，8（1）：3-9, 2004.

3. 回復期でのアプローチ
1) 椎名英貴：回復期リハビリテーション病棟における摂食・嚥下リハビリテーション．J Clin Rehabil, 19（9）：830-837, 2010.
2) 近藤国嗣，坂田祥一，小田柿誠二，他：脳卒中回復期における回復期リハビリテーション病棟の役割―その強みと弱み，地域連携を通して―．Med Rehabil, 112: 9-17, 2009.

5. 生活期（在宅）でのアプローチ
1) 服部史子，戸原 玄，中根綾子，他：在宅および施設入居摂食・嚥下障害者の栄養摂取方法と嚥下機能の乖離．日摂食嚥下リハ会誌，12（2）：101-108, 2008.
2) 研究代表者近藤和泉：厚生労働科学研究費補助金長寿科学総合研究事業 在宅療養中の胃瘻患者に対する摂食・嚥下リハビリテーションに関する総合的研究．平成23年度～平成25年度 総合研究報告書，2014.
3) 若杉葉子，戸原 玄，日野多加美，他：摂食・嚥下障害患者の退院後の摂食状況―退院後フォローの重要性について―．日摂食嚥下リハ会誌，16（2）：198-202, 2012.
4) 原 豪志，戸原 玄，近藤和泉，他：胃瘻療養中の脳血管障害患者に対する心身機能と摂食状況の調査．老年歯学，29（2）：57-65, 2014.
5) Barer DH: The natural history and functional consequences of dysphagia after hemispheric stroke. J Neurol Neurosurg Physchatry, 52: 236-241, 1989.
6) 才藤栄一，千野直一：脳血管障害による嚥下障害のリハビリテーション．総合リハ，19（6）：16-25, 1991.

6. 在宅緩和でのアプローチ
1) Yamagishi A, Morita T, Miyashita M, et al.: The care strategy for families of terminally ill cancer patients who become unable to take nourishment orally: recommendations from a nationwide survey of bereaved family members' experiences. J Pain Symptom Manage, 40 (5): 671-683, 2010.
2) 大塚有希子，尾岸恵三子：終末期の患者が食べることの意味．日看研会誌，34（4）：111-120, 2011.
3) Collaud T, Rapin CH: Dehydration in dying patients: study with physicians in French-speaking Switzerland. J Pain Symptom Manage, 6 (4): 230-240, 1991.
4) McCann RM, Hall WJ, Groth-Juncker A: Comfort care for terminally ill patients: the appropriate use of nutrition and hydration. JAMA, 272: 1263-1266, 1994.

7. 小児へのアプローチ
1) 土岐 彰，増本幸二編：小児静脈栄養マニュアル．メディカルビュー，東京，2013.
2) 田村文誉，保母妃美子，児玉実穂，他：子供の食事の問題と親の育児ストレスに関する基礎的検討．日口腔リハ会誌，25（1）：16-25, 2012.
3) Tamura F, Kikutani T, Machida R, et al.: Feeding therapy for children with food refusal. Int J Orofacial Myology, 37: 57-68, 2011.
4) DeMatteo CA, Cousins MA, Lin CYA, et al.: Exploring postinjury living environments for children and youth with acquired brain injury. Arch Phys Med Rehabil, 89 (9): 1803-1810, 2008.

索　引

あ

アイスマッサージ　196
アカラジア　147
悪液質　266
アクティブサイクル呼吸法　258
アダムのリンゴ　57
アテトーゼ　275
アデノイド　338
アデノイド肥大　155
アテローム血栓性梗塞　292
アナボリックレジスタンス　267
アマンタジン　285
アルツハイマー病　316

い

息こらえ嚥下　214
閾値負荷法　227
育成医療　338
異形歯性　49
胃食道逆流　25
胃食道逆流症　321, 328
一時的気管切開孔　260
一過性 LES 弛緩　328
一側嚥下　223
医療・介護関連肺炎　252
胃瘻　150, 269, 273
胃瘻造設時嚥下機能評価加算　151
咽頭　55, 66, 115
咽頭期　96, 97, 98, 103, 148, 218
咽頭吸引　192
咽頭残留　149
咽頭収縮　164
咽頭神経叢　47
咽頭弁形成術　238
咽頭縫線　66

う

運動学　3
運動学習　11
運動ニューロン疾患型 FTD　317
運動誘発電位　211
運動領域　2

え

永久気管孔　243, 260
永久歯　49
栄養管理プランニング　267
栄養不良　266

液体栄養剤　274
液体栄養剤症候群　272
液体嚥下　97, 147
液体連続嚥下　148
エナメル質　49
エネルギー投与量　268
エブネル腺　51
遠隔効果　295
嚥下 CT　155
嚥下機能改善手術　236
嚥下機能獲得期　17, 110
嚥下機能補助装置　243
嚥下後誤嚥　149, 223
「えん下困難者用食品」　276
嚥下手技　149, 204
嚥下障害リスク評価尺度改訂版　127
嚥下食ピラミッド　276
嚥下シンチグラフィ　179
嚥下性肺炎　252
嚥下性無呼吸　92
嚥下造影　32, 143, 152
嚥下促通法　195
嚥下中誤嚥　149
嚥下調整食　24, 275
嚥下同期引き抜き法　208
嚥下内視鏡検査　32, 134, 154
嚥下の意識化　198
嚥下反射　115
嚥下反射促通手技　213
嚥下反射誘発法　213, 218
嚥下前誤嚥　149
嚥下誘発試験　168
嚥下誘発潜時　168
嚥下誘発テスト　254
炎症性筋疾患　312

お

横隔膜呼吸　226
横口蓋ヒダ　46
欧州嚥下障害学会　36, 38
横舌筋　64
嘔吐　252
横披裂筋　67
押しつぶし機能獲得期　17, 110
オトガイ筋　61
オトガイ舌筋　64
オトガイ舌骨筋　63, 104
オトガイ部　230
オリーブ橋小脳萎縮症　306

か

開口-閉口訓練　199, 201
開口反射　215
開口力　131
外在的フィードバック　11
外傷性脳損傷　297
外舌筋　48, 64
咳嗽　160
咳嗽反射　93
外側翼突筋　62
外側輪状披裂筋　67
改訂水飲みテスト　129
咳反射　116, 161
外輪走筋　56
下咽頭　56
下咽頭収縮筋　56, 66
化学放射線治療　326
顎義歯　243
顎舌骨筋　63
喀痰　258
顎動脈　47
顎二腹筋　63
仮骨延長術　340
下縦舌筋　64
下唇下制筋　61
仮性球麻痺　293
下側肺症候群　255
顎下腺　51
活動機能構造連関　9
活動係数　275
活動支援ロボット　10
カットテーブル　225
カテーテル　264
下鼻甲介　53
下鼻道　53
過敏　228
カフ　261
過負荷の法則　9
カプサイシン　160, 198
カフ付きカニューレ　323
カフマシン　258
ガム・ラビング　198, 229
空嚥下　163, 197, 214
加齢　18
簡易嚥下誘発試験　169
簡易懸濁法　24, 283
間欠的経管栄養法　24
間欠的口腔食道経管栄養法　249

索引

間欠的バルーン拡張法　24
感情コントロール障害　301
顔神経　53
間接訓練　194, 227
感度　126
顔面膝神経節　309
顔面神経　46, 47, 51
顔面動脈　47
緩和ケア　368

き

キーゼルバッハ部位　54
記憶障害　301
機会誤嚥　179
気管カニューレ　241, 261, 323
気管食道吻合術　241
気管切開　25, 259
帰結予測　7
きざみ食　26
義歯　243
偽性球麻痺　17, 293
基礎エネルギー消費量　268, 275
楔状軟骨　58
気道　92
気道防御　241
機能障害　2, 4
機能性ディスペプシア　273, 329
機能的自立度評価法　2
機能的電気刺激　210
逆嚥下　171
ギャッジアップ　265
吸引　257, 258
臼後腺　52
球状バルーン　208
嗅神経　53
急性増悪意識障害　305
吸啜　197
吸啜反射　106
臼磨運動　110
球麻痺　17, 293, 295
頬　47
胸郭ストレッチ　258
頬筋　60, 61
頬訓練　201, 232
狭口蓋　336
胸骨甲状筋　63
胸骨舌骨筋　63
強制呼出手技　257
頬腺　51
強直性脊椎骨増殖症　322
強度変調放射線治療　327
胸部食道　59

局所脳損傷　297
ギラン・バレー症候群　308
筋萎縮性側索硬化症　302
筋緊張　187
筋刺激訓練法　229
筋ジストロフィー　347
緊張性咬反射　234
筋電図検査　175
筋力増強　200

く

クエン酸　116
くしゃみ反射　93
口すぼめ呼吸　226
くも膜下出血　297
クリーゼ　315

け

経管栄養法　24
経口摂取準備期　17, 110
痙縮　275
経腸栄養　269
痙直型脳性麻痺　335
頸椎　321
頸椎カラー　323
経頭蓋直流電気刺激　211
茎突咽頭筋　56, 66
茎突舌筋　64
茎突舌骨筋　63
経皮内視鏡的胃瘻造設術　24
頸部回旋　223
頸部屈曲位　223
頸部食道　59
頸部聴診法　161
血管性認知症　316
肩甲舌骨筋　63
言語障害　94
言語聴覚士　31

こ

抗SRP抗体陽性壊死性ミオパチー　313
構音器官　94
口蓋　44, 46
口蓋咽頭筋　46, 56, 65
口蓋垂筋　46, 65
口蓋舌筋　46
口蓋腺　52
高解像度マノメトリー　173
口蓋動脈　47
口蓋帆挙筋　46, 65
口蓋帆張筋　46, 65
口蓋縫線　46

口角下制筋　61
口角挙筋　61
口渇　369
口峡　44
咬筋　62
抗菌薬　255
口腔　44
口腔アセスメント　190
口腔衛生管理　185
口腔送り込み期　97
口腔癌　324
口腔期　96, 97, 148, 215
口腔ケア　188, 190, 255, 368
口腔準備期　97
口腔前庭　44
口腔底　44
口腔ネラトン法　24
硬口蓋　46
高口蓋　186, 336
咬合支持　113, 244
交互嚥下　214
高次脳機能障害　301
甲状舌骨筋　63, 104
甲状舌骨膜　58
甲状軟骨　57
甲状披裂筋　67
口唇訓練　230
口唇腺　51
口唇突出　199
口唇閉鎖訓練　201
口唇横引き　199
後舌腺　51
抗てんかん薬　336
喉頭　57, 67
喉頭蓋　59, 98
喉頭蓋管形成術　242
喉頭蓋谷　56, 104
喉頭蓋軟骨　58
行動科学　3
喉頭気管分離術　241
喉頭挙上　115, 148
喉頭挙上術　239
喉頭腔　59
喉頭けいれん　138
喉頭口　59
喉頭侵入　148
喉頭前庭　98
喉頭全摘術　241
喉頭隆起　57
咬反射　106
口輪筋　45, 60, 61
後輪状披裂筋　67

誤嚥　141, 148, 254
誤嚥・侵入スコア　227
誤嚥性肺炎　25, 252
誤嚥防止手術　237, 241
氷なめ訓練　197
呼吸　92, 116
呼吸訓練　226
呼吸商　269
呼吸リハビリテーション　255
呼気抑制時間　168
国際障害分類　4
国際生活機能分類　4
固縮　275
骨棘　115
固有口腔　44

最終嚥下　104
サブスタンスP　93, 160
サルコイドーシス　311
サルコペニア　34, 116, 266
サルコペニア肥満　267
酸誤嚥性肺炎　25
三叉神経　46
三叉神経節　309

支援機器　184
四角膜　58
耳下腺　50
耳管咽頭筋　56, 66
刺激時唾液　114, 229
篩骨　53
篩骨洞　54
歯根膜　49
指拭法　257
脂質　269
糸状乳頭　48
茸状乳頭　48
歯髄　49
ジスキネジア　248
姿勢　149, 190
姿勢調整　221
歯槽　49
歯槽堤　109
肢体不自由　15
失語　301
失行　301
湿性嗄声　129
失調型脳性麻痺　335
失認　301
歯肉増殖　186, 336

歯肉肥大　186
歯肉マッサージ　198, 229
自閉スペクトラム症　350
脂肪　269
絞り込み運動　102
社会的不利　4
シャキア訓練　202
斜披裂筋　67
重症筋無力症　315
重症度分類　179
修正 MASA　132
修正型電気けいれん療法　319
主観的包括的栄養評価　267
受動的刺激法　229
準備期　96, 148, 215
上咽頭　55
上咽頭狭窄　155
上咽頭収縮筋　56, 66
漿液性唾液　50
障害階層論　4
障害者の包括的医学管理　9
小顎症　340
上顎神経　53
上顎洞　54
小角軟骨　58
小頬骨筋　61
笑筋　61
小口蓋神経　47
上縦舌筋　64
上食道括約筋　105
上唇挙筋　61
上唇尾翼挙筋　61
小唾液腺　50, 51
小脳橋角症候群　311
上鼻甲介　53
上鼻道　53
上部食道括約筋　173
食事介助　288
褥瘡　264
食道　59
食道期　96, 97, 98, 149
食道憩室　147
食道入口部　115, 149, 208
食道閉鎖症　340
食塊　97, 204
触覚過敏　186
徐放性製剤　283
歯列不正　185
シロスタゾール　285
唇顎口蓋裂　336
神経・筋疾患　15
人工呼吸器　260

進行性核上性麻痺　317
深呼吸　226
真声帯　58
振戦　275
シンチグラフィ　177
人中　45

遂行機能障害　301
垂直舌筋　64
水分投与量　268
スキル　11
スクイージング　258
スクリーニング　126
スタンダードプレコーション　138
ステノン管　51
ストレス係数　275
スピーチカニューレ　262, 323
スプーン食べ　113
スマイルケア食　277
すりつぶし機能獲得期　17, 110
スワロエイド　247

生活の質　4
声帯筋　67
生体電気インピーダンス法　267
声帯ヒダ　58
静的嚥下障害　15
声門下喉頭閉鎖術　241
声門上喉頭閉鎖術　241
声門閉鎖術　241
声門閉鎖不全　327
聖隷式嚥下質問紙　127
世界嚥下の日　40
咳　160
咳テスト　160
舌　47, 100, 113
舌圧　131
舌咽神経　47
舌下腺　51
舌可動域訓練　200
舌下ヒダ　51
舌筋　64
舌骨　211
舌骨下筋　61
舌骨喉頭蓋靱帯　58
舌骨上筋群　61, 104
舌骨舌筋　64
舌固定術　340
舌根後退訓練　203
舌根沈下　155

絶食　270
摂食・嚥下障害看護認定看護師　32, 357
摂食・嚥下能力グレード　180
摂食嚥下　16
摂食嚥下リハビリテーション　14
摂食機能障害　97
摂食機能療法　31
摂食障害　97
摂食状況のレベル　180
摂食状態　180
舌接触補助床　245
舌尖挙上　201
舌前保持嚥下訓練　204
舌突出　234
舌背挙上　201
舌盲孔　47
セメント質　49
ゼリー丸飲み法　214
前口蓋弓冷圧刺激　195
先行期　96, 215
染色体異常　343
前舌腺　51
浅側頭動脈　47
前頭側頭型認知症　317
前頭側頭葉変性症　317
前頭洞　54
喘鳴　152
専門的口腔ケア　189

そ

造影剤　145
総エネルギー必要量　268
象牙質　49
挿入嚥下　104
増粘剤　23, 102, 278
側頭筋　62
咀嚼　197
咀嚼運動　244
咀嚼嚥下　26, 99, 115, 147
咀嚼機能　113
咀嚼筋　60, 113
咀嚼粘膜　44, 45
粗大運動　346

た

体位　23
体位ドレナージ　258
体外式呼吸器　258
大頬骨筋　61
大口蓋神経　47
代謝当量　274

帯状疱疹ウイルス感染症　309
大錐体神経　47, 53
大唾液腺　50
大量免疫グロブリン静注療法　313
ダウン症　341
唾液　50, 113
唾液嚥下　197
唾液誤嚥　179
唾液腺　50
多系統萎縮症　306
脱感作　186, 228
脱水　25
タッピング運動　244
多発筋炎　312
多発脳神経障害　311
段階的摂食訓練　184
探索反射　106
単純引き抜き法　208
炭水化物　269
弾性円錐　58
タンパク質　269

ち

チームアプローチ　7, 183, 356
窒息　25, 257, 319
窒息リスク評価表　320
知的障害　15
注意障害　301
中咽頭　55
中咽頭収縮筋　56, 66
中枢性パターン発生器　100
中鼻甲介　53
中鼻道　53
チューブ嚥下訓練　197
超音波診断装置　169
蝶形骨洞　54
蝶篩陥凹　53
直接訓練　194, 213, 233
治療的学習　11
治療的電気刺激　210

つ

筒状バルーン　208
強い息こらえ嚥下　214

て

低栄養　25, 116, 266
低緊張型脳性麻痺　335
抵抗法　230
ティルト型車椅子　223
テオフィリン　285
デュシェンヌ型筋ジストロフィー　347

転移性　11
電気刺激療法　210
転座型トリソミー　342
電動歯ブラシ　187

と

同形歯性　49
統合失調症　319
動的嚥下障害　15
登攀性起立　347
頭部外傷　297
頭部挙上訓練　202
頭部屈曲位　223
特異度　126
特殊粘膜　44, 45
徒手的嚥下反射促通手技　197
ドパミン　304
トリソミー21型　342
努力嚥下　208, 215
とろみ調整食品　23, 102, 278

な

内眼角贅皮　342
内在的フィードバック　11
内縦走筋　56
内舌筋　48, 64
内側喉頭筋　67
内側翼突筋　62
内側翼突筋神経　47
軟口蓋　46
軟口蓋挙上　102
軟口蓋挙上装置　246

に

二重エネルギーX線吸収法　267
二相性食物　103, 148
二段階手術医療　338
日本栄養士会　358
日本言語聴覚士協会認定言語聴覚士　357
日本歯科衛生士会　357
日本静脈経腸栄養学会　32
日本摂食・嚥下リハビリテーション学会嚥下調整食分類2013　276
日本摂食嚥下リハビリテーション学会　31
日本摂食嚥下リハビリテーション学会認定士　357
乳歯　49
乳幼児摂食障害　352
尿路感染　263
認知学習　11

索引

認知症　316
認知領域　2

ね

熱蛍光線量計　160
粘液性唾液　50
粘膜調整材　246

の

脳幹　100
脳血管疾患　292
脳梗塞　292
脳挫傷　297
脳出血　292
脳性麻痺　333
能動的刺激法　230
脳マッピング　85
能力低下　4

は

歯　49, 113
パーキンソン病　304
バーティカルストップ　248
肺炎　25, 254
バイタルサイン　203
排痰　257
背部叩打　257
ハイムリック法　257
廃用　244
廃用症候群　9
廃用性筋萎縮・筋力低下　9
廃用予防　256
パターンジェネレーター　284
パターン発生器　92
発声　93
ハフィング　257
針筋電図検査　175
バルーン拡張法　208
ハローベスト　323
反回神経　310
反回神経麻痺　310
半月裂孔　55
半固形化栄養材　272
半固形化法　272
半側空間無視　301
半能動的刺激法　230
反復系頭蓋磁気刺激　211
反復唾液嚥下テスト　129

ひ

鼻咽腔閉鎖　56, 140
鼻咽腔閉鎖機能　338

ピエール・ロバン症候群　339
鼻腔　52
鼻口蓋神経　47
鼻呼吸　155, 229
ビシャの脂肪床　108
非侵襲的脳刺激　211
非タンパクカロリー/窒素比　269
鼻中隔　53
一口嚥下　26
一口のみ　98
一口量　219
被曝線量　160
皮膚筋炎　312
被覆粘膜　44, 45
びまん性嚥下性細気管支炎　252
びまん性脳損傷　297
表情筋　60
表面筋電図　175
微量元素　266
披裂軟骨　58

ふ

ファーラー位　190
ファンクショナル MRI　177
フィジカル・アセスメント　124
フードテスト　130
複合屈曲位　223
複数回嚥下　214
副鼻腔　54
腹部食道　59
不顕性誤嚥　19, 138
物性　149
不動症候群　9
ブラッシング　191
フラッタ―バルブ　258
プルバック運動　99
フレイル　117
プレフレイル　117
プローブ　169
プロセスモデル　99, 147
フロッピーインファント　346
分界溝　47
分岐鎖アミノ酸　267

へ

変形性脊椎症　323
偏食　350

ほ

放射線後摂食嚥下障害　311
訪問看護ステーション　371
補液管理　255

補助栄養　255
捕食　110
捕食獲得期　17
捕食機能獲得期　110
ボタン型カニューレ　262
哺乳床　337
ボバース法　32
ポリオ症候群　310
ホワイトアウト　21

ま

末梢神経障害　175
末梢挿入式中心静脈カテーテル　269
マノメトリー　171
慢性閉塞性肺疾患　321

み

ミールラウンド　364
ミオパチー　313
味覚　114
味覚刺激　229
ミキサー食　272
味細胞　114
水飲みテスト　30, 129
味蕾　44, 47, 114

む

無疱疹性帯状疱疹　309

め

迷走神経　47
迷走神経過緊張　137
命令嚥下　97, 147
メッツ　274
綿チップ押しつぶし訓練　215
メンデルゾーン手技　205, 215
メンデルソン症候群　252

も

モバイル型 PLP　247
モルガニ洞　59

や

薬剤性摂食嚥下障害　330

ゆ

有郭乳頭　48
ユニバーサルデザインフード　276

よ

葉状乳頭　48
ヨード系造影剤　145

索引

ら
ラクナ梗塞　293

り
リクライニング位　149, 218
リクライニング車椅子　222
梨状窩　56, 59
リドカインアレルギー　137
リハビリテーション医学　2
リハビリテーション栄養　273
リフィーディング症候群　267
硫酸バリウム　145, 156
流涎　152, 306
リラクセーション　226
輪状咽頭筋　66, 175
輪状咽頭筋切除術　239
輪状気管靱帯　58
輪状甲状筋　67
輪状声帯膜　58
臨床的重症度分類　179
輪状軟骨　58
リンパ咽頭輪　55

れ
レジン　246
レトロモラーパッド　52
レビー小体型認知症　317
連続嚥下　98

ろ
老人性肺炎　25
老人性嚥下機能低下　34

わ
ワルトン管　51
ワレンベルグ症候群　175, 295

数字
13トリソミー　344
18トリソミー　344
1p36欠失　345
1回嚥下　98
22q11.2欠失　345
24時間pHモニタリング　329
3 oz water swallow test　129
320列面検出型CT　156
3D-CT　155
3期モデル　97
4p－症候群　345
4期モデル　97
5p－症候群　345

5期モデル　96
8-point penetration aspiration scale　181

A
ACBT（active cycle breacing technique）　257
ACE阻害薬　285
ADL　5
ALS　302
Alzheimer病　316
anterograde aspiration　254

B
bacterial translocation　269, 270
BCAA　119
behavioral sciences　3
blowing exercise　233
BMI　267
Bobath法　32
bolus aggregation　102

C
Castello-Morales床　249
cephalad prominence　313
chin down　23, 223
Collet-Sicard症候群　311
COPD　269, 321
Cornelia de Lange症候群　344
CPF　321
CPG　92
cricopharyngeal bar　149, 313
CRT　326
CT　155
CTDI　159
CVポート　363
C線維受容体　160

D
discrete swallow　26, 98
DLP　159
Double opposing Z-plasty　338
Down症　341
DSS　179
Duchenne型筋ジストロフィー　347

E
EAT-10　128
effortful swallow　208, 215
Eilers口腔アセスメントガイド　191
enhanced recovery after surgeryプロトコール　271

ESS　180
ESSD　36, 38

F
FET　257
FILS　180
FIM　2
fMRI　177
functional limitation　5
functional oral intake scale（FOIS）　181

G
gag reflex　208
Garcin症候群　311
Gennarelliの分類　297
GERD　321, 328
GFO療法　270
Glasgow coma scale　300
Gullan-Barré症候群　308

H
Harris-Benedictの拭 　268
Heimlich法　257
Hoehn-Yahr重症度分類　305
Hotz床　337
huffing　257

I
ICF　4, 5
ICIDH　4
intercalated swallow　104
interdisciplinary team　7, 356
IOPI　35, 94, 202

J
Japan Coma Scale　124
JMS舌圧計　94
JMS舌圧測定器　202
JSPEN　32

K
kinesiology　3
K-point刺激法　198, 213

L
LAP　249
Lewy小体型認知症　316
Logemannの誤嚥分類　149
LSVT　198, 305

M

malnutrition　116
MASA　131, 295
Masako maneuver　22
Mendelsohn 手技　205, 215
Mendelson's syndrome　25
Mendelson 症候群　252
mental bracing　10
mini-mental state examination　316
MOST　35
MRI　177
MRSA　255
multidisciplinary team　7, 356
MWST　129

N

Nagi のモデル　5
NCMRR のモデル　5
NHCAP　252
NMS　210
no on/delayed on 現象　304
NST　32, 300

O

OAG　191
OE 法　249
OHAT　191, 192
on-off 現象　304
Ortner 症候群　310

P

PAP　245
Parkinson 病　304
PAS　181
PEG　24
penetration-aspuration scale　148
pharyngeal muscle puropulsion　313
pharyngeal swallow　254
PICC　269
Pierre Robin 症候群　339
PLP　246
PMTC　187
PPI テスト　329
Prader-willi 症候群　344
presbyphagia　34
processing　99, 100
pushing exercise　22

Q

QOL　4, 17

R

retorograde aspiration　254
Richardson 症候群　317
Rosenbek scale　227
RSST　129, 321

S

salivagram　179
sarcopenia　116
sequential swallow　98
SGA　267
Shaker exercise　202, 327
Shy-Drager 症候群　306
silent aspiration　19, 294
SpO_2　130
squeeze back　102
S-SPT　169
stage I transport　99
stage II transport　24, 102
sucking exercise　233
super supra glottic swallow　207, 214
supra glottic swallow　206, 214
Swalloaid　247
Swallow Strong　202
swallowing　102
swallowing provocation test　168
SwallowSTRONG　35

T

Tapia 症候群　310
terminal swallow　104
thermal tactile stimulation　195
think swallow　198
TLD　160
TLESR　328
tongue exercise　233
tongue hold swallow exercise　204
TOR-BSST　133
transdisciplinary team　8, 357
TRP 受容体　285

U

UES　105, 173
US　169

V

VE　134
Vernet 症候群　311
VF　143
Villaret 症候群　311

W

Waldeyer の咽頭輪　55
Wallenberg 症候群　175, 295
wearing off 現象　304

Z

zoster sine herpete　309

【監修者略歴】

才藤　栄一（さいとう　えいいち）
- 1980年　慶應義塾大学医学部卒業
- 1986年　慶應義塾大学医学部リハビリテーション科助手
- 1990年　東京都リハビリテーション病院リハビリテーション科医長
- 1995年　藤田保健衛生大学医学部リハビリテーション医学講座助教授
- 1998年　藤田保健衛生大学医学部リハビリテーション医学講座（現 藤田医科大学医学部リハビリテーション医学Ⅰ講座）教授
- 2007年　ジョンズホプキンス大学客員教授
- 2011年　藤田保健衛生大学（現 藤田医科大学）統括副学長
- 2019年　藤田医科大学学長
- 2021年　藤田学園最高顧問

植田　耕一郎（うえだ　こういちろう）
- 1987年　日本大学大学院歯学研究科修了　同大学歯学部補綴学講座
- 1990年　東京都リハビリテーション病院勤務
- 1999年　新潟大学歯学部加齢歯科学講座（現 新潟大学大学院摂食嚥下障害学分野）助教授
- 2004年　日本大学歯学部摂食機能療法学講座教授
- 2014年　日本大学歯学部付属歯科病院副病院長

【編集者略歴】

出江　紳一（いずみ　しんいち）
- 1983年　慶応義塾大学医学部卒業
- 1992年　ニュージャージー医科歯科大学リサーチフェロー
- 1993年　慶応義塾大学病院リハビリテーション科医長
- 1995年　東海大学医学部リハビリテーション学講師
- 1999年　東海大学医学部リハビリテーション学助教授
- 2002年　東北大学大学院医学系研究科肢体不自由分野教授
- 2008年　東北大学大学院医工学研究科リハビリテーション医工学分野教授　同研究科副研究科長（2011年まで）
- 2011年　東北大学教育研究評議員（2014年まで）
- 2014年　東北大学大学院医工学研究科研究科長

鎌倉　やよい（かまくら　やよい）
- 1972年　愛知県立看護短期大学第一看護科卒業　愛知県がんセンター勤務
- 1985年　愛知県立看護短期大学助手
- 1990年　愛知県立看護短期大学講師
- 1994年　慶應義塾大学文学部卒業
- 1995年　愛知県立看護大学看護学部助教授
- 1999年　愛知県立看護大学看護学部教授
- 2001年　愛知淑徳大学大学院コミュニケーション研究科博士後期課程満期退学（2003年 博士〈学術〉取得）
- 2005年　愛知県立看護大学大学院看護学研究科長
- 2009年　愛知県立大学看護学部教授，看護学部長・大学院看護学研究科長
- 2012年　愛知県立大学副学長
- 2016年　日本赤十字豊田看護大学学長

熊倉　勇美（くまくら　いさみ）
- 1969年　日本社会事業大学社会福祉学部卒業
- 1969年　伊豆韮山温泉病院言語室勤務
- 1975年　有馬温泉病院言語療法科長
- 1994年　有馬温泉病院リハビリテーション部長兼任
- 1998年　川崎医療福祉大学医療技術学部感覚矯正学科教授
- 2014年　千里リハビリテーション病院顧問　島根大学医学部歯科口腔外科臨床教授

藤島　一郎（ふじしま　いちろう）
- 1975年　東京大学農学部卒業
- 1982年　浜松医科大学医学部卒業
- 1988年　東京大学医学部附属病院リハビリテーション部医員
- 1989年　聖隷三方原病院理学診療科医長
- 1995年　聖隷三方原病院リハビリテーション診療科科長
- 2002年　聖隷三方原病院リハビリテーションセンター長
- 2008年　浜松市リハビリテーション病院病院長
- 2023年　浜松市リハビリテーション病院特別顧問

弘中　祥司（ひろなか　しょうじ）
- 1994年　北海道大学歯学部卒業
- 2000年　北海道大学歯学部附属病院助手
- 2006年　昭和大学歯学部口腔衛生学教室准教授
- 2013年　昭和大学歯学部口腔衛生学部門（現口腔衛生学講座）教授　昭和大学歯科病院スペシャルニーズ歯科センター センター長　昭和大学口腔ケアセンター センター長

松尾　浩一郎（まつお　こういちろう）
- 1999年　東京医科歯科大学歯学部卒業　東京医科歯科大学大学院医歯学総合研究科高齢者歯科学分野入学
- 2000年　藤田保健衛生大学医学部リハビリテーション医学講座研究員
- 2002年　ジョンズホプキンス大学医学部リハビリテーション講座研究員
- 2005年　ジョンズホプキンス大学医学部リハビリテーション講座講師
- 2008年　松本歯科大学障害者歯科学講座准教授
- 2013年　藤田保健衛生大学医学部歯科（現 藤田医科大学医学部歯科・口腔外科学講座）教授
- 2021年　東京医科歯科大学大学院医歯学総合研究科地域・福祉口腔機能管理学教授

山田　好秋（やまだ　よしあき）
- 1974年　新潟大学歯学部卒業
- 1978年　新潟大学大学院歯学研究科修了，新潟大学歯学部助手，ミシガン大学歯学部 visiting assistant professor
- 1981年　長崎大学歯学部生理学講座准教授
- 1993年　新潟大学歯学部口腔生理学講座教授
- 2001年　新潟大学大学院口腔生理学分野教授
- 2008年　新潟大学副学長
- 2012年　新潟大学理事・副学長
- 2014年　新潟大学名誉教授，東京歯科大学客員教授
- 2017年　東京歯科大学短期大学副学長

| 摂食嚥下リハビリテーション　第3版 | ISBN978-4-263-44447-4 |

1998年 8月30日　第1版第1刷発行
2006年 1月10日　第1版第8刷発行
2007年 9月10日　第2版第1刷発行
2016年 3月10日　第2版第9刷発行
2016年 9月25日　第3版第1刷発行
2024年 1月20日　第3版第8刷発行

監修　才　藤　栄　一

植　田　耕一郎

発行者　白　石　泰　夫

発行所　医歯薬出版株式会社

〒113-8612　東京都文京区本駒込1-7-10
TEL.　(03)5395-7638(編集)・7630(販売)
FAX.　(03)5395-7639(編集)・7633(販売)
https://www.ishiyaku.co.jp/
郵便振替番号　00190-5-13816

乱丁，落丁の際はお取り替えいたします　　印刷・永和印刷／製本・皆川製本所
© Ishiyaku Publishers, Inc., 1998, 2016. Printed in Japan

本書の複製権・翻訳権・翻案権・上映権・譲渡権・貸与権・公衆送信権(送信可能化権を含む)・口述権は，医歯薬出版(株)が保有します．

本書を無断で複製する行為(コピー，スキャン，デジタルデータ化など)は，「私的使用のための複製」などの著作権法上の限られた例外を除き禁じられています．また私的使用に該当する場合であっても，請負業者等の第三者に依頼し上記の行為を行うことは違法となります．

JCOPY ＜出版者著作権管理機構　委託出版物＞

本書をコピーやスキャン等により複製される場合は，そのつど事前に出版者著作権管理機構(電話03-5244-5088，FAX 03-5244-5089，e-mail：info@jcopy.or.jp)の許諾を得てください．